A Step-by-step Guide to Echocardiography

手把手教你学超声心动图

唐　红　孔令秋　编著
葛均波　主审

人民卫生出版社
·北　京·

图书在版编目（CIP）数据

手把手教你学超声心动图 / 唐红，孔令秋编著.
北京：人民卫生出版社，2025. 2（2025. 3重印）.
ISBN 978-7-117-37425-5
I. R540.4
中国国家版本馆 CIP 数据核字第 202588WW06 号

手把手教你学超声心动图
Shoubashou Jiaoni Xue Chaosheng Xindongtu

编　　著　唐　红　孔令秋
策划编辑　周　宁　王小南
责任编辑　周　宁
书籍设计　尹　岩　王子祎
出版发行　人民卫生出版社（中继线 010-59780011）
地　　址　北京市朝阳区潘家园南里 19 号
邮　　编　100021
E - mail　pmph @ pmph.com
购书热线　010-59787592　010-59787584　010-65264830
印　　刷　北京顶佳世纪印刷有限公司
经　　销　新华书店
开　　本　889×1194　1/32　印张：20.5
字　　数　567 千字
版　　次　2025 年 2 月第 1 版
印　　次　2025 年 3 月第 3 次印刷
标准书号　ISBN 978-7-117-37425-5
定　　价　198.00 元

打击盗版举报电话　010-59787491　E-mail　WQ @ pmph.com
质量问题联系电话　010-59787234　E-mail　zhiliang @ pmph.com
数字融合服务电话　4001118166　E-mail　zengzhi @ pmph.com

作者简介

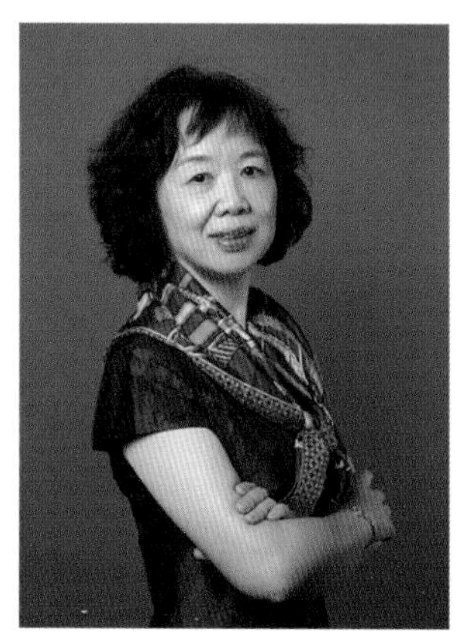

唐　红

四川大学华西医院教授、主任医师、研究生导师，第11批四川省学术和技术带头人、第2届四川省卫生计生领军人才。中国超声医学工程学会副会长、超声心动图专委会第6~7届副主任委员；中华医学会超声医学分会第6~8届委员；中国医师协会儿科医师分会儿科影像专委会常委、超声医师分会第1~4届委员、心血管内科医师分会超声心动图专委会委员；中国医药教育协会超声医学专业委员会常委；海峡两岸医药卫生交流协会超声医学分会常委；中国医疗保健国际交流促进会超声医学分会委员；中国民族卫生协会超声医学分会常委。《中国超声医学杂志》副主编，《西南医科大学学报》常务编委。先后承担国家自然科学基金等科研项目二十余项，在国内外期刊发表专业论文两百余篇。

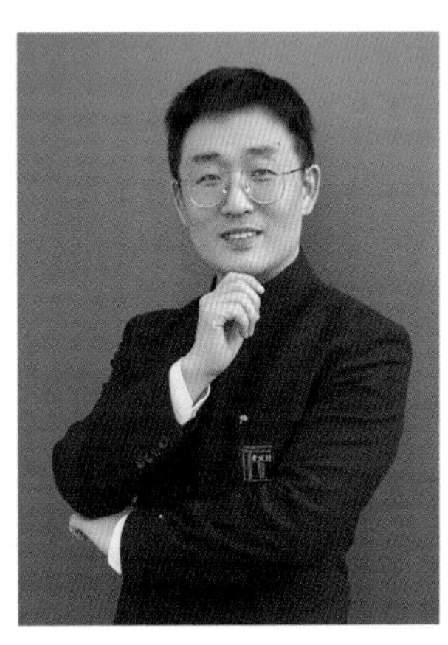

孔令秋

成都中医药大学附属医院（四川省中医医院）心血管一科副主任、副主任医师，医学博士，先后就读于四川大学华西医学院、复旦大学上海医学院，主要从事介入心脏病学（冠心病及结构性心脏病方向）及围手术期超声心动图研究。中国医师协会胸痛专业委员会青年委员；中国超声心动图学会理事；中国医药教育协会超声医学专业委员会麻醉超声学组副主任委员、重症超声学组常委；海峡两岸医药卫生交流协会心血管专委会委员；中国医疗自媒体联盟成员。《实用心电学杂志》《中华心血管病杂志》（网络版）编委；*BMJ Case Reports* 及《中华高血压杂志》《中华内分泌外科杂志》《老年心脏病学杂志》（英文版）审稿人。

序

2002 年，法国医生 Alain Cribier 实施了世界首例经导管主动脉瓣置换术。目前，经导管二尖瓣、三尖瓣介入治疗也迅猛发展，国内外创新器械研发呈井喷之势，让创伤大、高风险的传统外科手术逐渐向微创、低风险的经导管介入手术转化，成为继冠状动脉介入治疗后，心脏介入领域的又一次革命。

结构性心脏病介入治疗蓬勃发展，对心脏影像学，尤其是超声心动图提出了更高的要求。出于我国的临床医学教育和医疗体制特点，国内的超声心动图室是国际上唯一隶属于超声科的，这使得超声科医生更多关注心脏疾病的影像学诊断，而临床医生更多关注药理学与相关操作技术，二者互相借鉴的机会较少。这种模式长期制约着心血管内科学和心血管专科医生的发展。

20 世纪 90 年代，笔者考取陈灏珠院士的博士研究生以后，曾跟随我国超声先驱姜楞教授系统学习过心脏超声，是国内较早一批掌握心脏超声检查的临床医生。在我看来，在理解心脏解剖及血流动力学方面，超声确实是最有力的无创性工具，是临床医生的另外一双眼，是可视化的听诊器。所以，我一直都建议将超声影像作为心内科医生的基本功去培训。

但对于年轻医生，尤其是中小医院的低年资医生来讲，想要掌握心脏超声并非易事。一方面是学科壁垒限制，导致他们没有动力主动学习；另一方面，一些“有心人”想要系统学习超声时，却又缺乏带领他们入门的优秀教材。目前国内超声专著仍多以疾病诊断为撰写重点，以临床需求为中心、专门介绍超声心动图临床应用的专著少之又少。

一本优秀的超声入门级著作，最好能够言之有物，又通俗易懂。遥想三十多年前，我还是年轻医生的时候，经常会在白大衣的口袋中，装着一套可以随手翻阅的医药手册，随看随学，随看随用。人民卫生出版社策划出版的这本《手把手教你学超声心动图》，恰恰是一本装帧便携、图文并茂的超声入门手册。

通读书稿，我又发现本书与其他超声手册在内容上存在很大区别，它的内容编排不是那种提纲挈领式的，而是以具体疾病的临床需求为出发点，将超声心动图在诊断、治疗、术中监测、血流动力学评估方面的应用均做了细致的解析、讨论。

比如，以往著作可能会提到超声心动图可用于引导左心耳封堵术，但具体操作细节却鲜有提及。本书则对如何进行左心耳测量、如何将超声图像与 CTA 和术中造影进行对照、不同影像学手段测值存在差异的原因及应对策略、如何引导房间隔穿刺均进行了细致描述。

又比如，在没有经食管实时三维超声心动图的情况下，二尖瓣缘对缘修复术中，如何借助二维超声切面对瓣膜脱垂位点进行精确定位？仅就这一话题，作者便绘制了近 20 幅高清示意图进行讲解。

再比如，如何理解纽约心功能状态与射血分数不匹配的现象：为何很多射血分数极度低下的患者，活动耐量却大于射血分数更高的人群？心脏压塞一定有超声可见的心包积液吗？大量心包积液一定会发生心脏压塞吗？

上述这些问题，读者都可以在本书中寻找到答案。同时，由于疾病谱的变化，作者删除了大量先天性心脏病相关的内容，增加了心脏瓣膜病和血流动力学评估的篇幅，这使得本书更加贴近临床实践。

在此，祝贺作者新书付梓，希望本书的出版，能成为超声爱好者入门的良师益友，成为新一代年轻医生口袋中常看常新的武功秘籍。

中国科学院院士
上海市心血管病研究所所长
世界心脏联盟常务理事
心脏病全国重点实验室主任
国家放射与治疗临床医学研究中心主任
中国医师协会心血管内科医师分会会长
2024 年秋

前言

20 世纪 50 年代，超声心动图作为一项新兴的诊断技术开始应用于临床实践。经过半个多世纪的发展，超声心动图不仅用于心脏疾病的临床诊断，同时也在患者术式选择、术中监护、术后追踪与疗效评估方面发挥重大作用。无论是传统手术室、心导管室还是复合手术室，患者治疗过程中均需要超声心动医生的全程参与。超声医生已从既往单独从事诊断过渡到临床治疗的决策中，这正是多学科交叉发展的必然。

然而，对于临床医生，尤其是中小医院的低年资医生来讲，如何在这一趋势中快速成长显得分外困难。一方面是因为他们参与多学科交叉学习的机会有限，另一方面也与缺乏相应著作以总结和指导临床实践有关。目前，国内外专著仍多以疾病诊断为撰写重点，专门为临床医生介绍超声心动图入门知识的著作少之又少。

2017 年 9 月，应《中国医学论坛报》邀请，我们开设了“手把手教你学心脏超声”的专栏，其后两年间更新了 50 节公开课，受到了国内外同行的热烈好评，累计点击量达到 500 万人次以上。有鉴于此，我们以该系列课程为基础，结合自身临床经验，借鉴文献资料，撰写了这本《手把手教你学超声心动图》。

本书结合现阶段超声影像在心脏疾病诊断、治疗、随访以及重症医学等领域的诊疗实践，同时兼顾超声在介入及外科术中的临床应用，由浅入深地介绍了超声影像入门知识。有别于国内其他超声专著，本书本着“拿来即可用”的写作初衷，专注于为初学者，尤其是心血管临床医生提供实用的入门级参考。因此，我们淡化了复杂先天性心脏病的相关知识，而将重点放在成人心血管疾病临床实践的热点和难点。

本书在撰写过程中，得到了人民卫生出版社编辑老师的大力帮助。在签署出版合同后，恰逢三年疫情，出版社特地为我们宽限交稿期限。在此期间，我们花费了大量精力修订文稿、绘制插图、拍摄术中实体照片，最终经批阅增删，七易其稿，方成此书。希望本书的出版能够为超声爱好者提供帮助。

作为一门经典又常新的检查技术，超声医学不断拓宽着自身的应用范围，同时不断涌现的技术革命也改变着人们对超声医学临床实践的认识和理解。虽然我们已经尽力使得本书的观点符合当下最普遍接受的理念，然书中学术观点绝非一成不变。我们盼望它能成为一个开放的理论体系，不仅涵盖既往的经验教训，同时也能与时俱进，吸收和接纳新生的观点和理念。因之，我们诚挚地希望各位同道能对本书错误与纰漏批评斧正，以便书籍再版时改正。

唐红 孔令秋

2024 年国庆于成都

目录

第一章

超声心动图历史与现状

第 1 节　超声心动图简史

科学界，错失诺贝尔奖的科学结论有很多，最让人印象深刻的可能是爱因斯坦的相对论和霍金的黑洞理论。虽然前者曾经获得过诺奖，但其当时的成绩与之后来相比，似乎还是相差甚远。

在心脏病学领域，用于诊疗的各种检查手段，包括心电图、X线、心导管、磁共振成像（magnetic resonance imaging，MRI）、计算机体层成像（computed tomography，CT）都曾荣膺诺贝尔医学或生理学奖或物理学奖，唯独心脏超声与之擦肩而过。

第二次世界大战期间有关超声波的军事研究，间接促进了战后超声医学的发展。实际上，我们能追溯到的人类最早的超声心动图检查记录，始于 1953 年 10 月 29 日。而这一切的诞生，也是出自临床，尤其是心脏外科医生对心脏结构和功能评估的迫切需要。

20 世纪 40 年代，作为全球最早开始进行心脏外科手术先驱之一，瑞典隆德大学医院的 Helge Wulff 和 Phillip Sandblom 医生的主要工作，是对二尖瓣狭窄的患者通过手指扩张进行瓣口分离，从而增大解剖面积。但相当一部分患者在术后因严重二尖瓣反流而病情加重，甚至死亡。他们迫切需要一种评估手段，在术前剔除合并有瓣膜关闭不全的患者。

此时，故事的主人公走上了历史舞台：Inge Edler 教授恰好在隆德大学医院担任心血管实验室主任，专职负责为心外科进行术前评估。当时医学界使用的主要手段依然是侵入性心导管检查。因不满足于心导管的创伤性和烦琐的操作流程，他将全部精力都放在寻找一种无创、简单的方法，以筛选单纯二尖瓣狭窄的病例，而这竟成了他终生的事业。

起初 Edler 使用的是心电阻描记法（rheocardiography），虽然遭遇滑铁卢，但在研究中，他观察到二尖瓣反流可以导致左心房进一步扩大。而这一点点的收获，依然让他欣喜若狂。因为恰恰是这个发现，让他萌生了使用超声来探测心脏的想法。

前文已经提到，二战时期的超声波研究对于 Edler 的超声医学理念有着他山之石的功效。受战后一本专门讲述雷达的畅销书 *Radar in World War II* 的启发，Edler 开始设想通过高频率的超声波来探查人体的组织。

除了超声心动图，目前临床使用的很多技术都来自军工界，临床常用的很多药物也曾经是纵横沙场的杀人利器。例如，目前在心脏电生理界广泛使用的三维标测技术、用于缓解心绞痛的硝酸甘油，都曾经是在军事行动中用于定位、爆破。

阅读面极广的 Edler 跳出了医学的范畴，在更为宽广的视野中，寻找有助于自己研究的突破点。但独学而无友，则孤陋寡闻，点子想要转化为实践，单凭一己之力，终究难以实现。想要成为绝代双骄，他还需要一个志同道合的朋友。

Edler 最先咨询的对象是心内科一个护士的丈夫——著名物理学家 Jan Cederlund。虽然 Cederlund 并没有成为他的战友，但他和他的护士妻子，仍然是 Edler 一生的贵人——这对夫妇像媒人一样，将一个刚毕业的物理系研究生 Carl Hellmuth Hertz 介绍给了 Edler。

从此，两个专注且智慧的脑袋相遇了，一段伟大的友谊拉开了序幕。

德国的 Hertz 家族在全球物理学界极具分量，我们所使用的“频率”的单位便是他们家族的姓——赫兹（Hertz）。Hertz 曾经在二战中服兵役，后在瑞士从事喷墨打印的理论攻坚。但博学善思的犹太基因，让他听闻 Edler 需要一种高频的超声波这一想法时，立即开始埋头苦干。他精读了自己父亲的经典著作、被誉为超声波圣经的 *Der Ultraschall*，并发现书中所载的用于船厂金属探测的超声仪，或许有望实现心脏探查。

1953 年 5 月，二人首次使用金属探测仪对患者进行了心脏超声检查，发现探头在距离胸壁 10cm 的地方，可以检测到心脏回声信号，他们推测这种回声可能来自心脏后壁。

但是，悲催的事情随即发生。因为二人在瑞士都没有博士学位，所以无法申请科研经费进行进一步研究。在举步维艰的情形下，他们决定向德国西门子公司租借一部探测仪进行研究。

Hertz 的父亲曾在西门子公司担任实验室主任，且在物理学界享有崇高的学术地位。有鉴于此，Hertz 便打了借条，将一台探测仪从德国带回了瑞士，并以父亲的名义庄严承诺：一年以后准时归还。万万没想到的是，欠钱者往往“心宽体胖”的真理放之四海而皆准。西门子公司于 1953 年借出去的超声仪器，至今他们也没有归还。

当我看到 20 世纪 Edler 和 Hertz 的那些黑白照片时，心中的敬仰之情油然而生。万事开头难，而他们迈出的恰恰是科学中最艰难的一步。

Edler 和 Hertz 虽然借到了一部超声仪，但因为超声频率限制，仍无法显示心脏内部结构。后来 Hertz 选定了 2.5Hertz 这一频率的超声，从而较为清晰地显示心肌与血液的分界——世界上第一台 A 型超声就此诞生，同时也留下了世上第一份心脏超声图像。

A 型超声主要用于深度探查，无法展示心脏运动在不同时段的变化趋势。二人协商后，在示波器上增加了摄像机，并根据心电图进行分段摄像，于是便有了现在仍被广泛使用的 M 型超声心动图，并在 1954 年 3 月在隆德大学学报发表了题为 *The use of the ultrasound reflectoscope for continuous recording of the movements of heart walls* 的研究成果。

M 型超声的诞生，让全世界的心血管科医生欣喜若狂，二尖瓣狭窄的诊断终于不需要单纯靠耳朵听诊了。以至于直到现在，在全世界内科学教科书的二尖瓣疾病诊断里面，都忘不了加上一句其特征性 M 型超声征象：“城墙样改变”。

Edler 和 Hertz 并未停下自己的研究脚步，二人再接再厉，一鼓作气将超声心动图研究推向高潮。虽然他们研制经食管超声宣告失败，但这丝毫没有影响二人在长达三十余年的合作中所取得的巨大成就。Edler 更是被尊称为现代超声心动图之父。

◇ 1961 年，隆德大学制造出第一台用于人体检查的超声诊断仪。

◇ 20 世纪 60 年代,Hertz 研制出能用于血流检查的多普勒超声检查方法。
◇ 1967 年,Hertz 研制出能够进行实时检查的超声探头。
◇ 1972 年,可调节超声频率的超声诊断仪研制成功。

鉴于对超声心动图的巨大贡献,二人多次被提名诺贝尔奖,但迄今为止,尚未有任何一项诺贝尔奖被授予超声医学。1977 年二人荣膺拉斯克奖,这一奖项被誉为诺贝尔奖风向标。但遗憾的是,1990 年 4 月 29 日,Hertz 因病去世,时隔 11 年,Edler 也追随他而去。最有可能获得诺贝尔奖的超声大师撒手人寰,一个筚路蓝缕的时代结束了。

我们之所以写 Edler 和 Hertz 的故事,不仅是因为笔者热爱心脏超声事业,更是因为由衷地喜欢科学家身上那种专注的眼神、专注的精神。当然,Edler 和 Hertz 也让我们明白,选择朋友时,志同道合与优秀同样重要。

Edler 于 1911 年出生于瑞士最南边的一个小镇,父母是小学教师。他从小便爱钻研地理、自然、工程技术,而且他是一个不折不扣的冒险家,甚至在 75 岁高龄时仍然给他的孙子表演自行车杂技。Hertz 生于 1920 年,家世显赫,在他 5 岁的时候,父亲 Gustav Ludwig Hertz 便获得了诺贝尔物理学奖,他身上有着犹太人特有的沉着冷静。可以说,按照出身与性格的差别,Edler 与 Hertz 可能一辈子都不会出现在一个圈子里。但对超声医学共同的专注,超越了二人的出身。

纵观古今中外的历史,像 Edler 和 Hertz 这样令人心潮澎湃的两个男人的相遇,实不多见。究其原因,一是要相遇的两个人都应该是大师级人物,而且“吨位”相当;二是要不能太年轻,也不能太老:太小或太老,都会陷入固执或傲慢而无法共同进步;三是要有势均力敌的专注、志同道合的追求;四是要心胸宽广,求同存异,彼此成就,共同提高。Edler 和 Hertz 因为共同的追求和事业,选择了同样具备优秀品质的对方,最终互相成就。

同样都是犹太人,爱因斯坦与 Hertz 家族私交甚厚。在瑞典南方医学史协会(South Swedish Society of Historical Medicine),仍然可以看到 Carl Hellmuth Hertz 小时候与爱因斯坦的合影。当我们看到那些合影时，也许会觉得对 Hertz 而言，这就好比遇到了电影明星，甚至比遇上电影明星还要幸运。

实际上，我更加愿意把这张合影看作科学巨人之间伟大的友谊。不管是与 Edler 还是爱因斯坦，在专注的科学精神面前，他们势均力敌；甚至在最重要的成绩错失诺贝尔奖这一方面，他们都出奇地步调一致，思之令人扼腕叹息。

第 2 节　超声心动图临床实践

一、超声心动图报告分类

超声心动图主要用于心脏结构及血流动力学的观察与评估，可直接或间接地为患者提供病因学证据。根据超声所见，可将超声心动图检查结果分为结论性诊断、描述性诊断和建议性诊断三种类型，现简单介绍如下。

（一）结论性诊断

当患者心脏结构及血流动力学改变具备典型超声特点，同时结合患者病史进行必要鉴别诊断后，超声心动图可提供包括患者病因、病理解剖、病理生理等信息在内的结论性诊断，如梗阻性肥厚型心肌病、风湿性心脏病、先天性心脏病等（图 1-1、图 1-2）。

（二）描述性诊断

若患者超声表现不典型或超声改变与患者病史不相符，超声医生往往根据检查所见，给出描述性诊断，即对患者心脏结构和血流动力学特点进行描述，为临床医生继续寻找病因或制定治疗方案提供参考。如左心腔明显扩大伴射血分数下降的患者，若患者不存在室壁变薄等典型扩张型心肌病改变及心肌炎病史，临床医生可从超声报告提供的信息出发，继续搜寻有无围产期心肌病、酒精性心肌病的证据。图 1-3 为一例超声心动图提示心尖部存在附壁血栓的患者，无心肌梗死病史及冠心病高危因素，故超声检查仅能提供描述性诊断，经实验室检查，患者为嗜酸性粒细胞增多症，故心尖部血栓考虑为嗜酸性粒细胞心内膜炎（勒夫勒心内膜炎），经治疗后附壁血栓消失。

临床超声心动图检查中，有一些超声表现是没有临床意义，或临床意义很小的，多见于以下几种情况：

1. 多次对照变化不大的心脏超声测值

心脏是一个相对不规则的器官，而且每天生生不息地搏动。即便业内有相对统一的测量方法，但是要保证同质化还是有些

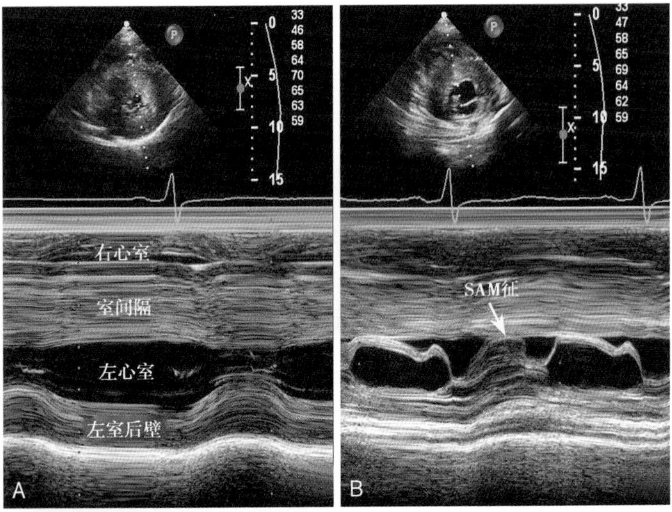

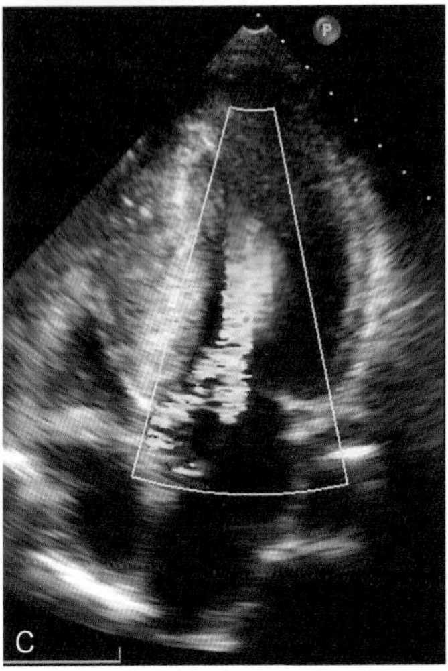

图 1-1　晕厥患者超声检查提示室间隔明显肥厚伴二尖瓣前叶收缩期前向运动（SAM）征，诊断考虑梗阻性肥厚型心肌病。

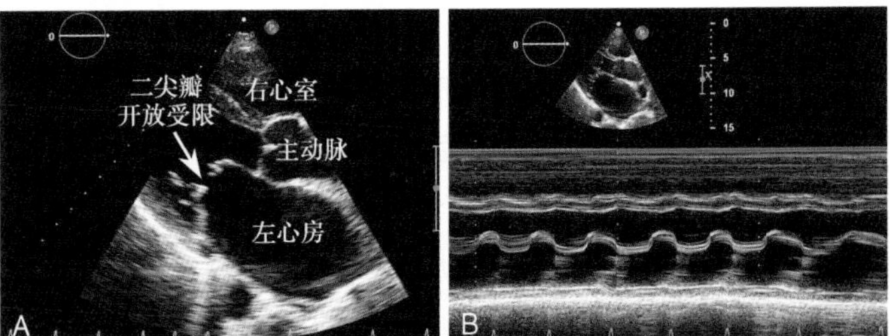

图 1-2　二尖瓣明显增厚，开放受限（A），M 型超声提示前叶呈“城墙样”改变（B），结合病史考虑为风湿性心脏病。

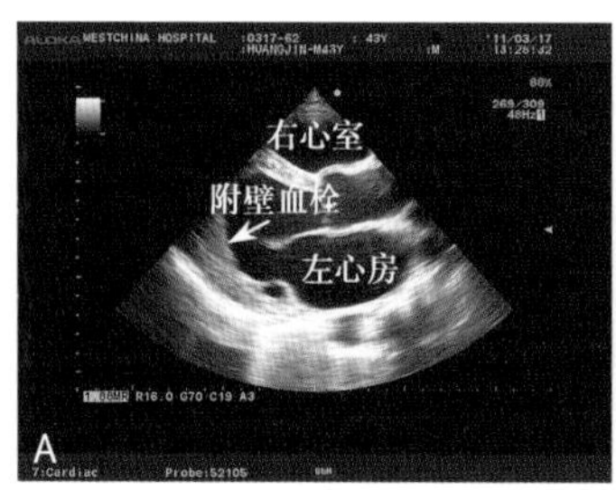

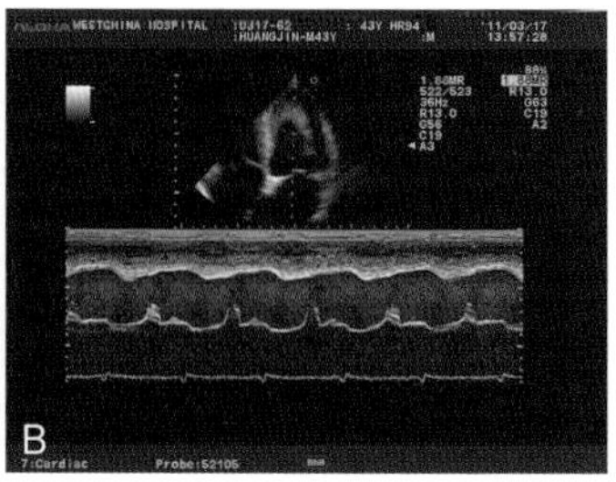

图 1-3　二维（A）及 M 型（B）超声心动图提示心尖部明显增厚，考虑附壁血栓形成。因患者无冠心病病史，结合患者嗜酸性粒细胞明显升高，考虑为嗜酸性粒细胞心内膜炎，经治疗患者心腔内血栓消失。

困难。要保证每次测量一致，须保证同样的方法、同样的测量位置、同样的切面、同样的测量时相。就算是同一个测量医生，也很难保证没有误差。因此对于那些多次对照变化不大的心脏超声测值，尤其是在正常范围以内的、毫米级的测量差异，可忽略不计，更不需要短时间内反复检查。凡有心血管危险因素或者疾病的患者，可长期随访。

2. 偶尔发现的欧氏瓣

欧氏瓣（Eustachian 瓣）是胚胎发育过程中下腔静脉瓣或冠状窦瓣发育过长或吸收不完全，而先天性残留在右心房内的条索结构（也称残存下腔静脉瓣）。进行右心导管检查、起搏器植入术、射频消融术的患者，过度冗长的欧氏瓣，有可能导致导管进入右心困难或缠绕电极，但绝大多数的欧氏瓣没有临床血流动力学意义。

3. 偶尔发现的 Chiari 网

Chiari 网为位于右心房中的网状胚胎残存结构，与欧氏瓣一样，也是胚胎发育过程中吸收不完全的下腔静脉瓣和冠状窦瓣退化形成的，患者常无临床症状或体征。其在普通人群中的发生率约为 2%。与欧氏瓣一样，对健康人而言，绝大多数的 Chiari 网没有临床血流动力学意义，但若患者进行右心系统的导管检查或治疗，应引起重视。另外心房颤动的患者应警惕可能发生血栓或肺栓塞可能。

4. 右心房界嵴

界嵴(又称终末嵴)是右心房内的一个正常解剖结构,随着影像学的进展,它才逐渐被人们所熟悉。其超声表现往往是在四腔内切面中右心房顶部的一个大小不一的突起,临床上被误诊为占位的不少。CT和磁共振成像检查中,类似的断面也能发现这一结构,心脏电生理医生对此并不陌生,作为天然的解剖屏障,房性心动过速的射频治疗往往在该处开展。

5. 瓣膜形态、房室大小、功能正常的房室瓣反流

二尖瓣与三尖瓣在收缩期并非严丝合缝的对合,因此,也就允许存在微量和少量反流。对于瓣膜形态、房室大小及功能正常的房室瓣反流,无须大惊小怪。不放心的可以一年左右复查一次心脏超声。

6. 随访没有变化的轻度肺动脉瓣反流

肺动脉瓣反流是很常见的,真正因为反流导致血流动力学障碍的反而比较少,多数见于法洛四联症术后的患者等。对于体检偶然发现的少量反流,肺动脉压不高、内径不宽的,临床意义甚小。若在随访中上述指标也没有变化,则更没有意义,不必引起恐慌。

7. 华法林嵴

华法林嵴(Coumadin ridge)是左心房内的一个正常解剖结构,与界嵴一样,它一直都在那里,只是很多人不认识,最后还被误诊为血栓之类的疾病,其后果就是导致患者服用不必要的华法林,所以才有了这个名字。华法林嵴常位于左心房侧壁,也可位于心房顶部,表现为左心耳与左上肺静脉之间的肌性嵴样凸起,并不罕见。超声心动图上可表现为Q尾征(Q-tip sign)或棉签样改变。

8. 房间隔脂肪瘤样肥厚

房间隔脂肪瘤样肥厚,是指脂肪细胞在心脏房间隔的增殖,而产生对房间隔相邻结构组织的挤压所导致的一系列病症。由于瘤体较小,患者无任何症状,常在超声体检或尸检时才发现。但若瘤体巨大,可能会产生压迫或阻塞血液回流的作用。CT和磁共振成像有助于鉴别诊断。

9. 不合并矛盾栓塞、减压病的卵圆孔未闭

既往多认为卵圆孔未闭对人体影响较小，但是随着对矛盾栓塞认识的提高，人们开始意识到这种解剖结构可能会导致脑卒中、偏头痛、减压病等。卵圆孔这个位置本身也可能形成血栓并脱落导致栓塞。目前关于卵圆孔未闭封堵的临床试验，结果都不尽人意。作为一个常见解剖异常，在没有确凿证据显示其是矛盾栓塞、减压病的元凶的情况下，不需要常规进行封堵。

10. 左心室假腱索

左心室假腱索可起源于左心室任何一侧壁，多见于前壁和乳头肌，终止于室间隔膜部、肌部或心尖部，少数假腱索起止于乳头肌、心尖部和游离壁之间，极少数位于左室流出道和主动脉瓣。它一般呈索条状，单条或多条，大致可分为含有和不含有心肌传导组织两大类。既往认为，假腱索可能会因心脏舒缩使其受到机械性牵拉，成为室性期前收缩的原因。但实际上，绝大多数的假腱索没有症状，也没有太大的临床意义。

11. 局限、微量的心包积液

正常心包腔内有少量润滑液体，超声检查中常在右心房顶部等位置发现一些积液存在。如果患者没有炎症、结核、肿瘤等疾病，这种局限、微量的液体，既没有血流动力学意义，也没有临床意义。焦虑患者可定期复查，只是间隔时间可以尽量久一些。

12. 没有任何症状的“舒张功能不全”

与收缩功能相比，舒张功能的评估更加复杂。目前为止，超声心动图是评估舒张功能最重要的无创性手段，但舒张功能评估很难找到一个孤立的指标直接诊断，而且目前关于舒张功能降低的诊断过于简单粗暴，很多人看到二尖瓣血流的 E 峰小于 A 峰就下诊断，并不妥当。这只是患者左心室松弛受损的表现，随着年龄的增大，可以出现这种所谓的“异常”。若要判断是否有舒张功能不全，应该多种参数有机结合，并且根据是否有心力衰竭（简称“心衰”）症状、体征，判断能否诊断射血分数保留的心衰。

（三）建议性诊断

患者心脏结构改变与血流动力学信息不相符，或超声心动图不能提供疾病性质及鉴别诊断时，往往给出建议性诊断，提示临床医生安排CT、磁共振成像、心导管等检查，以进一步明确病因。图1-4为一例外院诊断为风湿性心脏病伴左心房附壁血栓的患者，入院后超声心动图提示两侧心房肿瘤浸润，患者疾病性质不明，建议行CT检查，最终诊断为中心型肺癌伴上腔静脉综合征。

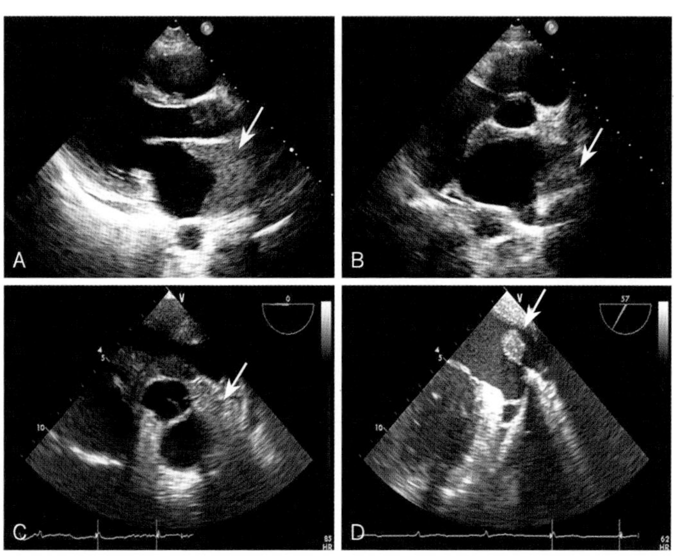

图1-4　上腔静脉综合征误诊为左心房附壁血栓1例
图A、B示左心房、左心耳肿瘤浸润生长，回声类似附壁血栓（箭头）；图C、D示肿瘤导致肺静脉开口梗阻征。

二、心脏大小及功能状态评估

超声心动图是目前心脏大小及功能评估首选的影像手段。其对心脏大小的定量基于心腔径线及室壁厚度的测量，而胸部X线平片是通过测量两侧心影间的距离，两种方法是不能等同的，前者更为精确。

心脏功能状态的评估包括对心脏前、后负荷及血流动力学的评估。

三、心血管病介入手术前的评估

心血管病介入手术前均需要行常规超声心动图检查，评估内容包括：①缺损或瘘口大小、部位、形态、数目及其与周边组织的关系（图 1-5）；②心内及大血管水平分流的方向、速度；③瓣膜狭窄、反流严重程度的评估；④肺动脉收缩压及体肺流量比的测量；⑤房间隔形态、厚度的评估；⑥心腔内有无附壁血栓及自发显影；⑦心脏收缩功能及同步化评估。

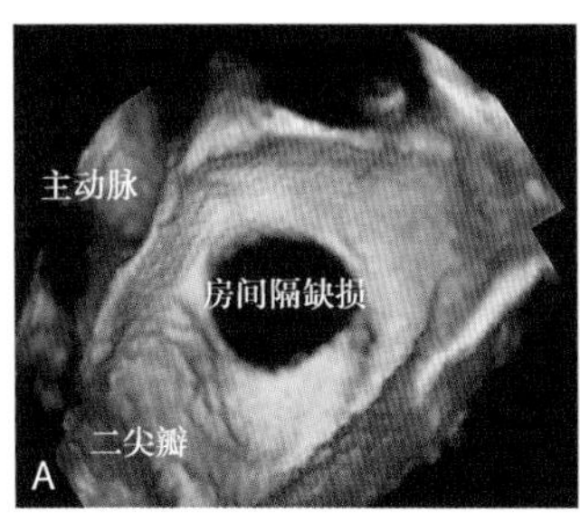

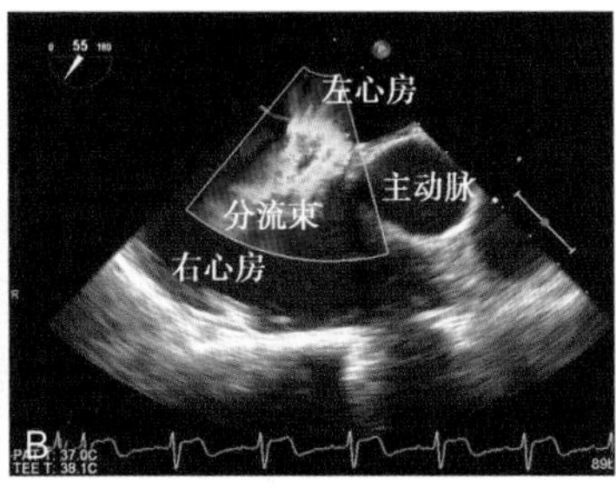

图 1-5　房间隔缺损介入封堵术前常规评估，超声可显示缺损形态（图 A）及分流状况（图 B）。

四、心脏外科及麻醉术中应用

（一）修正和补充诊断

麻醉诱导后，将经食管超声心动图（transesophageal echocardiography，TEE）探头置入食管内进行检查，可进一步确定术前诊断，对手术成功起关键作用。TEE 可以进一步提供一些心脏解剖和功能方面的信息，对手术方案的正确选择和改进有重要的意义。

（二）术中引导和监测

1. 术中引导

经胸微创房间隔缺损和室间隔缺损封堵术是近年来由介入封堵治疗发展而来的新技术。术前 TEE 可严格筛查患者，筛选适合封堵条件的患者是手术成功的第一步。术中外科医生可在 TEE 引导下建立轨道，并释放封堵伞，同时还可以实时地对封堵效果及并发症进行评估。对麻醉科医生而言，术中超声可用于引导动静脉穿刺及内脏血流监测。

2. 术中心功能监测

包括心脏整体功能和局部功能监测，超声心动图新技术给

TEE 监测心肌缺血带来了希望。监测内容包括以下几方面：

（1）前、后负荷：早在 1983 年，Beaupre 等首先报道用 TEE 监测心血管麻醉和术中患者左室内径的改变，测定左室舒张末期容积，以估计左室前负荷的影响。根据右心房大小判断心脏的前负荷。另外，TEE 可测定左心室内径和室壁厚度，其与心室压力或动脉血压测量结合可准确地计算室壁应力并评估后负荷。

（2）心输出量（cardiac output，CO）：TEE 通过测量已知截面积的管腔内的血液流速来计算 CO 值，通常可以在二尖瓣、主动脉瓣和肺动脉水平测量。TEE 甚至可以取代传统的方法作为术中 CO 值的监测，而且更具安全性。

（3）收缩功能：TEE 有多种定量分析左室收缩功能指标，如射血分数、心肌缩短率等。射血分数一直被临床公认是一项较敏感地反映心脏射血功能和心脏收缩力变化的指标，也是衡量术中 TEE 临床价值的一个重要标准，TEE 可以较为准确地测定左心室舒张末期、收缩末期容积并计算射血分数。

（4）肺毛细血管楔压（pulmonary capillary wedge pressure，PCWP）：有研究认为从房间隔运动的变化可以预测 PCWP 的变化。通过 TEE 观察房间隔运动，并和肺动脉漂浮导管测得的 PCWP 进行对照，发现在血容量急剧变化的过程中，房间隔运动变化与肺毛细血管楔压密切相关。

3. 引导术后排气

所有心脏外科手术的患者在恢复体外循环后，心腔内都会残留有一定气体，若未能及时排出，可能导致术后气体栓塞。TEE 对心腔内气体灵敏度极高，可及时发现并协助外科医生排气（图 1-6）。部分患者气体残留于肺静脉内，可能需要麻醉科医生使用呼吸机鼓肺后才能彻底排空。

五、心脏介入手术的引导与监测

随着心血管病介入与微创治疗应用范围的拓展，治疗术式不断创新，各种超声心动图技术包括常规 TEE、经胸超声心动图（transthoracic echocardiography，TTE）、心腔内超声

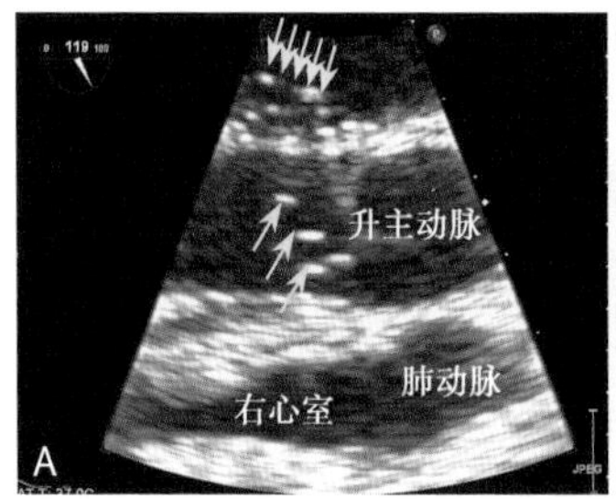

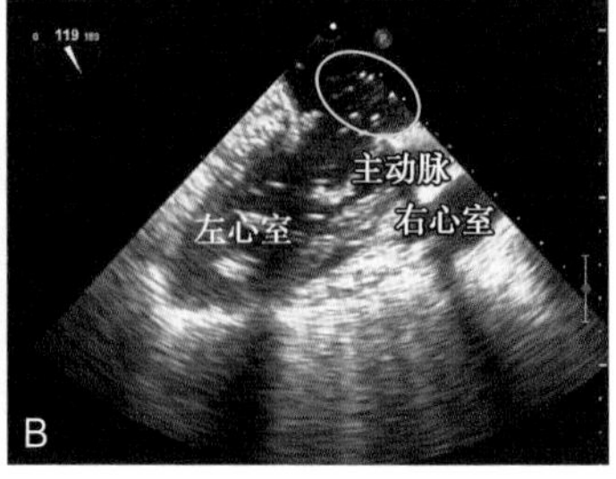

图 1-6　经食管超声心动图用于引导外科术后心脏排气（箭头及圆圈）

心动图（intracardiac echocardiography，ICE）、血管内超声成像（intravascular ultra-sound imaging，IVUS）、心肌造影超声心动图以及三维超声心动图等，在心血管病介入与微创手术中发挥着举足轻重的作用。

（一）在先天性心脏病介入治疗中的应用

1. 房间隔缺损介入封堵与微创手术治疗

TEE 探头频率高，更邻近房间隔，故能清晰显示房间隔及毗邻结构，术中可以实时判断封堵器的位置，引导封堵器正确释放。术后可以即刻观察封堵器位置是否固定以及评估并发症。实时三维 TEE 是目前临床上唯一能实时显示房间隔缺损（atrial septal defect，ASD）立体形态的影像新技术。ICE 能提供与 TEE 相媲美的图像质量，对于缺损大小的判断及毗邻结构的观察更清晰精确，对房间隔后下部缺损显示优于 TEE；手术操作者更容易理解 ICE 的图像，可以缩短手术时间。

2. 动脉导管未闭介入封堵术

TTE 可以观察动脉导管未闭（patent ductus arteriosus，PDA）的形态和位置，测量其直径和长度，对于筛选患者及选择治疗方案有重要作用，术后可观察封堵器位置是否正常和检测残余分流。3D TEE 可以提供 PDA 的精确形态，有研究报道 PDA 手术结扎后的残余分流在 3D TEE 引导下被顺利封堵。

3. 冠状动脉瘘介入封堵术

二维超声可显示扩张的冠状动脉及其走行途径和引流部位，彩色多普勒超声可观察瘘口的位置与血流。术中 TEE 可实时监测瘘口的封堵情况，评价室壁运动。

（二）在心脏瓣膜疾病介入治疗术中的应用

1. 经皮二尖瓣球囊成形术

在介入治疗术中，TEE 能清楚显示左心房及左心耳内血栓，并能引导导管穿过房间隔，清晰显示导丝和球囊的位置，并能即刻评估术后反流程度及并发症。ICE 可更准确地测量压力阶差和评价反流程度，可指导导管穿刺房间隔，并能准确显示球囊的位置。3D TEE 能显示二尖瓣病变的立体结构，精确测量二尖瓣口面积，较二维超声具有明显优势（图 1-7）。

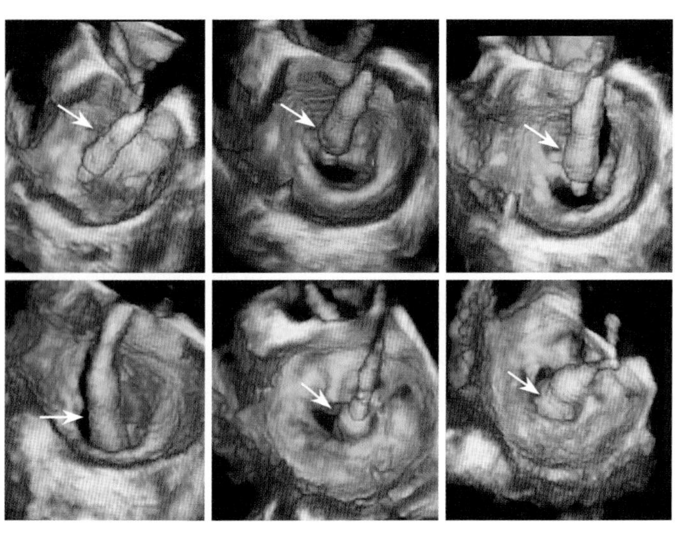

图 1-7 3D TEE 引导经皮球腔内囊二尖瓣成形术，箭头所示为球囊导管。

2. 经皮二尖瓣修复术

经皮二尖瓣修复术主要包括经导管瓣叶修补术和经冠状窦瓣环成形术。经导管瓣叶修补术是应用 Mitral Clips 系统进行的，术中 TEE 引导房间隔穿刺（图 1-8），保持导管行进方向与二尖瓣水平垂直，并确保与心内膜最小限度的接触，引导导管放置于病变中心位置，并能即刻评价术后反流程度。经冠状窦瓣环成形术中，TEE 可以显示冠状窦口以及支架从近端到远端置入的过程，但较难评估冠状窦长度及其与二尖瓣瓣环、冠状动脉旋支的关系。3D TEE 可提供与外科手术一样的手术视野，在显著扩张的左心房中可以指导导管垂直对齐二尖瓣反流处，提高手术的

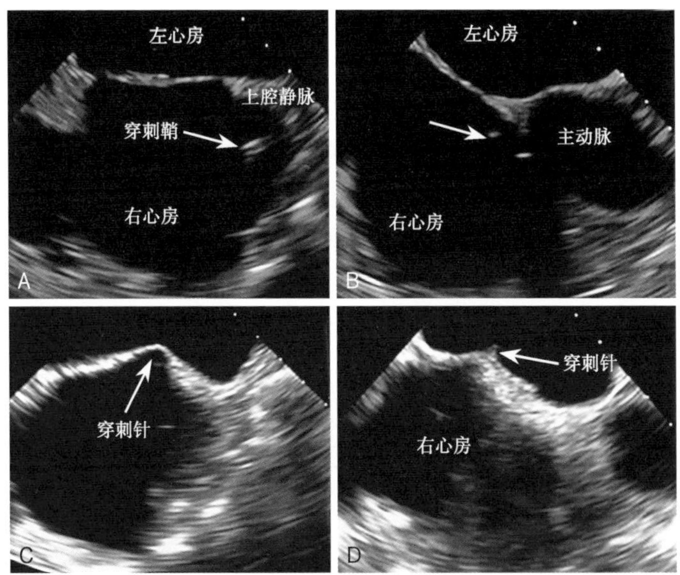

图 1-8　TEE 引导房间隔穿刺术

房间隔穿刺鞘管送入上腔静脉（图 A，箭头），逐步回撤穿刺鞘到卵圆窝，并在主动脉短轴切面确认导管头端到主动脉的距离（图 B，箭头），前送鞘管将房间隔顶成帐篷征（图 C），推送穿刺针进行穿刺（图 D）。

安全性及有效性。

3. 经导管主动脉瓣置换术

对有严重临床症状，且不适合行开胸手术的主动脉瓣狭窄患者，可选择经导管主动脉瓣置换术。对患者主动脉瓣与瓣下及瓣上的解剖形态准确的术前超声评估非常重要。TEE 术中可实时监测人工瓣膜的置入过程，避免置入时支架被主动脉瓣下室间隔隆起阻挡，2D TEE 和 3D TEE 结合彩色多普勒超声，可以更好地评价支架放置的位置及功能。

（三）在主动脉夹层覆膜支架置入术中的应用

TTE 可显示升主动脉撕裂内膜，并可对主动脉瓣及左室功能进行评价。2D TEE 结合彩色多普勒超声可以显示撕裂内膜的入口及真、假腔之间的交通，术中可以显示撕裂内膜和壁内血肿，从而指导支架置入，术后可即时显示是否存在支架周围残余漏。3D TEE 可以清晰显示主动脉根部解剖形态及冠状动脉的情况，在术中指导导丝准确插入真腔，并对覆膜支架的置入进行准确定位。

（四）在心脏电生理介入治疗中的应用

近年来，ICE 已成为射频消融治疗快速性心律失常及起搏器置入的主要引导和监控方法。目前新型 ICE 已不再需要专用的超声成像仪，只需用 ICE 超声导管。ICE 能够实时确定消融靶点位置，引导射频消融电极到达靶点，观察消融电极与被消融组织的接触程度，同时实时监控射频消融的并发症。在心脏再同步化治疗（cardiac resynchronization therapy，CRT）时，ICE 可以清楚显示冠状窦及其属支，精确引导左室电极置入。通过对比术前和术后即刻的心肌运动情况，可及时判断 CRT 疗效，并在术中调整导线最佳深度和位置。

经皮左心耳封堵术是近年发展起来的一种预防心房颤动血栓栓塞的介入治疗法。TEE 和 ICE 均是经皮左心耳封堵术的重要组成部分。TEE 是目前筛选封堵对象的主要方法，不但可清晰显示左心耳的形态、轮廓以及血栓的大小与形态，还可准确测量孔口内径及心耳最大长度。当左心耳形态异常或者孔口边缘不规则时，3D TEE 能够提供非常有用的信息。超声心动图在左心耳封堵术中的作用主要有以下方面：引导导管经房间隔穿刺；证实传送鞘位于左心耳内；引导封堵器于左心耳开口处释放；引导封堵器沿左心耳长轴方向进入；封堵器释放之后即刻观察有无残余漏；检查封堵器周围有无血栓形成。

（五）在冠心病介入治疗中的应用

冠心病介入治疗前，TTE 通过节段性室壁运动评估，有助于冠心病的诊断和罪犯血管的判断；心肌梗死的患者还可以用于评估有无机械并发症。术中 IVUS 主要具有以下作用：①显示管壁及斑块的组织形态学特征，判定斑块性质，帮助制定治疗方案；②精确测量血管腔内径和横截面积，指导正确选择球囊与支架的大小；③确定介入治疗终点时优于冠状动脉造影，因其可获得更大的最小管腔直径；④正确指导支架放置，观察扩张效果，准确判断支架断裂、膨胀不全和贴壁不良等情况。

(六) 在肥厚型心肌病经皮腔内室间隔心肌消融术中的应用

肥厚型心肌病经皮腔内室间隔心肌消融术(percutaneous transluminal septal myocardial ablation,PTSMA)是通过向肥厚心肌的靶血管远端注入无水乙醇,造成局部心肌梗死,拓宽左室流出道,或在功能上减低坏死心肌室壁运动,以降低左室流出道压差。靶血管的准确选择是 PTSMA 成功的关键。研究发现,在 PTSMA 中应用心肌造影超声心动图不仅可以确定靶血管,减少起搏器置入,还可以避免造成心室游离壁和乳头肌坏死。

第二章

超声心动图检查技术

第1节　M型超声心动图

M型超声心动图（M-mode echocardiography）是在A型超声仪的基础上于1955年由瑞典学者Edler研制开发的，其于1962年由美国学者Claude Joyner和John Reid首次应用于活体心脏的观察。M型超声心动图具有极高的时间分辨率，可显示心脏的细微运动变化，是超声心动图检查的重要组成部分。

一、基本原理

我们可以简单地把M型超声心动图理解为心脏结构随心动周期的时间-距离活动曲线。显示屏上横轴显示时间，纵轴则为距离、运动幅度（图2-1）。M型超声心动图检查时，声束方向固定不变，扫描线集中通过探查对象某一条线上，对感兴趣区的扫描线数可达2 000~5 000条/s，即时间分辨力达微秒，能显示心脏结构活动时的微小变化如舒张期主动脉瓣反流致二尖瓣前叶细微高速颤动。

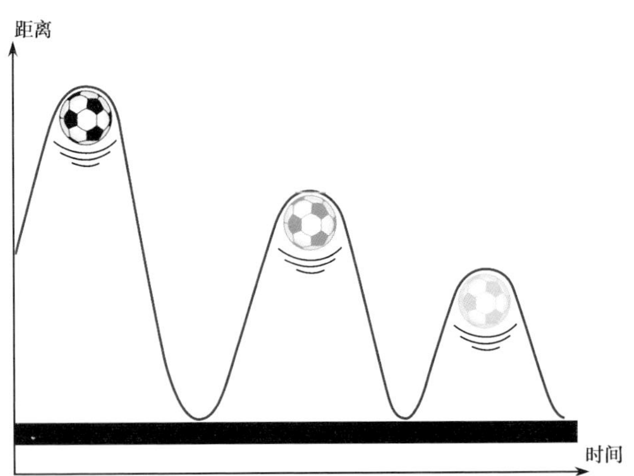

图2-1　M型超声心动图实为时间-距离曲线，横轴为时间，纵轴为距离。

检查时将 M 型取样线置放于观察的结构，启动超声仪面板上 M 型扫描按钮，再观察心脏各结构的活动规律，并调节图像的灰度、聚集、扫描速度等参数以优化 M 型图像。显示满意的图像后，即可在图像中测量组织运动的位移、时间、斜率，进而分析心腔大小、室壁厚度及随心动周期的变化（图 2-2）。

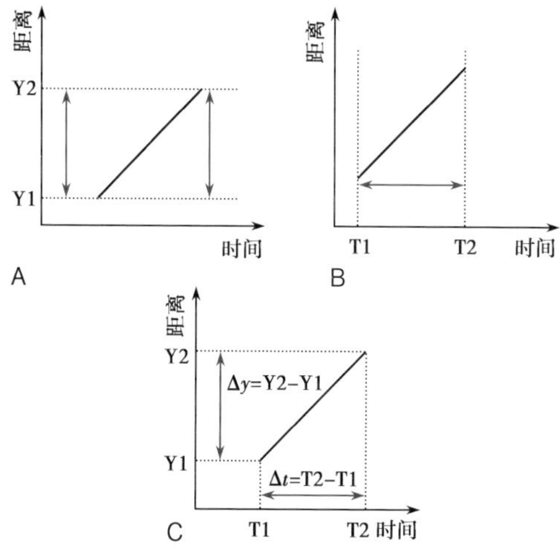

图 2-2　M 型超声心动图可以用于测量位移（图 A，红色箭头，Y2–Y1）、时间（图 B，红色箭头，T2–T1）和斜率（图 C，红色箭头，$\Delta y/\Delta t$）。

二、M 型波群

M 型超声检查部位是在胸骨左缘第 3~4 肋间，获得胸骨旁左室长轴二维图像，将取样线置放于不同部位，可显示心底波群、二尖瓣波群、心室波群，此外，还可在心前区其他切面显示三尖瓣波群及肺动脉瓣波群等心脏不同结构的 M 型运动曲线。

（一）心底波群

1. 正常心底部 M 型波形

探头置于胸骨左缘第 3 肋间，显示左室长轴切面或主动脉短轴切面，然后经主动脉根部取样即获得心底波群曲线，其解剖结构由前向后分别为胸壁、右室流出道、主动脉根部（或主动脉瓣）及左心房。正常情况下右室流出道、主动脉根部及左房前后径大致相同（图 2-3）。

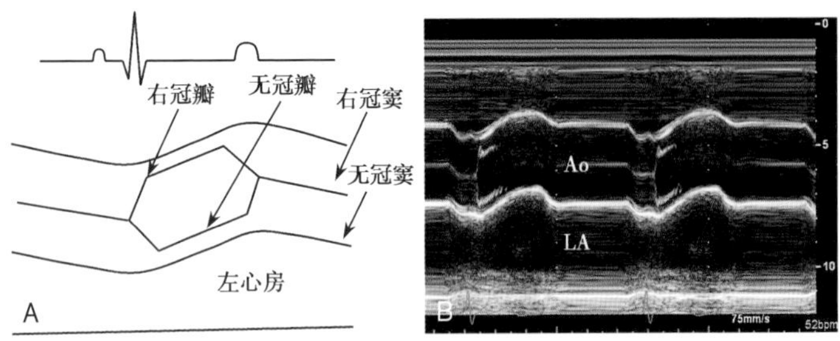

图 2-3　心底（主动脉根部）波群曲线及超声表现（Ao 主动脉，LA 左心房）

主动脉根部曲线为两条明亮、收缩期向前、舒张期向后同步运动的曲线，上线代表右室流出道后壁与主动脉前壁，下线代表主动脉后壁与左房前壁。主动脉根部运动幅度与心输出量大小和动脉弹性有关。主动脉瓣活动曲线位于主动脉根部曲线内，收缩期前方的右冠瓣曲线与后方的无冠瓣曲线分开（分开处称 K 点），位于心电图 R 波后，等容收缩期末，表示主动脉瓣开放；收缩期主动脉瓣曲线呈六边盒样改变，收缩末期在心电图 T 波之后，主动脉瓣曲线闭合（闭合处称 G 点），表示主动脉瓣关闭。舒张期主动脉瓣关闭曲线呈一条位于中心的直线。

舒张期二尖瓣开放，血流从左心房进入左心室，左房内径缩小，收缩期左心房因血流充盈内径增大。

2. 心底波形异常的超声诊断

主动脉瓣、主动脉根部、左心房等毗邻组织病变，均可能在 M 型波群中得到体现（图 2-4~图 2-8）。

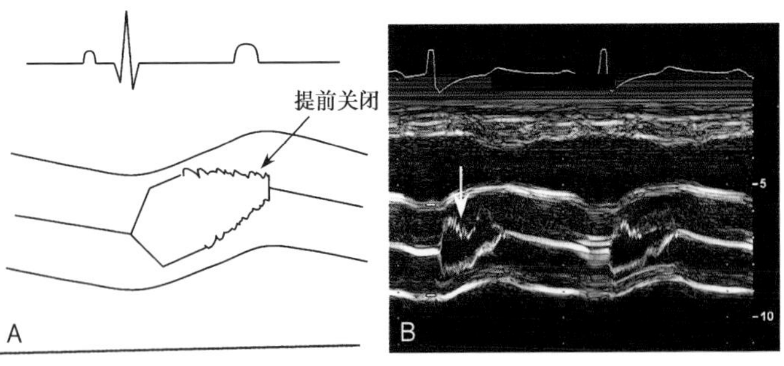

图 2-4　主动脉瓣提前关闭伴震颤，常见于梗阻性肥厚型心肌病（箭头）。

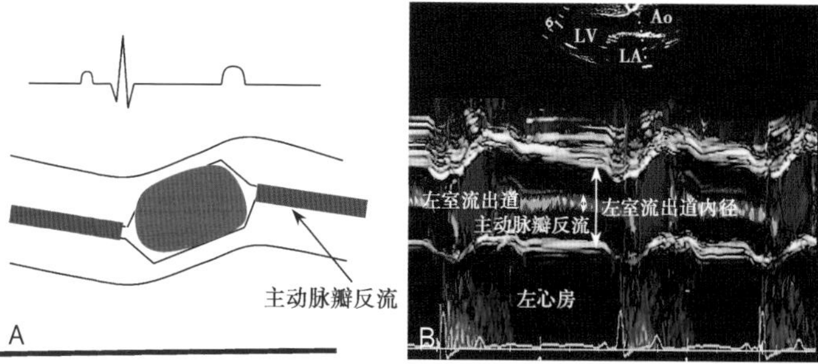

图 2-5　主动脉瓣关闭裂隙伴反流（图 A，箭头），是主动脉瓣关闭不全常见特征（图 B）。

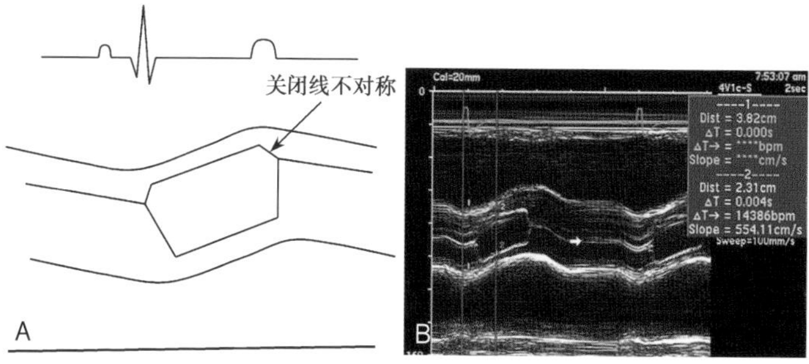

图 2-6　心底波群提示主动脉瓣关闭线不对称（图 A，箭头），考虑为二叶瓣畸形所致（图 B）。

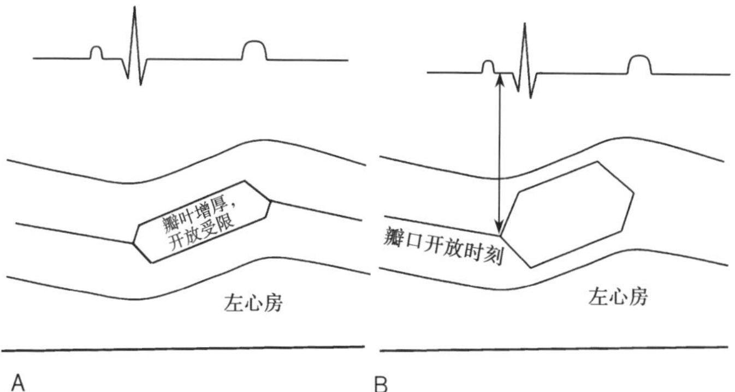

图 2-7　心底波群提示主动脉瓣增厚、开放受限，考虑为主动脉瓣狭窄（图 A），瓣口在左室收缩前提前开放，见于传导阻滞、主动脉瓣反流（图 B）。

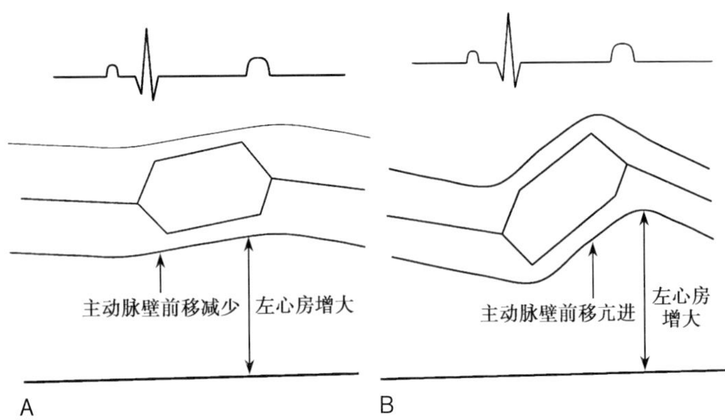

图 2-8 心底波群提示左心房增大，主动脉壁僵硬、前移减小，考虑为二尖瓣狭窄（图 A）；主动脉壁前移亢进，考虑为二尖瓣反流（图 B）。

（二）二尖瓣波群

1. 正常二尖瓣 M 型波形

探头置于胸骨左缘第 3~4 肋间显示左室长轴切面，经二尖瓣前叶放置 M 型取样线，可见活动较大的二尖瓣前叶曲线，以此为标志，取样线稍朝向心底部或心尖部移动，显示的解剖结构稍有差异。由前向后可见胸壁、右心室、室间隔、左室流出道、二尖瓣前叶、左心房及左房后壁，此为二尖瓣（前叶）波群，即 3 区。取样线稍向心尖方向偏移，则显示胸壁、右心室、室间隔、左室流出道、二尖瓣前后叶及左室后壁。二尖瓣前叶运动曲线随心动周期呈特征性改变，分为 a、b、c、d、e、f、g 七个时间点（图 2-9）。

心电图 P 波之后，由于心房收缩，血液推动二尖瓣开放形成 A 峰，峰尖为 a 点。心房收缩后，房内压下降，二尖瓣恢复到原位形成 b 点。由于心室收缩紧接心房收缩后，使二尖瓣关闭，因此除房室传导阻滞外，正常情况下 b 点多不明显。

c 点在第一心音、二尖瓣关闭处，通常 a 至 c 点呈一直线。第二心音后、左室等容舒张期末为 d 点，收缩期二尖瓣关闭起点 c 至终点 d 称为 CD 段。左室等容舒张期末，由于左心室压低于左心房压，二尖瓣迅速开放至最大形成 E 峰，最高点 e 位于心电图 T 波之后。舒张期二尖瓣前叶 e 点至室间隔的距离称 EPSS（E-point septum separation），其增宽表示左室增大。

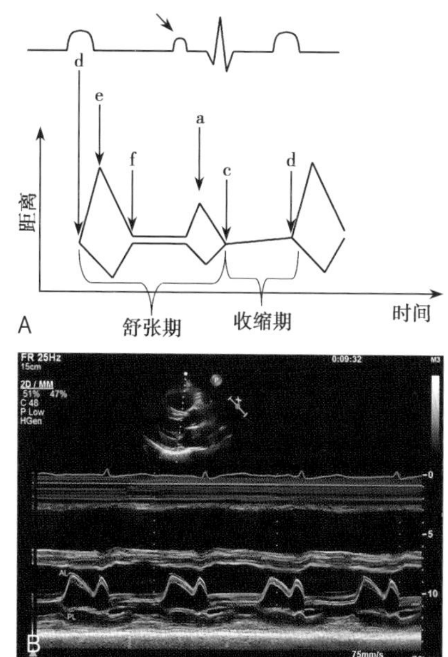

图 2-9
正常二尖瓣 M 型波群时间点（图 A）及超声图像（图 B）

e 峰之后，由于房室压差减小，心室充盈缓慢，二尖瓣开放幅度逐渐减小，在舒张中期形成 f 点，ef 段缓慢下降。舒张中期左心室缓慢充盈，左心房收缩前为 g 点，f 至 g 点曲线平直，下降缓慢。二尖瓣后叶与前叶运动方向相反，其运动曲线与前叶呈镜像关系，舒张期形成矮小的 a 峰和 e 峰，收缩期形成共同的 cd 段。二尖瓣波群测量参数见图 2-10~图 2-13。

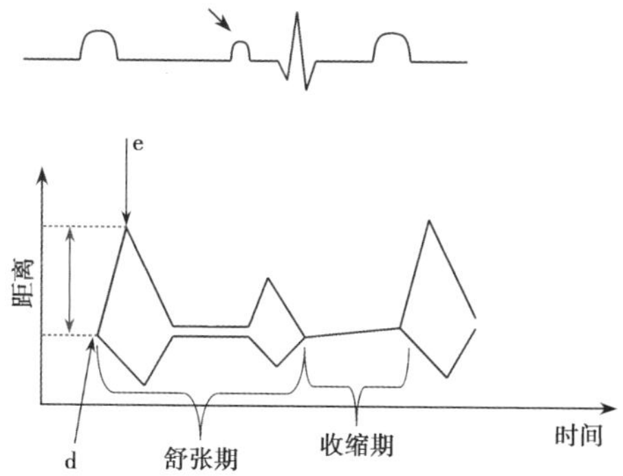

图 2-10　M 型超声测量 d-e 位移，正常 17~30mm。

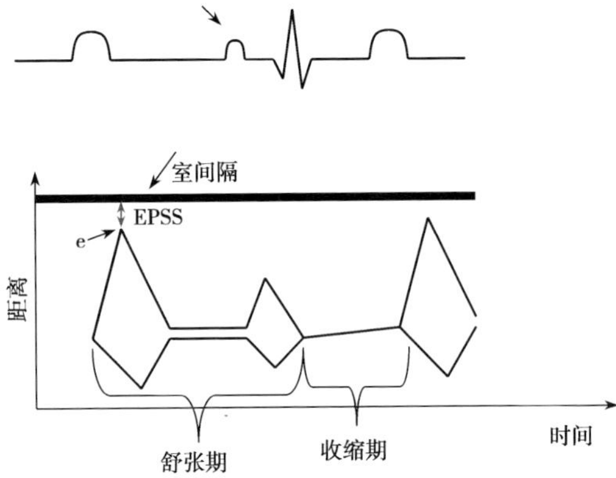

图 2-11　M 型超声测量 EPSS，正常 <5mm。

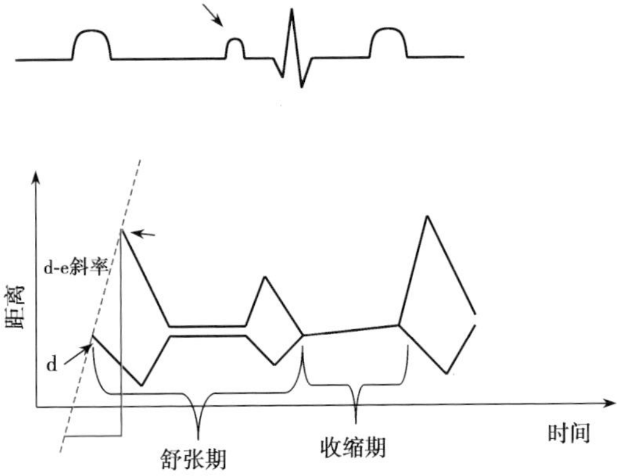

图 2-12　M 型超声测量 d-e 斜率，正常 240~380mm/s。

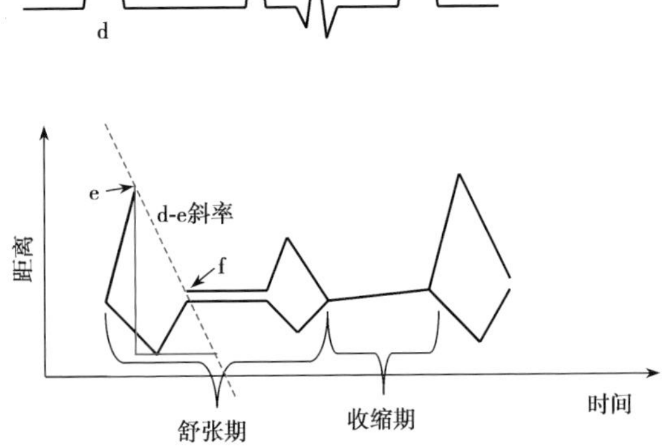

图 2-13　M 型超声测量 e-f 斜率，正常 50~180mm/s。

2. 二尖瓣波形异常的超声诊断

二尖瓣本身病变，抑或其他心脏疾病累及二尖瓣，都可能在M型波群中产生特征性异常。如室间隔弹跳征，提示缩窄性心包炎（图2-14）；EPSS增大提示左心室扩张，同时还可以进行左室射血分数评估（图2-15）。其他二尖瓣波形异常超声表现及临床意义见表2-1。

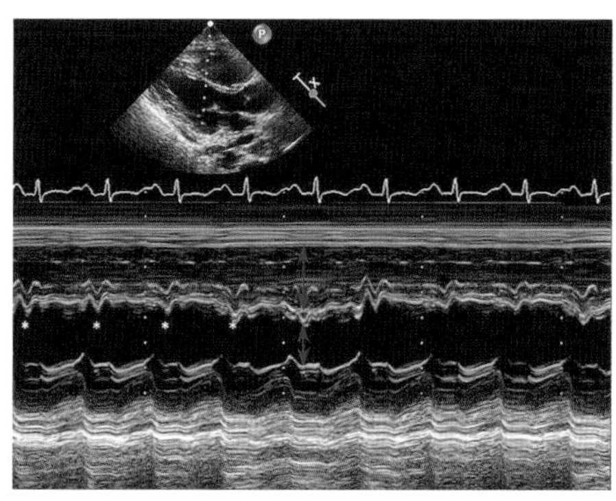

图2-14　缩窄性心包炎患者室间隔弹跳征（星号）

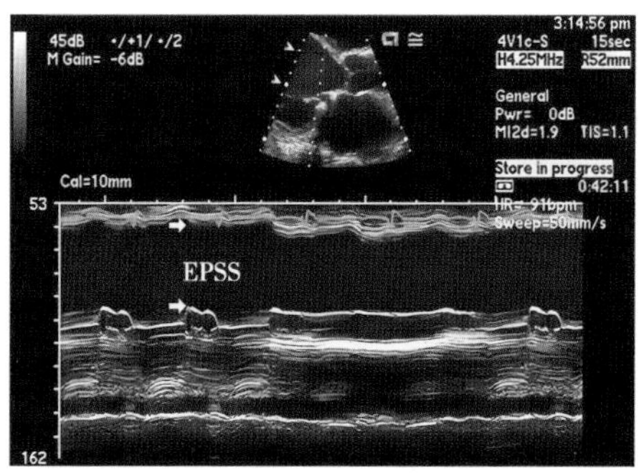

图2-15　扩张型心肌病伴EPSS增大及收缩功能下降

表 2-1 二尖瓣波形异常超声表现及临床意义

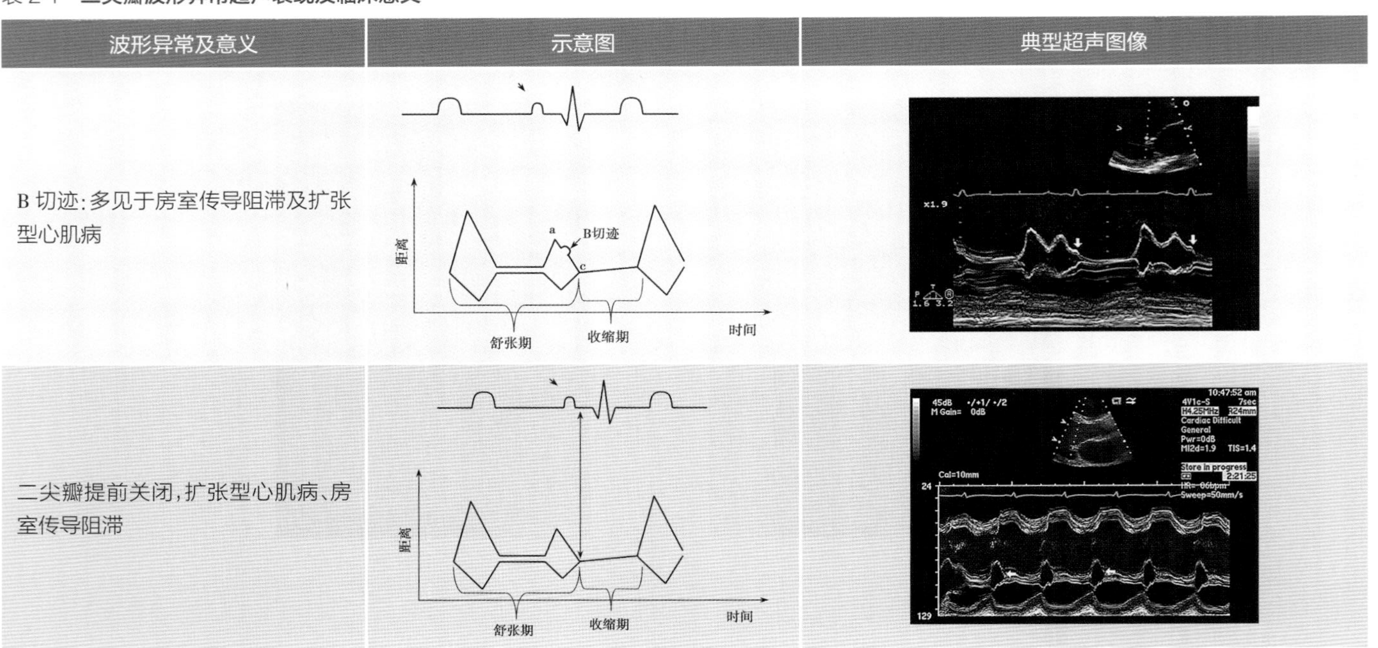

波形异常及意义	示意图	典型超声图像
B 切迹：多见于房室传导阻滞及扩张型心肌病		
二尖瓣提前关闭，扩张型心肌病、房室传导阻滞		

续表

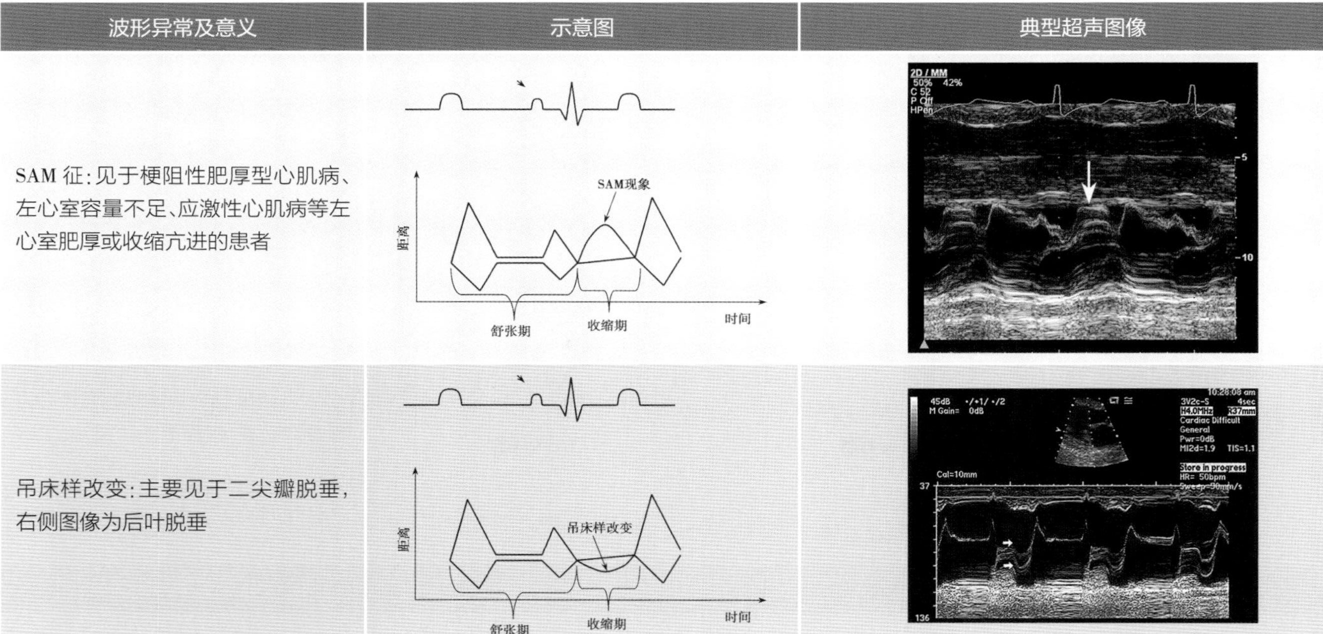

波形异常及意义	示意图	典型超声图像
SAM 征：见于梗阻性肥厚型心肌病、左心室容量不足、应激性心肌病等左心室肥厚或收缩亢进的患者		
吊床样改变：主要见于二尖瓣脱垂，右侧图像为后叶脱垂		

续表

波形异常及意义	示意图	典型超声图像
连枷样运动：多见腱索、乳头肌断裂所致瓣膜脱垂/Barlow 综合征	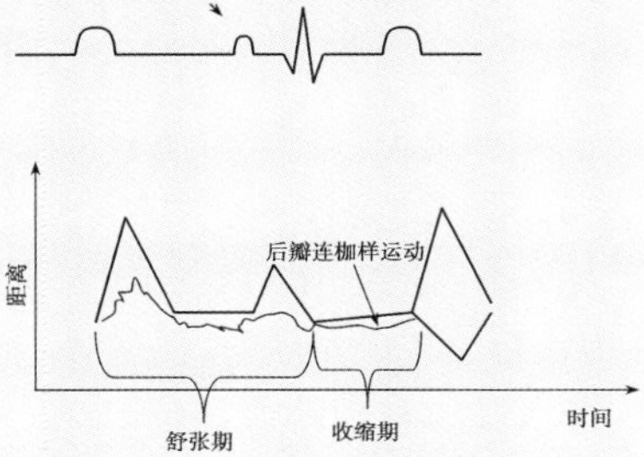 距离；后瓣连枷样运动；舒张期；收缩期；时间	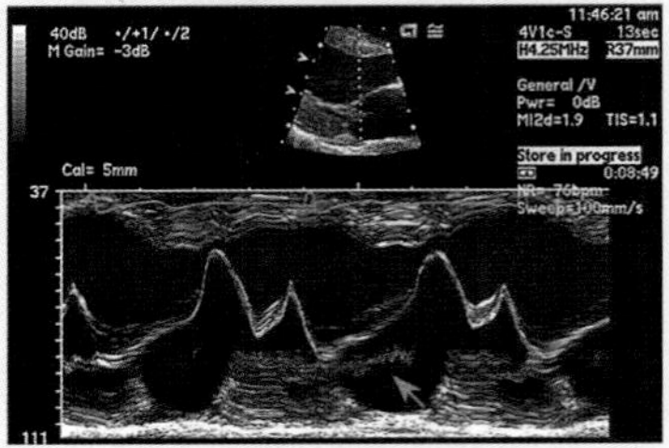
前叶高频震颤：见于重度主动脉瓣反流，系高速血流对瓣膜冲击所致	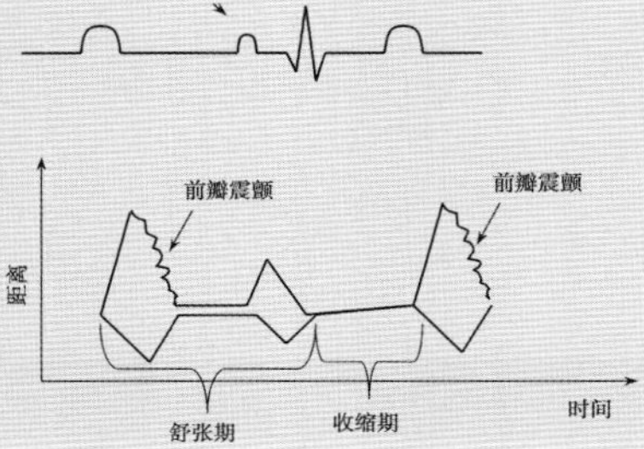 距离；前瓣震颤；前瓣震颤；舒张期；收缩期；时间	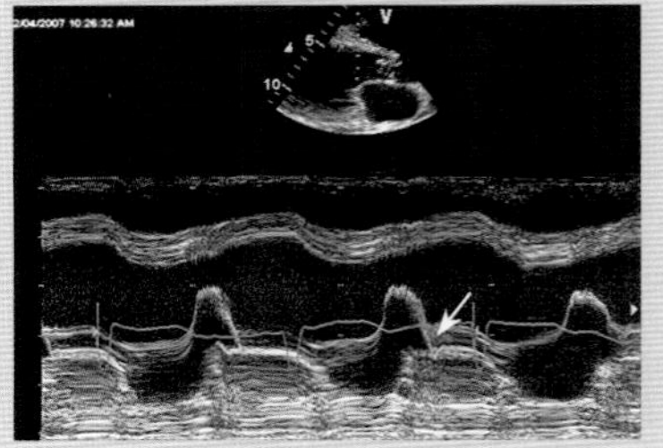

续表

波形异常及意义	示意图	典型超声图像
城墙样改变：风湿性心脏病二尖瓣狭窄典型 M 型征象	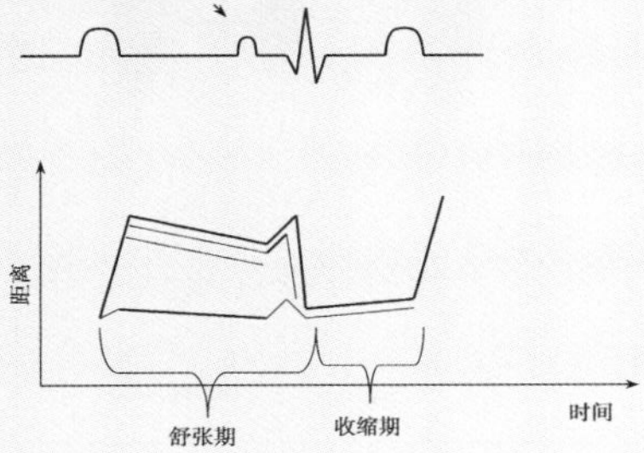 距离 舒张期 收缩期 时间	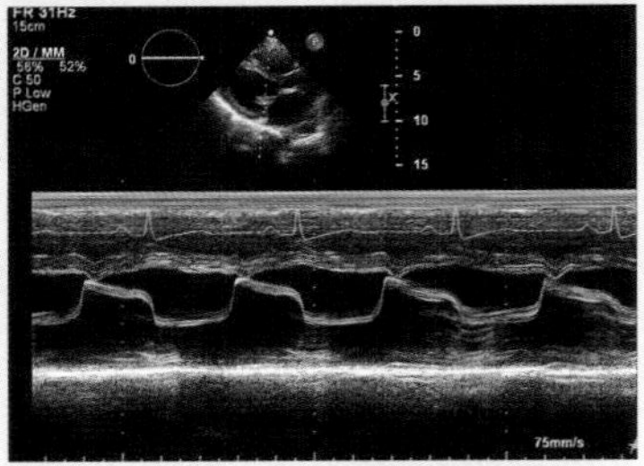 FR 31Hz 15cm 2D / MM 56% 52% C 50 P Low HGen 75mm/s
瓣口梗阻：常见于黏液瘤等心房占位	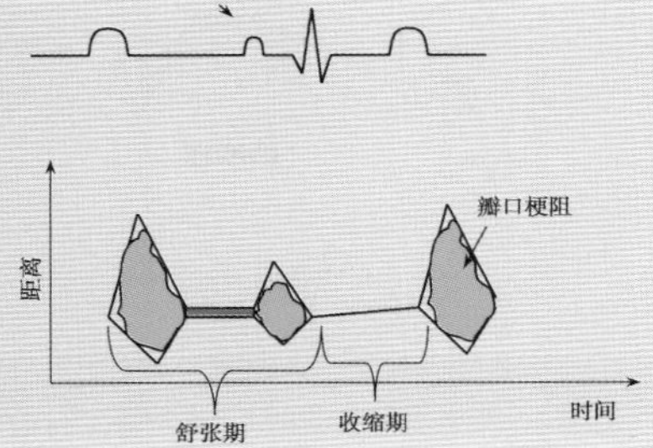 距离 瓣口梗阻 舒张期 收缩期 时间	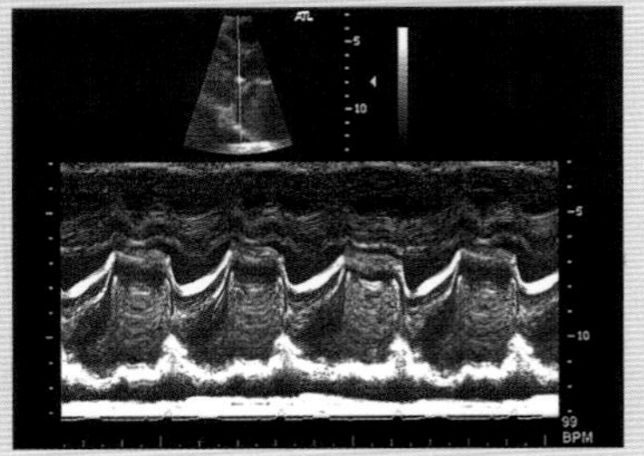 ATL 99 BPM

续表

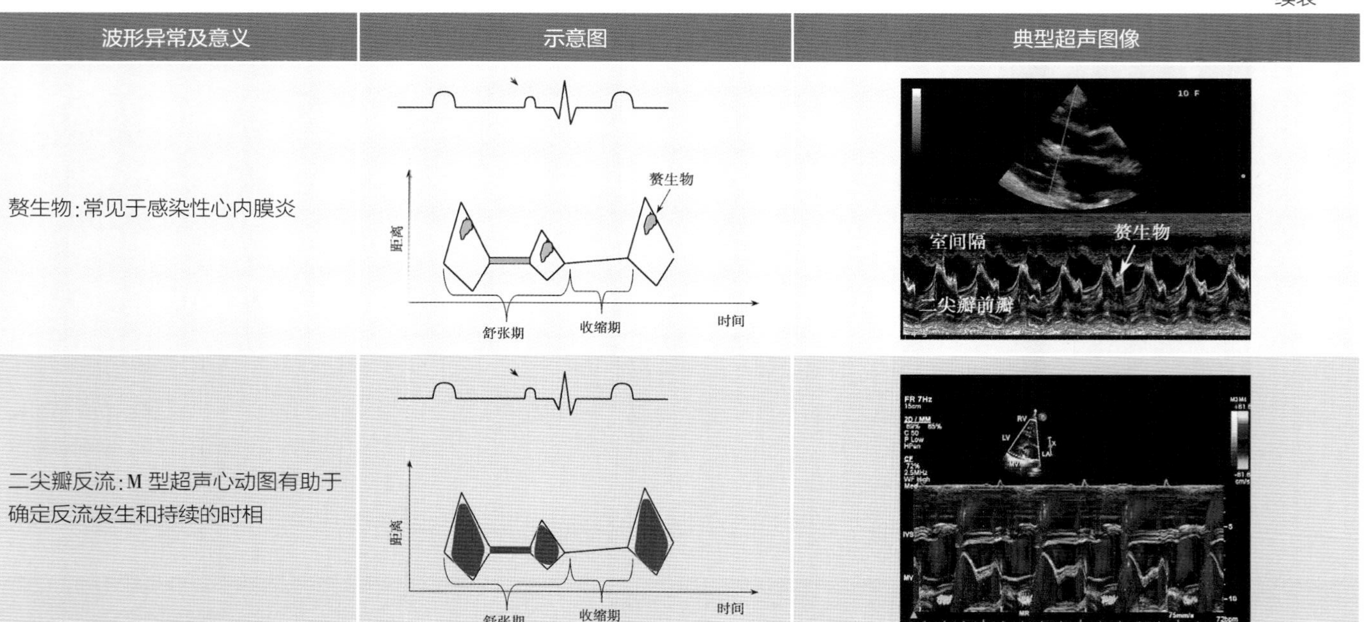

波形异常及意义	示意图	典型超声图像
赘生物：常见于感染性心内膜炎		
二尖瓣反流：M 型超声心动图有助于确定反流发生和持续的时相		

续表

波形异常及意义	示意图	典型超声图像
舒张功能降低：彩色 M 型超声检测二尖瓣口血流加速，有助于评估舒张功能	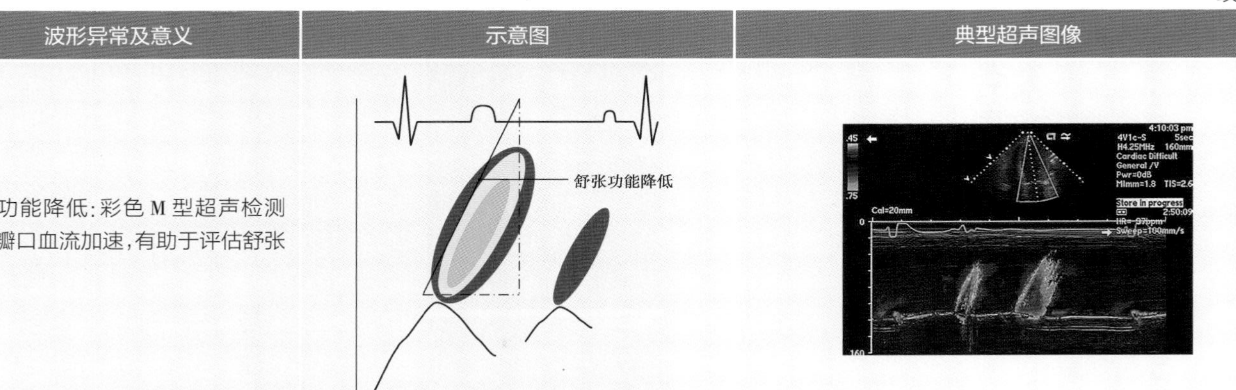	

（三）心室波群

探头置于胸骨左缘第4肋间显示左室长轴切面，取样线经过二尖瓣腱索则显示胸壁、右心室、室间隔、左心室、二尖瓣腱索及左室后壁。此波群是M型超声测量左室内径、室间隔及左室壁厚度，测算左室收缩功能的标准区。

正常心室波群中，室间隔收缩期向后、左室后壁向前运动；舒张期室间隔向前运动，左室后壁则向后运动，其运动幅度常大于室间隔。正常室间隔作为室壁一部分参与左室收缩及舒张功能，同时也反映左心室与右心室间的血容量和压力变化。室间隔因除极较早，在心电图T波处，比左室后壁运动幅度稍早达到峰值，舒张早期因右室血流充盈较左室稍提前，使室间隔稍向后运动产生小的切迹。

在出现心包积液时，M型超声心动图有助于确诊是否存在心脏压塞（图2-16）。

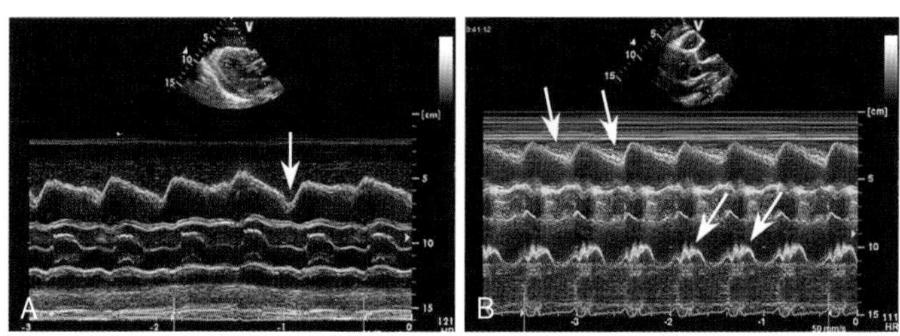

图2-16　图A为心脏压塞患者心室波群，可见右室壁舒张期塌陷（箭头）；图B为大量心包积液患者，前心包见心包积液影（上排箭头），左心房壁塌陷（下排箭头），患者心室壁未见塌陷，考虑心包腔压力较低。

1. 心腔内径及左室收缩功能

M型超声心动图具有良好的时间和空间分辨率，因此将取样线放置在不同位置可测量左心房、左心室、大动脉及腔静脉内径，且可观察其随心动周期的变化情况，根据左室内径变化可用于评价左心室整体收缩功能。通常在二维超声的引导下，于胸骨旁左室长轴切面计算左室射血分数。当胸骨旁左室长轴切面M型超声取样线不能垂直室间隔和左室后壁时，可选用胸骨旁短轴切面获得左室内径及测量射血分数（图2-17）。

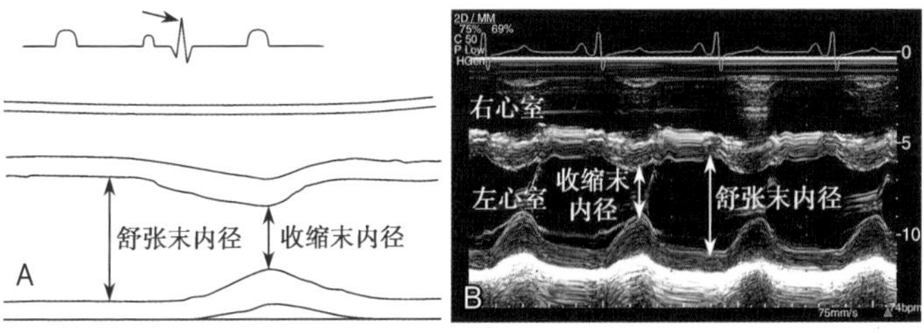

图 2-17 心室波群 M 型曲线，在此图像中可以测量左室舒张末期内径、左室收缩末期内径。

在胸骨旁左室长轴切面或主动脉短轴切面（图 2-18），M 型超声经主动脉根部和左心房取样获得相应的运动曲线，收缩末期测量最大左房前后径及主动脉根部内径。

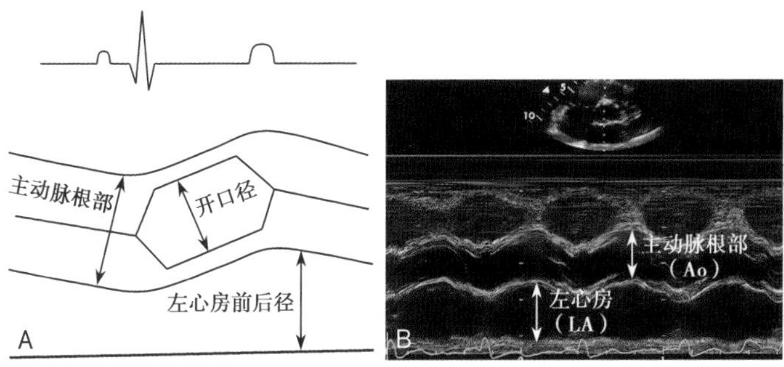

图 2-18 M 型超声测量主动脉根部及左房内径示意图（图 A）；胸骨旁主动脉短轴二维图像引导下（图 B），收缩末期测量主动脉根部内径（Ao 箭头所示）及左房前后径（LA 箭头所示）。

剑突下下腔静脉长轴切面，M 型超声取样线距右心房入口约 0.5~3cm 处垂直经过下腔静脉即获得下腔静脉搏动曲线。正常状态下，呼气末内径增宽，吸气末内径缩小，其内径变化率 >50%。

2. **室壁厚度及左心室质量**

在二维超声心动图的引导下，M 型超声心动图能准确测量室间隔、左室壁及右室壁厚度。测量方法是将取样线垂直于所测室壁，测量室壁上缘至下缘的垂直距离。右室壁测量方法：胸骨旁左室长轴切面或剑突下四腔心切面，局部放大右室前壁，M 型超声取样线垂直于右室前壁，测量舒张末期前后径即代表右室壁厚度，如右室壁厚度 >5mm，提示右心室肥厚。

左室壁厚度测量：胸骨旁左室长轴切面，M型超声取样线垂直于室间隔和左室后壁，分别测量舒张末期室间隔厚度和左室后壁厚度，收缩末期室间隔厚度和左室后壁厚度。根据超声仪器内置的软件推算左心室质量（left ventricular mass，LVM）及质量指数（LVM index，LVMI）。在无明显左室壁节段性活动异常的患者中，M型超声心动图获得的LVMI较准确且简单易行，因此在临床上常规用于评价高血压左心室肥厚（详见本书第三章第7节）。

3. 运动幅度

运动幅度指M型超声心动图曲线上两点的垂直距离，单位常用厘米（cm）或毫米（mm），测量时均取曲线的上缘。测量左室壁、室间隔的收缩运动幅度可反映局部室壁收缩功能，室间隔运动幅度还可反映右室与左室间的压差变化。三尖瓣环收缩期位移（tricuspid annular plane systolic excursion，TAPSE）常用于评价右室局部收缩功能，测量方法是：在心尖四腔心切面，局部放大三尖瓣侧瓣环，M型取样线经过三尖瓣侧瓣环获得其运动曲线，测量三尖瓣瓣环从舒张末期至收缩末期的最大垂直位移（图2-19），正常参考值TAPSE>16mm。取下腔静脉长轴，使用M型超声可以测量下腔静脉内径及随呼吸运动的塌陷率，用于估算右心房压（图2-20）。

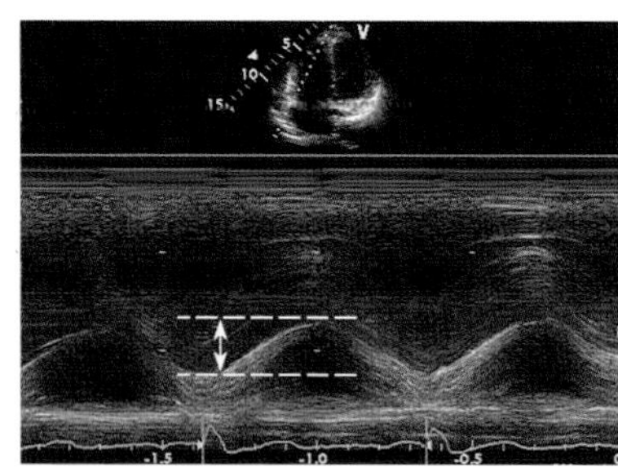

图2-19 M型超声心动图测量TAPSE：心尖四腔心切面，M型取样线置放于三尖瓣侧瓣环，显示三尖瓣侧瓣环收缩期运动曲线，测量瓣环从舒张末期至收缩末期的最大垂直位移（箭头所示）。

4. 时间间期

M型超声心动图曲线上两点间，或心电图上某点至M型曲线上某点的时间可反映心脏某一结构或不同结构间随心动周期运动的时间或时间差。用时间间期反映心脏电机械收缩、心脏

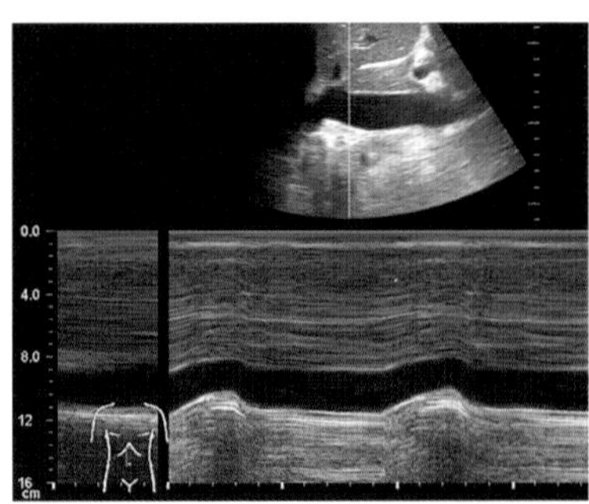

图 2-20　下腔静脉内径及塌陷率测量，本例患者下腔静脉明显扩大，且塌陷现象基本消失，提示右心系统压力明显升高。

同步性收缩或舒张运动具有重要的临床意义。主动脉瓣 M 型曲线可用于测量左心室射血前期（pre-ejection period，PEP）和左心室射血时间（left ventricular ejection time，LVET）。PEP 是测量心电图 R 波顶点至主动脉瓣运动曲线 K 点的时间，LVET 是测量主动脉瓣运动曲线 K 点至 G 点的时间。

临床上常用 M 型超声测量室间隔与左室后壁收缩达峰时间差来评价左心室是否为同步化收缩，并作为心衰患者心脏再同步化治疗的重要参考指标之一。

测量方法：在胸骨旁左室长轴或短轴二维图像上，M 型取样线经过左心室的中线，测量收缩期室间隔向后运动的最低点至左室后壁向前运动的最高点的时间，完全性左束支传导阻滞及多数左心衰患者为左室后壁收缩延迟，极少数患者室间隔收缩延迟。舒张末期为心电图 R 波顶点或 QRS 波起点，收缩末期为 T 波结束；室壁机械运动收缩末期为左室后壁前向运动的最高点或室间隔后向运动的最低点（图 2-21）。

（四）三尖瓣波群及肺动脉瓣波群

在胸骨旁四腔心切面，取样线经三尖瓣前叶，可获得三尖瓣前叶运动曲线，其形态及产生机制与二尖瓣相似。

在胸骨左缘第 2~3 肋间右室流出道长轴切面上，取样线经肺动脉瓣后叶可获得其运动曲线。收缩早期肺动脉瓣开放快速向后移动，收缩中晚期随右心室压逐渐降低及肺动脉压逐渐增高，肺动脉瓣逐渐向前移动；舒张期肺动脉瓣向前移动关闭，舒张晚期因心房收缩瓣叶稍向后移位形成 a 凹，其正常幅度为

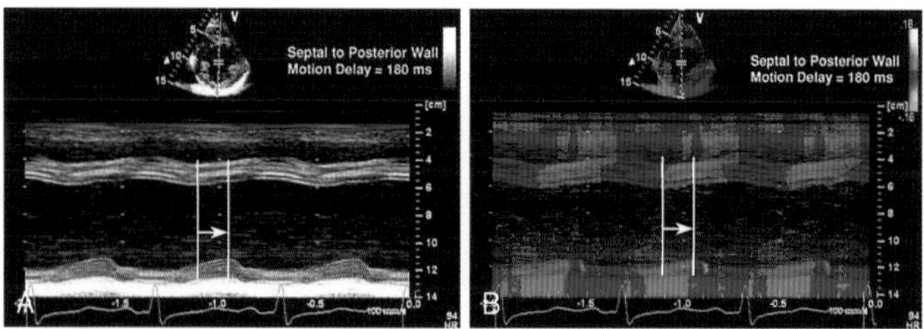

图 2-21　室间隔及左室后壁收缩同步性的 M 型超声评价
A. 胸骨旁左室短轴二维超声引导下心室波群曲线，左室后壁收缩达峰时间较室间隔延迟 180ms；B. 胸骨旁左室短轴二维组织多普勒超声引导下心室波群曲线，左室后壁收缩达峰时间较室间隔延迟 180ms，蓝色表示室壁向后运动，红色表示室壁向前运动。

2~7mm。肺动脉瓣狭窄时 a 凹加深，幅度 >7mm；肺动脉高压时 a 凹减小或消失，严重肺动脉高压患者会收缩早、中期肺动脉瓣关闭，M 型超声提示“飞翔的 W 征”（图 2-22）。

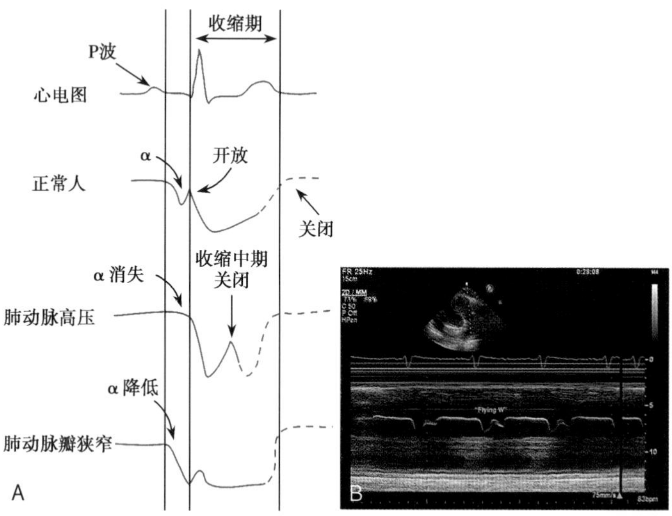

图 2-22　不同病变类型肺动脉瓣 M 型波群示意图（图 A），肺动脉高压（图 B）患者肺动脉瓣 M 型波群，后者可见收缩中期肺动脉瓣关闭（飞翔的 W 征）。

在二维彩色血流显像的基础上进行 M 型超声扫查，即 M 型彩色多普勒成像，能清晰、准确地显示心腔及大血管内血流或分流的方向、起止时间及与心动周期的时间关系。在二维组织多普勒图像的引导下进行 M 型超声扫描，即 M 型组织多普勒成像，可准确显示心室壁在心动周期中的运动规律，精确测量时间、位移等参数。M 型彩色多普勒成像及 M 型组织多普勒成像的取样线应与观察的血流方向或室壁运动方向一致。

第 2 节　二维超声心动图

二维超声心动图（two-dimensional echocardiography）是在 M 型超声心动图的基础上发展而来，可显示心脏大血管断面的解剖结构、空间关系及其功能状态，是超声心动图检查的基础。本节只介绍经胸超声心动图及其基本切面，有关经食管超声心动图的内容，请查阅本章第 4 节。

一、二维超声心动图检查声窗和方法

（一）心脏的解剖位置

心脏位于胸腔中纵隔内，第二至第六肋软骨之间，2/3 在人体正中线的左侧，1/3 在右侧，心尖部位于左前下方，心底部位于右后上方，心脏的长轴与人体正中线大约呈 45°角。了解心脏在胸腔的位置对检查很有帮助，不同体型受检者在进行超声检查时，探头指向需要进行个体化调整（图 2-23）。

（二）二维超声心动图检查声窗

由于肋骨和充满空气的肺阻碍了超声波传播，我们只能从胸腔的某些位置上观察心脏，这些位置称为检查声窗。常用的声窗包括胸骨旁、心尖部、剑突下和胸骨上窝等，其中胸骨旁常采用胸骨左缘（图 2-24）。

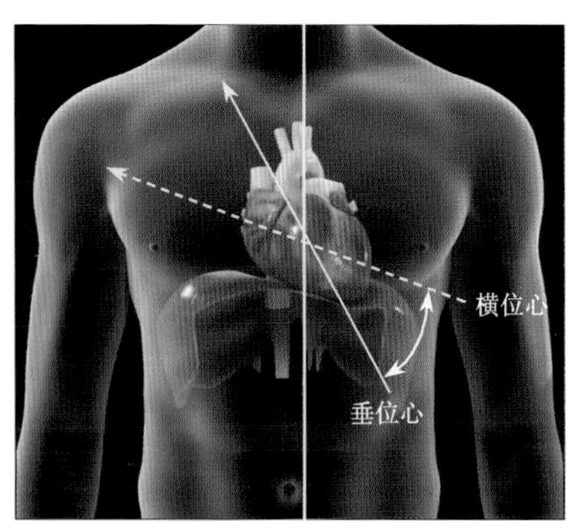

图 2-23　不同体型受检者，心脏长轴走向不同，检查时探头应该个体化调整。

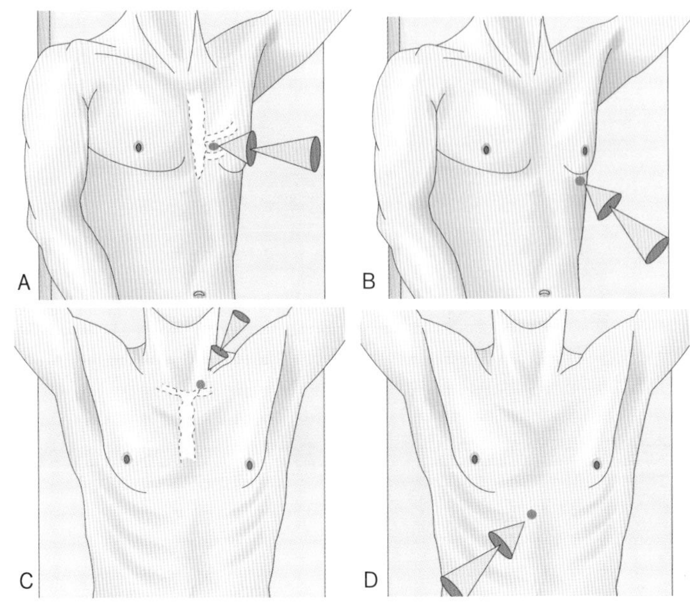

图 2-24 超声探查声窗应避开肺部遮挡，通常经胸超声检查包括胸骨旁（图 A）、心尖部（图 B）、胸骨上窝（图 C）和剑突下（图 D）。

（三）检查方法

为了获取最佳图像，常规胸骨旁及心尖部检查时，患者应左侧卧位，身体倾斜 45°，左手置于头后，右手放在一侧，使心脏更贴近胸壁，并拉开肋间隙。嘱患者呼气后屏气，通过减少肺容积、减少呼吸运动的影响而提高图像质量。小儿或重症患者，可考虑采用平卧位置（图 2-25）。剑突下检查时，应尽量使患者腹部放松，下肢膝关节蜷曲、并拢。胸骨上窝检查时，患者颈部稍向后仰或向一侧偏斜，保持颈部肌肉放松，充分暴露胸骨上窝，以取得最佳检查效果。

二、二维超声心动图基本切面

（一）胸骨旁切面

1. 胸骨旁左室长轴切面

图像获取：探头置于胸骨左缘第 3、4 肋间，探头标识指向右肩，探测平面与右肩、左腰方向平行，使声束通过心尖与心底主

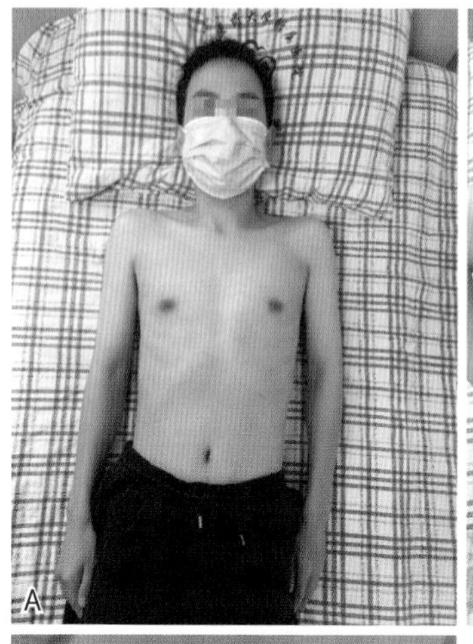

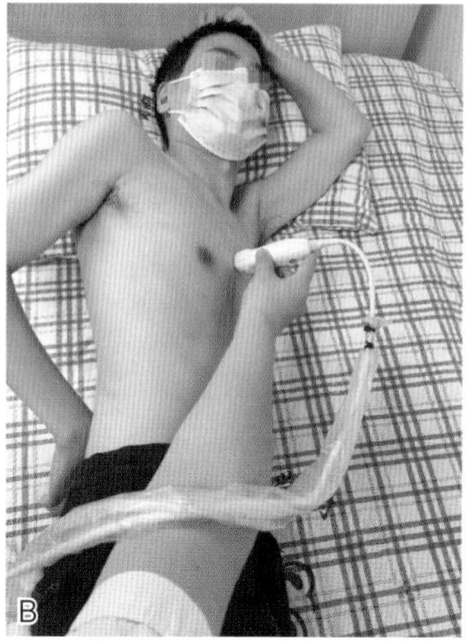

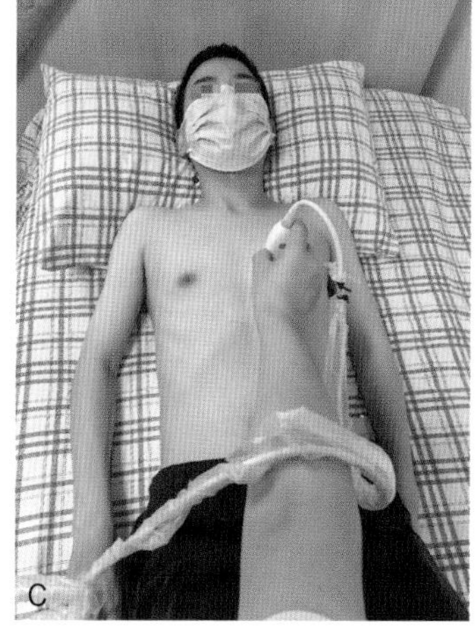

图 2-25　经胸超声心动图检查常用体位

动脉，并与室间隔垂直，便可获取清晰的左室长轴切面（图 2-26）。最佳的探头位置因人而异，肥胖、横位心的人探头位置略偏上，瘦长体型、膈肌下移的人探头位置略偏下。

图像方位：在胸骨旁左室长轴切面中，靠近探头的右心室显示在前，而左心室、左心房位置靠后，心尖朝向左侧，主动脉朝向右侧。

显示内容：右室前壁、右室腔、室间隔、左室腔、二尖瓣前后叶、左室后壁、右室流出道、主动脉根部、主动脉瓣和左心房等结构。主动脉根部腔内可见右冠瓣和无冠瓣，与瓣叶相对应的主

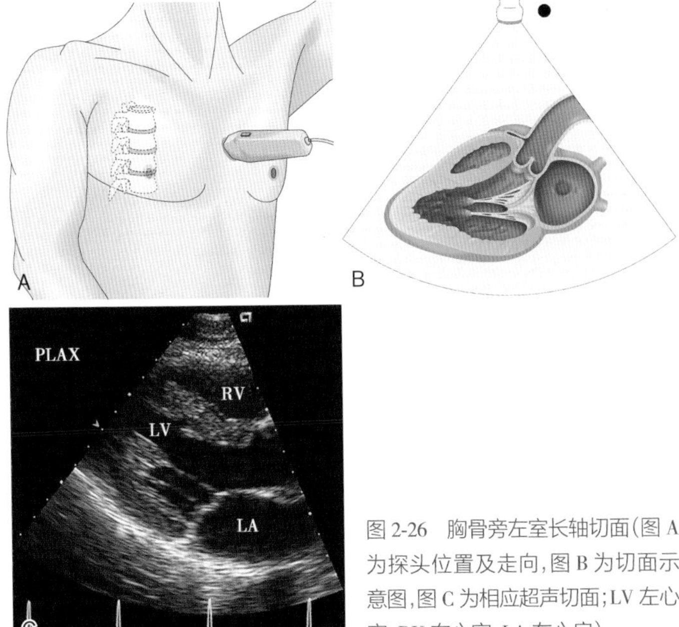

图 2-26　胸骨旁左室长轴切面（图 A 为探头位置及走向，图 B 为切面示意图，图 C 为相应超声切面；LV 左心室，RV 右心室，LA 左心房）

动脉窦，窦部以远为升主动脉。二尖瓣前后叶于舒张期开放，收缩期关闭。主动脉前壁与室间隔相连续。正常情况下室间隔参与左室运动，室间隔和左室后壁呈镜像运动。

左房后壁之后心包外可见一圆形无回声结构，此为降主动脉的横断面。于左房室沟处有时亦可见一圆形无回声区，此为冠状窦。冠状窦扩张时易与降主动脉管腔相混淆，二者的鉴别点在于：降主动脉位于心脏外，而冠状窦为心内结构，随着房室沟一起运动。

临床用途：观察心腔形态、大小，心腔内有无异常回声（如黏液瘤、血栓等）。观察主动脉根部有无扩张，主动脉壁有无剥离，主动脉瓣有无增厚、钙化和脱垂等。观察二尖瓣装置有无异常，瓣叶的活动幅度及开口大小，有无脱垂及有无赘生物形成等。观察室间隔有无增厚、回声中断及骑跨等。观察心包膜有无增厚、心包腔有无积液等。

2. 胸骨旁主动脉短轴切面

探头置于胸骨左缘 3、4 肋间，在胸骨旁左室长轴切面基础上顺时针旋转 90°，探头标记指向受检者左肩，声束方向从左肩至右肋弓。此切面显示主动脉呈圆形位于图像中央，左心房、房间隔、右心房、右心室及右室流出道、肺动脉等结构包绕其周围（图 2-27）。

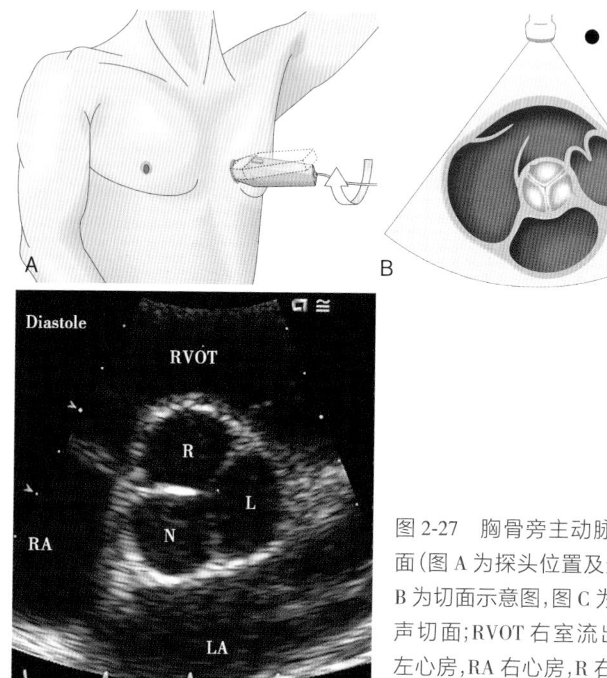

图 2-27 胸骨旁主动脉短轴切面（图 A 为探头位置及走向，图 B 为切面示意图，图 C 为相应超声切面；RVOT 右室流出道，LA 左心房，RA 右心房，R 右冠瓣，L 左冠瓣，N 无冠瓣）

正常主动脉瓣呈三叶式，回声纤细，舒张期关闭呈"Y"形，收缩期开放呈"▽"形，位于正前方的为右冠瓣，右侧的为左冠瓣，后方为无冠瓣。略调整探头还可观察起自左、右冠状窦的左、右冠状动脉的起始段，左冠状动脉水平向左走行后分支为前降支和旋支，右冠状动脉向右走行，无分支显示。

此切面不仅是室间隔缺损分型的重要切面，亦有助于观察房间隔的连续性、主动脉与肺动脉间有无回声中断、肺动脉干分叉处与降主动脉间有无交通等。

3. 二尖瓣水平短轴切面

探头置于胸骨左缘 3、4 肋间，在胸骨旁主动脉短轴切面的基础上稍向心尖方向倾斜或移动即可获取此切面，显示右心室、室间隔、左室腔及二尖瓣口（图 2-28）。

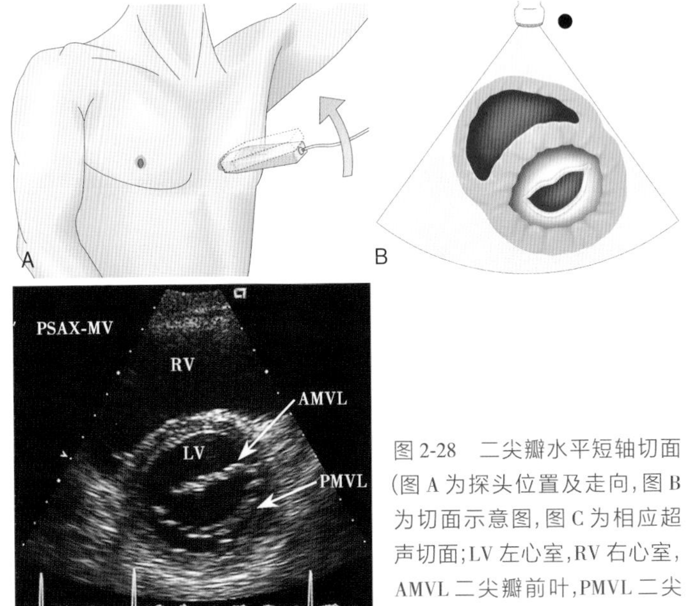

图 2-28　二尖瓣水平短轴切面（图 A 为探头位置及走向，图 B 为切面示意图，图 C 为相应超声切面；LV 左心室，RV 右心室，AMVL 二尖瓣前叶，PMVL 二尖瓣后叶）

此切面可观察二尖瓣的形态及活动情况，是测量二尖瓣口面积及判断瓣叶脱垂区域的重要切面；观察肌部室间隔的完整性；观察心室壁基底段的厚度及运动情况。

4. 乳头肌水平短轴切面

探头置于胸骨左缘 3、4 肋间，在上述二尖瓣水平短轴切面基础上，探头继续向心尖方向扫查即可获得此切面，显示右心室、室间隔、左心室、左室前外侧及后内侧两组乳头肌的断面回声（图 2-29）。

此切面主要用以观察左室壁中间段的厚度及运动情况，有无肌部室间隔缺损。

5. 心尖水平短轴切面

在乳头肌水平短轴切面的基础上，探头继续向心尖方向扫查即可获得此切面，显示心尖部心腔和周围心肌。

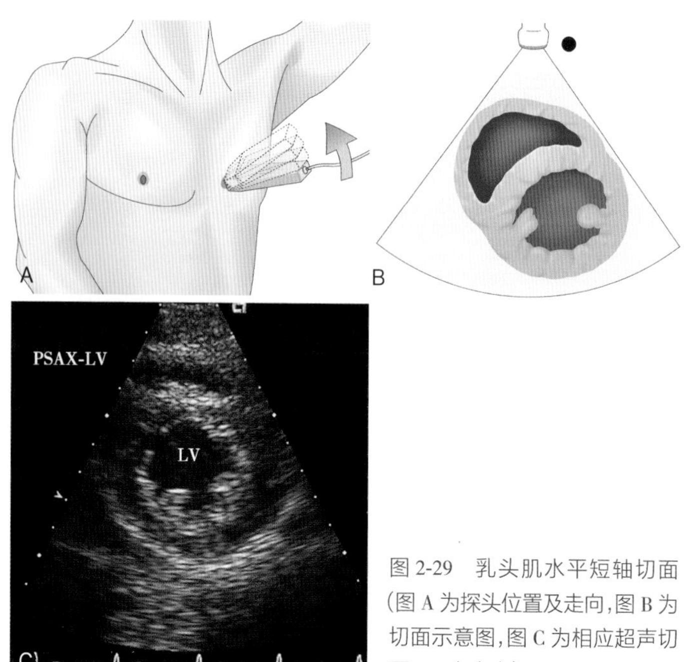

图 2-29　乳头肌水平短轴切面（图 A 为探头位置及走向，图 B 为切面示意图，图 C 为相应超声切面；LV 左心室）。

该切面主要用于评价左室心尖部的室壁运动、有无血栓、有无室壁瘤、有无肥厚等，还可以用于观察有无肌部室间隔缺损以及评估心肌致密化程度。

6. 右室流入道长轴切面

探头置于胸骨左缘 3、4 肋间，在左室长轴切面基础上顺时针旋转 15°~30°，声束指向剑突及三尖瓣方向，可获得右室流入道切面，显示右心房、三尖瓣前叶及后叶、右室流入道（图 2-30）。

该切面是评价三尖瓣结构和功能的重要切面，特别是三尖瓣狭窄、脱垂、赘生物形成及三尖瓣下移畸形等。

（二）心尖切面

1. 心尖四腔心切面

探头置于心尖搏动处，声束从心尖指向心底部，扫查平面中线经过心脏十字交叉，即可获得该切面。切面中房、室间隔的连线和二、三尖瓣构成十字交叉，将切面分成四个部分，两个心室在上方，两个心房在下方。图像右上方为左心室，内膜较光滑；

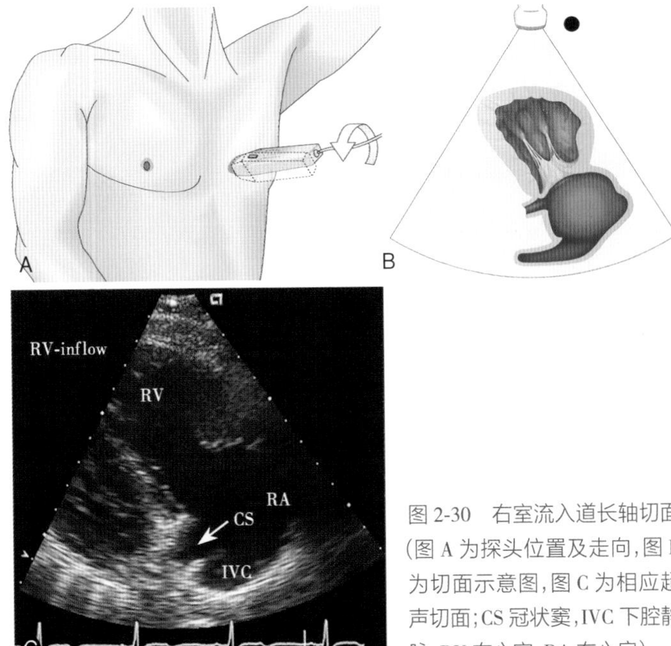

图 2-30　右室流入道长轴切面（图 A 为探头位置及走向，图 B 为切面示意图，图 C 为相应超声切面；CS 冠状窦，IVC 下腔静脉，RV 右心室，RA 右心房）

左上方为右心室，内膜较粗糙，靠近心尖部可见节制索。三尖瓣隔叶附着点略低于二尖瓣前叶 0.5~1.0cm。适当调整探头，可以在左房侧壁和左房顶部见到左、右肺静脉入口。由于与声束方向平行，房间隔常出现假性回声失落（图 2-31）。

该切面可用以观测房室大小和形态，测定心功能；观察房室腔内有无肿物及血栓形成；判定心房-心室的连接关系是否正常，观察房、室间隔的连续性，并确定缺损的类型。观察两侧房室瓣的形态及活动情况，有无赘生物形成等。测量三尖瓣隔叶与二尖瓣前叶的距离，明确有无三尖瓣下移畸形。观察肺静脉与左心房的连接关系，排除有无畸形引流。评价左室壁运动，判断有无室壁瘤形成等。

2. 心尖五腔心切面

在心尖四腔心切面的基础上，探头稍向上方倾斜，扫查平面经过主动脉根部，即可获得此切面（图 2-32）。

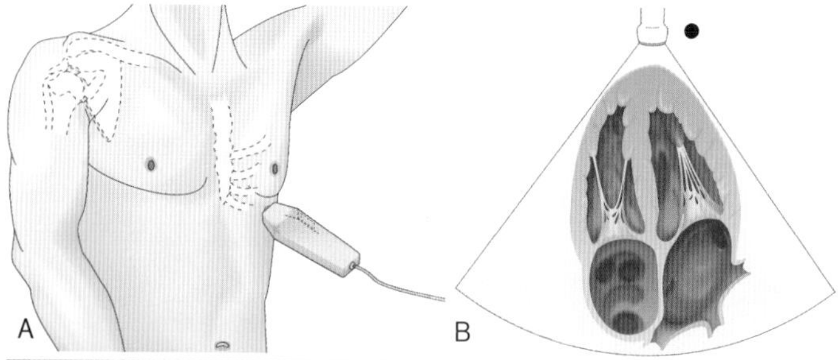

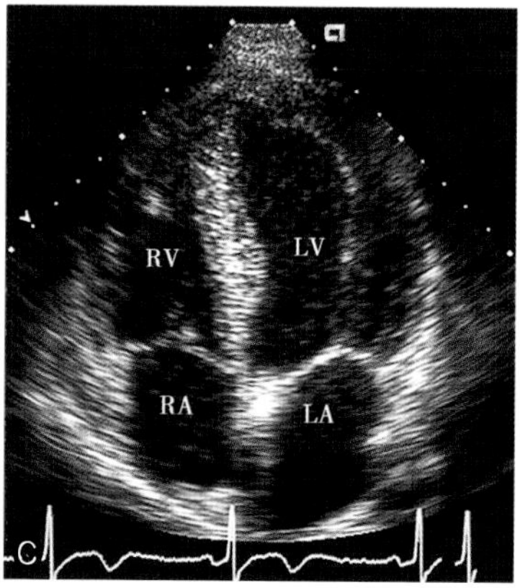

图 2-31 心尖四腔心切面(图 A 为探头位置及走向,图 B 为切面示意图,图 C 为相应超声切面;RV 右心室,RA 右心房,LV 左心室,LA 左心房)

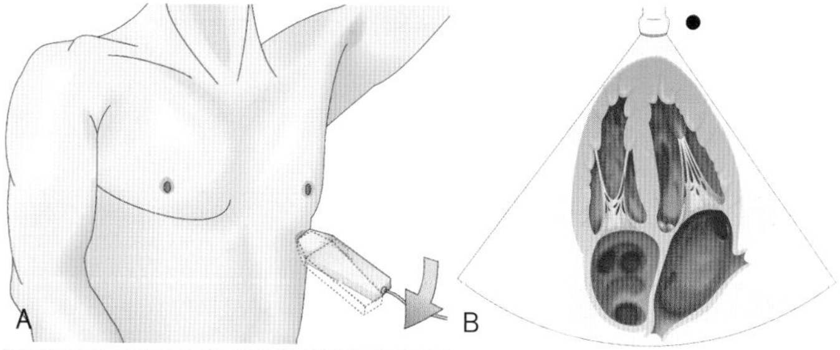

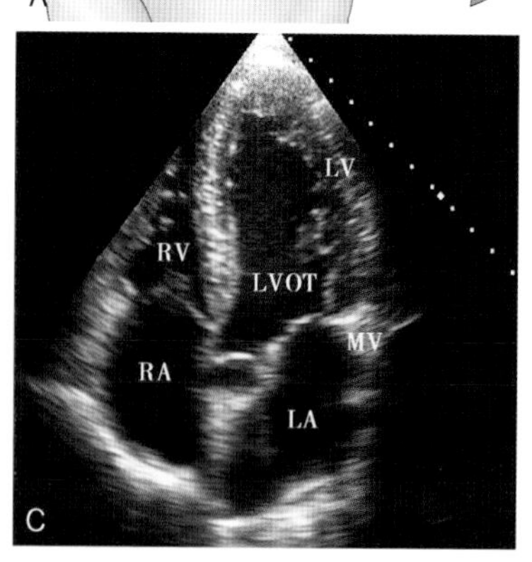

图 2-32 心尖五腔心切面(图 A 为探头位置及走向,图 B 为切面示意图,图 C 为相应超声切面;RV 右心室,RA 右心房,MV 二尖瓣,LV 左心室,LA 左心房,LVOT 左室流出道)

该切面主要用于评价主动脉瓣的结构和功能，观察室间隔的连续性、左室流出道及主动脉瓣有无狭窄等。

3. 心尖两腔心切面

探头置于心尖部，在心尖四腔心切面基础上逆时针旋转大约 60°，直至右侧心腔完全消失即可获得此切面。

该切面显示左心室、二尖瓣和左心房，左室前壁和二尖瓣前叶位于图像右侧，左室下壁和二尖瓣后叶位于图像左侧（图 2-33）。结合四腔心切面，可用于计算心功能及评价室壁运动情况。

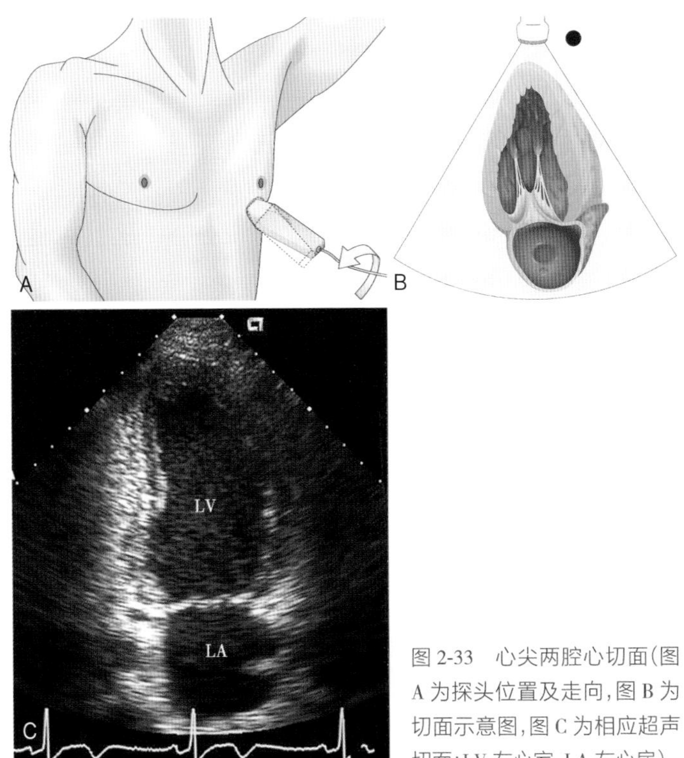

图 2-33　心尖两腔心切面（图 A 为探头位置及走向，图 B 为切面示意图，图 C 为相应超声切面；LV 左心室，LA 左心房）

4. 心尖左室长轴切面

探头置于心尖部，在心尖两腔心切面的基础上逆时针旋转探头约 60°，直至主动脉根部出现。此切面显示左室后壁、前间隔、心尖、左室流入及流出道、主动脉瓣及二尖瓣。此切面声束方向与胸骨旁左室长轴相似，心尖部显示更加清晰，是观察左室流出道、主动脉瓣的良好切面，同时也可观察室壁运动情况。

（三）胸骨上窝常用切面

1. 胸骨上窝主动脉弓长轴切面

探头置于胸骨上窝，声束指向后下方心脏方向，通过主动脉弓长轴。在该切面主要显示的结构有主动脉弓及其分支（无名动脉、左颈总动脉和左锁骨下动脉）、升主动脉、降主动脉近段，右肺动脉位于主动脉弓的后方（图 2-34）。

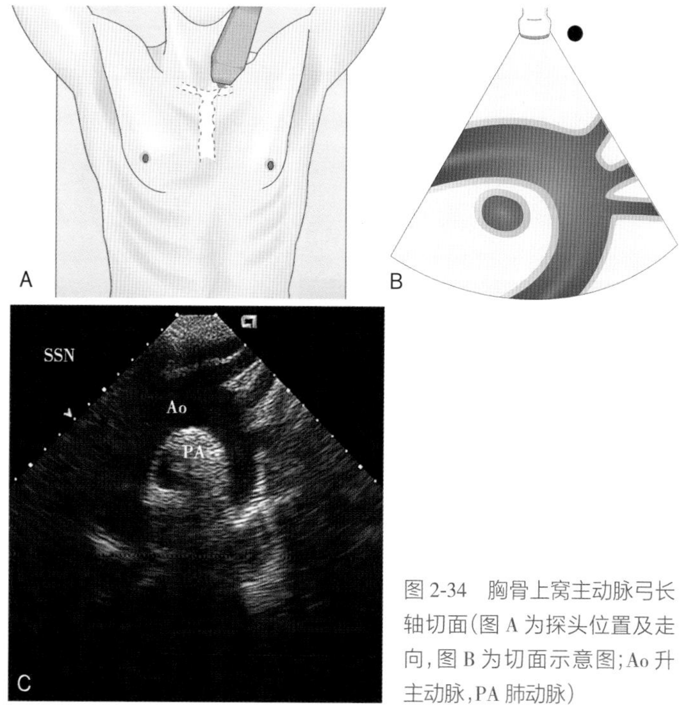

图 2-34 胸骨上窝主动脉弓长轴切面（图 A 为探头位置及走向，图 B 为切面示意图；Ao 升主动脉，PA 肺动脉）

2. 胸骨上窝主动脉弓短轴切面

探头位置同上，顺时针旋转大约 90°，横切主动脉弓，此时接近冠状切面，可显示主动脉弓短轴、肺动脉干、右肺动脉、左心房等结构，调整探头方向，还可显示上腔静脉、无名静脉和永存左上腔静脉等（图 2-35）。

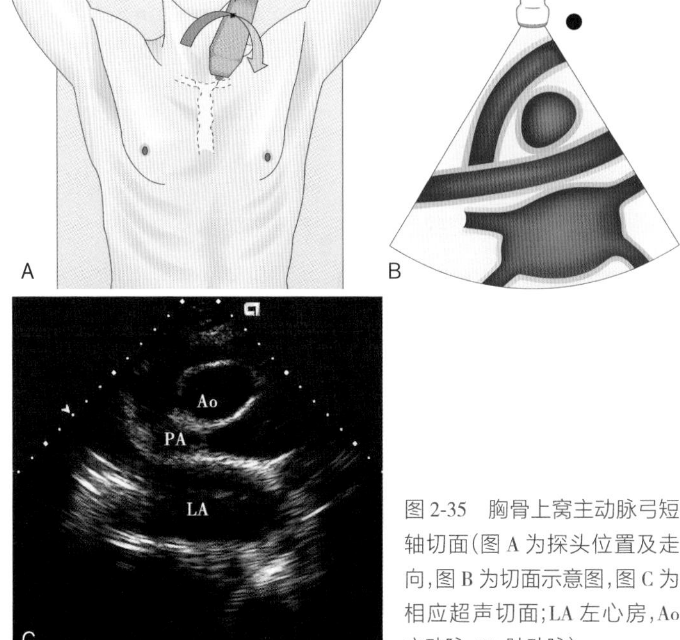

图 2-35　胸骨上窝主动脉弓短轴切面（图 A 为探头位置及走向，图 B 为切面示意图，图 C 为相应超声切面；LA 左心房，Ao 主动脉，PA 肺动脉）

上述两个切面用于确定主动脉各段的宽度，观察有无缩窄或主动脉夹层；观察上腔静脉有无异常；有无左上腔静脉、动脉导管未闭等。

（四）剑突下常用切面

1. 剑突下四腔心切面

探头置于剑突下，声束平面指向左肩方向。该切面显示的心脏结构与心尖四腔心切面相似，心尖位于左上，心底位于右下（图 2-36）。该切面是判断有无房间隔缺损及其类型的重要切面。

2. 剑突下主动脉短轴切面

探头置于剑突下，指示标朝上，探头稍向左肩方向倾斜。此切面显示内容与胸骨旁主动脉短轴切面相同。

3. 剑突下下腔静脉切面

探头位置与剑突下四腔心切面相同，探头稍向下倾斜。主要显示下腔静脉近心房段、右心房及肝静脉，有时可见残留的下腔静脉瓣（图 2-37）。

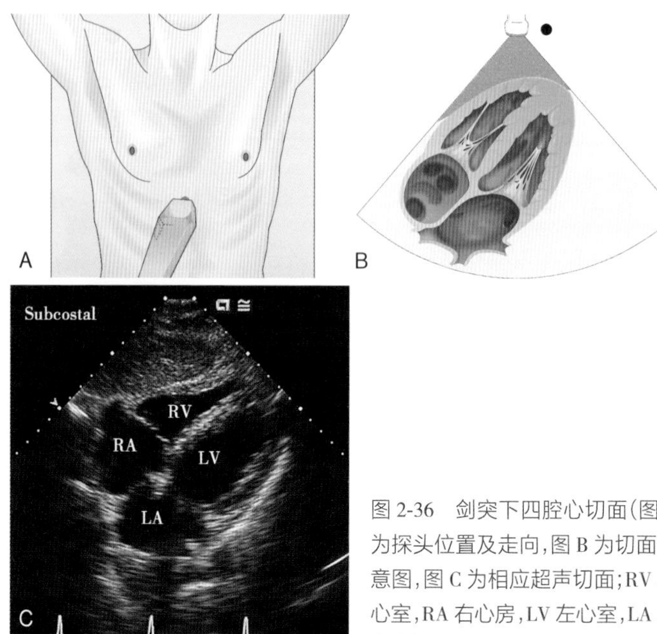

图 2-36 剑突下四腔心切面(图 A 为探头位置及走向,图 B 为切面示意图,图 C 为相应超声切面;RV 右心室,RA 右心房,LV 左心室,LA 左心房)

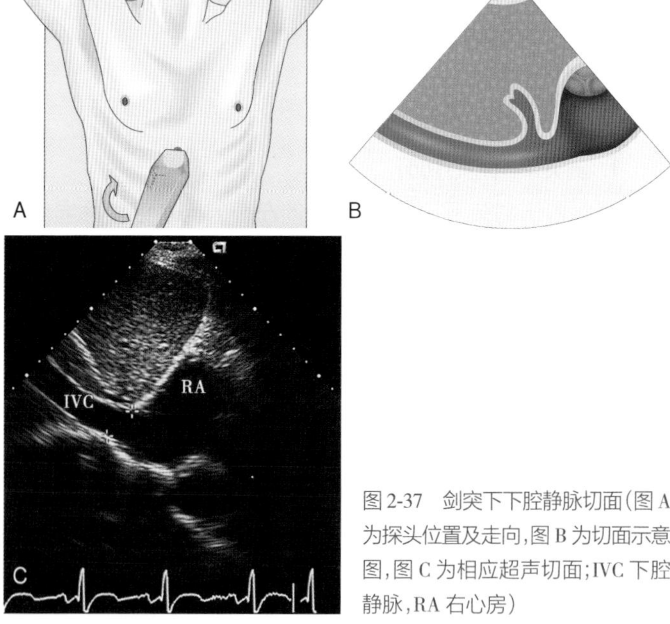

图 2-37 剑突下下腔静脉切面(图 A 为探头位置及走向,图 B 为切面示意图,图 C 为相应超声切面;IVC 下腔静脉,RA 右心房)

4. 剑突下上、下腔静脉切面

在剑突下四腔心切面的基础上，探头逆时针旋转约 90°，此切面主要显示右心房、房间隔、左心房及上、下腔静脉。根据下腔静脉和心房的连接判断左、右心房的解剖位置。由于声束和房间隔基本垂直，可避免假性回声失落的产生，是观察房间隔缺损的重要切面，同时也可以明确缺损与腔静脉的距离。

本节主要介绍了二维超声心动图常用的基本切面及其操作方法。一个完整的超声心动图检查应尽可能按照顺序观察大多数切面的图像，同时结合 M 型超声、多普勒超声等来共同评价心脏的结构、功能及血流状况，从而避免漏误诊。

二维超声心动图只能通过不同的切面来反映心脏的结构，而心脏是立体的三维结构，近年开发的三维超声心动图是在二维超声的基础上发展起来的新技术，三维超声可以从不同角度、方位更直观地观察心血管内部的空间解剖关系。随着三维超声技术的进步，其在临床的应用范围也将不断扩大，将为心血管疾病的诊断提供更确切、更可靠的信息。

第 3 节 多普勒超声心动图

多普勒超声心动图（Doppler echocardiography）利用多普勒效应来探测心血管系统内血流的方向、速度、性质、途径和时间等血流动力学信息。多普勒超声心动图分为彩色多普勒血流成像和频谱多普勒超声成像两大类，频谱多普勒超声成像又包括脉冲波多普勒超声成像和连续波多普勒超声成像。

一、多普勒超声心动图基本原理

1842 年，奥地利数学家和物理学家 Christian Johann Doppler 首先提出了多普勒效应。振源与接收器相对运动时，接收器收到的振动波频率高于发射频率，而振源与接收器相反运动时，接收器收到的振动波频率低于发射频率（图 2-38）。不论频率增加或减少，均说明有频率差存在，也称为多普勒频移（Doppler shift）。上述效应即为多普勒效应（Doppler effect）。

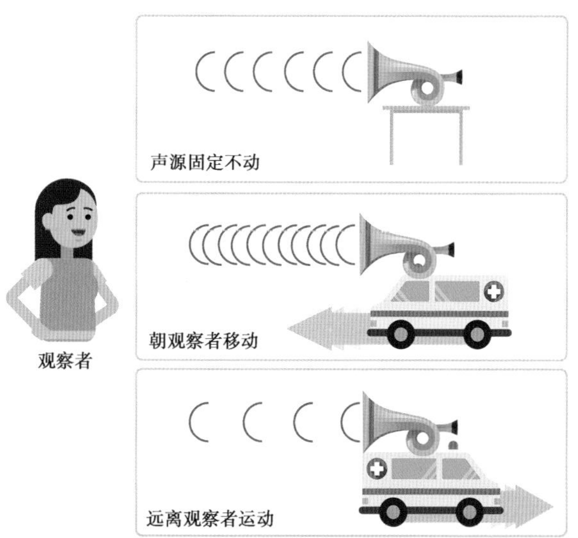

图 2-38 多普勒效应：当波源朝向观察者运动时，观察者收到的频率高于发射频率；当波源远离观察者运动时，观察者收到的频率低于发射频率。

在多普勒超声检查中，当探头发射脉冲波时，声源是静止的超声探头，接收器是流动着的红细胞；当红细胞散射脉冲波时，声源变为流动着的红细胞，而接收器变为静止的超声探头。假设探头的发射频率为 F_T，探头的接收频率为 F_R，血流速度为 v，超声波在人体中的速度为 c，超声束与血流方向之间的夹角为 θ，则多普勒频移值（F_D）可由如下方程推出：$F_D=2F_Tv\ \cos\theta/c$，由此式可以得出如下结论：

（1）发生多普勒频移的必要条件是声源和接收器之间发生相对运动，多普勒频移值与血流速度成正比，若 $v=0$，则无多普勒频移。

（2）多普勒频移与声束和血流方向夹角的余弦函数成正比。当 $\theta=0°$，即声束与血流方向平行且血流流向探头时，$\cos\theta=1$，F_D 为最大正值；当 $\theta=90°$，即声束与血流方向垂直时，$\cos\theta=0$，F_D 变为零。因此，在进行多普勒超声心动图检查时，为了测得最大频移值，应使声束和血流方向尽可能平行（图 2-39）。

（3）多普勒频移的大小与探头发射频率 F_T 成正比，与声速 c 成反比，对于一定的多普勒频移值 F_D，探头频率 F_T 越小，所测得的流速 v 就越大。因此，为了测量高速血流，应尽可能地选用低频探头。

（4）血流速度测量：$v=F_D/2F_T\cos\theta$，在实际检查时探头频率 F_T 一经选定即不再改变，声速 c 可看作常数，因此 $c/2F_T$ 为常数，以 K 代表，则 $v=KF_T/\cos\theta$，若使声束平行于血流方向 $\cos\theta=1$，则 $v=KF_D$。上式说明，流速测值的大小取决于多普勒频移的数值。K 值称为探头定标系数，当探头频率 F_T 确定后即可计算出 K 值。

在实际工作中，声束与血流之间可能存在一定夹角，从而会影响血流速度的测量结果。为了减少误差，检查时要将声束尽可能与血流方向平行。一般认为当声束与血流之间的夹角 θ 大于 30°（$\cos\theta=0.87$）时，超声测值准确性会显著下降（图 2-40）。

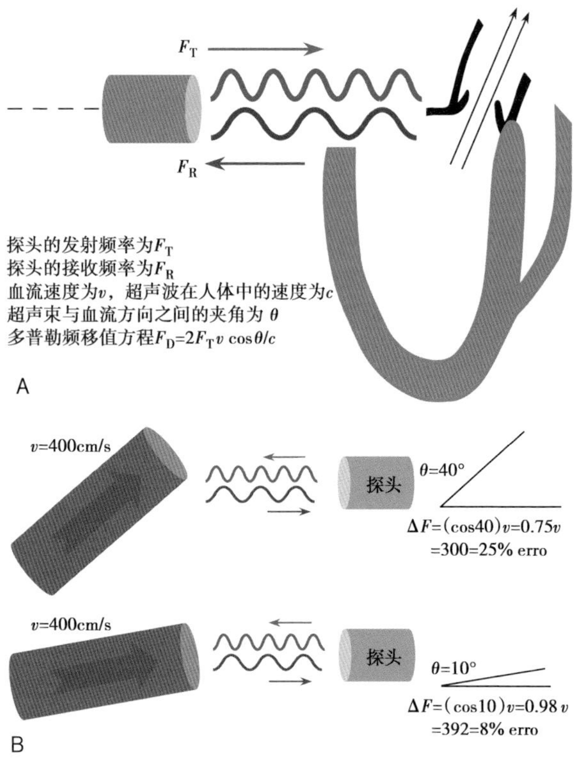

图 2-39　多普勒频移计算示意图，$F_D=2F_Tv\cos\theta/c$（图 A），声束和血流方向夹角越小，获得的频移值越大（图 B）。

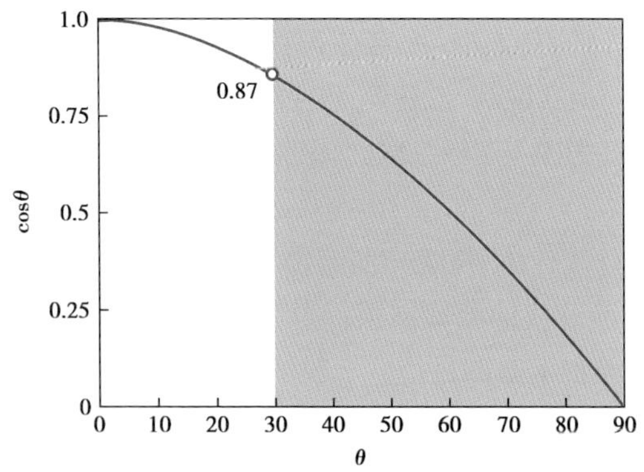

图 2-40　声束与血流之间的夹角 θ 尽可能控制在 30°以内，否则测值准确性会显著下降。

二、多普勒超声心动图的种类

(一) 频谱多普勒超声成像

1. 脉冲波多普勒超声成像

脉冲波多普勒超声成像(pulsed wave Doppler ultrasound imaging)由单一晶片发射和接收声束,晶片以一定时间间隔发射脉冲波,在发射的间歇期接收脉冲信号,而且可以有选择性地接收所探测位置的回声(图 2-41)。这种沿超声束的不同深度对某一区域的多普勒信号进行定位探查的能力称为距离选通,此区域称为取样容积。

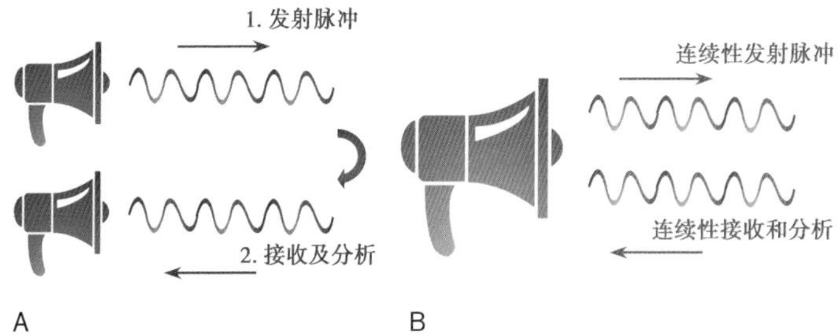

图 2-41　脉冲波多普勒和连续波多普勒

脉冲波多普勒为探头发射声束后接收反射声束,随后再次发射声束,中间有时间间隔(图 A);连续波多普勒则为探头一部分连续发射声束,另一部分则连续接收声束(图 B)。因此脉冲波多普勒有距离分辨力而无法测高速血流,连续波多普勒可测高速血流但无距离分辨力。

取样容积的宽度和高度等于探查区域处超声束截面的宽度和高度,其长度等于脉冲群的长度,即脉冲波的波长和脉冲波数目的乘积。大多数超声仪器取样容积的宽度和高度是不可调节的,但通过调节发射脉冲波的数目,可达到调节取样容积长度的目的。脉冲波多普勒的距离选通功能,可用于心脏疾病的定位诊断和血流的定量分析。

脉冲波多普勒的主要缺点是所测血液流速值受到脉冲重复频率(pulse repetition frequency,PRF)的限制。PRF 是指单位时间内发射脉冲群的次数,亦称取样频率。如前所述,脉冲波多普勒的探头在发射一组超声脉冲后，要经过一个时间间隔 T_d 再发射下一组脉冲，则 PRF=1/T_d。根据取样定理，PRF 必须大于或等于最大多普勒频移（F_D）的两倍，才能准确地显示频移的大小和方向，即 F_D<1/2PRF，1/2PRF 称为奈奎斯特频率极限（Nyquist frequency limit）。当多普勒频移大于奈奎斯特频率极限时，脉冲波多普勒所测得的频率就会出现大小和方向的伪差，称为频率混叠（frequency aliasing）。通过降低探头频率或减小影像深度（增加脉冲波重复频率）可在一定程度上提高失真速度。

2. 连续波多普勒超声成像

连续波多普勒超声成像（continuous wave Doppler ultrasound imaging）为双晶片探头，一个晶片连续发射脉冲波，另一晶片连续接收反射的回声（图 2-41）。由于连续波多普勒的发射方式是连续的，不受时间延迟的限制，故理论上其 PRF 是无穷大的，峰值流速的测值只取决于多普勒频移的大小而无理论的限制。但实际上，连续波多普勒所测流速值要受到仪器中模-数转换器工作速度的影响。尽管如此，在大多数超声仪器中，连续波多普勒可测量大于 7m/s 的流速，这一测值已可满足临床的需要。连续波多普勒测量高速血流能力，可用于定量分析心血管系统中的狭窄、反流以及分流性病变。

连续波多普勒的主要缺点是缺乏距离选通能力，无法确定声束内回声信号的来源，故不能进行定位诊断。异常血流的定位诊断可借助脉冲波多普勒超声成像和彩色多普勒超声检查来加以弥补。

3. 频谱多普勒的显示方式

（1）音频显示：多普勒超声探头发出和接收的超声频率均在 10^6Hz 以上，但接收的多普勒频移的范围一般在 1~10kHz 范围，属于人耳可听范围，因此，频移信号放大后输出到扬声器中，变为音频信号。这些音频信号的变化可反映血流的速度和性质。通常，音调的高低反映频率的高低，声音的响度反映频移振幅的大小，高速血流产生高调尖锐的声音，低速血流产生低调沉闷的声音。对音频信号的分析，有助于判断血流的性质。

（2）频谱显示：频谱多普勒技术对回声信号的分析均采用快速傅里叶变换（fast Fourier transform，FFT）的方法，并以频谱显示作为多普勒信号的主要方式，脉冲波多普勒显示的血流信息为中空窄带频谱，而连续波多普勒则显示为充填型频谱（图 2-42）。

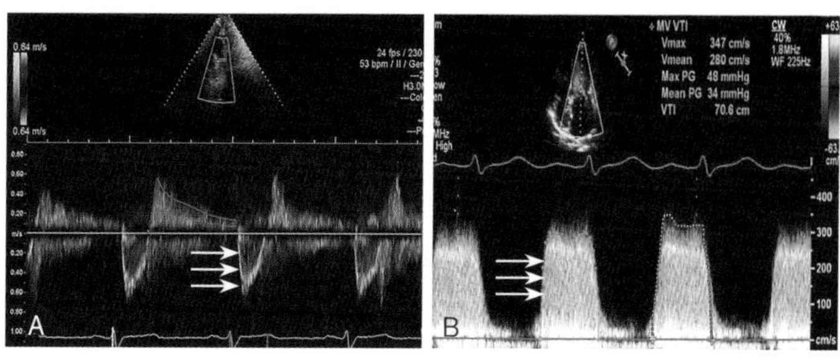

图 2-42　脉冲波多普勒（图 A）和连续波多普勒频谱（图 B）对比，前者往往为中空窄带频谱，后者往往是“实心”充填频谱（箭头）。

横坐标（x 轴）显示频移时相，代表血流持续时间，以秒（s）为单位。纵坐标（y 轴）显示频移幅度，代表血流速度大小，以米每秒（m/s）表示。频移方向以频谱中间的零位基线为准，基线以上的频移信号为正，代表血流方向朝向探头；基线以下的频移信号为负，代表血流方向背离探头。斜率代表血流的加速度或减速度（图 2-43）。

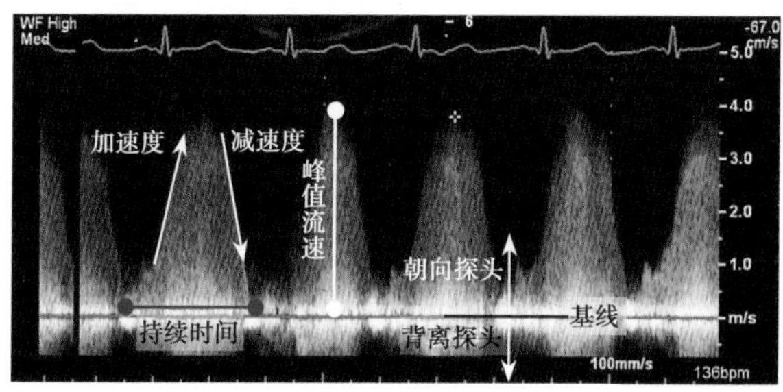

图 2-43　频谱形态及相关参数

频谱辉度以频谱的亮度表示，反映取样容积或探查声束内具有相同流速的红细胞相对数量的多少，相同速度的红细胞越多，频谱的灰度越深，反之越浅（图 2-44）。

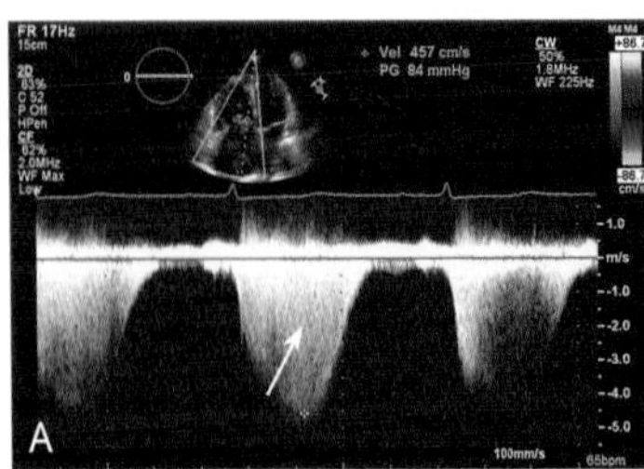

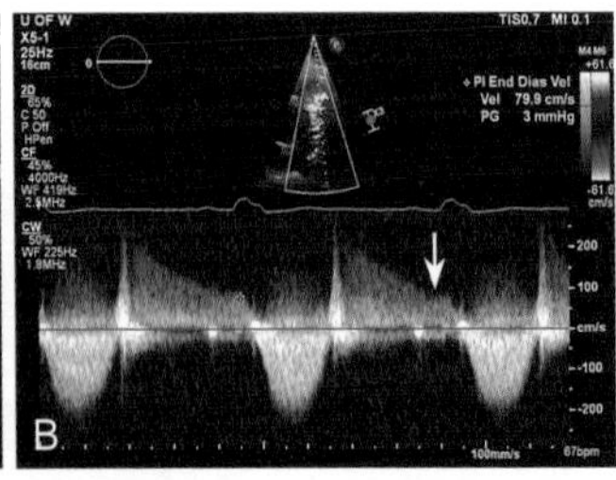

图 2-44 三尖瓣反流（图 A，箭头）与主动脉反流（图 B，箭头）频谱亮度对比：前者灰度更强，提示参与的红细胞数目越多。

频谱宽度（频带宽度），指频谱在垂直方向上的宽度，代表流速分布范围，即单位时间内取样容积或超声束内红细胞流速分布范围的大小。流速分布范围越大，频带越宽，流速分布范围越小，频带越窄。

4. 各瓣口多普勒血流频谱特点

（1）二尖瓣血流频谱

取心尖四腔心或心尖两腔心切面，将取样容积置于二尖瓣瓣尖处，显示窄带双峰正向频谱（图 2-45）。二尖瓣血流频谱由两个波构成，E 波出现于心室舒张早期，左心室快速充盈，上升支频谱较窄，下降支频谱较宽；A 波出现于心室舒张晚期，与心房收缩有关，上升支频谱较窄，下降支频谱较宽。正常情况下，E 波 >A 波。

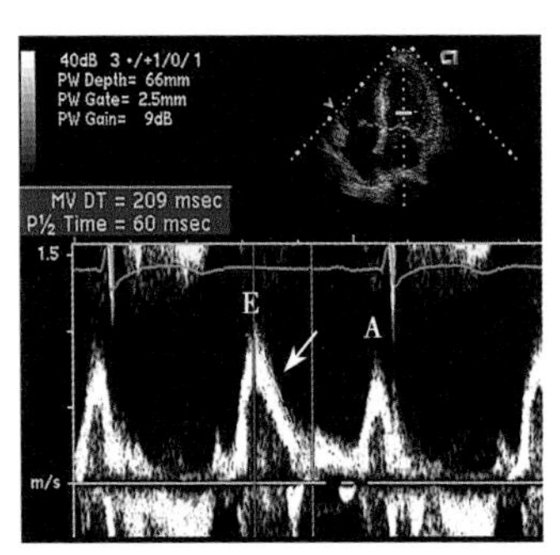

图 2-45 舒张期二尖瓣口血流频谱

（2）三尖瓣血流频谱

常用切面为胸骨旁主动脉短轴或心尖四腔心切面。取样容积置于三尖瓣尖处。三尖瓣舒张期血流频谱与二尖瓣血流频谱相似，显示窄带正向双峰频谱，但 E 波和 A 波的峰值均小于二尖瓣，且频带较宽（图 2-46）。三尖瓣血流速度受呼吸影响较大，吸气时流速加快，呼气时流速减慢。

（3）主动脉瓣/左室流出道血流频谱

采用心尖五腔心或心尖三腔心切面，将取样容积置于主

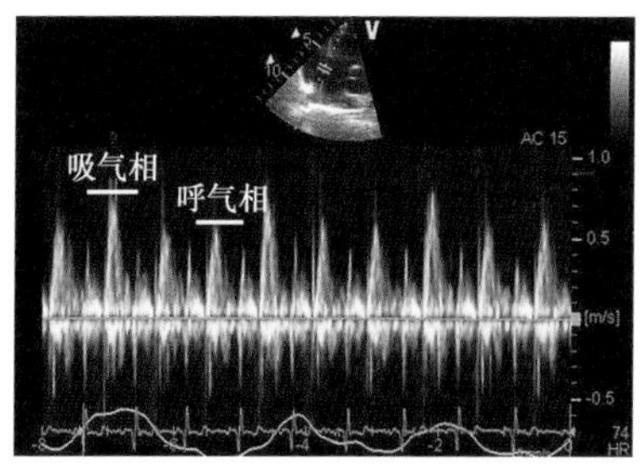

图 2-46 舒张期三尖瓣口血流频谱

动脉瓣下，可得到收缩期负向窄带单峰频谱，略呈三角形，上升支陡峭，加速时间略短，频带较窄，下降支较缓，频带较宽，频谱中空，将取样容积移向左室流出道，可以获得该处血流频谱（图 2-47）。

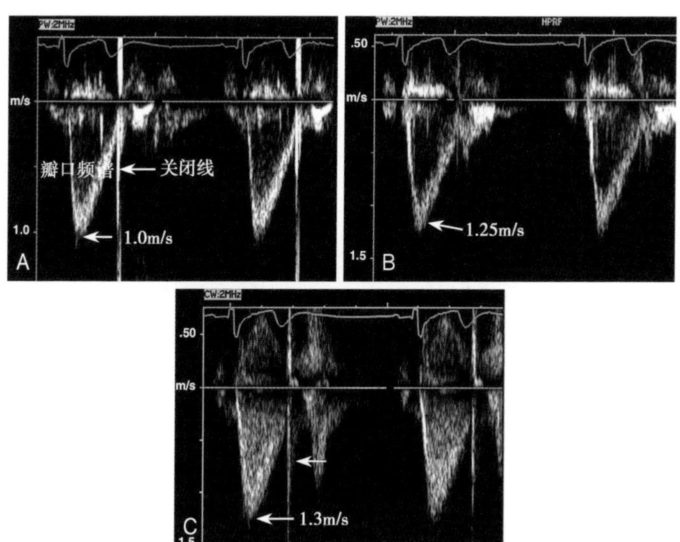

图 2-47 左室流出道及主动脉瓣血流频谱对比

左室流出道（left ventricular outflow tract，LVOT）血流频谱测量，取样容积应恰好放置在瓣膜关闭线下方，正常血流频谱位于收缩中期，边缘光滑，后方可见主动脉瓣关闭线（图 A，上方箭头），速度在 0.8~1.2m/s；主动脉瓣血流频谱的取样点位于瓣尖开放处，频谱后方无主动脉瓣关闭线（图 B）；使用连续波多普勒测量时，可获得最高血流速度，同时也可见主动脉瓣关闭线，但无法准确区分血流加速位置（图 C）。

（4）肺动脉血流频谱

取胸骨旁主动脉短轴、胸骨旁或剑突下右室流出道长轴切面，取样容积置于肺动脉瓣上1cm处，显示收缩期窄带负向单峰、基本对称的三角形或圆钝频谱曲线，血流速度小于主动脉瓣口流速（图2-48）。

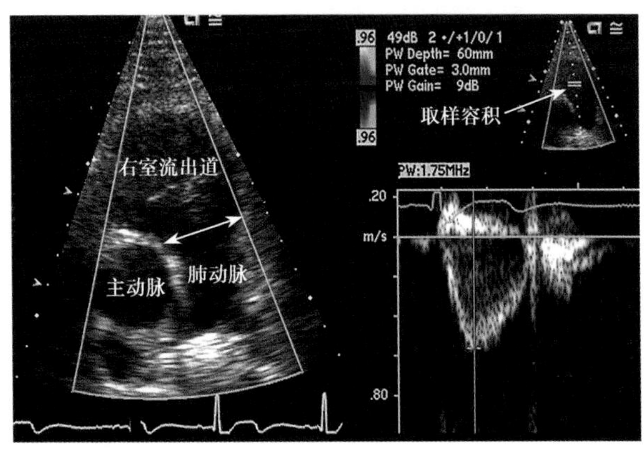

图2-48　收缩期肺动脉血流频谱

（5）肝静脉血流频谱

检查肝静脉时，将取样容积置于靠近肝静脉管腔中央，可探及腔静脉血流频谱，其频谱由三个波组成，S波出现于心室收缩期，波峰较高，为右房舒张和三尖瓣瓣环下移、腔静脉回流加速所致；D波出现于心室舒张早期，为右室快速充盈，右房内血流迅速流入右心室、腔静脉回流再次加速所致；A波，系右房收缩，腔静脉血液反流所致，方向与S、D波相反。肝静脉的血流频谱受呼吸影响较大，吸气时血流速度增快，呼气时血流速度减慢（图2-49）。

（6）肺静脉血流频谱

主要探测切面为心尖四腔心、剑突下四腔心切面，经食管超声测量更为方便。将取样容积置于左房内右上肺静脉开口处，可探及三峰波形，即收缩期的正向S波、舒张期的正向D波、心房收缩时产生的负向Ar波。频谱类似于腔静脉，差别在于肺静脉峰值流速出现于舒张早中期，受呼吸影响较小（图2-50）。

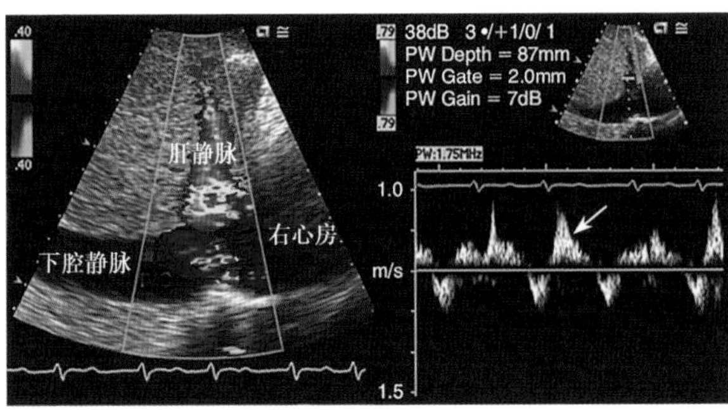

图 2-49　肝静脉血流频谱，正常该患者可见收缩期反流（箭头），提示存在严重三尖瓣反流。

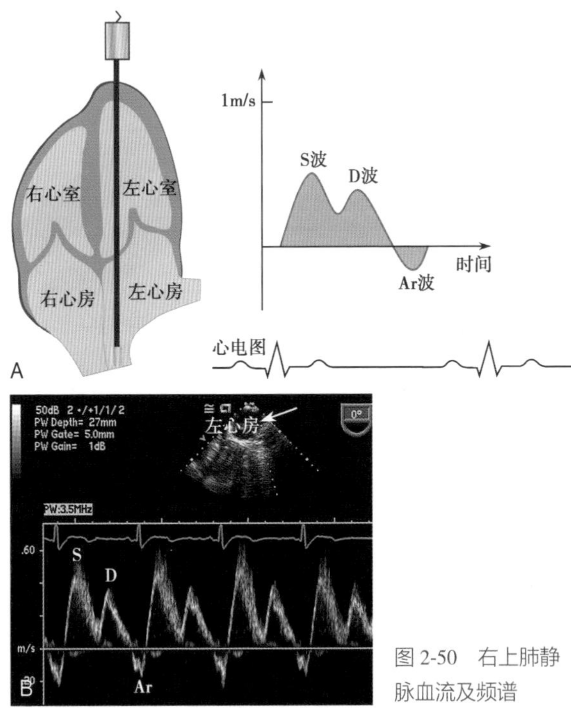

图 2-50　右上肺静脉血流及频谱

（二）彩色多普勒血流成像

1. 彩色多普勒血流成像原理及特点

彩色多普勒血流成像（color Doppler flow imaging，CDFI）是在多点选通技术的基础上发展起来的，利用自相关技术，对比来自心血管系统中相同部位两个连续的多普勒频移信号，提取并分析相位差，自动计算出每个取样点的平均流速，再通过彩色编码技术应用红、蓝、绿和三基色的混色显示血流速度、方向、性质和时相等二维血流信息。

红、蓝色显示血流速度的方向，朝向探头的血流多普勒频移（接收频率大于发射频率）彩色编码为红色，背离探头的血流多普勒频移彩色编码为蓝色（图 2-51）。颜色色调表示速度大小，在奈奎斯特频率极限内，颜色明亮表示血流速度快，颜色暗淡表示血流速度缓慢；血流速度超过奈奎斯特频率极限时导致彩色混叠和血流分散时，则以混合色表示。

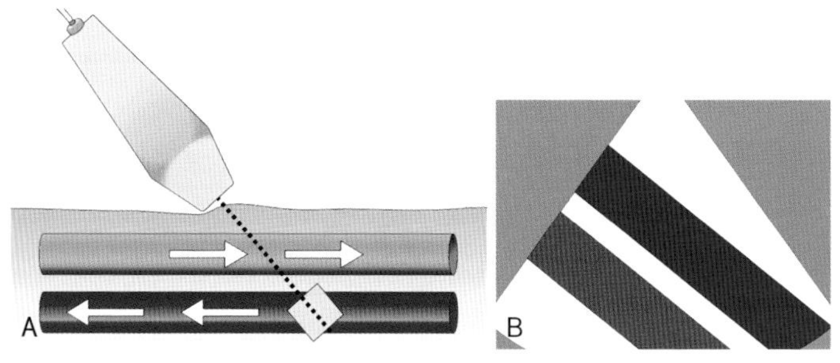

图 2-51　彩色多普勒颜色编码：红色朝向探头，蓝色背离探头（图 A）；颜色与血管是动静脉无关，只与血流方向和速度相关（图 B）。

由于彩色血流成像属于脉冲波多普勒技术，也会受到速度的影响，如果出现失真，血流显示为混合色。这常发生于血流速度高的涡流和瓣膜反流处。

2. 心内彩色多普勒血流成像

（1）二尖瓣和左室流入道彩色多普勒

采用胸骨旁左室长轴、心尖四腔心或五腔心切面，将彩色取样框置于感兴趣区，可见舒张期由左心房经二尖瓣口流入左心室的红色血流（图 2-52）。

在此切面中，借助频谱多普勒可以测量二尖瓣反流频谱。但由于连续波多普勒没有距离选通能力，有时会将左室流出道梗阻、主动脉瓣狭窄，甚至三尖瓣反流误认为二尖瓣反流。借助彩色多普勒引导取样线放置有助于减少误诊。在获得相应频谱后，也应该结合频谱时相、形态等仔细辨认（图 2-53）。

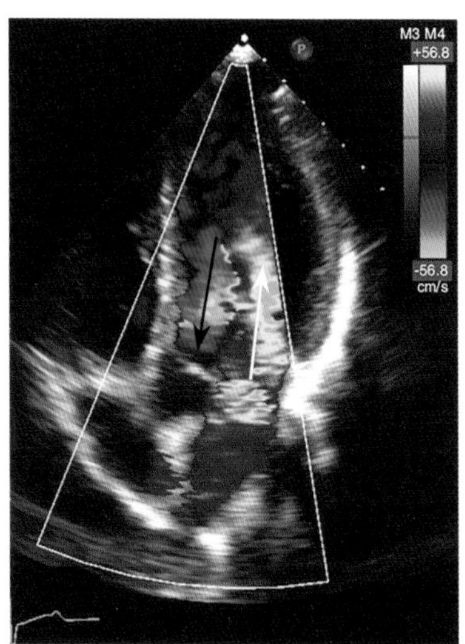

图 2-52　心尖五腔心切面舒张期红色血流信号为二尖瓣口前向血流（白色箭头），蓝色则为左室流出道血流（黑色箭头）。

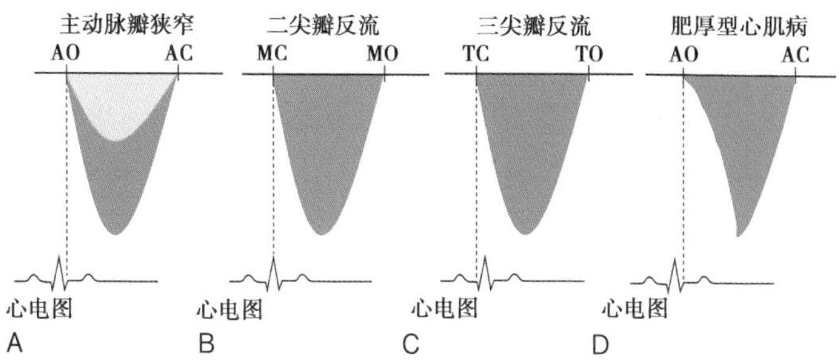

图 2-53　主动脉瓣狭窄、二尖瓣反流、三尖瓣反流、梗阻性肥厚型心肌病频谱形态鉴别

主动脉瓣狭窄（AS）、二尖瓣反流（MR）、三尖瓣反流（TR）、梗阻性肥厚型心肌病频谱（HOCM）形态鉴别：AS 频谱始于主动脉瓣开放（AO）时，位于收缩中期（心电图 R 波后，图 A）；MR 频谱始于二尖瓣关闭（MC）时，位于左心室收缩期（心电图 R 波顶点，图 B）；TR 频谱始于三尖瓣关闭（TC）时，位于右心室收缩期（心电图 R 波顶点前，图 C）；HOCM 频谱始于主动脉瓣开放（AO）时，升降支不对称，在收缩中晚期加速，呈倒置匕首样（图 D）。

二尖瓣反流多数为收缩期反流，但在房室传导阻滞等患者中，也可以出现舒张期反流，甚至收缩期和舒张期反流并存。单纯通过彩色多普勒不容易进行鉴别，但在血流频谱中，可通过观察反流频谱的时相进行区分（图 2-54）。

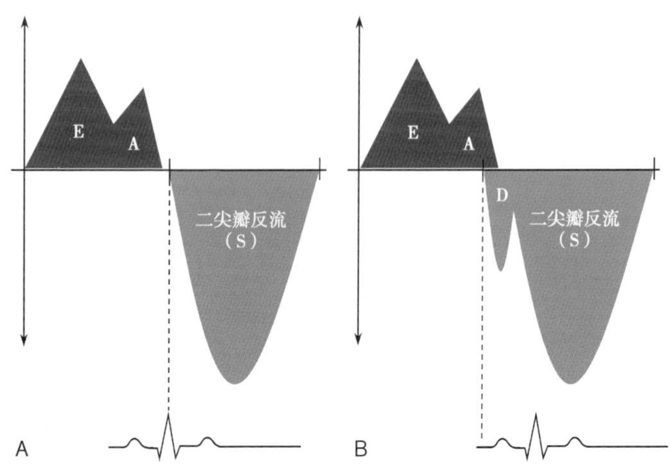

图 2-54　连续波多普勒记录的二尖瓣反流频谱，收缩期反流（S）与舒张期反流（D）可以根据其在心电图中的位置进行区分，后者位于 QRS 波前。

（2）三尖瓣和右室流入道彩色多普勒

采用胸骨旁右室流入道、心尖四腔心及剑突下四腔心切面，将彩色取样框置于感兴趣区，心室舒张期可见到从右心房经三尖瓣口进入右心室的红色血流，与二尖瓣口彩色多普勒相似。

（3）主动脉瓣口和左室流出道彩色多普勒

采用心尖五腔心或心尖左室长轴切面，将彩色取样框置于感兴趣区，主动脉瓣口及左室流出道血流总体显示为蓝色。肥厚型心肌病的患者，除左室流出道梗阻外，往往还合并有二尖瓣反流。在使用连续波多普勒测量血流速度时，往往会将两者的频谱采集在一起。二尖瓣反流频谱成分更靠前，流出道频谱更靠近收缩中晚期（图 2-55）。

（4）肺动脉口和右室流出道彩色多普勒

于胸骨旁主动脉短轴、胸骨旁及剑突下右室流出道长轴切面观察。将彩色取样框置于感兴趣区，心室收缩期可见右室流出道内及肺动脉内的蓝色血流束，其亮度与呼吸有关。不同肺血管疾病，肺动脉口血流频谱形态各异（图 2-56）。

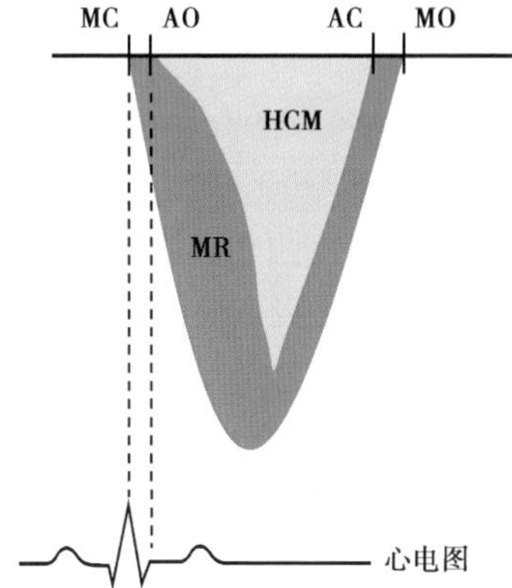

图 2-55　肥厚型心肌病的患者，连续波多普勒可能会同时采集到二尖瓣反流和左室流出道频谱，其中靠近收缩早期、二尖瓣关闭处（MC）的属于二尖瓣反流（MR），后半部分为流出道梗阻（HCM）。

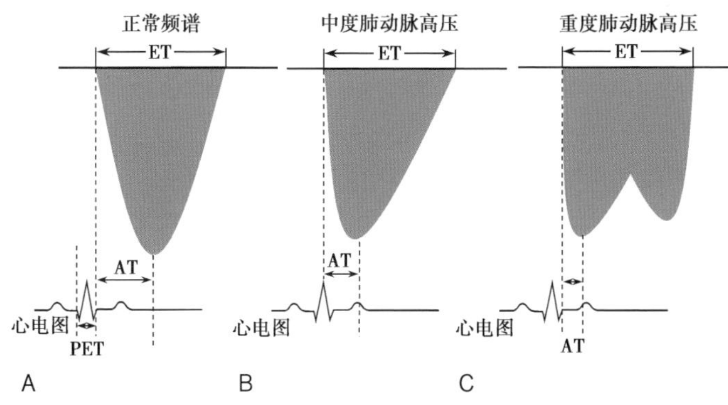

图 2-56　不同肺血管疾病，肺动脉口血流频谱形态各异：图 A 为正常肺动脉频谱形态，图 B 呈早期加速形态，多见于中度肺动脉高压；图 C 频谱可见切迹，为重度肺动脉高压表现（AT 加速时间，ET 射血时间，PET 射血前时间）。

（5）肺静脉彩色多普勒

取心尖四腔心切面，可于收缩末期观察到肺静脉进入左心房呈红色血流，结合频谱可用于评估有无梗阻和舒张功能。

（三）组织多普勒成像

组织多普勒成像（tissue Doppler imaging，TDI）又称为多普勒组织成像（Doppler tissue imaging，DTI），其基本原理是将彩色多普勒用于心肌显像，以评价心肌的运动。TDI 通过滤波器的作用，将高速运动的血流信号滤掉，保留低速运动的室壁运动信号，因此可以用于室壁运动分析。TDI 可以定量分析心肌的运动方向和速度。应用红、蓝标尺记录组织运动方向，红色代表运动朝向探头，蓝色代表运动远离探头（图 2-57）。

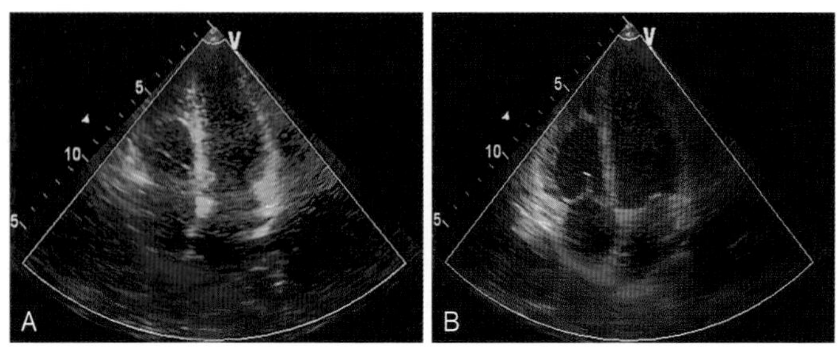

图 2-57　组织多普勒成像的二维显示（A 为舒张期背离探头，B 为收缩期朝向探头）

心肌运动速度的大小决定红蓝深度，该技术能发现心脏局部功能变化。TDI 有三种显示方式，分别为速度图、加速度图和能量图，常用速度图显示。置多普勒取样容积于二尖瓣瓣环，可观察到二尖瓣瓣环收缩期 S 峰、舒张早期 e′峰和舒张晚期 a′峰（图 2-58）。

TDI 克服了二维超声心动图受图像质量影响的限制，为定性、定量评价室壁运动提供了客观依据，但 TDI 同样具有多普勒血流显像的局限性，如多普勒声束与心肌运动方向间的夹角、心脏在心动周期中的整体运动、呼吸运动等都可影响测量结果。

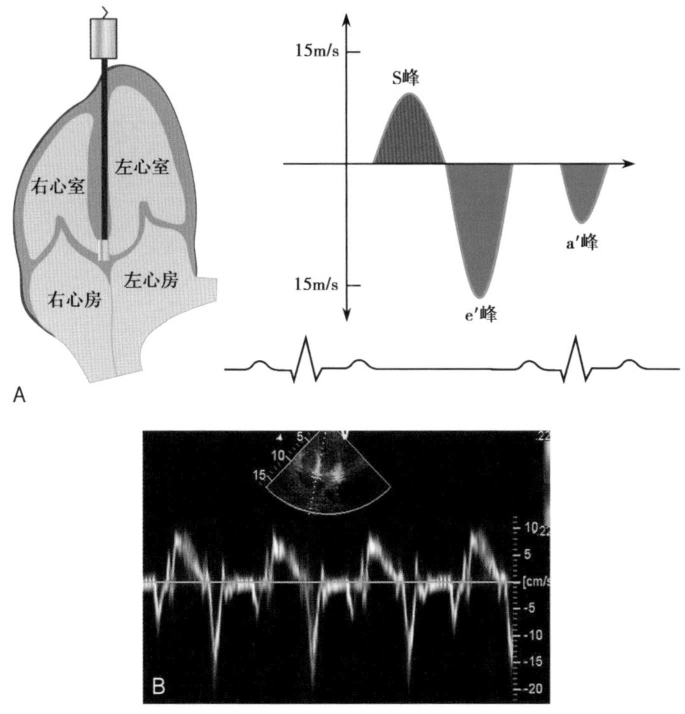

图 2-58　二尖瓣瓣环组织多普勒测量示意图（图 A）及超声图像（图 B）

目前在 TDI 基础上开发了一些新技术，如定量组织速度成像，可以定量分析局部心肌各时相的运动速度，评价心室的同步运动情况；斑点追踪成像，可评价心肌任意两点上的位移及速度（应变和应变率）（图 2-59）；组织同步成像，用达峰值流速时间来进行彩色编码，在二维图像上即可直接反映心肌运动延迟情况。

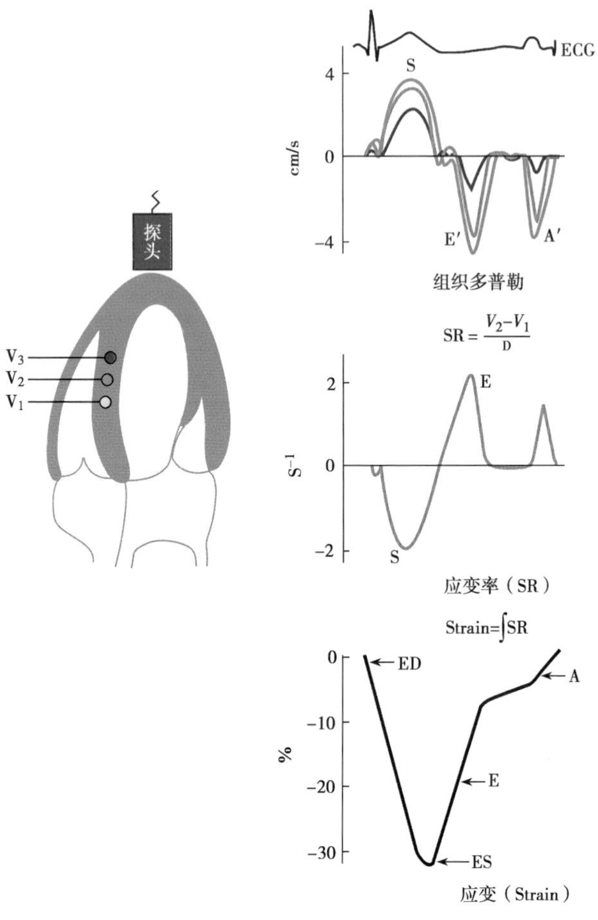

图 2-59 斑点追踪成像可用来评估心肌应变和应变率

第 4 节　经食管超声心动图

经食管超声心动图（transesophageal echocardiography，TEE）自 1987 年应用于临床以来，不仅为心脏疾病的超声诊断提供了新的视窗，同时在心脏疾病尤其是结构性心脏病的治疗中也扮演着十分重要的角色。

超声探头技术的进步不断变革着这一检查技术的面貌，TEE 探头经历了单平面、双平面、多平面探头及矩阵型实时三维探头的不同发展阶段。新近问世的还有一种可经鼻腔-食管进行多平面 TEE 检查的微小探头。

一、TEE 检查适应证、禁忌证

（一）适应证

1. 二、三尖瓣与主动脉瓣疾病。
2. 感染性心内膜炎。
3. 人工瓣膜功能障碍。
4. 主动脉扩张及主动脉夹层。
5. 先天性心脏病。
6. 心腔内肿物及血栓。
7. 心脏手术监护。

美国心脏协会、美国超声心动图学会发布指南，考虑或存在以下疾病时，TEE 可作为首选检查：①明确瓣膜反流机制以及确定有无瓣膜成形术指征；②高度怀疑或确诊为感染性心内膜炎；③带有心内辅助装置且不明原因发热者；④心房扑动、心房颤动等患者术前评估；⑤临床疑诊主动脉病变，如主动脉夹层等；⑥经皮非冠状动脉介入治疗术的引导，如先天性心脏病封堵术、肥厚型心肌病消融术、二尖瓣成形术等。

（二）禁忌证

TEE 检查微创，除咽部不适或轻度恶心外，一般无任何不良反应，但重症心脏病患者本身常会发生一些突发的意外情况。TEE 检查过程中，极个别患者可能出现某些并发症：①黏膜麻醉药过敏;②恶心、呕吐、呛咳,有时口腔内容物误吸入气管导致窒息;③严重心律失常(如室性心动过速、心室颤动、心室停搏等);④食管局部血肿、出血甚至穿孔;⑤其他意外,如心肌梗死、急性心力衰竭、休克或主动脉夹层破裂大出血等。故以下情况应列为禁忌证或相对禁忌证。

1. 严重心律失常。
2. 严重心力衰竭。
3. 体质极度虚弱。
4. 持续高热不退。
5. 有食管静脉曲张、食管狭窄、食管憩室或食管癌者。
6. 剧烈胸痛、胸闷或剧烈咳嗽症状不能缓解者。
7. 血压过高、过低者。
8. 心肌梗死急性期。
9. 活动性上消化道出血。
10. 有食管手术或纵隔放射治疗史者。

二、TEE 检查前准备

(一) 基本准备

1. 嘱患者检查前 12h 内禁食,情绪紧张者检查当日清晨可口服地西泮 2.5mg。

2. 检查前须向患者交代检查的必要性,解释检查的过程及可能出现的不适,以消除患者的疑虑和不安。

3. 检查者应向患者家属说明术中可能发生的意外,征求家属的同意与合作,请家属签署谈话记录书。

4. 为确保检查过程安全、顺利进行,美国超声心动图学会(American Society of Echocardiography,ASE)建议,行 TEE 操作插管的人员应为经过专业培训、职称相当于主治医师及以上的人员。同时,需另有一位助手协助操作仪器,观察屏幕上的图像与心电图的变化。

(二) 药物准备

要实施一个安全、成功的 TEE 检查,需要装备良好的 TEE 实验室,配备包括心肺复苏相关的设备和药品、吸氧装置、心电监护仪及清洗探头的设备。其他必要的物品还有一次性手套、毛巾、压舌器、开口器、输液器。

超声心动图室还应该有药品柜，常备以下药物：口咽部麻醉药、镇静药、急救药物。常用的口咽麻醉药为盐酸丁卡因胶浆，一次使用 4~8g。

术中 TEE 检查体位应根据患者手术所需进行选择，TEE 探头一般在患者全麻、气管插管等准备工作结束后，由麻醉师辅助插入食管，必要时可借助可视喉镜放置探头。

1. 操作技术

患者取左侧卧位，检查者站于患者左侧，插管前先放置牙垫，向前轻微弯曲探头并在换能器表面涂以消毒耦合剂，经牙垫进入口腔，于舌根上方正中处插入，探头进入咽部后嘱患者做吞咽动作，顺势快速推进，使之到达食管中段。

检查者与助手须密切观察患者一般情况和反应，全程密切监测心电图。一旦发现病情有不良变化，应立即退出探头，及时进行处理。检查全过程约为 10~15min，时间不宜过长。检查完毕退出探头后，让患者平卧位休息数分钟再离开检查室，并嘱其 2h 内不宜饮食。

2. 经食管超声探头的基本运动形式

（1）将探头顶端向食管远端或胃部移动称“深插”，向相反方向拉出称之为“后撤”。

（2）在食管内将换能器顺时针方向朝向患者右侧转动称之为“右转”，反之称为“左转”。

（3）使用操作柄的大轮将探头顶端向前弯曲称之为“前屈”，向后弯曲称之为“后屈”。

（4）使用操作柄的小轮将探头顶端向左方弯曲称之为“左倾”，反之称为“右倾”（图 2-60A）。

3. 晶片角度的调整

除上述探头基本运动形式外，目前的多平面超声探头均可以通过调整其特有的按钮使得超声切面在 0°~180°之间转换（图 2-60A）。

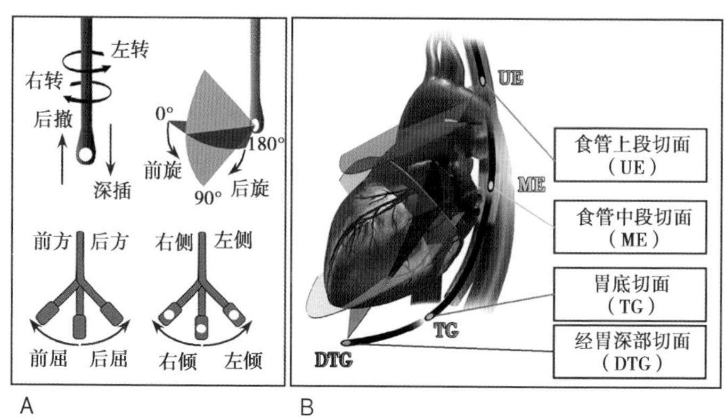

图 2-60 TEE 探头运动形式（图 A）及不同检查深度（图 B）对应切面

4. TEE 基本切面

通过超声探头的运动和探头内部晶片角度变换，可以衍生出一系列超声切面。为便于掌握，多数学者倾向于将超声切面分为食管上段切面、食管中段切面、经胃底切面、经胃深部切面四个大类（图 2-60B）。在上述四个不同水平可以派生出数十个不同切面，限于篇幅，本节只简要介绍部分常用切面。

三、TEE 相关切面

（一）食管中段切面

食管中段系列切面不仅是 TEE 检查中使用频率最多的切面，也是理解和掌握其他切面的基础。

1. 食管中段四腔心切面

将探头放入食管中部（距门齿约 20cm），超声图像深度 14cm，旋转角度 0°~10°，显示四个心腔。通过轻微后屈探头尖端，尽量多地显示左室心尖部（图 2-61）。此时，图像近场为左心房，经过二尖瓣的中心，远场为左室心尖部。在此切面基础上将探头回撤，还可显示食管中段五腔心切面。

图像中主要结构包括：左、右心房，左、右心室，二、三尖瓣，房间隔，后室间隔和左室侧壁。在这一图像中，通常能看到二尖瓣前叶和后叶中间部分（A2、P2）。此切面主要用于诊断二尖瓣疾病、三尖瓣疾病、房间隔缺损及判断心腔大小、心室功能等。

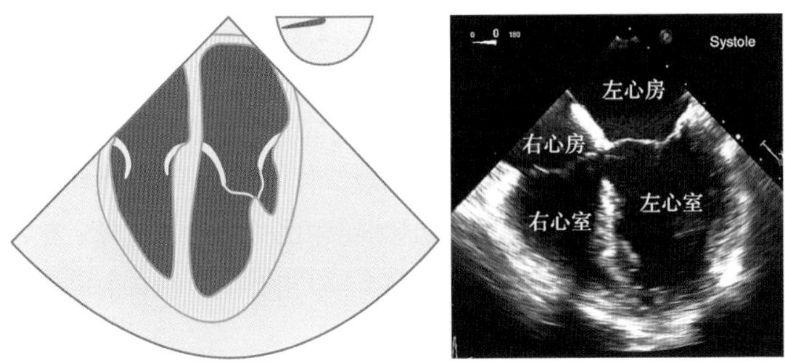

图 2-61　食管中段四腔心切面解剖和超声示意图

2. 食管中段二腔心切面

在上述食管中段四腔心切面基础上保持探头尖端不动，调整角度至 90°左右，右心房、右心室从图像中消失，左心耳出现；此时后屈探头尖端，寻找并显示真实的左室心尖部，增加图像深度以显示整个心尖部即可获得此切面（图 2-62）。此图像与食管中段四腔心图像相垂直，可以从左房后壁直接观察左心房、二尖瓣和左室心尖部。图像中，左室前壁处于图像右侧，左室下壁居左侧。该图像还显示二尖瓣前叶的 A1、A2 及后叶的 P3 部分。

此切面主要用于评估二尖瓣病变、诊断左心耳占位、测量左心室大小及功能等。

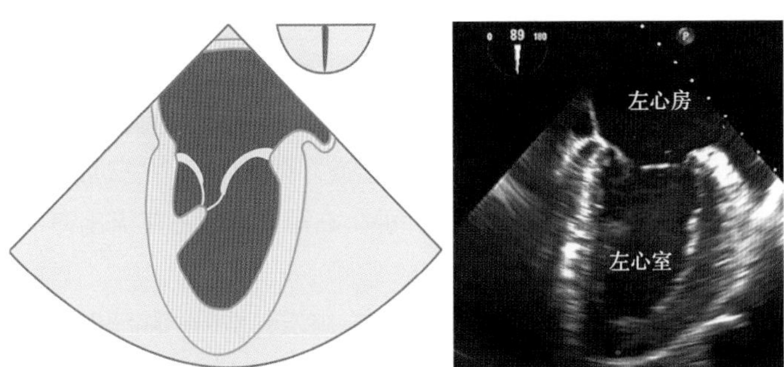

图 2-62　食管中段二腔心切面解剖及超声示意图

3. 食管中段左室长轴切面

在上述食管中段二腔心切面基础上保持探头尖端不动，调整晶片角度至 120°~130°。在长轴方向显示主动脉瓣和左室流出道，调整图像深度使整个左心室都可显示（图 2-63）。此切面始于左心房，从长轴方向对主动脉根部和整个左心室成像。左心室前间隔和下侧壁及二尖瓣前叶（A2）和后叶（P2）都能清晰显示在该图像中。

此切面用于诊断二尖瓣、主动脉瓣、主动脉根部和室间隔病变，也可以用于评估左室功能。

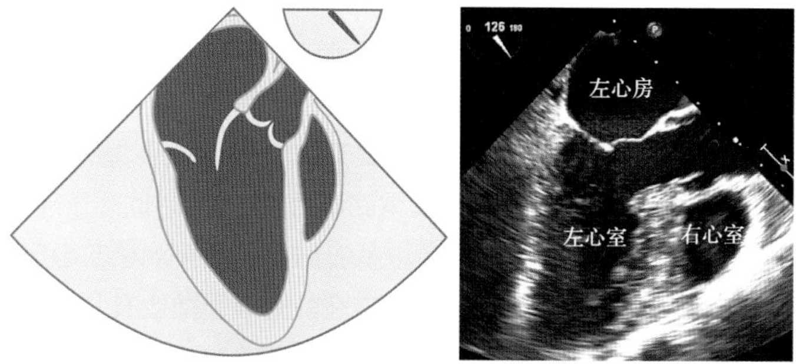

图 2-63　食管中段长轴切面解剖和超声示意图

4. 食管中段主动脉短轴切面

在食管中段四腔心切面基础上，向患者头侧回撤探头，显示左室流出道和主动脉瓣后旋转角度至 30°~45°，调整图像深度至 8~10cm；以主动脉瓣为中心，尽量使主动脉瓣三个瓣膜相互对称即可获得此切面（图 2-64）。在此基础上，探头后退可显示冠状动脉开口，推进探头可显示左室流出道。图像中三个主动脉瓣呈对称分布，其中无冠瓣紧邻房间隔，右冠瓣靠近右室流出道，左冠瓣则紧邻肺动脉。

此切面用于诊断主动脉瓣疾病、继发孔型房间隔缺损、冠状动脉病变等，同时还可以用于准确测量左心房大小及主动脉瓣环径。

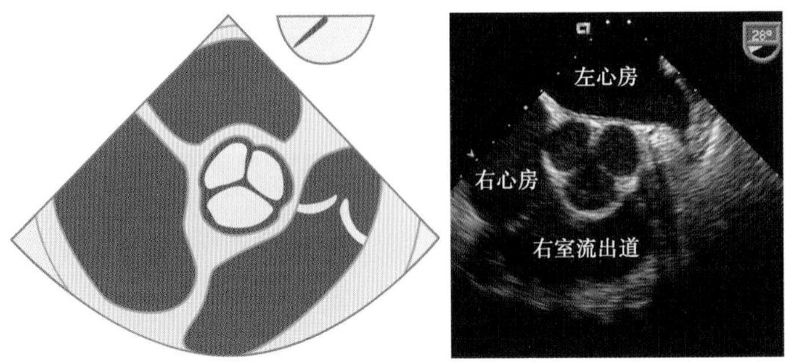

图 2-64　食管中段主动脉短轴切面解剖和超声示意图

5. 食管中段右室流入-流出道切面

在上述食管中段主动脉短轴切面基础上，旋转角度至60°~75°，调整图像深度至8~10cm，可同时显示三尖瓣、右室流出道、肺动脉瓣和肺动脉干（图 2-65）。此切面可以观察到血液从三尖瓣（图像左侧）流入到右心室再从肺动脉口（图像右面）流出的整个过程。

此切面用于诊断肺动脉瓣、肺动脉、右室流出道及三尖瓣疾病；同时还可以作为室间隔缺损和右室流出道梗阻鉴别诊断的主要观察切面。

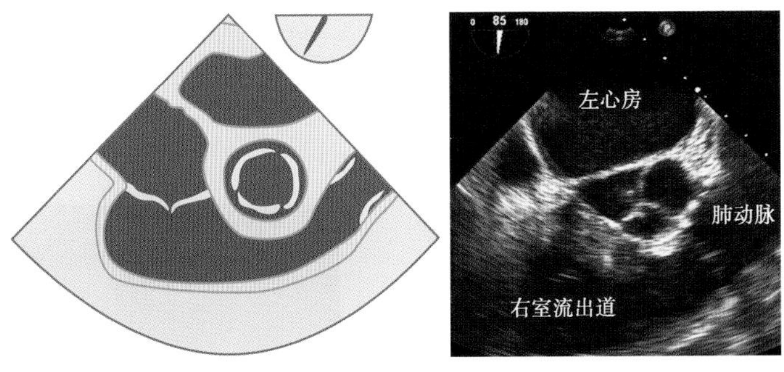

图 2-65　食管中段右室流入-流出道切面解剖和超声示意图

6. 食管中段双腔静脉/双心房切面

探头置于食管中段，调整图像深度为10~12cm，角度为90°~100°，或在上述食管中段两腔心切面的基础上将整个探头转向右侧改变角度或轻微右旋探头，下腔静脉（左）和上腔静脉（右）即可同时成像(图 2-66)。此切面系从长轴方向依次显示左、右心房和腔静脉。

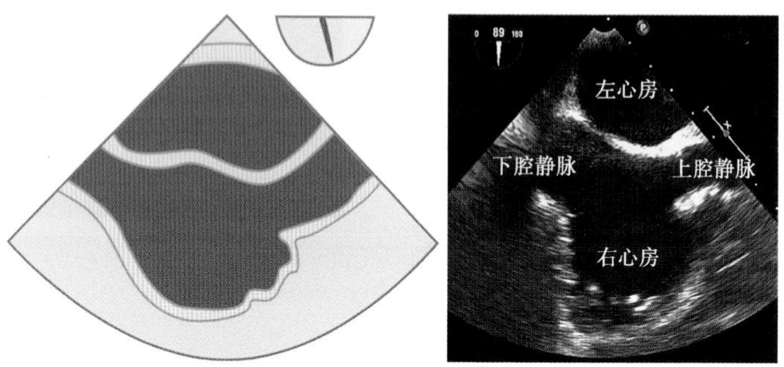

图 2-66 食管中段双腔静脉切面解剖和超声示意图

此切面是诊断房间隔缺损(继发孔-上腔静脉型)最好的切面之一,同时还用于诊断心房占位性病变及引导微创封堵。另外,麻醉科静脉插管深度的判断、介入医生引导房间隔穿刺(详见本书第七章第 2 节相关内容),也可以借助于此切面。

7. 食管中段降主动脉短轴切面

探头置于食管中段,调整图像深度为 10~12cm,将探头向左侧旋转显示主动脉,进而减小图像深度至 5cm,使主动脉处于图像正中即可显示降主动脉横截面(图 2-67)。图像近场的弧形管壁为降主动脉的右前壁。在此切面基础上,探头推进或后退可以显示降主动脉全程。

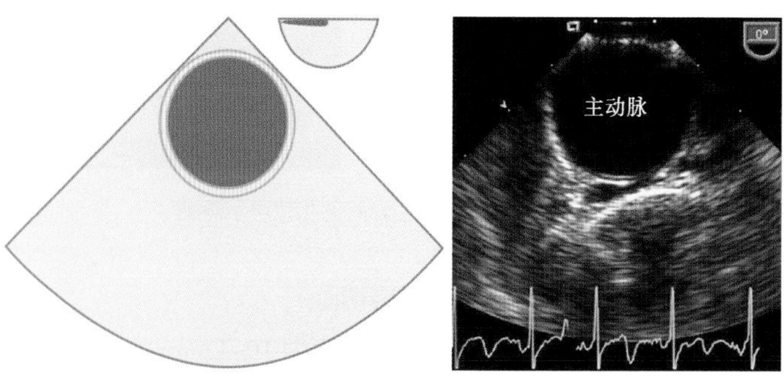

图 2-67 食管中段降主动脉短轴切面解剖和超声示意图

此切面主要用于诊断主动脉病变，可以通过降主动脉内逆向彩色血流评估主动脉关闭不全严重程度。此外，还可以用于引导主动脉内球囊反搏及判断有无左侧胸腔积液等。

8. 食管中段降主动脉长轴切面

在上述降主动脉短轴切面基础上，保持探头不动，旋转角度至90°~100°，即可显示主动脉长轴（图2-68），图像左侧为主动脉远端，右侧为主动脉近端，扇形图像顶端管壁为主动脉前壁，与之相平行的为主动脉后壁。

此切面主要临床用途与降主动脉短轴切面相类似。

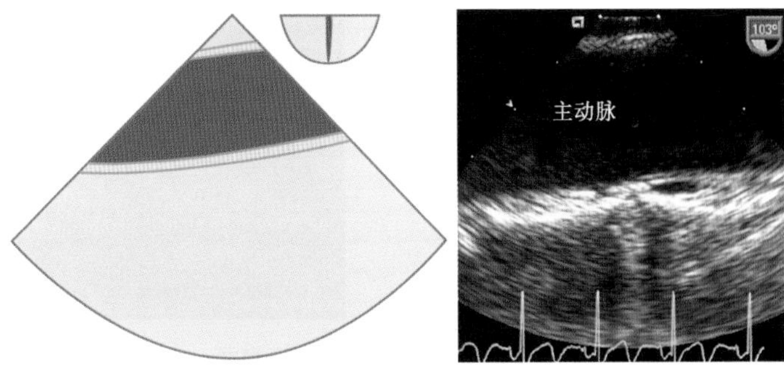

图2-68　食管中段降主动脉长轴切面解剖和超声示意图

9. 食管中段升主动脉短轴切面

在上述食管中段主动脉长轴图像基础上，探头后退（显露升主动脉长轴），并旋转角度至0°；或在食管中段主动脉短轴基础上后退探头（显露升主动脉短轴），然后旋转成像平面至0°均可获得此切面（图2-69）。此切面图像中显示的结构从主动脉瓣略上方开始，依次为右肺动脉长轴、升主动脉短轴和上腔静脉短轴。

此切面主要用于诊断升主动脉病变、肺栓塞、动脉导管未闭及监测上腔静脉内的漂浮导管等。

10. 食管中段升主动脉长轴切面

将超声探头置于食管中段，在食管中段主动脉长轴切面基础上，回撤探头至右肺动脉进入视野，调整图像深度至8~10cm，调整角度至10°~20°，即可获得此切面（图2-70）。在该切面中扇形图像的顶点为右肺动脉，其后方为升主动脉近端长轴。

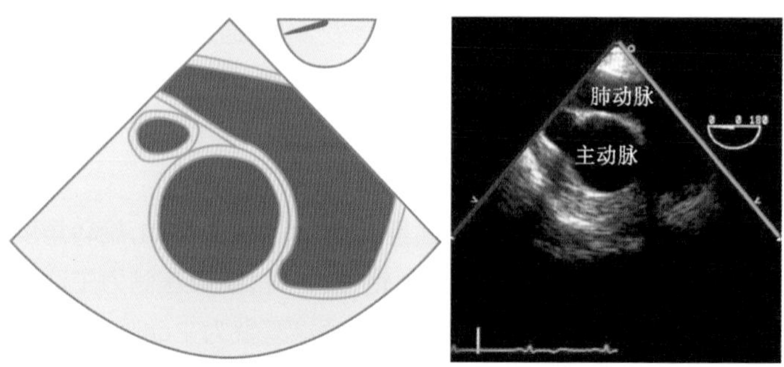

图 2-69 食管中段升主动脉短轴切面解剖和超声示意图

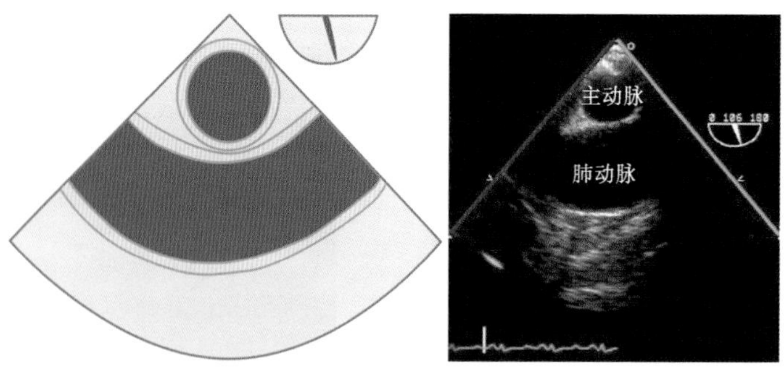

图 2-70 食管中段升主动脉长轴切面解剖和超声示意图

此切面主要用于诊断主动脉病变、判断右肺动脉有无栓子等。

（二）经胃底部切面

1. 经胃底左心室乳头肌短轴切面

将探头推进入胃腔，调整图像深度为 12cm，角度为 0°，继续推进探头直到显示胃（皱褶）或肝，之后向前弯曲探头使其接触胃壁和心脏下壁；向左或右旋转探头使左心室处于图像正中并充分显露两个乳头肌即可显示经胃底左心室乳头肌短轴切面（图 2-71）。此图像顶端为左室后壁，左室其他节段亦可清楚显示。

此切面主要用于评估左心室大小、功能及心肌节段性运动，同时还可以诊断肌部室间隔缺损和心包积液。

2. 经胃底二尖瓣短轴切面

在上述经胃底左室乳头肌短轴切面的基础上，回撤探头即可以看到二尖瓣口短轴图像，调整图像深度，便可以获得二尖瓣连合部的图像（图 2-72A）。该图像既可显示左室基底部 6 个节段，

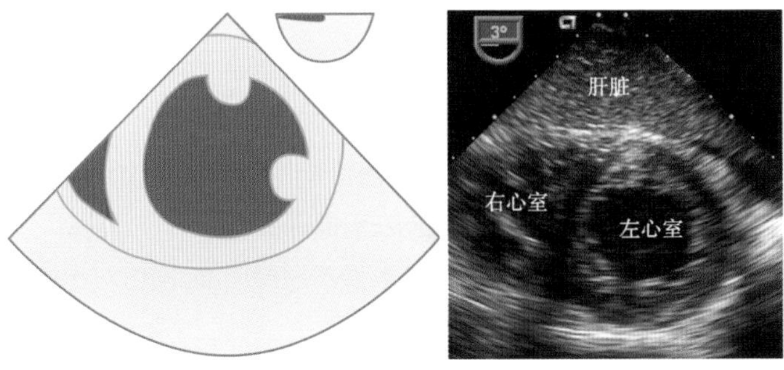

图 2-71 经胃底左心室乳头肌短轴切面解剖和超声示意图

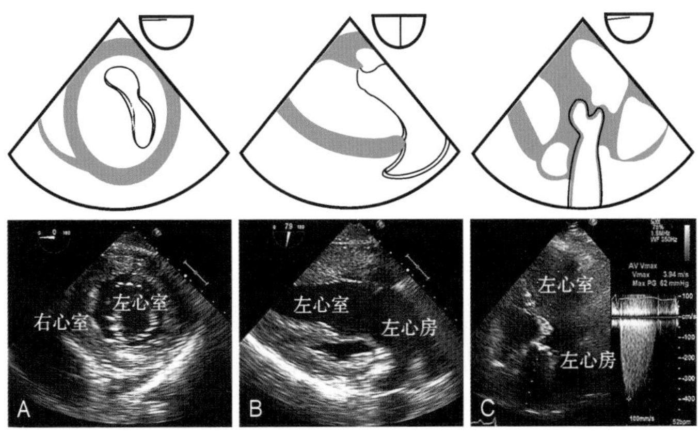

图 2-72 其他经胃部的 TEE 切面（图 A 为经胃底二尖瓣短轴切面，图 B 为经胃底左心室二腔心切面，图 C 为经胃深部长轴切面）

还有助于观察二尖瓣前叶的后半部分（A3）、后叶以及与探头紧邻的后连合（PC）。

此切面主要用于评估左心室大小、功能，更重要的是可以在没有三维超声的时候用于判断二尖瓣病变的部位和严重程度。

3. 经胃底左心室二腔心切面

此切面与经胃底短轴切面相互垂直，在后者的基础上，旋转角度至 90°即可获得（图 2-72B）。该图像依次显示左室下壁、二尖瓣瓣下结构和左室前壁，与食管中段两腔心相似，只是探头更靠近左室下壁。

此切面主要用于诊断二尖瓣瓣下结构病变及评估左室功能。

4. 经胃深部长轴切面

在经胃短轴图像的基础上，前屈并轻微推进探头，紧贴胃黏膜直到在图像顶端显示左室心尖部即可获得（图 2-72C）。此切面和食管中段五腔心相似（上下颠倒）。有时为了在图像中央显示左室流出道和主动脉瓣，需要向左弯曲探头。

此切面用于诊断主动脉瓣置换术后瓣周漏，同时对于房室瓣病变严重程度的评估也有一定优势。

（三）食管上段切面

1. 食管上段主动脉弓长轴切面

食管上段切面多以食管中段切面为基础演变而来。以食管中段降主动脉短轴图像为基础，探头后退直到主动脉的形状变为卵圆形时轻微向右旋转探头，超声图像深度 4~6cm，即可以获得食管上段主动脉弓长轴切面（图 2-73A）。此切面系从纵轴方向显示主动脉弓横截面，主动脉弓近端位于图像左侧，远端位于图像右侧。进一步回撤探头还可以获得颈部大血管的图像。

此切面主要用于诊断主动脉病变；主动脉瓣关闭不全的患者，降主动脉内逆向彩色血流速度与反流程度密切相关。

2. 食管上段主动脉弓短轴切面

在上述食管上段主动脉弓长轴基础上，调整图像深度为 10~12cm，并调整成像角度至 60°~90°，即可获得食管上段主动脉弓短轴切面（图 2-73B）。这一切面近场为主动脉弓短轴横截面，远场为肺动脉长轴图像。此切面右上侧同时显示了左锁骨下动脉和无名静脉的近心端；图像的左下角则显示了肺动脉瓣和肺动脉主干长轴图像。

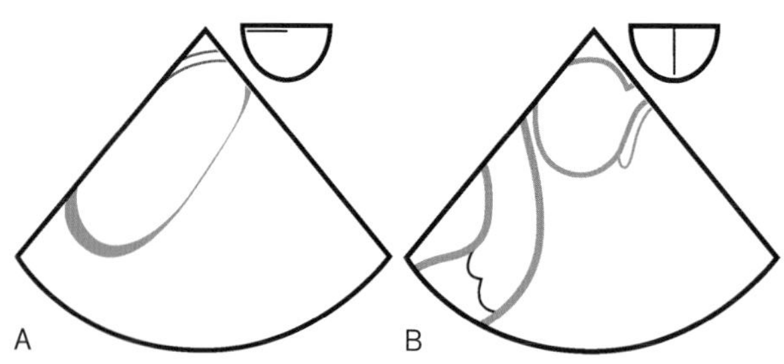

图 2-73　食管上段主动脉弓切面（图 A 为主动弓长轴，图 B 为主动脉弓短轴）

第 5 节 实时三维超声心动图

实时三维超声心动图（real-time three dimensional echocardiography，RT-3DE）诞生于 20 世纪 90 年代末，最初只能进行经胸超声检查。其核心技术是超声压电晶体的矩阵排列，超声探头内容纳 3 000 个以上的微小压电晶片，可实时发射与接收一个矩阵型波束，形成一个实时的立体数据库，不需再脱机进行三维重建处理。近年来，随着技术的进步，矩阵压电晶体经微型化加工，可镶嵌于经食管超声探头，从而诞生了经食管实时三维超声心动图（real-time three dimensional transesophageal echocardiography，RT-3D TEE）。RT-3DE 在实时显示心脏的三维形态结构与病变、评价心脏功能及血流动力学改变等方面有着广泛的应用前景。

一、RT-3DE 工作原理

传统二维超声探头晶片呈单行排列，每个晶片以不同的时间延迟方式进行超声束的发射，形成一个波阵面，进行扇形扫描获取二维图像，此即相控阵探头的基本工作原理。二维超声探头内一般包含 128 个压电晶片。

RT-3DE 基于矩阵型探头技术，振子数多达 3 600（60×60）或 6 400（80×80），频率 2~7MHz，由计算机控制，按纵向和横向排列相控阵方式发射声束，同时行水平移动和垂直偏转扫描，实时采集三维信息，最后形成金字塔形三维图像数据库，快速、实时、直观显示出心脏解剖结构的三维立体图像，提高病变的检出率，为临床提供更为丰富的诊断信息。

矩阵转换技术最早由杜克大学的 Von Ramm 等发明，使用了近 2 500 个压电晶体元件，这些元件排列在二维网格里，通过电路连接，使用平行处理技术使压电晶体协同工作。矩阵转换技术不仅可对横列方向的每个压电晶体进行相控阵方式发射与接收，而且同时可对纵列方向上的每个压电晶体进行相控阵方式工作，整体形成一个矩阵式电机械能转换方式。工作时使用了全部的通道来发射超声波脉冲，在常规二维图像的不同层面上进行同步扫描，获取其横断面的二维图像，从而形成全容积图像。

RT-3D TEE 探头的横径稍大于普通多平面经食管超声探头，但其中内置的纯净波晶体更多，其矩阵转化技术可实时进行三维成像，其操作方法与常规的经食管超声探头相似（图 2-74、图 2-75）。

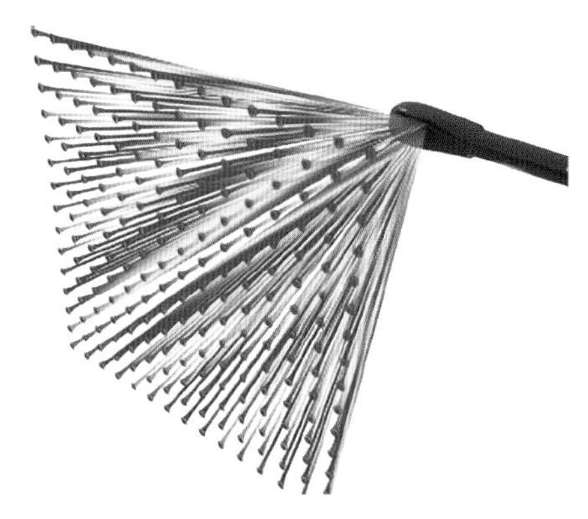

图 2-74 RT-3D TEE 探头的矩阵转化技术可实现全容积模式成像。

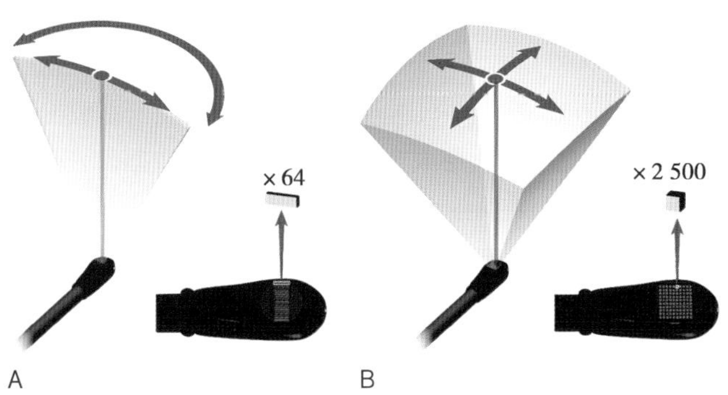

图 2-75 A 为经食管二维超声探头，B 为实时三维超声探头，后者内置芯片更多。

二、RT-3DE 成像模式

RT-3DE 的成像方式包括实时三维成像、实时局部放大成像、全容积成像、三维彩色多普勒成像和任意平面成像。

（一）实时三维（live 3D）成像模式

在该模式下，能获得实时窄角“金字塔”形的三维数据库。显示的实时三维图像扇角宽度约 60°，厚度约 15°~30°，分辨率高，帧频高。可应用于显示任何心脏结构，多用于显示二尖瓣、主动脉瓣、室间隔和左室壁运动。与二维成像模式相似，在实时三维成像模式中，随探头位置和角度的改变，三维图像同时发生改变（图 2-76）。

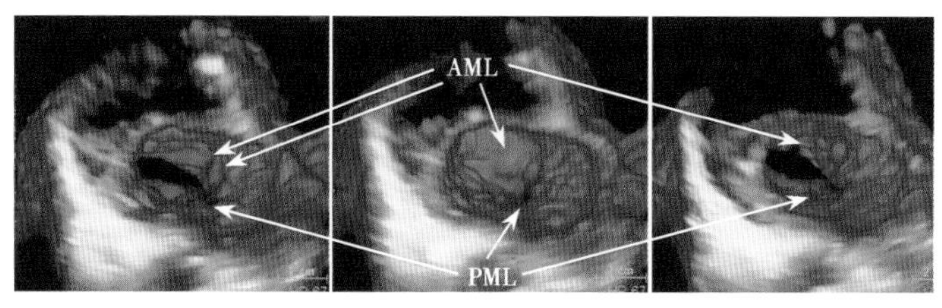

图 2-76　二尖瓣 live 3D 图像（AML 二尖瓣前叶，PML 二尖瓣后叶）

（二）实时局部放大（3D zoom）成像模式

启动该模式，能获得实时放大的“金字塔”形的三维数据库，适用于显示二尖瓣和房间隔，也可用于显示主动脉瓣、三尖瓣、左心耳和左室心尖部（图 2-77）。3D zoom 局部放大显示二尖瓣结构时，医生可根据需要从多个方位观察，如外科视野、左房面或左室面。

live 3D 和 3D zoom 图像采集模式可避免基于心电门控技术的三维图像采集模式产生的图像拼接。

（三）全容积（full volume）成像模式

这种宽角度的显像模式是采用心电门控技术，由 4~7 个实时三维图像融合而成，范围大约为宽 60°× 厚 60°至宽 105°× 厚 105°，较之 live 3D，可以提供更多的心脏结构信息（图 2-78）。该模式采集到的“金字塔”形三维数据库可进行旋转、切割和定量

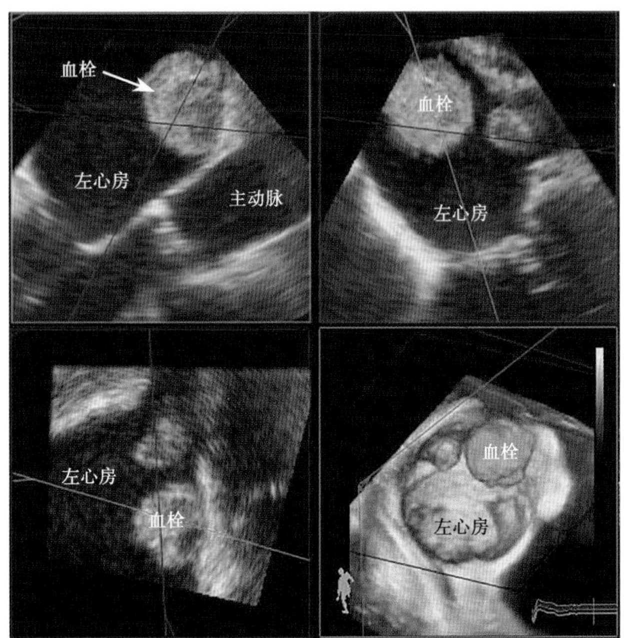

图 2-77　3D zoom 于左心房侧显示左心耳内球形血栓形成

分析。由于该采集模式是由多个心动周期的实时三维图像拼接而成，因此图像易受到受检者心律、呼吸以及术中电刀的影响，而产生图像的拼接错位和伪像。最新的超声心动图仪已能够实现在一个心动周期内实时采集三维全容积图像。

（四）三维彩色多普勒（3D color Doppler）成像模式

该模式与全容积图像采集模式相同，图像由多个窄角实时三维“金字塔”楔形融合而成，可立体显示反流束和分流束的位置、时相、方向、面积和容积（图 2-79）。该模式对观察瓣膜反流口位置、房间隔缺损位置以及换瓣术后瓣周漏有一定价值。但由于角度的受限，该模式难以显示出感兴趣区完整的结构。此外，与全容积成像模式相同，易受到心律、呼吸及电刀的影响而产生拼接借位和伪像。

（五）任意平面（X-plane）成像模式

应用 3D TEE 矩阵探头可同时显示两幅二维或彩色多普勒图像。一幅图像为基础图像，可通过调节双平面的角度，使另一

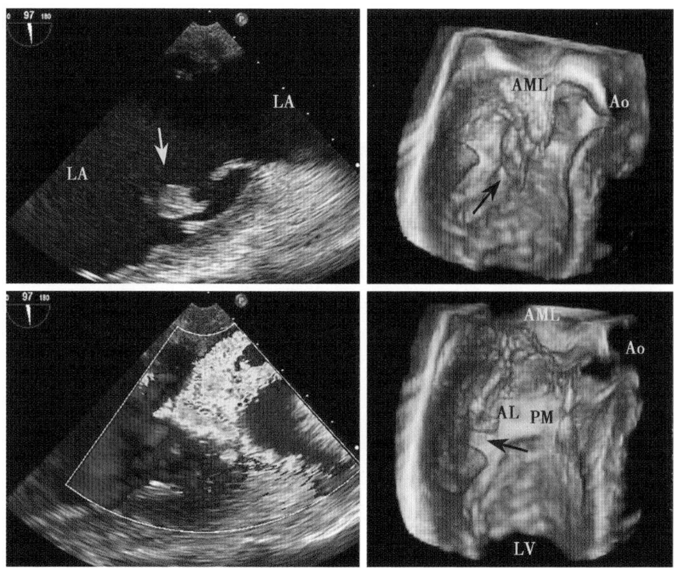

图 2-78　全容积成像模式显示心肌梗死后乳头肌断裂（箭头）伴大量反流（LA 左心房，LV 左心室，Ao 主动脉，AML 二尖瓣前叶，AL 前外侧乳头肌，PM 后乳头肌）

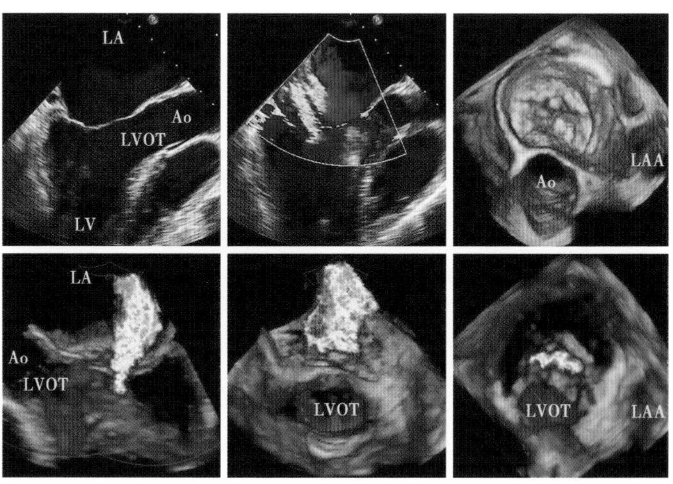

图 2-79　3D color Doppler 模式显示左心室（LV）与左心房（LA）之间二尖瓣反流（LAA 左心耳，Ao 主动脉，LVOT 左室流出道）

幅图像与基础图像平行、垂直或呈任意角度。该模式可使检查者同时从两个方位对感兴趣区进行观察（图 2-80）。

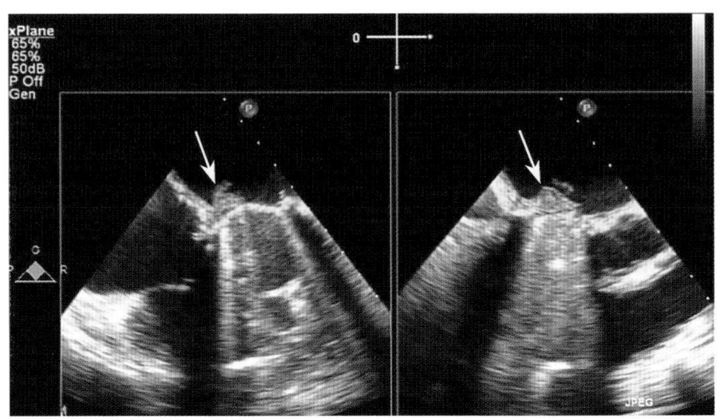

图 2-80　X-plane 模式下显示的二尖瓣位机械瓣周赘生物（箭头所示）

三、实时三维超声心动图的临床应用

RT-3D TEE 克服了经胸实时三维超声心动图检查时肺气、肥胖、胸廓畸形和肋间隙狭窄等对图像采集的影响，图像质量明显优于经胸实时三维超声心动图，在实时显示心脏的三维形态结构与病变、评价心脏功能及血流动力学改变等方面有着广泛的应用前景。尤其是在围手术期，RT-3D TEE 结合多种量化分析软件，能提高诊断准确性，有助于制定治疗方案，已越来越受到临床医生特别是心脏外科医生的关注。本节就 RT-3D TEE 的临床应用做一简要阐述。

（一）在瓣膜病诊断中的应用

实时三维超声可以从任意角度观察房室瓣、附属瓣器以及半月瓣的形态、数目及活动，准确反映病变性质及程度。可显示风湿性心脏病瓣膜增厚、粘连的部位和范围，瓣口形态与面积，关闭裂隙以及反流束的空间形态（图 2-81）。也可用于显示感染性心内膜炎瓣膜赘生物的数目、形态、活动，瓣膜有无穿孔以及瓣周受累情况。对于二尖瓣瓣裂、双孔二尖瓣、降落伞形二尖瓣、二叶或四叶主动脉瓣等瓣膜先天性畸形也是成熟的成像模

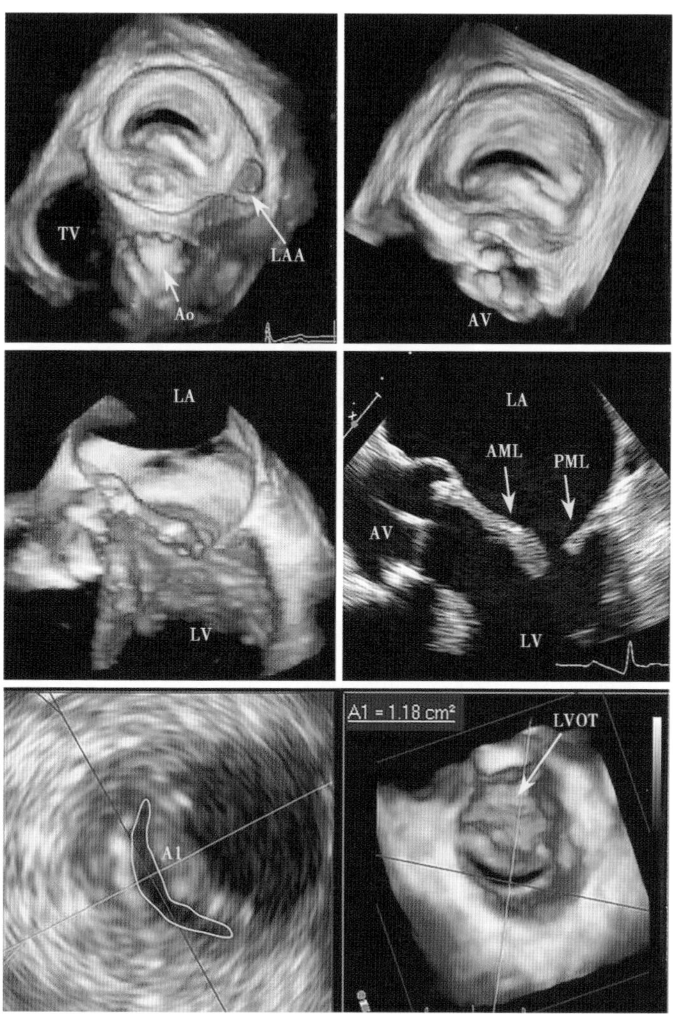

图 2-81　RT-3D TEE 显示风湿性二尖瓣口狭窄及瓣口面积（上排为心房面，中排为侧面，下排为心室面；AML 二尖瓣前叶、PML 二尖瓣后叶，LA 左心房，LV 左心室，Ao 主动脉，LAA 左心耳，TV 三尖瓣、AV 主动脉瓣，LVOT 左室流出道）

式。应用专门分析软件，可以实现对二尖瓣瓣环、瓣叶的形态和主动脉瓣环进行定量评估（图 2-82）。

人工瓣膜置换术后需要评价瓣膜的功能状态，RT-3D TEE 避开了人工瓣环及机械瓣片声影的干扰，对人工机械瓣的观察较经胸三维超声更具优势。经食管从左房面观，能清晰、完整地

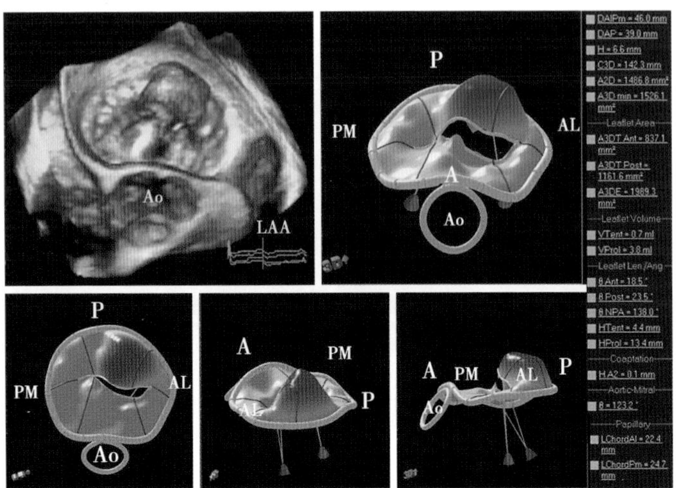

图 2-82　RT-3D TEE 定量软件分析二尖瓣脱垂形态及相关参数

显示人工二尖瓣瓣片、瓣环以及瓣周组织全貌；三维彩色多普勒成像能显示反流束起始部位与瓣环的空间关系，对有无瓣周漏能做出准确的判断；实时动态显示瓣片的开闭活动，能真实反映是否存在卡瓣、有无血栓、有无赘生物等。瓣周漏是人工瓣膜置换术后的严重并发症，二维超声无法直观显示瓣周漏的形态、累及的范围，而 RT-3D TEE 则能弥补上述不足，清晰显示瓣周漏的空间位置及毗邻结构，准确判断反流量，指导介入及外科医生采取恰当的处理措施（图 2-83~图 2-85）。

（二）在先天性心脏病诊断中的应用

RT-3D TEE 既能整体显示心房、心室及大动脉连接，也能清晰显示房间隔、室间隔、房室瓣及心腔内肌束等心脏局部结构，结合实时三维彩色多普勒成像，对心内畸形的判断极具优势。RT-3D TEE 能直观显示房间隔缺损的类型、位置、数目、形状、大小、残缘以及与毗邻组织的空间关系（图 2-86）。对室间隔缺损，选择适当的观察方位，RT-3D TEE 除了能显示缺损的位置、大小和立体形态，还能显示缺损边缘与主动脉瓣、肺动脉瓣以及三尖瓣的距离，亦能显示假性膜部瘤的形态，以及右室面出口的数目、大小及朝向（图 2-87）。

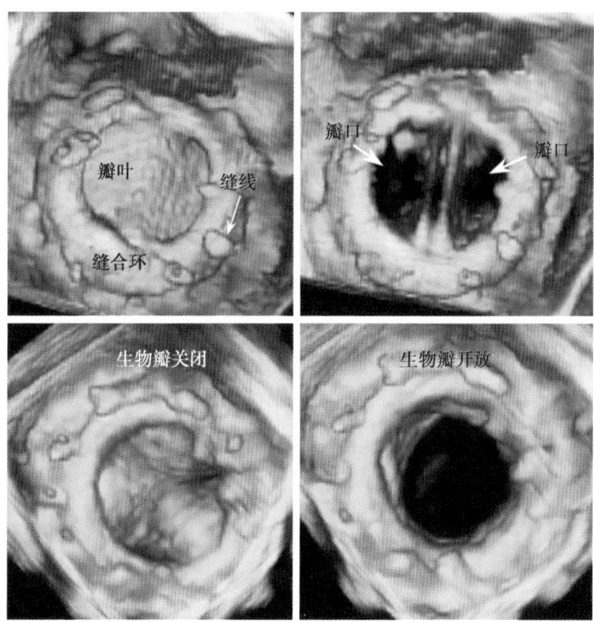

图 2-83　RT-3D TEE 显示二尖瓣位人工瓣(上图为机械瓣,下图为生物瓣)

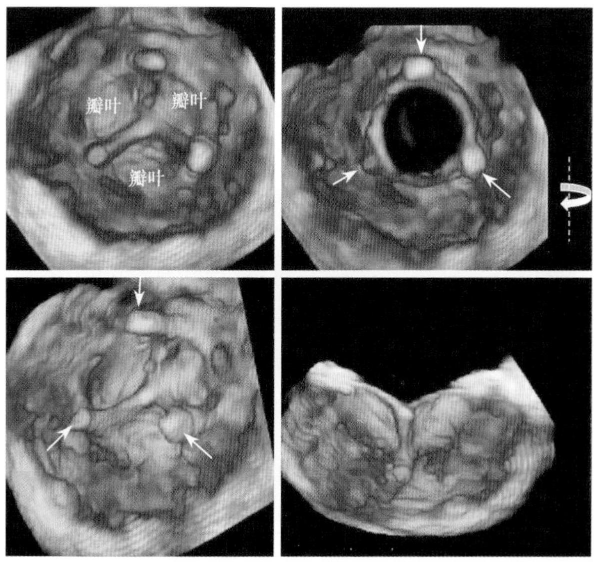

图 2-84　RT-3D TEE 左心室侧显示二尖瓣位人工生物瓣架(箭头)

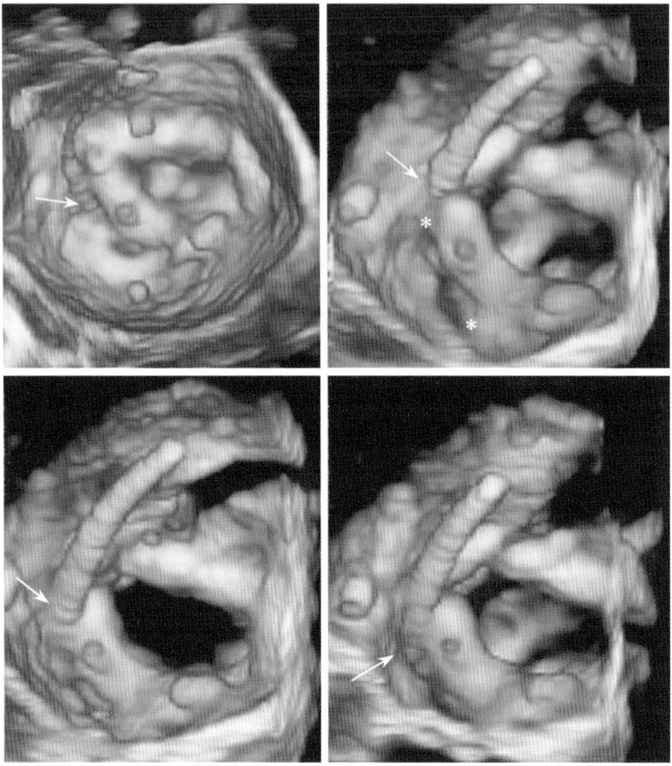

图 2-85　RT-3D TEE 引导瓣周漏介入封堵术，图中所示为输送鞘（箭头）通过漏口（星号）

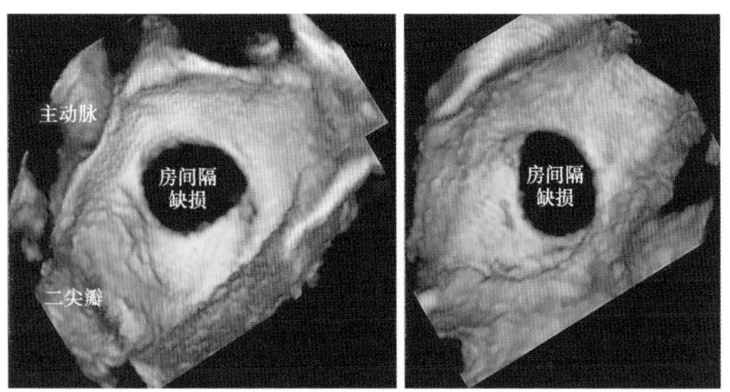

图 2-86　RT-3D TEE 显示房间隔缺损

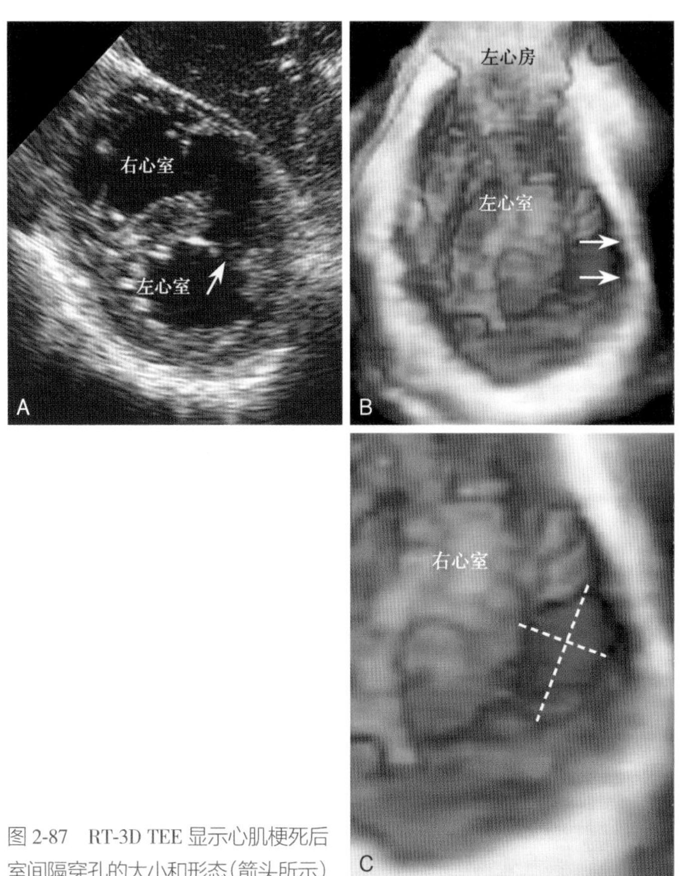

图 2-87　RT-3D TEE 显示心肌梗死后室间隔穿孔的大小和形态（箭头所示）

RT-3D TEE 对房、室间隔缺损的立体直观显像，有助于临床医生选择治疗方式。对复杂先天性心脏畸形，如法洛四联症、右心室双出口、大动脉转位、共同房室通道等，RT-3D TEE 可通过不同的观察方位和任意旋转切割，判断心耳、房室瓣、心室的形态，分析大动脉的空间位置关系以及与心室的连接关系，结合心脏节段分析法，补充或修正二维超声诊断。

（三）在心脏肿瘤诊断中的应用

术前明确心脏肿瘤的位置、大小、形态、附着部位以及活动度对手术入路及手术切除方案至关重要。RT-3D TEE 能显示肿瘤的形态、大小、表面特征及与周围结构的关系，进而判断瘤体的体积、毗邻结构和附着部位，为外科医生提供更为详尽的资料。黏液瘤是心脏最常见的肿瘤，在实时三维模式下，可形象地显示其分叶状外观及瘤蒂（图 2-88）。

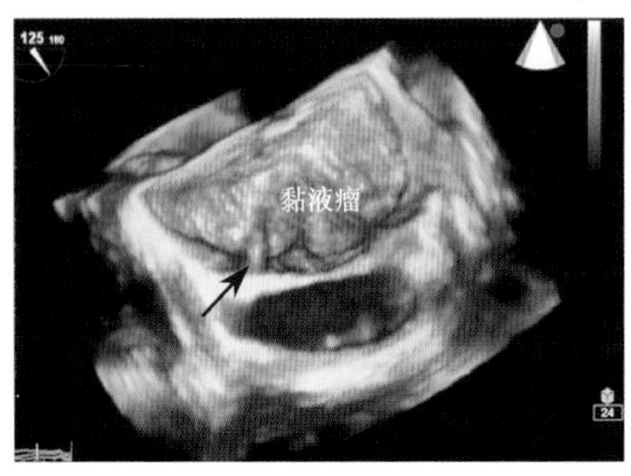

图 2-88 左房黏液瘤（因瘤体过大，仅部分显示），瘤蒂连于房间隔（箭头所示）。

（四）在心脏手术中的应用

（1）即刻评价手术效果

在心脏外科手术中应用 RT-3D TEE，除能证实、修正和补充术前诊断外，还能在术后即刻对手术效果予以评价。对瓣膜置换术者，可即刻评估人工瓣膜的功能状态以及是否有瓣周漏；对先天性心脏病患者，可即刻评估畸形矫治效果，能清晰地显示补片的位置、形态以及与心壁间的缝接关系，确定有无残余分流。如果存在残余分流，应用实时三维彩色多普勒成像，能准确显示分流束的空间位置，有助于采取适当的方式补救。

（2）指导二尖瓣成形术

二尖瓣脱垂临床较为常见，RT-3D TEE 能从左房侧及左室侧清晰地显示二尖瓣的立体结构以及腱索的活动情况，明确脱垂部位、累及范围和程度，评价有无腱索断裂，显像明显优于二维超声；能够显示与外科手术野方位一致的图像，使外科医生能快速、方便地判断病变部位和并发症。借助定量分析软件可以对二尖瓣瓣环、瓣叶进行形状分析，通过对收缩末期瓣环、瓣叶的描记获得二尖瓣的三维立体模式图，可以直观地显示脱垂的部位及范围，精确地计算出脱垂的最大高度和脱垂的容积，甚至能发现 RT-3D TEE 不能显示的轻度二尖瓣脱垂，对二尖瓣脱垂手术方式的选择具有重要的指导价值（图 2-89）。

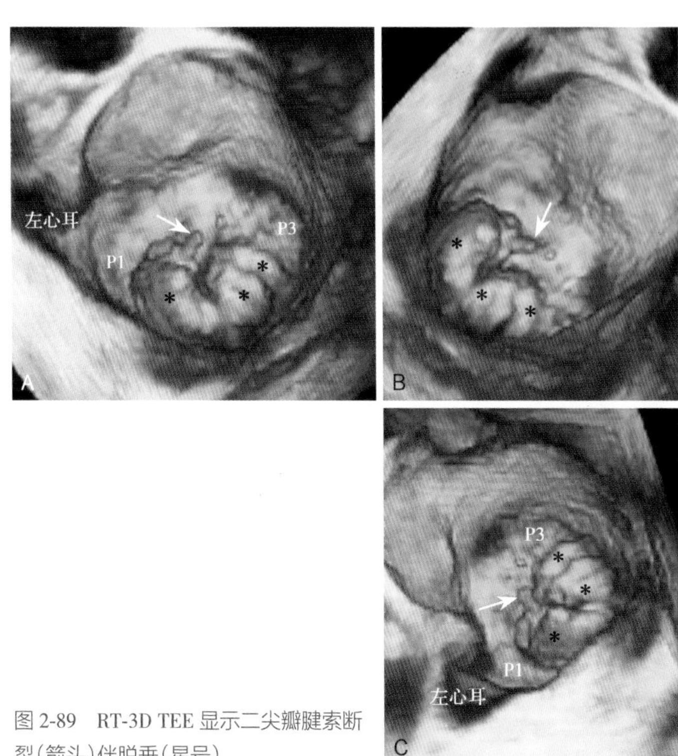

图 2-89　RT-3D TEE 显示二尖瓣腱索断裂（箭头）伴脱垂（星号）

（3）全程监测先天性心脏病封堵治疗

无论是内科的介入封堵治疗还是外科经胸微创封堵治疗，RT-3D TEE 较经食管二维超声心动图更具应用价值。RT-3D TEE 在封堵前可从右房或左房侧观察房间隔缺损，从右室或左室侧观察室间隔缺损，清晰地展示了缺损的全貌和所处位置；能实时显示缺损口的大小与形态随心动周期的动态变化；还能反映缺损与毗邻解剖结构的关系。

借助定量分析软件可以展示缺损的真实形态，并对不规则缺损进行最大、最小径及面积的测量，弥补了二维超声仅在几个标准切面测量缺损大小的不足，有助于选择最合适的封堵器。术中用实时三维成像监测导丝的位置与方向，能快速、准确地通过缺损建立轨道；监测鞘管及封堵器的输送并确定封堵伞释放的部位和时机；开伞过程中联合使用实时双平面成像，有助于从两个平面同时观察缺损边缘与伞盘的相对位置关系；开伞后能

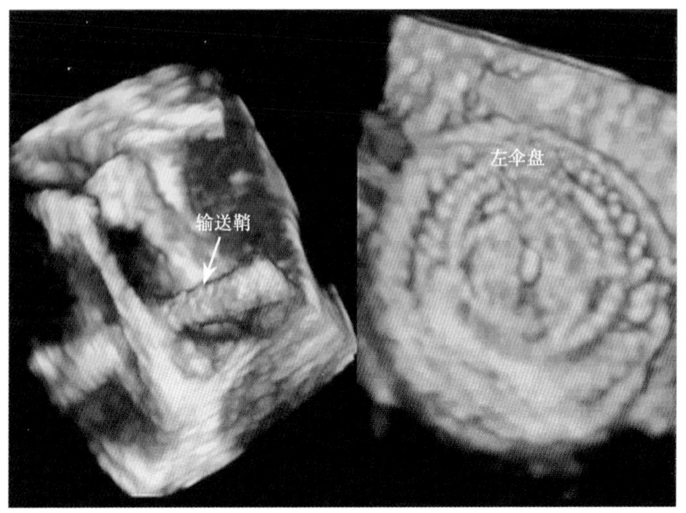

图 2-90　房间隔缺损封堵治疗

左图：输送鞘经房间隔缺损到达左心房；右图：左伞盘完全打开（左房面观）。

即刻观察伞盘的形态和位置（图 2-90）。

应用三维彩色多普勒成像评价封堵效果，一旦出现残余漏或相关并发症，即可告知手术医生调整封堵器位置或更换封堵器，以求取得最佳的治疗效果。

（4）引导房间隔穿刺术

经导管射频消融术治疗心房颤动过程中，从右房侧穿刺房间隔将导管送入左心房是一个关键性步骤，RT-3D TEE 对房间隔及其周围结构显示清晰，能判断卵圆窝的准确位置，能实时引导并监测穿刺房间隔的整个过程，并指引导丝准确到达肺静脉，可提高手术的安全性并缩短手术时间。

（5）监视球囊扩张术

球囊扩张通常用于治疗瓣膜狭窄性疾病，应用 RT-3D TEE 可实时引导使球囊的腰部准确定位于瓣膜狭窄处，并监视球囊达到完全扩张状态的整个过程。

（五）定量评估左室整体收缩功能及同步性

实时三维超声心动图计算心室容积是根据其实际形状，而不依赖任何几何假设，因此其测定的心室容积及收缩功能更为准确。RT-3D TEE 能弥补经胸三维图像质量较差以及扫查声窗受限的不足，能清晰、直观地显示心腔的真实形态，内膜更易于辨认。借助定量分析软件，可自动勾画出左室动态三维心内膜轮廓，不仅能准确得到舒张末期和收缩末期左室容积，计算射血分数（图 2-91），还能同时显示左室 17 节段的时间-容积曲线和时间-位移参数指标。

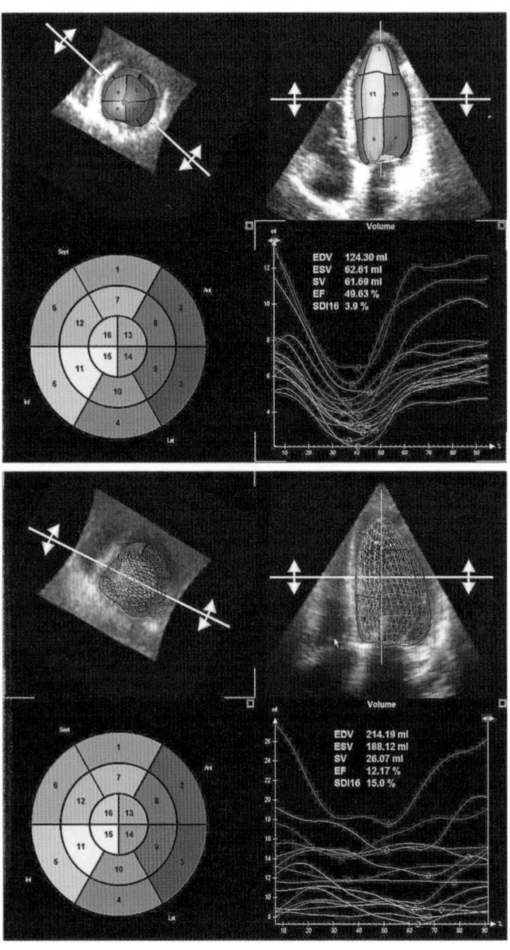

图 2-91　RT-3DE 测量心室容积和射血分数

通过“时间-位移”和“位移”两个“牛眼图”，反映左室各节段达到最小容积的时间先后顺序及达到最小容积的位移变化，有利于评价左室17节段的同步性（图2-92）。该技术主要用于定量分析冠心病患者左室节段性运动异常，尤其是在评价冠心病溶栓治疗、冠状动脉介入治疗和冠状动脉旁路移植手术治疗前后患者的心肌运动变化中有重要应用价值；也可用于CRT术前评估和术后评价。

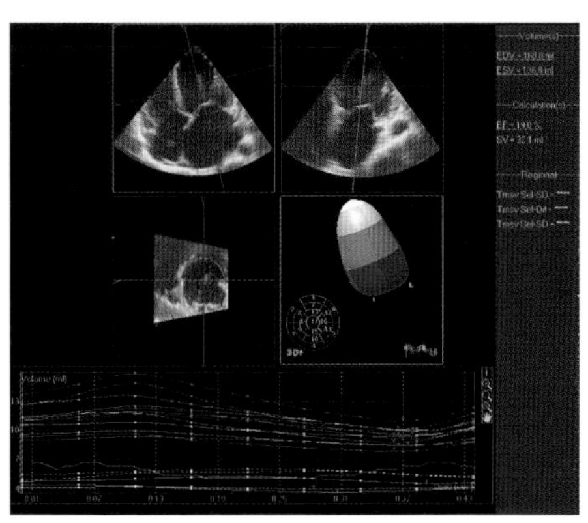

图2-92　左室“时间-位移”和“位移”牛眼图

RT-3DE应用于围手术期，安全可靠，操作简便，实时采集，同步显示，所呈现的清晰立体图像犹如心脏内的一只眼，可提高诊断准确率，有利于制定最佳的治疗方案，有助于增加手术成功率，减少并发症，在临床上具有广阔的应用前景。

第6节 右心声学造影

右心声学造影是通过在右侧心腔注射含气微泡，判断有无卵圆孔未闭（patent foramen ovale，PFO）及肺内分流的一种超声检查手段。其中，震荡生理盐水造影超声心动图（saline contrast echocardiography，SCE）是右心声学造影中最为常用的检查方法。然而，作为一种成熟、简单、廉价的诊断工具，SCE 自 1968 年应用于临床以来，并未被临床医生所熟知，在临床实践中也未得到充分利用。

除 PFO 以外，右心声学造影还可以用于众多结构性心脏病的诊治。本节系统总结了不同心脏疾病的 SCE 结果判读，以期为临床医生提供参考。

一、SCE 适应证、禁忌证、不良反应

（一）SCE 的适应证

1. 可疑存在左向右或右向左分流的心脏疾病，如 PFO 的筛查。

2. 诊断先天性血管畸形，如永存左上腔静脉、肺动静脉瘘（pulmonary arteriovenous fistula，PAVF）等。

3. 评估右心腔内径、心内膜边界轮廓、室壁厚度、是否存在占位、瓣膜反流情况等。

4. 为低氧血症患者寻找病因。

（二）SCE 禁忌证

1. 严重发绀且心内分流量较大。

2. 重度肺动脉高压。

3. 有栓塞病史。

4. 重症肺气肿、呼吸功能不全、重度贫血。

5. 酸中毒及严重心、肾功能不全。

6. 急性冠脉综合征。

SCE 的不良反应少，极少数患者有咳嗽、呼吸困难等呼吸系统症状，或面部潮红、头痛，注射点局部发热、红斑、皮疹、瘙痒等不适，一般持续数分钟，1h 后可恢复正常，无后遗症。

二、检查前准备

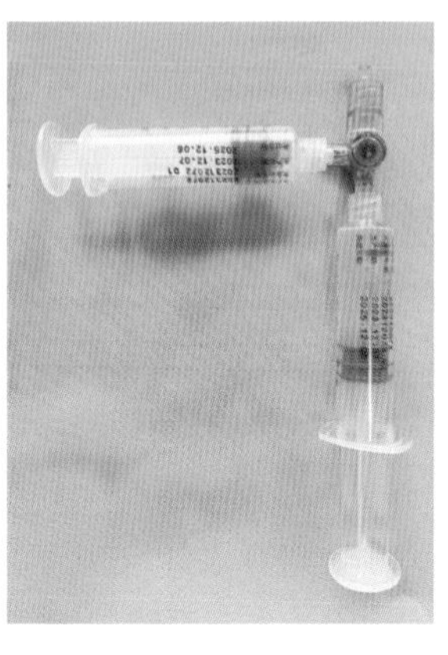

图 2-93　震荡盐水制备时注射器的连接方式

震荡盐水（agitated saline contrast，ASC）的制备，需要准备两个 10ml 螺纹注射器和一个三通固定装置。其中一个注射器抽取 9ml 生理盐水和 1ml 空气后，通过三通装置与另一个注射器连通，以 80 次/min 的速度反复推送 20 次左右，即可得到 ASC（图 2-93）。部分医疗中心还会添加约 1ml 血液，以增加微泡的信号强度。

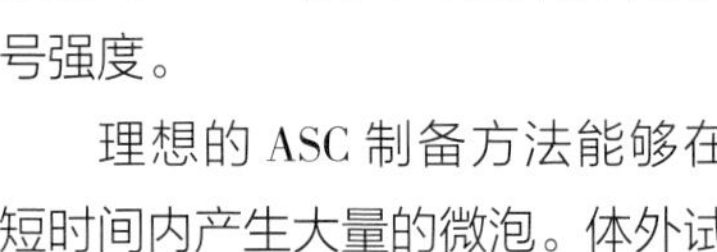

理想的 ASC 制备方法能够在短时间内产生大量的微泡。体外试验证实，与空气-生理盐水溶液（10% 空气 +90% 生理盐水）相比，在空气-生理盐水溶液中添加血液（10% 空气 +10% 血液 +80% 生理盐水）可增加体外 ASC 数量及信号强度。这与血浆蛋白（如白蛋白、球蛋白、凝血因子）有关，振荡过程中产生的红细胞碎片和分散的细胞内颗粒本身可以反射超声波，也可能在提高 ASC 回声强度和多普勒信号中发挥作用。

如果在 ASC 制备过程中添加血液，通常使用量很少（<1ml），少量破碎的红细胞释放的游离血红蛋白不会引起肾小管损害，但肾功能严重下降者最好不使用该方法或最小化血液用量。相比常规空气-生理盐水溶液，使用生理盐水和 50% 葡萄糖溶液（50% 葡萄糖 +50% 盐水）可以提高进入右心房的 ASC 浓度和峰值信号强度，这可能与葡萄糖黏度大、延长 ASC 显影时间和峰值信号强度有关，但两者在 PFO 检出率上的差异无统计学意义。对于糖尿病患者及高血糖风险患者，如使用 50% 葡萄糖制备 ASC，检查前需要禁食、水。虽然葡萄糖用量少，相对安全，但也应注意控制患者的血糖水平。

ASC 的平均直径范围为 16~38μm，肺毛细血管的平均直径约 7~8μm。大于肺毛细血管直径的 ASC 无法通过肺循环。而由于扩散和表面张力的作用，当气泡溶于饱和或不饱和溶液时，体积将缩小，直径 <8μm 的 ASC 将在 190~550ms 内溶解于其表面的液体(具体时间依赖于表面液体的饱和程度。这个时间远远短于红细胞通过肺循环的时间(约 1.2s 或更长)。因此可以认为，任何出现在左心系统的 ASC，均应考虑存在异常分流。但应除外以下情况：存在肺毛细血管扩张或异常、肺动静脉交通、严重肝脏疾病引起的 PAVF 等。此外，也可能为通过肺血管床滞留的少量微气泡，或者为观察到快速注射葡萄糖溶液产生的血液不均匀性声阻抗造成的声学变化情况。

震荡盐水制备后，可经前臂较粗大的静脉弹丸式推注，在右心显影 3~6 个心动周期内，观察静息状态及充分 Valsalva 动作激发后左心房内是否有微泡显影、显影数量及持续时间。考虑到永存左上腔静脉的存在，大部分实验室选择通过左上臂静脉注入震荡盐水。若考虑到患者心脏结构复杂，可在双上臂静脉均预备留置针，部分患者甚至需要从下肢静脉进行推注。

三、心腔内分流的检测

(一) 左向右分流

在彩色多普勒成像时代，左到右分流诊断相对容易。在超声心动图窗口受限的情况下，如剑突下声窗欠佳，房间隔缺损(atrial septal defect，ASD)仍然可能被漏诊，靠近冠状窦和腔静脉的 ASD 更是如此。

在这些情况下，通过 SCE 在右心房内探及“负性显影”，可用于确定 ASD 和左向右分流的存在。SCE 的这一特性很少被临床医生所重视。同样，主-肺动脉窗的左向右分流也可能在肺动脉内出现负性显影。

当然，右心房内负性显影还可能见于其他情形，如来自下腔静脉的血流影响了右心房内微泡浊化、注射压力低下导致浊化不均、Chiari 网影响右心房内血流分布。

(二) 右向左分流

为了更好地观察 PFO 的右向左分流，需要辅助激发试验。一般情况下，右心房压较左心房约低 3~5mmHg，这表明，正常人在静息状态下只能观察到 PFO 处左向右分流，几乎不能观察到右向左分流。超声心动图在诊断 PFO 的过程中需要利用激发试验来提高右心房压，使得右心房压高于左侧，以显示 PFO 处的右向左分流。检查时是否辅助充分的激发试验与 PFO 的检出率高度相关，所以在解释结果前，应明确激发试验是否充分。

Valsalva 动作是最常用的激发试验。相比其他激发试验，Valsalva 动作能更明显地提高右心房压，提高右向左分流诊断的灵敏度。但危重患者、插管患者以及在镇静下行经食管超声心动图检查的患者，充分的 Valsalva 动作难以实现。表 2-2 介绍了几种常见激发试验。

表 2-2　**常见激发试验操作及注意事项**

激发试验	操作要求	注意事项
Valsalva 动作	正常或深吸气，关闭声门同时用力呼气持续 15~20s；气泡进入右心房时释放	所有行 ASC 检查患者的首选方法；镇静或行 TEE 的患者可能难以完成
腹部加压	在上腹部用手按压，ASC 进入右心房后停止按压	不能行 Valsalva 动作患者的主要替代方法；按压深度标准各不相同；可以结合 Valsalva 动作增加灵敏度；腹痛、经皮导管介入术、腹部手术患者无法有效实施
下腔静脉加压	上腹部偏右侧 5cm，按压深度 5cm，持续 30s，于 ASC 进入右心房时释放	优于无效的 Valsalva 动作；腹痛、经皮导管介入术或腹部手术患者无法有效实施
咳嗽	从 ASC 进入右心房开始，咳嗽 3~5 次	容易进行和重复；有效性与咳嗽用力程度(及用力呼气程度)直接相关
深吸气	于 ASC 进入右心房时深呼吸	一次注射期间可多次进行；嗅吸常作为深吸气的替代动作；呃逆是深吸气的夸大形式，但不能有意识地产生；关闭声门时深吸气(称为 Muller 动作)

续表

激发试验	操作要求	注意事项
用力呼吸	正常或深吸气，用力呼气抵抗一定的气道压力，在ASC进入右心房时释放	通常使用吹口和压力监测装置，以达到预定的呼气压力
床板倾斜	床脚端向下倾斜10°，ASC注射后右心房充填，立即改为床头端向下倾斜10°，保持2s以上	需要能多角度调节的检查床；现有研究仅针对分流微泡数分级和操作标准，未评价其对心内分流检出的灵敏度

注：ASC：震荡盐水

临床医生最关注的右向左分流性疾病为PFO。右心房完全显影后三个心动周期之内左心房有微泡显影，考虑PFO，即所谓"三心动周期"法则。

这一法则提出后，人们随之发现，右心房完全显影后四个心动周期内左心房显影，也有可能是PFO。随后，这一观点逐渐被修正。目前多认为右心房完全显影后，3~6个心动周期内左心房有微泡显影，均可认为存在心内分流（图2-94）。

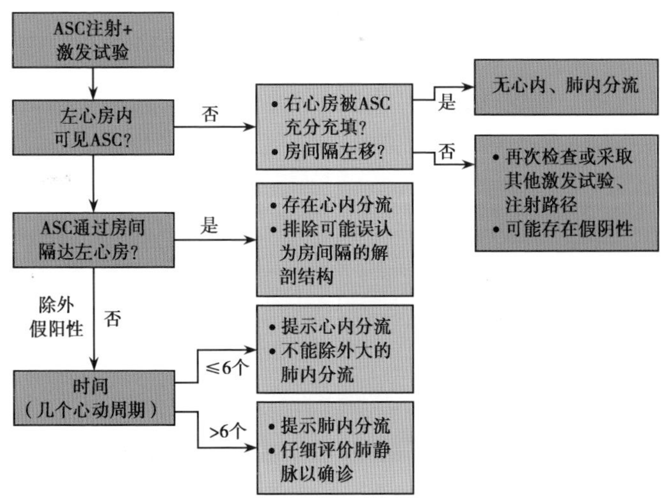

图2-94　SCE诊断分流思维导图

直接观察到 ASC 穿过房间隔卵圆孔可直接诊断 PFO（图 2-95）。如超过六个心动周期左心房才有显影，则考虑其他来源，如 PAVF 等（图 2-96）。

（三）艾森门格综合征

先天性心脏病导致的分流性病变，在终末期会导致肺血管阻力升高，从而出现右向左分流。当左、右心腔内压力接近时，分流速度会异常低下，加之声窗受限，此类患者可能会被误诊为特发性肺动脉高压。

结合 SCE 有助于检出右向左分流的存在。但这一检查方法同样受切面显示的影响，如动脉导管未闭、主-肺动脉窗等疾病在常规心脏切面中很难探及分流，需要在能够充分暴露肺动脉的相关切面进行诊断。

前文已提及，ASD 的患者往往以左向右分流为主。若在临床上发现右心系统明显扩张伴肺血管阻力上升，应考虑合并存在肺静脉畸形引流。此时 SCE 也有助于发现右向左分流的存在。

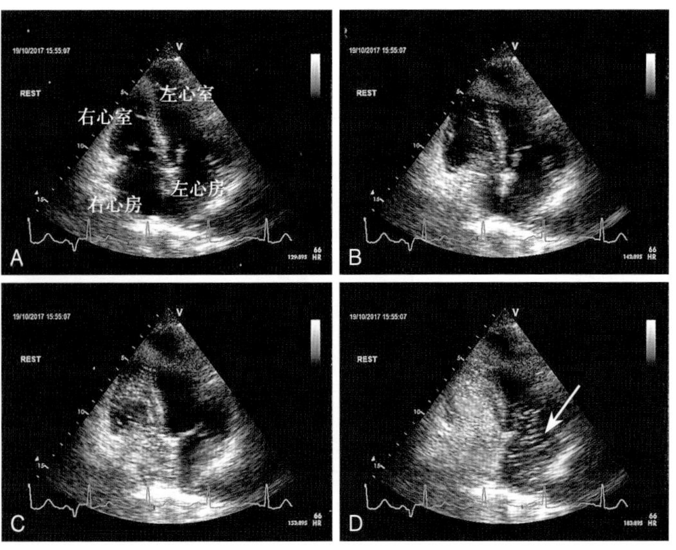

图 2-95　静息状态下，右心房显影一个心动周期内左心系统见微泡影，提示存在 PFO（图 A 为注射震荡盐水前，图 B 为震荡盐水进入右心房，图 C 为右心系统造影剂充盈，图 D 为左心系统显影）。

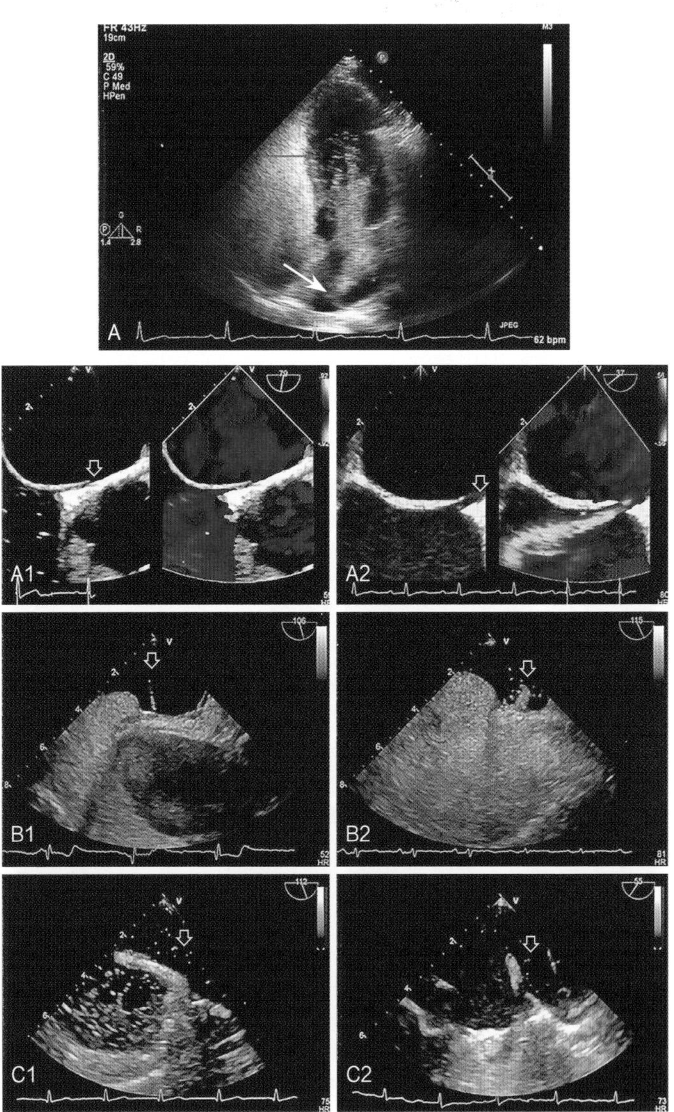

图 2-96　右心系统显影后 5 个心动周期，微泡从左上肺静脉（白色箭头）进入左心系统（图 A，红色箭头），考虑存在 PAVF；若左心系统显影时间 <3 个心动周期，即便微泡自肺静脉溢出，应考虑假阳性存在。

四、肺内分流的检测

在临床实践中，左心房中微泡的延迟出现，通常被认为是 PAVM 的表现。与心内分流不同的是，肺内分流发生在肺动、静脉水平，所以微泡往往会延迟 5 个心动周期才出现。

当然，延迟分流并非 PAVM 所特有，在伴有房间隔膨出瘤的患者中也可能出现。若超声检查过程中发现微泡自肺静脉注入左心房，可作为 PAVM 的诊断依据。

在鉴别困难时候，可以通过肺内发泡试验进行鉴别：将心导管送入肺动脉，沿导管注入震荡盐水，若左心房出现显影，则可以确定 PAVM 的存在（图 2-97、图 2-98）。

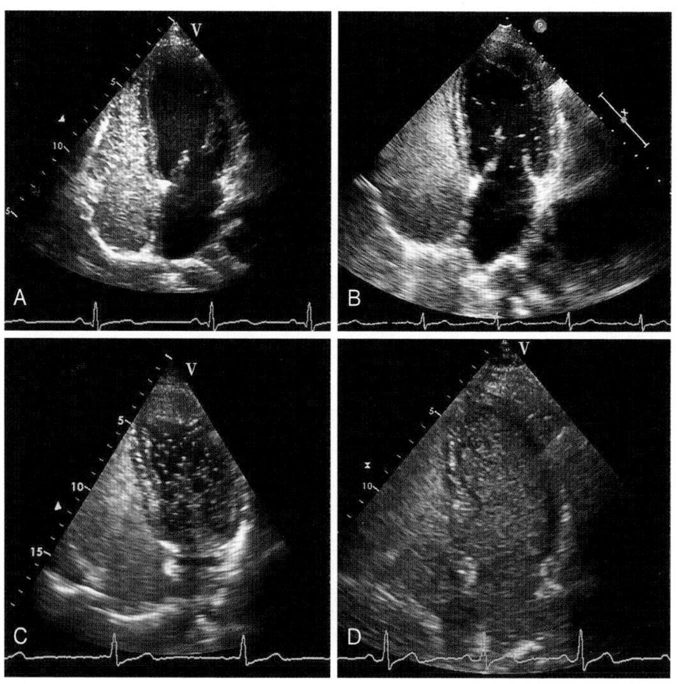

图 2-97　SCE 检查中，右心系统显影后 3 个心动周期（图 A、B）未见分流，5 个心动周期后，微泡从肺静脉注入左心，提示左肺动、静脉间存在瘘（图 C、D）。

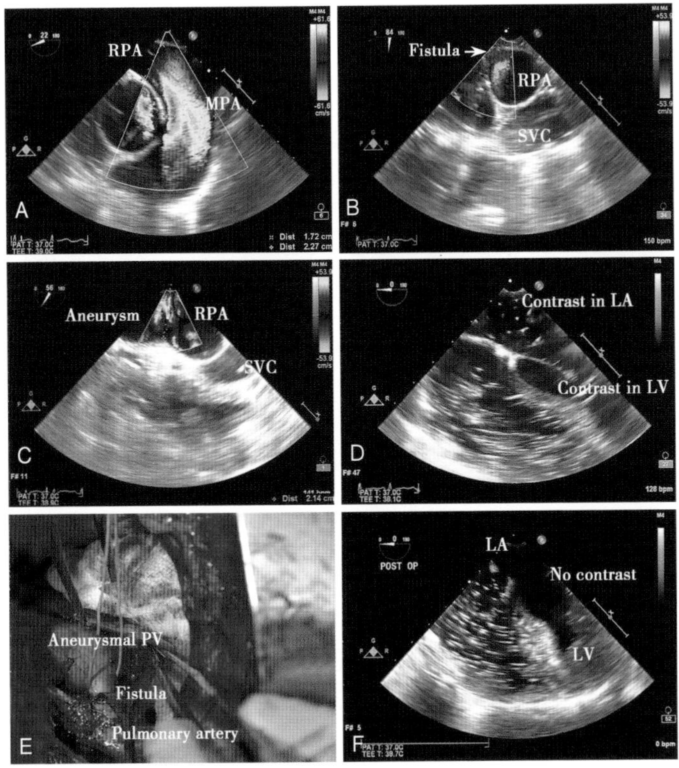

图 2-98　肺动静脉瘘围手术期超声检查

肺动脉干（MPA）明显扩张（图 A）；彩色多普勒提示右肺动脉（RPA）瘘形成（图 B，Fistula），并与瘤样扩张的肺静脉相连（图 C，Aneurysm）；右心声学造影提示左心房、左心室微泡显影（图 D），外科术中见瘤样扩张的肺静脉（Aneurysmal PV）与右肺动脉之间有瘘管相连（图 E，Fistula），术后复查右心声学造影提示分流消失（图 F）。

五、心外大血管畸形

永存左上腔静脉发病率高，大多数左上腔静脉通过冠状窦进入右心房。有时直接或通过无顶冠状窦汇入左心房。冠状窦扩张容易在常规超声心动图中探查到，但结合 SCE 可以明确有无左上腔静脉汇入。

SCE 检查中，通过左上臂注射造影剂，扩张的冠状窦先显影，随后右心房显影，应考虑有永存左上腔静脉；若左心房随后显影，应该考虑存在无顶冠状窦综合征（图 2-99）。

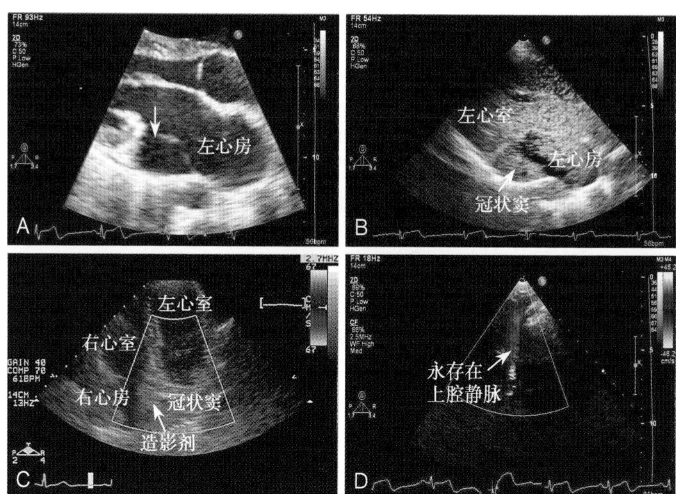

图 2-99 左室长轴切面提示冠状窦扩张（A，箭头），从左手臂注射造影剂后，冠状窦与左心房显影，提示永存左上腔静脉及无顶冠状静脉窦综合征（B）可能；若仅冠状窦和右心系统显影（C），提示仅有永存左上腔静脉汇入冠状窦（D）。

如果通过右上臂注射造影剂，左心房随后显影，应该考虑存在上腔静脉与肺静脉之间的异常交通，此时的微泡多从肺静脉汇入左心房。

六、心腔内占位和异常结构判断

众所周知，SCE 具有增强右心系统疾病多普勒信号和心内膜显像的作用。对于解剖结构不明确的心血管占位，可以通过 SCE 判断异常结构是否与心腔相通（图 2-100）。

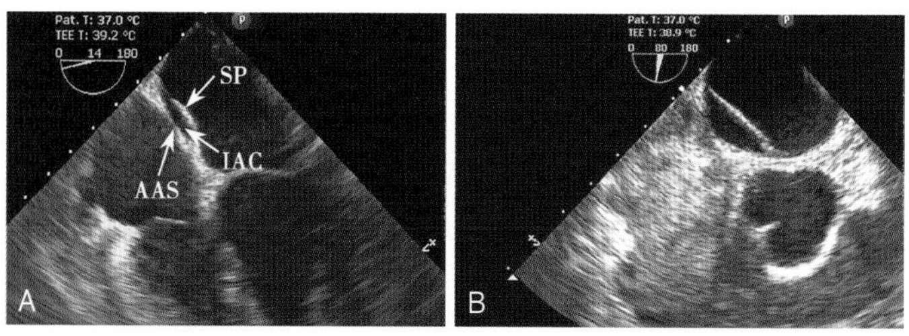

图 2-100 房间隔穿刺前，超声心动图提示双层房间隔，其间可见囊性结构（图 A），右心声学造影提示右心房和该囊腔及左心房之间均无交通（图 B），AAS 房间隔附隔，IAC 房间隔内囊腔，SP 原发隔。

七、其他用途

近年来，SCE 的适用范围迅速扩大。在心包穿刺术中，通过穿刺针注射震荡生理盐水可以确定其在心包腔的位置，防止误入心腔（图 2-101）。另外，SCE 还可以用于增强多普勒信号，如三尖瓣反流的患者在进行 SCE 后，若在肝静脉内看到明显收缩期微泡反流，则可以证实为严重反流。

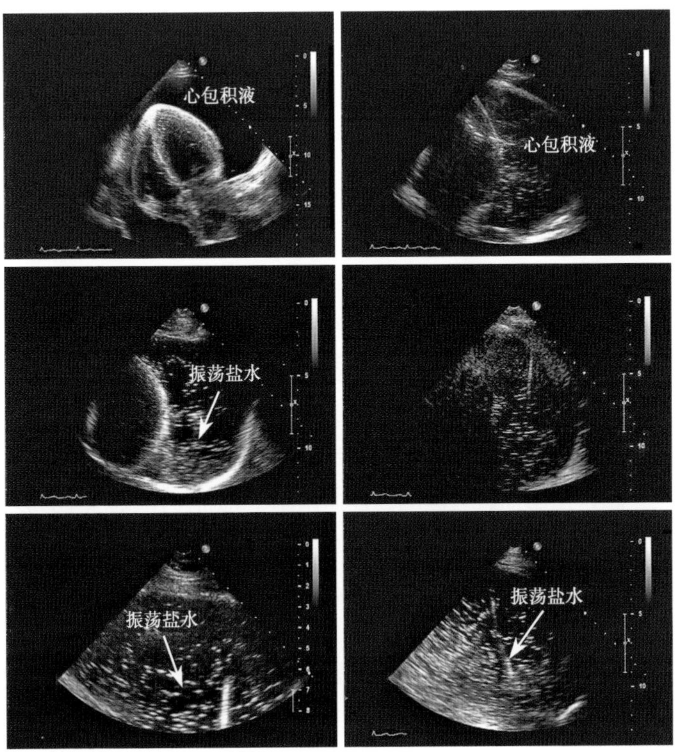

图 2-101　心包穿刺中使用 SCE 确定针尖位于心包腔

综上，SCE 是一种物美价廉的诊断方法，灵活掌握其成像规律及结果判读流程，有助于复杂心血管疾病的诊断。

第7节 左心声学造影

造影超声心动图（contrast echocardiography）又称心脏超声造影，是在常规超声心动图检查的基础上，经外周静脉或心导管注入含微泡的超声造影剂，以显示心腔或心肌内的血流状态、判断心腔内有无分流与反流、确定解剖结构、准确测量心腔大小和心室功能，以及评价心肌微循环灌注状态等的方法。左心声学造影是相对右心声学造影而言的，包括左室声学造影（left ventricle opacification，LVO）和心肌造影超声心动图（myocardial contrast echocardiography，MCE），上述检查需要使用可以通过微循环的特殊造影剂，故本节将二者统一讲述。

一、基本原理

超声造影是将含有气体的微泡即超声造影剂经外周静脉注入血液，在超声的作用下，微气泡发生非线性振动，微气泡大小发生周期性变化，散射截面明显增加，产生强的非线性背向散射信号即谐波信号，通过特殊的超声造影显像技术接收这些背向散射信号，使心腔和血管内含微气泡的血流信号明显增强。

超声造影剂微气泡的直径通常小于 8μm，目前临床上广泛应用的造影剂 SonoVue 微气泡平均直径仅 2.5μm，而人体组织毛细血管的管径一般为 6~8μm，故造影剂微气泡可分布于全身各器官的毛细血管网，可清楚显示组织器官内的微循环灌注情况。

超声造影诊断疾病的组织学基础是病变组织与正常组织血流灌注的不同，通过对比分析造影剂充盈时间、排空时间和排空方式等存在的差异，使超声对心肌缺血、肿瘤的诊断和鉴别诊断灵敏度、特异度明显提高。

二、左心超声造影剂

能通过肺循环的超声造影剂，称为左心超声造影剂，常用于 LVO、MCE 及心外组织器官造影。

不同造影剂产生的回声强度和超声特征取决于微气泡大

小、包裹的外壳及其中的气体成分。能通过肺微循环的最大微泡具有最佳的声学特征，外壳的弹性越大，微气泡在声场中越易被压缩，回声也越强，僵硬的外壳遇到超声波后容易破裂。微气泡必须很稳定，在正常超声输出功率下不易破坏，从而在心血管中保持足够的浓度。高分子量的微泡溶解度低，在血液中更稳定，持续时间更长。根据造影剂特性及发展阶段，左心超声造影剂常被分为以下三代。

（一）第一代造影剂

第一代造影剂是以空气为主要成分的造影剂，以 Albunex（S-132）和利声显（Levovist）为代表。因包裹的空气易弥散入血液中，稳定性较低，谐振能力弱，显像增强效果欠佳，目前临床应用逐渐减少。

（二）第二代造影剂

第二代造影剂是由氟碳气体（如 C_3F_8、C_4F_{10} 等）或六氟化硫（SF_6）等高分子惰性气体制备成微气泡，其外层包裹脂质或白蛋白。氟碳类气体溶解度和弥散度低，不易穿过微气泡壁而扩散，在血管内具有良好的稳定性，持续时间长，且能产生较好的谐波信号，能实现经静脉注射心肌超声显像。

SonoVue 是意大利 Bracco 公司生产的脂类外膜包裹的六氟化硫微气泡，平均直径为 2.5μm，浓度为 2×10^8 个/ml，具有良好的经静脉注入心肌显像效果，适合 3~5MHz 探头频率成像，是经中国国家食品药品监督管理总局批准使用的超声造影剂。

Optison（FS069）是美国食品药品管理局批准的第一个含氟碳气体的微气泡造影剂，是 5% 人血白蛋白溶液通过超声处理将全氟丙烷（C_3F_8）气体包裹成直径为 2~4μm，浓度为（5~9）$\times10^8$ 个/ml 的微气泡混悬液，静脉输注造影效果比较好，持续时间更长。

Aerosomes（Definity，MRX-115）是脂质体包裹氟碳气体形成的造影剂，包膜厚度约 0.22μm，直径 8~10μm，浓度为 1.2×10^9 个/ml。

（三）第三代造影剂

第三代造影剂是以微气泡作为载体，将特定的药物或基因片段结合在微气泡内或壳膜表面的造影剂，造影剂进入血液后，微气泡随血液循环将药物或基因产物转运至靶组织，达到辅助诊断和治疗的目的，因此称为靶向超声造影剂。

三、超声造影方法

（一）左心超声造影剂的准备

左侧心腔、心肌或心外实质性组织器官超声造影前，需要准备造影剂，不同造影剂准备方法参考其使用说明书。在造影剂使用过程中应遵循共同的原则：避免剧烈振荡、高压或负压、高温或冻结、污染等。下面以 SonoVue 为例简要介绍。

常用的给药途径是经外周静脉方法，首先建立静脉通道，然后将 1 支 SonoVue [规格：SF_6 气体 59mg；冻干粉（磷脂类）25mg] 溶于 5ml 生理盐水，上下颠倒造影剂溶液小瓶或将小瓶平放在手掌中来回搓动，使冻干粉完全溶解成白色乳状的混悬液。

将微气泡混悬液 2.4~5ml（根据检查需要而定）抽吸至 10ml 注射器，在约 2min 内经静脉缓慢注入（或用双道微量泵将速率调至约 60ml/h 匀速缓慢注入），然后用 3ml 生理盐水以相同的速度注入。

在注入造影剂前常规连接心电图，根据不同超声仪采用的造影显像技术，启用专用的造影检查模式。顺序记录和观察胸骨旁切面、左室短轴切面（二尖瓣口、乳头肌及心尖短轴切面）、心尖切面（心尖两腔、三腔和四腔切面）图像，间断使用高机械指数超声发射（即闪烁显像）击破心肌中微气泡，将闪烁显像前 5 个心动周期及闪烁后 15 个心动周期的动态图像存入磁盘或光盘，以供脱机后用 MCE 定量分析软件评估心肌内感兴趣区（region of interest，ROI）的血流灌注情况。也可根据不同病因和检查目的，观察和记录心脏超声检查的其他切面或与其他超声检查技术如多巴酚丁胺负荷试验相结合，达到诊断的目的。

（二）MCE 分析方法

1. 定量分析法

将心肌血流灌注的动态图像进行脱机后分析，应用超声仪器相应的图像处理软件，以微气泡再灌注开始的第 1 帧图像为起点，获得 ROI 心肌的再充盈（或再灌注）时间-强度曲线（即再灌注曲线),定量分析任意 ROI 心肌微循环血流速度、血流量和心肌血容量。

心肌视频强度(Y)的变化与造影剂再充盈时间(t)之间的关系可用 $Y(t)=A(1-e^{-\beta t})$ 进行灌注曲线拟合,β 为曲线上升的斜率,代表微气泡再充填平均速率,即心肌血流速度,单位为 cm/s;A 为平台时期的视频强度,代表造影剂强度,即心肌血容量,单位为 cm^2;$A\times\beta$ 代表 ROI 心肌内的绝对血流量,单位为 ml/s 或 ml/min。

t=0 时代表发射高机械指数即“闪烁显像”破坏清除心肌内所有微气泡,使微气泡重新灌注心肌开始。分析软件可自动给出 A 值、β 值和组织强度 B 值,因此可得知 ROI 心肌血流量(图 2-102)。

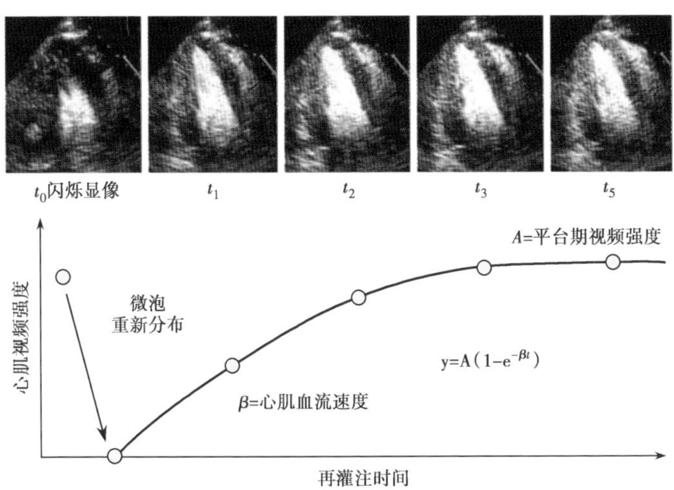

图 2-102　心肌造影超声心动图再灌注曲线

β 为曲线上升斜率,代表微气泡再充填平均速度,即心肌血流速度;A 表示平台期造影剂强度,即心肌血容量。t_0 秒时微气泡被清除,而后重新灌注心肌开始,随着时间推移,心肌内微气泡完全充填达到饱和状态。

2. 目测法

采用目测法直观评价心肌血流灌注情况,通过观察心肌造影剂回声出现的时间、回声强度来判断心肌是否缺血或有无血流灌注。造影显像方法包括持续心肌显像和间歇心肌显像,前者是经静脉推注或滴注造影剂后,持续心肌显像观察不同切面心肌的血流灌注情况；后者是经静脉连续滴注造影剂，当心肌显像后，先采用超声高机械指数破坏心肌内的微气泡，再用低机械指数实时成像，观察心肌各节段重新显影增强的过程，从而判断心肌有无灌注降低或缺失（图 2-103）。

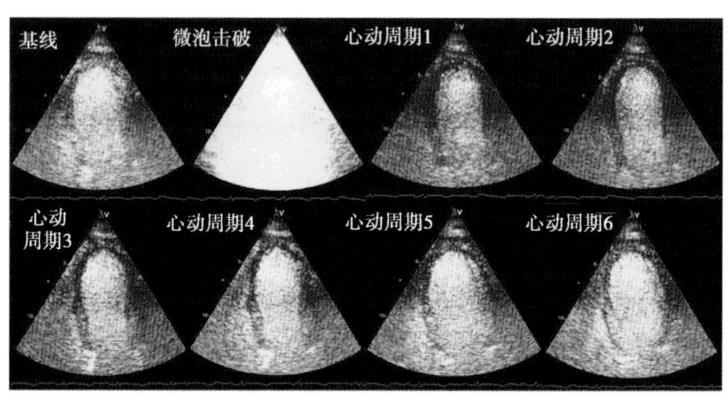

图 2-103 一例心肌正常灌注者超声图像，在微泡击破后数秒，心肌恢复灌注，未见充盈缺损等异常。

由于肉眼区分灰阶差异较区分彩色差异的能力低，较难分辨造影剂强度轻微变化引起的视频灰阶细微改变，但容易区分不同的彩色细微变化，因此 MCE 检查时常将灰阶图像通过彩色编码成不同颜色的图像，以增加判断灌注显像异常的灵敏度和准确性。

（三）左心声学造影相对禁忌证

不稳定型心绞痛，急性心肌梗死，严重心功能不全，严重心律失常，有栓塞病史，重症发绀，重度肺动脉高压，严重肝、肾功能不全，妊娠和哺乳期女性等。

（四）左心声学造影注意事项

1. 检查造影剂的有效期，按照说明配制溶液，观察溶液是否澄清，有无杂质。

2. 注射速度不宜太快，两次注射间隔应在 10min 以上，注射次数不宜过多，一般在 3 次以内。

3. 在注射过程中，患者如有不良反应，应立即停止。

4. 注射完成后，患者宜平卧数分钟，无任何不适才可离开。

四、临床应用

（一）心腔声学造影

心腔声学造影时，如发射中等强度的超声脉冲，机械指数>0.2，造影剂充盈心腔内，心肌充盈不明显。LVO可清晰显示心室内膜边界及细微运动，准确测量左室容积和射血分数（ejection fraction，EF），清晰显示心腔内异常团块，如附壁血栓（特别是心耳血栓）、黏液瘤、赘生物等，因此LVO适用于常规心脏超声检查图像质量差，左心腔内膜不清，诊断困难的患者。

1. 改善心腔内膜边界显像

临床上最常用Simpson法评价左室EF，心内膜边缘的清晰显示是准确评价室壁运动、定量心功能的先决条件。当患者心内膜边缘无法区别时（如肥胖、肺气肿、胸部畸形者），观察室壁运动不可靠，测定EF不准确。LVO能够清晰勾画出心内膜的轮廓，从而准确判断室壁运动幅度、室壁增厚率和心功能状态。LVO改善收缩末期心内膜边界显影效果优于舒张末期（图2-104）。

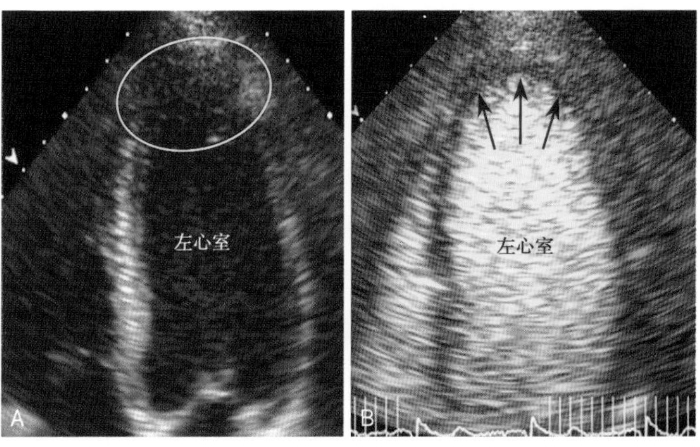

图2-104　造影前左室心尖及心内膜边界显示不清（图A，圆圈）；造影后左室内膜边界清楚显示（图B，箭头）。

2. 心尖肥厚型心肌病

心尖肥厚型心肌病是肥厚型心肌病的特殊类型，与典型的肥厚型心肌病不同，常无左室流出道动力性梗阻，心肌肥厚以心尖段最明显，左室腔缩小，心尖处狭小。患者可有胸痛、胸闷、心悸等症状，胸痛可酷似冠心病心绞痛，但一般持续时间长，舌下含服硝酸甘油往往无效，冠状动脉造影正常，心电图表现为胸前导联广泛 T 波倒置。超声心动图是临床上最有诊断意义的检查，但常规超声检查时因心尖部位于超声的近场，心内膜常难以清楚显示，因此当怀疑本病又不能确诊时，LVO 能够非常清晰地显示心尖部各节段心内膜和室壁厚度，能准确诊断心尖肥厚型心肌病（图 2-105）。

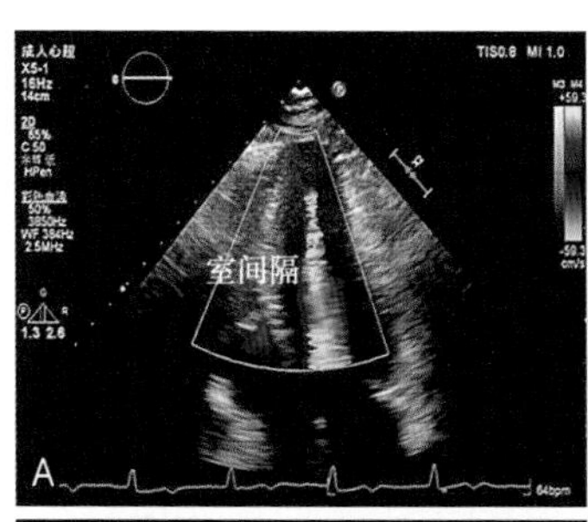

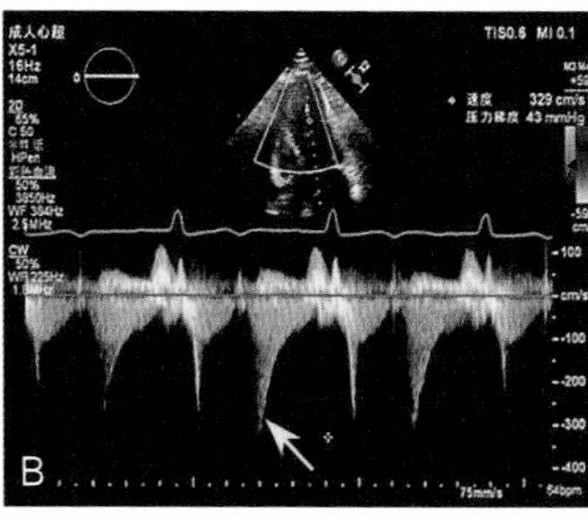

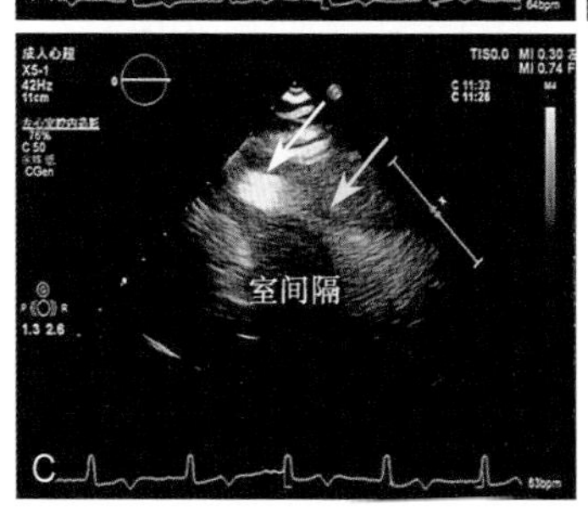

图 2-105　心尖肥厚型心肌病左室心腔造影前后对比

图 A、B 心尖四腔心切面未见确切左心室肥厚，左心室心尖段到中间段血流加速（箭头）；图 C 左心室超声造影示室间隔心尖段明显肥厚，心尖处室壁瘤形成（白色箭头），瘤颈纤细（黄色箭头）。

3. 左心腔占位性病变

造影剂进入心腔后，在乳头肌、腱索以外的部位出现充盈缺损，提示心腔占位性病变。心房颤动、慢性心功能不全及心脏增大、心肌梗死后室壁瘤形成者，心房和心室内易形成血栓，当透声条件差，图像显示不清时容易被漏诊，此时用心腔超声造影很有价值。风湿性二尖瓣严重狭窄钙化时，有时左房内可出现异常回声光团，当不能区别左房内有血栓还是超声伪像时，LVO 具有重要的鉴别诊断意义（图 2-106）。当左心腔内有占位性病变时，出现病变处造影剂充盈缺损，如果是超声伪像，则心腔内无异常充盈缺损。

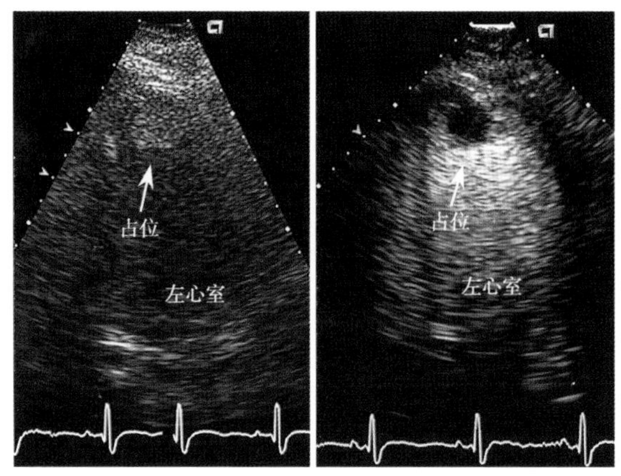

图 2-106　左心腔内血栓形成(箭头),左图为常规二维超声检查,右图为左心腔造影。

4. 心肌致密化不全

左室心肌致密化的超声心动图特征:心腔内有丰富的肌小梁纵横交织成网状,小梁间是深陷的隐窝;病变室壁心外膜下可见变薄的致密心肌呈中低回声,心内膜下非致密化心肌疏松增厚,非致密化心肌/致密化心肌厚度比值 >2,病变室壁运动降低;彩色多普勒显示网状结构的隐窝内有低速血流与心室腔相通;伴或不伴心室扩大,可见附壁血栓、瓣膜关闭不全等。如果心内膜边缘和心腔内结构显示不清,则该病诊断困难或易误诊为肥厚型心肌病。LVO 可使纵横交错的肌小梁和心内膜轮廓清晰显示,表现为丰富交错的充盈缺损,如心腔内有血栓形成,可表现为造影剂充盈缺损(图 2-107)。

5. 心肌梗死并发症

心肌梗死后可出现室壁瘤、假性室壁瘤及心肌破裂等并发症,当常规超声检查不能确定或排除,或这些并发症难以鉴别诊断时,可用 LVO 检查以明确诊断。假性室壁瘤或心肌破裂时,心腔内造影剂可流入心包内,使心包无回声积液内出现强回声造影剂显像(图 2-108)。

(二) MCE 检查

MCE 可用于急诊胸痛患者的筛查,评估心肌梗死面积和危

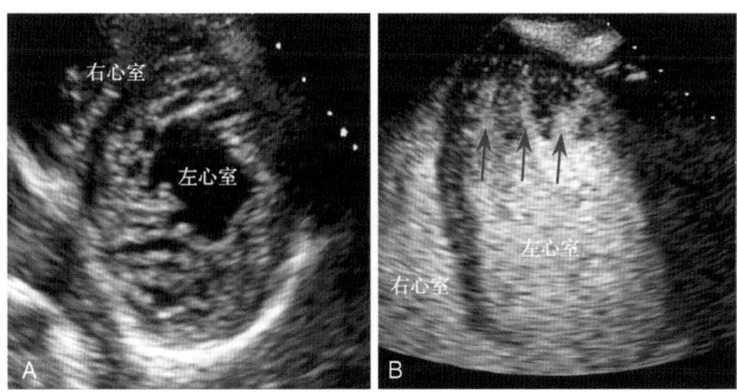

图 2-107　心肌致密化不全左心腔造影前后

图 A:常规二维超声显示左室心尖部肌小梁增多;图 B:左心腔超声造影显示左室心尖部心肌致密化不全(箭头)。

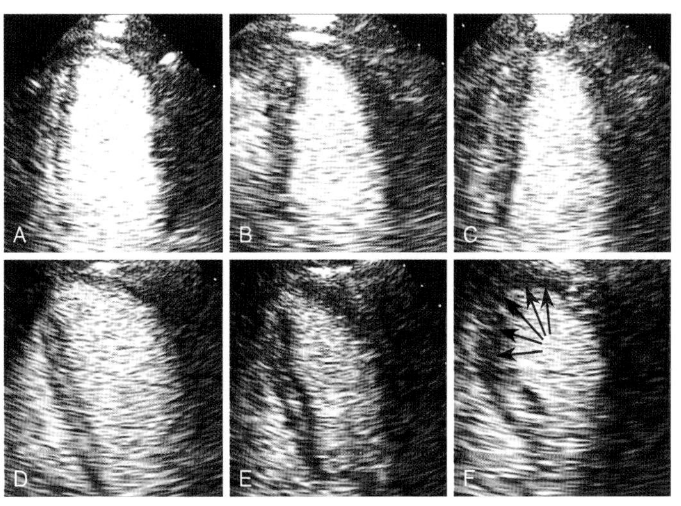

图 2-108　心肌梗死合并心包积液,左心声学造影后,心包腔显影;心肌灌注显示心尖处灌注缺损,考虑前壁梗死(箭头)。

险区大小,判断心肌活性,评价侧支循环、再灌注疗效等。目前 MCE 应用领域主要包括冠心病、心肌病、心脏占位性病变及大血管病变等。

1. 在冠心病中的应用

心肌血流灌注是指单位时间内通过单位重量心肌的血流容积,反映局部的心肌血流量(myocardial blood flow,MBF),正常人心肌血流灌注为 80ml/(100g·min),灌注速度 1mm/s。当冠状动脉狭窄或局部心肌微血管受损时,单位时间内通过局部心肌的绝对血流量也相应减少。MCE 检测冠心病的基础是缺血心肌内血流灌注速度降低使造影剂出现延迟和/或心肌毛细血管血容量减少致造影剂强度降低。静息状态下,心肌造影在缺血再灌注模式下,正常心肌内造影剂多在缺血后 5 个心动周期内显像,达到稳定饱和状态约需 5s;心脏药物或运动负荷后,由于心肌血流量增加,正常心肌内造影剂在 2 个心动周期出现。实验及临床研究显示,MCE 可定性及定量地准确评价心肌微循环灌注,相对于其他影像技术更方便、快捷,且安全,可床旁检查。

(1)协助冠心病诊断

当心外膜冠状动脉狭窄达 85% 时,心肌微循环自身调节就成为静息状态下心肌保持血流灌注的主要调节机制。冠状动脉明显狭窄时,其远端供血心肌内的血流减少,在运动或药物负荷下缺血更明显,二维超声上表现为室壁节段性运动异常,LVO 因清晰显示心内膜边界,可及时发现室壁运动时间、幅度及增厚率异常改变,因此判断室壁节段性运动异常更准确、可靠;MCE 表现为缺血心肌灌注较邻近正常心肌延迟、降低或无增强。

冠状动脉狭窄相对较轻时,仅显示心内膜下心肌充盈降低,当冠状动脉严重狭窄或闭塞时,表现为心肌全层即透壁性心肌灌注降低或缺失。两个或两个以上的连续节段出现充盈缺损更具有诊断意义(图 2-109)。临床上常采用多巴酚丁胺负荷试验通过观察室壁节段运动异常来间接预测有无冠心病及严重程度,将 MEC 与多巴酚丁胺负荷试验相结合,可提高冠心病诊断的灵敏度和准确性(图 2-110)。

(2)识别存活心肌

存活心肌分为顿抑心肌和冬眠心肌,其共同特点是:收缩功能障碍,心肌血流灌注降低(冬眠心肌)或不降低(顿抑心肌);心肌细胞代谢存在,细胞膜完整;心肌具有潜在的收缩功能储备,对正性肌力药物有收缩增强反应。

顿抑心肌是指心肌短时间缺血后,通过自身调节或血运重

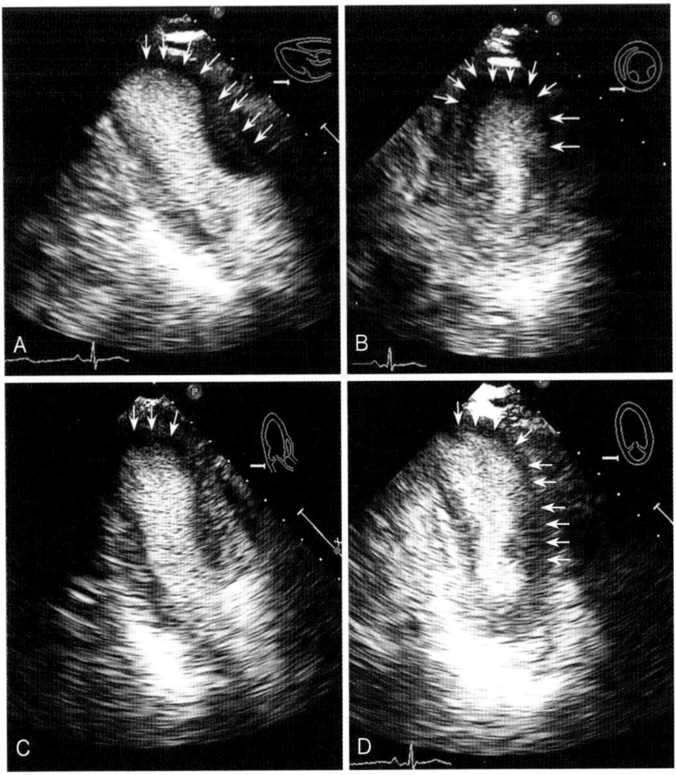

图 2-109　MCE 显示全层心肌灌注缺损（箭头）

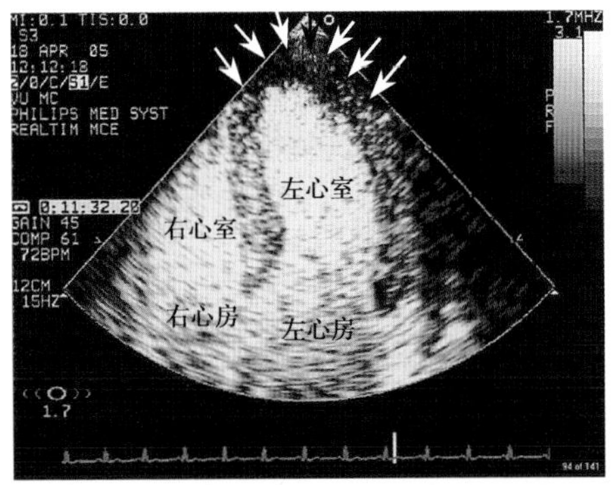

图 2-110　心肌梗死术后 1 个月心肌造影显示心尖处灌注缺损（箭头），提示心肌已透壁性坏死。

建，心肌血供又恢复正常或接近正常，由于心肌结构和代谢因缺血发生改变，心肌收缩功能障碍暂时无法恢复，需要一定时间（数小时、数天甚至数周）才能恢复。

冬眠心肌是指在持续存在静息血流灌注低下的状态下，心肌主动收缩功能下调以维持氧的供需平衡，这是心肌持续缺血的适应或自我保护机制，如果恢复心肌血供或降低心肌耗氧，心肌功能可完全或部分恢复正常。

近年来有用冠状动脉血运重建、血供恢复后室壁节段收缩功能改善作为判断存活心肌的标准。临床上常采用小剂量多巴酚丁胺负荷试验，通过观察室壁节段运动异常来预测梗死心肌是否有收缩储备能力。当梗死心肌尚有心肌收缩储备时，小剂量多巴酚丁胺可使静息无收缩功能的心肌出现收缩，或收缩弱的心肌出现收缩功能增强；当梗死心肌完全坏死时，小剂量多巴酚丁胺负荷前后心肌均无收缩功能。

（3）评价心肌梗死再灌注治疗的疗效

溶栓治疗后，约 40% 患者梗死相关动脉无法开通，通过对比分析再灌注治疗前后 MCE 心肌灌注透壁程度的变化，可判断梗死相关动脉开放与否。MCE 的优势在于溶栓治疗早期（1h）即可判断溶栓是否成功，而心电图要在溶栓治疗后 2h 才能判断。对于溶栓治疗后的患者，通过心腔造影还可以评估左心室形态有无重构，积极给予抗心衰治疗药物，延缓心衰进程（图 2-111）。

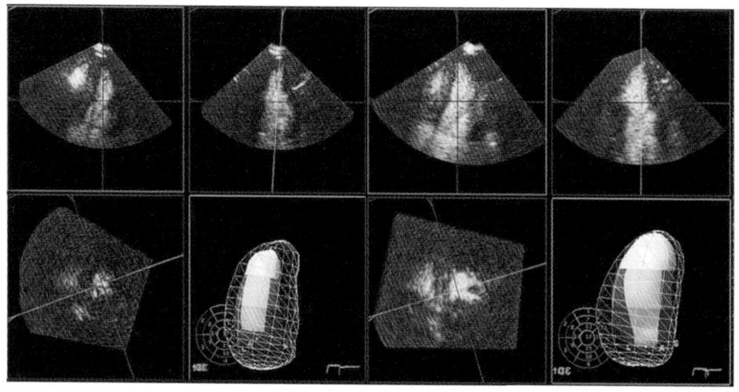

图 2-111　溶栓治疗后 3 个月心腔检查，心腔声学造影联合三维超声，可用于评估左心室形态及功能。

急性心肌梗死（acute myocardial infarction，AMI）后心肌灌注恢复提示存在一定的收缩储备功能，可预测不运动的心肌收缩功能将部分改善，甚至恢复正常。所有 MCE 的定量参数均可区别心肌梗死节段是否存在收缩储备，但 β 值与 MBF 是预测收缩储备最强有力的独立指标。研究证实，AMI 后 3~5 天 MCE 结果与 1 个月后的心肌收缩储备功能相关良好，在缺血再灌注模式下，如果缺血后 10~15 个心动周期内造影剂不能再充盈，表明该区域血流已严重降低，心肌很难存活。

2. 在其他疾病中的应用

（1）协助鉴别诊断心脏占位性病变：心脏占位性病变主要包括附壁血栓、良性和恶性肿瘤等，常规超声心动图可显示心脏内存在肿物及其形态，但区分血栓、良性和恶性肿瘤有一定困难。彩色多普勒血流成像技术难以显示心脏肿瘤的血流信号，不能判断其组织学特征。通常良性肿瘤表现为形态规则、边界清楚、有完整包膜且血供不丰富；恶性肿瘤及转移癌常形态不规则、回声强弱不均匀、基底宽、呈浸润性生长且血供丰富。占位性病变是否有血供及血供多少可帮助鉴别血栓、良性和恶性肿瘤，通过 MCE 测量占位性病变超声造影剂密度，可以较敏感地判断病变内血供分布情况（图 2-112）。MCE 检查可见心腔内血栓、黏液瘤等良性病变无灌注显像或造影剂密度低于心肌，血管瘤及恶性肿瘤因血供丰富，其灌注显像时间及增强程度与正常心肌相似。

（2）协助肥厚型心肌病诊断和治疗：部分心尖肥厚或左室中部肥厚的肥厚型心肌病患者，因超声图像质量差，心肌厚度及心内膜边界显示不清，往往诊断困难。LVO 可清晰地显示心内膜，准确判断心肌厚度，使肥厚型心肌病诊断灵敏度和准确性提高。肥厚型心肌病常有心肌微循环功能障碍，MCE 可显示微循环功能障碍的程度，表现为心肌造影剂分布稀疏或缺损。

梗阻性肥厚型心肌病以室间隔明显肥厚致左室流出道梗阻为主要特征，经皮腔内室间隔心肌消融术是临床上常用的介入治疗手段之一，该技术的关键是确定梗阻相关心肌血供的靶血管（即室间隔支），向靶血管内注入无水乙醇使之闭塞，梗阻相关心肌发生坏死，继而减轻或消除左室流出道梗阻，达到治疗的

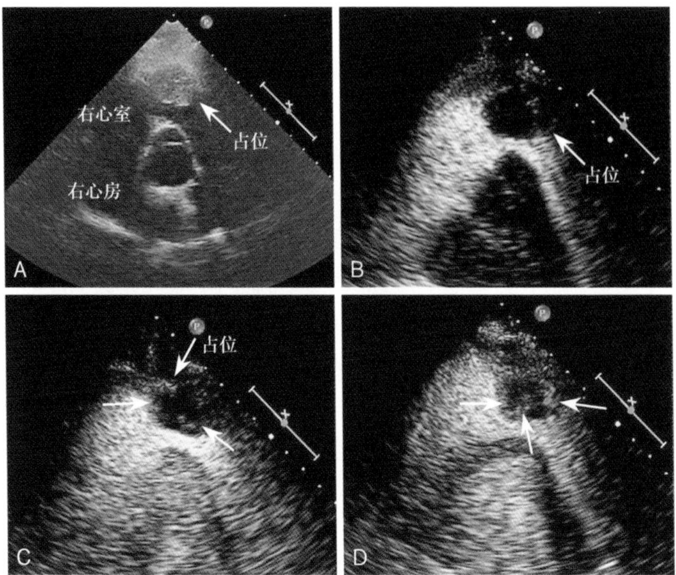

图 2-112　心腔内圆形占位，与心肌组织边界不清晰（图 A）；给予造影剂后，肿瘤内部回声逐渐增强，考虑存在丰富血供（图 B、C、D）。

目的。目前介入医生主要用球囊试栓法来选择消融治疗的靶血管，但部分患者冠状动脉前降支分出的室间隔支同时也可供应二尖瓣乳头肌等，如果消融此间隔支可致乳头肌损伤和二尖瓣反流、左室或右室心肌梗死等并发症。因此，为减少术后并发症，正确选定梗阻心肌的靶血管非常重要。

（3）明确诊断主动脉夹层：主动脉夹层是危及生命的心血管急重症，需要快速诊断和治疗。超声心动图可快速在床旁操作，同时提供大血管和心脏的信息，已成为急诊的首选影像学检查方法。心血管超声造影可提高超声心动图诊断 Stanford A 型主动脉夹层（夹层病变累及升主动脉）的准确性，在鉴别升主动脉内超声伪像（如混响），确定真假腔血流方向、入口位置等方面具有优势。

超声造影表现：主动脉内探及膜片样回声，使主动脉成为两个管腔，真腔为造影剂最早出现的快速移动管腔，收缩期假腔内造影剂前向或反向流动被认为正性或逆向血流，假腔内造影剂最早出现的部位可能是入口位置。经胸造影超声心动图对降主动脉夹层诊断灵敏度相对较差，对壁间血肿的诊断有限。

（4）评价心肌微循环障碍：心肌微循环障碍是指冠状动脉造影正常，而 MCE 显示心肌灌注缓慢、充盈不良。这类疾病包括心脏 X 综合征、糖尿病、高血压伴左心室肥厚、心肌病等，虽然冠状动脉造影正常，但心肌微血管储备功能下降，可出现缺血性心肌病样改变。MEC 被认为是目前最好的检测心肌微循环的方法之一，心肌微循环正常时，再灌注显像模式下，微气泡破坏后 5~7 个心动周期（约 5s）内再次充盈心肌；如果心肌微循环障碍，受损区域再充盈时呈斑片状灌注缺损或灌注低下。

第 8 节　负荷超声心动图

为了规范冠心病心肌缺血临床诊断和治疗策略的路径，现有国际指南明确提出负荷影像学检查是慢性胸痛确诊或疑似冠心病患者首选的诊断方法，负荷超声心动图（stress echocardiography，SE）是稳定型心绞痛患者的Ⅰ类推荐检查技术。

一、SE 检查原理

根据经典的心肌缺血进展层级金字塔模型（图 2-113），超声心动图检测室壁运动异常早于心电图改变，因此其诊断心肌缺血的灵敏度优于心电图。冠状动脉在正常状态下，有很强的代偿应激能力，运动负荷后心率可升高 2~3 倍，心肌收缩能力上升 3~4 倍，动脉收缩压可提高 50%，以满足心肌对氧需求量的增加，表现为冠状动脉的扩张及血流速度的加快，从而使冠状动脉血流量明显增加，其最大增加值可达静息状态时的 4~5 倍，该代偿能力称为冠状动脉血流储备。

负荷试验的基本原理是使心肌耗氧量增大到冠状动脉血流储备不足以满足其需要，诱发心肌缺血，心肌收缩能力出现异常，此时采用超声心动图即可检出室壁节段性或整体运动异常。

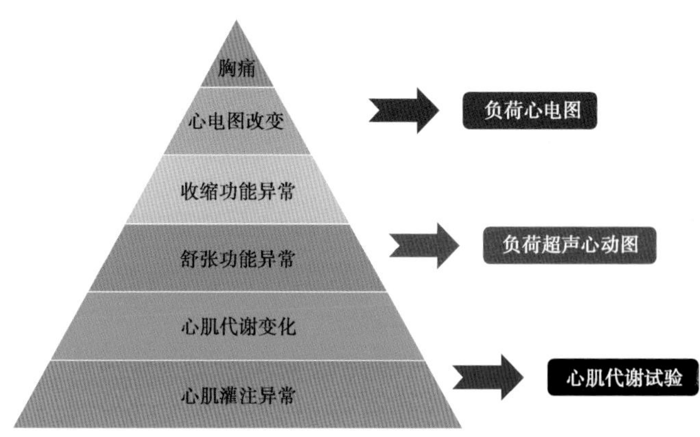

图 2-113　经典的心肌缺血进展层级金字塔模型

当负荷终止后，心肌耗氧量逐渐减低，室壁运动异常持续时间可因人而异。

二、SE 检查人员和设备要求

（一）团队要求

建议 SE 团队由心内科医生（也可由具有丰富临床经验并掌握心内科基本诊疗措施的超声医生替代）、超声医生、护士、心电图技师等组成。检查方案应由受过训练的心内科医生或超声心动图医生组织实施，且每个月至少有 10 例以上 SE 的检查量以维持对整个负荷试验流程实施的熟练程度，并且熟练掌握突发事件识别及急救处理。

（二）设备要求

心脏局部室壁运动分析需要最佳的超声图像质量，因此进行 SE 检查时，建议采用专门的心脏超声诊断设备，并配备可以进行组织谐波成像及具有超声造影功能的二维/三维探头；建议配备专用心脏超声检查床；根据开展项目需要配备运动平板或仰卧位踏车，以及静脉输液泵/微量输注泵；其他设备还应有心电及血压监护仪、抢救车（含抢救药品、过敏套装、气管插管套装、简易呼吸气囊等），以及在诊区范围内可快速获得的电除颤仪。

运动 SE 静息和负荷后超声图像应同屏同步显示；每个切面静息图像及负荷后各阶段负荷图像应以 4 个象限形式显示，以利于 SE 图像判读及对比分析。

三、检查方法

（一）SE 检查方法

1. 运动负荷试验

对于可以耐受运动的患者，推荐采用运动负荷检查，主要包括平板运动、踏车运动、二级梯运动、等长握力等。

2. 药物负荷试验

对于不能耐受运动的患者，可采用正性肌力药物负荷达到目标心率，或血管扩张剂观察心肌供血和冠状动脉储备情况，主要包括多巴酚丁胺、双嘧达莫、腺苷、瑞加诺生和异丙肾上腺素等药物。

3. 起搏负荷试验

对于植入永久性起搏器的患者，可通过增加心脏起搏频率加快心率和增加心肌耗氧；对于不能运动的患者，也可采用经食管心房起搏加快心率。

4. 冷加压负荷试验

通过寒冷低温刺激外周血管收缩，增大外周血流阻力即心室后负荷，从而增加心肌耗氧量，诱发心肌缺血。

（二）运动 SE 检查

运动 SE 检查主要包括平板运动与踏车运动两种模式。

1. 操作要点

（1）平板运动 SE 检查：Bruce 方案是平板运动 SE 检查最常用的方案，对于运动能力欠佳者可采用改良 Bruce 方案。每 3min 逐级增加运动强度，直至达到运动极限或终止指标。在静息状态、运动后即刻以及恢复期采集图像，由于室壁运动异常可能在运动后很快恢复至正常，因此运动后即刻的图像要求在 90s 内完成采集，尽量完整采集心脏图像以达到诊断的需求（至少包括心尖四腔心切面、心尖两腔心切面、胸骨旁左室长轴切面，可根据情况增加左心室 3 个短轴切面）。

（2）踏车运动 SE 检查：踏车运动负荷起始功率为 25W，每 2~3min 增加一个等级，直至达到负荷终点（症状、心电图和超声心动图终点），老年或下肢肌肉力量较弱的受试者可在常用方案起始增加一个 10W 阶段，持续 3min 的初始适应阶段。操作者通常在静息状态、低功率阶段、峰值期和恢复期采集 4 幅图像，尽量保证各切面图像一致，以便试验结束后对比分析。

运动 SE 检查过程中，如果患者在静息状态即出现 2 个或 2 个以上连续室壁节段内显示欠佳，应该使用左心声学造影以准确观察室壁运动，同时也可观察心肌灌注情况。试验过程中应同时持续监测患者症状、心率、心律和血压变化情况（图 2-114）。

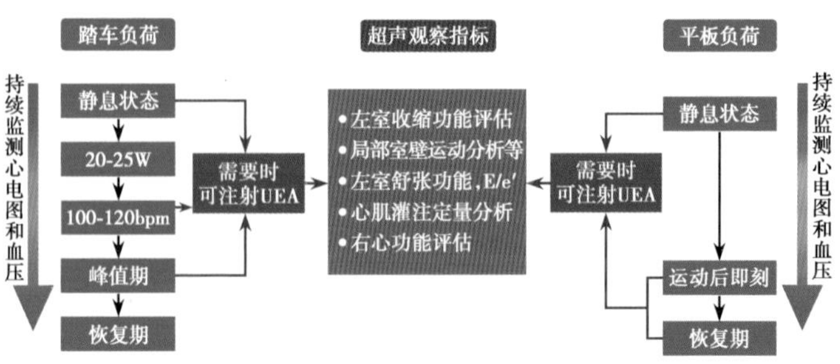

图 2-114 运动 SE 检查流程（UEA：超声增强剂）

2. 试验终止标准和阳性判断标准（表 2-3）。

表 2-3 **运动 SE 终止标准和阳性判断标准**

终止标准	阳性判断标准
❒ 患者已达自身最大运动耐量或目标心率（至少为年龄预测的最大心率的 85%） ❒ 严重心绞痛 ❒ 心电图阳性（ST 段较基础状态下移 ≥0.1mV，持续时间 ≥2min，或 ST 段抬高） ❒ 超声心动图出现 ≥2 个相邻室壁节段性运动异常 ❒ 由于肌肉疲劳或其他症状不能继续试验 ❒ 收缩压 >220mmHg 或舒张压 >120mmHg ❒ 症状性低血压（收缩压下降 >40mmHg） ❒ 心律失常（室上性心动过速、新发心房颤动、频繁的或复杂性室性逸搏心律、室性心动过速、频发或多形性室性期前收缩）	❒ 运动诱发典型心绞痛 ❒ 心电图阳性（ST 段较基础状态下移 ≥0.1mV，持续时间 ≥2min，或 ST 段抬高） ❒ 超声心动图新出现 ≥2 个相邻室壁节段性运动异常或既往室壁运动异常程度加重 ❒ 射血分数较基础状态减低

（三）药物 SE 检查

1. 多巴酚丁胺负荷超声心动图检查

多巴酚丁胺负荷超声心动图（dobutamine stress echocardiography，DSE）试验是临床上最常用的药物负荷检查方法，其原理是利用多巴酚丁胺与 β_1 受体结合的特性加快心率，强效正性肌力作用增加心肌收缩能力，使心肌耗氧量明显增加，诱发或加重心肌缺血。超声心动图检查可检测药物负荷时室壁运动发生节段性或整体异常，进而评价缺血心肌状态。

（1）操作要点：患者至少于检查前 3 天停用影响心肌收缩能力的药物。检查时同步连接心电图及血压监护仪，患者取左侧卧位，超声仪器选择药物负荷模式。分别在静息状态及各剂量负荷状态下采集心尖四腔心切面、心尖两腔心切面、胸骨旁左室长轴切面及左室短轴切面的标准图像。

1）心肌缺血检测：利用微量泵静脉持续泵入多巴酚丁胺，给药剂量通常从 5μg/（kg·min）开始，之后每隔 3min 左右增加一次剂量，分别为 10μg/（kg·min）、20μg/（kg·min）、30μg/（kg·min）和 40μg/（kg·min），恢复期进行超声增强剂（ultrasound enhancing agent，UEA）注射，必要时使用 β 受体阻滞剂协助诊断。当单独使用多巴酚丁胺不能达到目标心率时，则可以联合使用阿托品来增加试验灵敏度（图 2-115）。

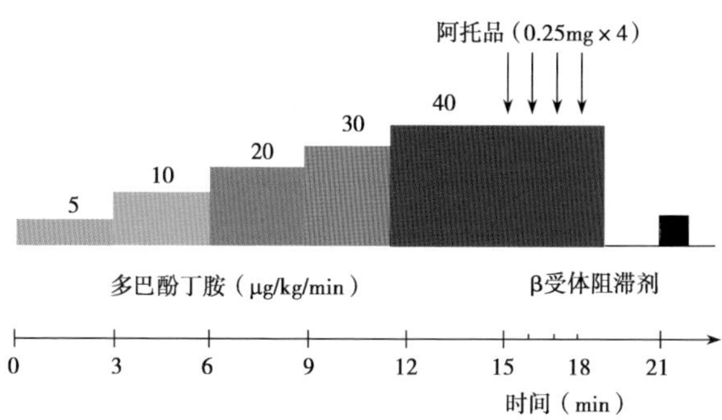

图 2-115　多巴酚丁胺负荷超声心动图评价心肌缺血检查流程

2）心肌存活性检测：低剂量多巴酚丁胺负荷超声心动图（low dose dobutamine stress echocardiography，LDDSE）有助于评估心肌存活性及收缩功能储备，其给药剂量通常为 5μg/（kg·min）、10μg/（kg·min）和 20μg/（kg·min），各剂量给药持续时间 3min。如需采用 UEA 辅助检查，可在静息状态以及各负荷剂量阶段分别给予 UEA（图 2-116）。

（2）试验终止标准和阳性判断标准，见表 2-4。

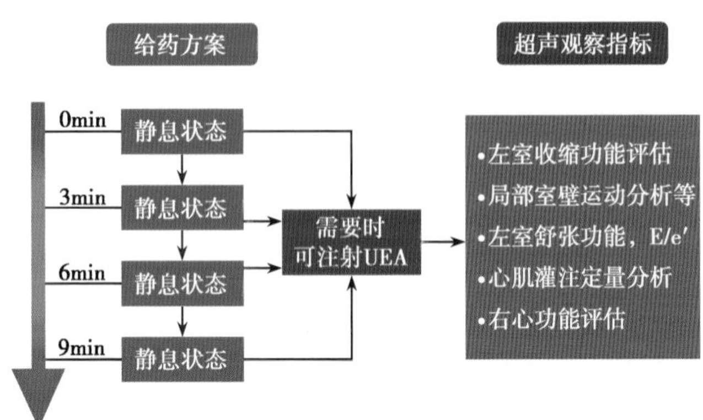

图 2-116　多巴酚丁胺负荷超声心动图评价心肌存活性检查流程（UEA：超声增强剂）

表 2-4　**药物 SE 终止标准和阳性判断标准**

试验终止标准	阳性判断标准
❐ 达到目标心率（大于依据年龄所预测最大心率的 85%） ❐ 新出现或加重的室壁运动异常 ❐ 严重心律失常 ❐ 血压显著降低（收缩压≤80mmHg） ❐ 血压显著增高（收缩压≥220mmHg） ❐ 患者出现无法耐受的症状	❐ 负荷试验中出现典型心绞痛症状 ❐ 心电图阳性（ST 段较基础状态下移≥0.1mV，持续时间≥2min，或 ST 段抬高） ❐ 超声心动图出现≥2 个相邻室壁节段性运动异常 ❐ 射血分数较静息状态减低 ❐ 在 LDDSE 中，出现至少相邻 2 个异常节段的运动增强提示心肌存活

2. 血管扩张剂 SE 检查

超声心动图检查过程中应用血管扩张剂增加冠状动脉微循环血流量的作用，检测血管的舒张功能和储备能力；而心外膜血管狭窄造成血流梗阻时，在血管扩张的同时狭窄部位可发生“窃血反应”（图 2-117），引起局部室壁运动异常；结合 UEA 进一步评估心肌灌注，可增强冠状动脉多普勒血流频谱的显像。血管扩张剂主要用于评估心肌灌注和冠状动脉血流储备（coronary flow reserve，CFR）、不适合运动和多巴酚丁胺负荷试验的患者。

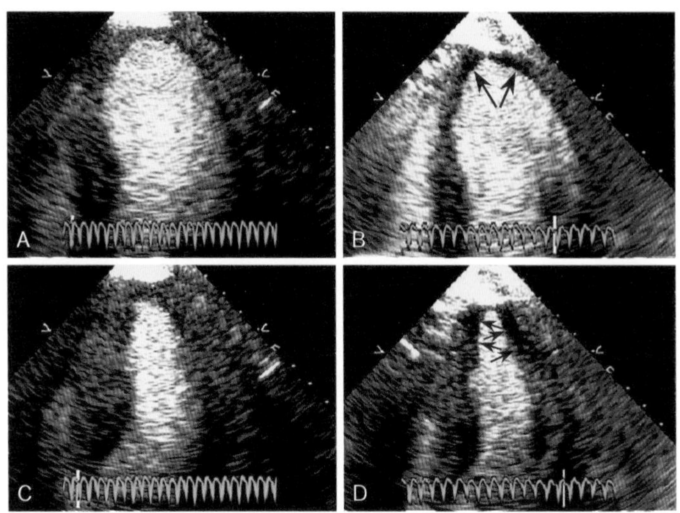

图 2-117　瑞加诺生用药前（图 A、C）心肌灌注未见异常，用药后（图 B、D）心尖处明显灌注缺损（箭头）；图 A 和图 B 为舒张期，图 C 和图 D 为收缩期。

主要的血管扩张剂包括双嘧达莫、腺苷和瑞加诺生。其共同机制是通过激活冠状动脉血管平滑肌细胞上腺苷受体 A_{2A} 引起冠状动脉扩张，增加心肌血流（表 2-5）。腺苷和双嘧达莫对 A_1、A_{2B} 和 A_3 受体的非选择性作用与这些药物的不良反应相关，包括支气管痉挛（由 A_1、A_{2B} 和 A_3 受体介导）、房室传导阻滞（A_1 受体）和导致低血压的外周血管扩张（A_{2B} 受体）。

（1）操作要点：应用 β 受体阻滞剂、强心苷、钙通道阻滞剂、腺苷作用增强剂（如双嘧达莫、替格瑞洛）等药物者，检查前至少停用 24h。首先进行静息超声心动图检查，检查时同时监测症状、心率、血压、心电图。操作流程及示例见图 2-118、图 2-119。

腺苷需要输液泵注射，推荐腺苷以 140μg/（kg·min）的剂量持续注射 4~6min，最大剂量 60mg。静息 3min 可应用 UEA。140μg/（kg·min）可满足评估心肌灌注和 CFR，更大剂量更易引起局部室壁运动异常。

瑞加诺生以 0.4mg 的 5ml 溶液 10s 内注射，然后 5ml 盐水冲洗，以确保静脉内给药的浓度。灌注成像图像采集的最佳时间为药物注射后 2~10min，分别在 1~2min、2~4min、4~6min 采集图像。

（2）试验终止标准和阳性判断标准，见表 2-6。

表 2-5 **SE 检查中不同血管扩张类药物对比**

	第一代	第二代	第三代
代表药物	双嘧达莫	腺苷	瑞加诺生
药物结构	$C_{24}H_{40}N_8O_4$ 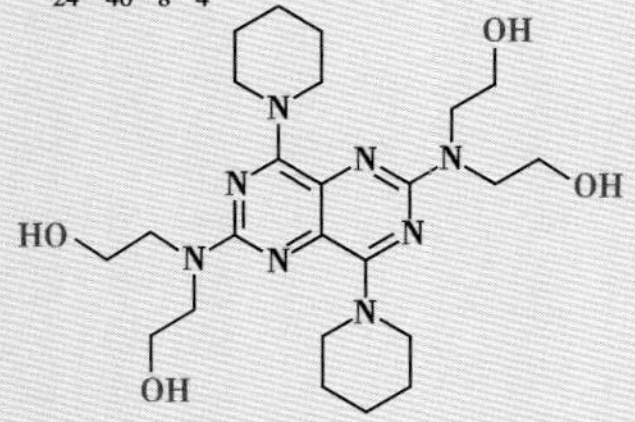	$C_{10}H_{13}N_5O_4$ 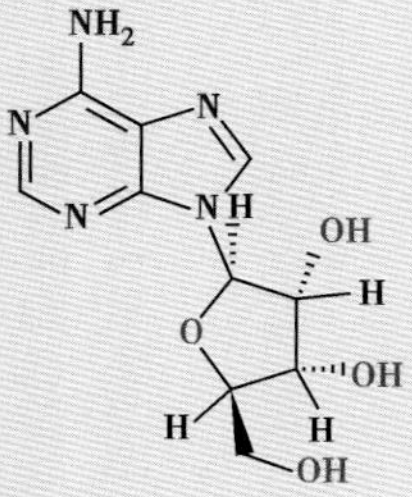	$C_{15}H_{18}N_8O_5$ 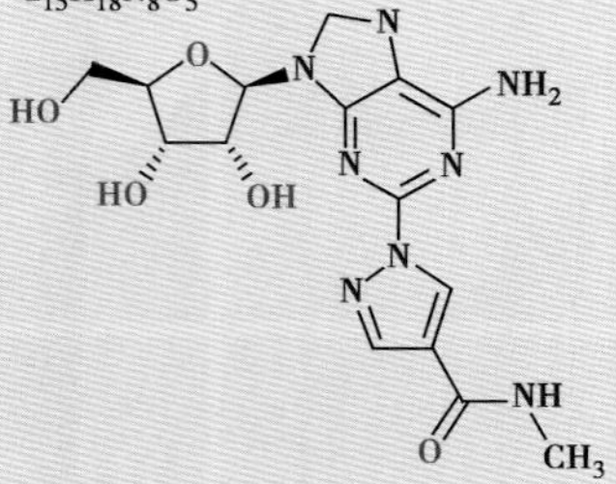
首次应用时间	1980	1990	2000
作用中介	内源性腺苷	外源性腺苷	选择性腺苷激动剂
作用受体	A_1、A_{2A}、A_{2B}、A_3	A_1、A_{2A}、A_{2B}、A_3	A_{2A}（A_1）
注射方式	输液泵注射	输液泵注射	弹丸式注射
半衰期	数小时	10~20s	4~6min

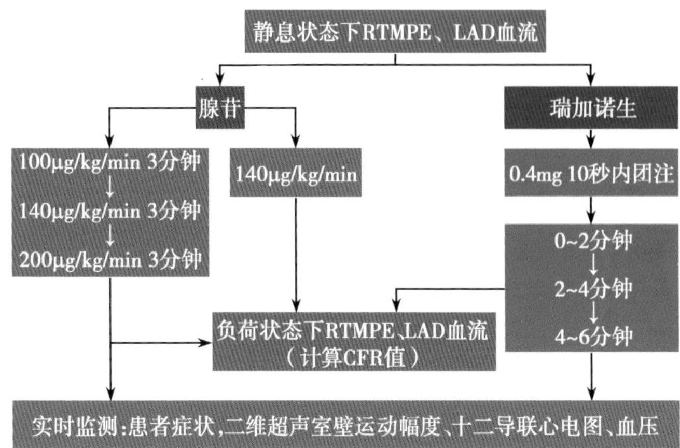

图 2-118　血管扩张剂（腺苷和瑞加诺生）负荷超声检查流程图
（RTMPE：实时心肌灌注超声心动图；LAD：左前降支；CFR：冠状动脉血流储备）

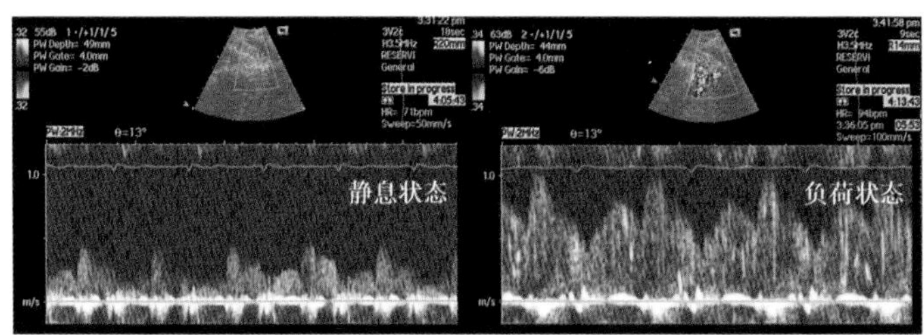

图 2-119　与静息状态（左图）相比，腺苷负荷约 2min 后（右图），左前降支远段彩色血流变为五彩镶嵌，脉冲波多普勒可见舒张期最大血流加速。

表 2-6　**血管扩张类药物 SE 终止标准和阳性判断标准**

试验终止标准	阳性判断标准
❒ 2 个以上或新发现的节段性室壁运动异常，室壁增厚率异常 ❒ 心电图阳性（ST 段较基础状态下移≥0.1mV，持续时间≥2min，或 ST 段抬高） ❒ 心率增快超过基础心率 40% 以上，心室率显著减慢（心率≤50 次/min） ❒ 血压显著降低（收缩压≤80mmHg 或下降超过 20mmHg） ❒ 心电图显示严重心律失常或传导阻滞 ❒ 患者诉难以忍受的胸痛、恶心、头痛、排尿冲动等症状 ❒ 达到负荷剂量	❒ 心电图阳性（ST 段较基础状态下移≥0.1mV，持续时间≥2min，或 ST 段抬高） ❒ 超声心动图出现≥2 个相邻室壁节段性运动异常 ❒ 射血分数较基础状态减低 ❒ CFR 减低（<2.5） ❒ 新出现心肌灌注异常或原有心肌灌注异常较基础状态加重

四、SE检查常规分析方法

不同SE检查方法与流程虽存在一定差别，但是评估原则基本一致。应当分析静息、负荷期间、恢复时超声心动图图像，对比室壁运动、室壁增厚率、心肌灌注、局部和整体功能改变（左、右室收缩和左室舒张）、心腔大小、冠状动脉血流速度，并判断心肌缺血和心肌存活性。

由于冠状动脉供血存在节段或区域性，因此定性和定量两种方法均需要采用16节段或17节段的左心室模型评估局部心肌功能。17节段模型包含了心尖帽，更适合心肌灌注评估或与其他技术对比研究。受制于常规二维扫查切面显示节段数的限制，应当在多个切面对每个节段逐一进行分析（图2-120、图2-121）。多视图同步显示技术、实时三维成像技术可有效提高室壁运动分析的准确性和效率。

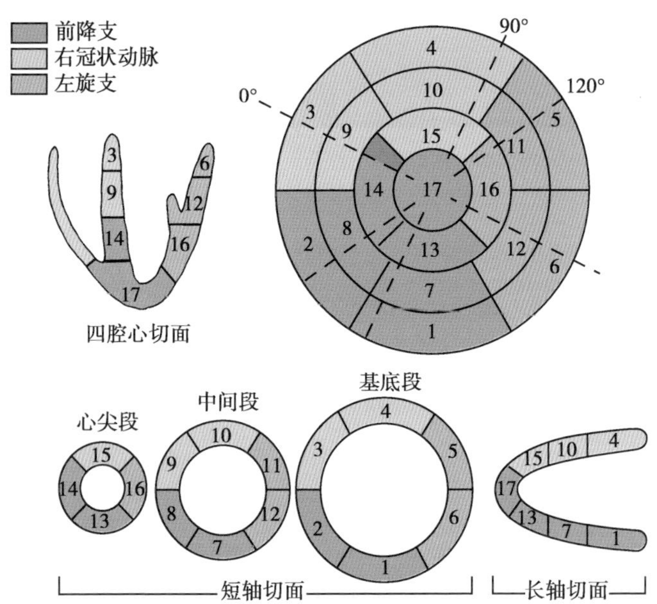

图2-120　经食管超声心动图不同切面左室节段对应关系

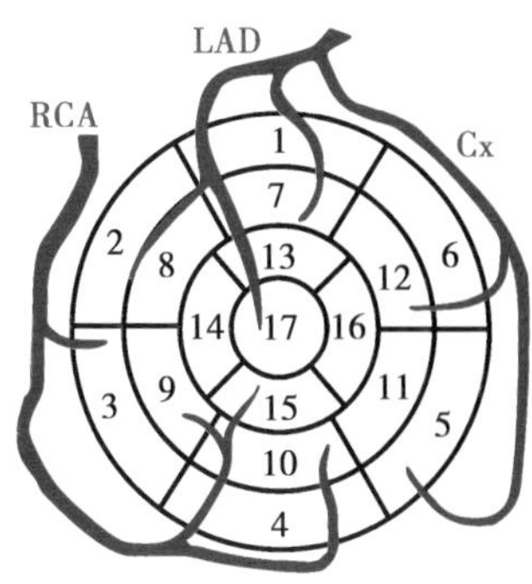

图 2-121　冠状动脉血流支配与左室节段对应关系（RCA：右冠状动脉；LAD：左前降支；Cx 旋支）

（一）SE 检查定性分析

节段室壁运动是定性分析的主要内容，按照美国超声心动图学会指南，室壁运动分析采用 5 级评分法：

1 分：运动正常或高动力（收缩期室壁增厚 >50%）

2 分：运动减弱（收缩期室壁增厚 <40%）

3 分：严重运动减弱或无运动（收缩期室壁增厚 <10%）

4 分：反常运动（收缩期室壁呈远离左室中心的运动）

5 分：室壁瘤（左室重构，局部室壁向外膨出）

将各个节段的得分总和除以节段数即可得到室壁运动记分指数（wall motion score index，WMSI）。静息状态下左室舒张期室壁厚度≤6mm 或者小于正常节段厚度的 70%，考虑为梗死或瘢痕心肌。

利用心肌造影超声心动图（myocardial contrast echocardiography，MCE）进行心肌灌注成像可增加图像质量欠佳患者的诊断准确性，并可显著增加心肌缺血诊断的灵敏度，但定性分析灌注缺损区域及其分布诊断冠心病的特异度并不优于单纯室壁运动分析。

（二）SE 检查定量分析

常用的 SE 检查定量指标包括以下 4 类。

1. 左室舒张功能

反映左室舒张功能的指标包括舒张早期二尖瓣血流峰值速度（E 峰）、二尖瓣瓣环间隔位与侧壁位组织平均运动速度（e′）、E/e′、三尖瓣反流峰值流速。负荷与静息状态下 E/e′ 的差异可用以判断左室舒张功能异常。

缺血可致左室舒张功能受损，出现 E 波减低，大面积缺血可致左室充盈压升高引起 E 波增高。心肌缺血患者在负荷状态下左室松弛延迟，e′ 上升幅度低于 E 升高幅度，平均 E/e′ 增加 >14 或二尖瓣间隔侧 E/e′>15。E/e′ 在冠心病负荷检查时与基础比较，升高 25% 亦可作为诊断冠状动脉狭窄的阳性标准之一（图 2-122）。正常人运动负荷后，肺动脉收缩压（pulmonary artery systolic pressure，PASP）可升高至 40mmHg，PASP 异常增高可反映左室功能储备减低所致血流动力学异常。

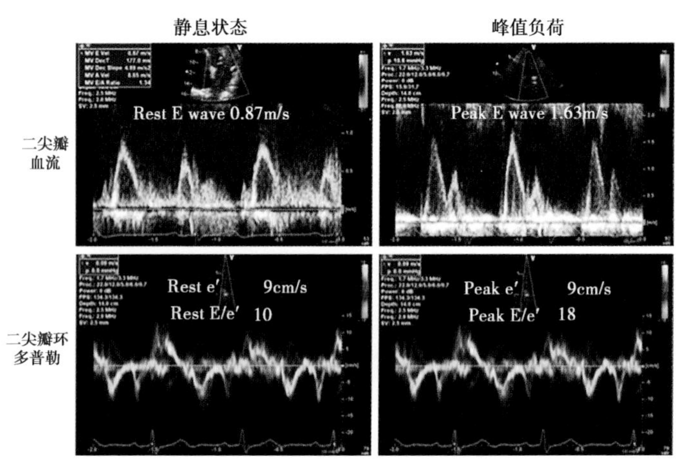

图 2-122　负荷后 E 峰和 e′ 均升高，E/e′=18，提示心肌缺血伴有舒张功能降低。

2. 左室收缩功能

（1）在负荷状态下左室射血分数（left ventricular ejection fraction，LVEF）、收缩末期容积（end systolic volume，ESV）和舒张末期容积（end diastolic volume，EDV）的变化可反映左室整体收缩功能储备情况。负荷后二尖瓣瓣环收缩期位移增加≥5mm 和 LVEF 增加≥5%，可作为收缩储备良好的标准。研究发现，负荷与静息状态下的 EDV 比值、ESV 比值 >1.12 诊断冠状动脉三支病变的灵敏度为 85% 和 90%，特异度为 72% 和 84%。

（2）左室壁节段运动定量分析可应用解剖 M 型各节段室壁增厚率进行定量计算。

（3）根据斑点追踪超声心动图（speckle tracking echocardiography，STE）计算的应变是更加准确的定量指标，整体纵向应变（global longitudinal strain，GLS）是公认的 STE 应变参数。但目前尚无诊断心肌缺血的 GLS 公认截断值。

3. 右心功能评估

右心几何形状复杂，目前超声测量右室容积和射血分数标准尚不统一。负荷超声评估右室壁动度和功能改变主要观察聚焦右心室的四腔心切面。右室整体收缩功能储备可测量负荷后右室面积变化率、三尖瓣瓣环收缩期位移和组织多普勒三尖瓣瓣环收缩期心肌运动速度。

4. MCE 心肌灌注定量分析

较为公认的参数包括 UEA 到达平台期的信号强度 A、血流速率常数 β 和两者的乘积，可以反映相对心肌血容量、对比剂通过微循环的速率和心肌血流量的半定量结果。负荷与静息阶段 A 的比值对于冠心病的诊断价值低，但 β 和 $A\times\beta$ 比值≥2 诊断异常心肌血流储备的阳性似然比相似，分别为 3.76 和 3.64。

（三）不同负荷方式下血流动力学变化

负荷诱导的左室形状、容积和整体收缩功能的变化有助于缺血的判断（表 2-7）。DSE 的正常反应是局部和整体收缩能力显著增加；同时由于前、后负荷减低，左室容积显著减小。正常人踏车运动可出现 ESV 减小，但减小程度小于 DSE 和平板运动。心肌缺血时，运动负荷检查可观察到左室 ESV 增加，在明显缺血性室壁运动异常时，DSE 检查也可观察到类似改变。

表 2-7　**SE 后左室形变的临床意义**

左室形变	静息阶段	负荷阶段	恢复阶段
正常	正常	正常	正常或高动力
可逆性缺血	正常	异常	恢复
严重缺血	正常	异常	异常持续存在
顿抑心肌	异常	改善	–
冬眠心肌	异常	双向变化	–
坏死心肌	异常	无变化	无变化

（四）缺血和心肌存活性评估

利用室壁运动分析进行心肌缺血评估，基本目的是识别正常、缺血、存活或坏死的心肌。负荷检查可以通过心肌血流量及血流储备、心肌收缩储备和心肌存活性等方面，识别顿抑心肌、冬眠心肌和心肌瘢痕（表 2-8）。

表 2-8　**负荷检查对顿抑心肌、冬眠心肌和心肌瘢痕的识别**

项目	CFR	收缩储备	心肌灌注	存活心肌	心肌纤维化
顿抑心肌	↓	+	+	+	–
冬眠心肌	↓↓	+/–	+/–	+	–
坏死心肌	↓↓↓	–	–	+/–	+

注：CFR 为冠状动脉血流储备。↓为降低，↑为增加，+ 为正常或存在，– 为异常或消失，+/– 为不确定。箭头数量代表变化程度。

五、负荷 MCE 检查的应用

SE 检查结果依赖于对节段性室壁运动分析的准确性，收缩期心内膜清晰显示是最基本的条件。在图像不佳或对肥胖患者进行 SE 检查时，使用 UEA 可改善左室节段的显像，提高观察者间的一致性，测量的左室容积和射血分数更接近心脏磁共振成像结果。

由于心脏灌注显像有助于区分因心内膜下缺血引起的轻微室壁增厚异常，建议负荷超声造影应用极低机械指数（very low mechanical index，VLMI）技术以改善左室心内膜边界的勾画。

运动负荷及多巴酚丁胺 SE 检查均需要训练患者呼吸配合以保证存储图像的质量。当评估灌注信息时，正常情况下的静息再充填应该在高机械指数脉冲闪击破坏后 5s 内，负荷状态下 2s 内再充填，运动试验负荷后须保证连续选取包括高机械指数脉冲闪击破坏前 1 个心动周期的 10~15 个单心动周期图像存储。

血管扩张剂 SE 对室壁运动异常检出的灵敏度低于运动负荷及多巴酚丁胺负荷超声检查，但血管扩张剂负荷结合 UEA 却能更敏感地检出灌注异常，而且易于操作和相对心率较低（通常不超过 100 次/min），具有更好的图像质量和较少心脏平移运动的优点。

六、冠状动脉血流速度测定和 CFR 的应用

CFR 是指当心肌代谢需求增加后冠状动脉血管最大扩张的能力，可以通过充血血流量和静息血流量之间的比值表示。充血反应通常是应用血管扩张剂诱发，而不是通过心肌需氧量增加诱发（见本书第六章相关内容）。

七、总结

SE 检查在确诊或疑似冠心病患者诊断、评估心肌缺血范围和程度、心脏储备功能、治疗方案选择、治疗效果评价等方面具有重要的临床应用价值，可对慢性稳定型心绞痛进一步进行危险分层并判断预后（图 2-123）。根据患者的情况应首选运动负荷，运动受限者选择药物负荷试验，评估 CFR 和心肌灌注可首选血管扩张剂，检查时结合 UEA 心肌灌注显像、应变和三维超声技术可提供更准确的定性和定量信息以评估心肌缺血。

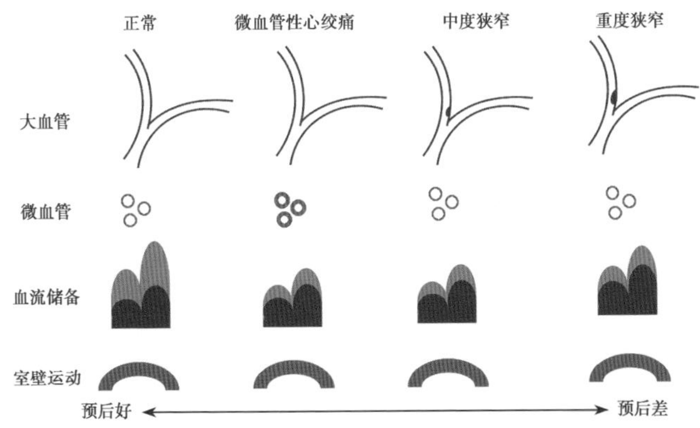

图 2-123　负荷超声室壁运动正常潜在的病理生理和预后异质性

图中第一行显示的是心外膜下冠状动脉，该行前两列血管结构正常，第三列血管存在中度狭窄，第四列血管存在中-重度狭窄，同时行抗缺血药物治疗；第二行圆圈显示的是冠状动脉微血管，该行第二列加粗的圆圈代表微血管结构或功能受损；第三行显示的是冠状动脉血流储备，该行后三列冠状动脉血流储备存在不同程度降低，伴有微循环或心外膜下血管结构与功能异常；第四行显示的是左室室壁运动，均未见明显异常；最后一行显示了负荷超声室壁运动正常时不同病理生理状态潜在的预后异质性。

第三章

心脏结构及功能超声评估

第 1 节　心脏收缩功能评估

心脏功能是指心脏舒张时接受来自静脉回流的血液，心脏收缩时将血液泵出，以满足机体新陈代谢需要的能力，包括收缩功能和舒张功能。心功能评估有着重要的临床意义，超声心动图因其安全、无创、准确、便捷等优点，成为目前临床上最常用的评估心脏功能的方法。

一、左室收缩功能超声评估

（一）整体收缩功能常用评价指标及正常值

1. 射血分数（ejection fraction，EF）：在一个心动周期中左室泵出的血流量为每搏输出量（stroke volume，SV），简称“每搏量”。每搏量与左室舒张末期容积的比值称为射血分数，正常值大于 55%。在静息状态下，射血分数 45%~54% 为轻度减低，30%~44% 为中度减低，<30% 为重度减低，计算公式为：

$$SV=EDV-ESV$$

$$EF=SV/EDV\times 100\%$$

公式中，EDV 为左室舒张末期容积，ESV 为左室收缩末期容积。

2. 左室短轴缩短率（short-axis fractional shortening，FS）：左室收缩时在短轴方向上内径变化的百分数。正常值大于 25%，计算公式为：

$$FS=(LVIDd-LVID)/LVIDd\times 100\%,$$

公式中，LVIDd 为左室舒张末期内径，LVIDs 为左室收缩末期内径。

3. 心输出量（cardiac output，CO）：即每搏输出量与心率（heart rate，HR）的乘积，正常值为 3.5~8.0L/min，计算公式为：

$$CO=SV\times HR$$

由 CO 衍生出来的心脏指数（cardiac index，CI）是 CO 与体表面积的比值，正常值为 2.2~5.0L/（$min\cdot m^2$），有利于不同个体间的比较。

（二）局部收缩功能节段划分法

根据美国心脏协会（American Heart Association，AHA）的建议，心脏影像学检查（包括超声、CT、MRI 等）对左室心肌分段统一采用 17 节段划分法，即在左室短轴切面，基底段和中间段各划分为 6 段，心尖段划分为 4 段，再加上心尖帽共 17 节段。建议对每一节段的室壁运动采用定性分析方法进行描述：

1. 运动正常或增强，表现为心内膜运动幅度≥5mm、室壁增厚率≥50%。

2. 运动减弱，表现为心内膜运动幅度 2~4mm、室壁增厚率 <50%。

3. 运动消失（室壁增厚消失或可忽略的室壁增厚），心内膜运动幅度 <2mm。

4. 反向运动（收缩期心肌变薄或伸长，室壁朝向外运动，如室壁瘤）。

可对上述心肌运动进行半定量的记分（对应上述分别为运动增强：0 分；运动正常：1 分；运动减低：2 分；运动消失：3 分；反向运动：4 分），将所有节段的记分进行平均后，计算出左室室壁运动记分指数（wall motion score index，WMSI），WMSI=1 为正常，>1 为异常，>2 为显著异常。

左室局部心肌收缩功能评价主要用于定量分析冠心病患者左室节段性运动异常，尤其在评价冠心病溶栓治疗、冠状动脉介入治疗和冠状动脉旁路移植手术前后心肌运动变化；也可用于 CRT 术前筛选和术后效果评价。

（三）左室收缩功能常用评价方法

1. M 型超声心动图

M 型超声心动图是一种最实用、最简便的测量左室整体收缩功能的方法，对左心室几何形状改变小、无节段性运动异常的受检者，结果较准确。

测量方法：在胸骨旁左室长轴切面，M 型取样线置于左心室腱索水平，取样线尽可能与室间隔和左室后壁垂直，若心尖上翘，则取左室短轴切面。获得标准心室波群后，在心电图 R 波顶点测量左室舒张末期内径，T 波终末处测量左室收缩末期内径

（图 3-1），仪器内置公式自动计算左室收缩功能参数，如 EF、FS 和 SV 等。在术中常将经食管超声探头插入胃底部，经胃底左室短轴切面，应用 M 型超声测量左室收缩功能。

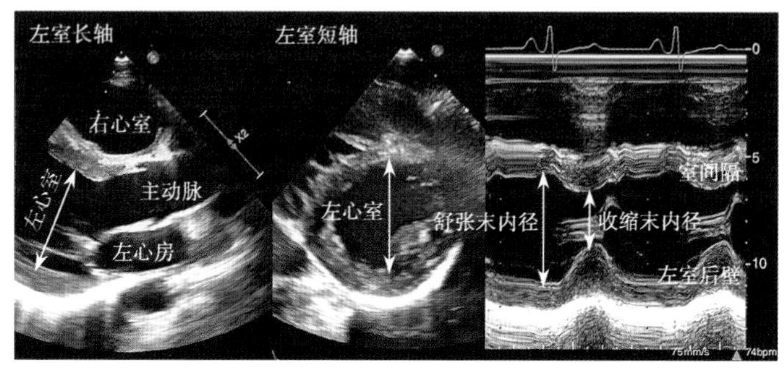

图 3-1 M 型超声左室收缩功能测量

优点：该法简便易行，有较高的时间分辨率。

限制性：该方法通过左室一维径线估测左室三维容量。测量的前提是设定左室形状类似椭球体，左室各部位室壁运动均匀一致。对于左室腔过大或过小、左室变形、有明显节段性运动异常的患者有较大限制性，可能高估或者低估各项指标，且有时取样线难以与室间隔及左室后壁保持垂直，造成测量值偏差。

2. 二维超声心动图

最常采用 Simpson 法，其原理是沿左室长轴将其分成一系列的均匀片段，左心室即由若干形状相似的圆柱几何体构成，分别测定各个圆柱体的容量，其总和即左心室容量。Simpson 法不受固定几何体模型的限制，尤其适用于伴有室壁节段运动异常的冠心病患者，其中以双平面 Simpson 法具有较高的准确性。

双平面 Simpson 法测量方法：连接同步心电图，应用二维超声动态记录标准心尖四腔心和心尖两腔心切面，分别在舒张期末和收缩期末人工描绘心内膜轮廓，并测量自二尖瓣瓣环中点至心尖的左室最大长径，计算机软件可沿左心室的长轴将左心室自动等分为数十个圆盘，根据内置公式计算左室舒张末期容量、收缩末期容量、每搏量以及射血分数（图 3-2）。

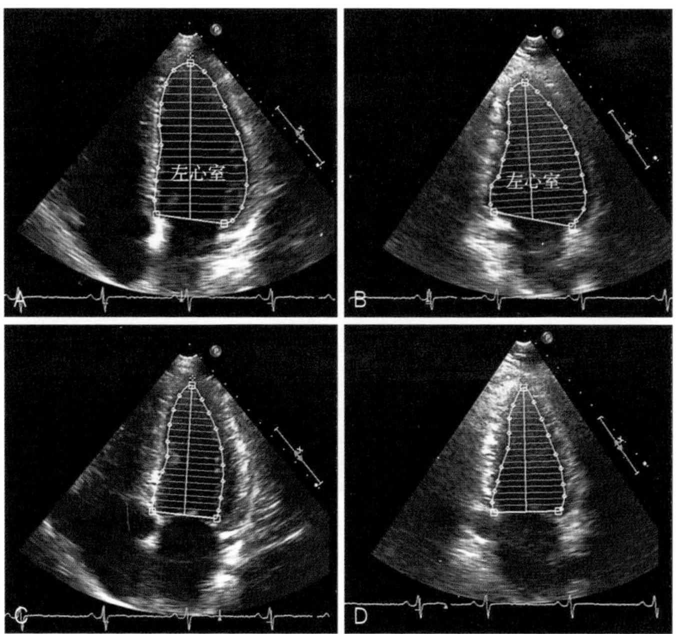

图 3-2 双平面 Simpson 法测量左室收缩功能
图 A、C:心尖四腔心切面左室舒张末期和收缩末期面积
图 B、D:心尖两腔心切面左室舒张末期和收缩末期面积

优点:二维超声心动图适用于左室形态改变时心功能的测定,尤其适用于伴有室壁节段性运动异常的患者。

限制性:二维超声心动图观察切面有限,难以完整显示心室整体功能状态。对于心内膜显示不清的患者测量受限。操作时探头应放置于心尖部位,避免左心室短切。

3. 实时三维超声心动图

经胸和经食管实时三维超声心动图计算心室容量是根据其实际形状,而不依赖任何几何假设,因此其测定的心室收缩功能更为准确,通过一次全容积采样,即可得到心室整体与节段的容积变化曲线,并计算左室整体及 17 节段容积、每搏量和射血分数(图 3-3)。

优点:三维超声测量容量无须几何学假设。与 M 型及二维超声相比,三维超声心动图可更全面显示心脏整体情况,可避免左心室短切问题。

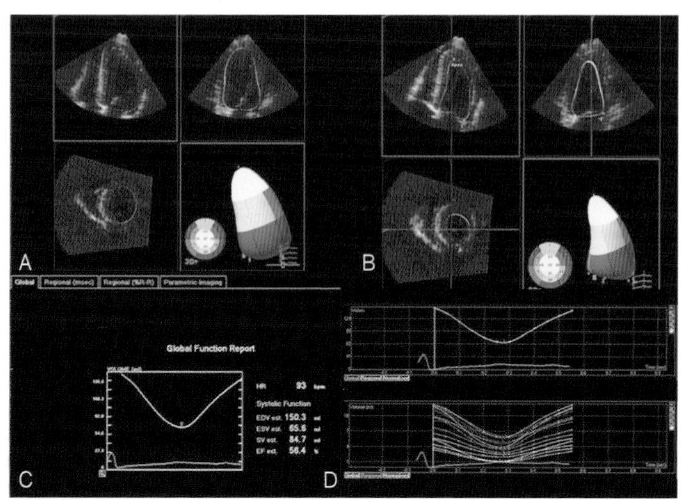

图 3-3 经胸实时三维超声测量左室整体（C）及节段（D）收缩功能的容积-时间曲线

限制性：三维超声测量结果同样依赖心内膜的清晰度。由于帧频有限，有时无法真正显示心室的收缩末期及舒张末期。图像采集时三维超声图像可能存在拼接问题。

4. 组织多普勒成像（tissue Doppler imaging，TDI）

TDI 是采用滤波技术，将血液流动所产生的高频低振幅多普勒信号滤掉，仅显示心肌组织运动所产生的低频高振幅多普勒信号，主要用于评价心肌局部功能及同步性。在二维彩色组织多普勒图像上，将取样容积置于心肌 ROI，可显示局部心肌的速度-时间曲线，此曲线包括三个峰值，分别代表收缩期（S）、舒张早期（e′）及舒张晚期（a′）的心肌运动最大速度（图 3-4）。S 的大小可以反映局部心肌的收缩功能，正常值 >5cm/s。但该技术会受到多普勒超声束与室壁运动方向之间夹角的影响，同时也受到心脏运动过程中产生的位移及局部心肌之间相互牵拉的影响。

5. 斑点追踪成像

心室收缩是一个复杂的三维过程，主要涉及心室扭转。扭转指心室的心尖部相对于基底部的旋转，即心尖部与基底部旋转角度的绝对值之和。心内膜心肌纤维为右手螺旋方向分布，心外膜心肌纤维为左手螺旋方向分布是心室扭转的解剖学基

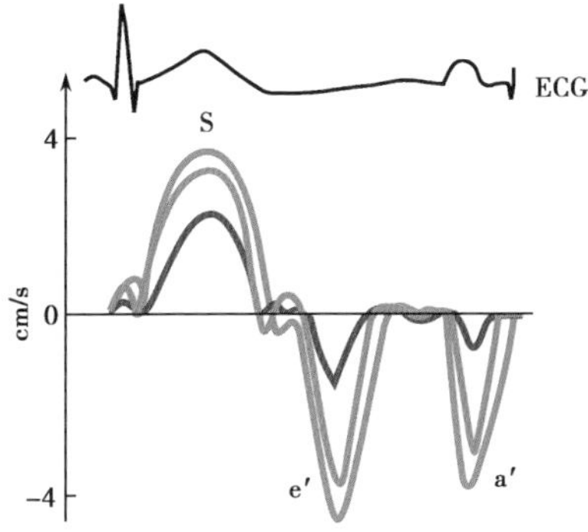

图 3-4　组织多普勒左室速度-时间曲线

础。从左室心尖方向看，在收缩早期心尖部与基底部同时逆时针旋转，收缩晚期基底部顺时针旋转，心尖部仍逆时针旋转（图 3-5），由此产生了心室的扭转运动，从而得到心室扭转曲线。

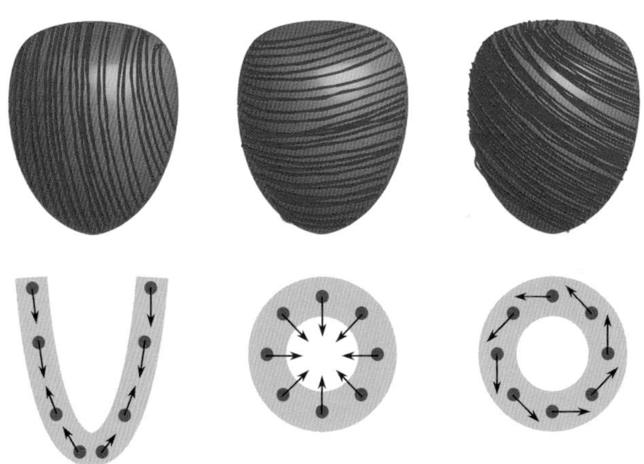

图 3-5　左室扭转模式图，其形变可以拆分为心肌径向、周向及纵向三个维度。

从三维解剖角度看，可以得到心肌径向、周向及纵向三个方向的运动形变，曲线中人为地将心尖部的逆时针旋转设为正向，基底部的顺时针旋转设为负向，心室扭转为正向。STI 是在二维超声图像基础上，把心肌组织看成无数个像素（声学斑点），通过连续、逐帧地追踪每个斑点，标记并计算其运动轨迹来定量心肌径向、周向及纵向的运动速度、应变及应变率和心室扭转变形，以评价心室整体和局部功能及运动同步性。它区别于组织多普勒及脉冲波多普勒技术，无角度依赖性，在心血管疾病的应用中具有很大优势。

心肌应变（ε）是指心肌纤维在一个心动周期内收缩和舒张的相对形变，$\varepsilon=\Delta L/L_0=(L-L_0)/L_0$，其中 ΔL 为心肌纤维长度的改变量，L_0 为初始长度，L 为测量时的瞬时长度。ε 为正值，表示心肌纤维在长轴方向的增长或短轴方向的增厚，ε 为负值，表示心肌纤维在长轴方向的缩短或短轴方向的变薄。应变率是指心肌纤维发生形变的速度（图 3-6~图 3-8）。

三维斑点追踪技术是在三维超声图像基础上评价心肌纵向、径向、圆周应变的新方法，较二维斑点追踪技术更准确，已有的研究结果显示与心脏 MRI 测量射血分数的相关性良好。

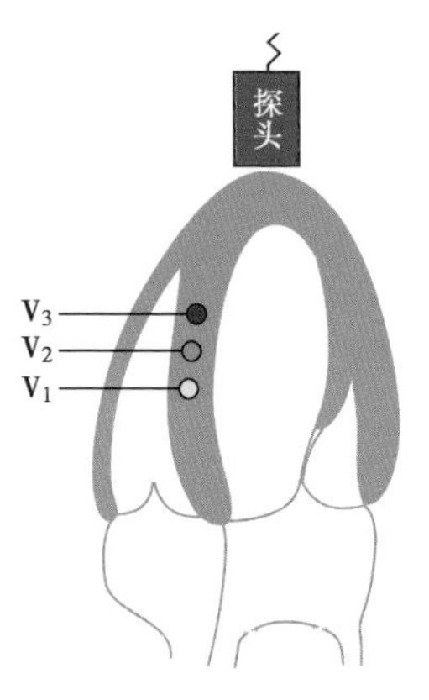

图 3-6 斑点追踪技术可以量化某处心肌在不同时间的运动速度和位移

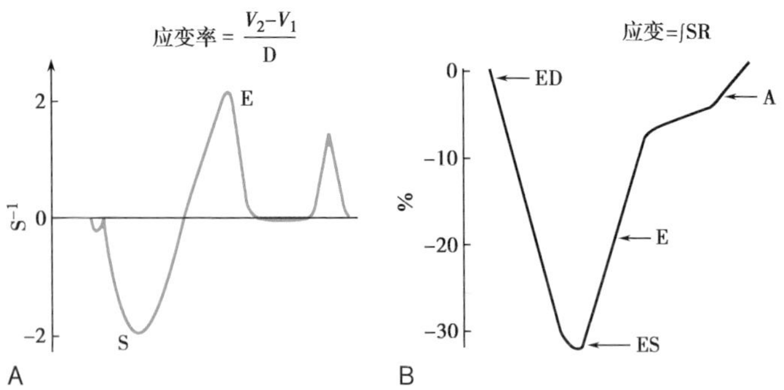

图 3-7 斑点追踪技术测量心肌应变率（图 A）和应变（图 B）

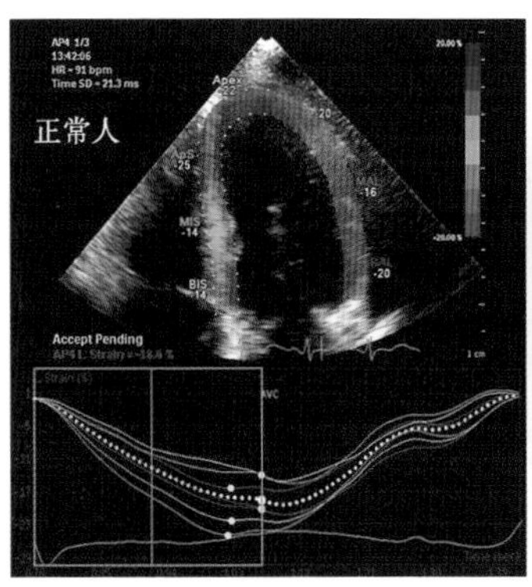

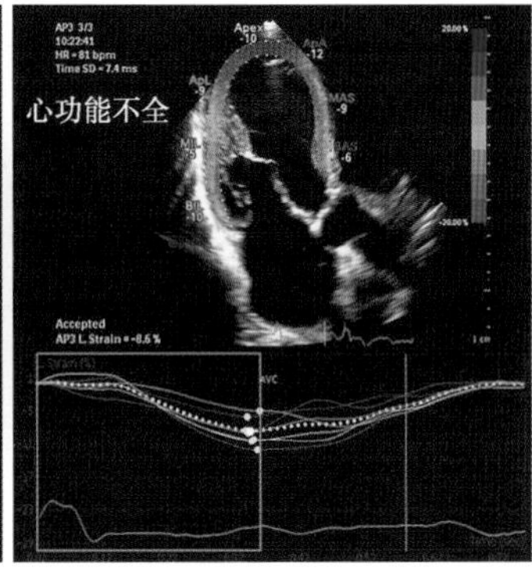

图 3-8 正常(左列)及心功能不全(右列)者二维应变曲线

二、右室收缩功能超声评估

右心室的形态不规则,其大小及功能需多个切面综合评价。近年来研究表明,右室功能对很多心脏及肺部疾病的预后起着重要作用。

正常右室壁相对薄,后负荷小,右室压低,顺应性大。当后负荷增加时,右心室可迅速扩大,逐渐出现右室增厚。正常右室游离壁厚度不超过 5mm,可以从 M 型或二维超声图像上测量,需注意勿将心外膜脂肪堆积及右室内粗大的肌小梁计算在内。可以从四腔心测量右室长径及右室中部横径来估测右室大小,正常右室长径约 7.1~7.9cm,横径约 2.7~3.3cm。

右室收缩功能评价指标及方法有以下几种。

1. 右室压最大上升速率(d*p*/d*t*)

右室 d*p*/d*t* 是 1962 年由 Gleason 和 Braunwald 首先提出的。测量方法是从三尖瓣反流的频谱上,测量反流速度从 1m/s 增加至 2m/s、压力增加 12mmHg 所对应的时间(图 3-9)。计算公式为:d*p*/d*t*=dPG/d*t*=12/d*t*,小于 400mmHg/s 为右室收缩功能异常。

2. Tei 指数

Tei 指数可以反映右室整体功能,与左室 Tei 指数测量方法相同。如右室 Tei 指数 >0.4(脉冲波多普勒)或 >0.55(组织多普勒)提示右室功能异常。

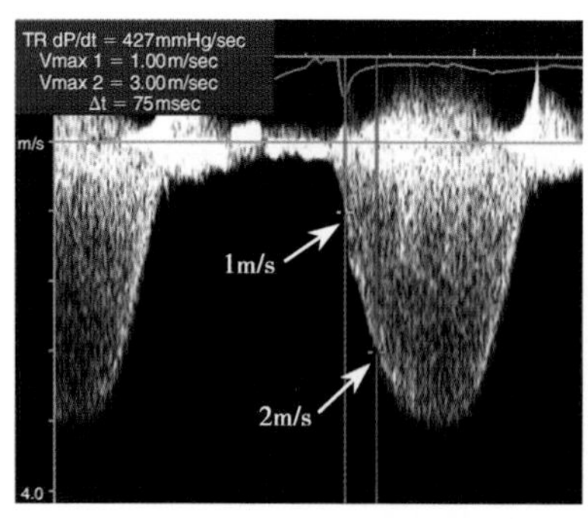

图 3-9　右心室压最大上升速率（dp/dt）评估右室整体功能

3. 右室面积变化分数

右室面积变化分数（fractional area change，FAC）评估右室功能方法简便，右室面积描记分别于收缩末期和舒张末期从三尖瓣瓣环开始，沿着右室游离壁至心尖部返回室间隔处（图 3-10）。计算公式：FAC=（EDA–ESA）/EDA，EDA 为右室舒张末期面积，ESA 为右室收缩末期面积，如 FAC 小于 35% 提示右室收缩功能异常。

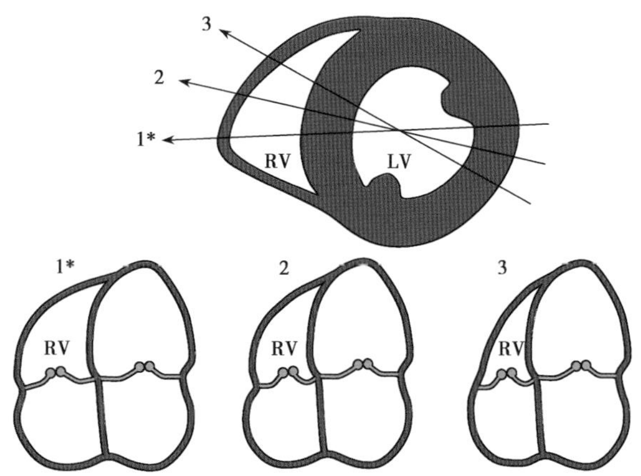

图 3-10　二维超声心动图测量 FAC 时，应选择右室舒张面积最大的切面（切面 1）。

4. 右室射血分数

不推荐用二维超声 Simpson 法测量右室射血分数。实时三维超声心动图借助于右室收缩功能分析软件技术，大大提高了右室射血分数测量的准确性。右室射血分数的正常范围在40%~76%。

5. 三尖瓣瓣环运动速度（S′）

利用组织多普勒技术于心尖四腔心切面测量三尖瓣瓣环运动S′，取样容积置于右室游离壁三尖瓣瓣环处，测量最大值。当S′小于10cm/s时，提示右室收缩功能异常。

6. 三尖瓣环收缩期位移（tircuspid annular plane systolic excursion，TAPSE）

与左心室不同，右心室沿长轴向心尖方向的短缩在射血中占有重要作用。因此，临床上也使用TAPSE评估心脏收缩功能。测量时使用M型超声取样线置于右室游离壁三尖瓣瓣环处，测量三尖瓣瓣环从舒张末期至收缩末期的位移。当TAPSE<15mm/s时，提示右室收缩功能异常，<8mm提示常有严重右心功能障碍。其优点是测量方法简单，重复性好。其缺点是用二维局部的位移代表复杂的三维结构功能，有角度依赖性，缺乏大规模研究。

第2节 心脏舒张功能评估

相对于心室收缩功能，舒张功能的评估更为烦琐，参数相对复杂。左室舒张包括等容舒张期和充盈期两个时相，在正常情况下静息或运动状态左室充盈均不伴有左室舒张末压的异常升高。影响左室舒张功能的主要因素是左室心肌的弹性或僵硬度。

超声心动图评估左室舒张功能可早期发现易患人群如高血压左心室肥厚、糖尿病、肥胖、心肌缺血等患者的心功能异常；心脏收缩功能减退者可评估左室充盈压升高并有助于判断预后；根据心脏结构、估测的左室舒张功能和充盈压对于鉴别其他疾病，如肺部疾病引起的呼吸困难等具有重要的价值。

一、左室舒张功能评估原则

左室舒张功能测量的金标准是有创的心导管检查技术。超声心动图作为间接的估测方法，任何一项指标均不能准确判断舒张功能异常及其严重程度。需要联合临床指标如心率、血压，再结合二维超声心动图和多普勒超声检查，包括左室容积、室壁厚度、左室射血分数（left ventricular ejection fractions，LVEF）、左房容积、二尖瓣病变和基本节律等，心肌肥厚是发生舒张功能异常的最常见病理基础。另外，还要考虑图像质量和其他影响因素。在舒张功能评价过程中，左室充盈压的判断至关重要。

二、左室舒张功能评价指标

（一）二尖瓣舒张期血流速度（E峰、A峰）

连接心电图，心尖四腔心切面彩色多普勒血流条件下，脉冲波多普勒取样容量在二尖瓣瓣尖水平获取舒张早期E峰（心电图T波之后）及舒张晚期A峰（心电图P波之后）峰值速度，两者比值即为E/A值（图3-11）。

E峰速度反映了在舒张早期左心房与左心室的压力阶差，受左室松弛速度和左心房压变化的影响；A峰速度反映了舒张晚期

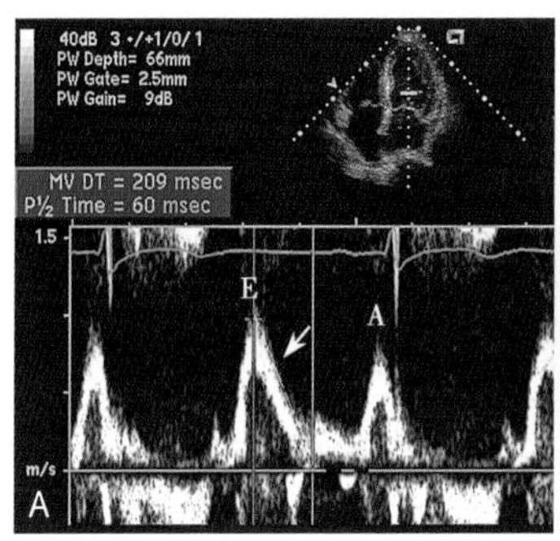

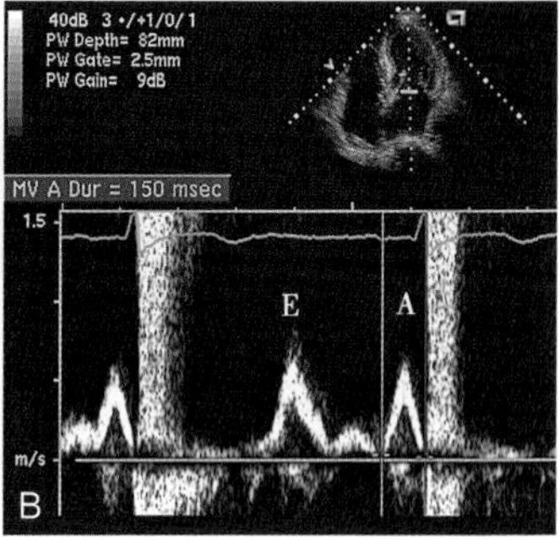

图 3-11　正常二尖瓣前向血流频谱（图 A），E 峰 >A 峰，左室松弛受损则会表现为 E 峰速度下降（图 B）。

左心房与左心室的压力阶差，受左室顺应性和左房收缩功能的影响。

优点：测值具有良好的可行性和重复性；对收缩功能减低患者，相对于 LVEF，进一步判断充盈类型和充盈压与预后相关；LVEF 值正常伴有左房扩大的患者，出现限制性充盈类型提示预后不佳。

限制性：影响因素较多，对于伴有冠状动脉疾病和 LVEF>50% 的肥厚型心肌病患者，二尖瓣血流速度与左室充盈压相关性较差，E/A 值与左室舒张功能呈“U”形关系，难以区分正常和假性正常化类型，尤其对于 LVEF 正常且无其他异常改变时；不适用于受心律、左心室前后负荷，以及年龄因素影响较大的患者。

当左室松弛性降低时，等容舒张期（isovolumic relaxation time，IVRT）延长，但是 IVRT 受到心率、主动脉压及左心房压的影响，当心率增快、主动脉压降低和左心房压升高时，IVRT 缩短，反之则延长。

（二）二尖瓣 E 峰减速时间（deceleration time，DT）

获取 E 峰频谱，从二尖瓣 E 峰峰值测至基线水平即为 DT，结合二尖瓣 E/A 值有助于判断充盈类型（图 3-12）。

优点：可行性和重复性较强，尤其是 LVEF 值减低的患者，出现 DT 缩短提示左室舒张末压升高，无论对窦性心律还是心房颤动，都具有较高的精确性。

限制性：对于 LVEF 正常者，DT 与左室舒张末压无相关性；

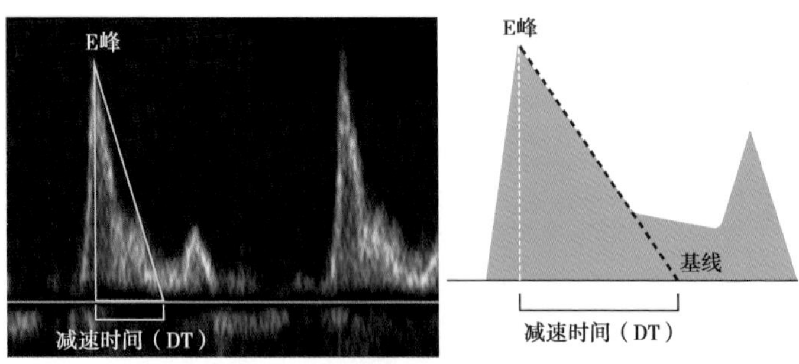

图 3-12　脉冲波多普勒测量二尖瓣 E 峰减速时间

E 峰和 A 峰发生融合时准确性下降；受年龄因素影响（随着年龄增长而增长）；不适用于心房扑动患者。

（三）二尖瓣瓣环侧壁和间隔运动速度（e′）

取心尖四腔心切面，组织多普勒取样容积 5~10mm，于二尖瓣瓣环处侧壁和室间隔及侧壁处获取舒张早期最大速度 e′，可计算两者平均值，正常人 e′>7cm/s（图 3-13）。

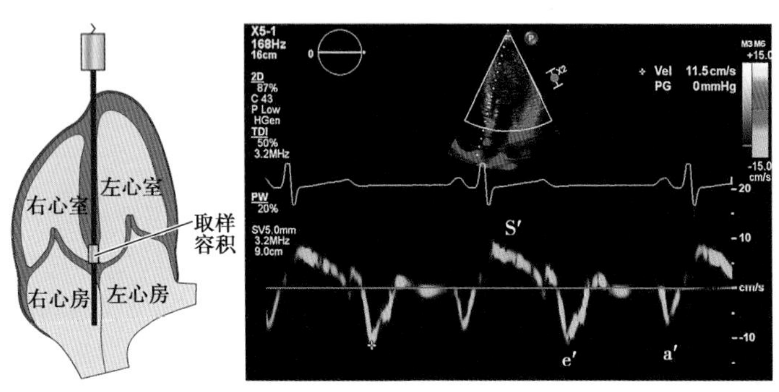

图 3-13　组织多普勒测量二尖瓣瓣环间隔运动速度

临床意义：可以校正左心室松弛受损对二尖瓣 E 峰流速的影响。

优点：具有较好的可行性和重复性；左心室松弛受损时，左室充盈压对 e′ 的影响最小；相比传统血流多普勒参数，对负荷的依赖性较小。

限制性：在伴有冠状动脉疾病和节段性室壁运动异常、二尖瓣重度钙化、外科瓣膜病术后以及心包疾病的患者中准确性低；

应至少采集两个切面以准确定位和调节合适大小的取样容积，不同切面测量结果的临界值不同；受年龄因素影响（随着年龄增长而降低）。

（四）平均 E/e′ 值

二尖瓣血流 E 峰速度除以二尖瓣瓣环处侧壁和间隔舒张早期速度的平均值 e′，即 E/e′，常规用于估测左室充盈压。

优点：具有较好的可行性和重复性；平均 E/e′ 值 <8 通常提示左室充盈压正常，>14 与左室充盈压升高具有高特异度。

限制性：在伴有二尖瓣、心包、冠状动脉疾病和节段性室壁运动异常患者中应用平均 E/e′ 值准确性减低；该比值的“灰色区域”（8~14）不能确定左室充盈压是否升高；不同切面测量的结果临界值不同。

根据上述二尖瓣前向血流及组织多普勒频谱，平均 E/e′ 值可用于确定左室舒张充盈类型（图 3-14）。

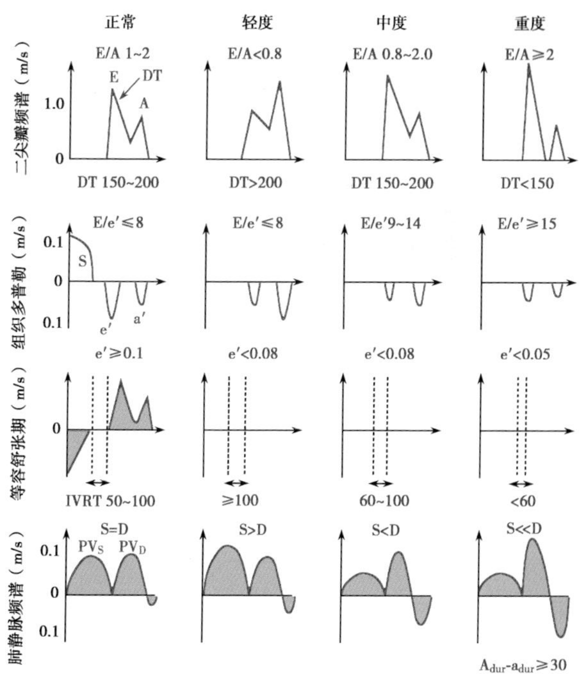

图 3-14　左室舒张充盈的四种类型（DT：二尖瓣减速时间，IVRT：等容舒张期，Ar：收缩期肺静脉逆向血流）

1. **正常**：左室舒张早期充盈量大于心房收缩期左室充盈量，E/A>1，E 峰减速时间 <220ms，平均 E/e′ 值 <8。

2. **左室松弛受损**：当左室松弛性下降时，二尖瓣开放时左心室压仍未降至正常水平，左心房-左心室压差减小，E 峰流速减慢，E/A<1，E 峰减速时间 >220ms，平均 E/e′ 值 <8。

3. **"假性正常化"**：当左室僵硬度和舒张早期左心房压升高时，E 峰流速上升，E/A>1，150<E 峰减速时间 <220ms，平均 E/e′ 值≥10。

4. **限制性充盈**：当 E 峰流速显著上升时，E/A>2，E 峰减速时间 <150ms，平均 E/e′ 值≥10。

（五）左房容积指数

取心尖四腔心和两腔心切面，冻结二尖瓣开放前 1~2 帧，保持长径和横径最大，采用二维或三维超声测量左房容量（不应包含左心耳和肺静脉），并应用体表面积进行校正（图 3-15）。

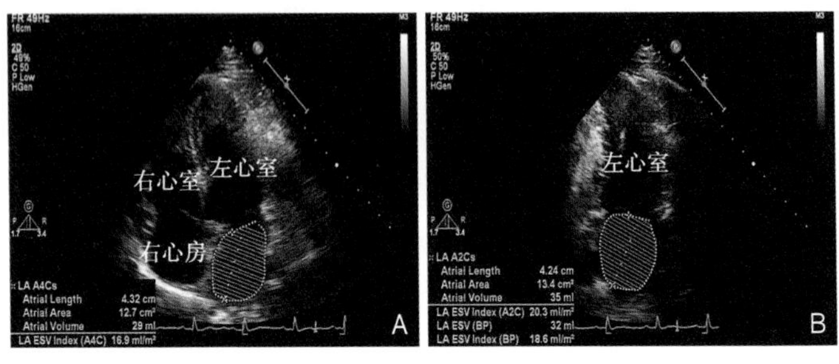

图 3-15　心尖四腔心（图 A）和两腔心（图 B）切面测量左房容积指数

临床意义：可用于反映升高的左室充盈压随着时间变化产生的累积效应，左房容积增加对于死亡、心力衰竭、心房颤动和缺血性卒中具有预测价值。

优点：可行性和重复性好，可为左室舒张功能障碍和慢性心血管疾病提供诊断和预后信息。

限制性：即使左室舒张功能正常，左房扩大仍可见于心动过缓、心房扑动/心房颤动、严重二尖瓣疾病等情况；在技术上要求较高，图像质量未达到最优（包括左房透视短缩现象）时，测量准确性不高；当伴有升主动脉、降主动脉瘤以及较大的房间隔膨出瘤时，亦很难准确测量左房容量。

（六）肺静脉血流 S 波、D 波及 S/D 值

取心尖四腔心切面，在彩色多普勒血流引导下，脉冲波多普勒取样容积置于右（或左）上肺静脉下 1~2cm 处，分别于收缩早期及舒张早期获取收缩期峰值速度 S、舒张早期峰值速度 D 或其速度时间积分（velocity time integral，VTI）。S 波速度除以 D 波速度，或肺静脉 S 波 VTI 除以 D 波 VTI 即为 S/D 值（图 3-16A）。

临床意义：S 波反映左心房压变化和心室收缩功能；D 波反映舒张早期左室充盈和顺应性，且与二尖瓣 E 峰速度变化有关，左房顺应性降低和左心房压升高与 S 波速度减低和 D 波速度增加有相关性。

优点：在 LVEF 减低的患者中，S 波速度下降，S/D 值 <1，以及收缩期充盈分数（收缩期 VTI/整个前向血流 VTI）<40% 提示左心房压升高；对于心房颤动患者，肺静脉舒张期 D 波速度可选择性地用于估测平均肺毛细血管楔压。

限制性：可行性欠佳，尤其是特殊体型或体位无法配合的患者；对于 LVEF 正常、心房颤动、二尖瓣疾病和肥厚型心肌病的患者，肺静脉收缩期充盈分数和左心房压的关系具有一定的限制性。

（七）肺静脉 Ar 波持续时间

取心尖四腔心切面，脉冲波多普勒取样容积放置于右（或左）上肺静脉下 1~2cm 处，测量收缩期肺静脉逆向血流速度 Ar 波及其持续时间。正常情况下，Ar 波持续时间 <35ms（图 3-16B）。

临床意义：主要反映左室舒张末压的变化。

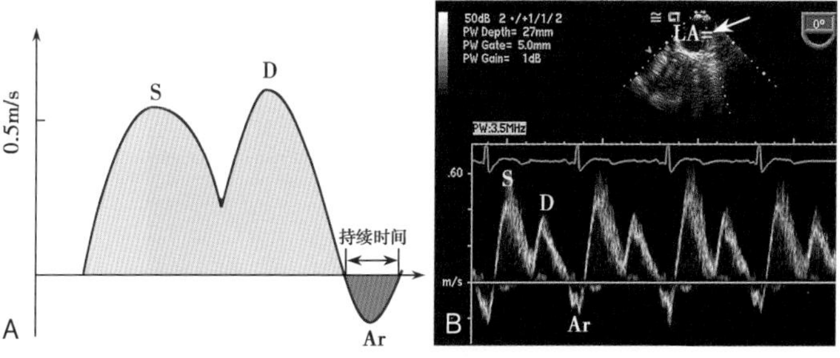

图 3-16　肺静脉血流收缩期反流（S）波、舒张期反流（D）波及收缩期肺静脉逆向血流（Ar）波

优点：肺静脉 Ar 波持续时间减去二尖瓣 A 波持续时间，即 Ar-A 间期 >30ms 时，提示左室舒张末压升高；不受年龄和 LVEF 影响，可用于有二尖瓣反流和肥厚型心肌病患者。

限制性：可行性欠佳，尤其是特殊体型或体位无法配合的患者；窦性心动过速或一度房室传导阻滞患者难以测量。

（八）三尖瓣反流峰值流速

取胸骨旁大动脉短轴或心尖四腔心切面，在彩色多普勒血流模式下，采用连续波多普勒获取三尖瓣反流频谱，测量最大收缩期速度。

临床意义：主要用于评估收缩期肺动脉压，与无创获取的左心房压之间具有显著相关性。在无肺动脉疾病情况下，收缩期肺动脉压升高提示左心房压增高。

优点：收缩期肺动脉压可用于评估平均左心房压，具有预后价值。

限制性：只能间接估测左心房压；有时难以获取完整的反流频谱；对伴有重度三尖瓣反流和较低的右心室-右心房压差患者，估测的准确性依赖于对右房收缩压评估的可靠性。

（九）彩色多普勒 M 型超声测量血流传播速度（Vp）

在心尖四腔心切面，采用彩色多普勒 M 型模式，调节彩色基线，降低彩色量程直至出现红/黄混叠，测量从二尖瓣水平到左室腔内舒张早期 4cm 混叠区血流斜率（图 3-17）。

临床意义：可反映左室松弛程度，二尖瓣口舒张早期 E 峰与传播速度比值与左心房压相关。

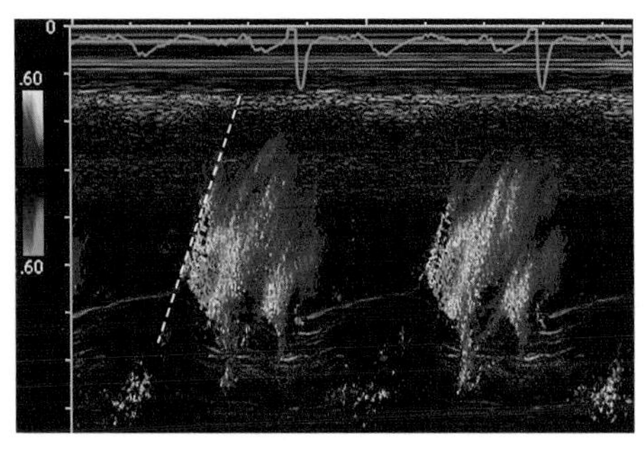

图 3-17　彩色 M 型超声测量血流传播速度（Vp）

优点：对于 LVEF 减低和左室扩大的患者，评估左室松弛性较可靠，但不适用于 LVEF 正常的患者；在 LVEF 减低的患者中，E/Vp≥25 提示 PCWP>15mmHg。

限制性：从二尖瓣至心尖血流传播速率的测量方法较多，未确定统一标准；可行性和重复性较低；M 型取样线和血流存在夹角会导致测量错误。

（十）IVRT 测量

取心尖长轴切面或五腔心切面，采用连续波多普勒将取样线放置于左室流出道，同时显示主动脉射血末期和二尖瓣开放时血流频谱，测量主动脉瓣关闭至二尖瓣开放的时间（图 3-18）。

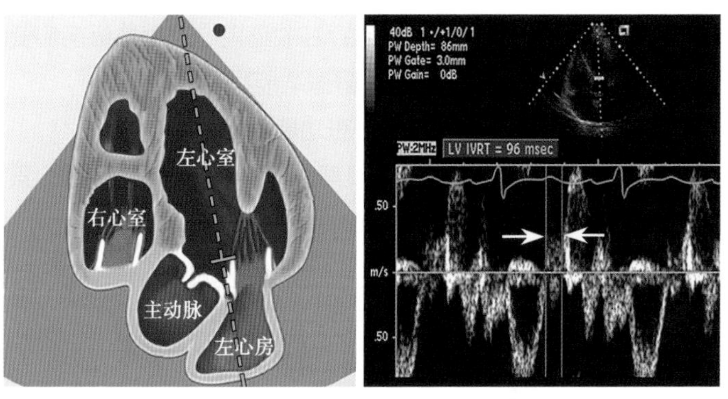

图 3-18　心尖五腔心切面，同时记录主动脉瓣、二尖瓣血流频谱，测量主动脉瓣关闭至二尖瓣开放的时间即为 IVRT。

临床意义：正常个体的 IVRT≤70ms；左室松弛功能受损而左室充盈压正常时 IVRT 可延长；当左心房压升高时，IVRT 可缩短；在心脏病患者中，与左室充盈压呈负相关。

优点：整体上具有一定的可行性和重复性；可结合其他二尖瓣血流参数评估射血分数降低的心力衰竭（heart failure with reduced ejection fraction，HFrEF）患者的左室充盈压；适用于二尖瓣狭窄患者。

限制性：IVRT 部分受心率和心房压的影响；对于心动过速的患者，测量方法和结果判断较困难，采用连续波多普勒或脉冲波多普勒模式所得的结果不同。

三、左室舒张功能不全评估流程

(一) 左室收缩功能正常患者左室舒张功能异常的主要参考指标

◇ 二尖瓣瓣环 e′ 速度:间隔 e′<7cm/s 或侧壁 e′<10cm/s。

◇ 平均 E/e′>14。

◇ 左房容积指数 >34ml/m^2。

◇ 三尖瓣反流峰值流速 >2.8m/s。

上述评估左室舒张功能的四项指标中,两个以上指标未达到临界值,提示左室舒张功能正常;两个以上指标超过临界值,提示左室舒张功能异常;两个指标未达到临界值,则结论不可确定,建议结合临床信息判断;同时存在收缩期心房整体纵向应变减低,提示左室充盈压增高,左室舒张功能异常。

(二) HFrEF 患者充盈压和舒张功能异常分级方法

HFrEF 患者参考临床特征和其他二维超声检查结果后,其左室充盈压和舒张功能异常分级的评估流程(图 3-19)如下:

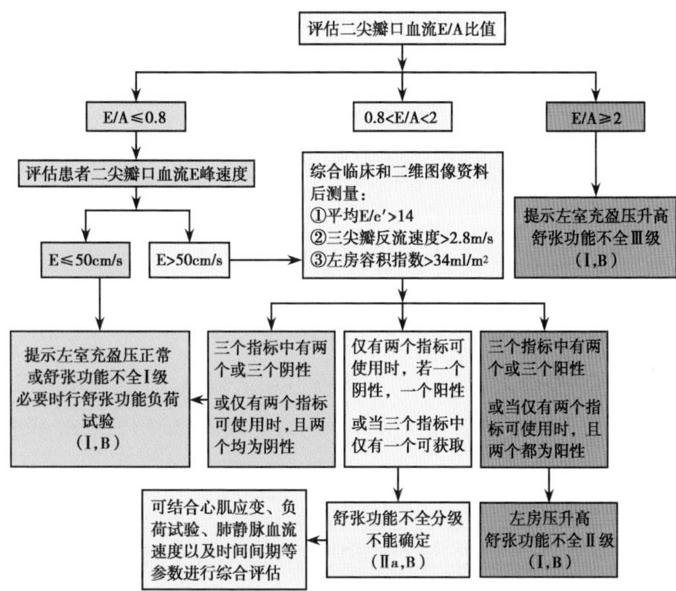

图 3-19　左室舒张功能异常分级流程

◇ E/A≤0.8 且 E≤50cm/s，提示左室充盈压正常，舒张功能不全Ⅰ级。

◇ E/A≥2，提示左室充盈压升高，舒张功能不全Ⅲ级。

◇ E/A≤0.8 且 E>50cm/s，或 0.8<E/A<2，此为灰色区域，须采用三个指标进行评估：①平均 E/e′>14；②三尖瓣反流峰值流速 >2.8m/s；③左房容积指数 >34ml/m^2。

综合考虑临床和二维图像数据之后，以上三个指标中有两个或三个阴性，或当仅有两个指标可使用时两个均为阴性，提示左心房压正常，舒张功能不全Ⅰ级；三个指标中有两个或三个阳性，或当仅有两个指标可使用时两个均为阳性，提示左心房压升高，舒张功能不全Ⅱ级；当仅有两个指标可使用时，一个阴性，一个阳性，或当三个指标中仅有一个可获取时，舒张功能不全分级不能确定，此时可参考其他指标，如心腔大小、心房应变、肺静脉血流速度和负荷试验结果等。左房最大整体纵向应变 <20% 提示左室充盈压升高。肺静脉收缩期和舒张期血流速度比值（S/D）<1 提示左室充盈压增高，注意 LVEF 正常 40 岁以下可出现 S/D 值 <1。

四、右室舒张功能评价指标

右室舒张功能评估目前临床应用价值有限。评价右室舒张功能包括三尖瓣血流的脉冲波多普勒频谱、三尖瓣瓣环侧壁的组织多普勒频谱、肝静脉的脉冲波多普勒频谱、下腔静脉内径及塌陷率。

推荐三尖瓣 E/A、右房大小、下腔静脉内径及塌陷率为主要观察指标，E 峰减速时间、三尖瓣瓣环侧壁组织多普勒舒张早期运动速度（e′）为参考指标。值得注意的是，这些指标应该在平静呼吸期间呼气末测量或取连续 3 个心动周期的平均值，且三尖瓣大量反流可明显影响测量结果。

在心尖四腔心切面于收缩末期测量右房面积及直径。右房面积 >18mm^2，能较好评价右室舒张功能异常；右房面积测量困难时须测量右房内径，右房长径 >53mm、横径 >44mm 表明右房增大。

在剑突下下腔静脉长轴切面，距右心房入口 0.5~3cm 可测量下腔静脉内径及塌陷率，吸气末下腔静脉塌陷程度是评估右心房压的主要指标。下腔静脉内径≤2.1cm，吸气末内径塌陷 >50%，提示为正常右心房压（0~5mmHg）；如下腔静脉内径 >2.1cm，吸气末内径塌陷 <50%，提示右心房压增高（10~20mmHg）。注意以上指标不适用于年轻运动员和接受呼吸机治疗患者。

五、特殊人群的舒张功能评估

（一）肥厚型心肌病（hypertrophic cardiomyopathy，HCM）

◇ 对于不合并心房颤动与二尖瓣中度以上反流的成年 HCM 患者，推荐使用 E/e′ 比值、Ar-A 间期和三尖瓣反流峰值流速评价左室舒张功能。

◇ 对于合并心房颤动的成年 HCM 患者，推荐使用 E/e′ 值和三尖瓣反流峰值流速评价左室舒张功能。

◇ 对于合并中度以上二尖瓣反流的成年 HCM 患者，推荐使用 Ar-A 间期和三尖瓣反流峰值流速评价左室舒张功能。

◇ 对于儿童 HCM 患者，可采用二尖瓣瓣环 e′、左房容积指数及二尖瓣 E 峰 DT 评价左室舒张功能。

（二）限制型心肌病（restrictive cardio-myopathy，RCM）

◇ 二尖瓣血流 E/A、E 峰减速时间、IVRT、间隔和侧壁 e′、E/e′ 是评价 RCM 左室舒张功能的重要指标，并且可以评价病情进展情况。

◇ 二尖瓣瓣环间隔和侧壁 e′ 的比值可用于鉴别 RCM 和缩窄性心包炎，前者间隔和侧壁 e′ 均下降，但侧壁 e′ 通常大于间隔 e′，而后者室间隔 e′ 通常大于侧壁 e′，或称为瓣环倒置。

（三）心房颤动

◇ 室间隔 E/e′≥11 可以预测左室充盈压增高。

◇ 二尖瓣 E 峰 DT≤160ms 可以准确地预测左室舒张压增高及不良临床事件的发生。

◇ 其他相关指标包括二尖瓣 E 峰峰值加速度≥1 900cm/s^2、肺静脉舒张期 DT≤220ms、IVRT≤65ms、E/Vp≥14。评价时须仔细观察二尖瓣口血流速度随心率 R-R 间期不等而发生的改变，因为充盈压增高患者的心率变异性减低。

（四）肺动脉高压

◇ 二尖瓣瓣环侧壁处 E/e′ 较间隔侧 E/e′ 能更好地反映特发性肺动脉高压患者左室充盈压和左心房压。

◇ 在无肺血管疾病的情况下，肺动脉收缩压或三尖瓣反流峰值流速可反映肺动脉高压患者治疗前后左室充盈压和左心房压变化。

◇ 由于室间隔形态和运动受右心室压的影响，推荐应用二尖瓣瓣环侧壁测量组织多普勒 e′ 峰速度，不推荐二尖瓣瓣环间隔侧组织多普勒 e′ 峰速度评估左室舒张功能。

◇ 三尖瓣口脉冲波多普勒频谱 E/A 值、下腔静脉内径及塌陷率、右房大小可较好地反映肺动脉高压患者右室舒张功能。

◇ 肝静脉多普勒、三尖瓣 E/e′ 值在右室舒张功能下降较明显时会出现异常，对评价早期右室舒张功能异常作用有限。

（五）窦性心动过速

◇ 当二尖瓣口舒张期血流频谱 E 波和 A 波完全融合时，无法使用二尖瓣口血流多普勒参数，推荐以平均 E/e′>14 来评估 PCWP 升高（≥15mmHg），具有较高的特异度而灵敏度较低。

◇ IVRT≤770ms 和肺静脉收缩期充盈分数≤40%，有助于评价左室舒张功能，具有较高的特异度，但灵敏度较低。

◇ 当 E 峰和 A 峰部分或完全融合时，期前收缩之后出现的代偿间歇往往可致 E 峰、A 峰分离，此时可用二尖瓣血流频谱参数评估左室舒张功能。

（六）房室传导阻滞和起搏器

◇ 对于一度房室传导阻滞，无二尖瓣 E、A 峰融合，可选择评估左室舒张功能和左室充盈压的常规指标。

◇ 右心室起搏及接收心脏再同步化治疗的患者，二尖瓣瓣环速度和 E/e′ 评估左室舒张功能和充盈压的准确性欠佳。

◇ 如果二尖瓣充盈波仅表现为 A 波，则只有三尖瓣反流峰值流速 >2.8m/s 可用以评估左室充盈压。

第 3 节　心脏瓣膜狭窄程度的超声评估

心脏瓣膜狭窄可分为结构性狭窄和动力性狭窄，围手术期关注的主要是前者。结构性狭窄是由于先天性瓣膜畸形或后天获得性疾病引起瓣膜及其附属装置结构及功能异常，导致的瓣叶开放受限。超声心动图是临床诊断瓣膜狭窄和评估狭窄程度的重要手段。

一、检查前准备及图像存储要求

检查前准备及图像存储要求包括以下四项：①建议检查前记录患者姓名、ID 号、年龄、性别、诊断、身高、体重、血压、心率、心脏杂音等信息；②建议使用同步心电图监测；③除测量和频谱图像外，建议均存储动态图像，以 DICOM 格式存储。建议正常窦性心律患者存储≥3 个心动周期，心房颤动患者存储≥5 个心动周期；④窦性心律时测量 3 个心动周期，心房颤动时测量 5 个心动周期，取平均值。

二、主动脉瓣狭窄

（一）病因

主动脉瓣狭窄的常见原因包括先天性、风湿性和老年退行性变。随着人口老龄化，我国退行性（钙化性）主动脉瓣狭窄病例逐渐增多。

（二）主动脉瓣狭窄严重程度的观察与测量参数

仔细观察主动脉瓣叶数目（二叶或三叶）、钙化程度及分布；建议测量主动脉瓣环、左室流出道、主动脉窦部和升主动脉内径；对于将行经导管主动脉瓣置换术的患者，还应该测量冠状动脉开口位置（高度），同时关注其他瓣膜病变、左心室大小和功能。多声窗多切面测量跨主动脉瓣峰值流速、平均压力阶差（mean pressure gradient，MPG），采用连续方程法测量主动脉瓣有效瓣口面积，见表 3-1。

表 3-1 **主动脉瓣狭窄程度评估推荐的建议及可选择测量参数**

参数	操作步骤及观测内容	切面	图像
主动脉瓣峰值流速	（1）连续波多普勒测量，多个声窗（心尖、胸骨上窝、胸骨右缘）获取最大值，降低增益，增加室壁滤波，调整基线与标尺以获得最佳信号 （2）应尽量保持声束与血流平行，二维检查部位以心尖三腔心和五腔心切面为优。测量时需注意二尖瓣偏心性反流的影响 （3）图像质量差时建议使用声学对比剂	心尖五腔心、心尖三腔心、胸骨上窝或胸骨右缘切面	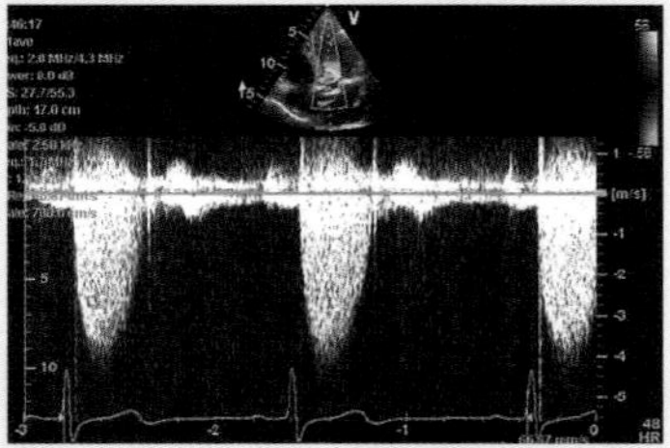
MPG	（1）获取主动脉瓣峰值流速，描记主动脉瓣 VTI，通过峰值压差公式获得最大压力阶差 （2）通过描记速度曲线得到 MPG	心尖五腔心、心尖三腔心、胸骨上窝或胸骨右缘切面	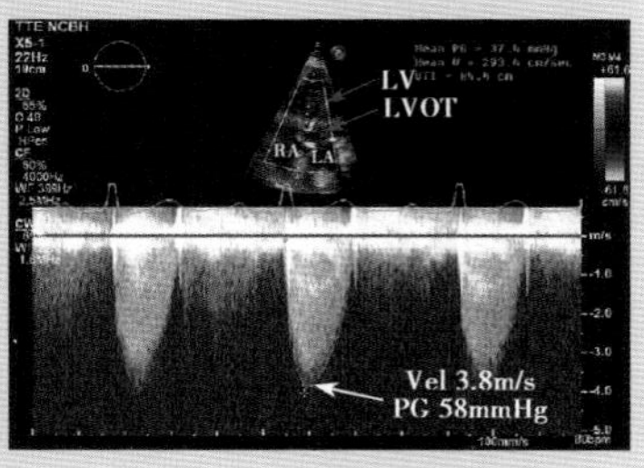

续表

参数	操作步骤及观测内容	切面	图像
连续方程法评估有效瓣口面积	（1）测量 LVOT 内径：放大模式下收缩中期在与瓣环平面平行并距离瓣环 0.3~1.0cm 处测量（右图上），并计算其面积 A_{LVOT} （2）测量 VTI_{LVOT}：脉冲波多普勒定位测量，取样容积长度为 3~5mm，置于主动脉瓣左心室侧接近血流加速区，记录血流频谱（右图下）	胸骨旁左室长轴切面（二维）；心尖五腔心或心尖三腔心切面（频谱多普勒）	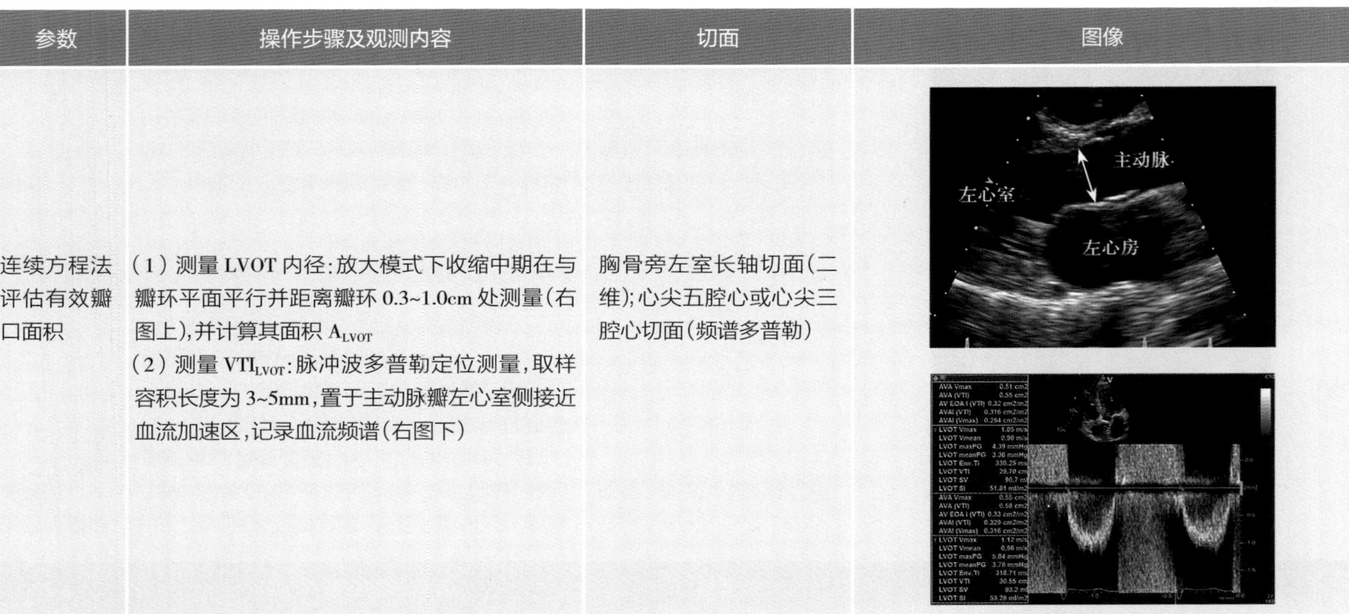

续表

参数	操作步骤及观测内容	切面	图像
连续方程法评估有效瓣口面积	（3）测量 VTI_{AV}：获取方法见前文 公式/方法：AVA（cm^2）=（A_{LVOT}× VTI_{LVOT}）/VTI_{AV}（右图）	胸骨旁左室长轴切面（二维）；心尖五腔心或心尖三腔心切面（频谱多普勒）	
速度比值	（1）测量 LVOT 流速、主动脉瓣峰值流速及两者的比值 （2）无须测量 LVOT 宽度，比连续方程法测量瓣口面积变异性更小	同上	同上

注：MPG：平均压力阶差；LVOT：左室流出道；VTI_{LVOT}：左室流出道血流速度时间积分；VTI_{AV}：主动脉瓣血流速度时间积分；AVA：主动脉瓣瓣口面积。

（三）主动脉瓣狭窄程度的分级标准及流程

关于主动脉瓣狭窄严重程度的分级，主动脉瓣口面积 <1.0cm^2，峰值流速≥4.0m/s 或主动脉瓣 MPG≥40mmHg（1mmHg=0.133kPa），上述三个标准中的任何一个均提示重度主动脉瓣狭窄。理想情况下，应严格符合范围内的所有标准。在诊断标准不一致的情况下，应在最终做出诊断之前将这些标准与其他影像结果和临床数据进行整合综合判断（表 3-2、图 3-20）。

表 3-2 **主动脉瓣狭窄程度的判定**

狭窄程度	峰值流速/（m·s^{-1}）	平均压力阶差/mmHg	主动脉瓣口面积/cm^2	瓣口面积指数/（cm^2·m^{-2}）	速度比值
轻度	2.6~2.9	10~20	>1.5	>0.85	>0.50
中度	3.0~4.0	21~40	1.0~1.5	0.60~0.85	0.25~0.50
重度	≥4.0	≥40	<1.0	<0.6	<0.25

（四）特殊情况

高压差主动脉瓣狭窄：在高跨瓣血流量情况下，尽管峰值流速≥4.0m/s，MPG≥40mmHg，而主动脉瓣口面积可能≥1.0cm^2。必须排除可逆性高动力因素（发热、贫血、甲状腺功能亢进、动静脉瘘等）的情况。如不存在高动力因素，则诊断为重度主动脉瓣狭窄。

射血分数降低的低流量、低压差主动脉瓣狭窄：有效主动脉瓣口面积 <1.0cm^2，MPG<40mmHg，LVEF<50%，每搏量指数 <35ml/m^2。此时应做小剂量多巴酚丁胺负荷试验，以判断是否为真性重度主动脉瓣狭窄。如果主动脉瓣口面积有所增加，并且最终 >1.0cm^2，表明狭窄不严重。主动脉瓣峰值流速≥4.0m/s 或 MPG≥30~40mmHg，提示重度主动脉瓣狭窄，在任何血流量时主动脉瓣口面积均不超过 1.0cm^2。

射血分数保留的低流量、低压差主动脉瓣狭窄：主动脉瓣口面积 <1.0cm^2，峰值流速 <4.0m/s，MPG<40mmHg，LVEF 正常（≥50%）。需要排除以下情况：测量误差（尤其是对左室流出道横截面积以及血流量的低估），在检查时存在高血压、主动脉瓣

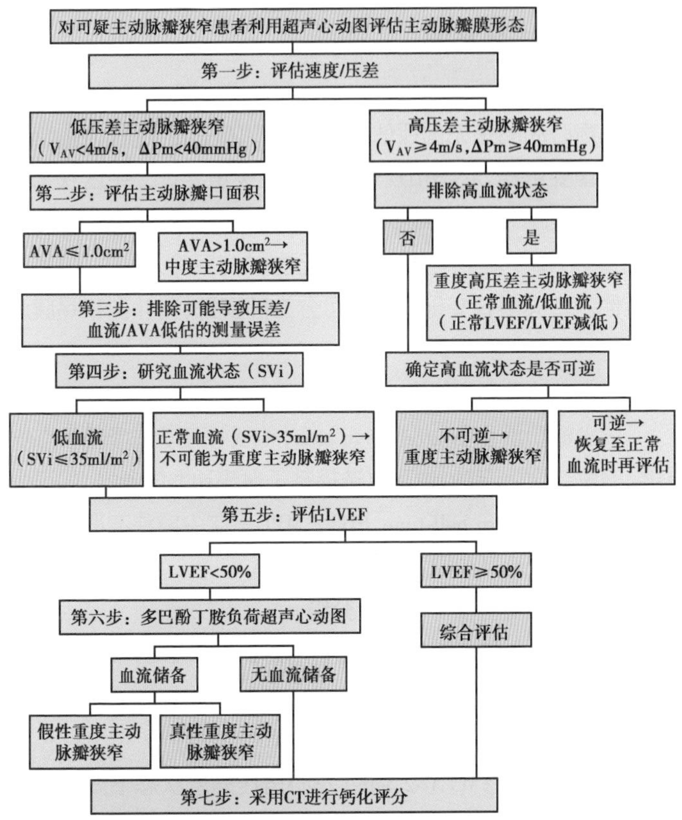

图 3-20　主动脉瓣狭窄的评估流程

V_{AV}：主动脉瓣峰值流速；ΔPm：主动脉瓣平均压力阶差；AVA：主动脉瓣口面积；SVi：每搏量指数（测量瓣环直径和速度时间积分计算瓣口每搏量，每搏量指数＝每搏量/体表面积）；LVEF：左室射血分数。

口面积在 0.8~1.0cm²，主动脉瓣口面积、速度和压差的临界值并非一一对应。对于体型较小的患者，尽管主动脉瓣口面积 <1.0cm²，可能是临床意义上的中度主动脉瓣狭窄。

射血分数保留的正常血流、低压差主动脉瓣狭窄：在临床实践中，有时即使计算血流量正常，也可能会出现主动脉瓣口面积 <1.0cm² 和 MPG<40mmHg 的情况。此类患者不应被诊断为重度主动脉瓣狭窄，应对其进行密切随访和再评估。

三、二尖瓣狭窄

(一) 病因

超声心动图是无创评估二尖瓣狭窄的主要手段,为临床决策提供重要依据,准确和规范化测量至关重要。二尖瓣狭窄的病因和发病机制包括风湿性(瓣叶交界处粘连等)、退行性(瓣叶或瓣环、瓣下腱索钙化等)、先天性("降落伞"型二尖瓣等)和其他。二尖瓣狭窄根据形态可分为隔膜型、漏斗型和隔膜漏斗型。

(二) 血流动力学改变

二尖瓣口面积(mitral valve area,MVA),可以选择基于二维图像的解剖面积测量,也可以选择基于血流动力学参数,如压力减半时间(pressure half-time,PHT)、MPG。二尖瓣狭窄严重程度评估推荐建议及可选择测量参数见表 3-3。

(三) 二尖瓣狭窄严重程度分级

根据世界心脏联盟最新风湿性心脏病指南 *2023 World Heart Federation guidelines for the echocardiographic diagnosis of rheumatic heart disease*,瓣口狭窄程度分级如下:

1. **轻度狭窄**:MVA>2.5cm^2,左心房压静息状态下没有改变或轻微升高,活动后可升高,甚至高达 15mmHg。

2. **中度狭窄**:1.6<MVA<2.5cm^2,左心房压静息状态下持续升高,运动后可达 25mmHg。

3. **重度狭窄**:MVA<1.5cm^2,静息状态下左心房压明显升高,通常可达 30~35mmHg,血流动力学出现明显异常。

(四) 二尖瓣狭窄合并特殊情况

无症状或症状不明显的二尖瓣狭窄,抑或症状与二尖瓣狭窄严重程度不一致,可以进行负荷超声心动图检查,通过评估二尖瓣压力梯度和肺动脉压的变化提供更多的客观信息。

二尖瓣狭窄合并反流:应准确定量测定,必要时可行经食管超声心动图协助评估。

二尖瓣狭窄合并主动脉瓣疾病:合并主动脉瓣狭窄时,可能产生"低血流、低压差"效应,主动脉瓣狭窄的严重程度可被低

表 3-3　**二尖瓣狭窄严重程度评估推荐建议及可选择测量参数**

参数	操作步骤及观测内容	切面	图像
二维描记法评估 MVA	（1）放大模式下显示二尖瓣口整个轮廓（舒张中期、电影回放模式） （2）于二尖瓣瓣尖处（包括开放的结合处）且垂直于瓣口直接描画测量 （3）应确保测量部位位于最窄处，或采用三维超声心动图测量	胸骨旁二尖瓣水平左室短轴切面	
PHT 法评估 MVA	（1）二尖瓣血流频谱测量：连续波多普勒测量，取样容积置于二尖瓣瓣尖水平，测量 E 峰最高流速及峰值压力 （2）公式：MVA（cm^2）=220/PHT	心尖四腔心或两腔心切面	

续表

参数	操作步骤及观测内容	切面	图像
连续方程法评估 MVA	（1）LVOT 内径和 VTI_{LVOT} 测量建议参考前文主动脉瓣狭窄超声心动图评价中的测量方法 （2）连续波多普勒测量，取样容积置于二尖瓣左室侧近血流加速区，记录血流频谱，描记二尖瓣 VTI （3）公式：假设通过二尖瓣的舒张期血流量等于 LVOT 收缩期血流量，$MVA（cm^2）=CSA_{LVOT}\times VTI_{LVOT}/VTI_{MV}=\pi\times（D_{LVOT}^2/4）\times VTI_{LVOT}/VTI_{MV}$	胸骨旁左室长轴、心尖五腔心或三腔心切面	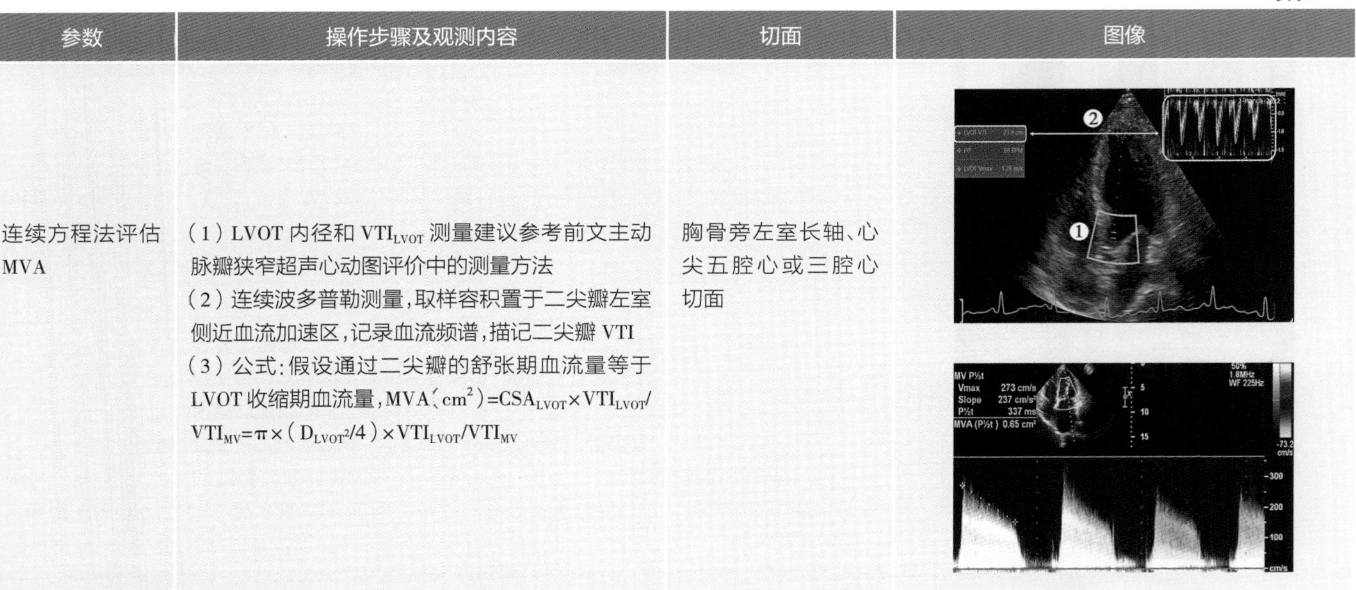

续表

参数	操作步骤及观测内容	切面	图像
MPG 法	（1）连续波多普勒测量，取样容积置于二尖瓣水平，获得 E 峰峰值流速。适用于退行性二尖瓣狭窄 （2）声束与血流应尽量平行，频谱轮廓清晰光滑，取多个声窗内测得的峰值流速计算 MPG	心尖四腔心、两腔心或三腔心切面	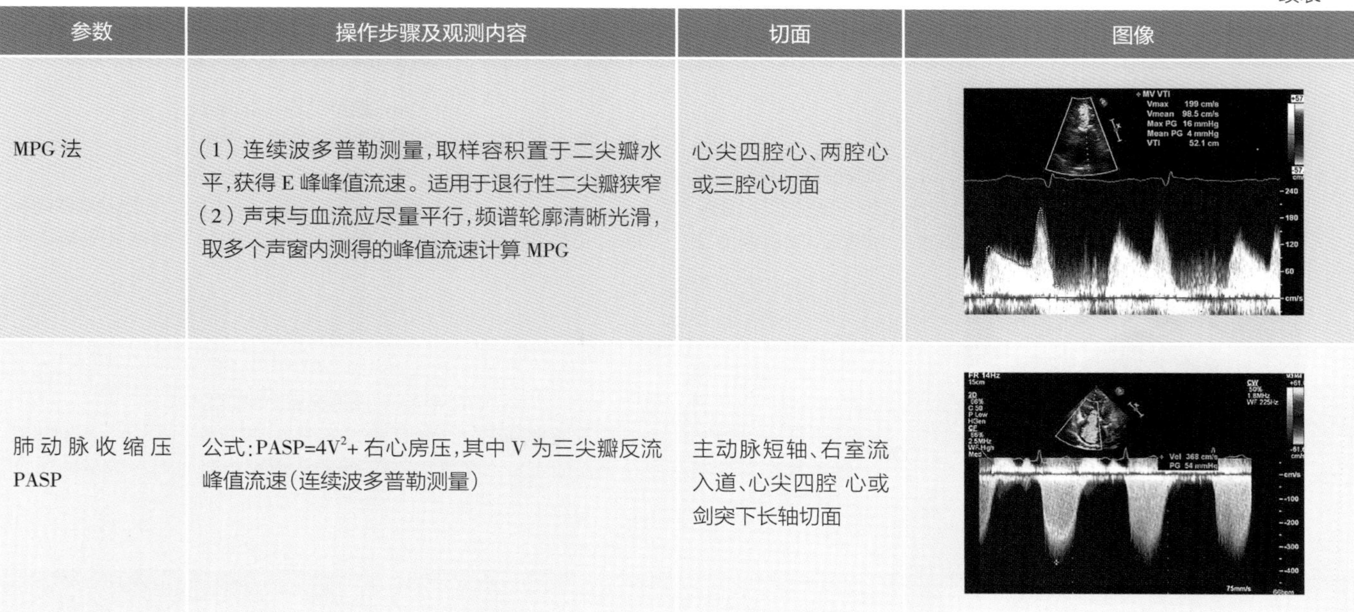
肺动脉收缩压 PASP	公式：PASP=$4V^2$+ 右心房压，其中 V 为三尖瓣反流峰值流速（连续波多普勒测量）	主动脉短轴、右室流入道、心尖四腔 心或剑突下长轴切面	

续表

参数	操作步骤及观测内容	切面	图像
二尖瓣器及左心房的改变	瓣叶及瓣下结构的改变(参考本书第四章第 1 节 Wilkins 评分法),左心房大小,左心房及左心耳有无血栓或自发显影,二尖瓣口血流等	胸骨旁左室长轴、二尖瓣水平短轴、心尖四腔心、两腔心或三腔心切面	
运动状态下 MPG 及肺动脉收缩压	(1)运动负荷测量方法同前文静息状态下“MPG”和“肺动脉收缩压”测量 (2)适用于 MVA<1.5cm^2 而无症状或症状可疑患者。不能耐受运动的患者可考虑行多巴酚丁胺负荷试验评估二尖瓣 MPG	主动脉短轴、右室流入道、心尖四腔心或聚焦于右心的四腔心切面	同前文 MPG 和肺动脉收缩压测量

注:窦性心律应测量 3~5 个心动周期并取平均值:心房颤动需所测 R-R 间期变异小,尽可能接近正常心率的 5~10 个心动周期并取平均值。另需报告心率。MVA:二尖瓣口面积;PHT:压力减半时间;LVOT:左室流出道;VTI:速度时间积分;CSA_{LVOT}:左室流出道横截面积;VTI_{LVOT}:左室流出道速度时间积分;VTI_{MV}:二尖瓣速度时间积分;D_{LVOT}:左室流出道内径;E:舒张早期二尖瓣血流峰值速度;MPG:平均压力阶差。

估；合并主动脉瓣反流时不能使用连续方程法和 PHT 法评估二尖瓣狭窄，推荐二维超声切面直接测量瓣口面积。

四、三尖瓣狭窄

（一）病因

三尖瓣狭窄少见，临床上主要见于慢性风湿性心脏病，大部分合并有二尖瓣和主动脉瓣的病变。

（二）三尖瓣狭窄程度定量评估

1. 峰值流速

通常认为舒张期三尖瓣峰值流速 1.0~1.3m/s 为轻度狭窄，1.3~1.7m/s 为中度狭窄，>1.7m/s 为重度狭窄。但研究发现，舒张期三尖瓣峰值流速仅反映瞬间最大压力阶差，受三尖瓣口血流量影响较大，不是定量评价三尖瓣狭窄的理想指标。

2. 瓣口面积

三尖瓣由前叶、隔叶和后叶组成，瓣口形态不规则，常规切面均不易完整显示瓣口，故无法在二维图像上直接测量瓣口面积。目前间接测量瓣口面积的方法有 2 种，即 PHT 法与连续方程法。

PHT 测量和计算方法与前文评价二尖瓣狭窄相似，即经验常数 220 除以 PHT。应用该方法测量瓣口面积时，狭窄越轻准确性越低。由于三尖瓣通常较二尖瓣狭窄程度轻，故该方法重复性较差，误差较大。

连续方程法首先根据肺动脉干内径计算横截面积，并乘以肺动脉血流频谱的 VTI，再除以三尖瓣口舒张期血流频谱的 VTI，进而求出三尖瓣口面积。从理论上讲，连续方程法较 PHT 法按经验常数计算的瓣口面积准确性高，但实际应用中，由于过程烦琐，测量肺动脉干的内径及 VTI 误差较大，加之绝大多数三尖瓣狭窄与反流并存，其应用受到许多限制。

通过三尖瓣口面积评价狭窄程度，2.1~3.0cm^2 为轻度狭窄，1.3~2.0cm^2 为中度狭窄，<1.3cm^2 为重度狭窄。

3. MPG 法

MPG 反映的是整个舒张期三尖瓣口两端的压力变化，它不仅是心导管评价三尖瓣狭窄程度的重要指标，也是较理想的多普勒指标。该方法目前最为常用，2~5mmHg 为轻度狭窄，5~10mmHg 为中度狭窄，>10mmHg 为重度狭窄。

表 3-4 归纳了常用评价三尖瓣狭窄程度的方法及标准。

表 3-4 三尖瓣狭窄程度评估标准

狭窄程度	Vmax/（$m \cdot s^{-1}$）	PGmax/mmHg	TVA/cm^2
轻度狭窄	1.0~1.3	2~5	2.1~3.0
中度狭窄	1.3~1.7	5~10	1.3~2.0
重度狭窄	>1.7	>10	<1.3

注：Vmax：三尖瓣血流峰值流速；PGmax：三尖瓣口峰值压力阶差；TVA：三尖瓣口面积。

五、肺动脉瓣狭窄

（一）病因

临床所见绝大多数是先天性疾病，可单独存在，也可能是复杂心脏畸形的一部分。单纯性肺动脉瓣狭窄右心排血受阻，右心室长期压力负荷过重，致右室壁肥厚，继之右心房压增高、右心房增大。严重狭窄者右心输出量减少，体静脉回流受阻。

（二）肺动脉瓣狭窄程度定量评估

二维超声可以直观显示瓣膜增厚、开放受限，呈拱形。目前，评价肺动脉瓣狭窄程度的定量指标主要有肺动脉瓣峰值血流速度和肺动脉瓣最大压力阶差。

1. 瓣口峰值流速

在肺动脉长轴切面，应用连续波多普勒记录肺动脉瓣收缩期血流频谱，即可测量其峰值流速（图 3-21）。血流速度 <3.0m/s 为轻度狭窄，3.0~4.0m/s 为中度狭窄，>4.0m/s 为重度狭窄。

2. 峰值压力阶差

根据肺动脉瓣血流峰值流速并借助简化伯努利方程计算肺动脉瓣峰值压力阶差，该压力阶差与心导管所测值具有良好的相关性。峰值压力阶差 <36mmHg 为轻度狭窄，36~64mmHg 为中度狭窄，>64mmHg 为重度狭窄。

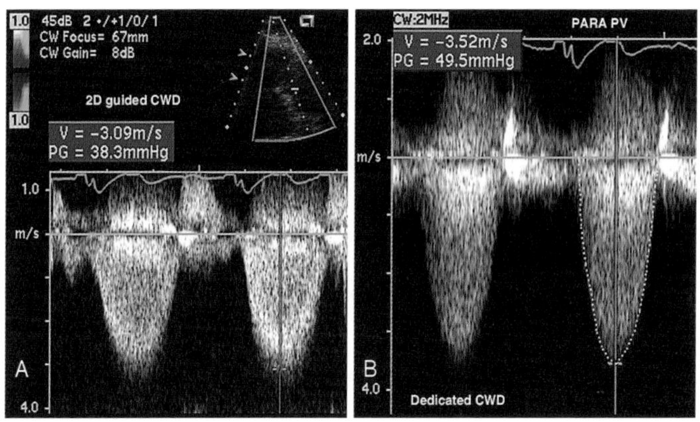

图 3-21　应用峰值流速评估肺动脉瓣狭窄程度

第 4 节　心脏瓣膜反流程度的超声评估

虽然全球范围内风湿性心脏病的发病率较 20 世纪初已明显降低，但在我国，成人心脏瓣膜病仍以风湿性为主。随着人口老龄化的加剧，退行性变所致的心脏瓣膜损害日益突显，其致死、致残率均较高。因此，心脏瓣膜病防治仍是全球医疗卫生工作的重要组成部分。

相对于心脏瓣膜狭窄，瓣膜反流的手术率和心力衰竭的发生率更为突出。然而，如何定量确定瓣膜反流的程度以及评估患者预后，仍是心脏病学的一大难点。本节参考国内外相关学会有关瓣膜反流评估建议，结合实践，对超声定量评估心脏瓣膜反流作一介绍，以期提高临床医生，特别是心脏科医生对瓣膜反流的认识。

一、心脏瓣膜反流的机制分型

医学界公认的瓣膜反流分型，系哈佛大学医学院的 Carpentier 医生根据其病变特点进行分型的 Carpentier 分型（图 3-22）。Ⅰ型系瓣膜运动正常者，瓣膜本身无病变或病变较轻，主要由继发性瓣环扩张所致，如扩张型心肌病患者的功能性二尖瓣反流。Ⅱ型系瓣膜过度运动者，见于腱索冗长、断裂等原因所致瓣膜脱垂的患者。Ⅲ型系瓣膜运动受限者，见于风湿性心脏病瓣膜损害、退行性变所致瓣叶钙化、缺血性心脏病的人群。

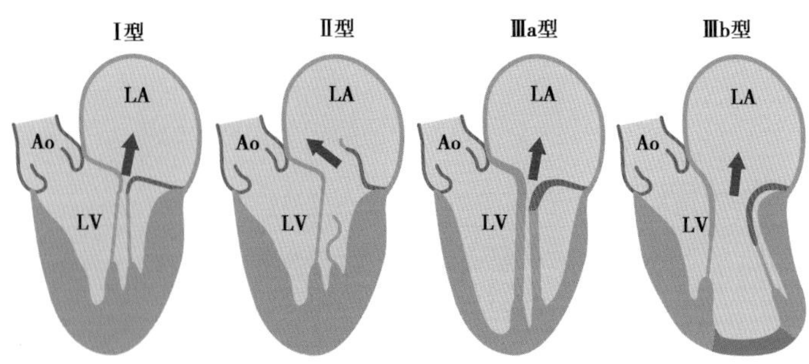

图 3-22　心脏瓣膜反流机制的 Carpentier 分型（以二尖瓣为例）

二、超声检查内容及注意事项

超声心动图自20世纪中叶应用于临床以来，以其无创、重复性强，以及实时显示瓣膜形态结构及运动等特点，目前已成为定性诊断和定量评估心脏瓣膜疾病严重程度的首要检查。

即使经食管实时三维超声等高级检查手段已逐步应用于临床，经胸常规超声检查仍是瓣膜评估最重要的方式。除非在手术室内，经食管超声心动图不作为瓣膜评估的常规手段，若患者经胸透声条件差，或经胸超声检查未能明确诊断，可以考虑使用。对于此类患者，实时三维超声可提供更多的诊断信息。

对于存在瓣膜反流的患者，评估反流严重程度时应多切面、多参数、多种检查方式综合运用，其诊断和评估至少应包括以下四个方面：

◇ 通过二维超声观察瓣膜的形态、结构及启闭功能等，以发现瓣膜的缺损、裂缺、关闭裂隙或关闭错位等。

◇ 多普勒超声评估反流束的长度、宽度、面积，并通过相关参数计算反流量等。

◇ 心腔的大小、容积以及心功能情况。

◇ 结合患者超声与临床资料，综合判断瓣膜反流程度及对预后的影响，从而指导患者的治疗方式。

多普勒超声是瓣膜反流诊断和评估最有效的检查手段，用于瓣膜反流评估的多普勒超声主要包括以下几种成像模式：

（一）彩色多普勒观察法

彩色多普勒是目前瓣膜反流定性诊断的主要方式。但是这种基于血流方向和速度编码的成像模式，容易受到速度量程和彩色增益的影响（图3-23），从而高估或者低估瓣膜反流的严重程度。一般情况下，左心系统瓣膜反流的观察，速度量程设置在50~60cm/s较为合适，而右心系统瓣膜反流观察时，其速度量程可适当调低。此种观察模式不仅可直接发现瓣膜反流，同时还

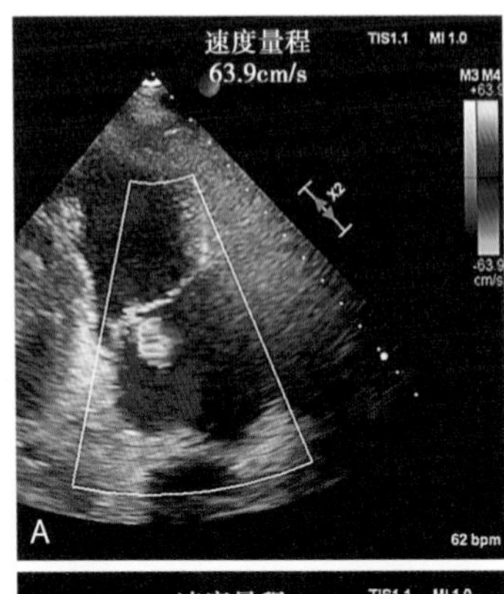

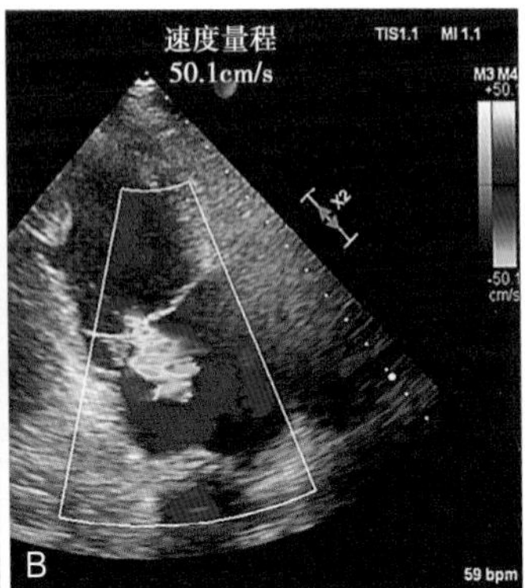

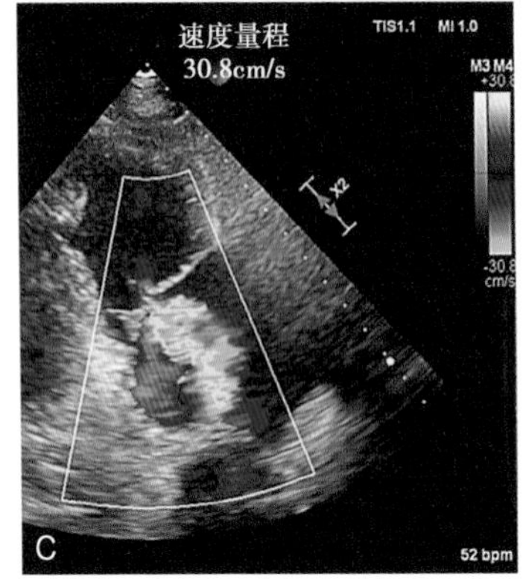

图 3-23　同一患者，不同速度量程及彩色增益显示二尖瓣反流程度不一：图 A 参数偏高，反流明显被低估；图 B 为较为理想的参数；图 C 参数偏低，反流束明显增大。

可通过直接或间接征象评估瓣膜反流程度。如三尖瓣反流患者若探及肝静脉和下腔静脉内反流束，多提示患者存在重度三尖瓣反流（图 3-24）。

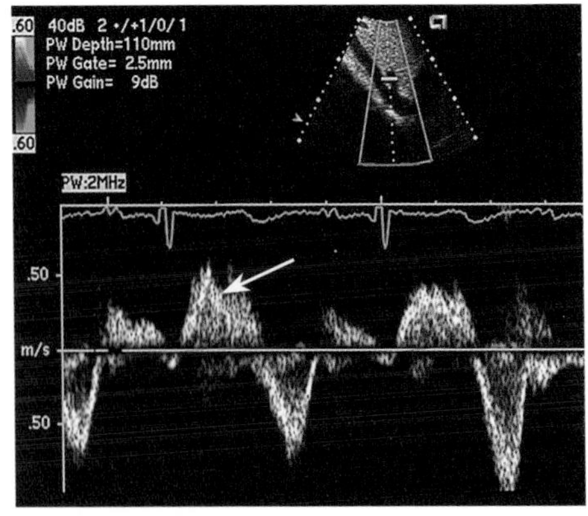

图 3-24　肝静脉内反流束提示患者存在重度三尖瓣反流

肉眼直接观测瓣膜反流是目前应用最广的一种检查方式，然而这毕竟是一种定性诊断手段，其定量价值受操作者主观性、速度量程、心腔内压力和容积等因素影响较大。因此，我们建议肉眼观察只用于确立诊断，尽可能不用于瓣膜反流严重程度的评估。

（二）流颈宽度

流颈宽度（vena contracta width，VCW）是半定量评估瓣膜反流严重程度的主要指标。在采集图像时，应该注意反流束在瓣口的汇聚区、VCW 以及反流束面积应显示在同一帧图像中（图 3-25）。

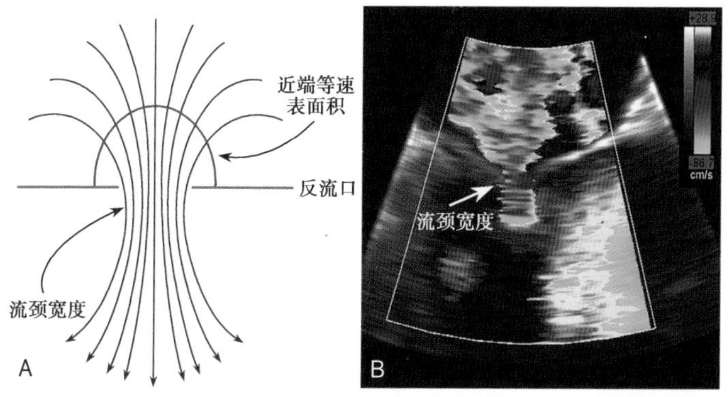

图 3-25 流颈宽度测量示意图（图 A）及使用该方法进行二尖瓣反流评估（图 B）

（三）近端等速表面积法、多普勒容积法

近端等速表面积（proximal isovelocity surface area，PISA）法和多普勒容积法是用来定量评估瓣膜反流程度的重要指标，通过计算有效反流口面积（effective regurgitant orifice area，EROA），结合反流的速度时间积分（velocity time integral，VTI）可直接评估反流量（图 3-26）。

多普勒容积法基于流量守恒定律。以主动脉瓣反流为例，正常人流经二尖瓣口、主动脉瓣口的血流量大致相等。而存在主动脉瓣反流的患者，流经主动脉瓣口的血流量等于二尖瓣口血流量和主动脉瓣反流量之和，即计算主动脉瓣口和二尖瓣口

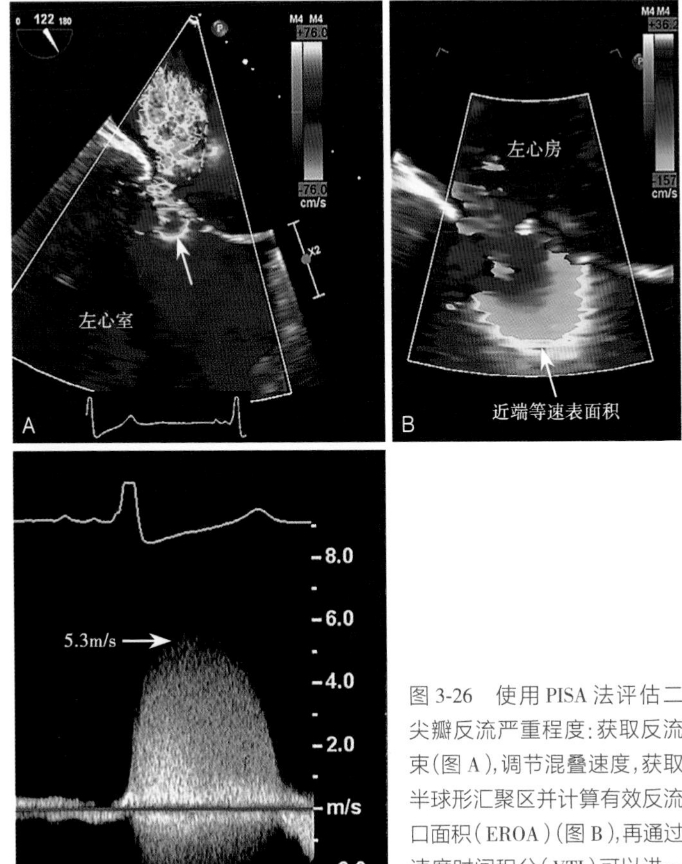

图 3-26　使用 PISA 法评估二尖瓣反流严重程度：获取反流束（图 A），调节混叠速度，获取半球形汇聚区并计算有效反流口面积（EROA）（图 B），再通过速度时间积分（VTI）可以进一步评估反流量（图 C）。

流量之差即为主动脉瓣反流量。

（四）频谱多普勒

在主动脉瓣和二尖瓣反流中有较多应用。主动脉瓣反流的患者多可在降主动脉上段探及舒张期反流束，此时降低速度量程获取降主动脉内反流频谱，若测得舒张末期反流速度 >20cm/s，可定义患者存在重度主动脉瓣反流（图 3-27）。

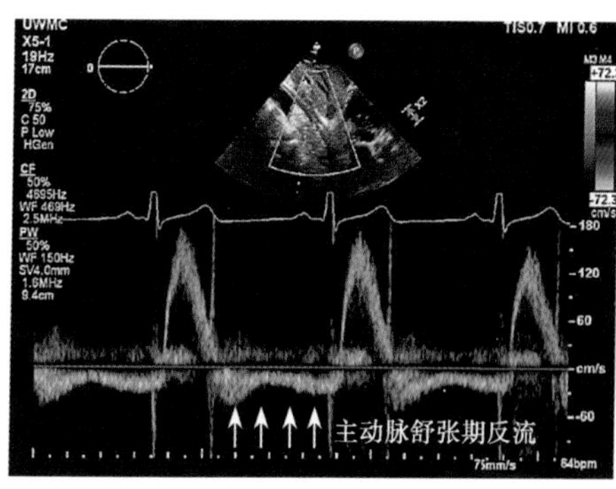

图 3-27　剑突下切面测量降主动脉舒张末期反流速度有助于确定是否存在重度主动脉瓣反流

三、心脏瓣膜反流的超声评估

（一）主动脉瓣反流

主动脉瓣反流主要由主动脉瓣膜本身病变、主动脉根部疾病所致。根据发病情况分为急性和慢性两种。主动脉瓣反流的病因和发病机制包括先天性心脏病瓣叶病变、获得性瓣叶病变、遗传性主动脉根部病变及获得性主动脉根部病变。主动脉瓣反流程度评估推荐的建议（图 3-28）及可选择测量参数见表 3-5，反流程度的分级评估见表 3-6。

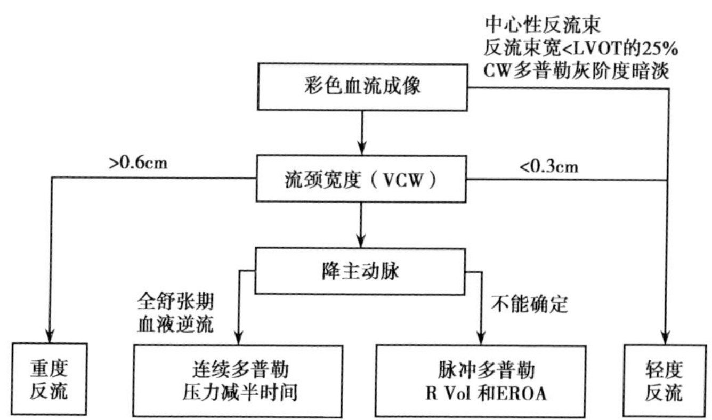

图 3-28　主动脉瓣反流程度评估方法及流程

表 3-5 **主动脉瓣反流程度评估推荐的建议及可选择测量参数**

参数	操作步骤及观测内容	切面	图像
反流束宽度/LVOT 内径	（1）建议采用 LVOT 局部放大图像 （2）调整角度获得最佳反流束彩色图像 （3）在 LVOT 内距离流颈 1cm 内测量反流束宽度 （4）LVOT 内径测量建议参考前文主动脉瓣狭窄超声心动图评价中 LVOT 测量方法	胸骨旁左室长轴切面	右心室 主动脉 左心房
流颈宽度（VCW）	具体方法建议参考前文超声心动图评价中 VCW 测量方法	胸骨旁左室长轴、心尖五腔心切面	反流束 二尖瓣 主动脉 近端等速表面积

续表

参数	操作步骤及观测内容	切面	图像
近端降主动脉内反流信号	（1）降主动脉近端取脉冲波多普勒频谱，可观察到舒张期反流信号 （2）降主动脉近段彩色 M 型超声提示舒张期的红色反流信号，全舒张期反流信号提示中度以上主动脉瓣反流，重度主动脉瓣反流舒张末期反流速度 >20.0cm/s	胸骨上窝切面	
反流频谱的密度	（1）取样线与血流平行，反流信号密度与反流程度成正比 （2）调整增益，微弱或不完全的反流频谱提示轻度主动脉瓣反流	心尖五腔心或心尖三腔心切面	

续表

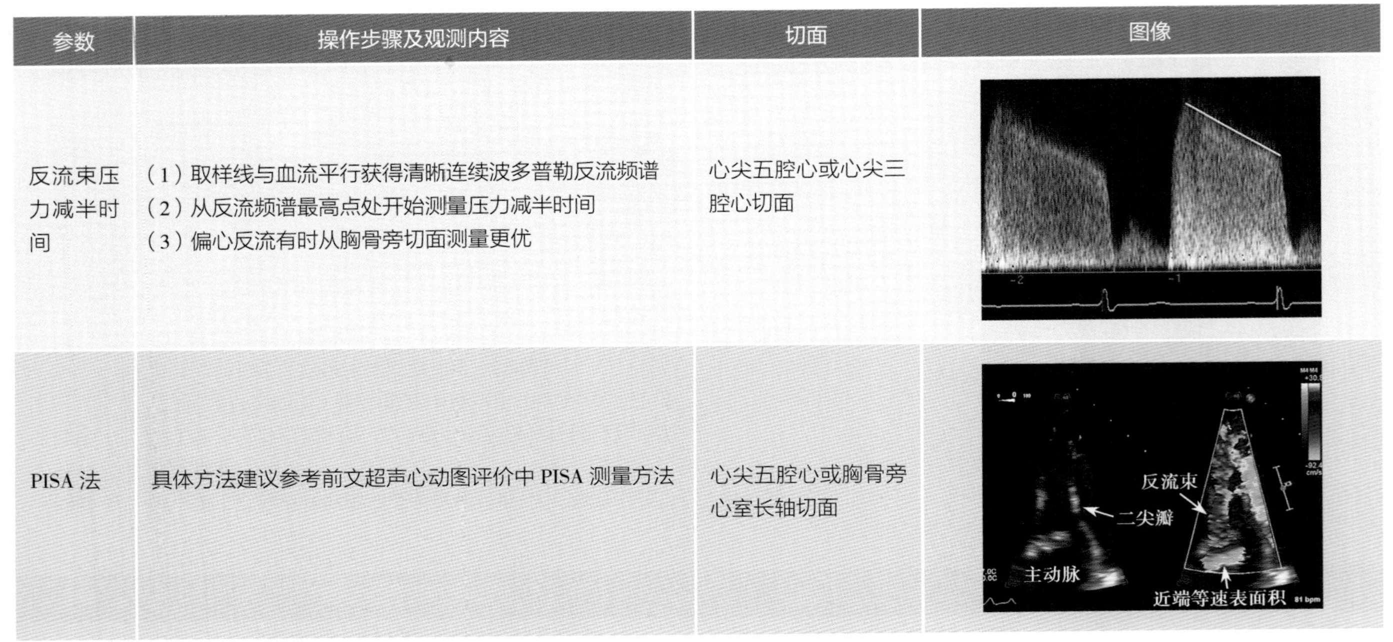

参数	操作步骤及观测内容	切面	图像
反流束压力减半时间	（1）取样线与血流平行获得清晰连续波多普勒反流频谱 （2）从反流频谱最高点处开始测量压力减半时间 （3）偏心反流有时从胸骨旁切面测量更优	心尖五腔心或心尖三腔心切面	
PISA 法	具体方法建议参考前文超声心动图评价中 PISA 测量方法	心尖五腔心或胸骨旁心室长轴切面	

续表

参数	操作步骤及观测内容	切面	图像
多普勒容积法	（1）通过 LVOT 局部放大图像，测量 LVOT 内径及 VTI （2）舒张期测量二尖瓣瓣环直径和脉冲波多普勒频谱的 VTI 1）$RVol=SV_{LVOT}-SV_{MV}=\pi\times(D^2_{LVOT}/4)\times VTI_{LVOT}-\pi\times(D^2_{MV}/4)\times VTI_{MV}$ 2）$EROA=RVol_{AV}/VTI_{AR}$	心尖四腔心和胸骨旁左室长轴切面	A B C D 左室流出道每搏量 二尖瓣每搏量

注：LVOT：左室流出道；VTI：速度时间积分；RVol：反流容积；SV_{LVOT}：左室流出道每搏量；SV_{MV}：二尖瓣每搏量；D_{LVOT}：左室流出道内径；VTI_{LVOT}：左室流出道速度时间积分；D_{MV}：二尖瓣口内径；VTI_{MV}：二尖瓣口速度时间积分；EROA：有效反流口面积；$RVol_{AV}$：主动脉瓣反流容积；VTI_{AR}：主动脉瓣反流速度时间积分。

表 3-6 **主动脉瓣反流程度的分级评估**

项目	轻度反流	中度反流	重度反流
结构			
主动脉瓣叶	正常或异常	正常或异常	异常、连枷或宽对合间隙
左室大小	正常(除其他原因导致的左室扩大)	正常或扩大	通常扩大(除急性)
多普勒定性参数			
血流汇聚现象*	无或很小	介于中间	明显
反流束连续波多普勒频谱密度	淡或不完全	密集	密集
压力减半时间/ms	慢;>500	200~500	陡;<200
降主动脉内舒张期反流	短暂,舒张早期反流	介于中间	显著的全舒张期反流
半定量参数			
流颈宽度/cm	<0.30	0.30~0.60	>0.60
反流束宽度/LVOT宽度	<25%	25%~64%	≥65%
反流束/LVOT横截面积	<5%	5%~9%	≥60%
定量参数			
反流容积/ml	<30	30~59	≥60
反流分数	<30%	30%~49%	≥50%
有效反流口面积/cm^2	<0.10	0.10~0.29	≥0.30

注:彩色多普勒一般将奈奎斯特极限速度设定在 50~60cm/s。*:近端等速表面积法定量测定时设定为 30~40cm/s。LVOT:左室流出道。

主动脉瓣反流合并二尖瓣反流:中度以上主动脉瓣反流合并二尖瓣反流时,不建议采用多普勒容积法评估反流程度。

主动脉瓣反流合并二尖瓣狭窄：二尖瓣狭窄的血流信号可能与主动脉瓣反流相混淆，鉴别要点是二尖瓣狭窄的速度较低，起始时间较晚。

主动脉瓣反流合并主动脉瓣狭窄：左心室肥厚松弛功能受损时，主动脉瓣反流的压力减半时间（pressure half time，PHT）延长，而当主动脉瓣狭窄导致左室舒张压升高时PHT缩短。重度主动脉瓣反流时，左室流出道血流速度增快，压力阶差增大，但用连续方程法测量主动脉瓣口面积仍然是准确的。

（二）二尖瓣反流

典型、明确的二尖瓣反流推荐建议测量参数（定性及半定量）评估反流严重程度。当建议测量参数评估结果不确定，需要更多的定量参数支持时，推荐可选择测量参数补充（表3-7、表3-8）。

表3-7　**超声心动图评估二尖瓣反流所需参数**

项目	内容
临床信息	临床症状和体征（如杂音等）
瓣膜二维图像	①瓣叶活动度：有无脱垂、连枷、限制，瓣叶对合度；②瓣叶及瓣下结构：有无冗长、挛缩、增厚、钙化、赘生物、裂缺、交界融合；③瓣环大小，有无瓣环扩张、钙化
多普勒参数	①反流起始部位和方向；②反流束：汇聚、流颈和面积；③连续波多普勒测量的反流信号浓淡；④反流频谱形态；⑤肺静脉逆向血流；⑥左室充盈动力学：E值，E/A比值
定量参数	①优化PISA法测量有效反流口面积和反流容积；②瓣环直径和速度时间积分计算瓣口每搏量，计算反流容积和反流分数；③优化左室腔定量测量
三维超声心动图（若有）	①瓣叶病变部位的定位；②左室和右室容积的计算；③测量EROA；④三维彩色血流自动定量反流容积
其他	①左室和右室大小、功能和室壁肥厚；②左房和右房大小；③合并瓣膜病变；④估测肺动脉压

注：PISA：近端等速表面积；E：舒张早期二尖瓣血流峰值速度；E/A：舒张早期二尖瓣血流峰值速度与舒张晚期二尖瓣血流峰值速度比值；EROA：有效反流口面积。

表 3-8 **二尖瓣反流程度评估推荐建议及可选择测量参数**

参数	操作步骤及观测内容	切面	图像
二尖瓣瓣器解剖	（1）聚焦二尖瓣叶及瓣上、瓣下结构局部放大图像观察 （2）有无增厚、钙化、瓣叶脱垂及位置、瓣下腱索有无延长、断裂 （3）短轴切面观察反流所在分区	胸骨旁左室长轴或胸骨旁二尖瓣水平左室短轴切面；心尖系列切面	
二尖瓣反流频谱形态	连续波多普勒测量二尖瓣反流信号，取样线与反流束平行	心尖两腔心、三腔心、四腔心或五腔心切面	

续表

参数	操作步骤及观测内容	切面	图像
二尖瓣反流面积/左房面积比	（1）适当调节彩色动态范围，调节增益至刚好无噪点信号，描记彩色血流图反流信号面积 （2）同帧描记左房面积，计算二尖瓣反流/左房面积比	心尖四腔心切面	左心房 右心房 二尖瓣反流 左心室
流颈宽度	（1）适当调节彩色动态范围，调节增益，局部放大图像 （2）调整角度获得最佳反流束彩色图像 （3）观察反流信号汇聚，在汇聚最窄处测量直径	心尖四腔心或胸骨旁左室长轴切面	流颈宽度 A 流颈平面 B 左室长轴观 C 主动脉瓣 EROA=0.28cm² 二尖瓣后瓣 D

续表

参数	操作步骤及观测内容	切面	图像
EROA	PISA 法可测量 EROA 及 RVol （1）局部放大图像，调节血流动态范围基线至速度为 30~40cm/s，反流信号颜色反转成等速球面，利用滚动球获得最佳血流汇聚图像（等速球面轮廓清晰），测量等速球面至流颈的半径（r） （2）连续波多普勒测量二尖瓣反流峰值流速（MV_{Reg}）和速度时间积分（VTI_{Reg}） （3）计算 $EROA=2\pi r^2\times Va/MV_{Eeg}$；$RVol=EROA\times VTI_{Reg}$	心尖四腔心	
RVol	（1）心尖两腔心和四腔心切面，双平面 Simpson 法测量左室总每搏量 （2）胸骨旁左室长轴局部放大图像准确测量 LVOT 内径；心尖五腔心切面测量 LVOT 的 VTI，计算前向每搏量 （3）计算 RVol= 左室总每搏量–前向每搏量	胸骨旁左室长轴、心尖四腔心或五腔心切面	

注：EROA：有效反流口面积；PISA：近端等速表面积；RVol：反流容积；LVOT：左室流出道；VTI：速度时间积分。

继发性二尖瓣反流的机制为瓣环扩大，瓣叶对合面积减小，收缩期血流沿着对合线反流入左心房，因而反流口呈狭长形，不同于原发性二尖瓣反流的圆形反流口，PISA 法测量有效反流口面积时易导致低估，有条件时可用三维彩色模式成像后，横切至反流口横截面，手动描记有效反流口面积。合并其他瓣膜疾病时需综合患者病史、系列超声检查、心腔大小等情况，二维、多普勒等多参数进行综合判断。二尖瓣反流严重程度超声评估分级见表 3-9。

表 3-9　**二尖瓣反流程度超声分级标准**

项目	轻度反流	中度反流	重度反流
结构病变			
二尖瓣结构	瓣器结构无异常或轻微病变	瓣器结构中度异常	严重的明显的瓣膜结构病变
房室腔大小	正常	正常或轻度扩大	扩大
多普勒定性			
彩色反流束面积	小、中心性、窄、短促	适中	大，中心性 >50% 左房面积，偏心性较大面积冲击左房壁
反流信号汇聚	不明显	中等	明显并持续全收缩期
反流频谱	信号淡，不完整	中等	信号浓密，全收缩期，倒三角形
半定量参数			
流颈宽度/cm	<0.3	0.3~0.7	≥0.7
肺静脉频谱	收缩期为主	正常或收缩期减弱	几乎无收缩期波或收缩期反流
二尖瓣前向频谱	A 峰为主	不定	E 峰为主（>1.2m/s）
定量参数			
EROA/cm^2	<0.20	0.20~0.39	≥0.40
反流容积/ml	<30	30~59	≥60
反流分数/%	<30	30~49	≥50

注：部分中心把中度反流又细分为中度反流和中-重度反流。A：舒张晚期二尖瓣血流峰值流速；E：舒张早期二尖瓣血流峰值流速；EROA：有效反流口面积。

（三）三尖瓣反流

三尖瓣反流分为继发性（功能性）和原发性。我国最常见继发性三尖瓣反流原因为左心瓣膜疾病和扩张型心肌病，肺动脉高压也较常见；原发性反流以黏液样病变居多，起搏器等右心腔导线装置引起的较为严重的三尖瓣反流也越来越多。超声心动图主要用于诊断、评估三尖瓣反流严重程度，确定病因，测量右心房、右心室和下腔静脉的内径，估测肺动脉收缩压（肺动脉收缩压 $=4Vmax^2+$ 右心房压，其中 Vmax 为三尖瓣反流峰值流速）。三尖瓣反流严重程度基本评估与分级见表 3-10、表 3-11。

（四）肺动脉瓣反流

肺动脉瓣反流大多数是由肺动脉瓣环扩大和肺动脉干扩张引起的。正常人群中约 75% 可以探查到微量的生理性肺动脉瓣反流，并无血流动力学意义。病理性肺动脉瓣反流不常见，大多伴有瓣膜结构异常。最常见病因是各种原因所致的肺动脉高压。继发性肺动脉瓣反流在肺动脉压升高的患者中最为常见，但反流量通常较小，瓣叶结构正常。原发性肺动脉瓣反流主要见于肺动脉瓣叶异常以及肺动脉瓣狭窄球囊成形术后。严重的原发性肺动脉瓣反流可导致右室扩大，但右室功能通常保留。慢性重度肺动脉瓣反流可导致右室功能障碍。

肺动脉瓣反流程度评估见表 3-12、表 3-13。在随访和术后评估方面，经胸超声心动图评估残余肺动脉瓣反流最常用的方法是综合运用多种技术，包括对右室流出道、肺动脉干和肺动脉分支的彩色和频谱多普勒观测。

以上介绍了超声心动图在瓣膜反流定量评估方面的进展，然而仍有很多问题值得探索和商榷。相信随着心脏病学的发展和超声新技术的应用，对于心脏瓣膜反流的评估会更加深入和全面，这必将有助于临床更好地为心脏瓣膜病患者选择和制定获益最大的治疗手段和方案。

表 3-10　**三尖瓣反流程度评估推荐建议及可选择测量参数**

参数	操作步骤及观测内容	切面	图像
流颈宽度	具体方法建议参考前文主动脉瓣反流超声心动图评价中的测量方法	右室流入道心尖四腔心切面	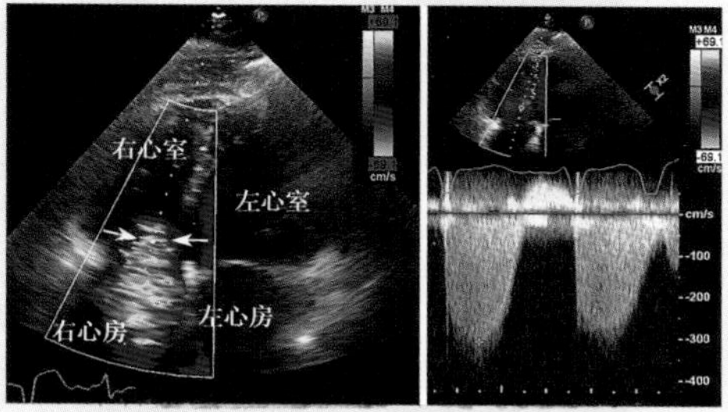
反流频谱密度	具体方法建议参考前文主动脉瓣反流超声心动图评价中反流频谱的密度测量方法	心尖四腔心、胸骨旁四腔心、主动脉短轴或右室流入道切面	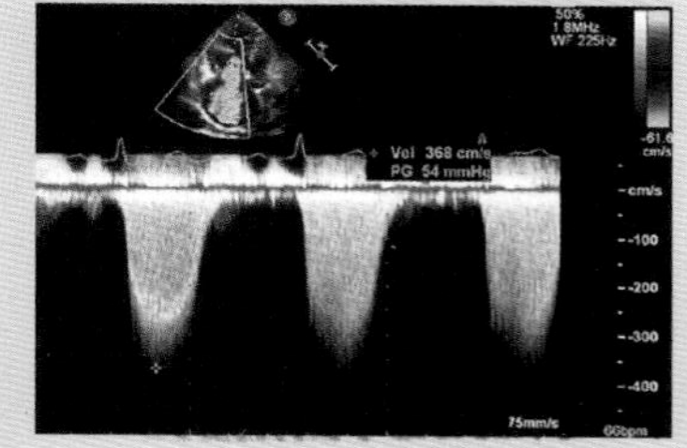

续表

参数	操作步骤及观测内容	切面	图像
肝静脉血流反向血流	尽量使多普勒取样线与肝静脉血流方向一致	剑突下切面	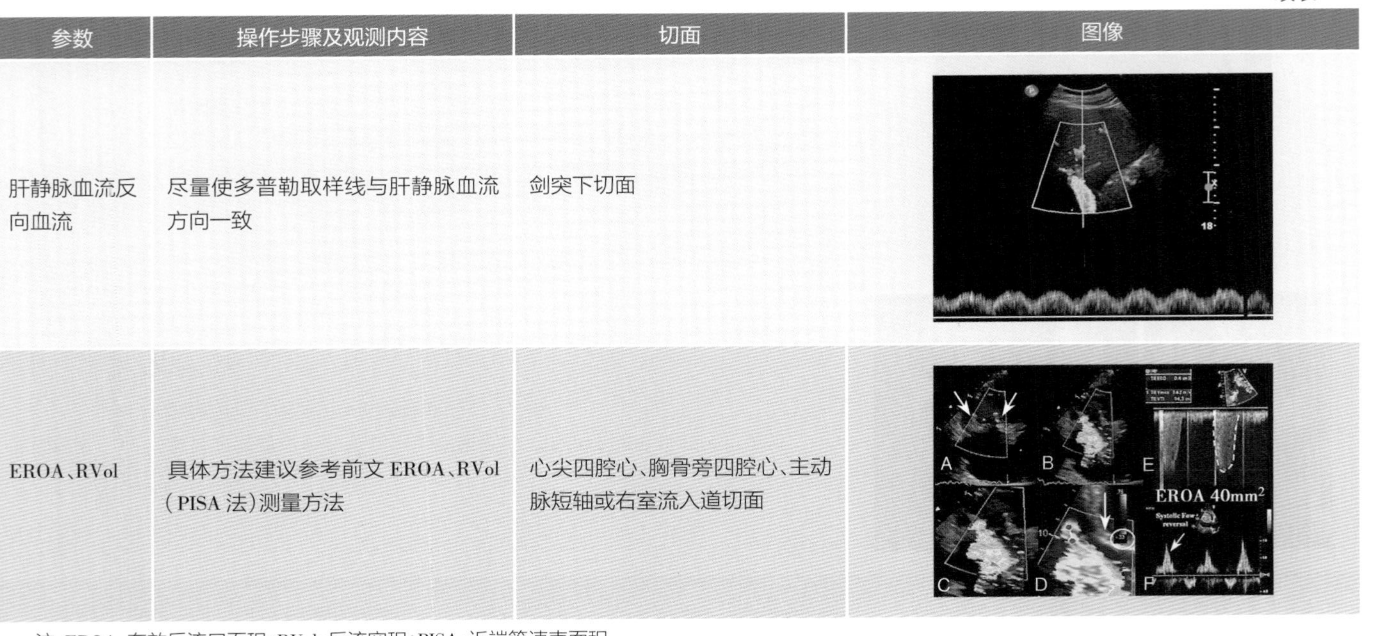
EROA、RVol	具体方法建议参考前文 EROA、RVol（PISA 法）测量方法	心尖四腔心、胸骨旁四腔心、主动脉短轴或右室流入道切面	

注：EROA：有效反流口面积；RVol：反流容积；PISA：近端等速表面积。

表 3-11 **三尖瓣反流程度的分级标准**

参数	轻度反流	中度反流	重度反流
结构			
三尖瓣形态	正常或轻度异常	中度异常	重度异常(连枷样运动、严重的挛缩)
右世径线	正常	正常或轻度扩张	通常增大(急性大量反流,右心大小可能正常)
三尖瓣瓣环内径	无数据支持	无数据支持	≥40mm(或 >21mm/m^2)
下腔静脉内径(cm)	正常 <2.0	正常或轻度扩张(2.1~2.5)	扩张 >2.5
多普勒定性			
反流束面积*	小、窄中心性	中量中心性	大量中心性或偏心性贴壁反流束
连续波多普勒频谱	频谱较透明,不完整,抛物线形	致密频谱,抛物线形或三角形	致密,通常为三角形
半定量法			
流颈宽度/cm*	<0.30	0.30~0.69	≥0.70
肝静脉血流 ^Δ^	收缩期血流为主	收缩期血流圆钝	收缩期血流反向
三尖瓣血流 ^Δ^	A 峰为主	变化较多	E>1.0m/s
等速球面至流颈半径/cm▲	≤0.5	0.6~0.9	>0.9
定量法			
EROA/cm^2*	无数据支持	无数据支持	≥0.4
二维 PISA 法测量反流量/ml	无数据支持	无数据支持	≥45

注:*:奈奎斯特极限 >50~70cm/s;^Δ^:特异度不高,受其他多种因素影响(右室舒张功能、心房颤动、右心房压);▲:奈奎斯特极限 28cm/s。A:舒张晚期三尖瓣血流峰值速度;E:舒张早期三尖瓣血流峰值速度;EROA:有效反流口面积;PISA:近端等速表面积。

表 3-12 **肺动脉瓣反流程度评估推荐建议及可选择测量参数**

参数	操作步骤及观测内容	切面	图像
流颈宽度	具体方法建议参考前文二尖瓣反流超声心动图评价中流颈宽度测量方法	胸骨旁短轴或剑突下切面	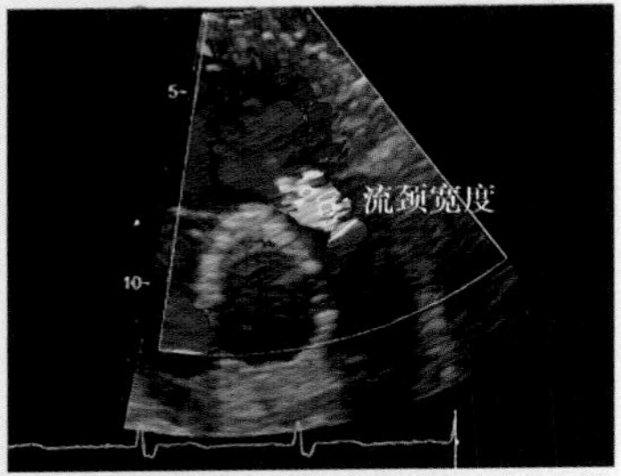 流颈宽度
反流束宽度与肺动脉瓣环直径的比值	（1）建议采用局部放大图像 （2）优化肺动脉近端的图像，获得最佳反流束	胸骨旁短轴或剑突下切面	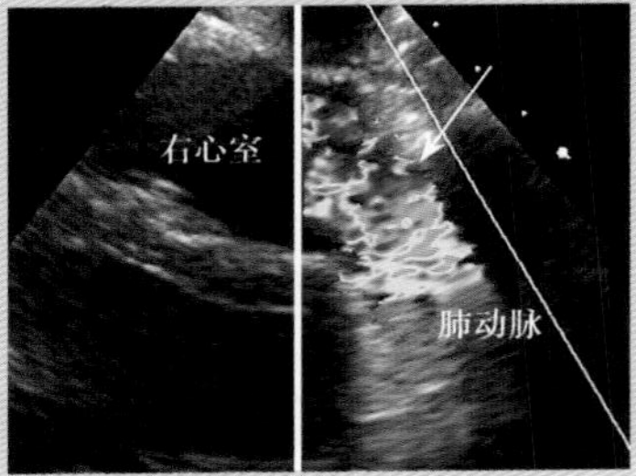 右心室 肺动脉

续表

参数	操作步骤及观测内容	切面	图像
肺动脉分支反向血流信号	（1）左、右肺动脉分支内取脉冲波多普勒频谱 （2）可观察到舒张期逆向血流信号	胸骨旁短轴或剑突下切面	
反流频谱的密度	具体方法建议参考前文主动脉瓣反流超声心动图评价中反流频谱的密度测量方法		

续表

参数	操作步骤及观测内容	切面	图像
反流频谱 PHT	具体方法建议参考前文主动脉瓣反流超声心动图评价中的 PHT 测量方法	胸骨旁短轴或剑突下切面	
肺动脉瓣反流指数	（1）取样线与血流方向平行 （2）测量反流持续时间（A）与舒张期总持续时间（B）的比值	胸骨旁短轴或剑突下切面	

续表

参数	操作步骤及观测内容	切面	图像
反流量/RF	（1）测量肺动脉瓣环径，取 RVOT 频谱，测量 VTI（右图上） （2）测量主动脉瓣环径，取 LVOT 频谱，测量 VTI（右图下） （3）说明：反流量 = 每搏量 $_{RVOT}$− 每搏量 $_{LVOT}$；RF= 反流量/每搏量 $_{RVOT}$；定量方法，适用于多个反流和偏心性反流	胸骨旁短轴、胸骨旁长轴或心尖 LVOT 切面	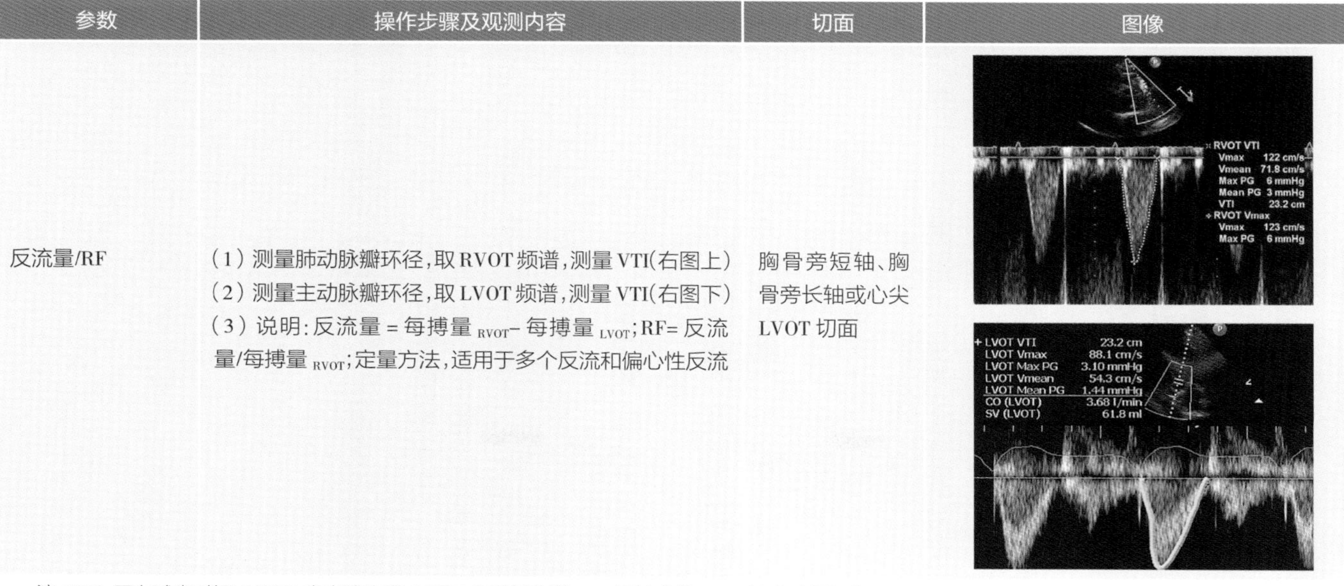

注：PHT：压力减半时间；RVOT：右室流出道；LVOT：左室流出道；RF：反流分数；VTI：速度时间积分。

表 3-13　**肺动脉反流严重程度超声分级标准**

参数	轻度反流	中度反流	重度反流
肺动脉瓣叶结构	正常	正常或异常	异常或可能显示不清
右室大小	正常(除外其他原因所致)	正常或扩张	扩张(除外急性)
流颈	直径窄	介于中间	直径宽
反流束宽度与肺动脉瓣环比值	无数据支持	无数据支持	>0.7
反流频谱密度和轮廓	弱	强	强;舒张期血流提前终止
肺动脉瓣反流频谱 PHT(ms)	无数据支持	无数据支持	<100
肺动脉瓣反流指数	无数据支持	<0.77	<0.77
肺动脉干或分支舒张期反向血流	无数据支持	无数据支持	显著
肺循环血流(VTI_{RVOT})与体循环血流(VTI_{LVOT})的比较	略有增加	介于中间	明显增加
反流分数	<20%	20%~40%	>40%

注:PHT:压力减半时间;RVOT:右室流出道;VTI:速度时间积分;LVOT:左室流出道;VTI_{RVOT}:右室流出道速度时间积分;VTI_{LVOT}:左室流出道速度时间积分。

第 5 节　超声心动图与心动周期

一、基本概念

心脏舒张时内压降低，腔静脉血液回流入心，心脏收缩时内压升高，将血液泵到动脉。心脏每收缩和舒张一次构成一个心动周期。

在一个心动周期中，首先是两心房收缩，其中右心房的收缩略先于左心房。心房开始舒张后两心室收缩，而左心室的收缩略先于右心室。在心室舒张后期，心房又开始收缩。

一个心动周期所经历的时间是由心率决定的。如以成年人平均心率每分钟 75 次计，每一心动周期平均为 0.8s，其中心房收缩期平均为 0.11s，舒张期平均为 0.69s。心室收缩期平均为 0.27s，舒张期平均为 0.53s。

心率增快时收缩期和舒张期均缩短，但以舒张期缩短的比例较大。心室的收缩是推动血流的主要力量，习惯上以心室舒缩的起止作为心动周期的标志，把心室的收缩期叫作收缩期，心室的舒张期叫作舒张期。心动周期各时相心室内压、心室容积、血流与瓣膜活动的变化如以心室的舒缩活动为中心，整个心动周期按 7 个时相进行活动（图 3-29）。

二、心动周期构成

（一）等容收缩期

心室肌的强有力的收缩使心室内压急剧升高。当超过心房内压时，左、右心室内血液即分别推动左、右房室瓣使其关闭。由于乳头肌与腱索拉紧房室瓣，阻止其向上翻入心房，再加房室交界处环行肌收缩，缩小房室交界处的口径，两者都可避免心室血液倒流入心房。

这时室内压急剧上升，但在未超过主动脉压（舒张期末约为 80mmHg）和肺动脉压（舒张期末约为 8~10mmHg）时，半月瓣仍处于关闭状态。在这段短时间内（人体平均为 0.05s），房室瓣与

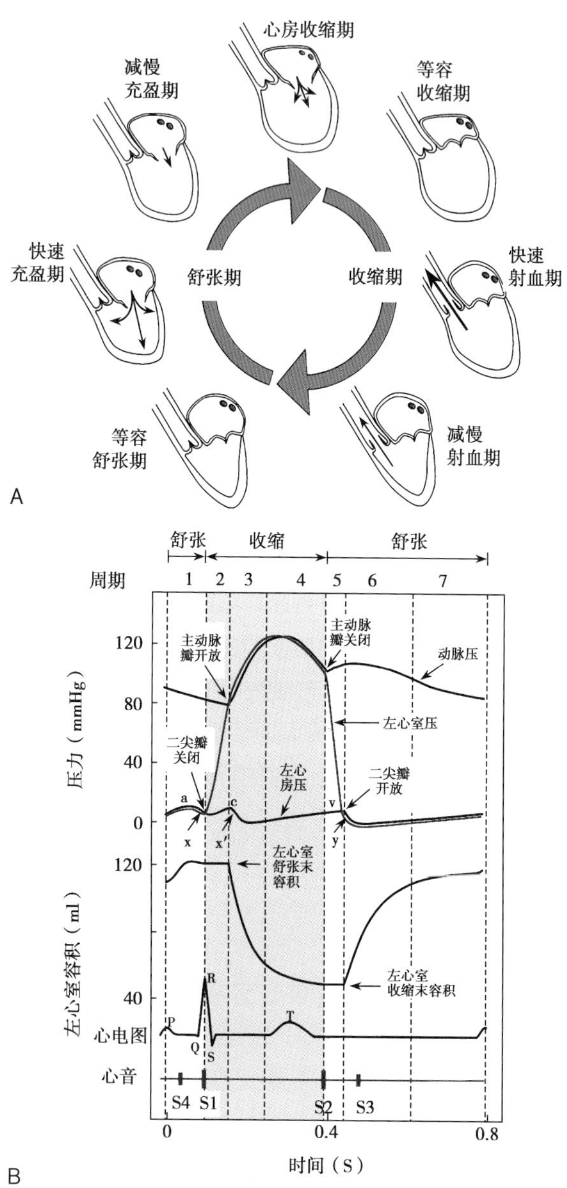

图 3-29　心动周期组成部分（图 A）及压力容积变化（图 B）

半月瓣均关闭，心尖到基底部的长度减小，心室变得较圆，心室肌张力增高，而心室容积不变，故称等容收缩期。

（二）快速射血期

心室肌继续收缩，张力增高，心室内压急剧上升，很快超过主动脉压和肺动脉压，两侧半月瓣被冲开，血液射入主动脉和肺动脉并很快达到最大速率。快速射血期末心室压力达到顶峰（左心室约 120~130mmHg，右心室约 24~25mmHg）。此期平均历时 0.09s，约占收缩期的 1/3 时间，而射出的血量占每搏输出量的 80%~85%。

（三）减慢射血期

此期中，心室收缩力和室内压开始减小，射血速度减慢。此时心室内压略低于主动脉内压，但因心室收缩的总能量（压力能量加动能）仍然高于主动脉中的总能量水平，血液得以继续从心室射出，历时平均 0.13s。然后进入心室舒张期。

（四）等容舒张期

半月瓣关闭时心室内压仍然高于心房内压，房室瓣仍然关闭，当心室内压继续下降到低于心房内压时房室瓣才开放。从半月瓣关闭到房室瓣开放这段短促的时间内，心室内压迅速下降，而心室容积基本保持不变，称为等容舒张期，历时约为 0.08s。

（五）快速充盈期

房室瓣开放后心室容积迅速扩大，这时心室内压更低于心房内压，积聚在心房和大静脉的血液迅速冲进心室，历时约为 0.11s。心室内血液约有 2/3 是在这段时间充盈的。

（六）减慢充盈期

随着心室血液的快速充盈，静脉内血液经心房回流入心室的速度逐渐减慢，房-室间压差减小，而心室容积进一步增大。这一段时间称为减慢充盈期，历时约为 0.19s。接着心房开始收缩。

（七）心房收缩期

在心室舒张期末，心房开始收缩，心房内压升高将残留的血液射入心室，使心室充盈度进一步提高，心室压力也出现一个小的升高。心房的舒张使心房内压降低，这有助于房室瓣的关闭，故在心室收缩前房室瓣已有关闭的趋势。至下一次等容收缩开始时，即完成一个心动周期。

心脏泵血的周期性导致下列各种周期变化，如心内压与血管内压、心房与心室的容积、心内瓣膜的启闭、血流速度等。这些变化驱使血液在血管内沿着一定的方向流动。在心动周期中还伴有心电、心音、动静脉搏动等周期变化（表 3-14）。

表 3-14　**心动周期内心腔内压力、容积等的变化**

心动周期分期	压力变化	瓣膜开闭		血流变化	心室容积
		房室瓣	半月瓣		
等容收缩期	心房<心室↑<主动脉	关	关	血液存于心室	不变
快速射血期	心房<心室↑>主动脉	关	开	心室→动脉	迅速↓
减慢射血期	心房<心室↓<主动脉	关	开	心室→动脉	继续↓
等容舒张期	心房<心室↓<主动脉	关	关	血液存在心房	不变
快速充盈期	心房>心室↓<主动脉	开	关	心房→心室	迅速↑
减慢充盈期	心房>心室↑<主动脉	开	关	心房→心室	进一步↑
心房收缩期	心房>心室↑<主动脉	开	关	心房→心室	进一步↑

三、心电图与心动周期

心电学中也有心动周期的概念，却与本节所提到的心脏机械活动的心动周期存在很多区别（图 3-30）。诚然，心电图是心脏电活动最直接的展示，与机械性心动周期有密切关系。但很多人忽视电-机械耦联的存在，错误地将心脏除极认为是心脏收缩的开始，将心脏复极认为是舒张期。

其实，心脏电活动比心脏机械活动更提前，除极≠收缩，复极≠舒张。心脏的收缩活动很大部分是发生于心电图中复极期，

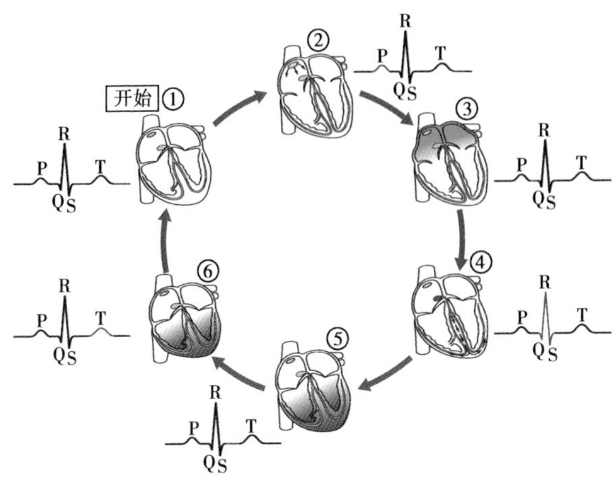

图 3-30　心电图中心动周期指的是心脏电活动从窦房结发出，依次激动心肌，使心脏除极、复极的过程。

舒张期多位于两个心动周期之间的等电位线间。从时间占比看，舒张期占据心动周期的大部分时程。

作为临床医生，应该熟悉心动周期相关的关键时间节点：心电图 R 波顶点是收缩期的开始，对应等容收缩期开始；T 波终末对应等容舒张期开始；P 波终末期约为心房收缩期；T 波到下一心动周期 R 波顶点是整个心脏舒张期（图 3-31）。

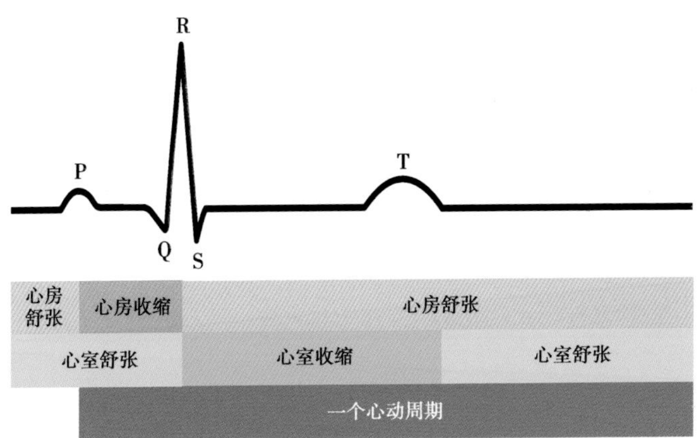

图 3-31　心电图时间节点与心动周期对照

四、超声心动图与心动周期

（一）M 型超声心动图

超声心动图识别心动周期，主要靠观察心脏机械活动及血流动力学来进行评估。表 3-14 列举了心动周期内不同阶段瓣膜的启闭情况。相对于二维超声心动图，M 型超声心动图有着更好的时间分辨率。通过 M 型超声记录二尖瓣、主动脉瓣波群的运动曲线，可用于识别心动周期（图 3-32、图 3-33）。由于心动周期内各个时间段持续时间较短，M 型超声可以用于分辨收缩期、舒张期的起始和持续时间，但等容收缩期和等容舒张期的测量，则需要借助多普勒超声进一步分辨。

（二）多普勒超声心动图

等容收缩期是左心室舒张结束到朝向主动脉射血的时间，而等容舒张期则是左心室射血完成到下一次左心室舒张期开始的时间。根据上述定义，超声心动图可以使用频谱多普勒同时记录二尖瓣及主动脉瓣前向血流频谱，从二尖瓣前向血流 A 峰

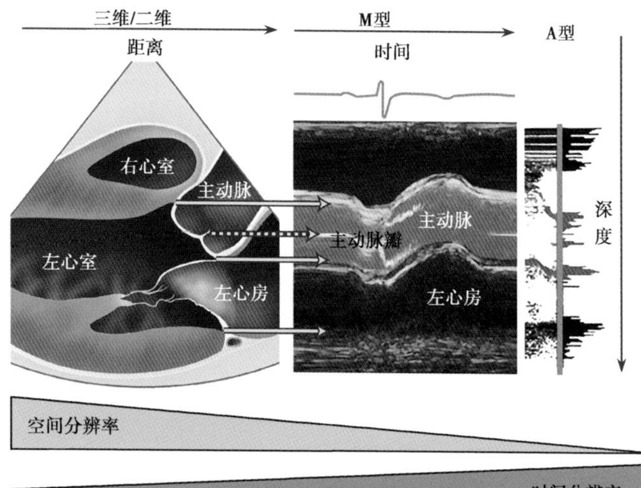

图 3-32 M 型超声心动图（M-mode）相对于三维/二维超声心动图（3D/2D）具有更好的时间分辨率，可用于瓣膜启闭运动检查（箭头），从而间接判断心动周期。

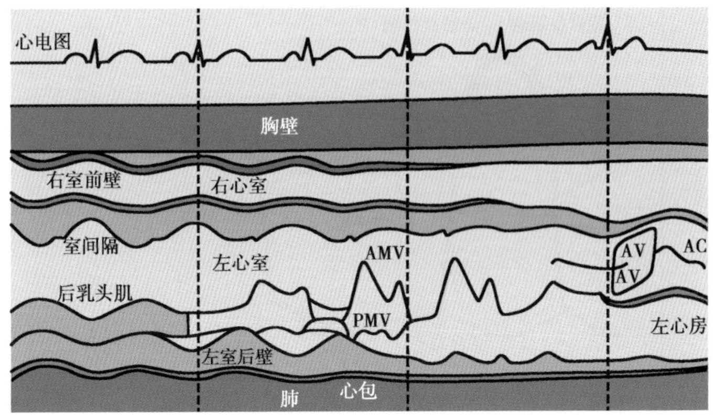

图 3-33　M 型超声心动图与心动周期对应关系

图中虚线对应心电图 R 波顶点，为等容收缩期开始，此时二尖瓣前、后叶（AMV、PMV）和主动脉瓣（AV）均处于关闭状态；T 波终末对应等容舒张期开始，二尖瓣前、后叶（AMV、PMV）和主动脉瓣（AV）再次关闭；两者之间的时间段为射血期。T 波到下一心动周期 R 波顶点是整个心脏舒张期，对应 M 型超声中从二尖瓣开放到关闭的阶段，其中 P 波终末期约为心房收缩期。

终末到主动脉瓣前向血流频谱起始的时间，为等容收缩期；从主动脉瓣前向血流频谱终末到下一个心动周期二尖瓣前向血流 E 峰起始的时间，为等容舒张期（图 3-34）。

正常二尖瓣前向血流频谱分为 E 峰和 A 峰。其中，E 峰对应快速充盈期和减慢充盈期，系心室内压力急剧下降，从左心房快速抽吸血液所形成；A 峰对应心房收缩期（图 3-35）。

超声心动图识别心动周期的各个参数汇总见图 3-36。实际超声检查过程中，必须连接实时心电图，在超声分辨时相困难时，可结合心电图综合判断（图 3-37）。

五、不同疾病对于心动周期的影响

（一）房室间期异常

合适的房室间期会充分发挥心房的充盈作用，房室间期过短或过长时，会出现 A 峰或 E 峰截尾，导致左室有效充盈期缩短，进而影响心功能。

患者出现一度房室传导阻滞（P-R 间期延长）、永久起搏器术后房室间期设置过长，会导致等容收缩时间延长、心室收缩相对

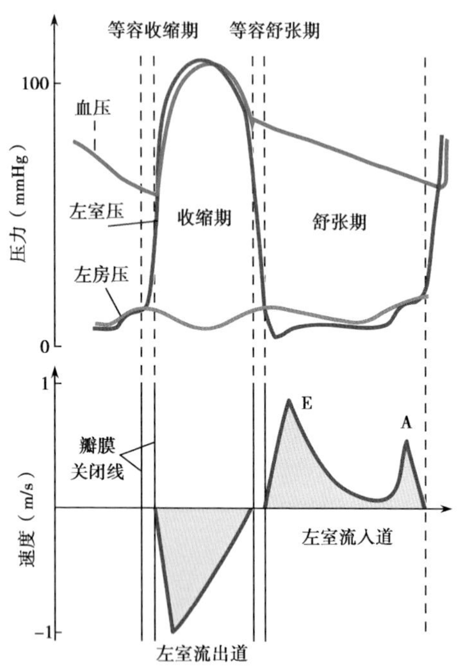

图 3-34　等容收缩期和等容舒张期测量示意图

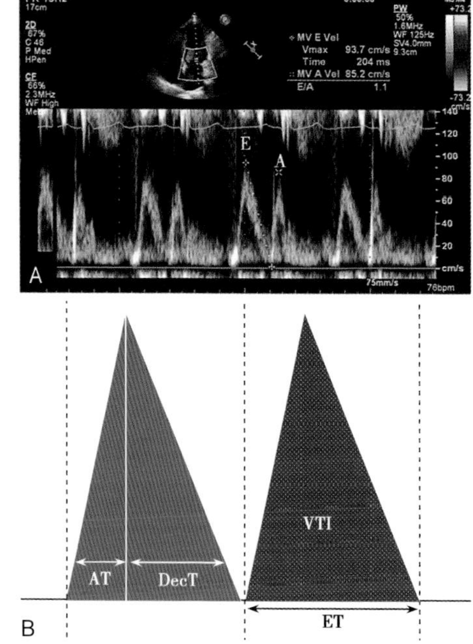

图 3-35　二尖瓣前向血流频谱

E 峰系心室内压力急剧下降，从左心房快速抽吸血液所形成，A 峰对应心房收缩期（图 A），而 E 峰以其顶点为界，前半部分属于加速阶段，对应快速充盈期，后半部分是减速阶段，对应减慢充盈期（图 B），AT 为加速时间，DecT 为减速时间，ET 为充盈时间，VTI 为速度时间积分。

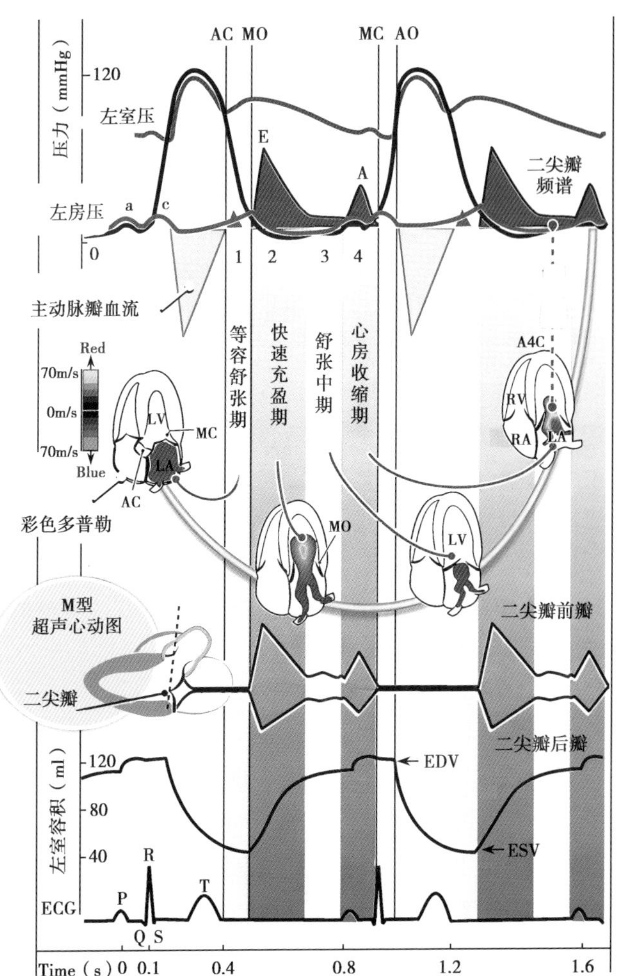

图 3-36　心电图、心脏超声各参数与心动周期对应关系汇总

AC：主动脉瓣关闭，MO：二尖瓣开放，MC：二尖瓣关闭，EDV：舒张末容积，ESV：收缩末容积，LA：左心房，LV：左心室，A4C：心尖四腔心切面，E：舒张早期二尖瓣血流速度，A：舒张晚期二尖瓣血流速度。

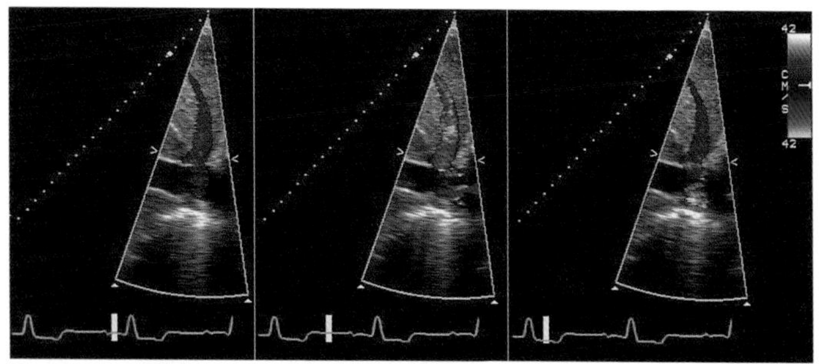

图 3-37　肝静脉血流评估时，借助心电图有助于确认异常血流时相，并推测心腔内压力是否升高：左图中肝静脉红色血流发生于心电图 P 波后，是心房收缩导致的正常反流；中图蓝色血流为舒张早期，也是正常现象；右图为收缩期肝静脉充盈，常见于三尖瓣中度反流。

推迟、心室有效舒张期缩短，超声心动图可见二尖瓣前向血流频谱 E、A 峰融合，舒张期、或收缩期二尖瓣反流，进而导致舒张功能受损、收缩功能下降。

患者房室间期过短则会导致等容收缩时间延长、心室收缩相对提前、心室有效舒张期缩短，超声心动图可见二尖瓣前向血流频谱 A 峰被截尾，左心室做功增加。

（二）舒张功能异常

舒张功能受损本身也可以导致心动周期中各阶段出现异常，如左心室松弛受损时，等容舒张期随之延长，超声心动图表现为二尖瓣前向血流 E<A（图 3-38）。随着舒张功能恶化，左心房压逐渐升高，在左室充盈中所占比重越来越大，所以等容舒张期会逐渐缩短。图 3-39 展示了不同类型舒张功能障碍等容舒张期对比。

（三）收缩功能评估

Tei 指数即心肌做功指数，是反映心脏整体功能的参数。心肌纤维舒张和收缩主要依赖 Ca^{2+}，Ca^{2+} 的内流主要发生在等容收缩期，其外流则主要发生在等容舒张期。计算公式：Tei 指数 =（等容舒张期 + 等容收缩期）/射血时间。Tei 指数被认为是评价心室整体功能的有价值的指标（图 3-40）。

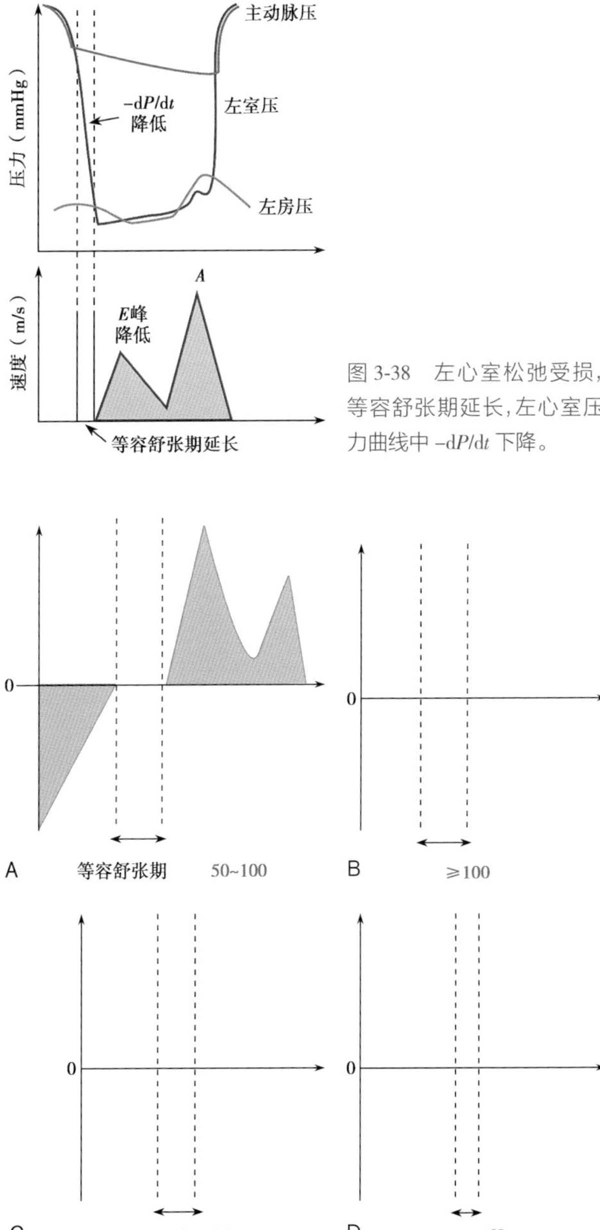

图 3-38　左心室松弛受损，等容舒张期延长，左心室压力曲线中 $-dP/dt$ 下降。

图 3-39　不同类型左心室舒张功能障碍等容舒张期对比（图 A，正常；图 B，松弛受损；图 C，假性正常化；图 D，限制性充盈障碍）

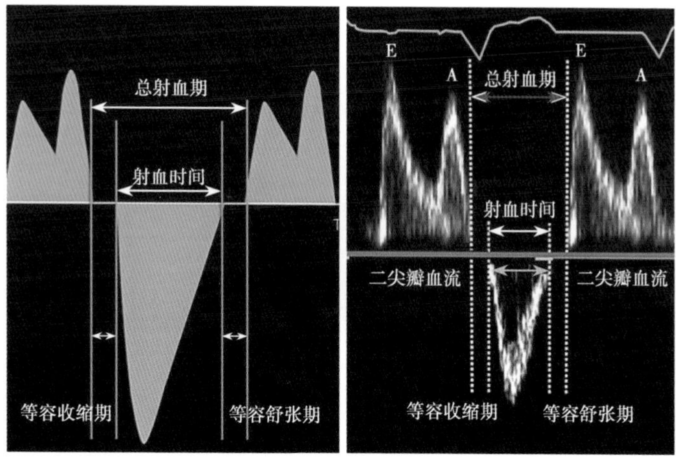

图 3-40　Tei 指数计算方法：同时记录二尖瓣及左室流出道前向血流频谱，测量等容舒张期、等容收缩期、射血时间，使用（等容收缩期 + 等容舒张期）/射血时间进行计算。

第 6 节　超声心动图与压力-容积关系

一、心动周期

前一节介绍了心动周期的概念，在心房、心室交替收缩中，心脏完成容积、压力的变化，从而推动血液在循环系统中运动。心动周期中的心腔内压力及容积的变化，可以用压力-容积环（pressure-volume loop）的方式进行展示。

压力-容积环以容积作为横轴（X 轴）、压力作为纵轴（Y 轴），在一个完整心动周期内，压力-容积曲线便构成一个完美的闭环，即为压力-容积环。理论上心室、心房、心包都可以绘制压力-容积环。压力-容积环上的四线、四点与曲线所围成的面积均有意义。

二、压力-容积环图形

（一）线条与交汇点

以左心室压-容积环为例，图中有四条线，在心动周期内，它们是按逆时针方向旋转的。从左上角开始向下的线，容积不变，压力下降，是等容舒张期；下方横线表示压力缓慢增加，容积显著增大，为心室充盈期；右侧直线表示心室容积不变，压力快速提高，是等容收缩期；上方向左的抛物线，表示心室容积快速减小，曲线先急后缓，表示为快速和减慢射血期，其间左心室内压力先升后降。如此运行一圈便构成了一次心动周期（图 3-41）。

四条线的交汇点，代表心动周期内瓣膜的开闭：左上半月瓣关闭，左下房室瓣开启，右下房室瓣关闭，右上半月瓣开启。等容收缩期和等容舒张期两根线条之间的横向距离，代表舒张及收缩末心室容积的变化，即每搏输出量。

物理学中，$W=Fs$，而 $F=PS$，$s=V/S$，所以 $W=PV$。压力-容积环中，四条线所围成的曲线下面积，代表心肌所做的功（W）。由于左心室舒张是一个耗能的过程，因此心腔内压力可以接近于零，整个压力-容积环下方可以接近 X 轴，以方便心室从心房侧快速抽吸血液完成充盈。

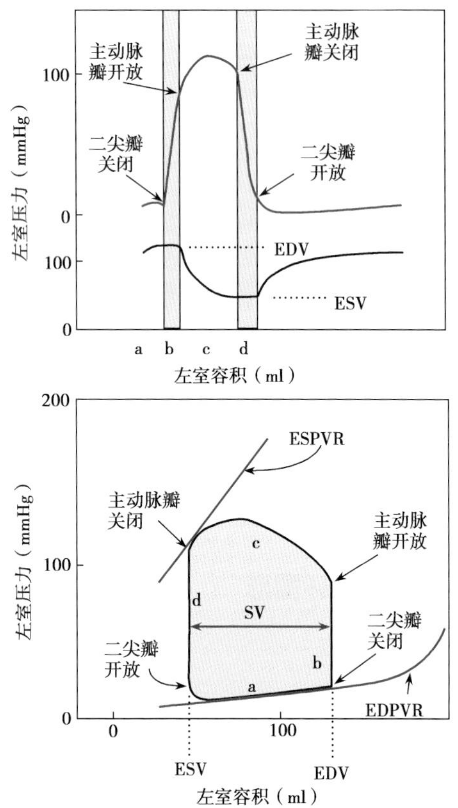

图 3-41 左心室压-容积环

a：心室充盈期；b：等容收缩期；c：射血期；d：等容舒张期；EDV：舒张末期容积；ESV：收缩末期容积；SV：每搏输出量，交汇点 1~4 分别是二尖瓣关闭、主动脉瓣开放、主动脉瓣关闭、二尖瓣开放；EDPVR：舒张末期压力-容积关系；ESPVR：收缩末期压力-容积关系。

（二）压力-容积环决定因素

舒张及收缩末期的各项参数，包括舒张压、收缩压、收缩末压、动脉弹性与容量的关系，决定了压力-容积环的形态和位置。

1. 收缩末期压力-容积关系

收缩末期压力-容积关系（end-systolic pressure-volume relations，ESPVR）的斜率通常代表心室的收缩力，或称心肌变力状态/心肌收缩能力（inotropic state）。ESPVR 下的区域是储存在心室壁中的收缩末势能，称为潜在机械功（potential mechanical work），但由于主动脉内必须维持一定血压，左心室在压力下降至和血压相同水平时便会停止射血，故而压力-容积曲线在横向上不会无限靠近 *Y* 轴（图 3-42）。

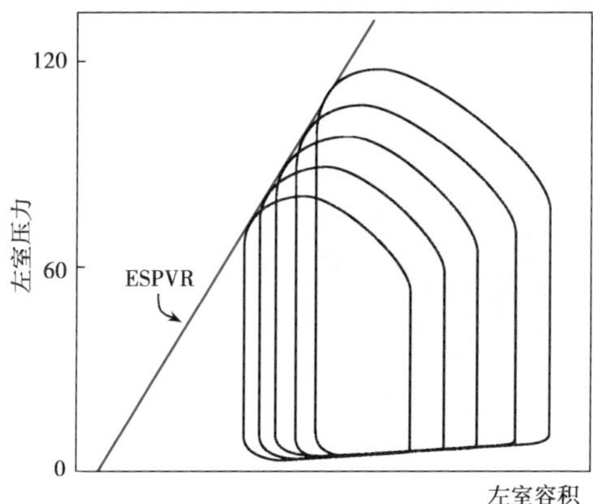

图 3-42　收缩末期压力-容积关系（ESPVR）的斜率通常代表心室的收缩力，ESPVR、压力-容积曲线左侧的三角形区域为潜在机械功。

当增强心肌收缩能力时，会加快心肌缩短速度，同时增大 ESPVR 斜率，进而增加每搏输出量和射血分数，并减小收缩末期容积；反之亦然（图 3-43、图 3-44）。

心肌收缩能力的调节通常被称为等长外来调节（与异长自身调节形成对比），如自主神经系统、各种激素和激动剂/拮抗剂。注意，这里的图像是控制了其他所有因素得到的，显示压力不变，在后面有对更复杂因素的叙述。

病理条件下收缩能力丧失，会导致心室收缩功能障碍，即收缩性心力衰竭。所有产生的效应就是减少每搏量和射血分数（故又被称为射血分数降低的心力衰竭），并增加收缩末期容积。

2. 舒张末期压力-容积关系

舒张末期压力-容积关系（end-diastolic pressure-volume relations，EDPVR）的斜率，通常被认为是心室顺应性的倒数（也即弹性，弹性与顺应性是相反的概念）。在正常情况下，心室顺

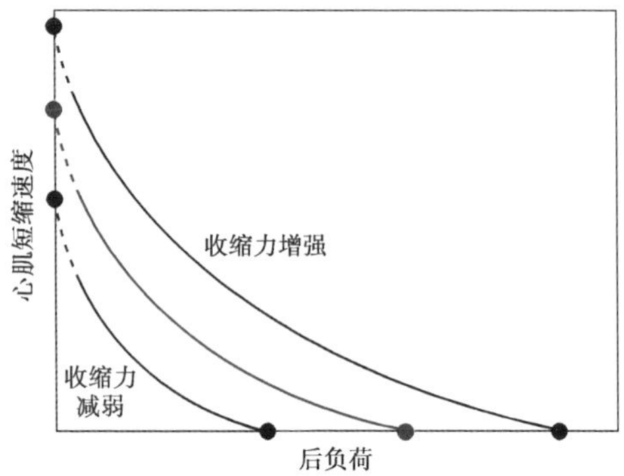

图 3-43 心肌收缩能力是心肌最大缩短速度和最大收缩力的重要影响因素。

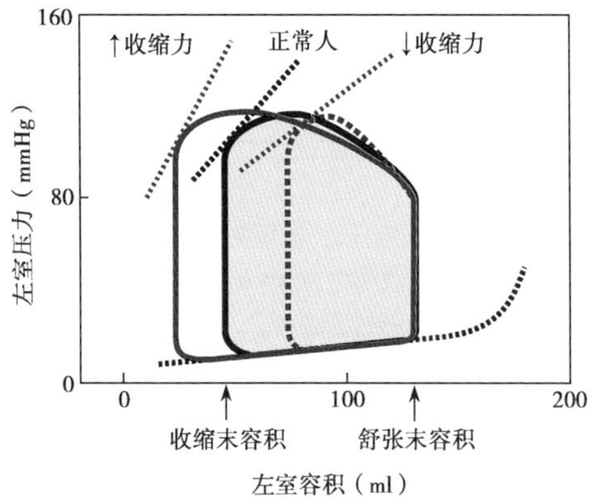

图 3-44 心肌收缩能力对压力-容积环的影响：在舒张末期容积不变的情况下，心肌收缩能力增加和降低会随之影响收缩末期容积。

应性较大，斜率较小，当容积过大时出现顺应性下降而斜率增大。心室顺应性发生变化时即可见 EDPVR 曲线的上移与下移（图 3-45、图 3-46）。

病理条件下，当心室顺应性下降时，就可能出现心室舒张功能障碍，即舒张性心力衰竭。如心肌肥厚、心室松弛受损等，均会导致 EDPVR 曲线上移（图 3-47、图 3-48）。这通常导致每搏输出量和舒张末期容积的减小、舒张末压增加，但是射血分数不会有太大的变化，所以也称射血分数保留的心力衰竭（heart failure with preserved ejection fraction，HFpEF）。

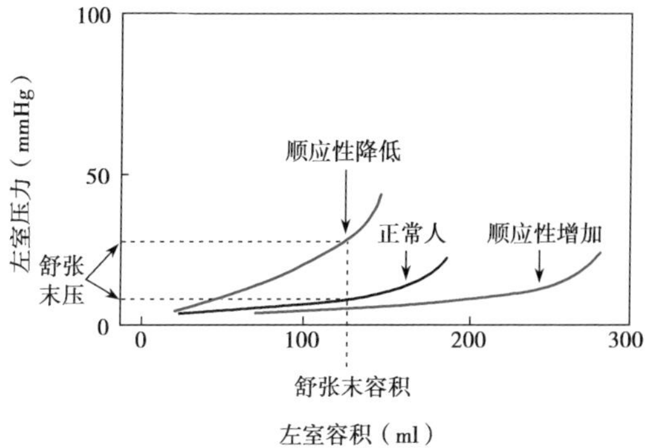

图 3-45　心室顺应性变化对心室舒张末压的影响

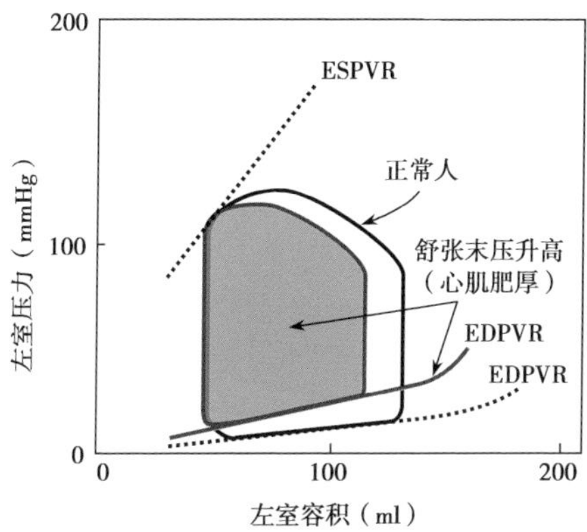

图 3-46　心室舒张末压与舒张末期压力-容积关系（EDPVR）曲线的上移与下移

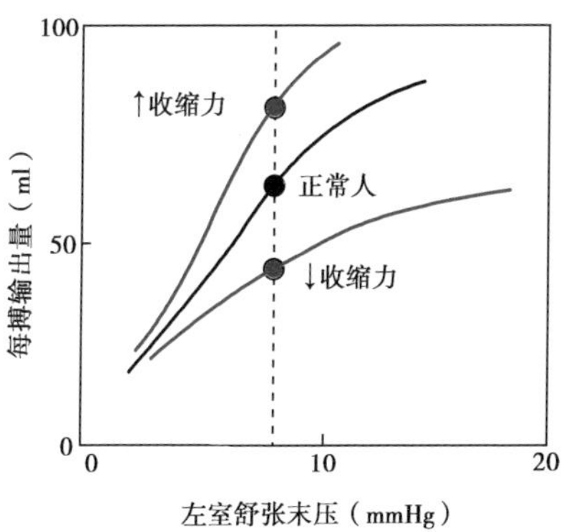

图 3-47　左室舒张末压每搏输出量的影响

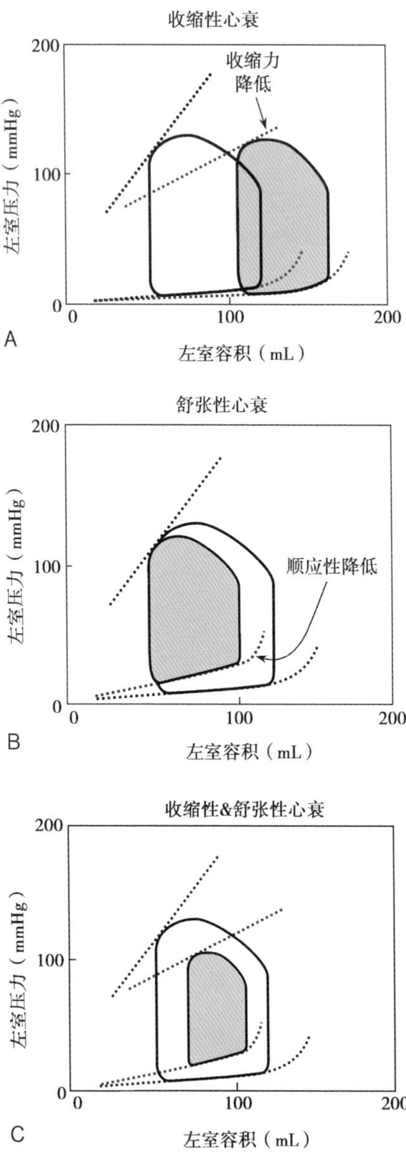

图 3-48　不同类型心衰压力-容积环的变化

图 A 为收缩性心衰，图 B 为舒张性心衰，图 C 为收缩及舒张性心衰并存。

3. 有效动脉弹性

有效动脉弹性（effective arterial elastance，Ea）在图中为收缩末期点与舒张末期点对应容积的连线斜率，也即收缩末压除以每搏输出量，通常可以使用有效动脉弹性代表后负荷的大小。当 Ea 增大时，血压将升高（收缩压提高），每搏输出量将减小。

4. 前负荷、后负荷、心肌收缩能力

上述三个变量是相互依赖的，先看看单独的作用：

前负荷在肌肉研究中通常指肌肉初长度，在心室中相当于心室舒张末期容量或压力。在后负荷和心肌收缩能力不变的情况下，如果回心血量增加、瓣膜反流，根据 Frank-Staling 定律，心室前负荷增大，舒张末期容积增加，心肌收缩能力随之增强，但最终仍会将血液喷射到相同的收缩末期容积，导致每搏输出量增大，反之亦然。收缩到相同收缩末期容积的能力是心肌的一个特性，这种调节方式被称为异长自身调节，在压力-容积环中，图像相当于横向拉伸（图 3-49~图 3-51）。

后负荷指心肌收缩之后所遇到的阻力；后负荷增加导致等容收缩期延长，射血时间变短，最终导致每搏输出量减小和收缩末期容积增加，相当于图像纵向拉伸。

心肌收缩能力见前文 ESPVR 部分。在生理条件下，上述三者会产生相互影响。一般情况下，心肌收缩能力是不变的。当前负荷增大时，每搏输出量增加，导致心输出量和动脉压增加，最终导致后负荷增加，反之亦然。因此相当于上述两图的结合，即前负荷增大时，图像向右上方偏移（图 3-52），反之亦然。

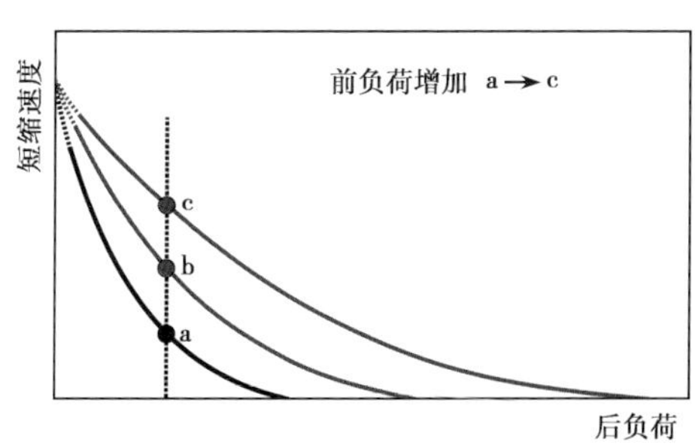

图 3-49　在心肌最大短缩速度不变的情况下，前负荷会增加心肌收缩能力。

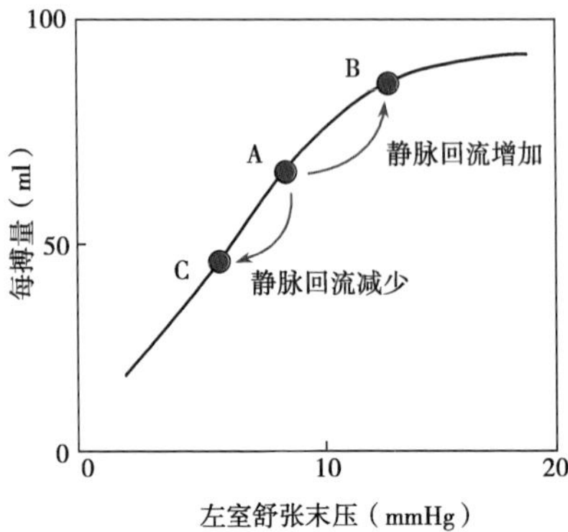

图 3-50　Frank-Staling 定律：静脉回流增加会增加每搏输出量。

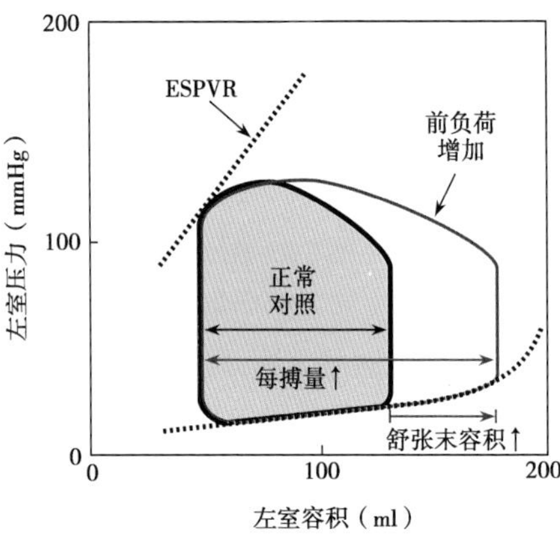

图 3-51　前负荷对压力-容积环的影响：静脉回流增加会使曲线横向拉伸，每搏输出量随之变化。

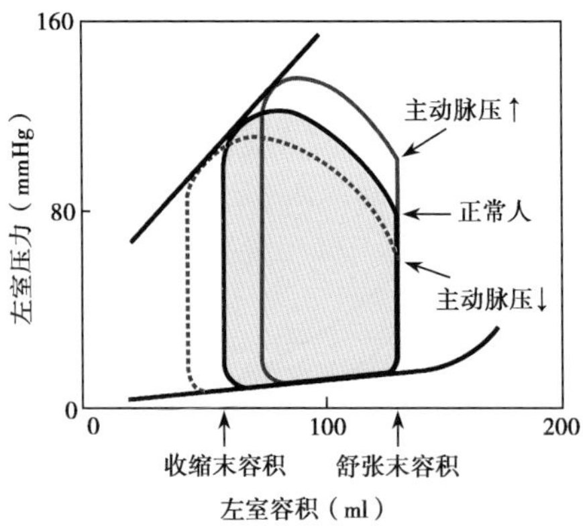

图 3-52　后负荷（主动脉压）对压力-容积环的影响

通过改变后负荷，得到的结果与上述类似。由于后负荷增大，每搏输出量减少，收缩末期容积增加，导致舒张末期容积继发性增加，前负荷增加使心室能够以更大的力收缩，促进血液的排出。心肌收缩能力增加，使每搏输出量和射血分数增加，导致动脉压的升高，也即后负荷提高，显示压力-容积环的上移；又由于收缩末期容积的减小，前负荷减小，显示压力-容积环的左移（图 3-53）。心脏负荷与心肌收缩能力的不同组合，对压力-容积环的影响，主要区别就是哪个因素占据主导（图 3-54）。

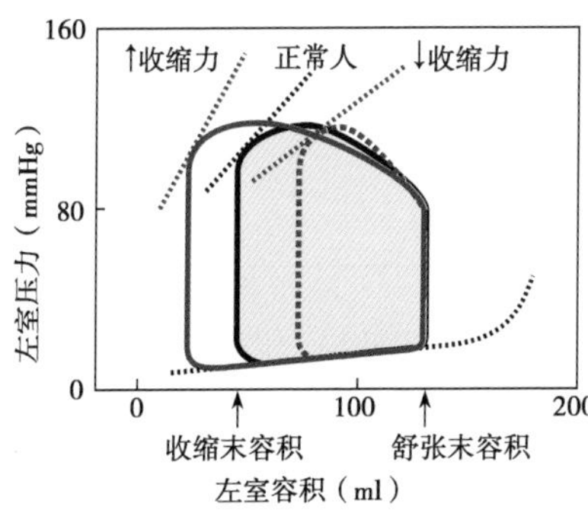

图 3-53　前负荷（舒张末容积）与心肌收缩能力对压力-容积环的综合影响

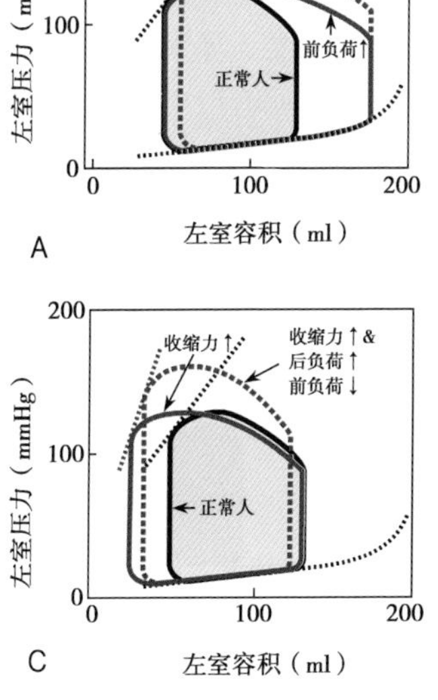

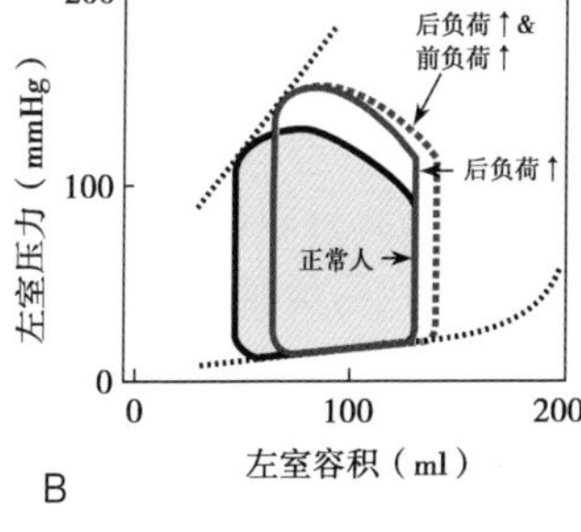

图 3-54　不同类型影响因素组合对压力-容积环的影响
图 A 为前负荷增加合并（红色虚线）/不合并（红色实线）继发性后负荷增加，图 B 为后负荷增加合并（红色虚线）/不合并（红色实线）继发性前负荷增加，图 C 为心肌收缩力增加合并（红色虚线）/不合并（红色实线）继发性前后负荷增加。

运动时的变化：此处指的运动是使心率在正常范围内提高，并未出现过快的心率。此时，全身肌肉的收缩作为肌肉泵，使舒张末期容积小幅增加；交感神经兴奋激活增加心肌收缩能力，减小收缩末期容积，两者共同导致每搏输出量和射血分数增加。此时后负荷的轻微增加可能会对上述作用有一定抵消。从压力-容积环图像上来看就是大了一圈（图 3-55）。

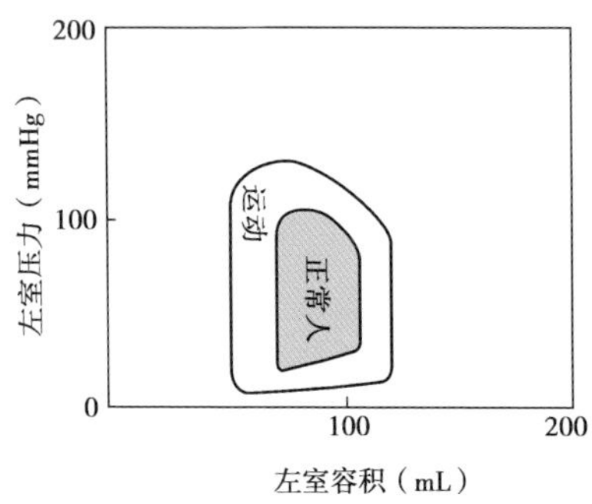

图 3-55 运动对压力-容积环的影响

5. 瓣膜相关障碍

左心室涉及的瓣膜包括二尖瓣和主动脉瓣，主要涉及的障碍为瓣膜狭窄与瓣膜反流。

二尖瓣狭窄：二尖瓣狭窄阻碍心室充盈，减小舒张末期容积即前负荷，导致每搏输出量减少（图宽度下降）；充盈被阻碍继发性导致后负荷下降，导致心室收缩末期容积小幅减小。其压力-容积环的变化相当于前文生理条件下前、后负荷的减小（图 3-56）。

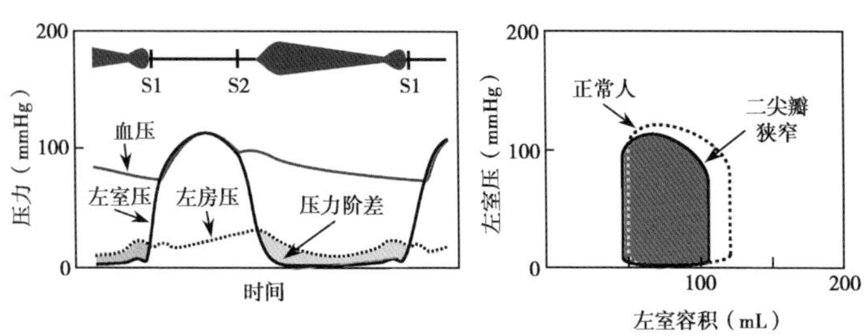

图 3-56 二尖瓣狭窄对压力-容积环的影响

主动脉瓣狭窄：主动脉瓣狭窄阻碍心室射血，导致射血时后负荷增加，每搏输出量减小（图宽度下降），收缩末期容积增加，心室内的收缩压峰值升高（图高度上升）。心室血液的淤积增大了前负荷。压力-容积环的形状相当于前面生理条件下前、后负荷的增大（图 3-57）。

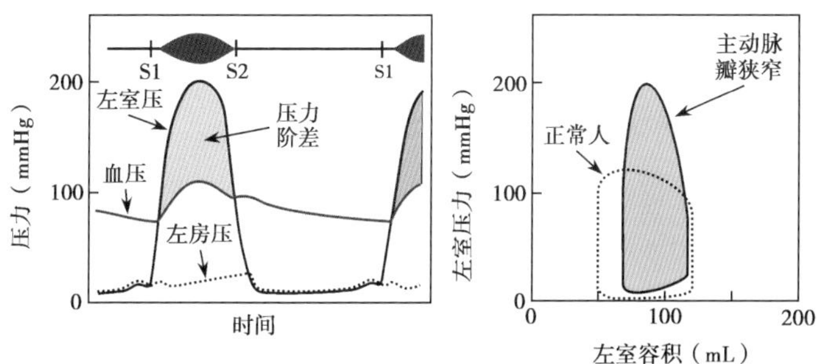

图 3-57　主动脉瓣狭窄对压力-容积环的影响

二尖瓣反流：当左心室收缩时，一部分血液回流到左心房，导致心室收缩期间左心房容量和压力增加，等容收缩期和等容舒张期消失（直线变成曲线）；心室压力较之前减小（图 3-58）。

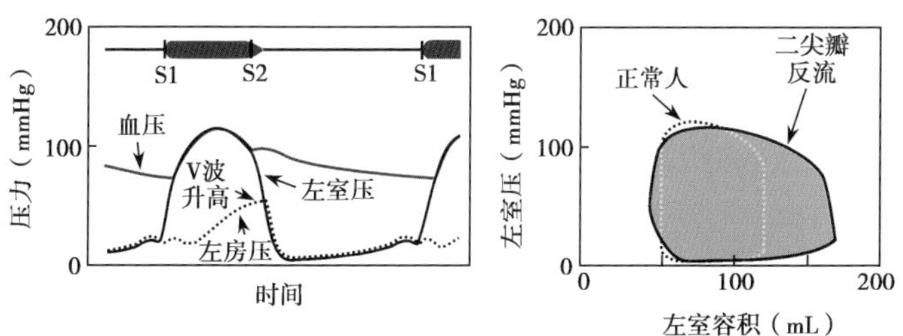

图 3-58　二尖瓣反流对压力-容积环的影响

主动脉瓣反流：主动脉瓣在收缩期射血结束时不会完全闭合，当心室在舒张期间松弛时，血液从主动脉流回心室，心室立即开始从主动脉充盈。等容收缩期和等容舒张期消失（直线变成曲线），心室压力较之前增大（图 3-59）。

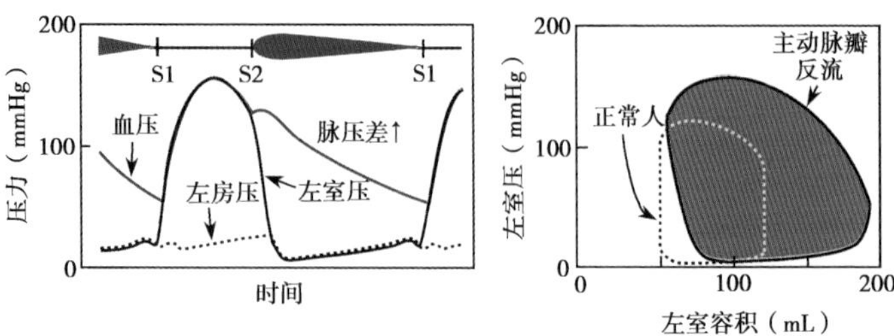

图 3-59 主动脉瓣反流对压力-容积环的影响

三、基于压力-容积环的超声评估

前文已提及，心脏压力-容积环受到很多因素影响。超声心动图主要用于评估以下几个方面：

（一）舒张功能评估

EDPVR 主要与超声心动图测量的左室舒张功能指数有关。但是，超声心动图中舒张功能指标评价的是左室舒张末压，而 EDPVR 显示的是左室舒张末压的变化，不是某个时间点的数值。在某些情况下即使舒张末压高，也不能说明 EDPVR 是否陡峭。

慢性心衰患者在左室代偿性扩大的情况下，EDPVR 通常不那么陡峭。如果心腔不大，则应考虑心室扩张受限制，如限制型心肌病和缩窄性心包炎。其 EDPVR 异常陡峭，即使轻微的前、后负荷变化，两者的左室舒张末压也会急剧升高。

（二）收缩功能评估

在超声心动图中，收缩功能降低时，ESPVR 的斜率变小。左室射血分数也受左心室大小的影响，因此进行超声检查时，还应结合心腔大小进行分类。压力-容积环位置，由心脏的原始大小和当前的负荷状态决定。急性心衰中心腔大小不会迅速变化，因此可以通过超声心动图判断负荷状态，大致确定其形状、位置。

前、后负荷评估：超声心动图没有评估外周血管阻力的指标，故很难确定后负荷状态，只能借助体格检查结果作为参考。血压升高往往意味着后负荷增加，但对于心功能不全的患者，即使后负荷增加，血压也不会升高。其外周血管阻力增加，可以将

Nohria-Stevenson 分类中“皮肤温度降低”作为参考，该分类侧重于末梢灌注而不是血压。另外，由于动脉弹性 = 外周血管阻力 × 心率，若受检者存在心动过速，则考虑后负荷增加。

前负荷主要是左室舒张末压，当根据指南评估左室舒张功能障碍时，E/e′ 值增加（≥14）是诊断左室舒张功能障碍的因素之一。但不能仅通过 E/e′ 来判断前负荷是否增加，结合下腔静脉内径和塌陷率，诊断准确性较高。

（三）基于压力-容积环的心衰分类

从超声心动图的结果中，粗略掌握压力-容积环位置和前、后负荷的状态，就可以解释该病例的心衰状态。临床上，很多心衰患者可以结合左心室大小和收缩功能进行分类（图 3-60）。

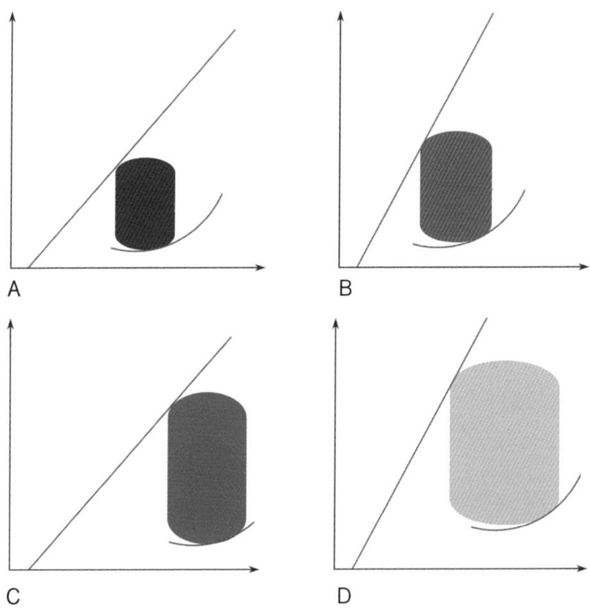

图 3-60　根据左心室大小和收缩功能的心衰分类：图 A，收缩功能低下伴左心室缩小；图 B，收缩功能正常，左心室缩小；图 C，收缩功能低下伴左心室扩大；图 D，收缩功能正常，左心室扩大。

高血压心脏病、肥厚型心肌病等患者会随着心肌肥厚而心腔缩小。虽然患者射血分数往往处于正常范围，但在外周血管阻力或心率升高时，每搏输出量就减小，很容易出现心衰症状。

由于右心功能良好，回心血量维持不变，故左室舒张末压快速升高，会导致肺部淤血，甚至出现肺水肿(图3-61)。不同心衰类型代表疾病、EDPVR及治疗要点见表3-15。

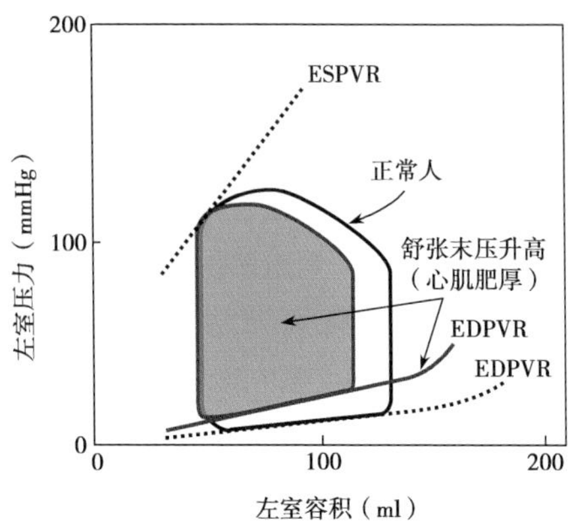

图3-61　左心室肥厚会导致心室顺应性降低、心腔缩小(红色环)，舒张末期压力-容积关系(EDPVR)较正常人(下方虚线)变得更为陡峭。

表3-15　**各类压力-容积环的心衰特征**

心室大小	收缩功能	典型疾病	EDPVR	治疗注意点
缩小	降低	心肌淀粉样变性 (限制型心肌病)	陡峭	容易引起肺水肿和血压降低，利尿剂容易造成血压降低，呈低心排血量综合征
	不变	高血压心脏病 肥厚型心肌病	陡峭	积极加强血压控制，注意利尿剂容易引起血压降低
扩大	降低	扩张型心肌病 缺血性心肌病	平缓	射血分数降低的心衰的常规治疗
	不变	慢性主动脉瓣反流	平缓	继续治疗

第7节 左心室肥厚的鉴别诊断

左心室肥厚（left ventricular hypertrophy，LVH）是一种心室壁增厚、心肌重量增加和心肌重塑的心肌变化现象。LVH是超声检查中常见的异常表现，积极评估左心室肥厚严重程度、类型并寻找病因，有助于改善预后。

一、病因学

LVH既可由压力、容量负荷增加、内分泌代谢及肾脏疾病、药物因素等继发性因素所致，也可由心肌本身病变（心肌病）所致。在疾病终末期，很多影像学表现互相有重叠，鉴别诊断中，应该将多模态影像学手段和临床指标作为参照，同时也应加强活检、基因检查。

二、筛查方法

LVH的诊断一般分为初步筛查、明确诊断、病因鉴别。评估手段包括心电图、超声心动图、心脏磁共振成像（cardiac magnetic resonance imaging，CMR）等。这些诊断方法的灵敏度、特异度不同，费用和可及性也存在差异，临床上应根据实际情况，个体化选择诊断方法。

（一）心电图

心电图（electrocardiogram，ECG）应作为LVH筛查的首选工具。心电图用于诊断LVH已逾70年，操作简单，价格低廉，且用于非选择性高血压人群时，虽然灵敏度不高（大多<30%），但特异度高达90%以上，故假阳性率较低，适用于LVH的初步筛查。

心电图上$S_{V1}+R_{V5}>3.5mV$（Sokolow-Lyon电压指数）是最常用的LVH初筛指标，也可采用$R_{aVL}\geq1.1mV$，Cornell电压-时间乘积>244mV·ms，或$S_{V3}+R_{aVL}$（Cornell电压指数）男性>2.8mV、女性>2.0mV。

上述4项指标中有一项阳性，即可初步考虑LVH的诊断；2项或多项指标呈阳性，诊断LVH的可靠性提高。这些诊断标准适用于窦性心律不齐或合并心房颤动的患者，但应谨慎用于合并左前分支阻滞或左束支传导阻滞的患者。

心电图作为临床诊断 LVH 的基石，目前仍是诊断 LVH 最为常用的方法，具有高可及性、技术简单、不受操作者主观影响等优势，其特异度高，但灵敏度稍差，受电极放置影响。心电图不能直接观察左心室解剖结构，并且心电图指标阴性不能排除 LVH。因此，对心电图初筛提示 LVH 者，应通过心脏超声等影像学检查进一步明确诊断。

（二）超声心动图

左心室质量指数（left ventricular mass index，LVMI）是超声心动图诊断 LVH 的主要指标。临床实践中最常采用 M 型超声心动图，首先测量舒张末期左心室内径（left ventricular internal diameter，LVID）、室间隔厚度（interventricular septal thickness，IVST）和左室后壁厚度（left ventricular posterior wall thickness，LVPWT），然后计算左心室质量（left ventricular mass，LVM）。LVM 计算公式如下：

$$LVM(g)=1.04\times[(LVID+IVST+LVPWT)^3-LVID^3]\times0.8+0.6$$

LVM 用体表面积（body surface area，BSA）校正后得到 LVMI（g/m^2），即 LVMI=LVM/BSA。LVMI 诊断 LVH 的标准为男性 ≥115g/m^2、女性≥95g/m^2。IVST 或 LVPWT 增加可作为诊断 LVH 的参考指标，诊断标准为男性 >11mm、女性 >10.5mm。超声检查过程中，也会使用到相对室壁厚度（relative wall thickness，RWT），其计算公式为 RWT=2×LVPWT/LVID。LVPWT 的测量方法在不同文献中有区别（图 3-62）。

根据 RWT 与 LVMI，可以将左心室分为四种构型。但由于很多 LVH 是非对称性的，所以也有学者建议，结合整体室壁厚度（global thickness，GT）对左心室构型进一步划分（图 3-63、图 3-64）。后者计算公式为 $GT=0.05+1.60\times LVM^{0.84}\times LVEDV^{-0.49}$。正常值为（7.2±0.7）mm（男性）、（5.9±0.6）mm（女性），经 BSA 校正后的正常值为（3.6±0.4）mm/m^2（男性）、（3.4±0.4）mm/m^2（女性）。

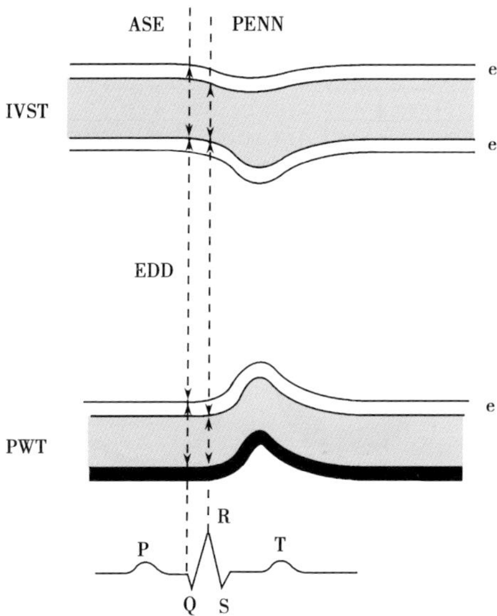

图 3-62　美国超声心动图学会和宾夕法尼亚方法测量左室后壁的对比：前者要求在 QRS 波起点测量，将后壁厚度（PWT）和心内膜（e）都计算在内；后者要求在 QRS 顶点测量，仅计算后壁厚度（不包括心内膜）。

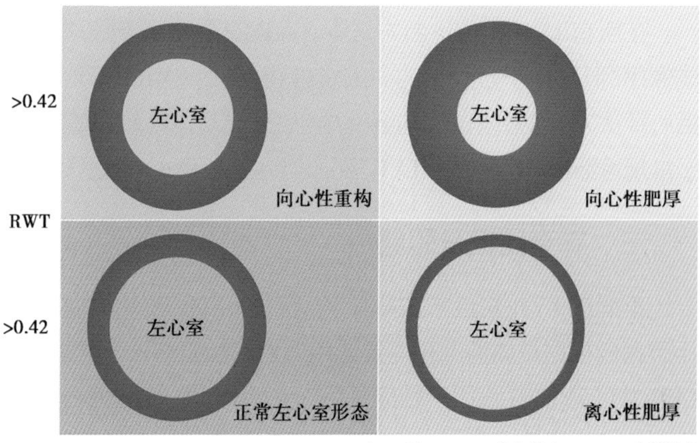

图 3-63　基于 RWT 与 LVMI 的左心室构型分类

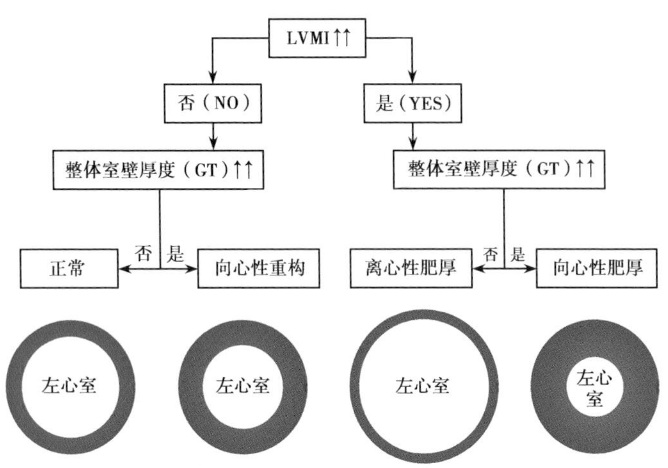

图 3-64 基于 GT 和 LVMI 的左心室构型分类

相较于心电图，超声心动图可以直观反映心室肥厚程度及心功能状况，能测量左室后壁、室间隔厚度和左心室内径，并计算出左心室质量，其在 LVH 检查率方面比 ECG 更灵敏，但有时不能区分生理性或病理性 LVH。对超声心动图不能明确诊断的 LVH 或临床上解释不清的 LVH，可行 CMR 检查以帮助鉴别诊断。

（三）心脏磁共振成像

在所有 LVH 无创诊断方法中，CMR 的重复性最好，其各种成像序列，可用于心肌病的病因学检查，然而 CMR 的局限性包括心律失常、患者体位变动会造成伪影，成本价格较高等，不用于常规诊断 LVH，仅作为 LVH 鉴别诊断方法（图 3-65）。

三、筛查路径及思路

不同的 LVH 检查方法临床意义有所不同（表 3-16），对高血压患者应根据具体情况和需要选用适合的检查方法。准确诊断 LVH 并区分 LVH 病因对临床预后的判断具有重要的指导意义。临床应结合患者病史、体格检查、实验室检查选择合适的诊断路径，并区分是负荷过重还是其他病因（图 3-66、图 3-67）。

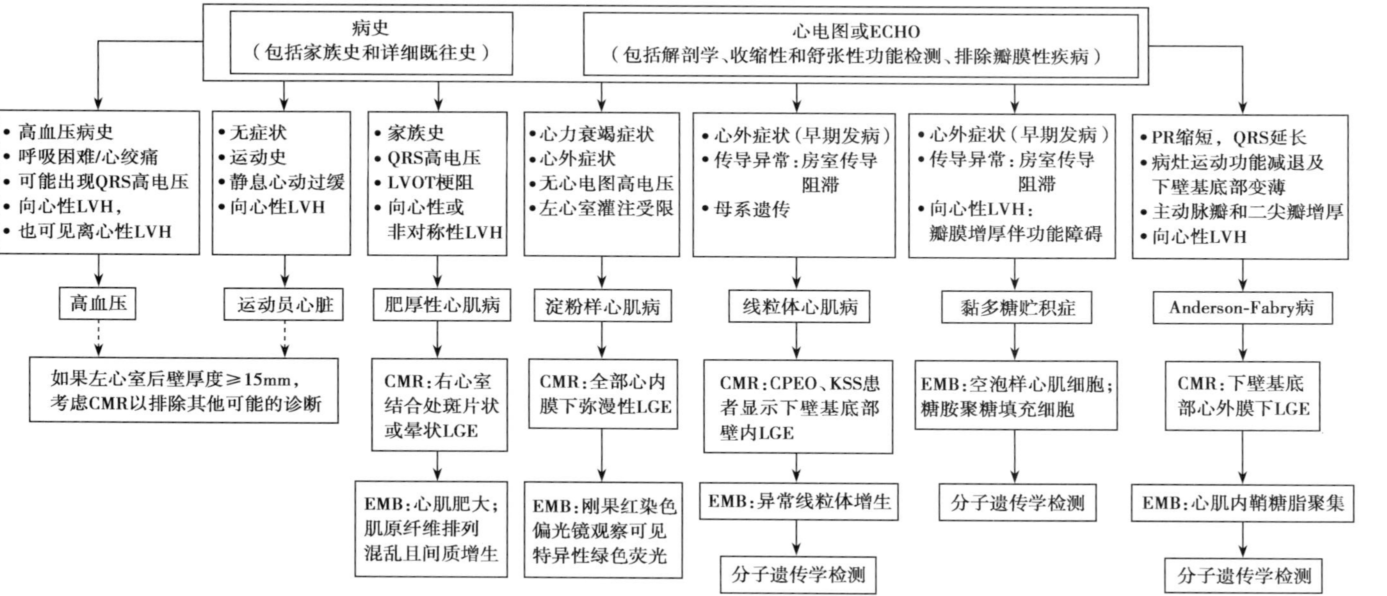

图 3-65　不同类型 LVH 患者心脏临床及磁共振成像表现（ECHO 超声心动图，LVOT 左室流出道，CMR 心脏磁共振成像，EMB 心内膜活检，LGE 延迟强化）

表 3-16 **用于 LVH 评估三种评估方法对比**

检查	检查目的	实用性	重复性	成本效益	临床意义
心电图	初步筛查	++++	++++	++++	ECG+ 代表存在心肌电改变,ECG+ 伴 ECHO+:可确诊 LVH(心肌电改变及结构改变) ECG+ 在诊断高血压合并 LVH 心律失常、心房颤动上有优势,但不能完整地体现心脏的功能
ECHO	确诊及分型	+++	+++	+++	ECHO+ 代表心脏结构病变 优势:①诊断 LVH 和左室重构;②诊断舒张及收缩功能不全;③诊断心肌病;④预后价值 劣势:受心律失常影响
CMR	病因学鉴别	+	+++	++	ECHO+ 伴 CMR+:可鉴别诊断非高血压 LVH 及心脏结构和功能病变

注:评分从 + 到 ++++;ECHO:超声心动图;CMR:心脏磁共振成像。

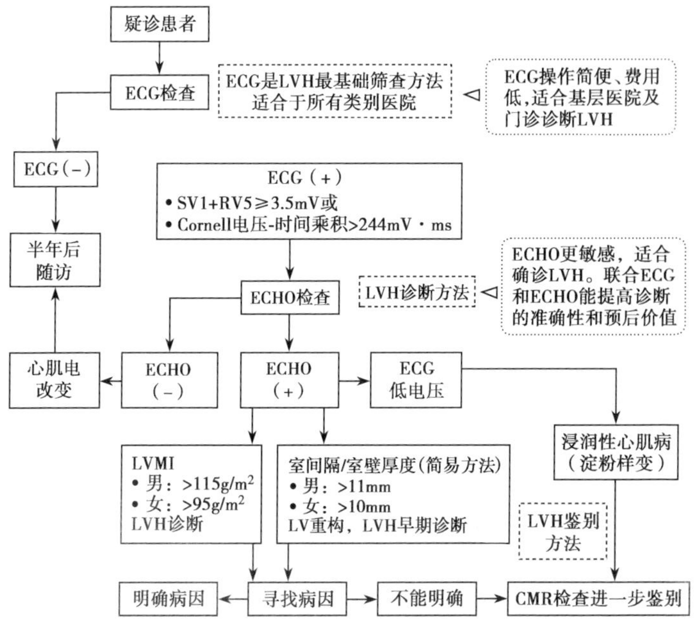

图 3-66　LVH 的影像学诊断路径

LVH，左心室肥厚；ECHO，超声心动图；CMR，心脏磁共振成像；LVMI，左心室质量指数；ECG，心电图；LV，左心室。

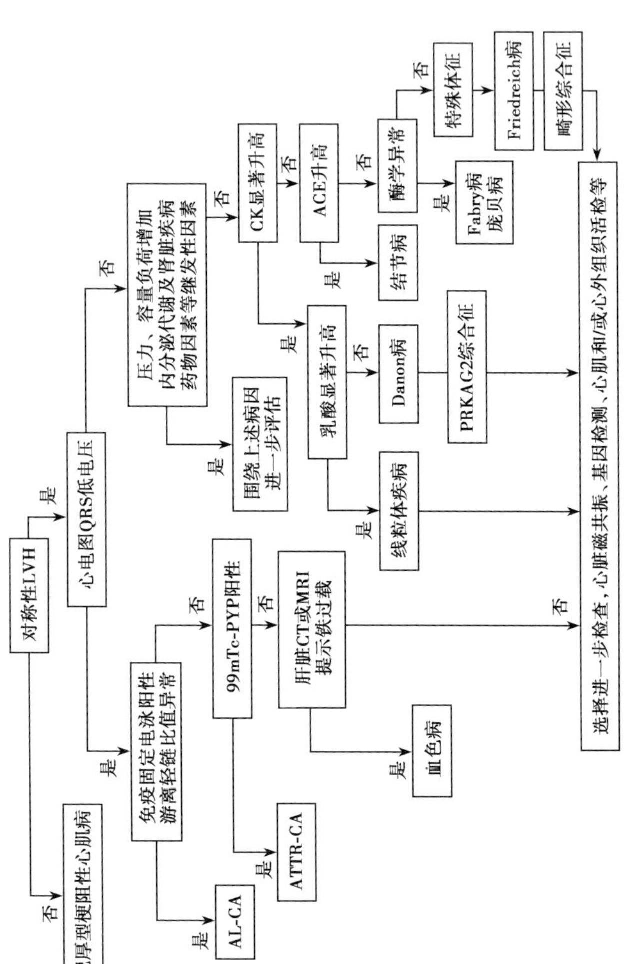

图 3-67　基于超声和实验室检查的 LVH 鉴别诊断思路

AL-CA：轻链型心肌淀粉样变；CK：肌酸激酶；ATTR-CA：转甲状腺素蛋白心肌淀粉样变。

第四章

心脏瓣膜病

第 1 节　二尖瓣狭窄

二尖瓣狭窄（mitral stenosis，MS）最常见的原因是风湿热，少数患者可继发于各类结缔组织病，如系统性红斑狼疮和类风湿关节炎等，更为少见的原因包括先天性、退行性变、二尖瓣手术并发症等。本节主要讨论风湿性二尖瓣瓣膜损害。

一、病理及病理生理

（一）病理及病理分型

1. 病理：完整二尖瓣装置除瓣叶、瓣环、腱索、乳头肌外，还包括左房壁、部分左室壁及邻近的主动脉瓣环支架部分。风湿热一般只累及瓣叶，部分可同时累及腱索（图 4-1）。正常二尖瓣瓣口面积 4~6cm^2，随着病变进展瓣叶出现增厚、钙化，瓣口面积进行性减小。通常根据二尖瓣瓣口面积大小来确定二尖瓣狭窄的程度。根据 ASE 2023 年风湿性心脏病指南，瓣口狭窄程度分级如下：

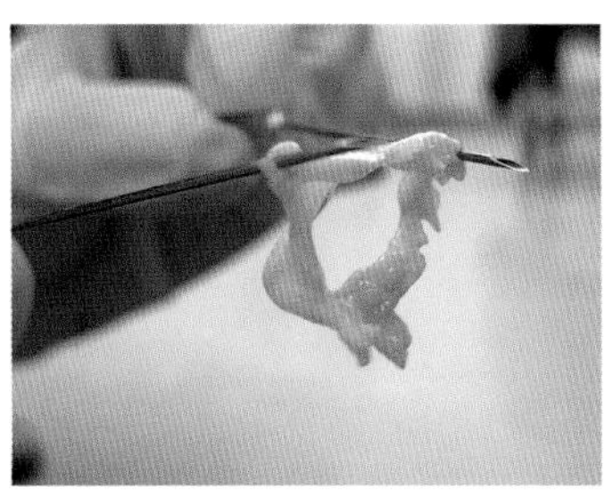

图 4-1　MS 手术标本示二尖瓣瓣叶明显增厚、挛缩

（1）轻度狭窄：瓣口面积 >2.5cm^2，左心房压静息状态下没有改变或轻微升高，活动后可升高，甚至高达 15mmHg。

（2）中度狭窄：瓣口面积 1.6~2.5cm^2，左心房压静息状态下持续升高，运动后可达 25mmHg。

（3）重度狭窄：瓣口面积小于 1.5cm^2，静息状态下左心房压明显升高，通常可达 30~35mmHg，血流动力学出现明显异常。

2. 分型：根据病变累及部位和严重程度，MS 可分为四种类型：

（1）隔膜型：纤维增厚、粘连局限于瓣尖和交界处致使瓣口狭窄，瓣叶本身病变较轻，启闭活动一般不受限，腱索偶有轻度粘连。

（2）隔膜增厚型：隔膜型的发展，除交界粘连外，前、后叶增厚，其活动轻度受限，腱索可有轻度粘连。

（3）隔膜漏斗型：除瓣膜狭窄外，瓣叶普遍性增厚，后叶为甚，多有卷曲、挛缩；腱索也有粘连、缩短，常使瓣叶边缘组织向下牵拉，形成局限性漏斗状。

（4）漏斗型：瓣叶与瓣下腱索和乳头肌都有明显纤维化增厚，腱索明显增粗、粘连和缩短，瓣叶活动明显受限，常伴有二尖瓣关闭不全。

（二）病理生理

由于左心房和肺静脉之间没有瓣膜结构，肺静脉和肺毛细血管压随左心房压升高出现淤血扩张、水肿、肺顺应性下降、呼吸道阻力增加，可出现呼吸困难、咯血，甚至出现肺水肿。肺静脉长期淤血会导致肺小动脉异常收缩痉挛、肺血管器质性阻塞性改变、局部血栓形成和血栓栓塞等病变，出现肺动脉压升高，最后出现肺动脉高压。长期发展会导致右心系统后负荷增加，出现功能性三尖瓣反流及右心衰竭。

左房扩张和左房心肌病变会导致流体力学改变出现心房颤动等心律失常。因血流淤滞、心房颤动等因素，左心房容易出现附壁血栓。

二、超声心动图检查

超声心动图是 MS 主要诊断手段，其检查内容至少应包括疾病定性诊断、瓣口狭窄程度及二尖瓣装置受累程度的评估、心脏功能及肺动脉压评估、并发症的筛查等方面。

（一）M 型超声心动图

M 型超声心动图主要用来记录二尖瓣前、后叶活动曲线，评估左室功能。正常情况下二尖瓣前叶在舒张期有清晰的 E 峰和 A 峰。MS 患者前叶曲线改变非常显著：舒张期 E 峰曲线下降非常缓慢，E、A 双峰间的 F 点凹陷消失，呈一平台状曲线，此即“城墙样”改变（图 4-2）。M 型超声取样可选择左室长轴切面或二尖瓣口短轴切面进行。单纯 MS 患者，左心室因前负荷减小而变小，其射血量较正常人减少，但射血分数多正常（图 4-3）。

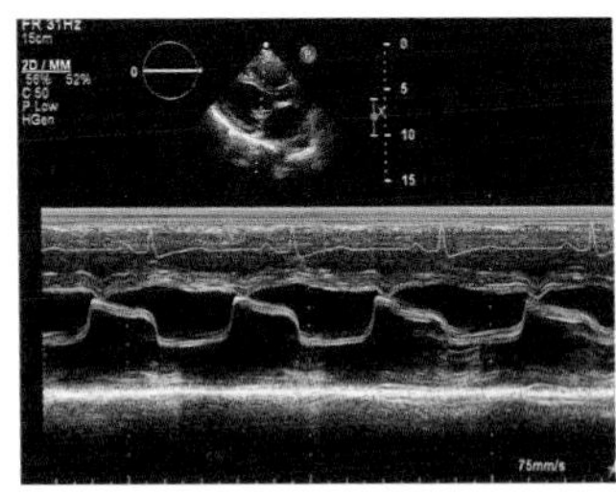

图 4-2　MS 患者二尖瓣前叶曲线呈“城墙样”改变

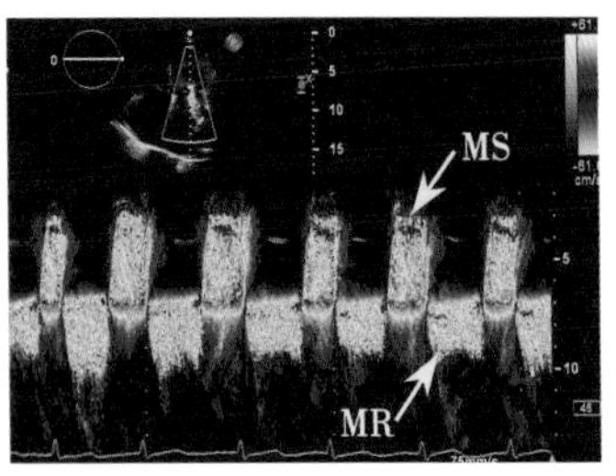

图 4-3　彩色 M 型超声示二尖瓣前向血流加速伴反流（MR）

（二）二维超声心动图

经胸超声心动图（transthoracic echocardiography，TTE）主要观察切面包括胸骨旁左室长轴切面、二尖瓣水平短轴切面、心尖四腔心切面。典型 MS 患者主要二维超声表现有：瓣叶增厚，瓣叶交界处粘连、融合；瓣缘纤维化甚至钙化；瓣叶活动度降低，开放受限；瓣下腱索增粗、粘连（图 4-4、图 4-5）。在定性诊断的基础上，应测量瓣膜开口解剖面积以定量评估瓣膜狭窄程度。除此之外，还应多切面扫查排除有无左心房/心耳附壁血栓（图 4-6、图 4-7）。若受肺气干扰，经胸超声心动图显示左心耳血栓不确切时，应建议行经食管超声心动图（transesophageal echocardiography，TEE）检查。

经皮腔内球囊二尖瓣成形术（percutaneous transluminal balloon mitral valvuloplasty，PBMV）作为 MS 的重要治疗方式之一，对二尖瓣装置病变程度的评估要求较高。1989 年，Wilkins 根据 MS 患者的二维超声表现，制定了瓣膜病变超声评分标准。对于

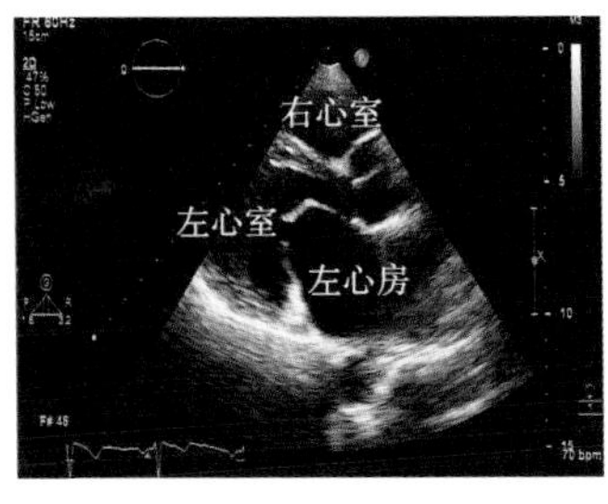

图 4-4　左室长轴切面示二尖瓣增厚，开放受限

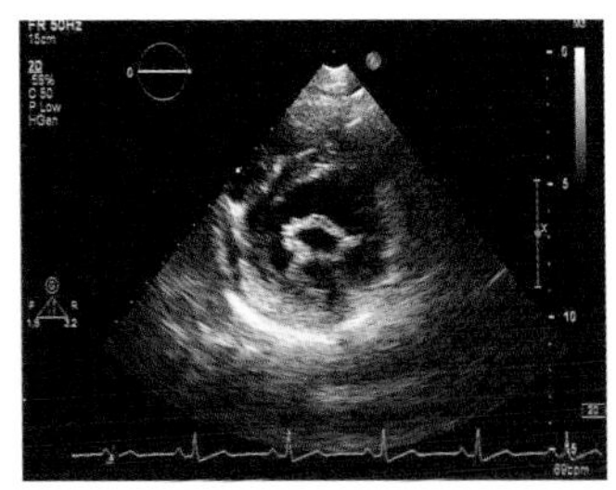

图 4-5　左室短轴切面示二尖瓣增厚，“鱼口样”开放

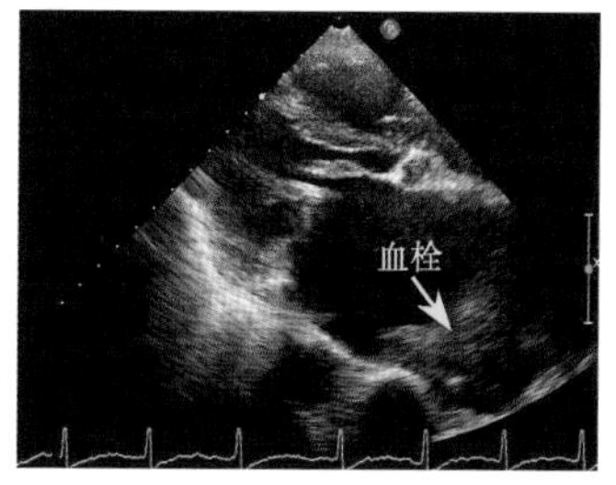

图 4-6　心尖四腔心切面示左房附壁血栓

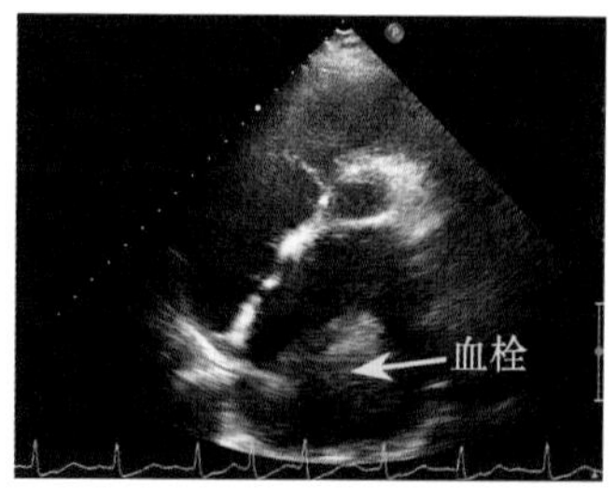

图 4-7　非标准主动脉瓣水平短轴切面示左房附壁血栓形成

有可能进行介入治疗的患者，在超声检查时应按照此评分标准（表 4-1）。表中每一项评分标准分值 0~4 分，总分 0~16 分。分值越高，表示瓣膜病变程度越重。若瓣膜病变评分大于 11 分，则不适合进行球囊扩张术，小于 8 分者适合球囊扩张术。按照病变分型，隔膜型及隔膜增厚型 MS 可进行 PBMV，而隔膜漏斗型及漏斗型患者多不适合进行介入治疗（图 4-8~图 4-11）。

表 4-1　**二尖瓣狭窄的超声心动图评分系统**

分数	瓣膜形态	瓣下增厚度	瓣叶增厚度	钙化度
1	活动度好，仅瓣尖活动轻度受限	瓣下结构轻度受累	瓣叶接近正常厚度（4~5mm）	瓣膜仅单个区域反射增强
2	瓣叶中部和基底部活动正常	腱索增厚仅限于近端 1/3	瓣膜中部正常边缘增厚（5~8mm）	瓣膜边缘散在性反射增强
3	瓣叶基底部舒张期前向运动	腱索增厚累及远端 1/3	全部瓣叶增厚（5~8mm）	反射增强扩展至瓣膜中部
4	瓣叶舒张期无或仅有轻度前向运动	腱索广泛增厚并挛缩，向乳头肌扩展	所有瓣叶明显增厚（>8mm）	大部分瓣膜组织反射增强

（三）多普勒超声心动图

彩色多普勒超声心动图主要用于观察二、三尖瓣口血流并引导多普勒取样。重度主动脉瓣反流的患者，二尖瓣前叶受反流束冲击可以出现相对性 MS（图 4-12~图 4-14）。频谱多普勒则

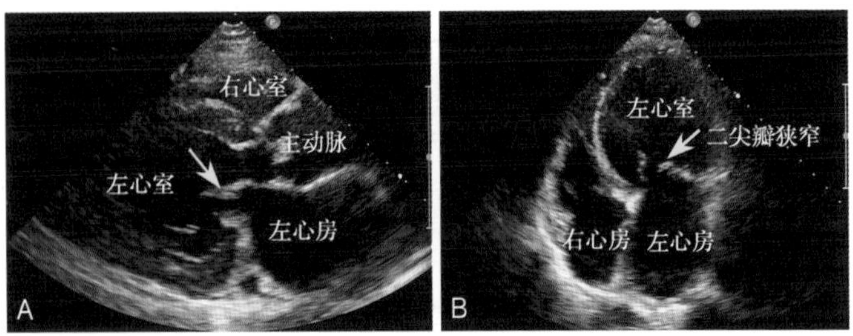

图 4-8　隔膜型 MS(瓣口开放受限,瓣叶本身病变较轻)

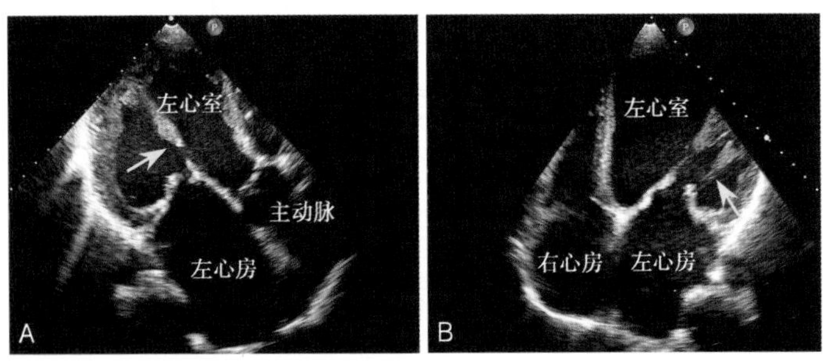

图 4-9　隔膜增厚型 MS(瓣叶及腱索轻度增厚)

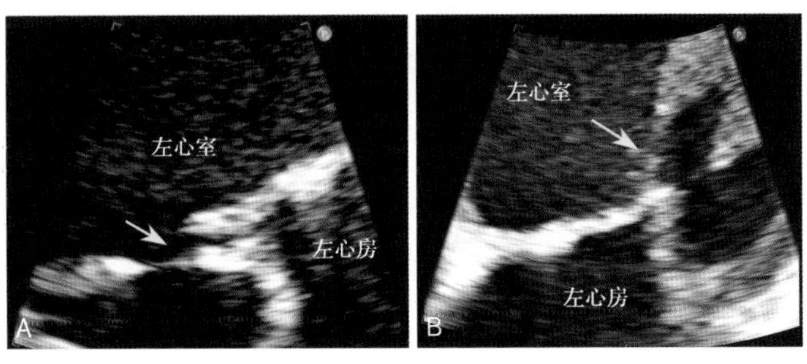

图 4-10　隔膜漏斗型 MS(瓣叶明显增厚,腱索粘连)

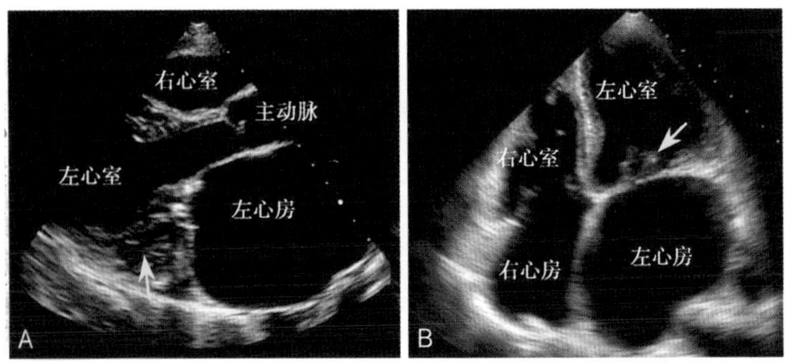

图 4-11　漏斗型 MS(瓣叶及瓣下结构明显增厚粘连)

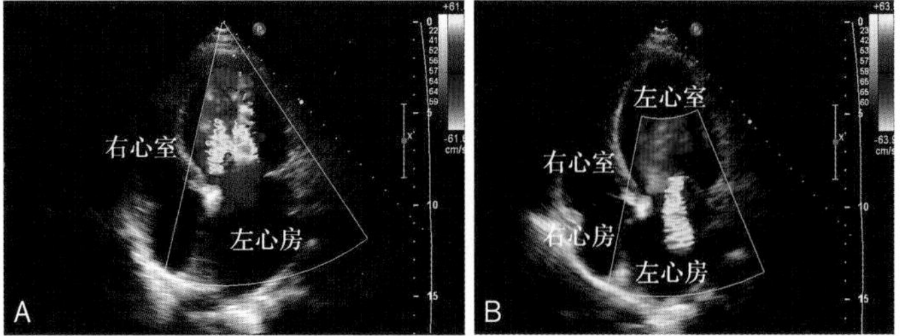

图 4-12　心尖四腔心切面示舒张期二尖瓣前向血流加速（A），收缩期二尖瓣中量反流（B）。

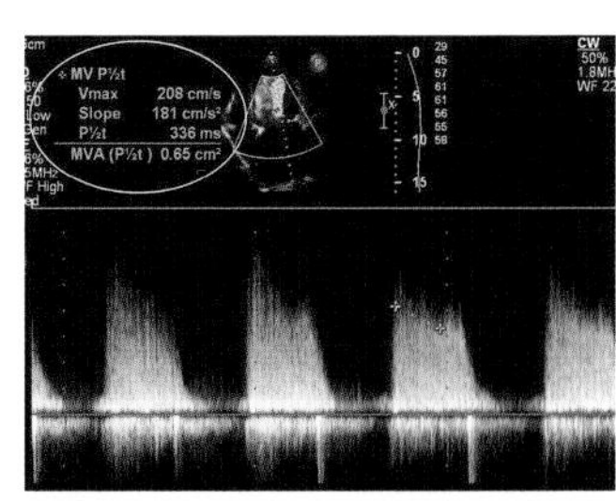

图 4-13　二尖瓣前向血流频谱示血流加速，有效瓣口面积 0.65cm²。

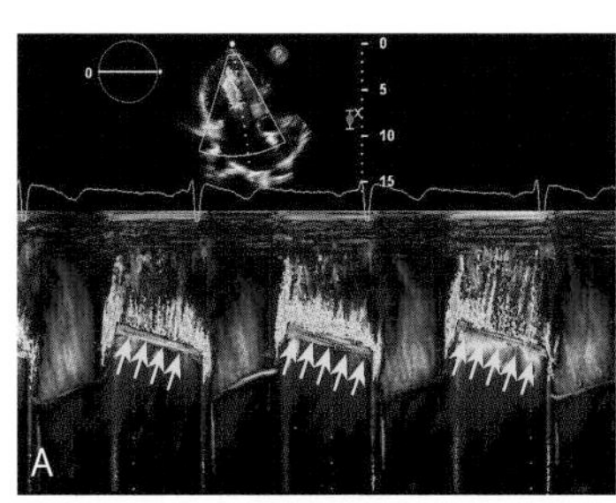

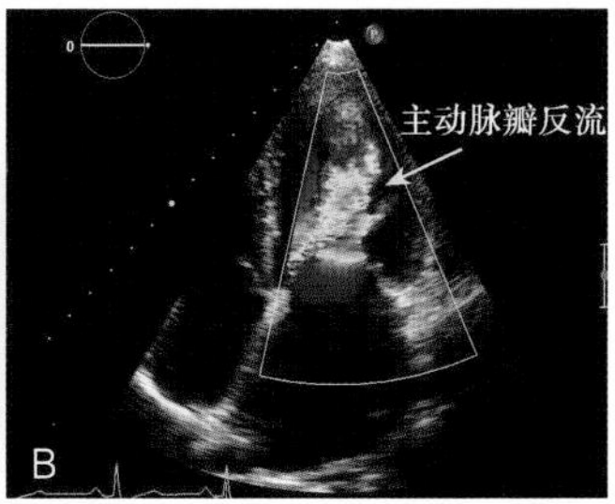

图 4-14　主动脉瓣重度反流冲击二尖瓣前叶致二尖瓣开放受限，形成相对性二尖瓣狭窄。

主要用来记录二尖瓣口血流频谱，测量压力阶差；还可以通过测量三尖瓣反流压差，估测肺动脉收缩压。通过多普勒超声的压力减半时间（pressure half-time，PHT）法、连续方程法、近端等速表面积法等可以评估 MS 狭窄程度，第三章已有相关内容，在此不再赘述，仅将其注意事项列举如下：

1. 并非所有 PHT 延长都提示二尖瓣狭窄，心肌舒张功能降低者 PHT 亦延长，但 E 峰不增高且通常 <1.0m/s。

2. 心房颤动患者用 PHT 法进行定量评估时，最好选择有足够的舒张充盈期图像来测量。

3. 如果使用连续方程法计算二尖瓣瓣口面积，合并中量以上二尖瓣反流会高估狭窄程度，合并中量以上主动脉瓣反流会低估狭窄程度。

4. 心脏收缩功能下降和缓慢性心律失常，会导致二尖瓣压力阶差降低。

5. 二尖瓣前向血流束可能是偏心性的，彩色多普勒超声有助于引导连续波多普勒取样容积放置位置。

6. 全麻状态下，心肌收缩能力和肺动脉压均有改变，可能会低估二尖瓣狭窄或者反流程度。

（四）TEE 检查

由于 TTE 多可明确诊断 MS 并准确评估其狭窄程度，TEE 不作为 MS 的常规诊断手段。但 TEE 可提供清晰的二尖瓣、左心房及其附属结构的影像，在经胸超声图像质量欠佳时，可选用 TEE 对二尖瓣装置进行整体评估，以指导临床进行 PBMV 或外科手术治疗（图 4-15、图 4-16）。

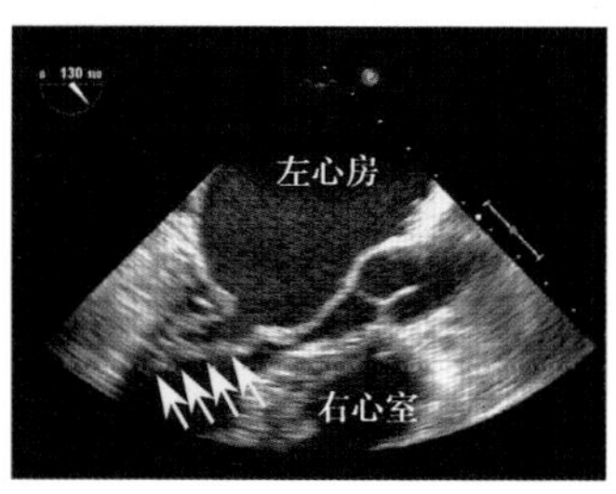

图 4-15 TEE 左室长轴切面示二尖瓣瓣下结构明显增厚、粘连（箭头）

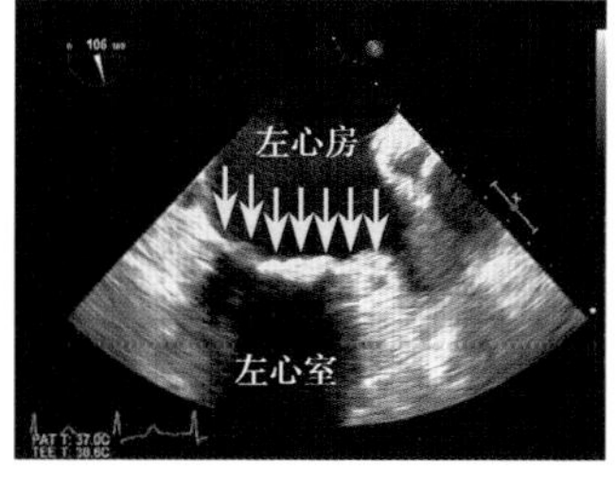

图 4-16 TEE 左心两腔心切面示瓣叶及瓣环钙化（箭头）

TEE 能准确检出左心房/心耳血栓，由于此类患者血栓形成使许多治疗变得分外棘手，如 PBMV、心房颤动射频消融或电复律等，因此 TEE 已成为这些治疗前的常规检查项目（图 4-17）。

左心耳功能的减退往往是左心耳血栓形成的重要诱因，因此对于左心耳功能的评价日益受到临床的重视。左心耳充盈和排空速度是其功能评估的重要组成部分。

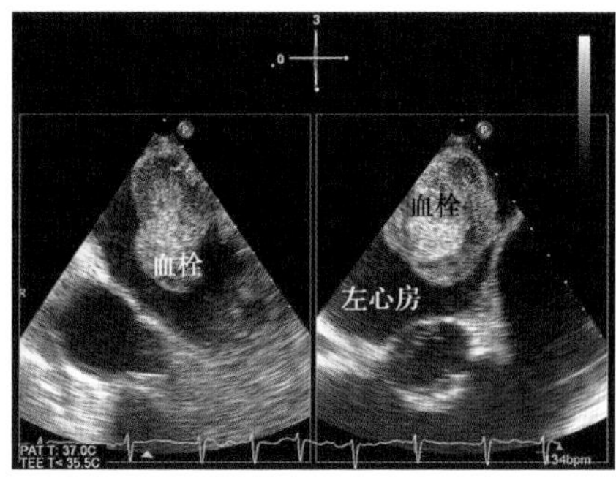

图 4-17　左房附壁血栓 TEE 双平面成像表现

左心耳速度的测量主要在食管中段左心二腔心切面进行。正常左心耳多普勒频谱由四个不同时相的波群构成(表 4-2,图 4-18、图 4-19)。左心耳充盈排空速度受性别、年龄、心率及心脏顺应性等各种因素影响较大。女性较男性而言,左心耳充盈速度偏低;随着年龄增加,充盈及排空速度均减低;相反,心室率的增加,反而可提高其充盈及排空速度。MS 患者伴心房颤动时,左心耳充盈和排空速度均减低,局部血流淤滞,容易形成附壁血栓。

既往认为左心房仅作为肺静脉与左心室间的中转站,随着心导管射频消融术的开展,人们发现左心房内解剖结构亦十分复杂。例如,在左心耳与左侧肺静脉间常有一嵴,既往曾被称为"左房界嵴"和"华法林嵴",实质上,它是由心肌在左心房侧壁转折所形成的。由于它距离左心耳较近,在超声检查时常被误

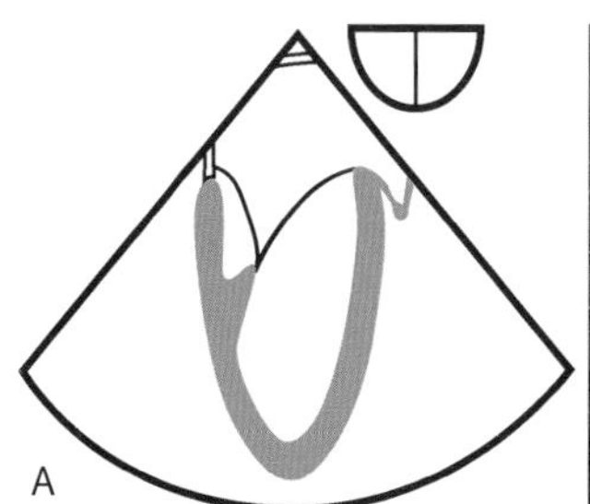

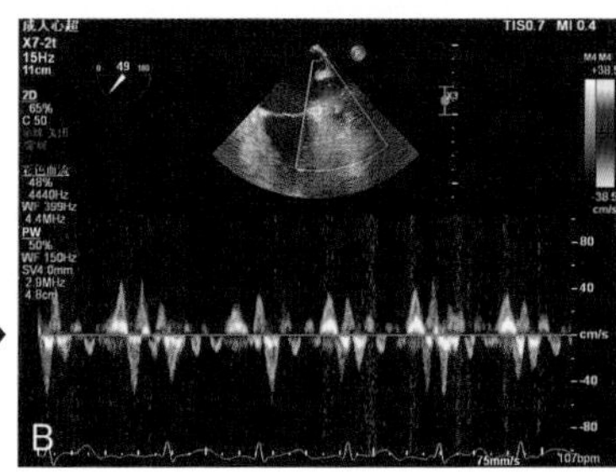

图 4-18　左心耳充盈及排空速度测量示意图(A)、正常左心耳血流频谱组成(B)。

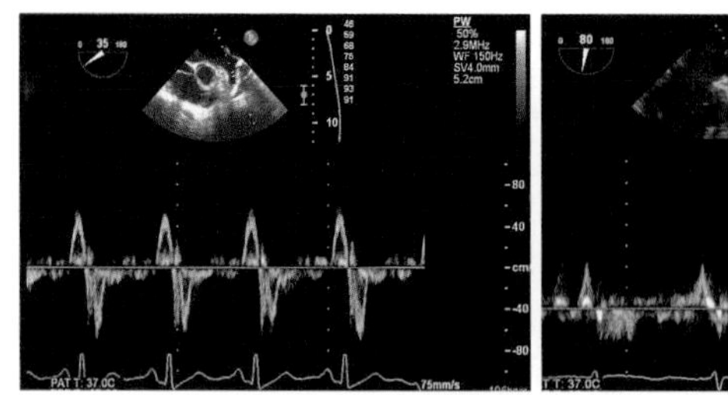
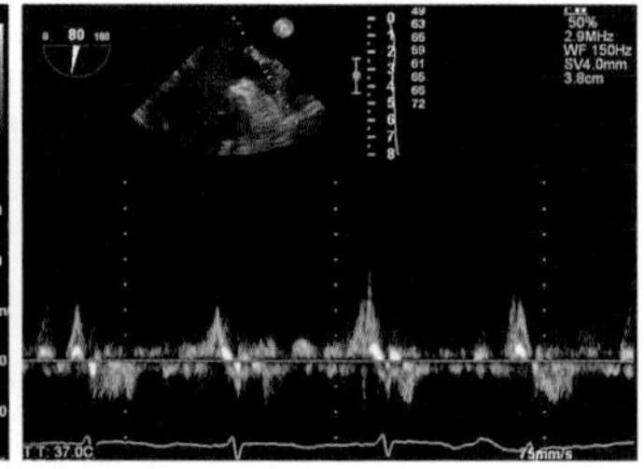

图 4-19 正常及房颤患者（左图）及房颤患者（右图）左心耳频谱对比

诊为血栓（图 4–20）。

巨大左心房的患者，手术中常需要进行心房折叠术。由于脊柱和胸骨的关系，心房前后径扩张常有限，此时于心尖四腔心切面测量左心房前后、左右径将有重要参考价值。

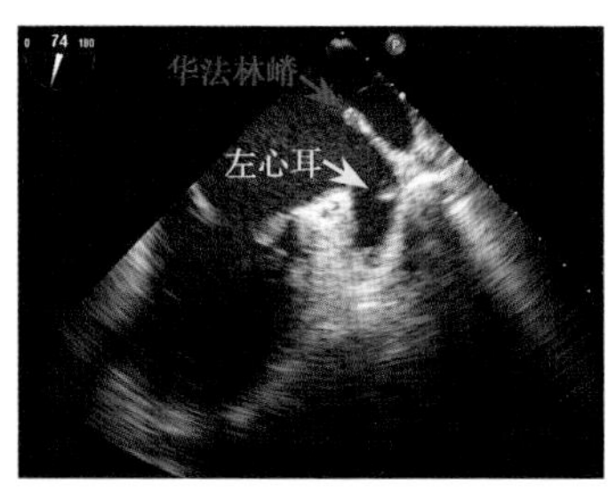

图 4-20 TEE 左心两腔心切面示左心耳外左房界嵴（红色箭头）

（五）实时三维超声心动图

实时三维超声心动图主要包括经胸实时三维超声心动图（real-time three-dimensional transthoracic echocardiography，RT-3D TTE）与经食管实时三维超声心动图（real-time three-dimensional transesophageal echocardiography，RT-3D TEE）两种。后者具有不受肺气干扰等优点，可以确定 MS 真正狭窄平面，评估瓣膜钙化及反流程度（图 4-21、图 4-22），更重要的是可以对左心房及瓣下结构进行精确定位和评估，为二尖瓣球囊扩张术的病例筛选提供了重要的参考。

对于瓣口面积的测量，二维超声有固有缺陷，一旦切面未能经过瓣尖水平，则瓣口面积会偏大（图 4-23）。RT-3D TEE 克服了二维超声的缺陷，可根据需要调整测量平面（图 4-24）。三维超声测量主要有两种方式，一种是通过超声工作站对瓣口面积进行直接测量，另外一种是通过左室面充分显露瓣膜面积最小的切面，之后通过“方格定量法”进行估算（图 4-25）。

部分患者左心耳内梳状肌较粗大，有时在 TEE 二维切面中

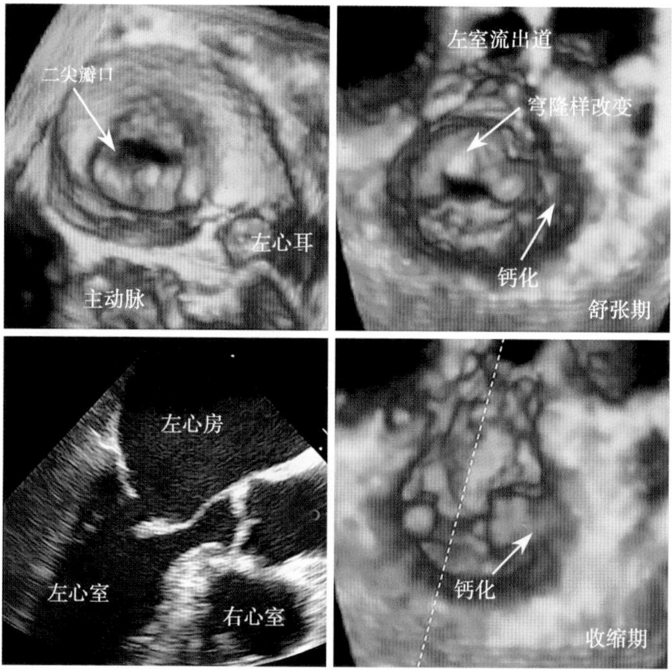

图 4-21　RT-3D TEE 于左心房和左心室侧观察二尖瓣呈穹窿样开放，瓣膜明显钙化

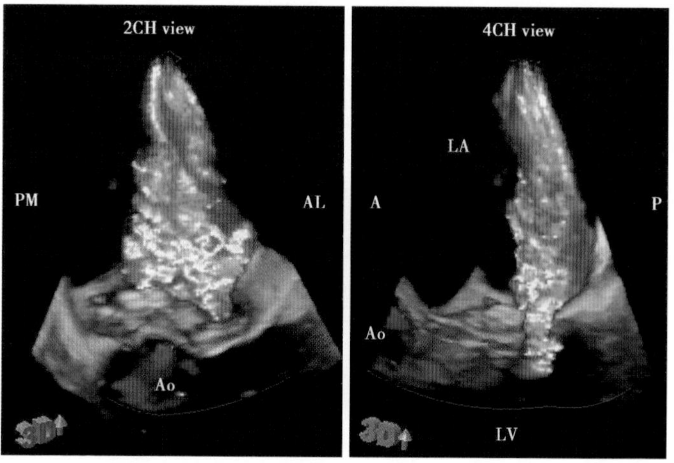

图 4-22　收缩期二尖瓣中度反流 RT 3D TTE 表现（2CH 为两腔心切面，4CH 为四腔心切面）

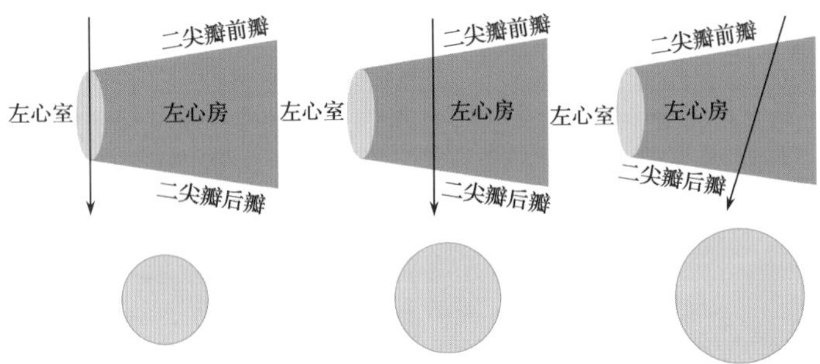

图 4-23　二维超声测量二尖瓣口解剖面积，左侧切面经过瓣尖水平，所测量的瓣口面积最小，而后面两个切面都在瓣体水平，故瓣口面积偏大。

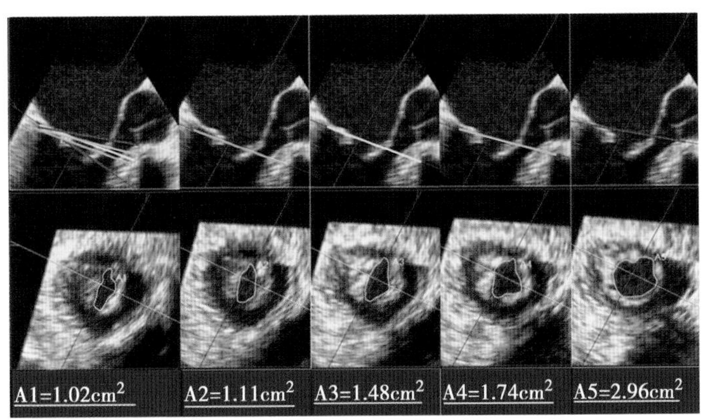

图 4-24　RT-3D TEE 测量二尖瓣瓣口的优点，检查者可在图像中选择任意的测量平面，从而获得最小瓣口面积。

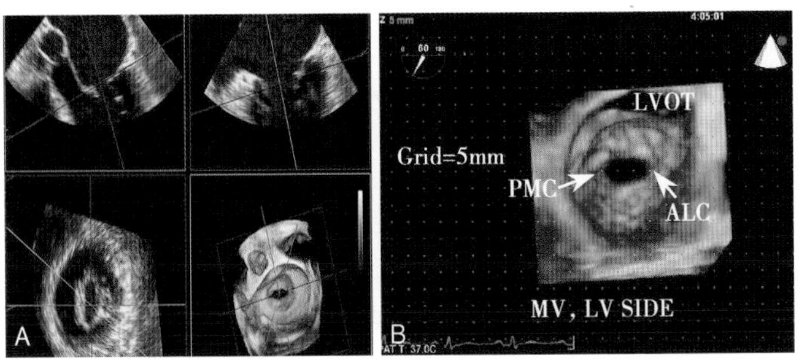

图 4-25　RT-3D TEE 测量二尖瓣口面积的两种方法：图 A 为直接测量法，图 B 为方格定量法。

也难以排除是否有血栓形成。心腔超声造影和 RT 3D TTE 在显示左心耳结构时有着其他所有检查所不能匹敌的优势。

三、治疗方式

（一）介入治疗

PBMV 是二尖瓣交界分离术的重要组成部分，是治疗二尖瓣狭窄的常用手段。根据所用球囊种类不同可以分为 Inoue 球囊法、聚乙烯单球囊法和双球囊法等，目前以 Inoue 球囊法应用最广，此法最早由日本医生井上宽治（Dr. Kanji Inoue）于 1984 年应用于临床。主要优点为操作简单、适应证广，缺点为费用较贵。

1. 适应证

（1）二尖瓣口面积≤1.5cm^2，瓣膜柔软，无钙化和瓣下结构异常，Wilkins 超声评分≤8 分。

（2）窦性心律，无体循环栓塞史。

（3）不合并有二尖瓣关闭不全及其他瓣膜病变，且无风湿活动。

（4）有明确临床症状，心功能为 NYHA Ⅱ~Ⅲ级者。

（5）二尖瓣狭窄合并重度肺动脉高压，不能耐受手术者。

（6）其他手术前需要治疗二尖瓣狭窄以保证手术安全者。

（7）合并有其他可做介入治疗的先天性心脏病，如房间隔缺损等。

2. 禁忌证

（1）合并有左心房/左心耳新鲜血栓者。

（2）有活动性风湿病者。

（3）有未控制的感染性心内膜炎或其他部位感染的患者。

（4）合并有中度以上的二尖瓣关闭不全、主动脉瓣关闭不全或狭窄者。

（5）瓣膜条件差，合并有瓣下狭窄，Wilkins 超声评分≥12 分者。

（6）主动脉根部瘤样扩张，心脏或大血管转位。

（7）巨大右心房，脊柱和胸部严重畸形者。

3. 手术方式

经右侧股静脉穿刺置入 8F 外鞘管，行右心导管检查测量肺动脉压、肺毛细血管楔压和心输出量。继而股动脉穿刺放入 5F 外鞘管及 5F 猪尾管至主动脉瓣上方，用于监测血压和房间隔穿刺点的定位。房间隔穿刺成功后，根据患者二尖瓣病变及身高等指标选择球囊，经心导管送入二尖瓣口，以逐步递增法扩张狭窄的二尖瓣口（图 4-26~图 4-29）。待扩张完毕将球囊退至左心房，若未达到成功标准，且无二尖瓣反流出现或加重，可增加球囊直径重新扩张。

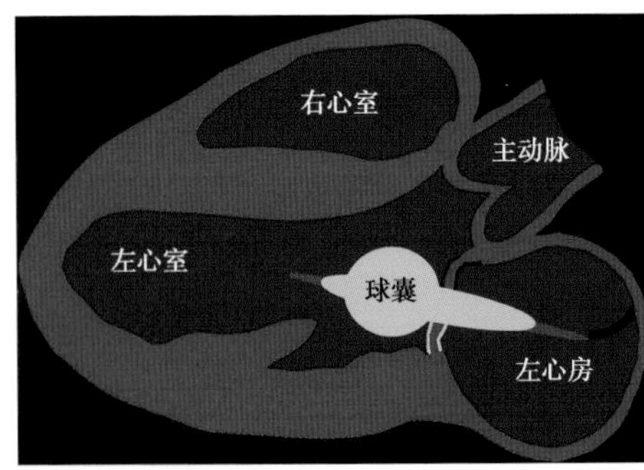

图 4-26　球囊通过二尖瓣口后，充盈远端球囊，继而回撤使之卡在二尖瓣口。

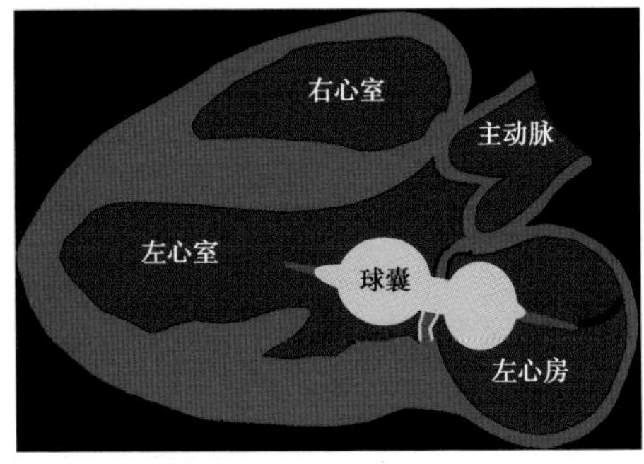

图 4-27　继续推注造影剂，以逐步递增法扩张狭窄的二尖瓣口。

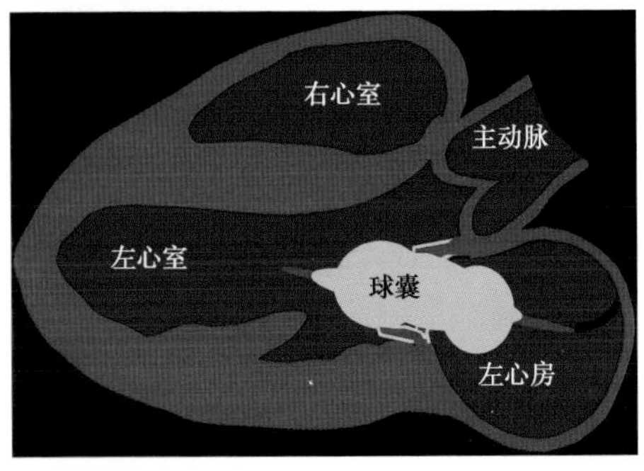

图 4-28　继续推注造影剂，使球囊充分扩张狭窄的瓣口，充盈速度应尽量快，时间不超过 5s。

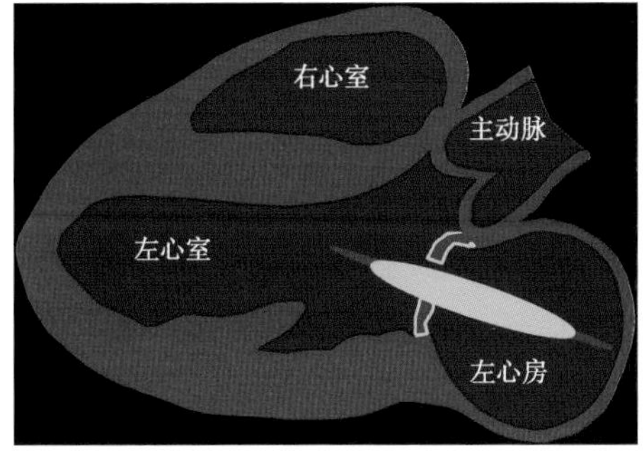

图 4-29　二尖瓣狭窄解除后，将球囊回撤入左心房。
若此时未达成功标准，可增加球囊直径按上述方法重复进行扩张。

（二）外科治疗

多数 MS 患者可通过球囊扩张解除狭窄，但由于 MS 患者合并有二尖瓣反流者越来越多，加之许多风湿性心脏病患者集中在农村或偏远地区，就诊时瓣膜病变已较为严重，失去了球囊扩张指征。因此，对病变较重或血流动力学明显异常者，即使没有症状也应该考虑手术治疗。外科手术主要包括闭式二尖瓣交界分离术、直视二尖瓣交界切开术及二尖瓣置换术，本节主要讨论二尖瓣置换术。

1. 适应证

（1）风湿热反复发作，二尖瓣及瓣下结构已有明显病变，NYHA 心功能分级≥Ⅲ级。

（2）患者虽无症状，但反复血栓形成或栓塞，且抗凝治疗效果欠佳。

（3）既往或目前有感染性心内膜炎。

（4）球囊扩张、闭式扩张或直视切开术后再狭窄。

（5）伴有明显的二尖瓣关闭不全，且不能通过修复术消除关闭不全。

2. 禁忌证

（1）脑栓塞 2~3 月内。

（2）心源性恶病质，全身状态差，不能耐受手术。

（3）风湿热活动期。

（4）左心室严重狭小、萎缩，心功能损害严重。

3. 手术方式

相对于二尖瓣修复，瓣膜置换操作简便、快捷。在体外循环状态下，切开房间隔显露二尖瓣后，剪除病变瓣膜，保留瓣下结构，以防止术后出现严重的左室重构。之后以测瓣器测量二尖瓣瓣环径，指导选择合适的人工瓣膜型号。人工瓣膜缝合采用间断褥式外翻缝合，一般全周缝合 12~16 针。缝毕反复冲洗心房、心室腔，吸除碎屑。保留二尖瓣后叶及瓣下结构，或将前叶剪成片状缝于后瓣环上以保留全部瓣下结构。若植入的人工瓣膜为单叶瓣，则大开口应朝向室间隔；若置换的瓣膜为双叶瓣，则两个碟片应前后排列，这样碟片开放才不易受瓣下结构的影响。

四、术中超声引导与检测

（一）介入治疗

多数 MS 患者在进行 PBMV 前均常规进行了 TEE 评估，故用于 PBMV 术中超声引导和评估的主要是经胸超声心动图。剑突下系列切面可提供腔静脉与左、右心房间的解剖关系。部分患者经胸超声图像质量较差，可选择 TEE 进行引导。

1. PBMV 术前球囊选择

Inoue 球囊完全充盈时，腰部直径（mm）分别为 30、28、26、24、22 和 20 六种规格。根据患者身高选择球囊直径（表 4-3）。当球囊充盈扩张时，一般先从小直径开始。若患者瓣膜条件好，超声评分较低，其首选球囊直径＝二尖瓣瓣环径-2mm；若患者瓣膜条件较差，超声评分较高，则首选球囊直径＝二尖瓣瓣环径-4mm，或直接选择直径 24mm 的小球囊，以后每次直径增加不超过 1mm。

2. PBMV 术中超声引导

房间隔穿刺术是保证球囊扩张成功的重要步骤，既往多根据左房内径的超声测值选择穿刺针尾部指示柄的方位指向。目前使用超声心动图获取患者剑突下双心房切面，直观地引导穿刺针穿过卵圆窝。穿刺过程中须观察穿刺针是否真正进入左心房，抑或在房间隔表面滑动，并留意有无新出现的心包积液。此类并发症主要由穿刺针刺破心房壁所致。

球囊扩张时，应注意判断球囊与二尖瓣口位置关系，扩张完毕后测量患者二尖瓣前向血流速度有无减低，若患者扩张效果不理想，可建议增大球囊型号重新扩张（图 4-30~图 4-34）。撤出

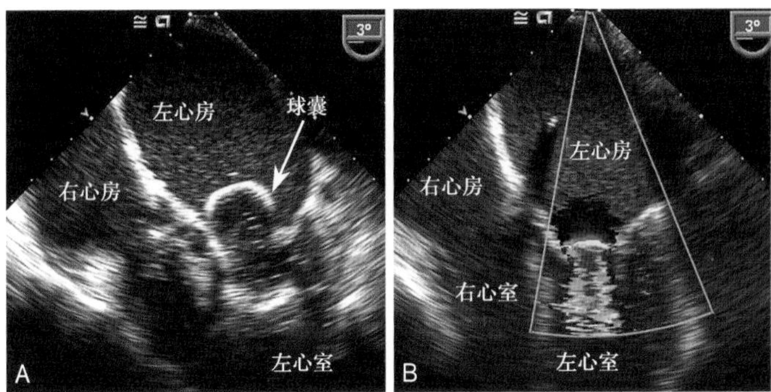

图 4-30　超声引导 PBMV 过程示意图

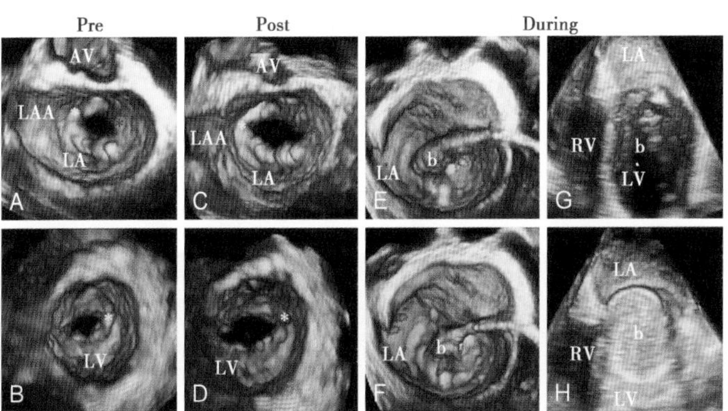

图 4-31　PBMV 术前（Pre）、术后（Post）及扩张术中（During）三维超声检查

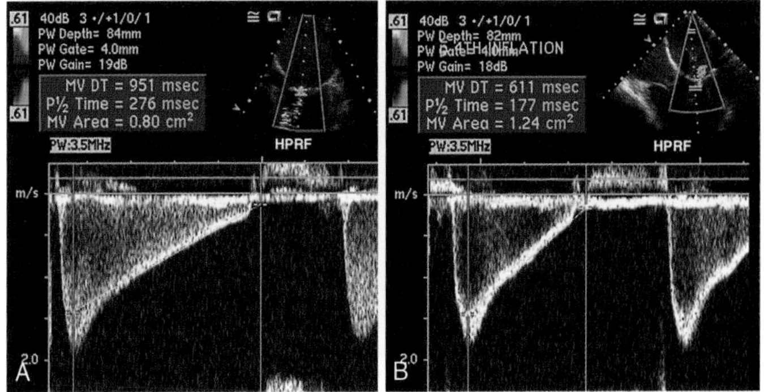

图 4-32　PBMV 术后二尖瓣 PHT 由 276ms 下降至 177ms。

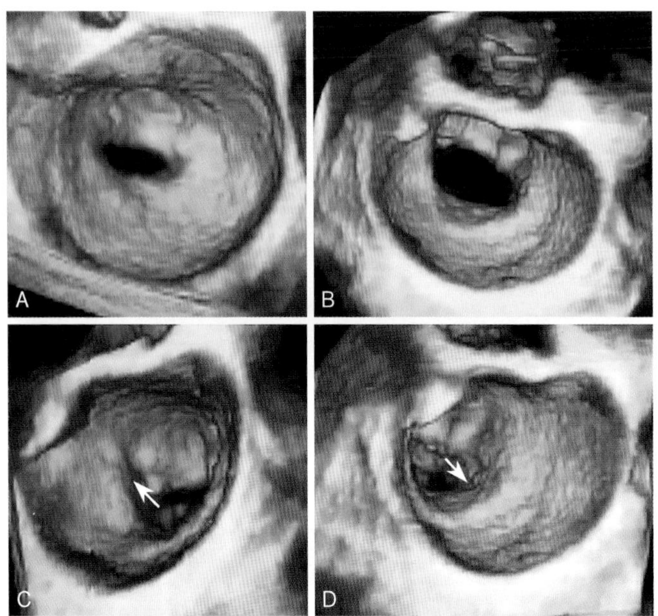

图 4-33　术后 RT-3D TEE 检查提示二尖瓣口增大,前交界处撕开(箭头)。

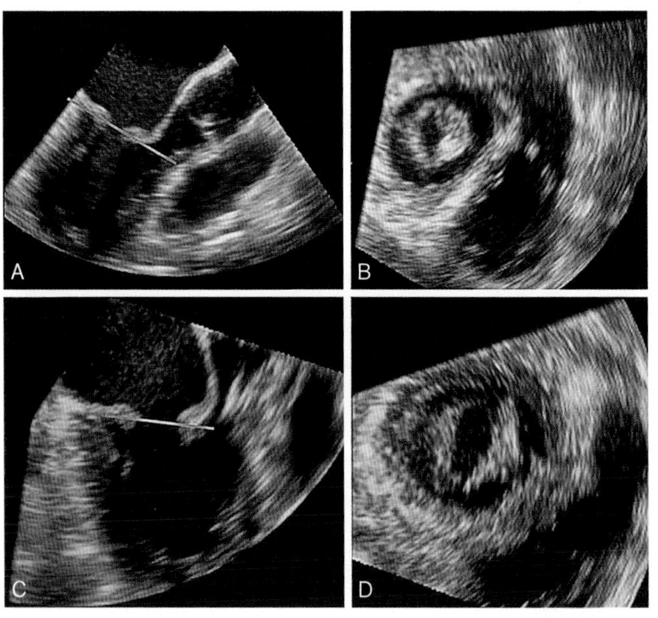

图 4-34　RT-3D TEE 示术后二尖瓣开口径(C、D)较术前(A、B)显著增大。

球囊前，要嘱术者适当回撤左房盘状导丝，仅使末端柔软部分暴露在球囊导管之外，以免在将球囊和左房导丝一同撤出的过程中导丝坚硬部分撕裂房间隔。

3. PBMV 术后超声评估

PBMV 术后即刻瓣口面积增加 $1.0cm^2$ 以上，肺动脉压迅速降低，这些均可通过术后即刻超声检查进行评估。PBMV 的并发症主要包括室性心律失常、脑栓塞、急性心脏压塞、急性肺水肿、二尖瓣关闭不全及医源性房间隔缺损。因此，术后除判断成形术效果外，超声评估还应包括判断有无新出现的心包积液、探查有无二尖瓣反流并评估其严重程度。若患者心房水平分流较多，可与术者沟通决定是否放置房间隔封堵器以关闭缺损。

（二）外科治疗

目前 TEE 检查已成为所有心脏外科术中常规项目之一。但术中 TEE 检查不同于常规以诊断为目标的 TEE 操作，这不仅体现在术中检查是建立在临床诊断的基础之上，其检查主要为修正和补充术前诊断，防止漏诊、误诊；还体现在术中 TEE 检查贯穿患者手术全过程，可对患者手术、麻醉风险进行综合、全面的评估。在体外循环停机前还能即刻评估患者手术效果，避免将各种并发症带出手术室。

与其他手术一样，术中 TEE 检查主要在 MS 体外循环前、后两个阶段。其检查流程包括系统检查和集中检查两个方面。

1. 体外循环术前

（1）系统检查：主要观察内容包括左心耳有无附壁血栓，定量评估的有心腔大小、左右心室功能、肺动脉压、三尖瓣反流及其严重程度。若存在中度以上三尖瓣反流，则须测量三尖瓣最大瓣环径，以确定是否需要进行三尖瓣成形术。由于麻醉作用，三尖瓣反流程度可能较前有所减少，这一点在评估三尖瓣反流程度时应引起重视。

（2）集中检查：即有针对性地对二尖瓣装置进行全面评估，证实 MS 的存在及评估其严重程度。对瓣叶及瓣下结构的评估是检查的重点，其病变程度是决定患者进行闭式分离抑或瓣膜置换术的关键。瓣环的评估需要借助 RT-3D TEE，一方面是评估瓣环形态改变，另一方面是测量瓣环径，为选择人工瓣膜提供参考。

比较术前、术中结果，并记录其差异。若差异在误差范围以外，或有新发现的心血管异常，应与外科医生积极沟通和讨论，以制定最优化的手术方案。

2. 体外循环术后

（1）系统检查：主要评估内容包括心腔大小、左右心室功能、三尖瓣反流及肺动脉压恢复情况。体外循环术后若心腔内有残余气体，有造成气体栓塞的可能，TEE 是发现心腔内气体最好的手段。然而有时部分气体残留在肺静脉中不易被发现，为防止遗漏，应嘱麻醉师使用呼吸机鼓肺，以排空所有气体（图 4-35）。

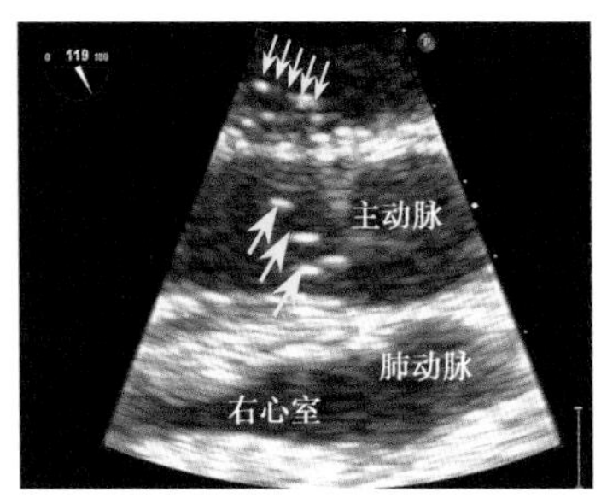

图 4-35　TEE 主动脉长轴切面局部放大图像示心腔内微小气泡（箭头），这些微气泡进入冠状动脉后有可能导致局部心肌缺血的发生。

（2）集中检查：二尖瓣置换术后应重点观察人工瓣膜启闭功能、瓣架是否稳定、瓣周是否有反流及左室流出道有无梗阻。与手术和麻醉操作相关的并发症包括主动脉夹层或壁内血肿，有时微小的空气栓子还可以导致冠状动脉阻塞，引起节段性心肌缺血，这在心脏复跳后都应该重点评估。

由于瓣下结构，尤其是前叶及其瓣下结构保留过多时，可在术后造成左室流出道梗阻，术后静息状态下有左室流出道压力阶差存在时，应重新手术。保留瓣下结构主要保留几根主腱索，对于细小的腱索可以切除，有时腱索保留不当可影响人工瓣膜启闭功能，术毕应就患者瓣下结构是否影响人工瓣膜功能进行全方位评估（图 4-36）。

人工瓣膜植入后，收缩期可在瓣口上方探及细小的反流束，称之为闭合流，属正常超声表现。但应该注意和瓣周漏相鉴别。前者速度较低，色彩暗淡，多切面观察血流均起源于瓣口；后者速度较高，色彩鲜艳，血流起源于人工瓣周（图 4-37）。

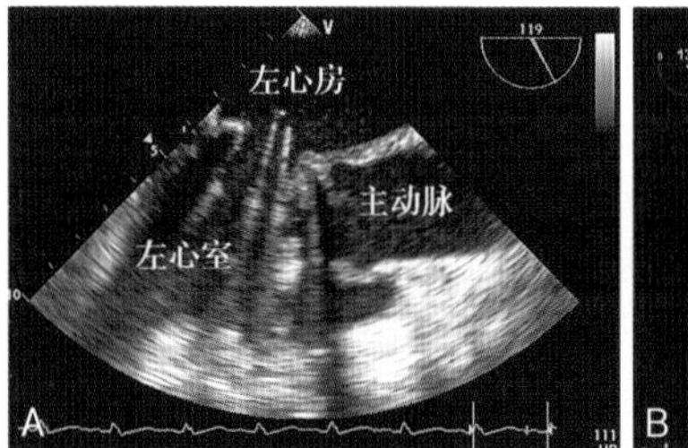

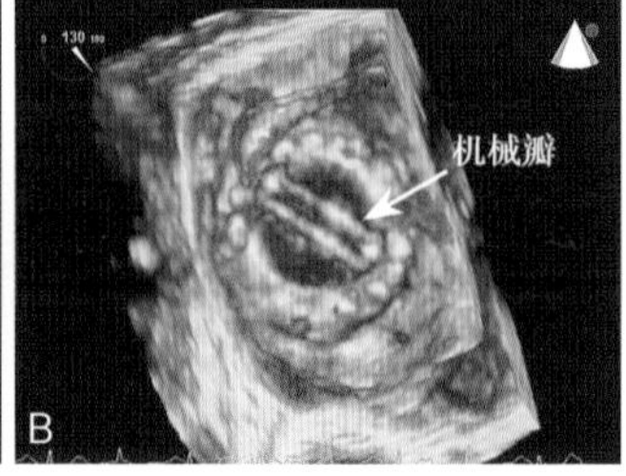

图 4-36　二尖瓣位机械瓣正常开放的二维及三维超声表现

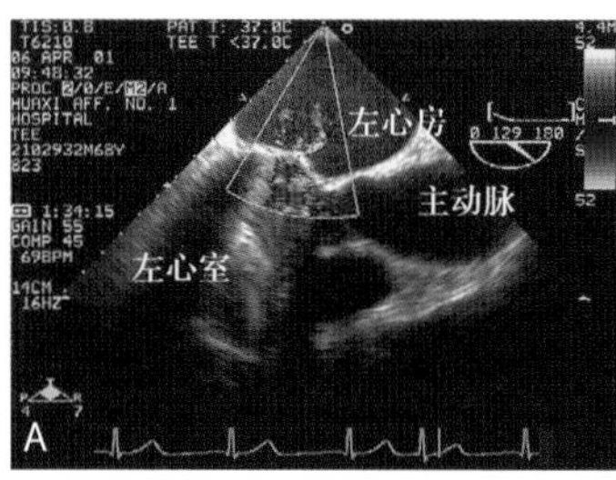

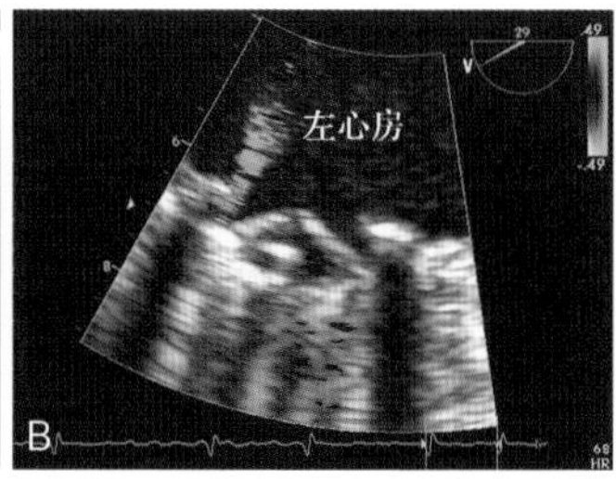

图 4-37　人工瓣口闭合流（图 A）及瓣周漏（图 B）的超声表现对比：前者速度较低，色彩暗淡，多切面观察均起源于瓣口；后者速度较高，色彩鲜艳，血流起源于人工瓣周。

五、小结

随着抗生素的使用及人民生活水平的提高，风湿性心脏病发病率有所下降，但我国成人心脏瓣膜病仍以风湿性损害为主。超声心动图不仅在此类疾病诊断中扮演最重要角色，而且也有助于治疗策略的制定。在 MS 诊断中，除全面对二尖瓣装置进行观察、评分外，还应重点观察有无附壁血栓等并发症存在。术中超声心动图检查重点在于修正和补充术前诊断，同时在术后即刻评估手术效果，防止将手术并发症带出手术室。

第 2 节　二尖瓣关闭不全

二尖瓣正常工作有赖于其结构和功能在整体上的完整性，若其结构和/或功能任何一部分发生异常均可导致二尖瓣关闭不全。但并非所有的二尖瓣反流均发生在收缩期，舒张期二尖瓣反流常见于一度房室传导阻滞、双腔起搏器植入术后、主动脉瓣关闭不全、肥厚型心肌病等。本节主要讨论收缩期二尖瓣关闭不全。

一、病理及病理生理

（一）病理及病理分型

二尖瓣装置除瓣叶、瓣环、腱索、乳头肌外，还包括左心房壁、部分左心室壁及邻近的主动脉瓣环支架部分。随着人口老龄化的加剧，缺血性心肌病导致的乳头肌功能失常所致二尖瓣关闭不全越来越常见。

为更好地指导二尖瓣关闭不全的外科治疗，Alain Carpentier 医生根据瓣叶启闭的运动特征，将二尖瓣关闭不全分为以下三型（图 4-38）：

Ⅰ型：瓣膜运动正常，瓣膜本身无病变或病变较轻者，可进一步分为Ⅰa 和Ⅰb 两个亚型。Ⅰa 主要由继发性瓣环扩张所致，如扩张型心肌病功能性二尖瓣反流；Ⅰb 主要指瓣膜穿孔导致的二尖瓣反流，如感染性心内膜炎等。

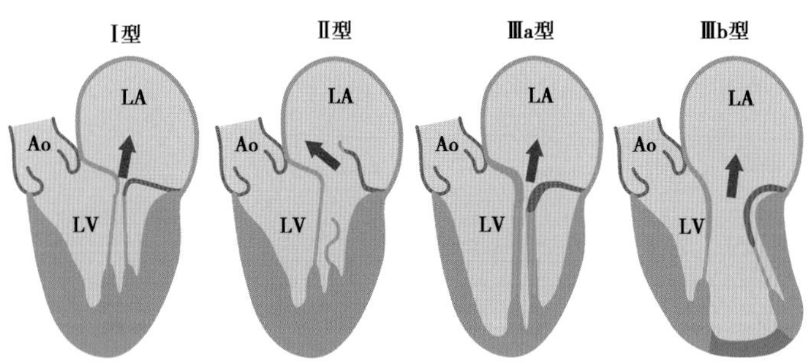

图 4-38　二尖瓣关闭不全的 Carpentier 分型

Ⅱ型：瓣膜过度运动，见于腱索冗长、断裂等原因所致瓣膜脱垂，可进一步分为Ⅱa、Ⅱb、Ⅱc、Ⅱd 四个亚型。Ⅱa 系瓣叶和/或腱索冗长所致；Ⅱb 是腱索断裂所致；Ⅱc 是乳头肌梗死或瘢痕所致；Ⅱd 是乳头肌断裂所致。因二尖瓣脱垂是二尖瓣关闭不全的特殊类型，故本书将另辟章节专门讨论。

Ⅲ型：瓣膜运动受限，可进一步分为Ⅲa、Ⅲb 两型。Ⅲa 主要是指风湿性心脏病所致瓣叶、腱索收缩期运动受限而引起的关闭不全；Ⅲb 见于心脏扩大、乳头肌移位导致瓣叶运动受限而不能有效关闭，如下壁心肌梗死。

（二）病理生理

二尖瓣反流可分为急性和慢性。急性重度的二尖瓣反流导致左心房压急剧升高从而引起急性肺淤血；慢性的二尖瓣反流常可以耐受。二尖瓣反流发生在收缩期，约占心动周期的三分之一。所以，二尖瓣反流导致的左心房压升高不是持续性的，与二尖瓣狭窄相比在早期不容易导致肺动脉高压。但是如果严重的二尖瓣反流未被纠正，最终会导致左室心肌收缩能力减低、心力衰竭。

二、超声心动图检查

（一）M 型超声心动图

在 M 型超声心动图中，二尖瓣某些特征性运动曲线改变对二尖瓣关闭不全的病因学诊断常有提示作用。瓣膜回声增强，舒张期呈“城墙样”改变，提示合并有风湿性二尖瓣狭窄；收缩期二尖瓣 CD 段明显下凹呈“吊床样”改变，提示二尖瓣脱垂；CE 幅度增大伴 CD 段明显分离，提示二尖瓣腱索断裂；二尖瓣前叶“SAM”征，多提示主动脉瓣下狭窄。彩色 M 型超声心动图获取患者瓣口反流汇聚区图像后，有助于判断二尖瓣反流的病因（图 4-39~图 4-41）。

二尖瓣关闭不全的患者左心室和左心房多因容量负荷过重而明显扩张。在心功能代偿期，各种心功能参数的检测可以正常。心功能失代偿时，左心室运动搏幅降低，但射血分数减低程度因反流的存在而相对较小，有时与临床心力衰竭的严重程度不成比例。

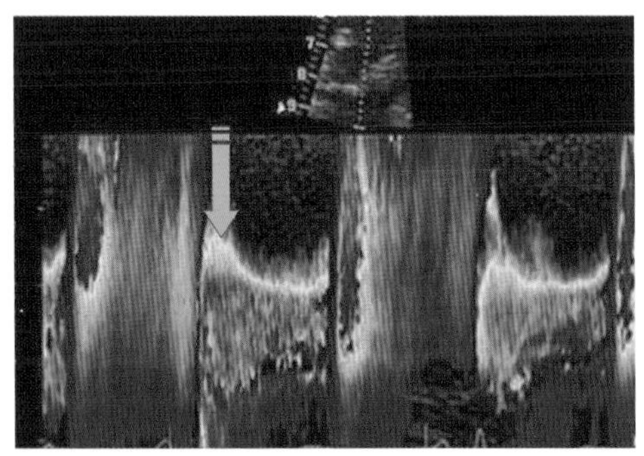

图 4-39 功能性二尖瓣反流的彩色 M 型超声表现：收缩早期及末期，血流汇聚区均可见血流速度增高（箭头），而收缩中期则为一速度低谷。

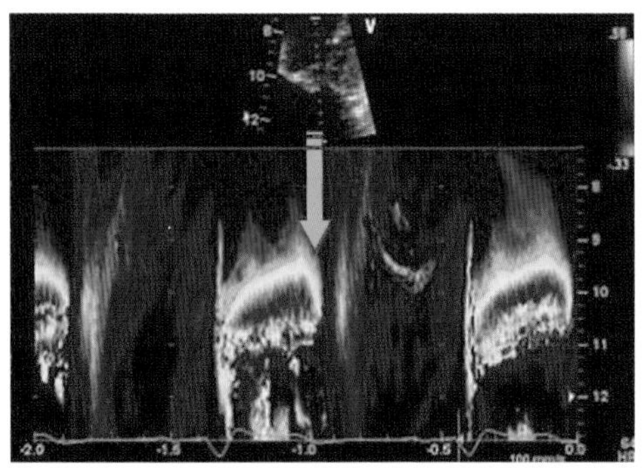

图 4-40 风湿性二尖瓣反流患者彩色 M 型超声可见收缩末期速度突然降低（箭头）。

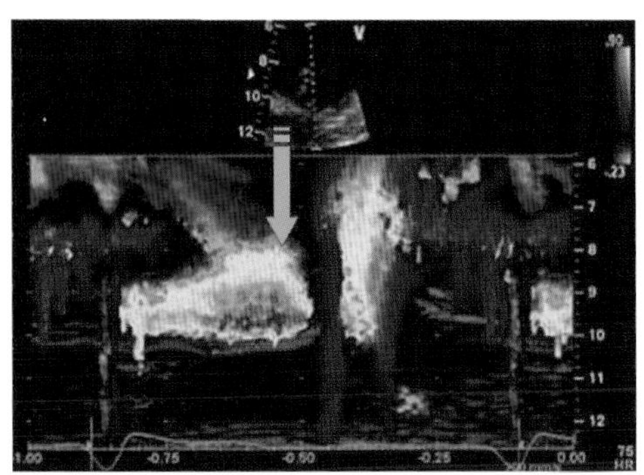

图 4-41 二尖瓣脱垂患者彩色 M 型超声显示收缩末期血流汇聚区血流速度持续，无明显增高及减低。

（二）二维超声心动图

二维超声心动图在提供反流原因与机制方面有独到价值，同时还可以用来评估瓣膜形态和功能，为治疗方案的选择提供参考（图 4-42）。术前超声心动图检查，还应对病变机制、部位及二尖瓣反流继发性改变进行重点观察和评估。常见二尖瓣关闭不全的机制及二维超声表现见表 4-2。

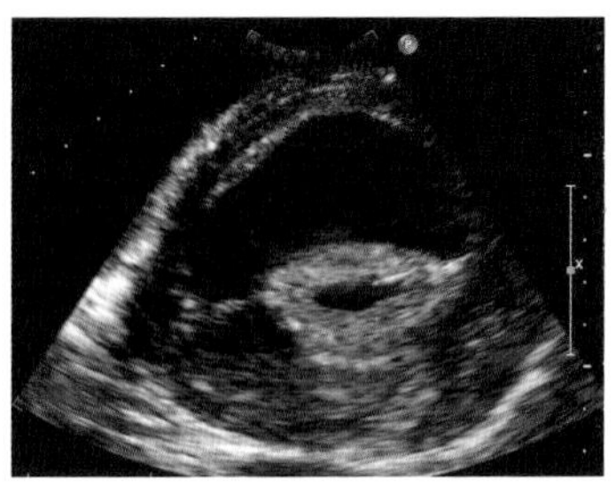

图 4-42 二尖瓣口短轴切面示瓣叶明显增厚，术后病理为梅毒性心脏瓣膜损害。

表 4-2 **常见二尖瓣关闭不全的机制及二维超声表现**

病因	机制	二维超声表现
风湿性心脏病	瓣叶组织和腱索纤维化、挛缩致瓣叶关闭不全	瓣叶和腱索增厚、钙化，瓣叶活动受限
感染性心内膜炎	感染致二尖瓣装置损毁	瓣叶穿孔，赘生物形成，连枷样运动
退行性心脏病	瓣环钙化，瓣叶对合不良	瓣环增厚、钙化，关闭裂隙
扩张型心肌病	瓣环扩张，瓣叶对合面积减小	瓣叶组织正常，瓣环扩大
缺血性心肌病	缺血致二尖瓣装置功能失调	瓣环扩大，心室节段性运动异常
先天性心脏病	瓣叶裂缺	瓣叶裂缺，多与心内膜垫缺损并存
嗜酸性粒细胞增多症	瓣叶对合面积不良	瓣叶活动度降低
马方综合征	腱索冗长	瓣叶冗长、脱垂，连枷样运动
放射后病变	瓣叶增厚、挛缩致瓣叶关闭错位	瓣叶增厚，活动受限
类癌病变	瓣叶纤维化，瓣叶无法正常闭合	瓣叶增厚，活动受限，关闭裂隙

（三）多普勒超声心动图

彩色多普勒超声能多切面直观显示二尖瓣反流的起源、走行和分布。半定量二尖瓣反流严重程度常用反流面积法，即计算反流束面积与左房面积的比值，但这一方法受多普勒增益及速度量程影响较大。近端等速表面积（proximal isovelocity surface area，PISA）法是目前超声用于评估二尖瓣反流的最常用的定量方法（详见第三章相关内容）。表 4-3 列举了二尖瓣反流程度的超声评价指标。

多数超声诊断仪可检出生理性二尖瓣反流，其主要特点为局限于二尖瓣口对合处、速度较低、色彩暗淡、反流束面积 $<1.0cm^2$、持续时间短且无二尖瓣结构异常及心腔大小变化。

频谱多普勒在二尖瓣关闭线左房侧可以探及左心室到左心房的高速异常血流。脉冲波多普勒会产生频率混叠，不能探及反流峰值；应选用连续波多普勒以获得完整的反流频谱。二尖瓣反流频谱为单峰，峰值位于中央，峰顶圆钝，上升支和下降支基本对称，时相上占据等容收缩期、射血期和等容舒张期。

表 4-3　**二尖瓣反流程度的超声评价指标**

评价指标	1+	2+	3+	4+
左室大小	正常	正常	↑	↑↑
左房大小	正常	正常	↑	↑↑
反流束/左房/%	<15	15~30	35~50	>50
频谱多普勒密度	淡	—	—	浓
反流颈口宽度	<3mm	—	—	>6mm
反流容量/ml	<30	30~44	45~59	≥60
反流口有效面积/cm^2	<0.2	0.2~0.29	0.3~0.39	>0.4
PISA	小	—	—	大

注：PISA：近端等速表面积。

（四）经食管超声心动图（transesophageal echocardiography，TEE）

二尖瓣关闭不全患者，行 TEE 检查，一方面可以继续确定病因，明确瓣膜反流机制。不管是外科瓣膜修复，抑或经导管二尖瓣钳夹等手术，均需要明确瓣膜病变的确切位置。图 4-43 展示了常规二维切面所经过的二尖瓣具体位置。然而，由于超声探头深度、前后左右弯曲角度不同，切面所经过的解剖位置会发生变化。下文介绍了不同切面所经过的二尖瓣解剖区域（图 4-44~图 4-54）。

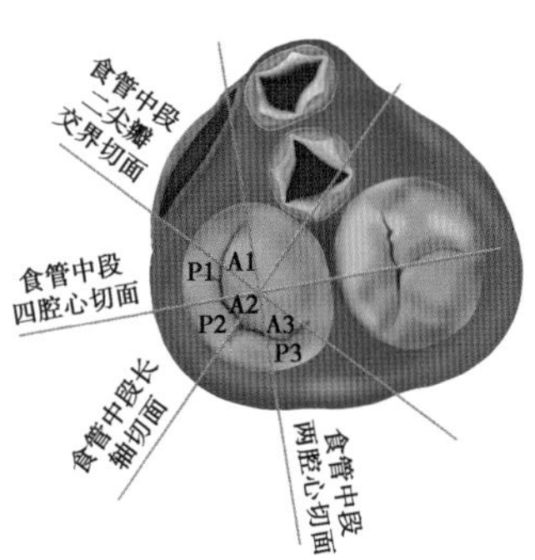

图 4-43　TEE 切面对二尖瓣分区定位示意图

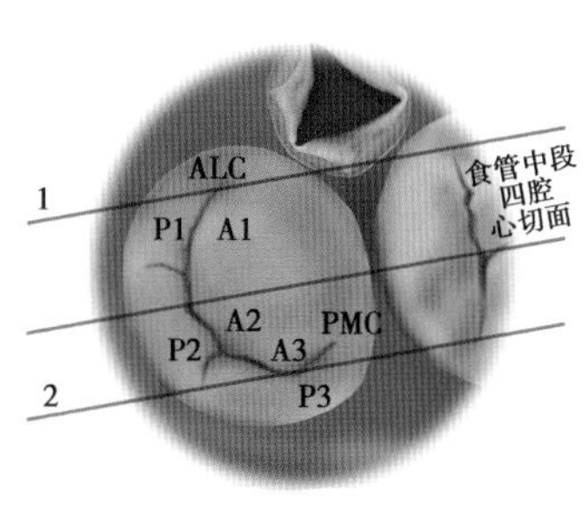

图 4-44　食管中段四腔心切面（ME 4C）经过前、后叶中间部分，在此基础上回撤探头使得切面经过主动脉瓣（切面 1）即显示二尖瓣 A1、P1 区；同样，探头继续推进（切面 2）即显示 A3、P3 区。

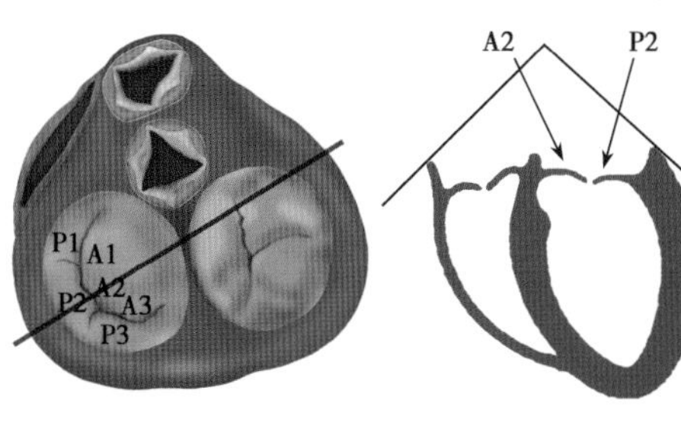

图 4-45　标准食管中段四腔心切面经过二尖瓣前、后叶的中间部分（A2、P2）。

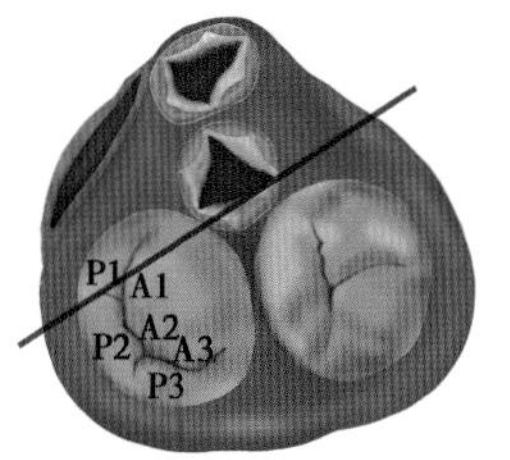

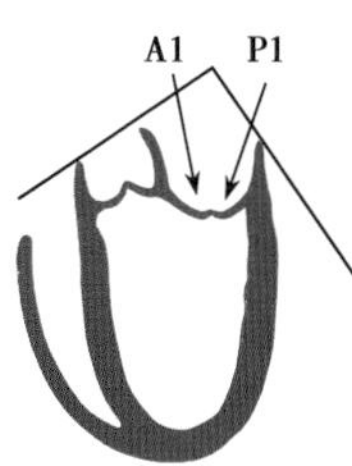

图 4-46　在食管中段四腔心切面上回撤探头，可获得食管中段五腔心切面，此切面主要经过二尖瓣 A1、P1 区。

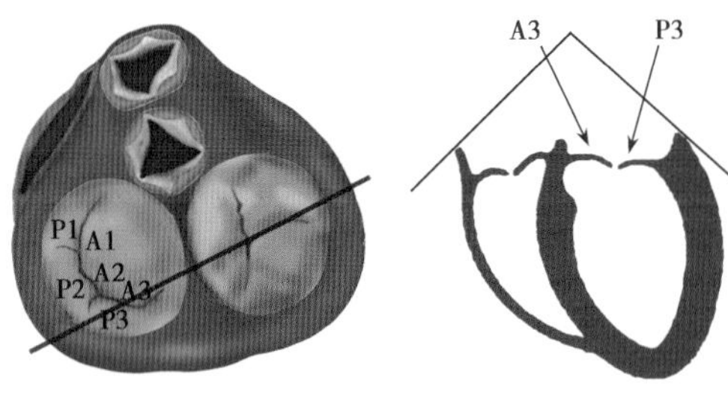

图 4-47　在食管中段四腔心切面基础上继续推进探头，可获得深部的四腔心切面，此切面经过二尖瓣 A3、P3 区。

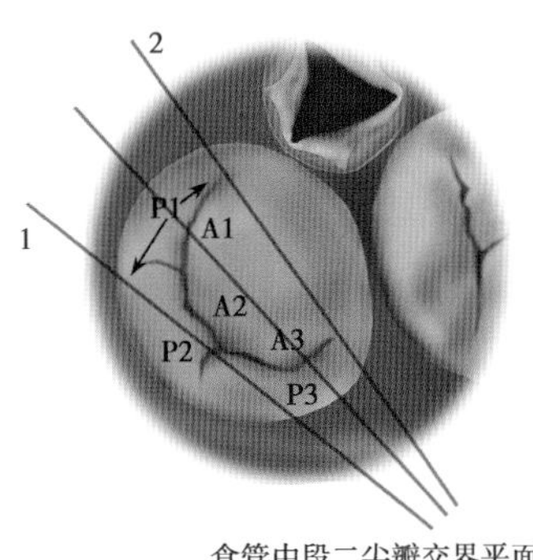

图 4-48　在食管中段二尖瓣交界区平面（ME COM），前后微调探头经过前、后叶不同位置。

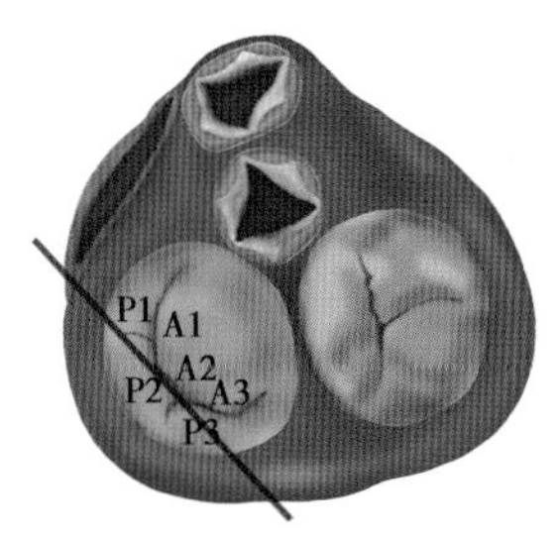

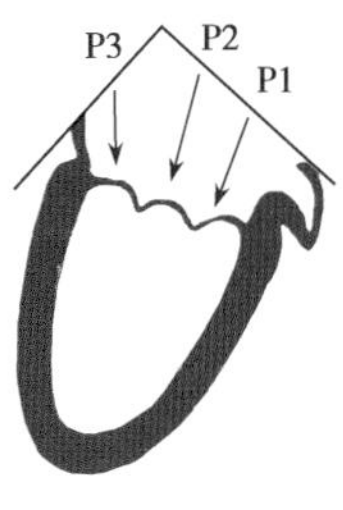

图 4-49　在上述切面基础上，探头后屈可以主要经过后叶 P3、P2、P1 区域。

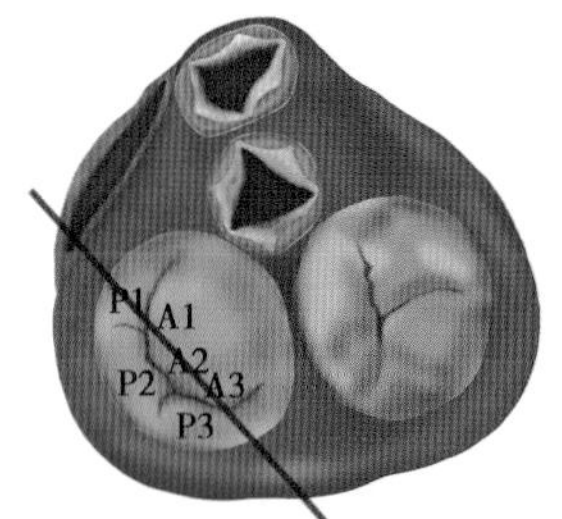

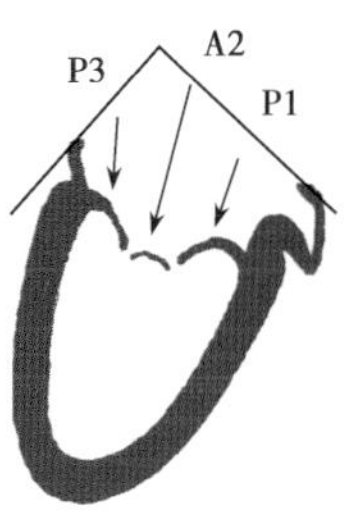

图 4-50　在上述切面基础上，探头前倾可以主要经过 P3、A2、P1 区域。

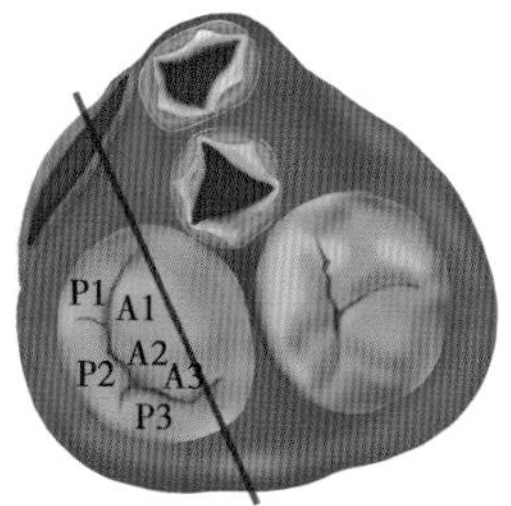

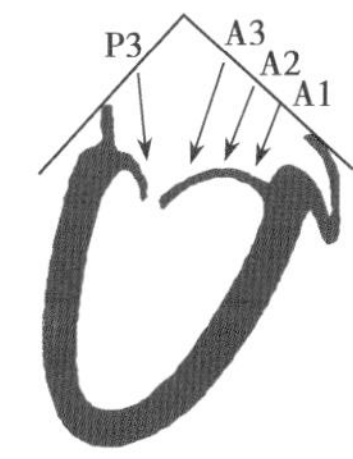

图 4-51　增加成像角度，切面接近食管中段两腔心时，左心耳开始显影，此时经过的区域为 P3、A3、A2、A1。

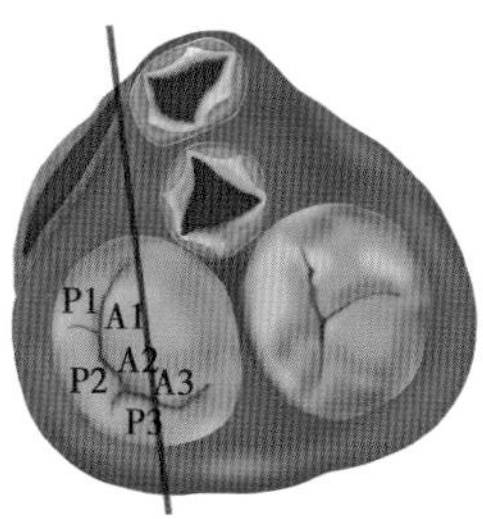

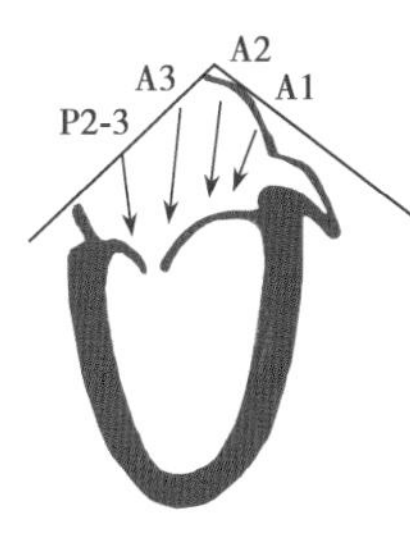

图 4-52　继续增加成像角度，左心耳完全显影，此时经过的区域为 P2-3、A3、A2、A1。

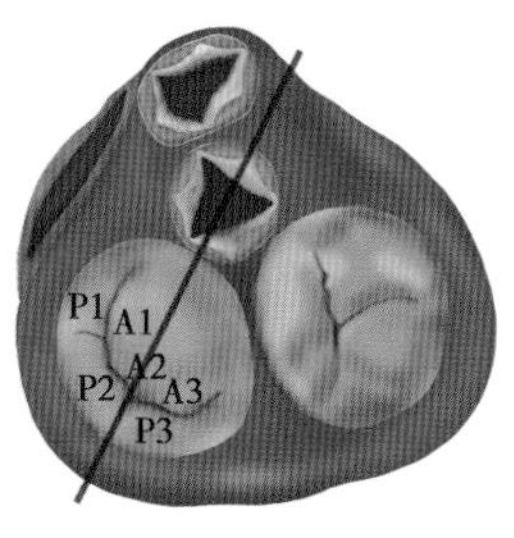

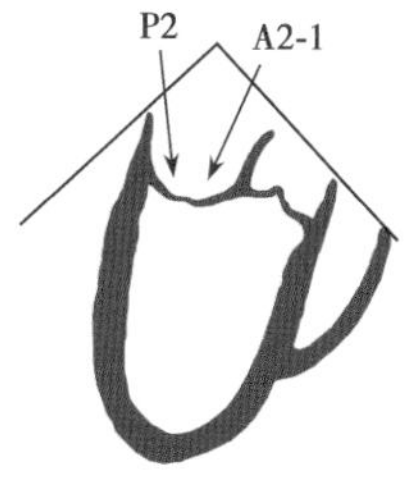

图 4-53　食管中段长轴切面，经过的结构为 P2、A2-1 区域。

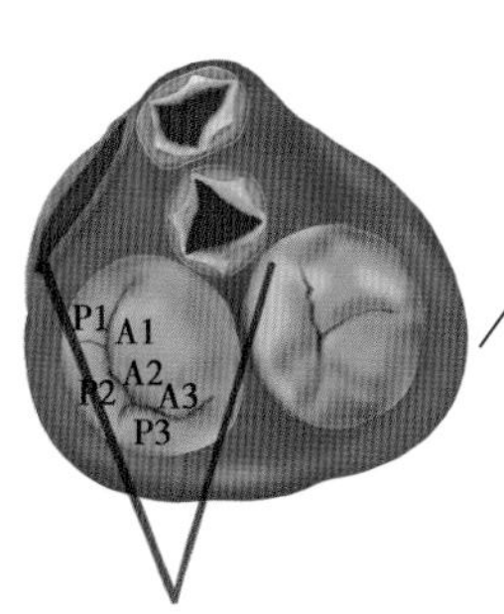

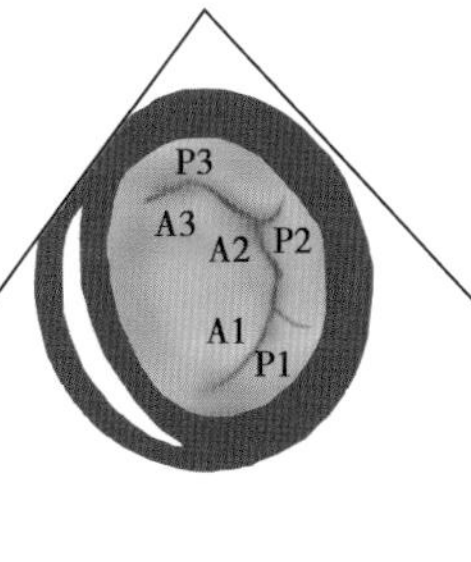

图 4-54　在没有三维成像模式的情况下，经胃底短轴切面可整体显示二尖瓣结构。

（五）实时三维超声心动图

前文已阐述了使用二维超声判断瓣膜病变的基本技巧，若借助实时三维超声便可以规避上述烦琐的步骤。后者可以在左心房、左心室侧，从任意角度观察瓣膜结构，甚至可以提供与外科手术近乎一致的图像视角（图 4-55、图 4-56）。

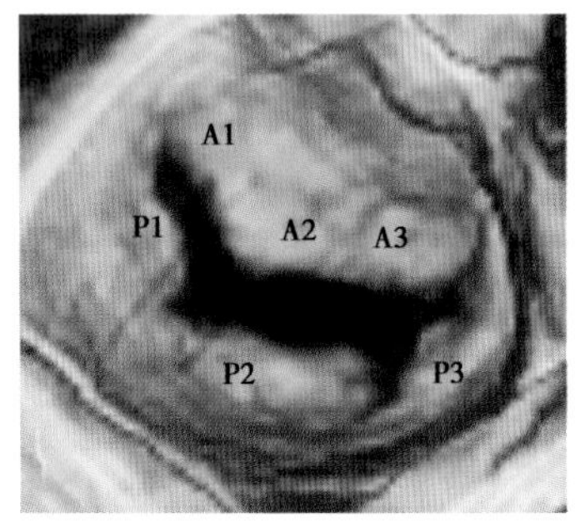

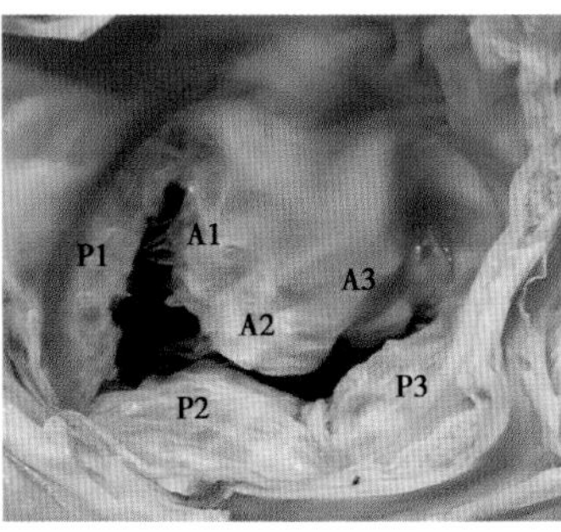

图 4-55　实时三维超声从左心房侧观察二尖瓣，图像与真实解剖类似。

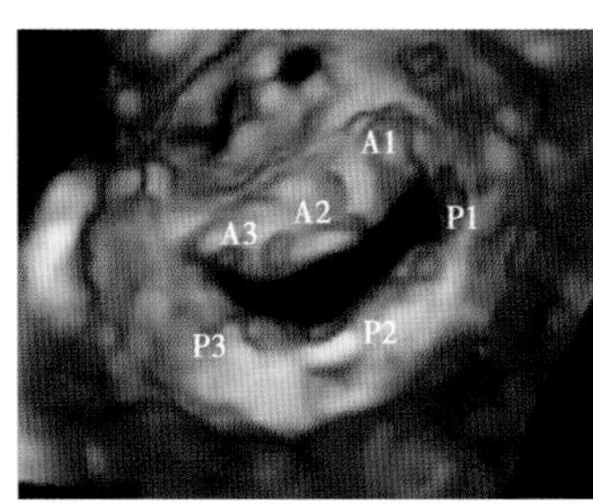

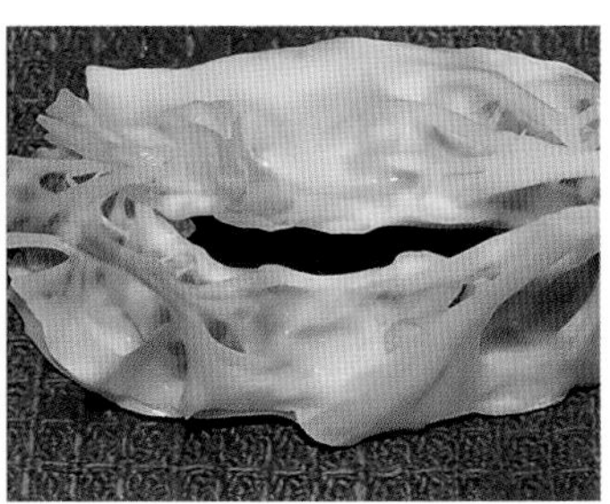

图 4-56　实时三维超声从左心房侧观察二尖瓣

三、治疗方式

二尖瓣成形术是治疗二尖瓣关闭不全的有效方法，其优势包括生存率高、左室功能保存完善、血栓抗凝相关出血和心内膜炎发生率低。二尖瓣成形的可行性取决于二尖瓣病变的病因和病理。既往对于二尖瓣关闭不全，多采用外科手术行瓣膜成形术，对二尖瓣装置损毁严重或患者心功能较差不能耐受长时间成形术者，则采用二尖瓣置换术（表 4-4）。随着内科介入的发展，部分患者可通过心导管进行修复。现将外科二尖瓣成形术的技术要点介绍如下(内科瓣膜修复内容参见本章第 9 节)。

(一) 治疗方式

广义的外科二尖瓣成形术包括瓣环成形术、瓣叶成形术和腱索成形术等。

1. 瓣环成形术

瓣环成形是二尖瓣成形术的基石,也是治疗功能性二尖瓣反流的重要术式。瓣环成形的作用包括:①纠正瓣环扩张;②减小前后瓣环内径,增加瓣叶对合;③减小缝线张力;④预防术后瓣环再扩张。不同机制及类型二尖瓣关闭不全患者的外科治疗手段见表 4-4。

2. 瓣叶成形术

对于二尖瓣裂缺或缺损者,主要进行瓣叶缝合或心包补片修补;后叶脱垂常由腱索冗长或断裂所致,此类患者可选择二尖瓣后叶矩形切除术。当瓣叶被部分切除后,须进行瓣环折叠,并植入人工瓣环。当脱垂组织过多,后叶的矩形切除可能引起二尖瓣前叶的收缩期前向活动(systolic anterior motion,SAM),从而导致左室流出道梗阻。该并发症可通过二尖瓣滑行修复术(sliding repair)来避免(图 4-57、图 4-58)。

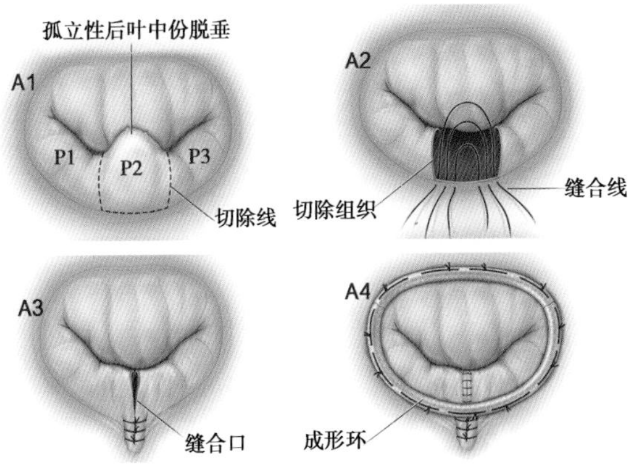

图 4-57　矫正二尖瓣后叶脱垂的矩形切除术

A1 示二尖瓣后叶 P2 区脱垂,虚线部位为需矩形切除的组织,A2 示后叶矩形切除术后进行残端缝合,A3 示残余组织缝合后行后瓣环折叠术,A4 示植入人工瓣环。

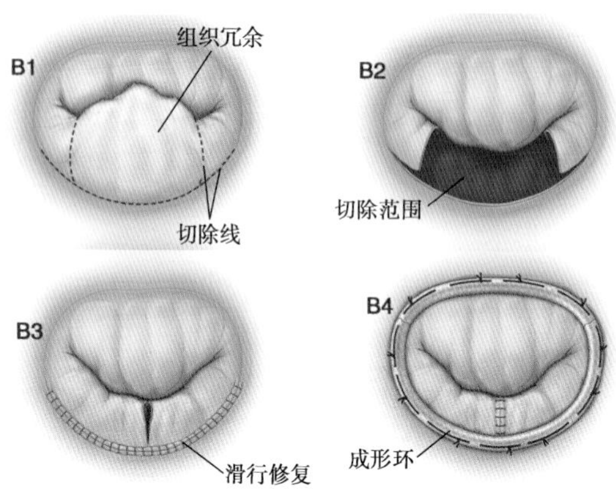

图 4-58 滑行修复术（Sliding 技术）过程示意图
B1 示后叶脱垂组织较多，B2 为脱垂组织切除术后，B3 示残余瓣叶被重新缝合在瓣环之上，至此即告完成，若合并二尖瓣前后瓣环径扩大，可植入人工瓣环（B4）。

从传统经验看，前叶脱垂的矫治比后叶困难，但随着经验的积累和新技术的应用，大部分的前叶脱垂均可以进行成形术。单纯从瓣叶成形角度看，可选择缘对缘的 Alfieri 术（edge-to-edge repair）进行矫治（图 4-59）。

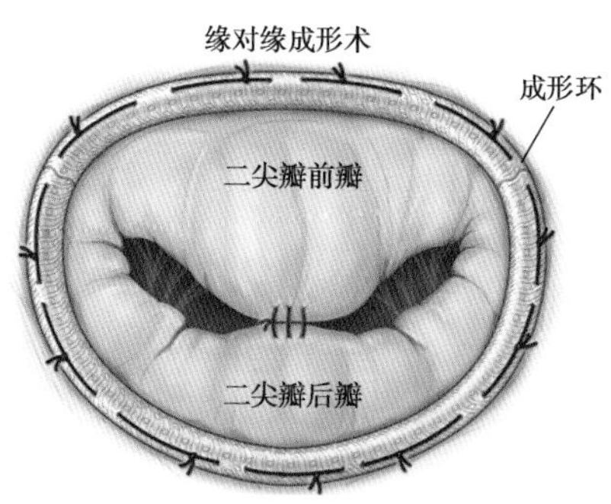

图 4-59 Alfieri 成形术示意图

3. 腱索成形术

对于心肌梗死、感染性心内膜炎、外伤等原因所致二尖瓣腱索断裂和先天性腱索冗长等原因导致的二尖瓣反流，主要治疗方式为植入人工腱索或行腱索转移术（图 4-60、图 4-61）。

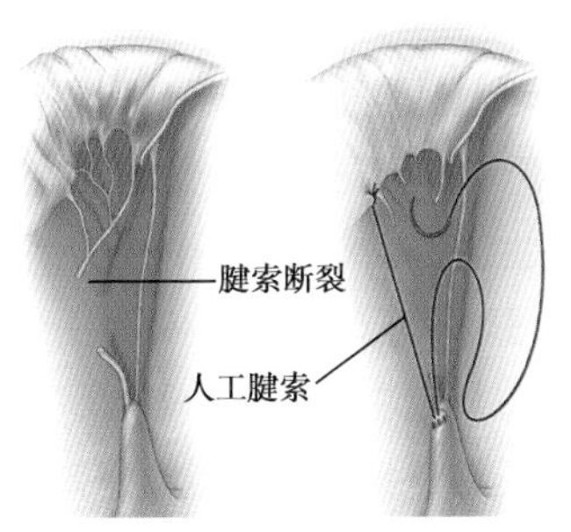

图 4-60 人工腱索植入术示意图

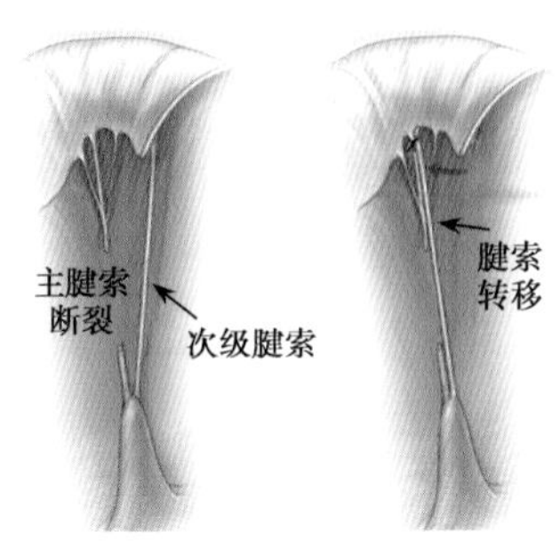

图 4-61 二尖瓣腱索转移术示意图

表 4-4 **不同机制及类型二尖瓣关闭不全患者的外科治疗手段**

Carpentier 分型	瓣叶活动度	瓣环	反流起源	反流方向	治疗手段
Ⅰ型(伴随Ⅲb 型)	前、后叶活动正常、协调	扩张	瓣叶对合部位	中心性反流	瓣环成形术
	前、后叶活动正常、协调	正常	瓣体(如裂缺处)	偏心性反流	心包补片修补、瓣环成形术
Ⅱ型	前、后叶均脱垂，活动协调	扩张	对合裂隙	中心性反流	后叶矩形切除、滑行修复术
	后叶脱垂，P2 区连枷样运动	扩张	P2 区	向前	P2 区矩形切除、sliding 瓣环成形术
	前叶脱垂，A2 区连枷样运动	扩张	A2 区	向后	腱索转移、后叶矩形切除、瓣环成形术
	连合区脱垂，活动不协调	扩张	前、后交界区	交界部位心房壁	交界区缝合、瓣环成形术
Ⅲa 型(风湿性)	前、后叶均受累，活动受限	挛缩、钙化	瓣叶对合部位	中心性	交界切开、瓣环成形术
Ⅲb 型(缺血性)	下后壁心肌梗死，后叶活动受限	后瓣环挛缩	P2-P3 区	向后(瓣叶脱垂)	瓣环成形术
Ⅲc 型(伴随Ⅰ型)	前、后叶活动受限	扩张	瓣叶对合部位	中心性	瓣环成形术

（二）术中超声监测与引导

尽管术前超声检查已对二尖瓣反流的原因、机制及严重程度进行了评估，然而术中超声检查仍十分重要。多数情况下，这是超声/麻醉科医生与外科主刀医生进行面对面沟通的直接平台，部分患者可能补充或修正术前超声诊断，从而影响外科医生的术式选择。在进行病变部位描述时，应注意超声和外科医生在观察二尖瓣时角度有所不同，与正常二尖瓣的功能位亦有所差别（图 4-62、图 4-63）。

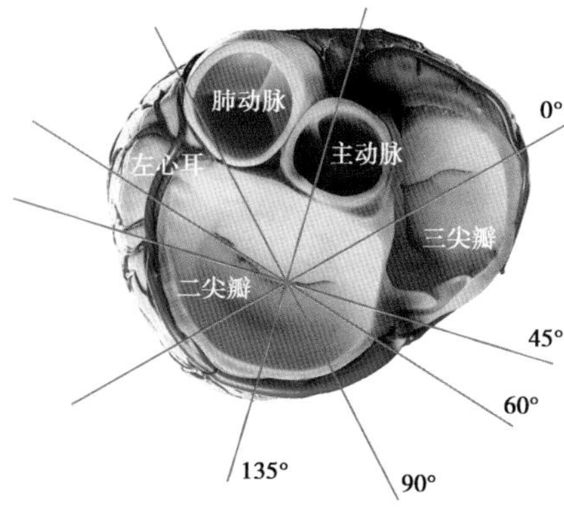

图 4-62 二尖瓣功能位观示意图

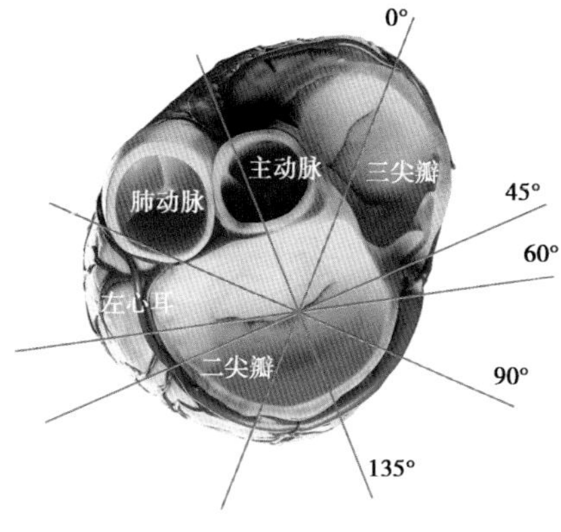

图 4-63 二尖瓣手术位观示意图

1. 体外循环术前

（1）系统性检查：与二尖瓣狭窄术中评估内容相似，二尖瓣关闭不全术前应常规评估三尖瓣反流程度、肺动脉压，测量三尖瓣瓣环径。

前、后负荷，心肌收缩能力和顺应性改变对二尖瓣反流的严重程度有着明显影响，手术室中这些因素的变化主要来自全身麻醉。有研究发现，麻醉状态下二尖瓣反流至少减轻一个级别；通过观察我们发现，这种改变在功能性二尖瓣反流时较为显著。因此，对于功能性二尖瓣反流的患者，应在术前进行全面的 TEE 检查，而不是在进入手术室全麻后再进行评估。

（2）针对性检查：最重要的检查内容系评估患者行二尖瓣修复的可能性。一般情况下，功能性二尖瓣关闭不全较有器质性病变者修复成功可能性大；Carpentier 分型中Ⅰ型、Ⅱ型较Ⅲ型修复成功率高；Ⅱ型患者病变局限者较病变广泛者更容易修复成功。表 4-5 列举了不同病因、机制二尖瓣反流患者的瓣膜修复可行性的超声评估内容。TEE 还可用于既往二尖瓣修复失败患者再次修复的可行性。

表 4-5　**不同病因、机制二尖瓣反流患者的瓣膜修复可行性评估**

病因学	机制	钙化	瓣环扩张	修复可行性
退行性	Ⅱ型：局部脱垂（P2/A2）	无或局限	轻/中度	可修复
缺血性	Ⅰ型或Ⅲb 型	无	中度	可修复
缺血性	Ⅲb 型伴二尖瓣重度变形	无	无/重度	几乎不可能
巴洛综合征	Ⅱ型伴重度脱垂（≥3 个小叶/后交界）	局限（瓣环）	中度	困难
重度巴洛综合征	Ⅱ型伴重度脱垂（≥3 个小叶/前交界）	广泛（瓣环+瓣叶）	重度	几乎不可能
风湿性	Ⅲa 型伴前叶柔软	局限	中度	困难
风湿性	Ⅲa 型伴前叶僵硬	广泛	中/重度	几乎不可能
心内膜炎	Ⅱ型脱垂伴瓣叶裂缺	无	无/轻度	几乎不可能

2. 体外循环术后

（1）系统性检查：与其他心脏外科手术一样，术后 TEE 检查内容应该包括评估心室容积、收缩功能及判断心腔内有无残余气体等。因手术操作需要切开房间隔，故术后应该常规检查房间隔连续性，因残留的房间隔缺损或卵圆孔未闭有可能成为远期逆行栓塞的高危因素。

冠状动脉旋支走行于房室沟，靠近二尖瓣后瓣环。术中放置成形环时，若缝线位置过深可伤及，成为瓣膜修复术的致命并发症。术后 TEE 检查发现新出现的侧壁或下壁节段性室壁运动异常，则意味着可能存在旋支的损伤。房室沟或者乳头肌附着点与房室沟之间的左室破裂也是二尖瓣外科手术后的严重并发症。易发因素包括女性、高龄、瓣环钙化。TEE 发现大量心包积液或心包腔与心腔间的血流交通，提示心室破裂。

（2）针对性检查：确定二尖瓣成形术后有无残余反流及医源性的二尖瓣狭窄异常重要。许多研究者均强调在收缩压恢复正常时进行评估，但也有人指出收缩压并非导致二尖瓣反流程度改变的唯一因素。我们认为反流严重程度的估测不应在低血压较明显或血容量尚未完全恢复时进行。

二尖瓣成形术后，由于成形环的缩复效应及二尖瓣组织长度与面积减小，平均压力阶差通常为 2~4mmHg，大于 5~6mmHg（或最大压力阶差大于 16mmHg）应视为存在医源性狭窄。但术中血流动力学评价并不特别准确，尤其是患者在使用强心药物或存在心动过速时。二尖瓣手术后使用压力减半时间法评估瓣口面积并不可靠，因为这种方法对左心房室顺应性依赖较大。二尖瓣修复术后即刻，左心房室的顺应性较正常有明显改变，这种改变往往在术后 72h 左右才能完全恢复。

心脏其他瓣膜的病变同样可以影响患者二尖瓣反流的严重程度；如二尖瓣反流伴明显主动脉瓣狭窄时，进行主动脉瓣置换后，二尖瓣反流的严重程度可随左心室压降低而减轻。但对于室间隔缺损的患者，在进行缺损修补或封堵后，二尖瓣反流程度可随着左心室压的升高而加重，此时应在患者血流动力学稳定后，重新评估瓣膜反流严重程度。

第 3 节　二尖瓣脱垂

对二尖瓣脱垂(mitral valve prolapse,MVP)的认识,始于学者对收缩期喀喇音及收缩晚期杂音起源的争论。早期,Gallavardin首先描述了这种随运动和体位改变而变化的杂音,认为此杂音系胸膜与心包粘连所致。1961 年,Reid 认为此杂音与二尖瓣腱索绷紧有关,这一论点随之被 Barlow 经心血管造影证实,故本病被称为巴洛综合征,临床上又名听诊-心电图综合征、收缩中期喀喇音-收缩晚期杂音综合征、气球样二尖瓣综合征。MVP 发病率约为 2.4%,女性患病率是男性 2 倍。

一、病理及病理生理

(一) 病理及病理分型

对 MVP 了解的深入伴随着对二尖瓣装置认识与再认识的过程。早在文艺复兴时期,达·芬奇便对二尖瓣病变进行了描述(图 4-64)。解剖学上,二尖瓣后叶可分为三个小叶,而前叶本身并没有小叶(图 4-65)。但是,为了更为准确地描述二尖瓣病变的部位,多需要对二尖瓣的解剖分区进行相应定义。目前超声和外科医生最常用的是 Carpentier 方法,即将二尖瓣后叶根据其解剖结构分为 P1、P2、P3 三个小叶,而前叶对应部分则相应命名为 A1、A2、A3;前、后叶交界处则分别命名为 C1(AC)和 C2(PC)。本书中关于二尖瓣分区描述均采用 Carpentier 法(图 4-66)。

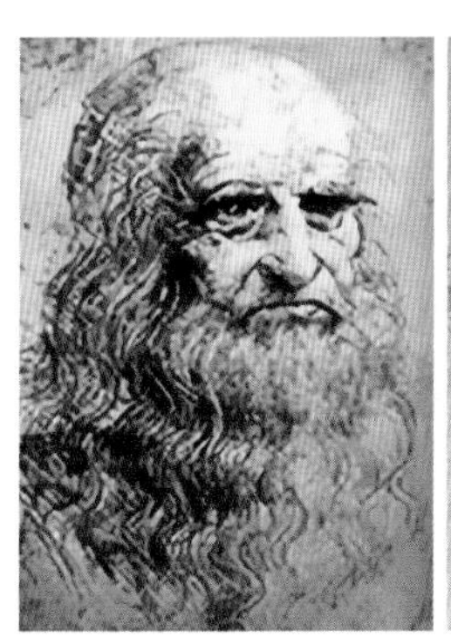

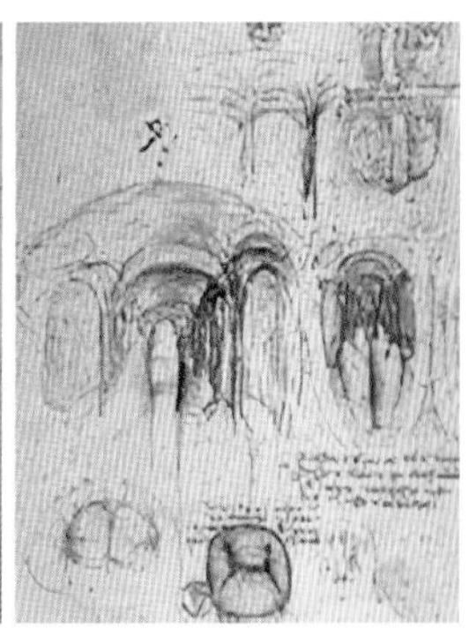

图 4-64　解剖学家、画家达·芬奇及其有关二尖瓣解剖结构研究的手稿

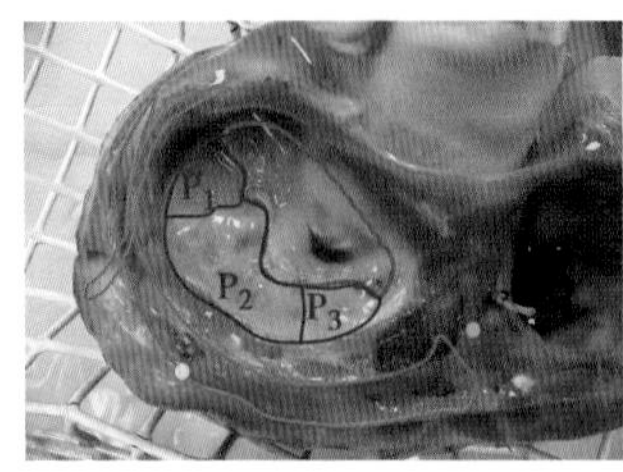

图 4-65 二尖瓣解剖结构及其分区
正常情况下，二尖瓣后叶由三个小叶构成，而前叶本身没有小叶。

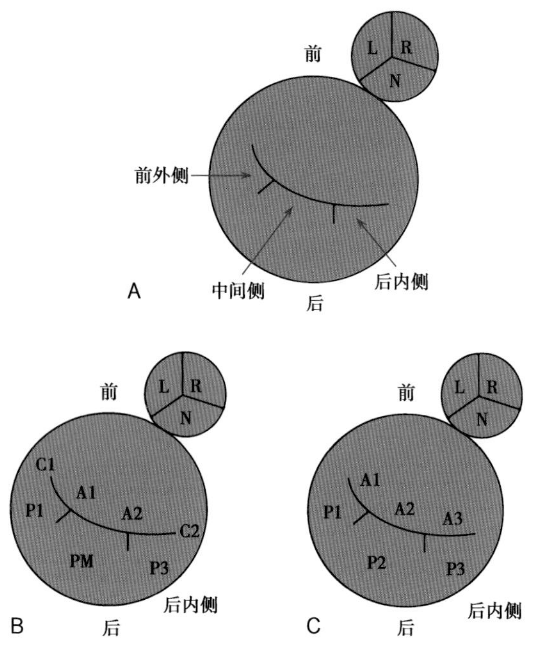

图 4-66 三种解剖分区示意图，从 A 向 C 分别为经典型、Duran 型、Carpentier 型。

MVP 的具体病因目前尚不明确，但 MVP 猝死和瓣膜置换术者的病理检查发现，此类患者多合并有不同程度的瓣膜和腱索黏液样变，表现为瓣叶增大、增厚、冗长，大量冗余的组织堆积，常呈苍白色，透明度增加，可出现皱褶、膨隆和变形，有时可以出现溃疡和血栓形成。部分患者有家族倾向，常合并有骨骼异常和某些类型遗传性结缔组织病，其中报道最多的是马方综合征和埃勒斯-当洛综合征。MVP 还可与其他瓣膜受累同时存在，此时被称为瓣膜松弛综合征。

另外，心室和瓣膜大小之间的平衡关系失调也可引起解剖学上的 MVP，此时二尖瓣叶或腱索可无任何病理改变，如梗阻性肥厚型心肌病、房间隔缺损、直背综合征、漏斗胸等。预激综合征患者也可出现 MVP，多由于左室激动顺序异常所致。

根据 Carpentier 对二尖瓣关闭不全机制的分型，MVP 患者应属于瓣膜运动过度者，即Ⅱ型。据此，有学者结合有无瓣膜运动异常及血流动力学改变，将 MVP 分为两种类型。其中，一型指患者瓣膜冗长，瓣膜在收缩期呈气球样凸入左心房，而瓣膜关闭线正常，仅为解剖学上的脱垂，不存在瓣膜反流，也不导致血流动力学异常；另一型系二尖瓣装置解剖或功能障碍，如先天性腱索冗长、感染性心内膜炎或心肌缺血致腱索断裂等，导致瓣膜收缩期脱入左心房，瓣膜关闭不全，出现不同程度的血流动力学异常（图 4-67）。若将第一种类型列入 MVP 范围，则其发病率远高于前述的 2.4%，本书所提及的 MVP 均指存在瓣膜关闭不全和血流动力学异常的类型。

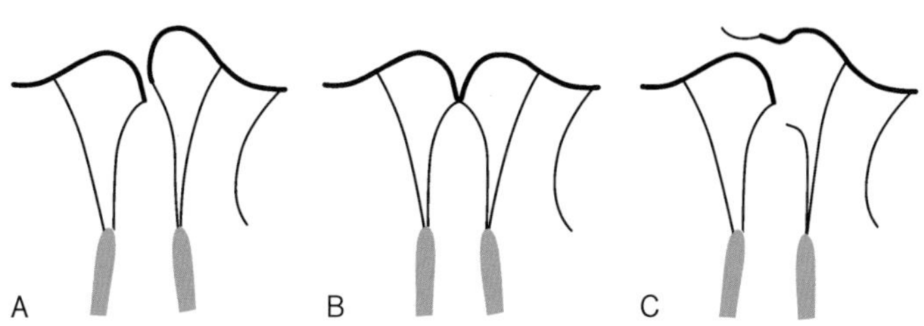

图 4-67 MVP 分型

图 A 示瓣膜脱入左心房，瓣膜明显关闭不全；图 B 示二尖瓣冗长，收缩期呈气球样凸入左心房，瓣膜关闭线正常，不存在瓣膜关闭不全；图 C 示前两种病变形式共存，既存在瓣膜冗长，又有瓣膜脱垂和关闭不全。

（二）病理生理学

根据 MVP 的类型和病变特点，其血流动力学特点各不相同。若瓣膜闭合点位置正常，未出现瓣膜关闭不全，则患者常无明显血流动力学异常。若瓣膜脱入左心房，同时伴有瓣膜关闭不全，则其血流动力学改变与二尖瓣反流相似。二尖瓣反流是 MVP 患者最常见的并发症，患者多有左心室容量负荷过重的表现，室间隔运动增强，晚期则出现左室收缩功能下降。

二、超声心动图检查

（一）M 型超声心动图

M 型超声表现与探头声束方向有很大关系，操作不当容易导致假阳性或假阴性结果，从而造成漏诊和误诊。探头向下倾斜可能导致假阳性，向上倾斜则容易导致假阴性，因此扫查时应注意使声束方向尽量垂直。

M 型超声可以用于测量心腔大小及评估左室收缩功能（图 4-68、图 4-69）。

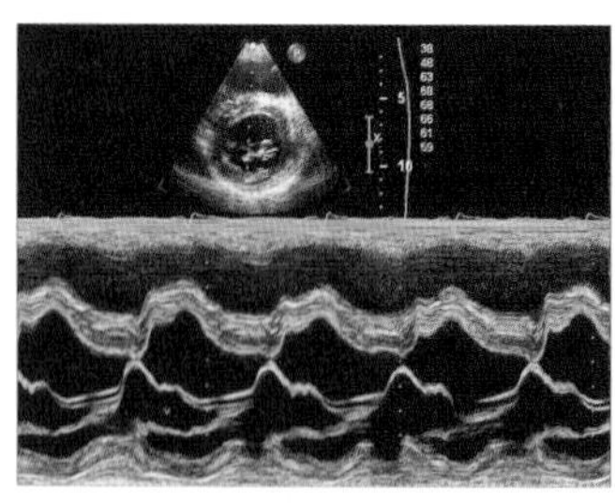

图 4-68　二尖瓣前叶脱垂的 M 型超声表现

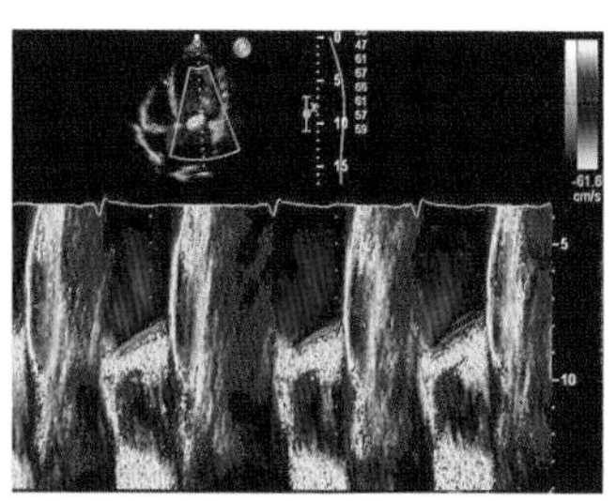

图 4-69　彩色 M 型超声心动图示二尖瓣反流

前向血流加速并非瓣叶开放差，而是瓣膜反流较重所致。

（二）二维超声心动图

在检查过程中应注意以下内容：有无瓣膜脱垂，脱垂部位，脱垂程度，瓣膜增厚程度，判断 MVP 的病因，为临床治疗提供参考。

需要说明的是，超声与外科医生在观察二尖瓣装置时，视野方面存在差异。外科医生多选择经右心房切开房间隔的方式显露二尖瓣，而超声医生系从二尖瓣短轴的左室面进行观察，故两者视野基本呈镜像关系。明白这一点，能避免检查者与术者对病变部位的描述与理解发生混淆（图 4-70、图 4-71）。

MVP 超声诊断的标准为收缩期一个或两个瓣叶脱向左房侧，超过瓣环连线水平 2mm 以上，伴或不伴瓣叶增厚。其中瓣叶

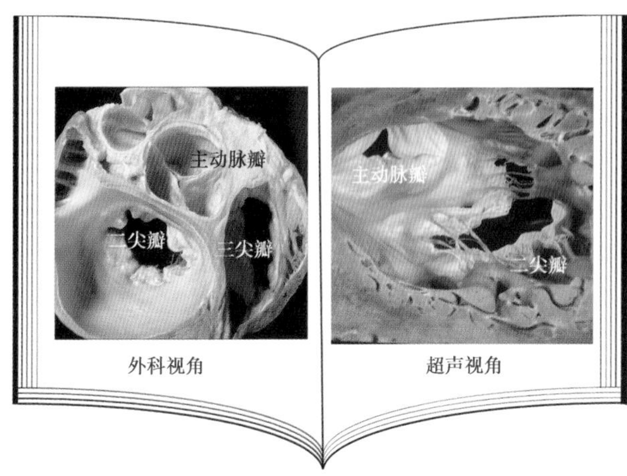

图 4-70 二尖瓣解剖结构的外科和超声视角
外科医生多从左房侧观察瓣膜，超声医生则是从左室侧观察。

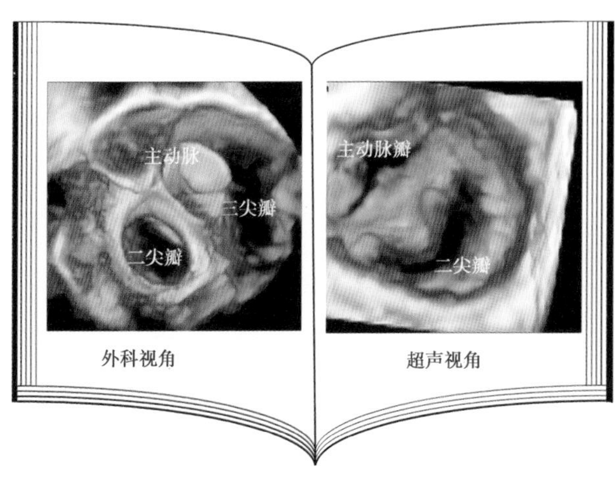

图 4-71 实时三维超声心动图可从左房及左室侧观察二尖瓣，两者分别对应外科及超声视角。

厚度超过 5mm 者，称为“典型 MVP”，瓣叶厚度小于 5mm 者，称为“非典型 MVP”。此处所提及的瓣叶脱垂距离应在左室长轴切面测量。部分患者在四腔心切面中甚至可见瓣叶与瓣环垂直距离接近 5mm，此时若在左室长轴切面中测量距离小于 2mm，且不存在二尖瓣反流等异常，则 MVP 诊断不能成立，应建议患者定期随访。

MVP 典型的表现系病变瓣叶随心动周期在左房室间呈连枷样运动。但有时瓣尖断裂的腱索与感染性心内膜炎所致赘生物间的鉴别有一定困难。

腱索异常所致 MVP 患者，多可见腱索冗长、松弛，收缩期不能拉紧二尖瓣，舒张期则在左室内呈甩鞭样运动。乳头肌异常致 MVP 者，可见于急性心肌梗死等所致乳头肌断裂，收缩期可见断裂的乳头肌连同其腱索支持的二尖瓣翻入左心房，同时还可见到乳头肌部相应的室壁发生节段性运动异常（图 4-72~图 4-76）。

MVP 最常见的是单纯后叶脱垂（67%），尤其是 P2 区；其次为前、后叶同时脱垂（23%），单纯前叶脱垂较为少见（10%）。当后叶脱垂仅累及内侧部分时，在心尖四腔心或二腔心切面中容易发现，而左室长轴切面常不能探及。判断病变程度，需要在二尖瓣口短轴切面进行观察，以便对病变部位和瓣膜受累范围进行评估。

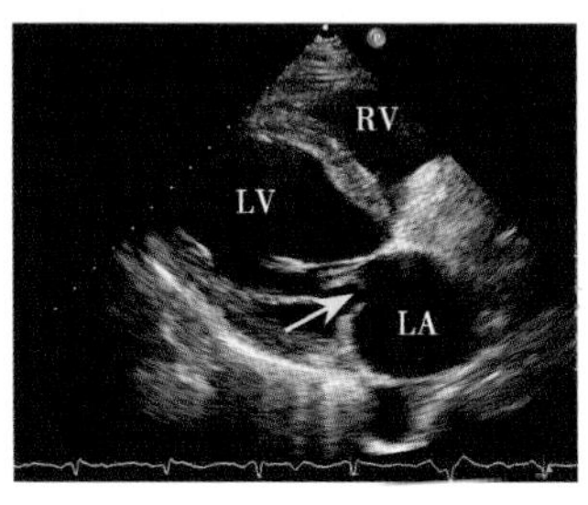

图 4-72　胸骨旁左室长轴切面示二尖瓣后叶脱垂。

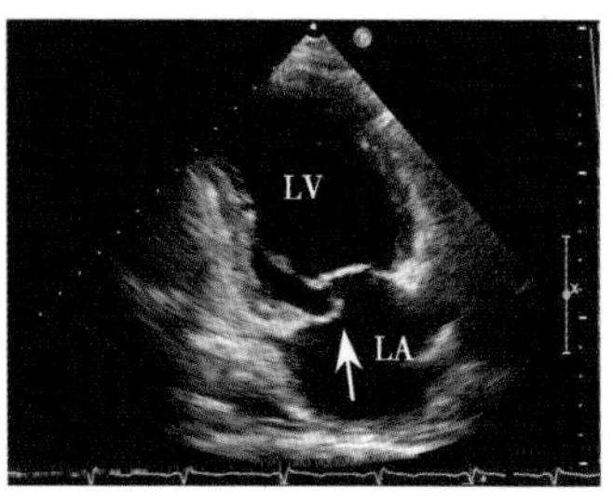

图 4-73　心尖部二腔心切面示二尖瓣后叶脱入左心房。

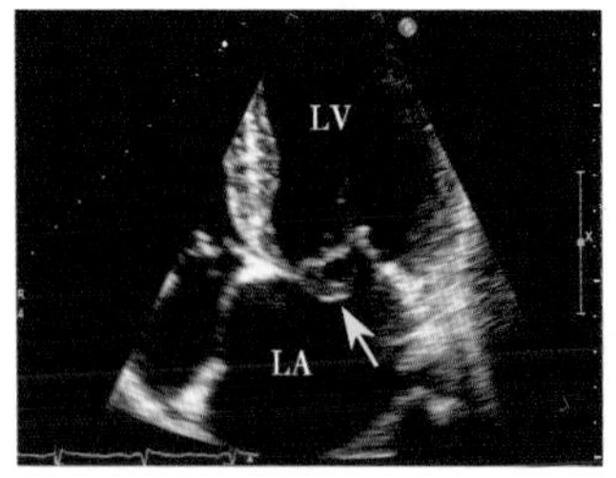

图 4-74　心尖四腔心切面示二尖瓣前叶脱垂（箭头）。

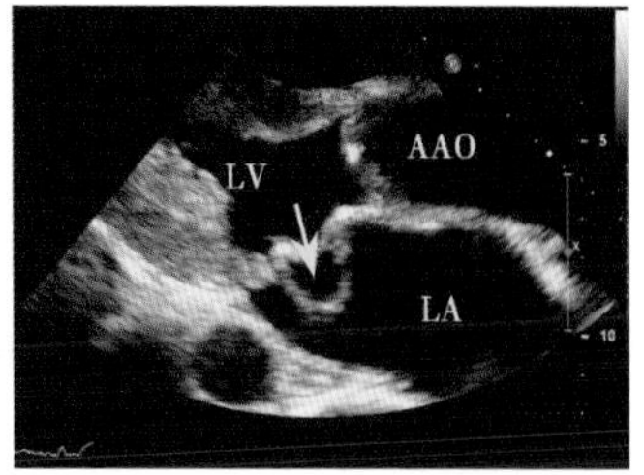

图 4-75　胸骨旁左室长轴切面示二尖瓣前叶脱入左心房（箭头）。

（三）多普勒超声心动图

彩色多普勒主要用于检出有无合并的二尖瓣反流。MVP 与其他病因所致反流相比，既有共性又有其独特之处。

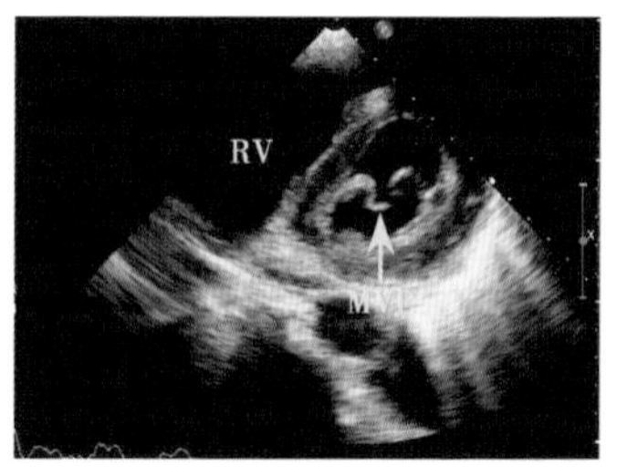

图 4-76　二尖瓣口短轴切面示二尖瓣前叶 A2 区脱垂（箭头）。

反流束的形态和走向有助于判断脱垂的部位：前叶脱垂，反流束源自瓣口，沿后叶及左房后壁走行，而后折返向前；后叶脱垂，反流束则沿前叶及左房前壁走行，而后折返向后（图 4-77）。偏心性反流是 MVP 较特异的表现形式。受贴壁效应影响，偏心性反流在目测法评估中，严重程度常被低估；即使切面中所显示的彩色反流束范围较小，亦可能为重度反流。在双瓣对称性脱垂时，反流束的方向可能为中心性（图 4-77~图 4-80）。

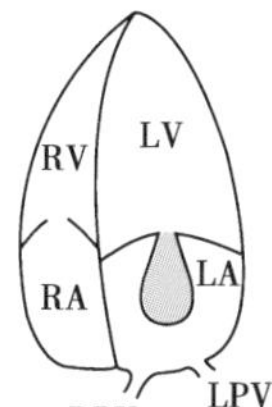

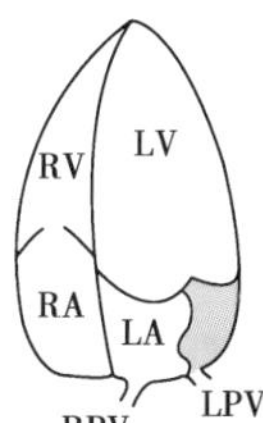

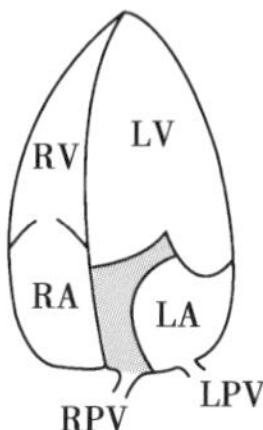

图 4-77　二尖瓣偏心反流束（蓝色部分）原理：左图为中心性反流；中图为前叶脱垂，反流束源自瓣口，沿后叶及左房后壁走行；右图为后叶脱垂，反流束则沿前叶及左房前壁走行（LA 左心房，RA 右心房，LV 左心室，RV 右心室，LPV 左肺静脉，RPV 右肺静脉）。

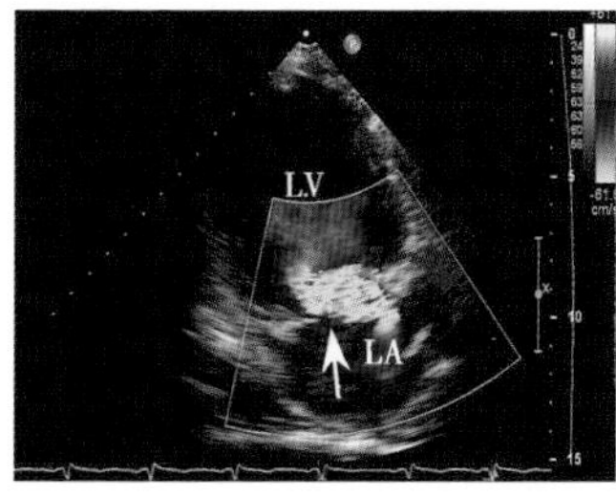

图 4-78　心尖左室长轴切面示二尖瓣后叶脱垂（箭头），反流束沿二尖瓣前叶及左房前壁贴壁走行。

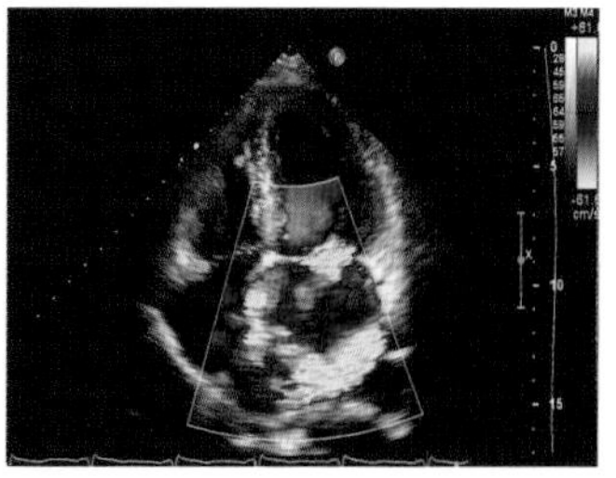

图 4-79　心尖四腔心切面示二尖瓣前叶脱垂，反流束沿后叶及左房侧壁走行，而后折返。

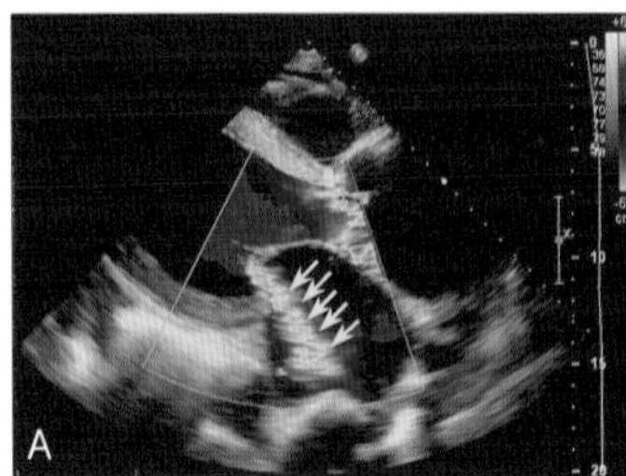

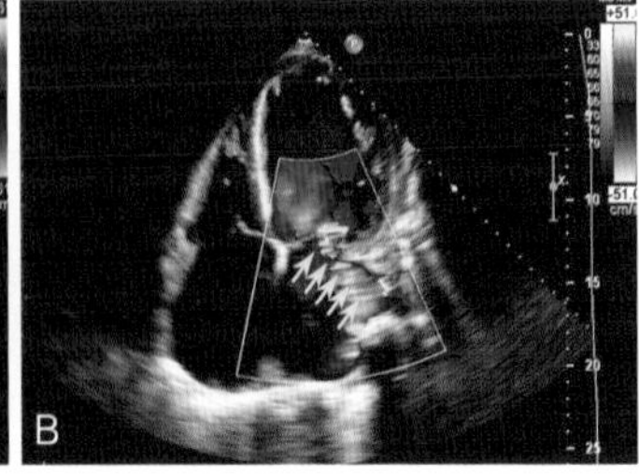

图 4-80　胸骨旁左室长轴切面（图 A）、心尖四腔心切面（图 B）示偏心性反流束沿二尖瓣后叶走行。

MVP 所致二尖瓣反流的频谱多普勒图像特征与其他原因所致二尖瓣关闭不全相似。

（四）经食管超声心动图（transesophageal echocardiography，TEE）

目前 TEE 用于诊断 MVP 的诊断标准尚未确定，临床上多采用前文所述经胸超声标准。但 TEE 可近距离对二尖瓣瓣环及瓣叶进行多平面、全方位的检查，能更准确地观察二尖瓣形态、对合是否严密、有无腱索断裂及细小赘生物等。

（五）实时三维超声心动图

实时三维超声使得 MVP 的定位诊断及定量评估成为现实，同时它也实现了观察者从任意方向、角度旋转及切割图像的夙愿。当从左室侧观察 MVP 时，可见瓣膜收缩期向左房侧凹陷；而在左房侧观察时，可见瓣膜脱垂部分向左心房膨出。若取长轴或四腔心观，脱垂瓣膜呈“瓢匙”样脱入左心房。

经食管实时三维超声心动图（real-time three-dimensional transesophageal echocardiography，RT-3D TEE）克服了二维超声不能对瓣膜脱垂部位、范围进行准确评估的局限性，能对二尖瓣装置进行全面定量评估，对外科瓣膜成形术具有重要参考价值（图 4-81~图 4-84）。

熟练掌握 RT-3D TEE 的图像采集和切割技巧，能帮助检查者熟悉二尖瓣装置的空间立体解剖结构（图 4-85、图 4-86）。

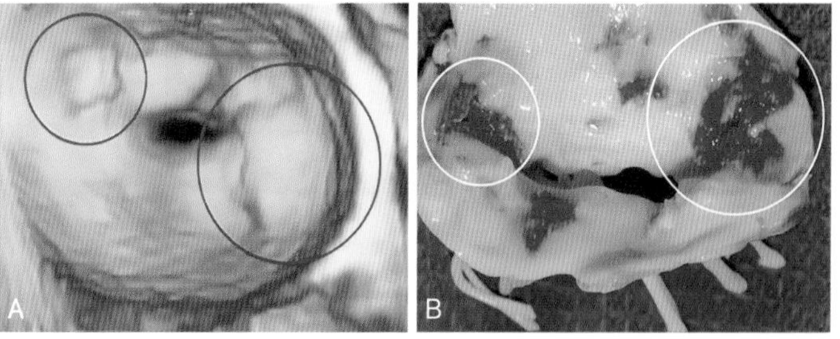

图 4-81　二尖瓣前、后交界区脱垂的超声及手术切除实物图

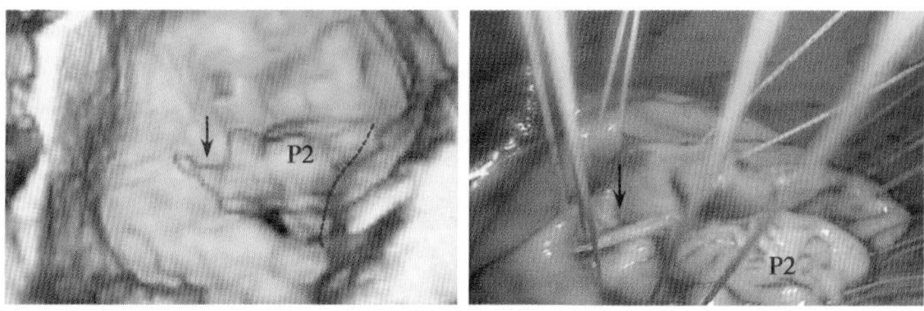

图 4-82　二尖瓣后叶 P2 腱索断裂致二尖瓣后叶脱垂（左图为超声图像，右图为术中照片）

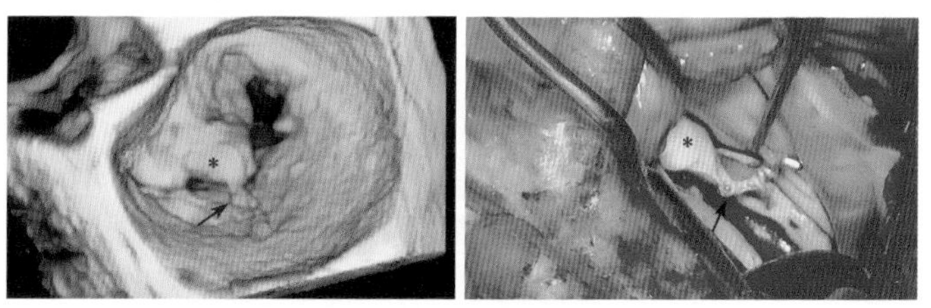

图 4-83　腱索脱垂致二尖瓣后叶脱入左心房的超声及术中对比（左图为超声图像，右图为术中照片）

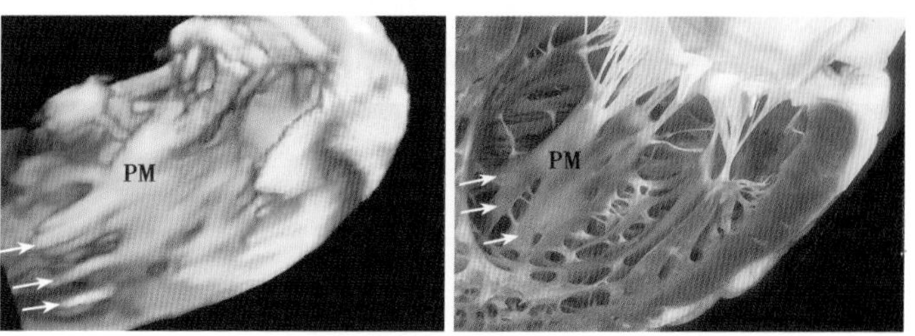

图 4-84　RT-3D TEE 可清楚显示二尖瓣瓣下结构的生理及病理状态（左图为超声图像，右图为解剖照片）

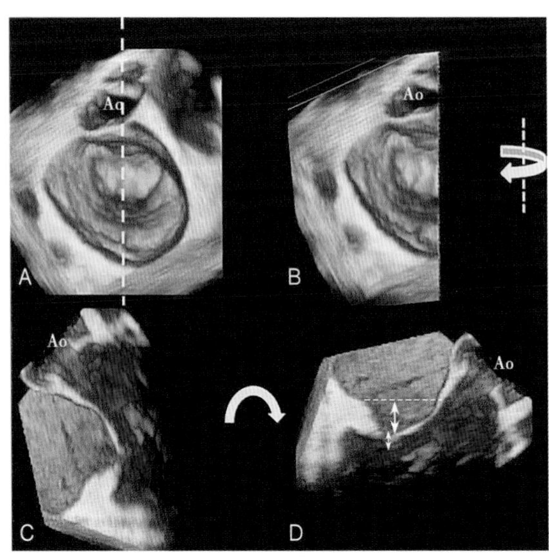

图4-85 通过切割及旋转功能，RT-3D TEE 可获取类似二维切面的超声图像。

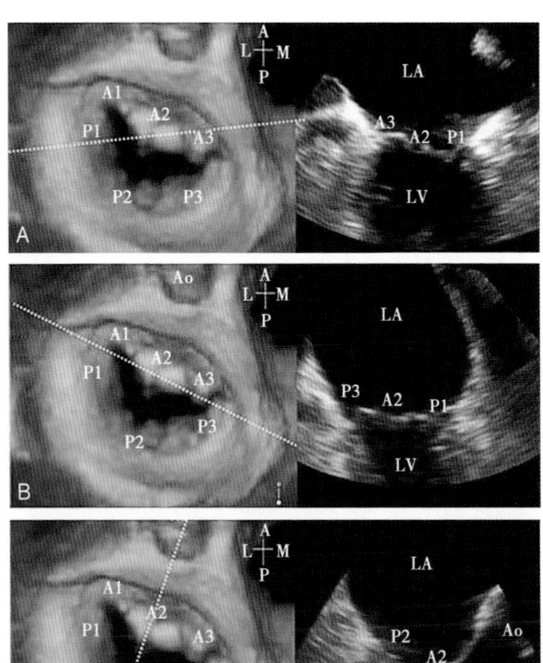

图4-86 RT-3D TEE切割后显示不同切面所经过的二尖瓣分区。

三、治疗方式

二尖瓣前叶腱索断裂所致 MVP 患者与后叶脱垂治疗不同，因二尖瓣前瓣环与主动脉瓣环相延续，导致前瓣环不能折叠，故瓣叶的矩形切除术不能在前叶施行。这类患者可以通过腱索转移进行矫正。后叶腱索断裂所致脱垂也可以通过上述技术进行修复。

部分患者 MVP 系腱索冗长所致，其治疗即进行腱索缩短术。术者多采用两把神经拉钩，对称地同时提起前、后叶，确定瓣叶脱垂及冗长腱索所在（图 4-87）。之后对称地劈开乳头肌，用钳子夹住要进行缩短的腱索，按准备缩短的长度，将其折叠后嵌入劈开的乳头肌内，随之进行间断缝合。乳头肌肌腹部位断裂或部分破裂所致 MVP 者，应争取尽早缝合修复，如不牢固，应改为瓣膜置换术。乳头肌断裂可将其缝合到邻近的同组乳头肌上，用无创缝线加垫片做褥式缝合。

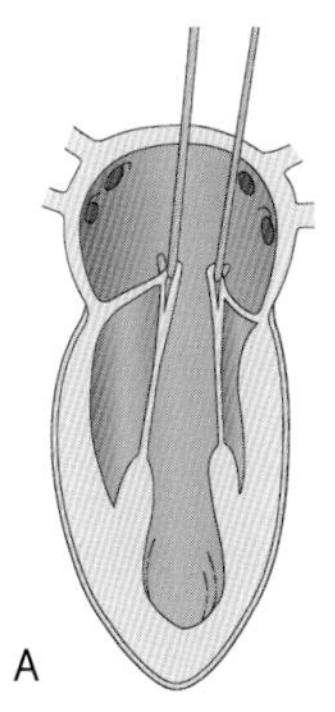

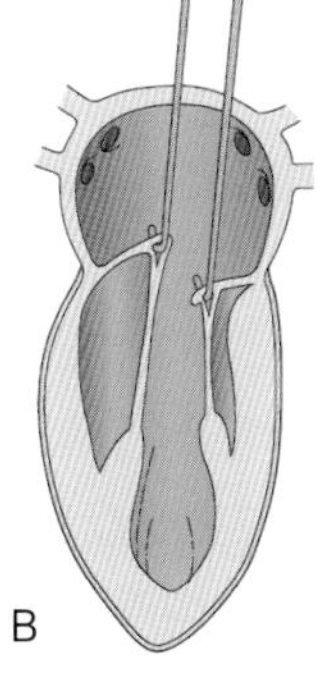

图 4-87　神经拉钩牵拉前、后叶用于判断脱垂瓣叶及冗长腱索部位示意图

图 A 示正常患者腱索长度；图 B 示前叶腱索冗长导致瓣膜闭合点位于瓣环连线的左房侧，出现瓣膜关闭不全

MVP 的介入治疗主要是通过心导管的二尖瓣钳夹术，此项技术在欧美国家的研究和应用比较广泛，复旦大学附属中山医院葛均波院士开展了我国第一例经导管二尖瓣钳夹术后，目前国内许多大型心脏中心已可独立开展此手术。超声心动图在该手术中起着举足轻重的作用，详见本章第 9 节。

四、术中超声监测与引导

（一）体外循环术前

1. 系统性检查

MVP 可合并马方综合征，故术前应对升主动脉进行细致检查，除排除主动脉瘤样扩张外，还应注意有无严重的动脉粥样硬化，以指导术者动脉插管位置所在。左心室的评估应包括心室腔的形态、收缩功能及有无局部室壁运动异常。另外，心室容积、球形指数、瓣环相对乳头肌的位置等参数也是评估重点。

2. 针对性检查

对二尖瓣装置的评估仍是术前重要的检查内容。在严重脱垂的患者二尖瓣瓣环可明显扩张，其瓣环径测量建议选择食管中段五腔心切面，瓣环径 >40mm 可诊断为瓣环扩张；结合经食管实时三维超声可重建瓣环三维形态。此外，术中还应留意有无二尖瓣瓣环钙化，因后者使得二尖瓣成形术复杂程度增加。

经胃两腔心切面可评价腱索及乳头肌功能状态。经胃短轴切面显示二尖瓣口，当超声图像扇尖位于屏幕上方时，瓣叶后交界位于图像正上方，前交界则位于图像的下方，前叶位于图像左侧，相应地后叶则位于右侧。在进行瓣叶脱垂定位时，理解这一点尤为重要。

（二）体外循环术后

1. 系统性检查

检查内容包括评估左心室容量负荷状态、协助排出心腔内残余气体，同时应注意观察有无二尖瓣反流。若残留有中度以上的二尖瓣反流，应与外科医生充分沟通，决定是否再次手术。

2. 针对性检查

MVP 进行瓣膜修复后最常见的并发症是二尖瓣反流。在停体外循环前，外科医生往往使用注水试验判断成形效果，若注水后有瓣膜反流，则提示成形效果较差，应重新考虑手术方案。注水后瓣膜无反流，不代表成形效果理想，仍需要在复跳后进行超声评估（图 4-88~图 4-90）。

另一常见并发症系 SAM 征，即收缩期残余二尖瓣组织出现前向运动并进入左室流出道，主要见于二尖瓣组织冗长但左室收缩功

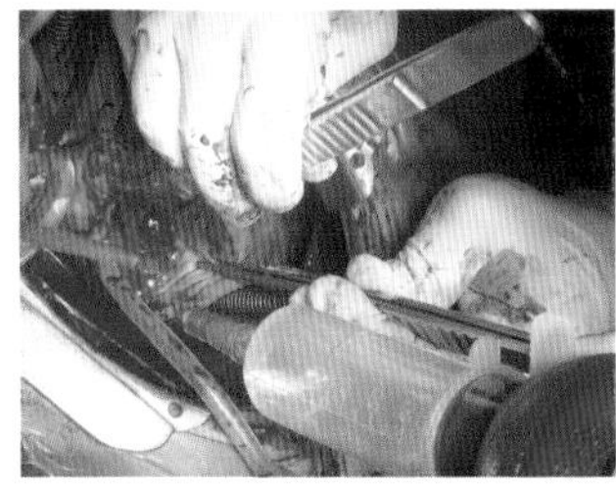

图 4-88　二尖瓣成形术后注水试验，在停体外循环前，这一方式有助于判断有无瓣膜反流。

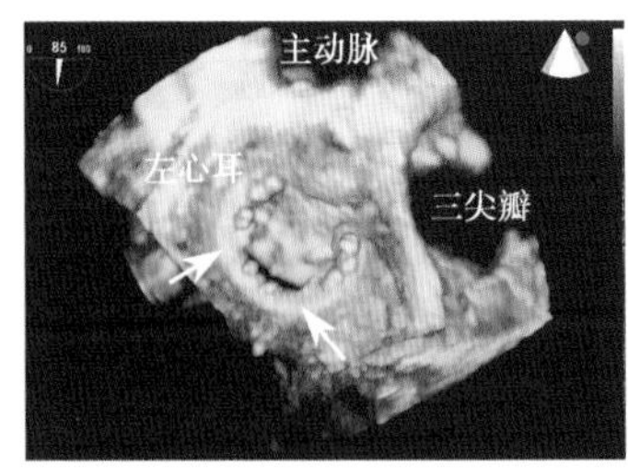

图 4-89　人工瓣环植入术后经食管实时三维超声所见（左房面观）。

能正常的患者。轻度的 SAM 征并不少见，特别是在使用强心药物时。如果存在明显二尖瓣反流或左室流出道梗阻，则其血流动力学改变与梗阻性肥厚型心肌病相似；此时若补足血容量或减少强心药物后仍不能恢复，则需要重新进行瓣膜修复甚至置换手术。

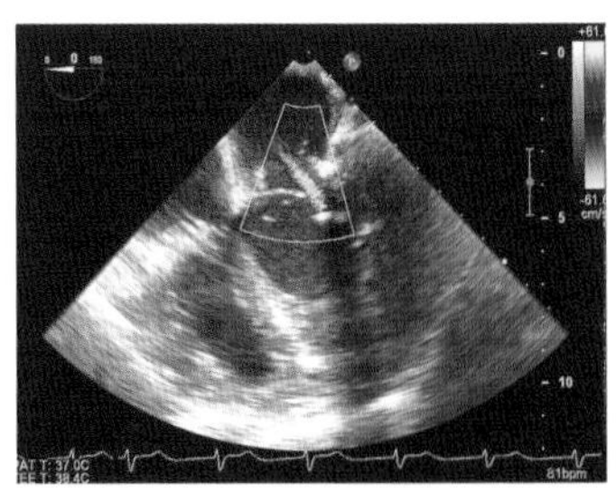

图 4-90　二尖瓣成形术后即刻超声示二尖瓣微量反流。

二尖瓣前瓣环的深部缝线可能会无意中损伤主动脉的右冠瓣或无冠瓣，术后 TEE 若发现新出现的主动脉瓣反流，提示存在这种损伤的可能，需要引起足够重视。

五、小结

随着介入技术的发展以及人们对功能性二尖瓣反流认识的深入，越来越多的患者可避免开胸手术，创伤的减少势必带来生存率的改善。当然，心脏病学的发展在为超声心动图提供宽广舞台的同时，也为超声工作者提出了更为严峻的考验。在这个科学技术突飞猛进的时代，原始知识储备与新生知识学习同样重要。在功能性二尖瓣反流介入治疗过程中，超声心动图不仅用于筛选合适的患者，更是介入治疗过程中的重要引导工具，是介入医生的第三只眼，在单纯结构性心脏病（非冠状动脉心脏病）介入治疗术中，甚至有可能取代 X 线，领跑新生代介入治疗。

第 4 节 主动脉瓣狭窄

主动脉瓣狭窄（aortic stenosis，AS）多系风湿性、先天性和钙化（退行性变）所致，少见的病因包括系统性红斑狼疮、感染性心内膜炎巨大赘生物堵塞瓣口、放射治疗继发损伤等。在 AS 患者干预治疗之前和之后的主动脉瓣血流动力学的评估中，超声心动图都起到了重要作用。本节重点介绍获得性 AS。

一、病理及病理生理

（一）病理解剖

主动脉瓣由左冠瓣、右冠瓣和无冠瓣三个半月瓣组成，附着于主动脉瓣环。主动脉瓣叶闭合时呈“Y”型，开放时呈等边三角形“▲”。风湿性主动脉瓣狭窄的病理改变为瓣叶游离缘的增厚、钙质沉着和交界处的粘连、融合、纤维化，甚至形成功能性二叶瓣，使瓣口面积明显缩小。风湿性主动脉瓣狭窄通常与二尖瓣病变合并存在。

（二）病理生理

正常主动脉瓣口面积为 3~4cm^2，当瓣口面积减小到原来的 1/3 时才出现明显的血流动力学改变。对主动脉瓣狭窄所致的压力负荷增加，左心室主要以心肌收缩能力增强和室壁向心性肥厚进行代偿，但同时也会导致左心室顺应性降低。而冠状动脉开口本身的狭窄、左心室舒张期缩短和收缩期高压挤压冠状动脉等因素使肥厚的心肌供血严重不足，心肌或心内膜下出现缺血、坏死，导致心力衰竭，甚至猝死。另外，在瓣口高速射流的冲击下，升主动脉常出现狭窄后扩张。

二、超声心动图检查

超声心动图为 AS 明确诊断和狭窄严重程度评估的重要手段。其中，二维及多普勒超声心动图更是 AS 的首选影像学检查方法。

（一）M 型超声心动图

M 型超声心动图可显示主动脉瓣叶曲线变厚和活动幅度减

小，主动脉根部扩张，左室壁对称性增厚（图 4-91），以及晚期心力衰竭患者的左室腔扩大。

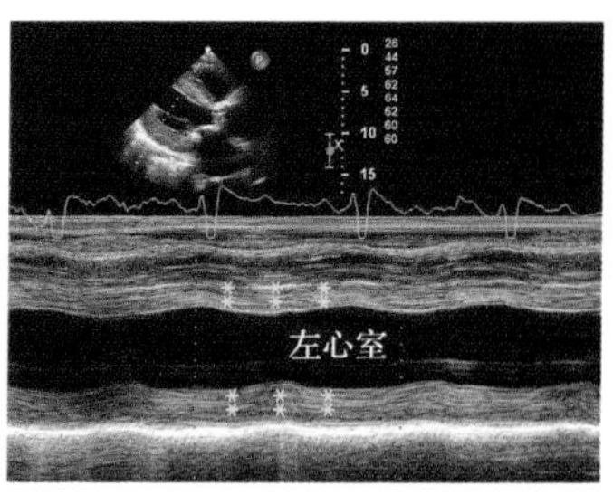

图 4-91　M 型超声心动图示室间隔及左室后壁明显肥厚（星号）。

（二）二维及多普勒超声心动图

二维及多普勒超声心动图主要观察切面包括左室长轴切面、胸骨旁主动脉短轴切面，还可采用剑突下主动脉短轴切面。风湿性 AS 的二维超声主要表现为瓣叶增厚、回声增强，瓣缘钙化，瓣叶交界处粘连、融合，致瓣叶活动受限，开放幅度减小（图 4-92、图 4-93）。对于主动脉瓣狭窄程度的评估，尽管在主动脉短轴切面可直接测量瓣口面积，但是由于主动脉瓣瓣口的三维立体结构、瓣叶钙化的声影以及胸壁、骨和肺组织的影响都可能导致瓣口面积的高估或者低估，故多采用连续波多普勒测量的主动脉瓣平均压力阶差来进行主动脉瓣狭窄程度分级。

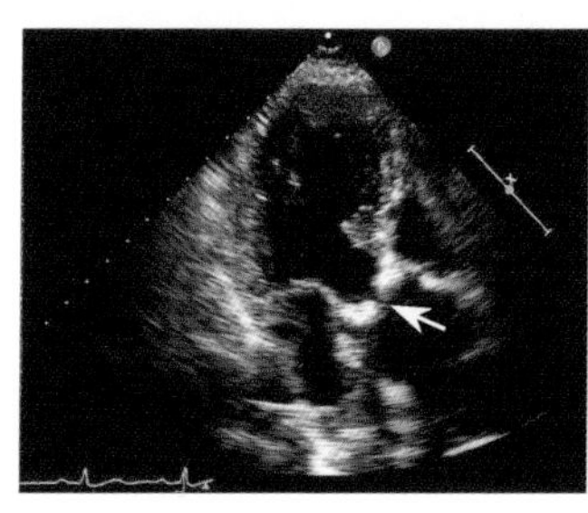
图 4-92　胸骨旁左室长轴切面示主动脉瓣明显增厚，开放受限呈穹窿样。

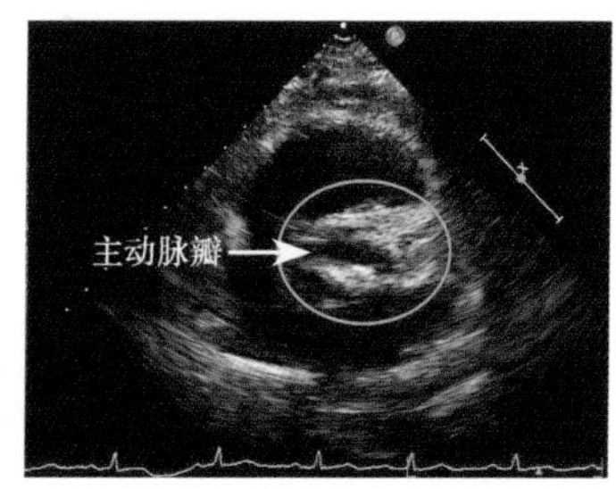

图 4-93　主动脉短轴切面示主动脉瓣明显增厚，回声增强。

彩色多普勒超声在心尖五腔心切面和左室长轴切面可显示 AS 的多色镶嵌的高速血流，并引导频谱多普勒取样（图 4-94~图 4-96）。连续波多普勒测量所得的主动脉瓣平均压力阶差与心导管所测的压力阶差有较好的相关性，主动脉瓣狭窄程度分级标准见表 4-6。

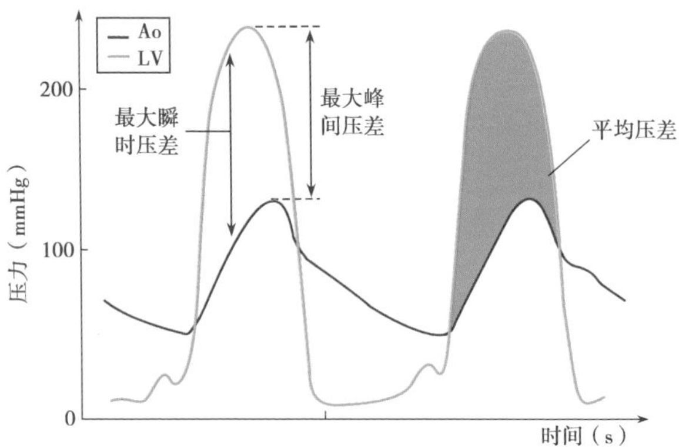

图 4-94　通过连续波多普勒最大速度测量的是最大瞬时压差，而心导管所测量的是最大峰间压差，二者原理不同，故而存在差异。而连续波多普勒测量所得的主动脉瓣平均压力阶差（黄色面积部分）与心导管所测的压力阶差有较好的相关性。

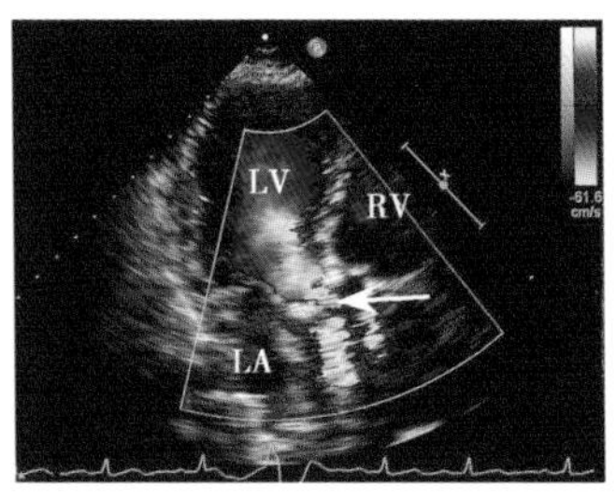

图 4-95　左室长轴切面彩色多普勒示主动脉瓣口收缩期花色血流束。

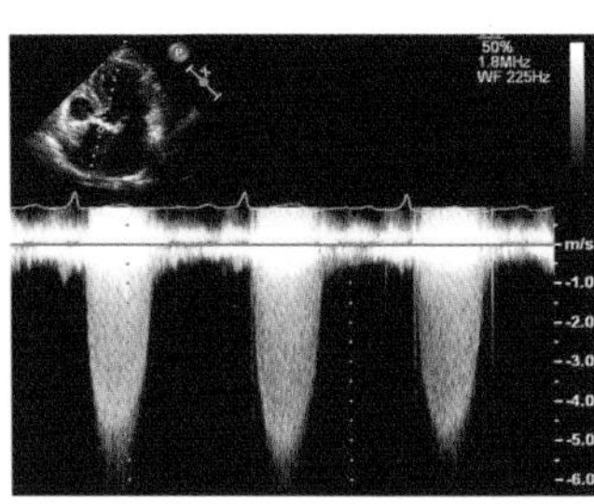

图 4-96　心尖五腔心切面频谱多普勒示主动脉瓣口收缩期高速血流。

表 4-6　**主动脉瓣狭窄程度的判定**

狭窄程度	峰值流速/m·s^{-1}	MPG/mmHg	AVA/cm^2
轻度	2.6~2.9	10~20	>1.5
中度	3.0~4.0	21~40	1.0~1.5
重度	≥4.0	≥40	<1.0

注：MPG：平均压力阶差；AVA：主动脉瓣口面积。

通过连续方程法，可以测量主动脉瓣口面积（aortic valve area，AVA）。其优点是几乎可以在所有患者中获得，相对不依赖血流动力学。缺点是须获得准确的左室流出道（left ventricular outflow tract，LVOT）面积、主动脉瓣及 LVOT 血流数据，容易产生测量误差。

根据连续方程法计算 $AVA=(CSA_{LVOT}\times VTI_{LVOT})/VTI_{AV}$。其中 CSA_{LVOT} 为左室流出道横截面积，VTI_{LVOT} 为左室流出道速度时间积分，VTI_{AV} 为主动脉瓣前向速度时间积分。

有时也可以使用简化的连续方程法计算，$AVA=(CSA_{LVOT}\times V_{LVOT})/V_{AV}$。其中 V_{LVOT} 为左室流出道血流速度，V_{AV} 为主动脉瓣前向血流速度。

LVOT 内径（D_{LVOT}）的测量应在胸骨旁左室长轴局部放大切面，在收缩中期用内缘到内缘的方法从室间隔至二尖瓣前叶，测量位置推荐在主动脉瓣环下 5~10 mm 处，对室间隔基底段肥厚者，D_{LVOT} 的测量位置推荐在主动脉瓣环下 1~2mm 处。CSA_{LVOT} 的计算公式：$CSA_{LVOT}=\pi\times(D_{LVOT}/2)^2$。$V_{LVOT}$ 的测量推荐心尖五腔心切面或心尖三腔心切面，与 D_{LVOT} 的测量位置一致，用脉冲波多普勒将取样容积放在近主动脉瓣环处获得较平滑的频谱曲线（图 4-97）。但在实际工作中，使用连续波多普勒采集主动脉瓣口血流频谱时，可能会将二尖瓣、三尖瓣反流误认为是主动脉瓣口加速血流。此时可以根据频谱时相、形态及后方的舒张期血流频谱形态进一步鉴别（图 4-98）。

注意事项：

1. 调整探头位置和方向，尽量使多普勒声束与最大速度向量平行，角度过大（超过 20°）会低估主动脉瓣前向血流最大速度和平均压力阶差。

2. AS 严重程度的准确评估有赖于对主动脉瓣前向血流最大速度的记录。最常采用心尖五腔心切面记录主动脉瓣前向血流信号，有时需要结合心尖左室长轴切面取样以确定最大压力阶差。

3. 左室收缩功能不全、严重的二尖瓣反流可能导致低估最大压力阶差；左室高血流动力学状态可能导致高估最大压力阶差。

4. 对于心功能较差的低流速 AS 患者，可以考虑行多巴酚丁胺负荷试验，重度 AS 患者瓣膜面积不会随之改变，但中度 AS 者在负荷以后有效瓣口面积会增加（图 4-99）。

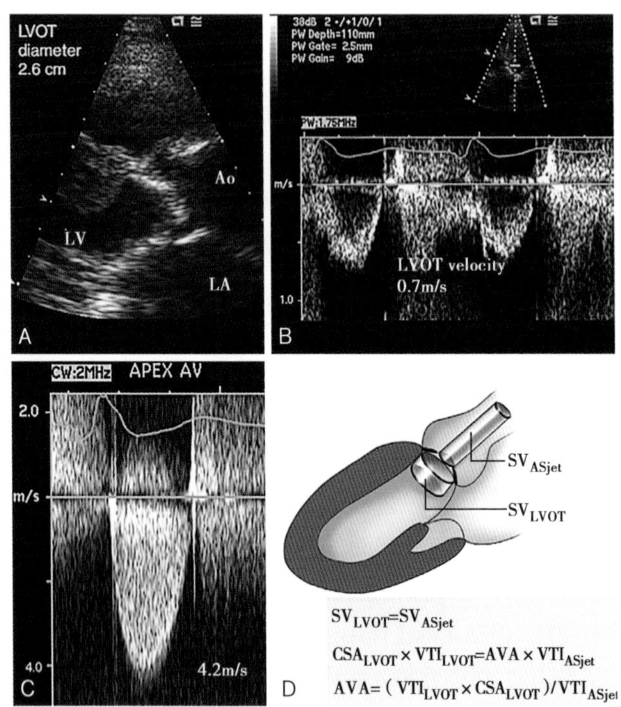

图 4-97 左室流出道内径测量，于收缩中期用内缘到内缘的方法从室间隔测到二尖瓣前叶（图 A，箭头），依次测量左室流出道（图 B）和主动脉瓣（图 C）血流频谱，根据连续方程法可以计算瓣口面积（图 D）。

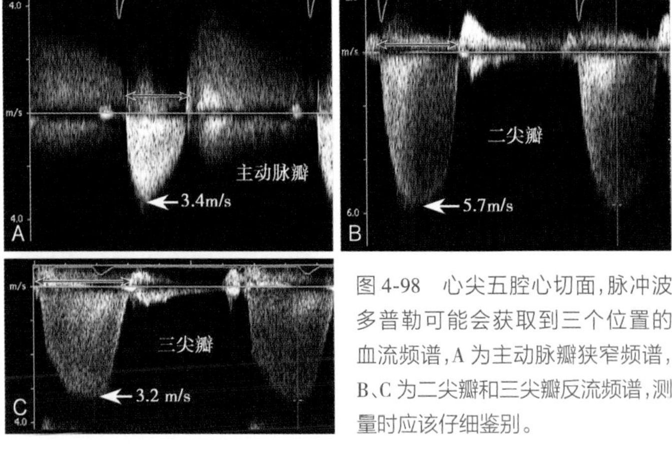

图 4-98 心尖五腔心切面，脉冲波多普勒可能会获取到三个位置的血流频谱，A 为主动脉瓣狭窄频谱，B、C 为二尖瓣和三尖瓣反流频谱，测量时应该仔细鉴别。

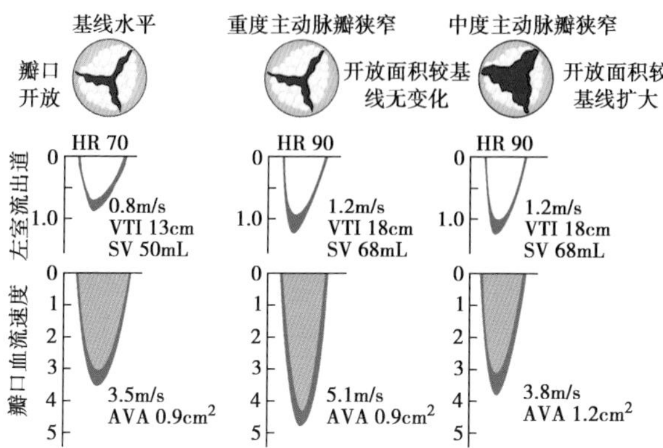

图 4-99　低流速 AS 患者(左图)行负荷试验有助于瓣口面积确认:重度主动脉瓣狭窄患者,药物负荷后主动脉瓣口血流加速,瓣口面积较基线时无变化(中图),中度狭窄者(右图)则出现瓣口面积增大。

(三) 经食管超声心动图(transesophageal echocardiography,TEE)

患者存在胸廓畸形、肥胖、肺气肿,以及主动脉瓣严重增厚、钙化或粘连致扭曲变形,会给诊断带来一定困难。TEE 可提高主动脉瓣病变的诊断率。TEE 从食管中段主动脉短轴切面,可清楚显示主动脉瓣叶的数目、厚度、钙化及瓣膜启闭功能等。

(四) 实时三维超声心动图

实时三维超声心动图可从多方位直观地显示主动脉瓣与周围结构的空间立体关系,以及瓣口的血流动力学状态。测量主动脉瓣口的解剖面积可作为应用多普勒估测有效瓣口面积的替代方法,但解剖面积的直接测量有一定难度,特别是当瓣叶钙化严重时。如果需要测量,推荐应用三维经食管超声,既往研究发现三维超声直接测量主动脉瓣口面积与导管测量和多普勒测得的有效瓣口面积相关性较好。

三、治疗方式

(一) 介入治疗

经皮主动脉瓣球囊扩张术虽可即刻减小压力阶差,改善症状,但由于大多数成年和老年患者术后常伴有明显的主动脉瓣残余狭窄及再狭窄率高，因而很难做到瓣口面积实质性的增加。所以尽管早期热度较高，但目前这类患者很少行经皮球囊扩张术。

1. 适应证

（1）有症状的先天性主动脉瓣狭窄的儿童和青年患者。

（2）明显狭窄伴左心衰竭患者外科手术前的过渡治疗。

（3）严重狭窄危及生命，不能耐受手术者。

（4）有手术禁忌证，主动脉瓣钙化不重的老年患者。

2. 禁忌证

（1）风湿热活动期。

（2）瓣膜条件差，如瓣叶钙化严重。

（3）伴随中度以上主动脉瓣反流者。

（4）主动脉及瓣膜发育不良，瓣上或瓣下狭窄者。

（二）手术方式

先行诊断性心导管术，了解主动脉瓣狭窄及反流情况，测量瓣环直径及射流口直径。最常采用逆行股动脉插管法，特殊情况下也可采用颈动脉（适用于小婴儿）、腋动脉插管法，或经房间隔穿刺。通常应用单球囊扩张，由导管内插入导引钢丝至左室内，循导引钢丝插入球囊扩张导管，当球囊中央骑跨于主动脉瓣口时，扩张球囊至腰凹消失，随后快速吸瘪球囊，如此重复数次。扩张后再次行造影了解扩张效果及有无主动脉瓣反流。

2002 年 Alain Cribier 报道了第一例在严重主动脉瓣狭窄患者包埋生物隔膜瓣膜支架的成功植入。经皮主动脉瓣植入术因微创、术后恢复时间短等优点发展前景良好，但经皮支架瓣膜的精确放置、术后瓣周漏、对冠状动脉开口的影响以及瓣膜持久性等问题尚待改进（详见本章第 10 节）。

（三）外科治疗

目前，主动脉瓣原位人工瓣膜置换术仍是治疗主动脉瓣狭窄的主要方法。重度主动脉瓣狭窄患者有猝死的风险，因而无论其有无症状应尽早行换瓣手术。对于主动脉瓣狭窄合并关闭不全的患者，外科手术治疗对症状改善和远期效果均比非手术治疗好。

1. 适应证

（1）有心绞痛、晕厥或心力衰竭病史。

（2）主动脉瓣重度狭窄。

（3）同时合并中度以上主动脉瓣关闭不全。

（4）无症状的主动脉瓣狭窄但同时接受其他心脏外科手术的患者（如冠状动脉旁路移植术），以及其他部位瓣膜手术（如二尖瓣置换术）的患者。

2. 禁忌证

（1）风湿热活动期。

（2）不能耐受手术者。

3. 手术方式

主要步骤包括：建立体外循环；切除病变瓣叶，清除瓣环上的钙化组织，用测瓣器测量瓣环以确定人工瓣膜号码；将缝线缝在人工主动脉瓣的缝合圈上，把人工瓣膜推至瓣环处，确认人工瓣膜没有阻塞左、右冠状动脉开口后固定；排气，复苏，停体外循环。

四、术中超声引导与监测

（一）主动脉球囊扩张术

1. 选择合适的球囊

扩张球囊型号的选择主要依据患者瓣环径大小，若瓣环径小于20mm，或瓣膜钙化严重，最好使用直径20mm的球囊。如果第一次球囊扩张不够理想，球囊尺寸偏小或者造影发现球囊无明显腰，则可以逐步增大球囊尺寸。若瓣环径大于20mm，可选择直径23mm的球囊。因此，无论是介入治疗还是外科换瓣术，准确测量瓣环径至关重要。

2. 引导球囊通过瓣口

多数情况下，球囊可以顺利通过狭窄的瓣口。若通过困难，最大可能是因为引导钢丝偏向瓣膜交界区所致。此时可以在超声引导下，将导丝进一步送入左心室，改变其位置和方向，以便球囊通过。

3. 评估成形效果

球囊扩张术的目标是达到压力阶差下降大于50%，瓣口面积相应增加100%。术后应常规测量压力阶差，评估瓣口面积，并与术前数据进行对比。球囊扩张术最常见的并发症系主动脉瓣反流，严重的瓣膜反流应视为成形失败，需要外科换瓣治疗。

（二）外科治疗

体外循环前要做两类检查。

（1）系统性检查：常规测量各房室大小，观察各瓣膜形态结构及启闭运动。由于主动脉瓣狭窄的患者多存在左室收缩功能障碍，同时由于冠状动脉缺血，患者可能存在节段性室壁运动异常，故应行整体及局部心功能评估。长期存在左室收缩功能障碍的患者可合并右心功能不全，TEE可及时发现此类病理生理改变，并与外科医生交流是否进行相应外科干预。

主动脉瓣狭窄的患者存在继发性左室收缩压升高时可以合并二尖瓣反流，及时的瓣膜置换术可以纠正此类反流。但若二尖瓣反流系瓣膜本身病变或继发于LVOT梗阻，则瓣膜反流不会随主动脉瓣置换术而改善，反而可能加重。

（2）针对性检查：瓣膜解剖和功能改变是超声和外科医生共同关心的问题。TEE可再次确认甚至修订术前结论，包括明确病因、估计瓣口面积等，这些信息有助于外科医生手术方案的选择。对行瓣膜置换术的患者而言，瓣环径的大小及主动脉根部直径至关重要。瓣环径通常用于指导植入的机械瓣及有瓣架的生物瓣型号选择；而窦管交界处的直径用于确定无瓣架的主动脉瓣型号选择。若瓣环径偏小，则瓣膜置换术会变得异常复杂。主动脉瓣环径和窦管交界处直径相差大于10%，不宜植入无瓣架的生物瓣。

第 5 节　主动脉瓣关闭不全

主动脉瓣关闭不全又称为主动脉瓣反流（aortic regurgitation，AR），可因主动脉瓣瓣叶、瓣环以及升主动脉的病变所致。慢性患者中，风湿热造成的瓣叶损害最为多见，也可见于先天性主动脉瓣畸形、主动脉瓣脱垂、退行性主动脉瓣病变、马方综合征等引起主动脉根部扩张的疾病。急性 AR 多见于感染性心内膜炎。

一、病理及病理生理

（一）病理及病理分型

不同疾病所致 AR 的机制不同。例如，风湿性疾病累及瓣膜，会出现主动脉瓣瓣叶增厚、钙化、挛缩，导致瓣叶活动受限，在舒张期不能严密对合，导致血液反流至左心室。同时瓣叶交界处的粘连可限制瓣叶开放，因此 AR 通常伴有主动脉瓣狭窄。由于风湿性心脏病的特点，也常并发二尖瓣病变。

（二）病理生理

慢性 AR 所致的左心室容量负荷过重有较长的代偿期，临床上可维持多年无症状。由于主动脉和左心室之间明显的压力阶差，即使反流口面积很小，也可产生大量的反流。左心室因充盈过度而代偿性扩张，肌纤维肥厚且收缩力增加，心输出量可维持正常，甚至高于正常。随着长期容量负荷过重，左心室出现失代偿并明显扩张，心输出量减少，导致左心衰竭。

二、超声心动图检查

（一）M 型超声心动图

M 型超声心动图可观察到 AR 时的一些间接征象，如在左室流出道内出现瓣叶关闭不拢时所引起的关闭线呈双线。更为特异的表现是，在没有二尖瓣病变的情况下，可观察到二尖瓣前叶舒张期震颤，且反流越重震颤越显著。

（二）二维超声心动图

经胸超声心动图（transthoracic echocardiography，TTE）常

用切面有胸骨旁左室长轴切面、主动脉短轴切面、心尖五腔心切面及剑突下主动脉短轴切面，主要评价内容包括主动脉瓣叶形态和对合情况、主动脉根部形态以及左室大小和功能。

AR 既可见于瓣膜本身病变，也可以继发于其他病因，其超声表现各不相同(图 4-100)。风湿所致 AR 患者的主要二维超声改变有瓣叶增厚、回声增强、挛缩变形，主动脉短轴切面显示开放时呈大三角形，关闭时瓣叶对合不良，主动脉瓣中央或一侧可见缝隙。感染性心内膜炎所致 AR，超声中可能看到赘生物或瓣膜穿孔。主动脉夹层、马方综合征患者在主动脉根部受累，也可能出现反流，超声多表现为主动脉瘤样扩张，或夹层撕裂累及瓣环(图 4-101)。

另外，二维超声还可见左心室不同程度扩大(与二尖瓣反流不同，AR 可能合并有左心室肥厚)、室间隔和左室后壁运动增强以及升主动脉扩张等征象。

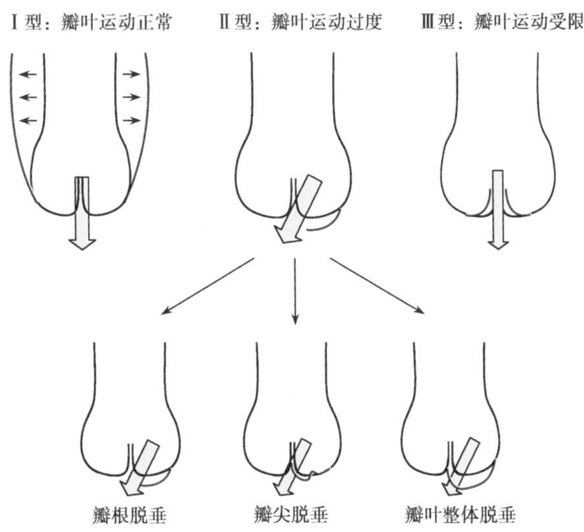

图 4-100　主动脉瓣反流病因及分型

Ⅰ型表现为瓣膜运动正常，常见于主动脉窦、窦管交界及升主动脉扩张；Ⅱ型表现为瓣膜运动过度，常见于各种类型瓣膜脱垂；Ⅲ型为瓣膜运动受限，常见于风湿性心脏病、老年退行性变。

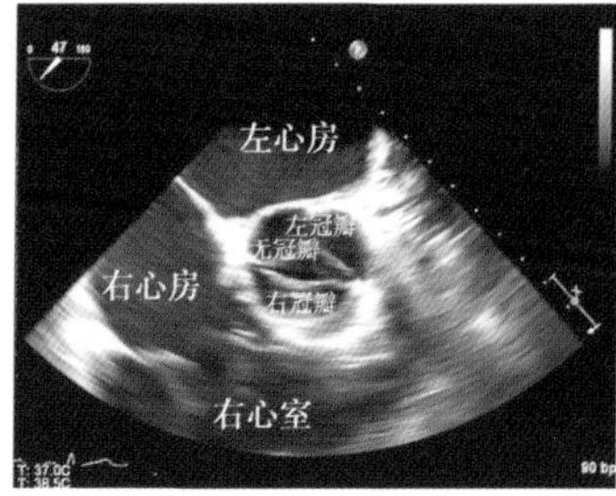

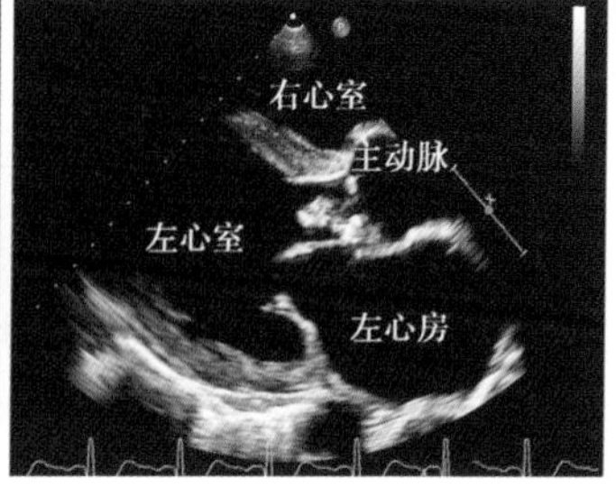

图 4-101　风湿性心脏病（左）所致 AR：可见瓣缘增厚、关闭裂隙；感染性心内膜炎（右）所致 AR，瓣膜可见赘生物脱入左室流出道。

（三）多普勒超声心动图

多普勒超声心动图是检出本病的主要方法之一。彩色多普勒血流显像检出 AR 的灵敏度和特异度均超过 95%，可清晰显示 AR 束的起源、走行及范围。检查者可根据反流束的范围对反流程度做出半定量的估计（图 4-102）。需要注意的是，彩色多普勒血流显像容易受到速度量程和彩色增益的影响，从而可能高估或者低估瓣膜反流的严重程度。

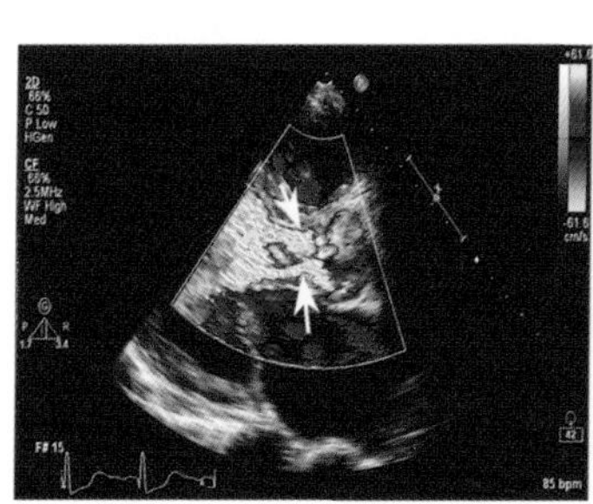

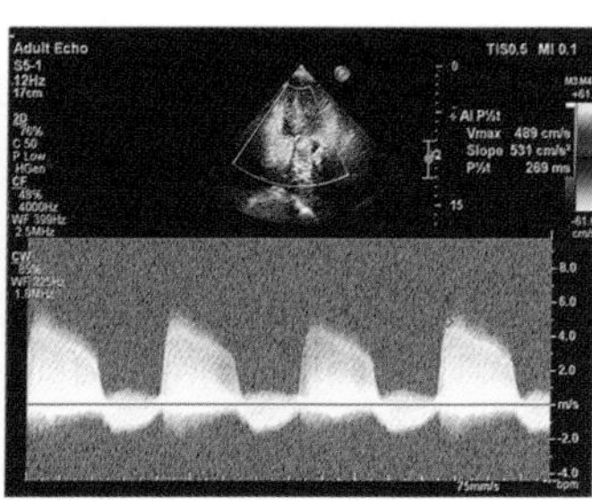

图 4-102　彩色频谱多普勒（左）提示大量反流（箭头），频谱多普勒（右）可用于测量反流速度及评价反流严重程度。

AR 的频谱多普勒取样多在心尖五腔心切面完成，将连续波多普勒的取样容积置于主动脉瓣下左室流出道内可记录完整的舒张期高速反流频谱，呈单峰、方形波、填充型。

以下征象提示主动脉瓣重度反流（具体测量方法可参考本书第三章第 2 节）：

1. 反流束近端宽度和左室流出道宽度的比值大于 65%。
2. 胸骨旁左室长轴切面所测流颈宽度大于 6mm。

3. 有效反流口面积大于 30mm^2。

4. 每搏反流量大于 60ml。

（四）经食管超声心动图（transesophageal echocardiography，TEE）

TTE 显示不满意的患者，TEE 是良好的补充检查。TEE 不仅能够清晰显示主动脉瓣瓣叶的形态和开闭活动、瓣环的结构和直径，也能更准确地评估反流程度。但对重度 AR 伴心功能显著减退的患者，须谨慎开展此项检查。

（五）实时三维超声心动图

三维超声心动图可从瓣上或瓣下方位显示主动脉瓣瓣叶的立体结构，以及主动脉瓣与周围结构的空间位置关系。AR 时，三维超声除可观察到主动脉瓣瓣缘增厚变形、病变累及瓣体的范围和程度外，还能显示反流束出现的准确部位。

三、治疗方式

AR 患者一旦出现心脏失代偿，多于心力衰竭后 2 年内死亡，因此有手术指征而无明显禁忌证的患者应尽早行手术治疗。由于瓣膜修复术通常不能完全消除 AR，因而较少被采用。AR 的彻底治疗方法是主动脉瓣原位人工瓣膜置换术。

（一）适应证

1. 虽无症状，但左室射血分数 <50% 和左室舒张末期内径 >60mm 者。

2. 左心衰竭刚开始，心功能尚好时。

3. 有症状，左室射血分数 <50%，左室明显扩大者。

4. 主动脉根部病变所致 AR 者，主动脉根部内径 >50mm。

（二）禁忌证

1. 风湿热活动期。

2. 患者体质虚弱，不能耐受手术。

（三）手术方式

主动脉瓣原位人工瓣膜置换术的手术流程，请参考本书第四章第 4 节相关内容。

四、术中超声引导与检测

(一) 系统性检查

与主动脉瓣狭窄患者相似,所有 AR 患者均需要常规评估心脏各房室大小,房、室间隔连续性,各瓣膜形态、结构及启闭运动。慢性 AR 患者,心脏收缩功能下降多为不可逆病变,在手术中全面评估此类患者心脏功能对于减少术后低心排血量综合征非常重要。

对于非主动脉瓣手术的患者,术中 TEE 检查时排除 AR 非常重要,因为 AR 对心脏停搏时的心肌保护有重要影响,严重的 AR 必须改变心肌灌注策略。

(二) 针对性检查

主动脉瓣反流病因众多,不同疾病的手术方案也各不相同。风湿性或退行性主动脉瓣病变患者,由于瓣叶钙化、挛缩明显,多不适合进行瓣膜修复;而先天性瓣膜脱垂所致主动脉瓣反流者,成形术效果相对确切。术中 TEE 检查应着重观察导致主动脉瓣反流的病因及判断修复的可能性。

主动脉瓣环严重钙化可以影响人工瓣膜置入而在术后出现瓣周漏;主动脉根部粥样硬化应考虑需要进行主动脉瓣根部替换;升主动脉瘤样扩张和夹层可以导致并加重瓣膜反流。以上几类患者在术中行 TEE 检查时,应注意观察患者升主动脉内径、内膜,确定是否需要同期进行主动脉置换或者成形术。术后重点评估患者有无瓣周漏、瓣膜启闭情况等。

第 6 节　三尖瓣狭窄

三尖瓣狭窄(tricuspid stenosis,TS)是在右心室舒张充盈时,出现血流通过三尖瓣口受阻的表现。单纯三尖瓣狭窄少见,大多数是由风湿热引起,常合并有二尖瓣狭窄。少数可见于类癌综合征、系统性红斑狼疮、右房肿瘤等。

一、病理及病理生理

(一) 病理及病理分型

三尖瓣的三个瓣叶不等大,前叶最大,隔叶最宽,后叶最小,其附着位置比二尖瓣更靠近心尖;瓣下结构包括腱索和乳头肌(图 4-103)。风湿性三尖瓣狭窄的病理改变类似于二尖瓣狭窄,常较轻,主要累及瓣叶,其特征是瓣缘增厚、纤维化,瓣叶挛缩,腱索粘连,少数可有钙化。正常三尖瓣口面积为 6~8cm^2,其瓣口的轻度狭窄不致引起血流梗阻,评价二尖瓣狭窄梗阻程度的瓣口面积标准不适用于三尖瓣狭窄。

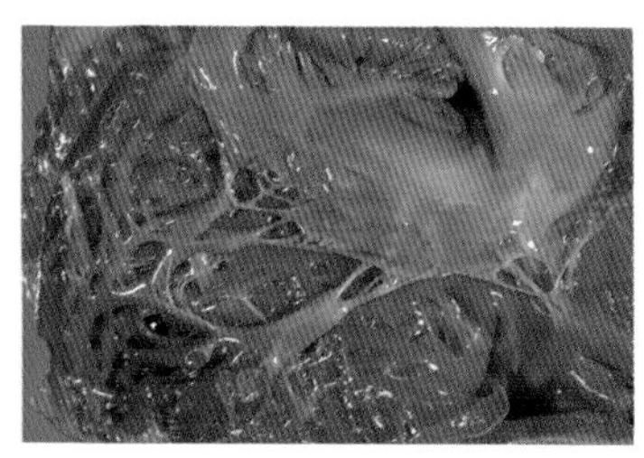

图 4-103　三尖瓣及瓣下装置大体解剖

(二) 病理生理

三尖瓣口的血流动力学易受呼吸的影响,吸气时因流经瓣口的血流增多,而使右房和右室的舒张压差增加;呼气时因血流减少而压差降低。三尖瓣狭窄基本血流动力学特征是右心房压升高,右心室排血量降低,当瓣口面积 <1.5cm^2 时即引起明显的血流动力学改变和症状,出现体循环淤血、右心房肥厚,右心室排血量降低导致肺血流量减少,左心输出量减少,出现体循环供血障碍。

二、超声心动图检查

超声心动图是诊断三尖瓣狭窄首选检查方法。因三尖瓣的解剖结构较复杂，需从多切面、多角度观察三尖瓣口开放情况，综合评估三尖瓣狭窄的程度，同时需对左、右室功能，肺动脉压及其他瓣膜情况做出评价。

（一）M 型超声心动图

M 型超声心动图主要用于记录三尖瓣前、后叶活动曲线，测量心室大小及评估左、右室功能。三尖瓣狭窄的 M 型超声心动图与二尖瓣狭窄相似，三尖瓣前叶舒张期 EF 段下降缓慢（<40mm/s，正常为 60~125mm/s），典型者呈“城墙样”改变，后叶与前叶呈同向运动。同时可将取样线置于四腔心切面三尖瓣前瓣环处，测量三尖瓣前瓣环位移，间接评估右室功能。彩色 M 型超声可用来评估患者瓣口前向血流速度并评估右室舒张功能（图 4-104）。

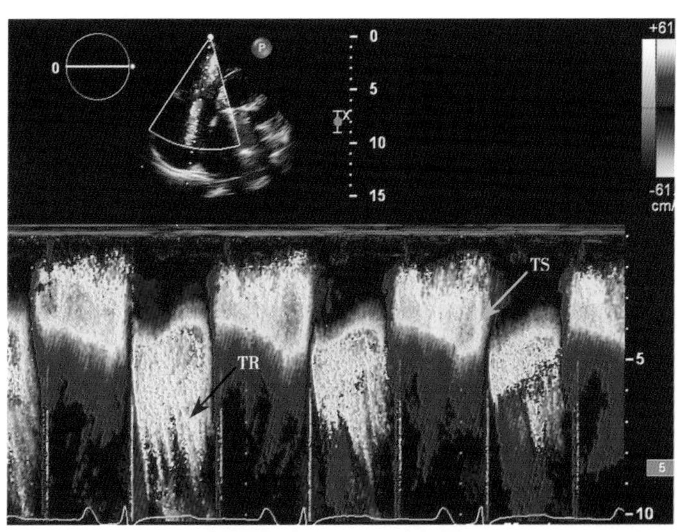

图 4-104 三尖瓣口彩色 M 型超声示舒张期三尖瓣前向血流加速（TS）；全收缩期反流（TR）。

（二）二维超声心动图

二维超声心动图需多切面观察三尖瓣的情况。胸骨旁右室流入道切面可显示三尖瓣前叶和后叶；主动脉短轴切面及心尖四腔心切面可显示三尖瓣前叶和隔叶；剑突下四腔心切面亦可观察三尖瓣前叶和隔叶；有时右室短轴切面可同时显示三个瓣叶的情况。三尖瓣狭窄二维超声表现为：瓣叶增厚，交界处粘连、融合；瓣缘纤维化甚或钙化；舒张期瓣叶开放呈穹窿状；瓣下腱索增粗、粘连、融合（图 4-105）。三尖瓣开口径测量：当前叶和隔叶间的开口径≤2cm 时提示三尖瓣狭窄。因三尖瓣形态不规则，对解剖面积的测量有局限性，不作为评估瓣膜狭窄程度的方法。严重三尖瓣狭窄时，二维超声亦可观察到右房内的自发显影及血栓形成。右房占位所致三尖瓣狭窄，瓣膜多无病变，瓣口狭窄多由于占位引起瓣口梗阻所致（图 4-106）。

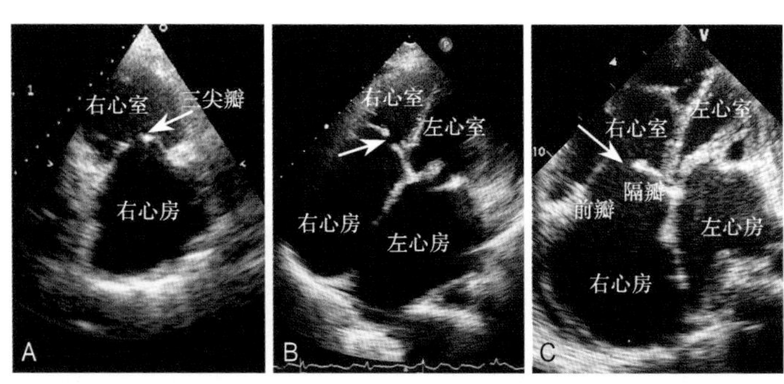

图 4-105　三尖瓣狭窄二维超声表现，三尖瓣（箭头）增厚，瓣尖为甚，舒张期明显开放受限（图 A，右室流入道切面；图 B，胸骨旁四腔心切面；图 C，心尖四腔心切面）。

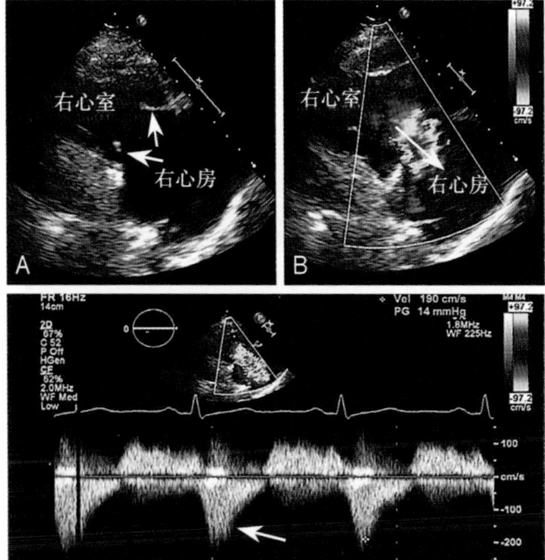

图 4-106　三尖瓣狭窄伴反流，瓣叶明显增厚、开放受限（图 A），多普勒超声提示三尖瓣反流（图 B）及瓣口频谱（图 C）。

（三）多普勒超声心动图

彩色多普勒主要用于观察三尖瓣口血流。三尖瓣狭窄时，舒张期三尖瓣口可见红五彩细窄血流束通过（图 4-107）。血流束越窄表示狭窄程度越重。

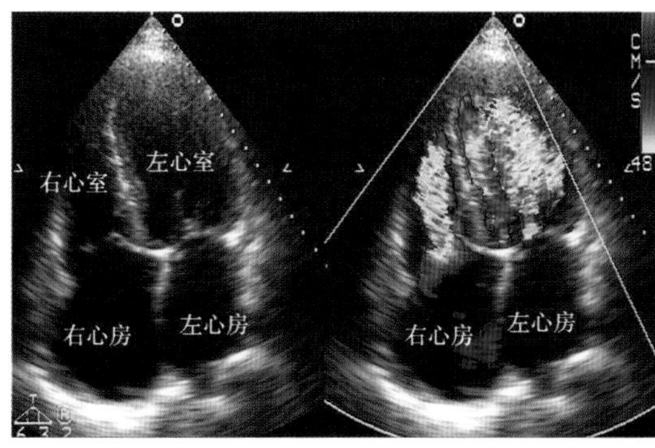

图 4-107　心腔四腔心切面，左图二维超声示三尖瓣增厚、开放受限，右图为三尖瓣口及二尖瓣口变窄的前向血流束。

频谱多普勒主要用来记录三尖瓣口血流频谱，测量压力阶差，评估三尖瓣狭窄程度。三尖瓣前向血流速度测量的最佳切面为低位胸骨旁右室流入道切面及心尖四腔心切面。因三尖瓣前向血流速度受呼吸的影响，所以测量须取整个呼吸周期的平均值或呼气末的测值。对于合并心房颤动的患者，至少应测量 5 个心动周期取其平均值。测量时心室率最好控制在 100 次/min 以下。三尖瓣狭窄程度的评估有以下几种方法。

1. 三尖瓣口前向血流峰值流速、压差及平均压差

三尖瓣口前向血流峰值流速正常情况下低于 0.7m/s。当三尖瓣狭窄时峰值流速一般 >1m/s，吸气相可能超过 2m/s。

（1）轻度狭窄：舒张期峰值流速≥1.0m/s，峰值压差 2~6mmHg。

（2）中度狭窄：舒张期峰值流速 1.3~1.7m/s，峰值压差 7~12mmHg。

（3）重度狭窄：舒张期峰值流速 >1.7m/s，峰值压差 >12mmHg。

平均压差法为目前较为理想的评价指标，也是心导管评估三尖瓣狭窄程度的重要参数。频谱多普勒可无创测量该指标，若平均压差 >2mmHg，提示有血流动力学意义的三尖瓣狭窄；若 >5mmHg，则有明显的血流动力学意义（图 4-108）。

2. 压力减半时间（pressure half-time，PHT）

PHT 法已经成功应用于二尖瓣狭窄的定量诊断，但本方法的特点是狭窄程度越轻，诊断的准确性越低。通过 PHT 来测量三尖瓣口面积不及二尖瓣狭窄准确，可能与左、右心系统的顺应性不同，右心系统受呼吸影响及常合并有三尖瓣反流等有关。但总的来说，PHT 越长代表着三尖瓣狭窄程度越重，一般 PHT>190ms 提示三尖瓣狭窄严重（图 4-109）。

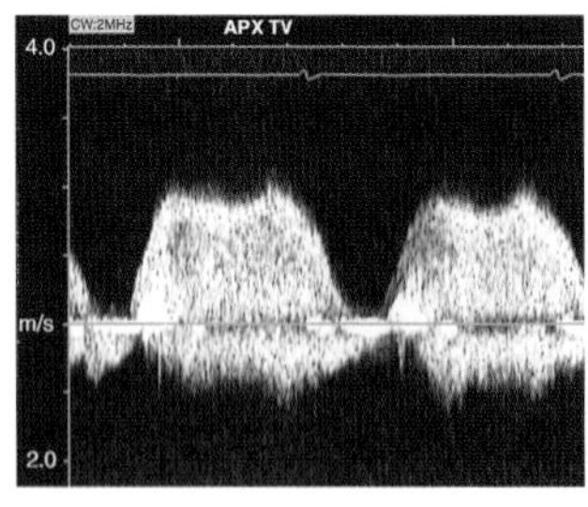

图 4-108　连续波多普勒频谱提示三尖瓣口血流明显加速

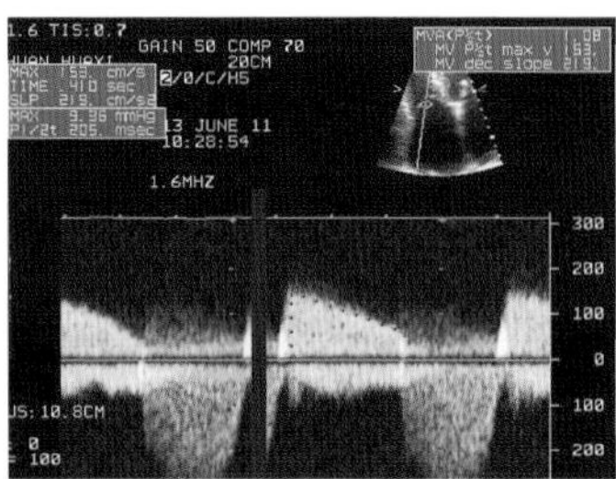

图 4-109　心尖四腔心切面经三尖瓣口连续波多普勒频谱，最大速度 1.53cm/s，PHT205ms，为重度三尖瓣狭窄。

3. 连续方程法

应用连续方程法计算三尖瓣的有效瓣口面积。测量左、右室流出道内径及速度时间积分（velocity time integral，VTI），两者相乘即为每搏输出量（stroke volume，SV）。最后用 SV 除以三尖瓣口 VTI，即得到三尖瓣的有效瓣口面积。此方法最大的缺陷是较难准确获得通过三尖瓣口的流量。若有效瓣口面积小于 $1cm^2$，则提示重度三尖瓣狭窄。若合并三尖瓣反流，则这种测量方法容易低估。即使有三尖瓣反流，测值小于 $1cm^2$ 仍然提示存在明显的血流动力学改变。

准确评估三尖瓣狭窄的重要性在于通过外科或介入治疗来改善患者的血流动力学，即通过二维超声显示三尖瓣狭窄的特征性改变，同时具有明显血流动力学意义的三尖瓣狭窄，如表 4-7 所示：

表 4-7　**具有明显血流动力学意义的三尖瓣狭窄相关测值**

指标	测值
平均压力阶差	≥5mmHg
速度时间积分	>60cm
压力减半时间	≥190ms
连续方程法计算的瓣口面积	≤$1cm^2$
间接表现	右心房中度以上扩大
	下腔静脉增粗

风湿性三尖瓣狭窄首先需要与相对性三尖瓣狭窄相鉴别。例如，右心容量负荷增加的疾病，房间隔缺损、三尖瓣反流、肺源性心脏病等可使三尖瓣口血流加快，造成相对性三尖瓣狭窄，但三尖瓣瓣叶本身没有增厚、粘连等改变。其次，还需要与肿瘤压迫导致的三尖瓣口机械性梗阻造成的血流加速相鉴别。

（四）经食管超声心动图（transesophageal echocardiography，TEE）

检查三尖瓣一般使用食管中段四腔心切面、主动脉短轴切面、右室流入道切面及经胃底三尖瓣短轴切面（详见术中检查部分）。TEE 二维超声显示三尖瓣瓣叶增厚、回声增强，开放受限；彩色多普勒可见三尖瓣口蓝五彩血流信号，应用频谱多普勒测量瓣口流速及压差，评估三尖瓣狭窄程度（图 4-110）。

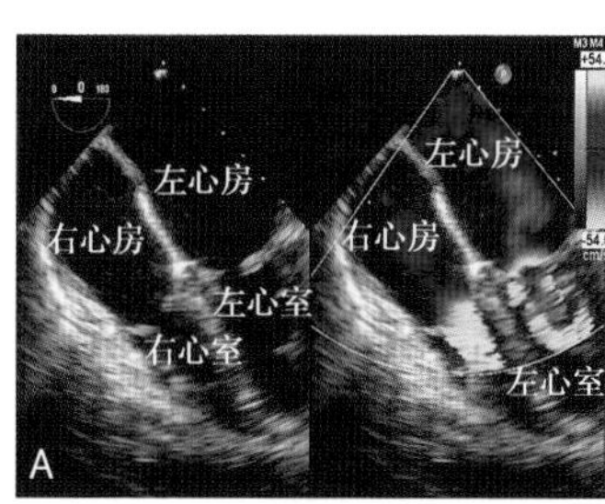

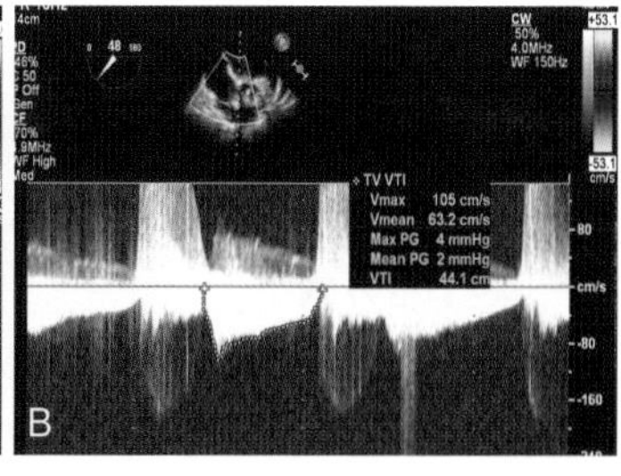

图 4-110　食管中段四腔心切面示三尖瓣增厚、开放受限，前向血流呈蓝五彩细窄血流束（图 A），多普勒超声显示三尖瓣前向血流加速，瓣口轻度狭窄（图 B）。

(五) 实时三维超声心动图

实时三维超声心动图能提供三尖瓣更详细的解剖信息，可从右房及右室面分别观察三尖瓣，同时可定量评估三尖瓣口的面积（图 4-111）。

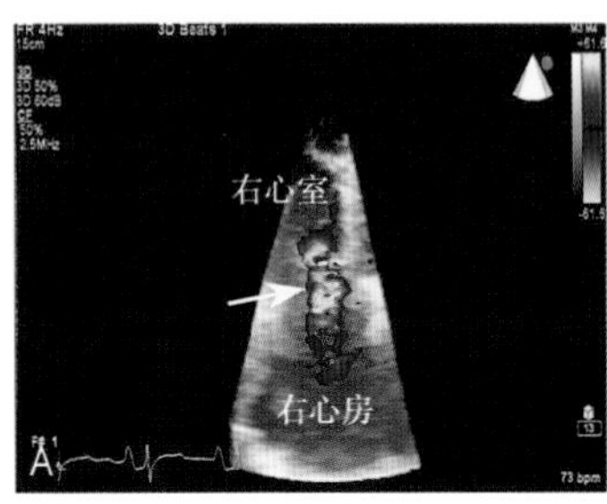

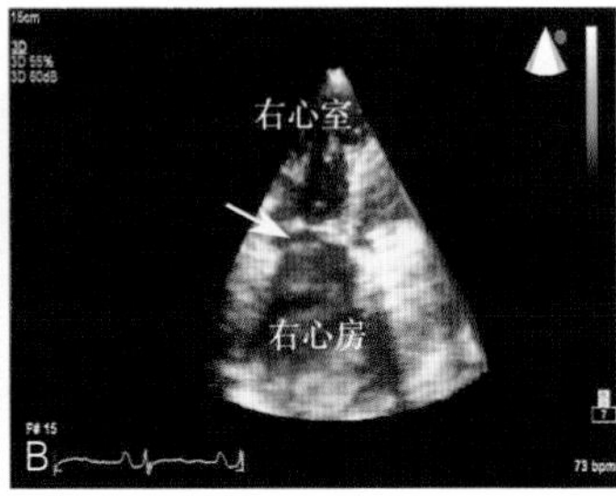

图 4-111 实时三维多普勒超声显示瓣口血流加速（图 A，箭头），三尖瓣增厚，开放受限（图 B，箭头）。

三、治疗方式

(一) 介入治疗

目前，经皮三尖瓣球囊扩张术仅应用于极少数的病例，缺乏长期的随访数据，在此略过。

(二) 外科治疗

三尖瓣狭窄症状明显，内科治疗往往难以奏效，需要积极行外科手术治疗。

1. 手术指征

（1）合并其他需要处理的瓣膜疾病的患者，三尖瓣狭窄经过内科治疗难以改善症状者。

（2）心导管检查舒张期三尖瓣压力阶差 >4mmHg 者。

2. 手术方式

（1）三尖瓣成形术：三尖瓣狭窄程度较轻可通过交界切开予以纠正。一般做前叶与隔叶、后叶与隔叶两个交界切开，有融合的交界腱索也应该分开。两个交界切开后常形成一个二叶瓣。由于三尖瓣狭窄多合并一定程度的三尖瓣反流，或交界切开后残留关闭不全，有时需要同时行三尖瓣瓣环成形术（详见本章第 7 节）。

（2）三尖瓣置换术：只有瓣膜病变严重、瓣膜不能成形才采用三尖瓣置换术。手术适应证：①三尖瓣成形失败；②三尖瓣畸形，特别是前叶增厚、卷曲、变小；③三尖瓣瓣下结构病变严重，例如腱索乳头肌明显短缩、融合；④合并感染性心内膜炎，瓣膜无法修复。三尖瓣生物瓣置换优于机械瓣置换，但年轻的患者也可选用双叶机械瓣。

四、术中超声引导与监测

（一）体外循环术前

1. 系统性检查

观察内容主要包括心腔大小、有无合并其他瓣膜病变及其严重程度；需要定量评估左、右室功能和肺动脉压。

2. 针对性检查

观察瓣膜解剖形态，有无增厚、钙化、发育异常，开放是否受限，瓣下腱索有无粘连、融合，综合评估三尖瓣狭窄程度。测量三尖瓣瓣环径，告知外科医生，以决定是否需要行三尖瓣瓣环成形术或置换术（图 4-112、图 4-113）。合并三尖瓣反流者，定量评估

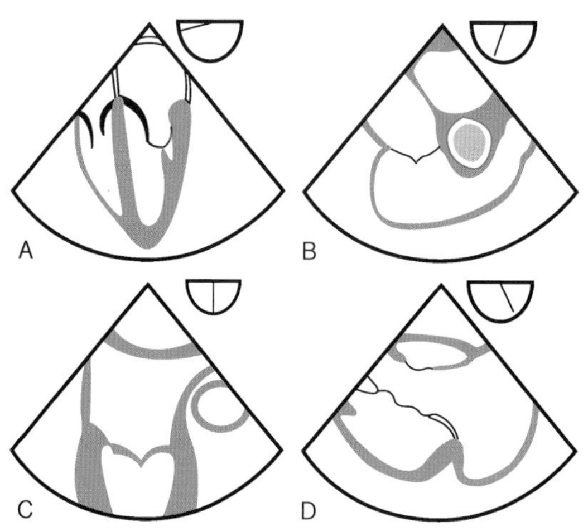

图 4-112　最常用于显示三尖瓣的 TEE 切面

图 A 为食管中段四腔心切面，显示三尖瓣前、隔叶；图 B 为食管中段主动脉短轴切面，显示三尖瓣前、后叶；图 C 为食管中段右室流入道切面，显示三尖瓣隔、后叶；图 D 经胃底右室流入道切面。

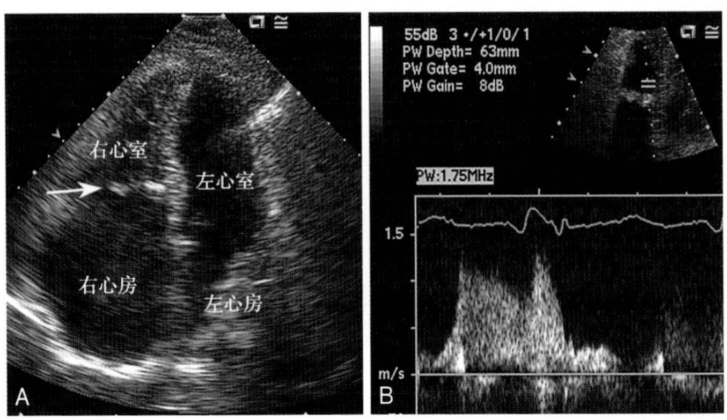

图 4-113　心尖四腔心切面显示三尖瓣明显增厚、开放受限（图 A），前向血流明显加速（图 B）。

其反流程度。术中超声还可以帮助发现右心房自发显影甚至附壁血栓，有助于判断是否需要进行血栓清除或同期射频消融术（图 4-113）。

（二）体外循环术后

体外循环术后即刻评价的内容主要包括三尖瓣前向血流峰值流速、压力阶差、平均压差，狭窄程度改善情况。若行三尖瓣成形术，须从多切面评估三尖瓣反流情况；三尖瓣置换术须仔细检查有无瓣周漏。同时，还需要观察心腔内有无气体，评价左、右室功能改善情况。

三尖瓣置换术后晚期并发症包括人工瓣膜衰败及功能障碍。前者常见于生物瓣植入术后 8~13 年，由于瓣膜钙化、穿孔等引起人工瓣膜关闭不全。人工瓣膜功能障碍见于人工瓣膜血栓形成，引起瓣膜狭窄（图 4-114）。三尖瓣位生物瓣出现功能障碍者可选用内科介入的方式在原人工瓣膜瓣架处植入新的生物瓣，以恢复瓣膜功能。目前，这一技术已成为不能耐受手术者的良好选择。

五、小结

三尖瓣狭窄的临床表现容易被同时合并的二尖瓣或联合瓣膜病变所掩盖，超声心动图是诊断该病的最佳方法。但是，由于

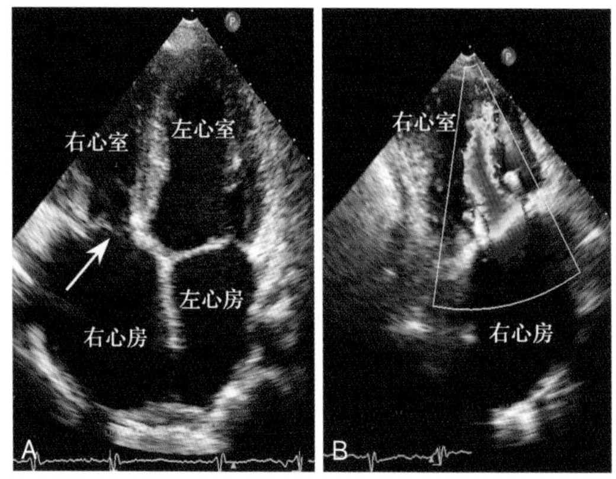

图 4-114　三尖瓣生物瓣置换术后人工瓣狭窄
图 A：心尖四腔心切面示人工生物瓣增厚，回声增强（箭头）；图 B：右室流入道切面示人工瓣前向血流加速。

三尖瓣狭窄的超声图像不如二尖瓣狭窄典型，如检查者警惕性不高，易出现漏诊。多普勒超声在定量评价三尖瓣狭窄方面仍存在一定的局限性，如平均压差的测定受呼吸影响较大，在哮喘和充血性心力衰竭的患者中更容易出现误差。对于二维超声提示可疑三尖瓣狭窄而多普勒测量无明显压力阶差增大的患者，可试用深呼吸法增加检出率，必要时通过输注生理盐水检出潜在的压差。

第 7 节　三尖瓣关闭不全

三尖瓣关闭不全即三尖瓣反流（tricuspid regurgitation，TR），是指收缩期右心室的血液经三尖瓣口反流入右心房。三尖瓣反流常见，存在于 65%~75% 的正常人中。尽管轻度的三尖瓣反流很常见，亦不会引起明显的血流动力学改变，但中、重度的三尖瓣反流往往预后很差。

一、病理及病理生理

（一）病理及病理分型

三尖瓣的解剖结构在本章第 6 节中已有叙述。三尖瓣反流分为功能性和器质性两大类，其病理改变取决于基础病因。

1. 功能性三尖瓣反流：包括生理性和相对性三尖瓣反流。生理性三尖瓣反流常见于正常个体，三尖瓣瓣叶正常，右心室无扩大，反流量少。相对性三尖瓣反流主要是由于右心室压或肺动脉压增高性疾病导致右心室扩大或三尖瓣瓣环扩大，三尖瓣瓣叶及瓣下装置本身无明显形态学异常，主要病理改变表现为原发性疾病的改变，例如风湿性二尖瓣或主动脉瓣病变、先天性肺动脉瓣狭窄、艾森门格综合征、肺源性心脏病、原发性肺动脉高压、甲状腺功能亢进等。

2. 器质性三尖瓣反流：包括感染性心内膜炎，先天性心脏病（如 Ebstein 畸形、心内膜垫缺损），风湿性三尖瓣病变，三尖瓣黏液样变、脱垂、穿孔、腱索断裂，心内膜心肌纤维化、外伤、右心导管检查等致三尖瓣瓣叶、腱索、乳头肌异常而引起。感染性心内膜炎三尖瓣赘生物形成可致三尖瓣关闭不全；先天性改变包括三尖瓣发育不良、瓣裂或脱垂等；风湿性病变可因三尖瓣瓣叶增厚、挛缩致关闭不全；其他器质性病变患者三尖瓣瓣叶或瓣下装置也可发生相应的改变而致三尖瓣关闭不全。

随着各种修复术的诞生，近年来对三尖瓣反流的评估要求更加精确，主要仍基于超声心动图检查。与二尖瓣反流相似，目前常用的三尖瓣反流分型是 Carpentier 分型法。

（二）病理生理

取决于三尖瓣反流的严重程度及病因。生理性三尖瓣反流，右心房或右心室无扩大，对心脏血流动力学基本无影响；严重三尖瓣反流，右心容量负荷增加，右心房、右心室增大。同时，右心房压增加可致外周静脉回流受阻，引起腔静脉和肝静脉扩张，继而出现右心衰竭。

二、超声心动图检查

（一）M 型超声心动图

功能性三尖瓣反流时，M 型超声心动图应用较局限，反流轻时无明显改变；严重反流时三尖瓣波群可见瓣叶开放幅度相对减小。风湿性三尖瓣关闭不全，瓣叶曲线增粗，回声增强；三尖瓣前叶脱垂，M 型曲线的 CD 段向右心房凸出；腱索断裂者，三尖瓣曲线可见震颤。同时，M 型超声还可观察严重反流时心腔的继发改变，心室波群显示右心室增大，室间隔运动低平，舒张期凸向左心室或与左室后壁呈同向运动（图 4-115）。

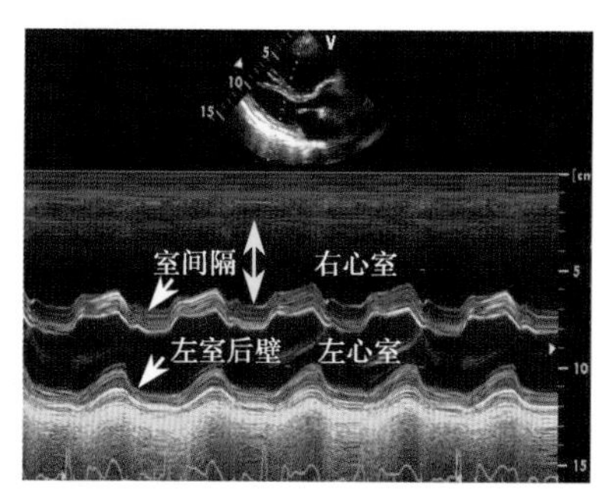

图 4-115　胸骨旁左室长轴切面 M 型超声示右室腔明显增大，室间隔与左室后壁呈同向运动。

（二）二维超声心动图

二维超声心动图可显示三尖瓣瓣叶及瓣下装置的改变，应尽量多切面、多角度扫查。三尖瓣的超声观察切面见本章第 6 节。

风湿性病变者超声表现为瓣叶增厚、挛缩或腱索增粗、融合，收缩期瓣叶对合不良或关闭裂隙；感染性心内膜炎者，三尖瓣瓣叶赘生物形成和/或瓣叶穿孔。较为少见的三尖瓣瓣裂，可见瓣膜回声中断（图 4-116）。三尖瓣脱垂时，瓣尖或瓣体凸入右心房，瓣叶关闭错位或对合不良（图 4-117）；三尖瓣腱索断裂时，可见瓣叶连枷样运动，随心脏舒缩活动往返于右心房和右心室之间，致三尖瓣严重关闭不全。

功能性三尖瓣反流显示三尖瓣瓣叶及瓣下装置正常，无上述超声改变，反流明显者可见三尖瓣瓣环扩大、三尖瓣关闭裂隙。二维超声同时也可显示三尖瓣反流的继发性改变，主要包括右心房、右心室增大，右室流出道增宽，右室壁运动增强，下腔静脉增粗等改变。

（三）多普勒超声心动图

彩色多普勒可以显示三尖瓣反流的起源、走行和范围，是评估反流严重程度最可靠的方法。因三尖瓣反流口常不规则，需

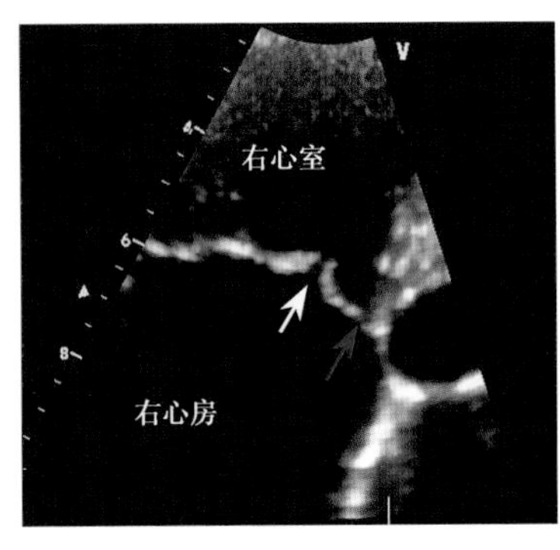

图 4-116　胸骨旁四腔心切面局部放大图示三尖瓣关闭裂隙（白色箭头），隔叶裂缺（红色箭头）。

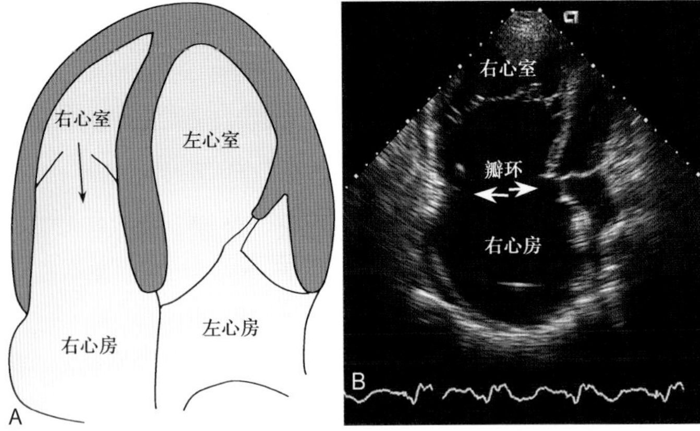

图 4-117　胸骨旁四腔心切面显示三尖瓣附着位点远离正常位置（箭头），明显靠近心尖，诊断为 Ebstein 畸形。

要多切面综合评估其反流程度，常采用右室流入道切面及四腔心切面显示收缩期右房内出现源于三尖瓣口的蓝五彩镶嵌血流束（图 4-118）。

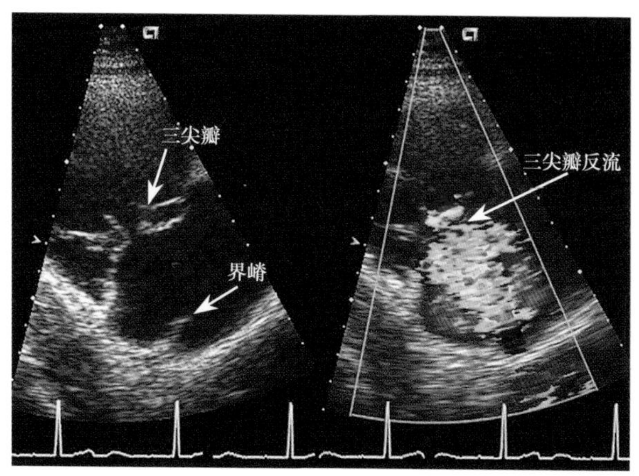

图 4-118　右室流入道切面（左图）及显示三尖瓣反流

生理性三尖瓣反流，反流束长常小于 1cm，呈细小中央型射流，持续时间短于 2/3 收缩期，收缩期峰值反流速度一般在 1.7~2.3m/s 之间。相对性三尖瓣反流一般亦呈中心性，而器质性三尖瓣关闭不全如三尖瓣脱垂、腱索断裂、风湿性病变致关闭错位，反流束常呈偏心性。反流束的偏心状况常与脱垂的瓣膜相关，如前叶脱垂，四腔心切面反流束沿房间隔右侧走行；后叶脱垂反流束沿右房前侧壁走行；隔叶脱垂时反流束沿右房侧壁走行。有关三尖瓣反流严重程度的评估方法，详见本书第三章相关内容。对于重度三尖瓣反流的定性，可通过收缩期肝静脉内逆向血流做出快速诊断（图 4-119）。

采用连续波多普勒记录三尖瓣反流频谱，表现为收缩期负向高速湍流，测量其最大反流速度及压差可间接反映肺动脉收缩压。通过三尖瓣最大反流速度间接评估肺动脉收缩压时，应注意右室功能状态（图 4-120）。若存在右心衰竭，由于反流速度降低、血流暗淡，三尖瓣反流程度容易被低估（图 4-121）。

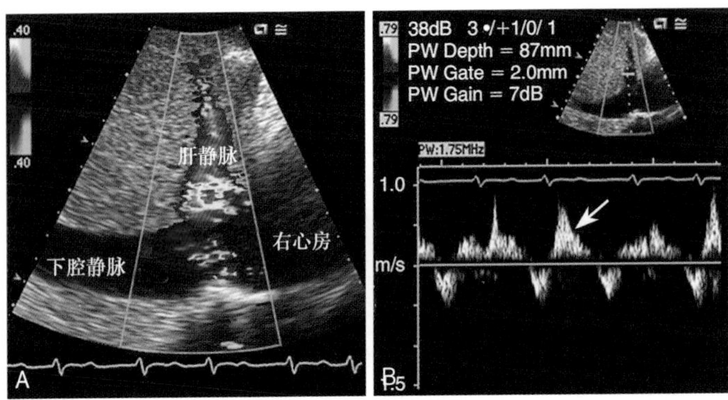

图 4-119　超声示下腔静脉明显增粗，收缩期肝静脉内逆向的红色血流(图 A)，多普勒超声提示肝静脉内收缩期反流(图 B，箭头)，上述征象提示重度三尖瓣反流。

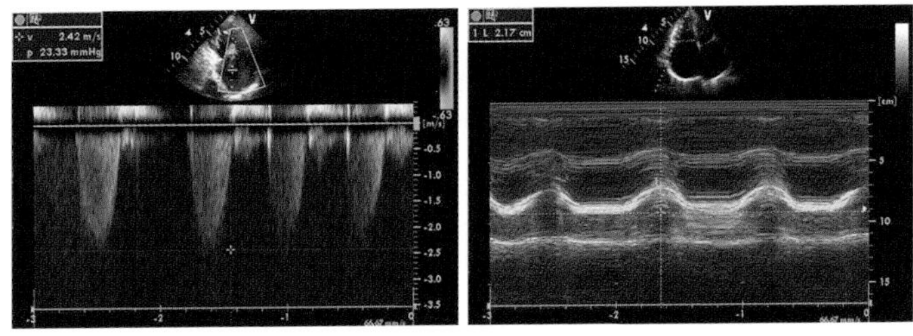

图 4-120　三尖瓣反流峰值流速及压差可用来间接评估肺动脉收缩压(左图)，同时应用 M 型超声心动图还可以评估患者右室功能(右图)。

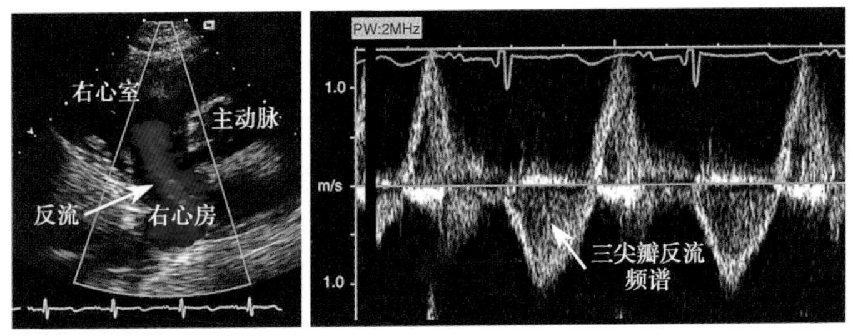

图 4-121　右心功能低下时容易低估三尖瓣反流程度：彩色多普勒提示血流暗淡(左图，箭头)，血流频谱提示反流速度低于 1m/s(右图，箭头)。

（四）经食管超声心动图(transesophageal echocardiography，TEE)

TEE 能更清楚地显示三尖瓣赘生物、脱垂及反流，同时对三尖瓣瓣环内径的测量更加准确。三尖瓣反流的患者其瓣环变形主要发生在前瓣环和后瓣环，单一四腔心切面获得的三尖瓣瓣环内径并不能反映瓣环最大形变程度。目前术中 TEE 已作为心脏手术患者常规检查，但因全麻状态导致肺动脉压的下降，三尖瓣反流程度也随之降低，在评估三尖瓣反流程度时应注意，同时需多切面测量三尖瓣瓣环径，以决定是否需行三尖瓣成形术。

（五）实时三维超声心动图（real time three-dimensional echocardiography，RT-3DE）

RT-3DE 可清晰显示三尖瓣瓣叶、瓣下装置及与周围组织的空间关系，明确三尖瓣有无器质性病变及其程度。因三尖瓣呈不规则形态，二维超声需要从多切面、多角度评价三尖瓣有无瓣裂、穿孔、脱垂等，而 RT-3DE 可同时观察到三个瓣叶，对于这类病变能更好地显示，并易于同外科医生交流（图 4-122）。另外，RT-3DE 能全面显示三尖瓣口的解剖，显露最大瓣环径测量位点，为选择正确的手术方式提供参考。

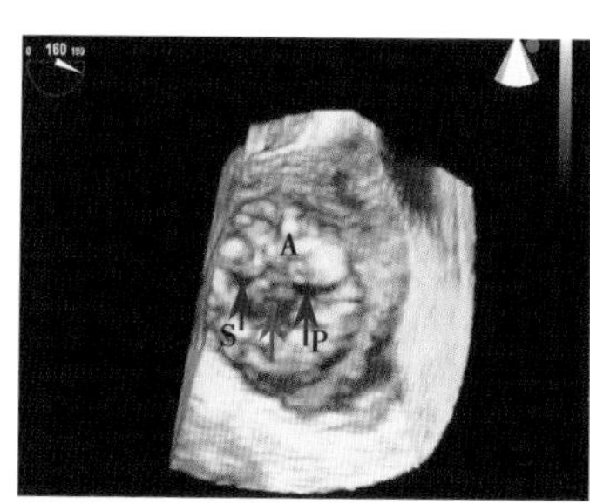

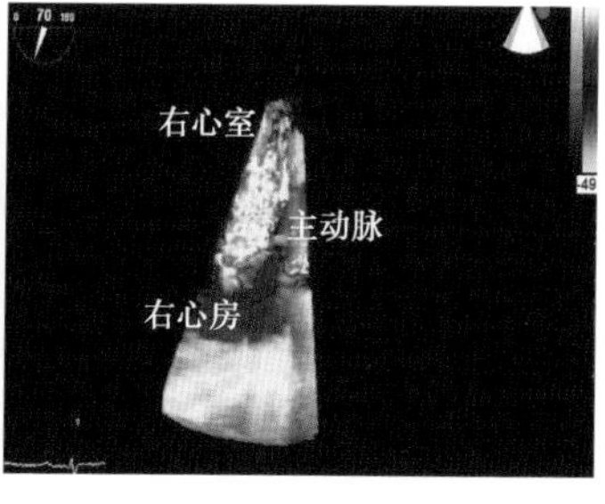

图 4-122　TEE（160°）实时三维超声（左图）示三尖瓣明显关闭裂隙（蓝色箭头），前叶赘生物形成（红色箭头）（A 三尖瓣前叶；S 三尖瓣隔叶；P 三尖瓣后叶）。同一患者，TEE 实时三维彩色多普勒（70°）示三尖瓣大量反流，反流束源自瓣口（右图）。

三、治疗方式

对于三尖瓣关闭不全的处理取决于患者的临床状况、病因及合并瓣膜病变情况。三尖瓣关闭不全手术治疗的适应证见表 4-8。

表 4-8 **三尖瓣关闭不全手术适应证指南推荐**

病变情况	推荐级别
同时需行左心系统瓣膜手术的重度三尖瓣反流	Ⅰ类
器质性重度三尖瓣反流，经药物治疗症状仍未好转，即使无严重的右室功能不全	Ⅰ类
功能性中度三尖瓣反流，瓣环扩大(>40mm)，同时需要行左心瓣膜手术者	Ⅱa 类
左心瓣膜手术后，重度三尖瓣反流且有临床症状，不合并左、右室功能障碍及肺动脉高压(肺动脉收缩压>40mmHg)者	Ⅱa 类
单纯重度三尖瓣反流，症状轻微或没有临床症状，右室功能进行性恶化者	Ⅱb 类

(一) 三尖瓣瓣环成形术

由于三尖瓣关闭不全多是由于瓣叶在关闭时接触面积较小，功能性关闭不全主要是前叶和后叶附着处的三尖瓣瓣环显著扩张，而隔叶附着处相对固定，因此三尖瓣瓣环环缩术缝缩的是前叶与后叶的附着环。

三尖瓣瓣环成形术有多种术式，包括以下几种：

1. Kay 二瓣化成形术：即将后叶折叠，缝闭后叶瓣环，使三叶瓣二叶化，对轻度瓣环扩张者常采用此方法。

2. De Vega 成形术：即缝合两道线，从前隔交界缝合至后隔交界，使扩大的三尖瓣前、后瓣环缩小，使瓣口容纳两指或两指半，只要三尖瓣瓣环径大于 25mm 就不易形成三尖瓣狭窄，此种方法可用于轻到中度的三尖瓣关闭不全(图 4-123)。

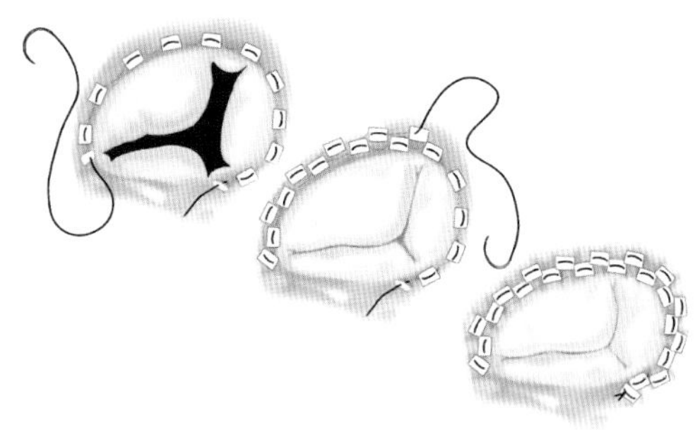

图 4-123 三尖瓣反流的外科 De Vega 成形术示意图

3. Manipal 法三尖瓣瓣环成形术：采用小垫片缝缩三尖瓣瓣环的方法，对于瓣环扩张和/或瓣叶本身病变所引起的三尖瓣关闭不全疗效满意。

4. 人工瓣环成形术：根据隔叶基底部的长度来选择人工瓣环型号。目前人工瓣环多采用不包括隔叶区域的瓣环结构，这样可避开牵拉或压迫房室结区域，防止出现传导阻滞。沿前叶和后叶瓣环间断褥式缝合，再将人工瓣环送下，收紧缝线，使三尖瓣瓣环均匀缩小至人工瓣环大小（图 4-124）。

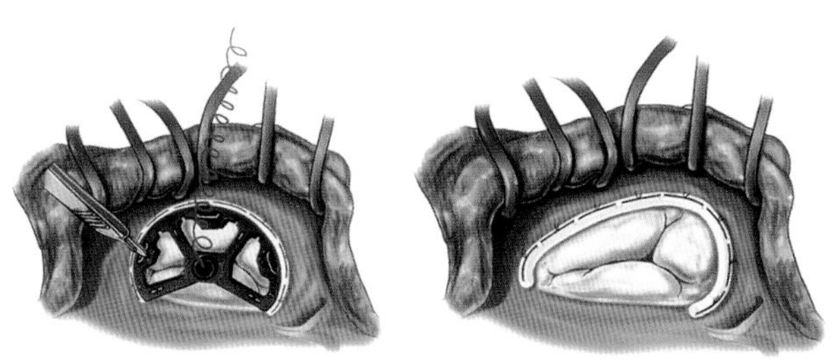

图 4-124　三尖瓣瓣环径测量（左图）及成形环植入（右图）

（二）三尖瓣置换术

对于三尖瓣关闭不全修复失败、合并感染性心内膜炎及瓣膜本身病变严重者，可行三尖瓣置换术，手术方式见本章第 6 节。

四、术中超声引导与监测

（一）体外循环术前

1. 系统性检查

观察内容主要包括心腔大小、有无合并其他瓣膜病变及其严重程度等；定量评估左右心室功能、肺动脉压，右心室功能不全会低估三尖瓣关闭不全程度。

2. 针对性检查

对三尖瓣进行全面评估，观察瓣膜解剖形态，有无发育异常、脱垂、穿孔、赘生物等，开放是否受限，瓣下腱索有无断裂，综合评估三尖瓣反流程度。同时测量三尖瓣瓣环径，以右室流出道切面测值为最大，并告知外科医生，以决定是否行三尖瓣瓣环成形术或置换术。同时,通过测量三尖瓣反流压差估算肺动脉收缩压。

(二) 体外循环术后

体外循环术后即刻评价的内容主要包括三尖瓣反流改善情况,须与术前相对应的切面进行对比,同时须测量三尖瓣前向血流峰值流速、峰值压力阶差、平均压力阶差,以排除继发性三尖瓣狭窄。行三尖瓣置换术者需要仔细检查有无瓣周漏。另外,还须观察心腔内有无气体,评价左、右心室功能及肺动脉压改善情况(图 4-125)。

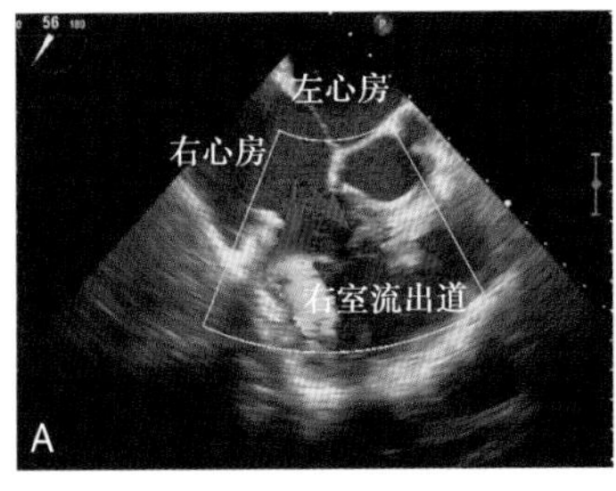

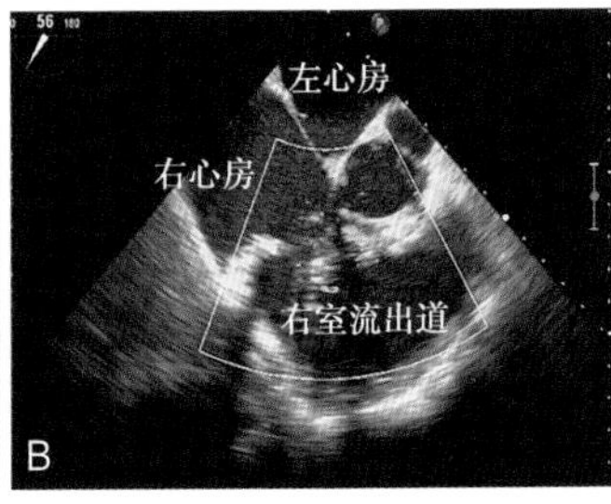

图 4-125 图 A:食管中段非标准主动脉短轴切面示三尖瓣成形术(双孔化)后舒张期两束前向血流(红色箭头所示);图 B:同一患者收缩期三尖瓣微量反流。

第 8 节 人工瓣膜的超声评价

随着生物医学工程的快速发展，人工瓣膜的研制及其临床应用亦不断取得新的进展。人工瓣膜置换术在心脏瓣膜病的治疗中正发挥着重要的作用，对人工瓣膜功能的评价是临床治疗中的一项重要内容。超声心动图是目前评价人工瓣膜功能状态的最佳方法。

一、人工瓣膜的种类

人工瓣膜根据使用的材料分为机械瓣和生物瓣两大类。

（一）人工机械瓣

人工机械瓣作为非生物材料制成的人工瓣膜，其基本结构包括瓣架、阀体及缝合环三部分，根据其工作模式不同，可以分为以下几种。

1. 笼球瓣

笼球瓣是最早应用于临床的机械瓣，因其在结构设计上有较大缺陷，已被弃用。

2. 笼碟瓣

笼碟瓣是由不锈钢制成的笼架，采用低瓣架设计，其内有一片由硅胶或聚甲醛制成的中心略厚的碟片。因其压力阶差大，碟片的活动容易受瓣下结构、血栓等因素干扰，从而引起瓣膜功能障碍。尽管研究人员做了很大改进，在十余年里近 20 种笼碟瓣相继问世，但后被弃用。

3. 侧倾碟瓣

侧倾碟瓣取消了笼架，其瓣环上有一个突出的曲轴，作为活门的圆形碟片悬挂在曲轴上而不与瓣环相连，瓣口开放时碟片张开约 60°。瓣口血流为半中心型，有效瓣口面积较大。

4. 双叶碟瓣

双叶碟瓣的瓣环中间是由活性炭制成的两个非常薄的叶片，瓣口开放时两个叶片张开达 80° 以上，与血流近乎平行，瓣口血流为中心型，有效瓣口面积更大，血栓形成发生率更低，是目前应用最广泛的一种机械瓣。其代表瓣为 St.Jude 双叶碟瓣。

（二）人工生物瓣

生物瓣是生物组织经过特殊处理后制成的人工瓣膜，模拟了天然瓣膜的力学特性，具有良好的血流动力学性能，为中心血流型，多数患者无须终生抗凝，血栓形成发生率低，与瓣膜有关的并发症明显低于机械瓣，但使用寿命一般为 10~15 年。人工生物瓣根据来源分为同种瓣与异种瓣。

1. 异种瓣

异种瓣分为猪主动脉瓣和牛心包瓣。心包组织具有取材容易、高生物相容性等特点，理论上是一种理想的瓣膜替代材料。根据有无支架又分为支架瓣膜和无支架瓣膜。无支架瓣膜血流动力学优于支架瓣。

2. 同种瓣

同种瓣包括同种主动脉瓣和肺动脉瓣，可有或无支架。

（三）人工瓣膜的血流动力学特征

每种人工瓣膜都有其特征性的血流动力学形态，按血流方式的不同分为周边血流型（笼球瓣和笼碟瓣）、半中心血流型和中心血流型（侧倾碟瓣、双叶碟瓣和生物瓣）。

侧倾碟瓣的碟片在开放时向一侧倾斜，形成一大一小的两个开口，70% 的血流量通过大口，30% 的血流量通过小口，瓣口血流呈半中心型，有效瓣口面积较大。侧倾碟瓣关闭时，瓣片回到瓣环处，阻止血液反流。双叶碟瓣的瓣片似两扇门，瓣口开放时两个瓣叶张开近 80°，形成两大股边缘性和一股中心性血流束，瓣口血流呈中心型，有效瓣口面积更大，压力阶差小。双叶碟瓣关闭时上游形成 120°角，可有效阻止血液反流。

生物瓣膜的形态与自然瓣膜相似，呈三叶瓣，有一个中央性开口，所以其血流特征也与正常自然瓣膜相似，即随着心脏的收缩与舒张，瓣叶呈自然的开启活动，过瓣血流呈层流，其压力阶差主要取决于型号的大小。

二、人工瓣膜的超声特征

（一）人工机械瓣的超声特征

1. 二尖瓣位机械瓣

胸骨旁左室长轴切面和心尖四腔心切面是评价二尖瓣位机械瓣的常用切面，可对人工机械瓣膜的种类、形态、瓣环、瓣叶及其开闭情况进行评估，同时也可用于测量心室大小、心功能等（图 4-126）。机械瓣若为双叶瓣，则舒张期两个瓣叶开放呈现两条接近平行的粗回声束，形成二大一小的三个开口，朝向左室流出道，收缩期关闭呈“V”形回声。

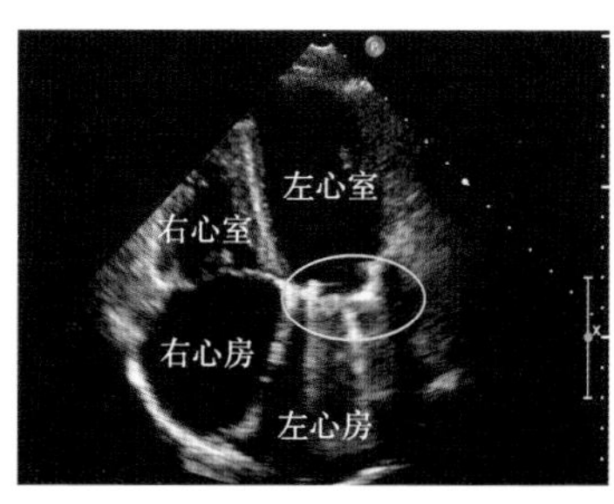

图 4-126　心尖四腔心切面示二尖瓣位机械瓣

因受机械瓣金属反射的影响，胸骨旁二尖瓣水平左室短轴切面很难清晰显示二尖瓣叶情况，故此切面应用相对较少，但有时可用于评价瓣架与周围组织的连接情况。经食管超声心动图（transesophageal echocardiography，TEE），尤其是经食管实时三维超声可清晰显示机械瓣结构及功能（图 4-127）。

在心尖四腔心切面，将取样容积定位于二尖瓣位机械瓣口，使取样容积置于主血流上，并尽量调整超声束与之平行，启用连续波多普勒获取二尖瓣前向血流频谱（图 4-128）。在窦性心律

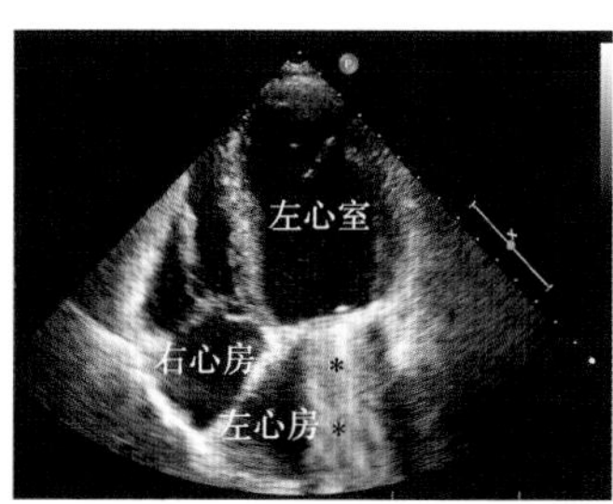

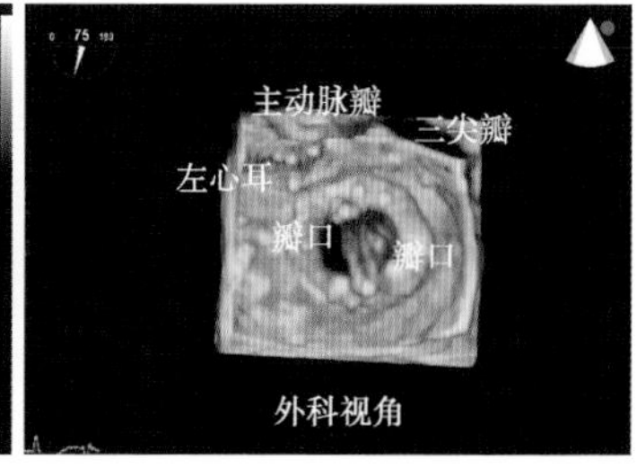

图 4-127　二尖瓣位机械瓣声影（星号）常导致瓣膜观察困难（左图），经食管实时三维超声清晰显示瓣片开放及瓣环结构（右图）。

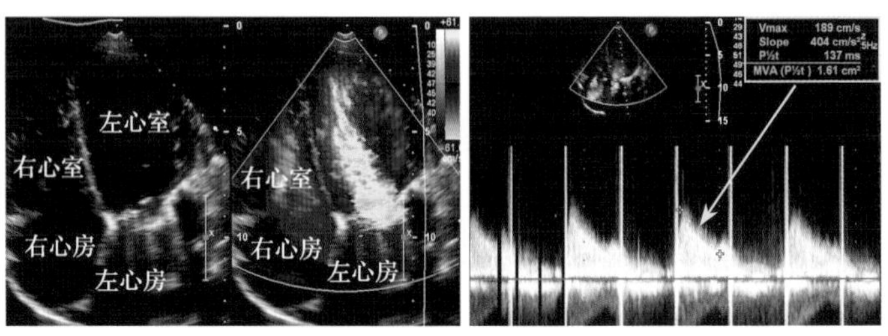

图 4-128　彩色多普勒显示二尖瓣位机械瓣前向血流加速(左图),血流频谱测得峰值流速 1.7m/s(右图)。

时,其频谱形态与自然瓣频谱相似,峰值流速:生物瓣约为 2m/s,侧倾碟瓣约为 3m/s,双叶瓣约为 2m/s;在心房颤动时,频谱形态大小各异。通过测量血流频谱压力减半时间(pressure half-time,PHT),可定量评估二尖瓣位机械瓣的有效瓣口面积。

2. 主动脉瓣位机械瓣

常采用胸骨旁左室长轴、主动脉短轴、五腔心切面对主动脉瓣位机械瓣进行观察。由于角度和机械瓣多重回声的干扰,很难发现较小的血栓及赘生物,但对于观察瓣架及其周围组织的情况仍具有重要的作用。

五腔心切面或是心尖三腔心切面可以显示收缩期人工主动脉瓣口五彩混叠的湍流,部分患者舒张期可探及人工机械瓣生理性闭合流,其特点为反流束短小,色彩较暗。瓣口血流频谱形态与自然主动脉瓣相似。

3. 三尖瓣位机械瓣

三尖瓣位机械瓣超声表现类似于二尖瓣,流速较低,形成附壁血栓的风险相对较高。

(二)人工生物瓣的超声心动图特征

1. 二尖瓣位生物瓣

常用胸骨旁左室长轴切面、二尖瓣水平短轴切面及心尖四腔心切面观测二尖瓣位生物瓣。每个切面的评价内容与二尖瓣位机械瓣相似,心尖四腔心切面为频谱多普勒取样的重要切面(图 4-129)。

二尖瓣位生物瓣与机械瓣不同点在于:①有三个瓣叶,二尖瓣水平短轴切面可清晰显示舒张期瓣膜开闭的全貌，舒张期瓣膜开放呈“△”，收缩期关闭呈“Y”形。同时能观察瓣架与周围组织的情况。②生物瓣的瓣架不像机械瓣那样呈多重强回声，而是呈短轴样稍强回声，正常生物瓣有三个瓣架，一般仅能在二尖瓣水平短轴切面心室侧才能观测到三个瓣架，其余切面一般只能观测到两个瓣架（图 4-130）。

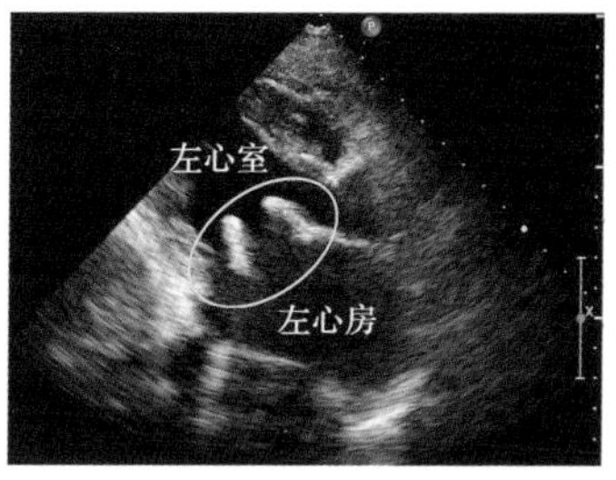

图 4-129　黄色圆圈内为二尖瓣位生物瓣

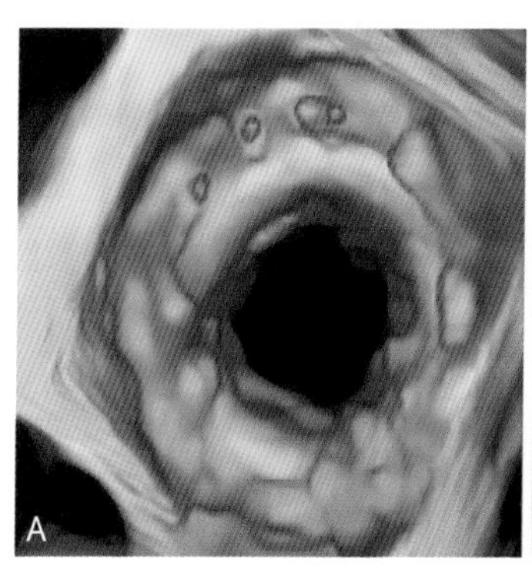

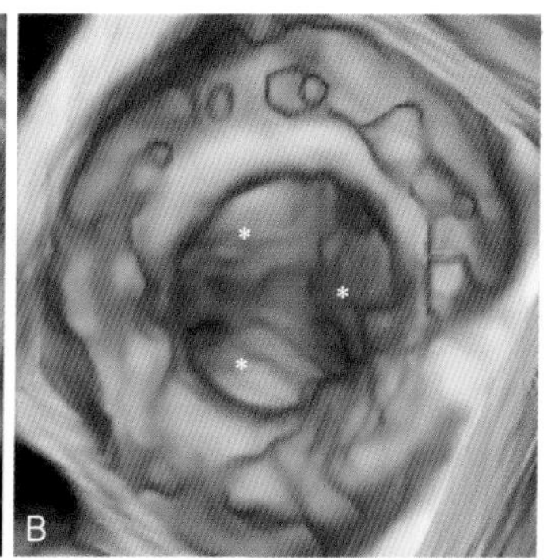

图 4-130　实时三维超声显示二尖瓣位生物瓣瓣架及瓣叶。图 A 为舒张期，瓣叶开放好；图 B 为收缩期，可见三个瓣叶（星号）。

因生物瓣血流动力学类似于自然瓣，若为窦性心律，其频谱形态与自然二尖瓣相似；若为心房颤动，则其频谱形态宽窄高低各异（图 4-131）。根据生物瓣的种类和型号的不同，流速及压力阶差亦各不相同。

2. 主动脉瓣位生物瓣

与主动脉瓣位机械瓣相似，常用胸骨旁左室长轴、主动脉短轴及心尖五腔心切面评价主动脉瓣位生物瓣，不同的是生物瓣的血流动力学特征更接近于自然主动脉瓣，压力阶差相对较低。其频谱测量及定量评估方法同前述。

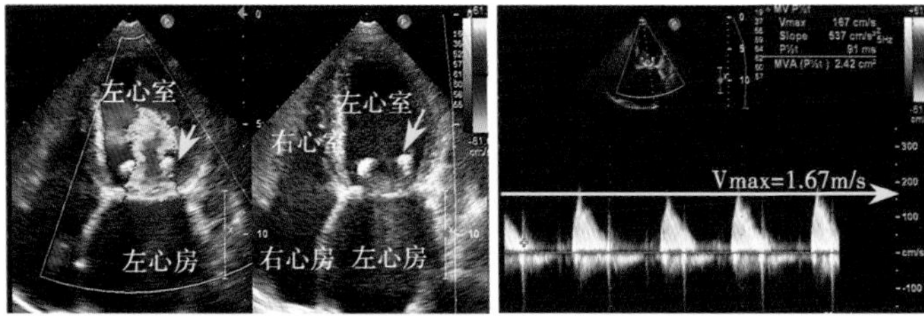

图 4-131　心尖四腔心切面示二尖瓣位人工生物瓣瓣架（左图）、跨瓣血流和频谱（右图）。

3. 三尖瓣位生物瓣

三尖瓣位生物瓣的超声心动图特征同二尖瓣位生物瓣，常用心尖四腔心切面观察其瓣膜形态、结构及其血流动力学特征等。

三、人工瓣膜功能障碍的超声评价

随着人工瓣膜设计理念和制作工艺的不断改良和创新，以及瓣膜置换术经验的不断积累，人工瓣膜并发症的发生日趋减少，但人工瓣膜一旦出现功能障碍，多需要临床积极处理。准确判定人工瓣膜是否异常，通常需要综合应用超声检查技术与检查者丰富的经验。

（一）人工瓣膜狭窄

大量临床研究表明，人工机械瓣置换术后压力阶差均高于自然瓣膜，由于瓣膜的类型、型号、植入的部位不同，有效瓣口面积和压力阶差测值也不同。

1. 机械瓣狭窄

机械瓣叶开放活动受限，双瓣叶开放不同步。二尖瓣位机械瓣狭窄时峰值流速大于 2.5m/s，同时 PHT>200ms（图 4-132）；主动脉瓣位机械瓣狭窄时，其有效瓣口面积小于 $1.0cm^2$（21 号以上人工瓣膜），有效瓣口面积较术后基础值减少 30% 或左室流出道与主动脉瓣血流速度比值小于或等于 0.2；三尖瓣位机械瓣峰值流速 >1.5m/s，提示瓣膜狭窄。

2. 生物瓣狭窄

二维超声心动图示生物瓣瓣叶增厚、粘连和钙化，开放受限。文献报道，瓣叶增厚 >3mm，开口径 <7mm 支持生物瓣狭窄

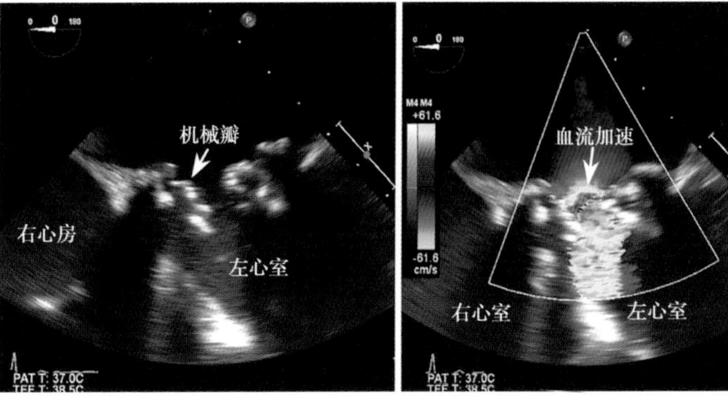

图 4-132　二尖瓣位机械瓣开放受限（左图），前向血流加速（右图）。

的诊断。主动脉瓣位生物瓣峰值压力阶差≥45mmHg，平均压力阶差≥25mmHg，提示瓣口狭窄；二尖瓣位生物瓣出现偏心血流，峰值速度 >2.5m/s，PHT 明显延长 >180ms，平均压力阶差≥10mmHg，提示瓣口狭窄；三尖瓣位生物瓣出现偏心血流，峰值速度 >1.5m/s，提示瓣口狭窄。

（二）人工瓣膜反流

1. 生理性反流

机械瓣大多存在生理性反流，也称闭合流。从瓣膜设计角度，此反流可以起到冲刷瓣叶，防止血栓附着的作用。侧倾碟瓣存在两股功能性反流束，双叶瓣的功能性反流束则可达 3~4 股。这些反流束的超声表现比较局限，频谱灰阶度较暗，速度低。超声心动图选择长轴和短轴切面可用于观察反流位置及形态（图 4-133）。

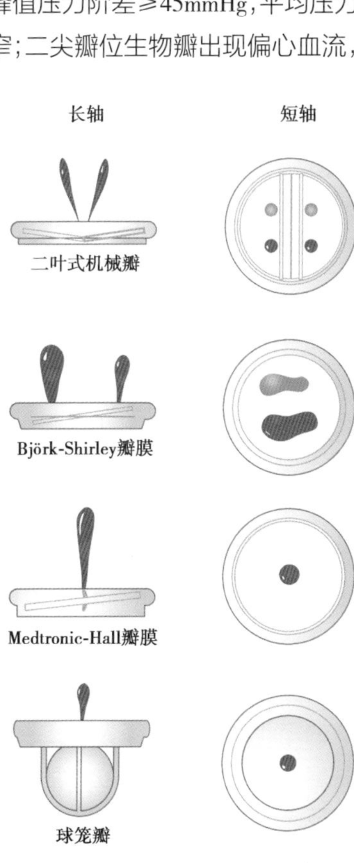

图 4-133　不同类型人工机械瓣生理性反流示意图

2. 病理性反流

（1）瓣周漏：瓣周漏是因缝合开裂引起的缝合环和周围自然瓣组织之间的病理性反流，最常见于机械瓣。病因包括缝合不当、缝线松动或断裂、心内膜炎侵蚀瓣周、人工瓣膜型号与患者不匹配、瓣周组织剔除过多或瓣周组织薄弱造成缝线松脱等。

较大的瓣周漏在二维超声图像上可以直接显示出来，较小的裂隙需要借助彩色多普勒血流显像，实时三维超声心动图有助于直观显示瓣周漏的全貌（图 4-134）。

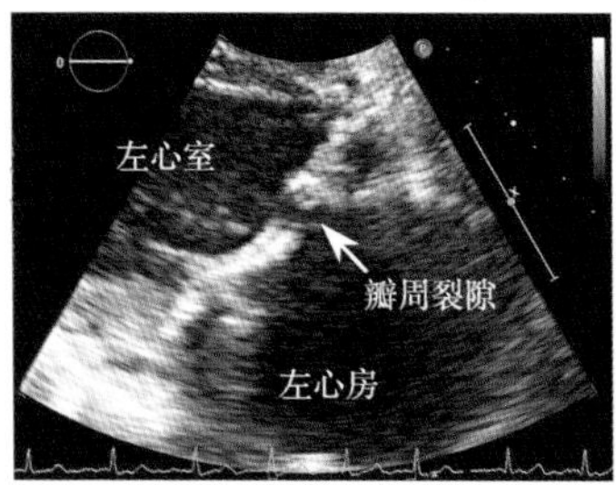

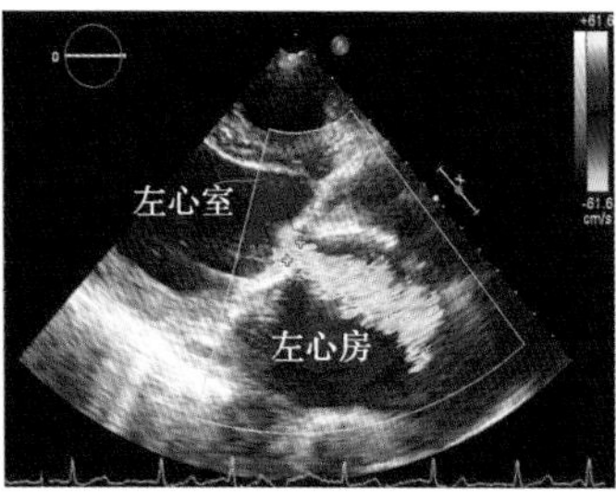

图 4-134 胸骨旁左室长轴切面示二尖瓣位机械瓣前瓣环裂隙（左图，箭头），收缩期大量反流（右图）。

（2）跨瓣反流：常见于以下两种情况：①生物瓣叶增厚和钙化、穿孔、脱垂、赘生物形成；②机械瓣血栓形成或肉芽组织增生、瓣环开裂、瓣片脱位、卡瓣等。二维超声显示瓣环与其附着处出现裂隙是瓣环撕裂的特征，并有摆动现象，经食管超声心动图更容易检出（图 4-135）。

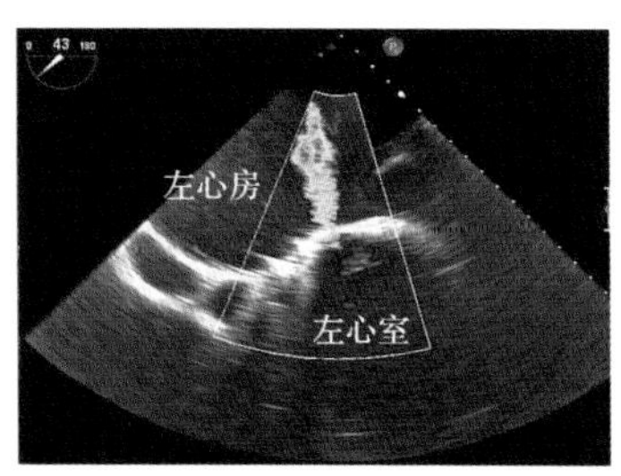

图 4-135 TEE 显示源自二尖瓣位机械瓣口中度反流

生理性反流和病理性反流的鉴别点：①反流束大小：二尖瓣位生理性反流束面积 $<2cm^2$，长度 <2.5cm；主动脉瓣位生理性反流束面积 $<1cm^2$，长度 <1.5cm；②反流束位置：瓣周漏的反流束起自人工瓣膜瓣环外；③反流束的速度分布：生理性反流束的色彩均匀而单一，病理性反流为五彩镶嵌的湍流。

（三）人工瓣膜血栓形成

人工瓣膜血栓形成是瓣膜术后的严重并发症。血栓不仅可引起人工瓣膜阻塞和瓣叶开闭功能障碍，还可以引起外周动脉栓塞事件。

人工瓣膜血栓形成的超声表现为瓣叶或瓣环表面有团块样的附加回声（图 4-136）。这种团块样回声大小不一，也可有轻微的活动度。其回声强度取决于血栓形成的时间，如果血栓形成的时间较长，伴有不同程度的钙化及纤维化，其回声就会增强。由于机械瓣金属声影较强，在观察瓣口情况时，应多切面观察，避免病变被声影掩盖（图 4-137）。

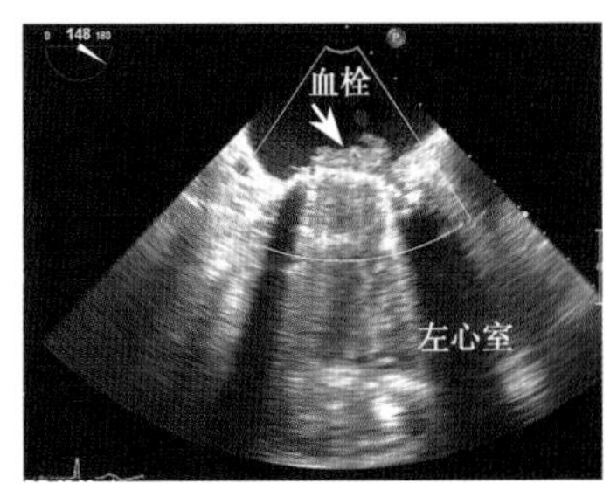

图 4-136　TEE 显示二尖瓣位机械瓣附壁血栓形成

事实上，在常规的切面超声心动图上检测较小的血栓十分困难：新鲜血栓回声较弱，不易显示，而陈旧血栓回声较强，不易与强回声的瓣叶或瓣环相区别；尤其是二尖瓣位左房面的血栓形成更不易显示。因此，术后的动态超声观察对正确诊断血

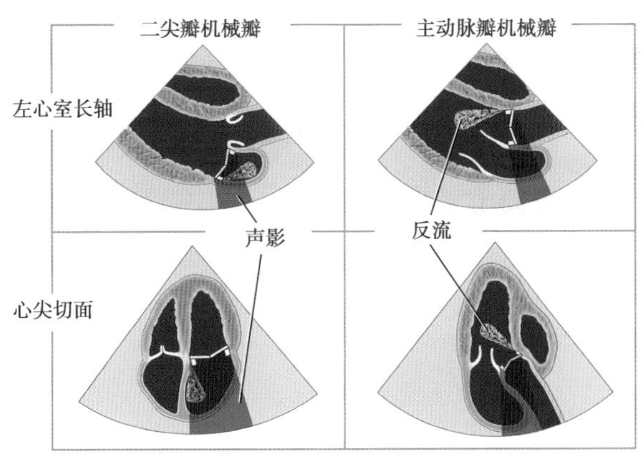

图 4-137　观察机械瓣口情况时，应多切面观察，以免反流束、血栓、赘生物等被金属声影掩盖。

栓形成具有重要意义。通过对比超声观察，可及时发现并诊断人工瓣膜血栓形成，同时又能观察到血栓形成的进展及其对瓣膜功能的影响。TEE 对二尖瓣位血栓的显示优于经胸超声心动图。

（四）人工瓣膜感染性心内膜炎

感染性心内膜炎是人工瓣膜置换术后常见严重并发症之一，可增加患者再手术率和死亡率。根据感染发生时间可分为早期心内膜炎和晚期心内膜炎，前者感染发生于术后 2 个月内，多为术中感染所致；后者感染发生于术后 2 个月以后，多为血源性传播所致，致病菌多为链球菌或葡萄球菌。

1. 赘生物

人工瓣膜的种类不同，赘生物附着的部位也有所不同。机械瓣多附着在瓣膜的基底部及瓣环处，生物瓣则多附着在瓣膜及瓣环处。赘生物主要表现为瓣环及瓣叶上异常条形或絮状回声，形态不规则，随血流摆动。经胸超声心动图可以发现直径 2mm 大小的赘生物，但是由于人工瓣膜金属部件的声影和混响伪像干扰，经胸超声心动图诊断赘生物能力削弱，而 TEE 有助于确定诊断（图 4-138A）。

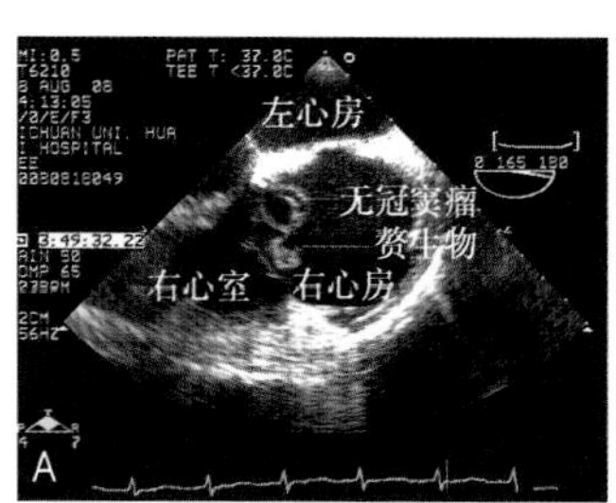

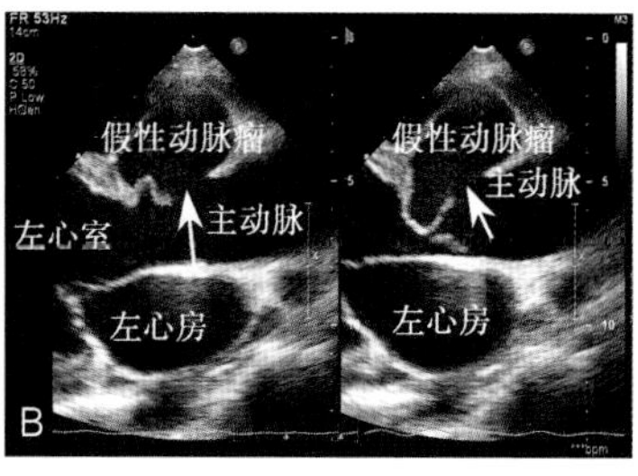

图 4-138　主动脉瓣置换术后，TEE 显示无冠窦瘤凸入右心房，窦壁赘生物形成（图 A）；经胸二维超声显示升主动脉前壁破口（图 B，箭头）与假性动脉瘤相连通。

2. 瓣周脓肿

作为人工瓣膜感染性心内膜炎的另一大并发症，瓣周脓肿的超声主要表现为瓣周脓腔壁回声增强，腔内无回声区。因超声对无回声区敏感，故可较早发现瓣周脓肿。

（五）人工瓣膜不匹配

最常见的人工瓣膜功能不全可能就是瓣膜型号不匹配，即虽然按照人工瓣膜预设计的标准活动，但这种活动对心脏特定植入部位来讲并不合适。这种功能不全通常导致瓣膜植入部位存在较高的压差并使该部位血流动力学改变持续存在。若患者未因此出现临床症状，可随访观察，无须手术治疗。

第 9 节　经导管二尖瓣缘对缘修复术

为矫正二尖瓣关闭不全，外科医生除采用瓣膜置换术和成形术外，还可将二尖瓣前、后叶缘缝合在一起，形成双孔二尖瓣以减少瓣膜反流。与后者理念相似，经导管二尖瓣缘对缘修复术（transcatheter mitral valve edge-to-edge repair，TEER）即通过心导管，采用二尖瓣钳夹器（mitral clip 等）将前、后叶夹合在一起，以治疗二尖瓣反流。EVEREST 等试验已证实 TEER 的可行性。本节主要介绍 TEER 技术中的超声应用。

一、适应证与禁忌证

目前 TEER 的适应证和禁忌证，大部分采用的都是 EVEREST 试验在设计初期的纳入标准和排除标准。

（一）适应证

1. 年龄 >18 岁的二尖瓣脱垂患者。

2. 伴有临床症状的中-重度二尖瓣反流。

3. 中度以上的二尖瓣反流，无明显临床症状，但左室射血分数 <60% 或左室收缩末期内径 >45mm。

4. 二尖瓣反流束起源于二尖瓣口中间 2/3 区域。

5. 患者有条件进行房间隔穿刺术。

6. 所在医院应有超声引导瓣膜修复术的经验及实力，并有心外科及麻醉做后盾。

（二）禁忌证

1. 左室射血分数 <30% 或左室收缩末期内径 >55mm。

2. 肾功能不全，不能耐受心导管造影者。

3. 伴有感染性心内膜炎或风湿性心脏病的患者。

二、术中超声引导与监测

超声心动图不仅可用于介入治疗前适应证评估，还能在介入治疗术中引导钳夹器走向及释放，术后实时评估有无瓣膜反流及钳夹器稳定性。

（一）适应证评估

术前除须常规对患者左室内径、容积和收缩功能进行评估外，TEER 技术还对二尖瓣装置有以下要求：①瓣叶脱垂高度，即脱垂瓣叶与瓣环距离小于 10mm（图 4-139A）；②闭合缘深度，即二尖瓣瓣尖至瓣环距离大于 11mm（图 4-139B）；③闭合缘高度，即瓣叶对合区高度大于 2mm，以保证充分的钳夹面积（图 4-139C）；④瓣叶连枷样运动宽度小于 15mm（图 4-139D）。

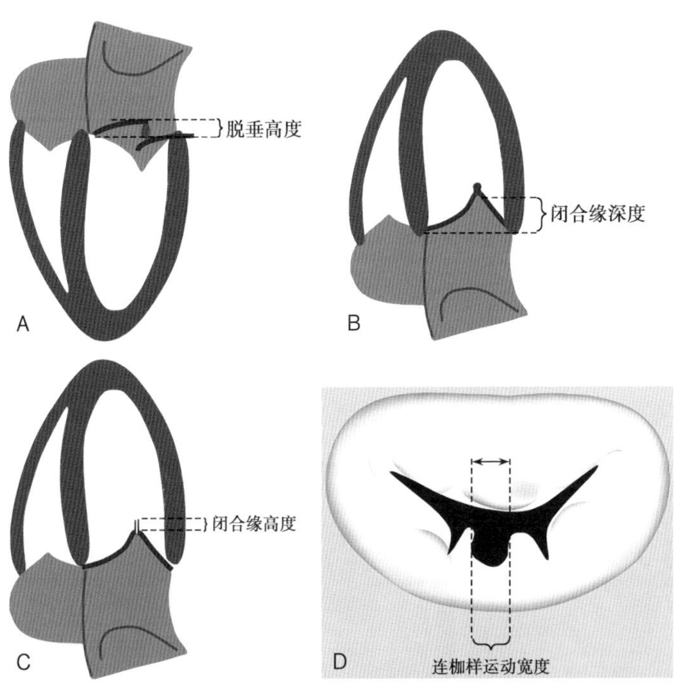

图 4-139　TEER 术前二尖瓣装置超声评估内容示意图

（二）介入术中超声引导

房间隔穿刺部位对瓣膜修复能否成功十分重要，如穿刺部位偏低，导丝尖端可能过分靠近二尖瓣瓣环，从而导致钳夹输送系统的定位、钳夹器释放及夹取瓣叶十分困难。因此，房间隔穿刺应尽可能选择房间隔后上份以获得足够的导管操作空间（图 4-140）。

经食管超声心动图（transesophageal echocardiography，TEE）

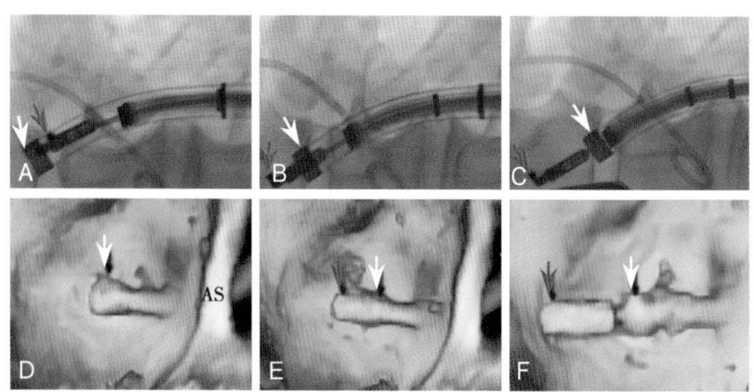

图 4-140 X 线透视(上图)联合 TEE(下图)引导输送装置通过房间隔进入左心房。

中,食管中段四腔心及主动脉短轴切面有利于引导穿刺点选择。当房间隔穿刺成功后,应在超声引导下缓慢转动导管,以使其尖端位置与二尖瓣平面垂直。若导管操作不当,可能损伤心房壁或心耳(图 4-141)。

食管中段两腔心切面、长轴切面及经胃底二尖瓣口短轴切面是指导钳夹器释放及抓取瓣叶的最佳切面。若经胃短轴切面图像质量不佳,可考虑经胸超声心动图代替。钳夹器从导管送

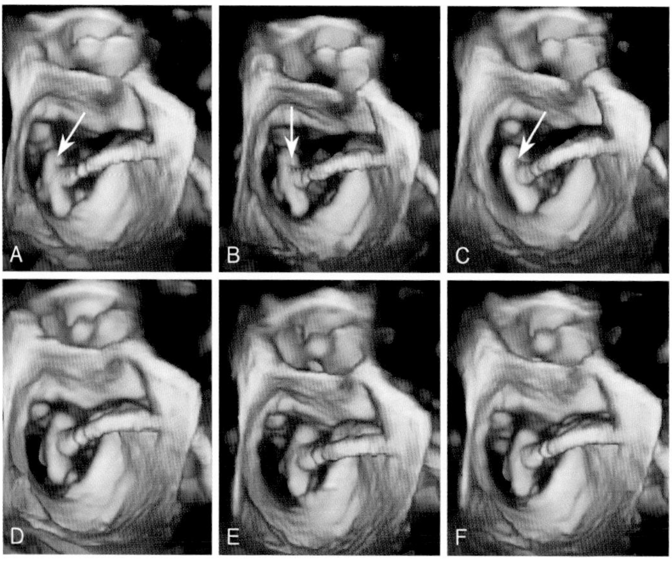

图 4-141 三维 TEE 引导下将二尖瓣钳夹器(白色箭头)垂直送入瓣口。

出后，应使钳夹器尖端指向心尖，随之调整输送装置使钳夹器尖端恰好位于二尖瓣前、后叶的中央扇叶（A2、P2 区），释放钳夹器并抓取瓣叶（图 4-142）。

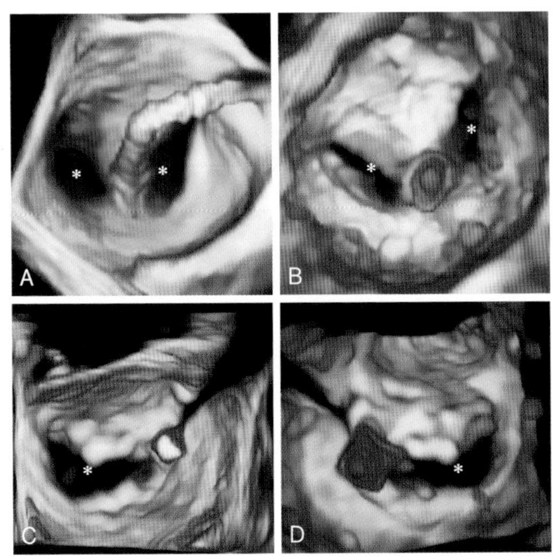

图 4-142　三维 TEE 引导下释放二尖瓣钳夹器，将二尖瓣前、后叶游离缘夹合在一起。

当钳夹器释放完成后，应多个切面评估钳夹器位置，结合多普勒超声判断有无瓣膜反流及前向血流加速。三维 TEE 在心导管瓣膜修复时，在显示钳夹器及二尖瓣等组织的空间位置关系、减少穿刺并发症及缩短操作时间方面有更大优势（图 4-143）。

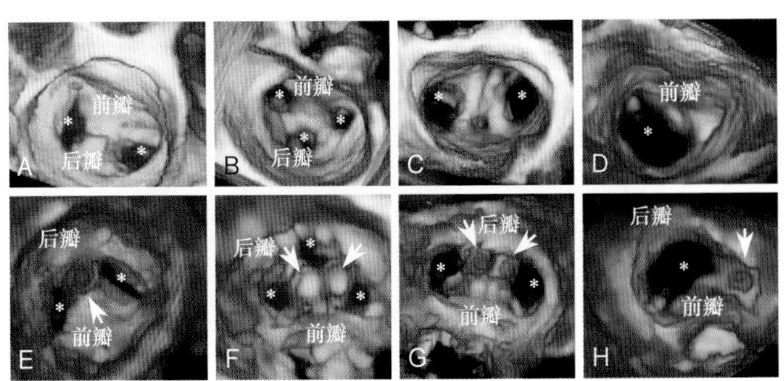

图 4-143　二尖瓣钳夹器释放三维 TEE 表现

（三）介入术后超声评估

由于 TEER 技术并不像外科缝合那样直观，同时钳夹器对瓣叶抓取的力度也不如外科缝合牢固，因此术后应该加强超声随访。在操作结束后即刻，超声评估重点包括：①钳夹器位置及其稳定性；②钳夹器是否抓取了足够瓣叶组织；③术后瓣膜反流是否已较术前明显减少。

判断钳夹器位置多选择二尖瓣口短轴切面，经胸超声心动图短轴切面较 TEE 经胃底处切面在显示二尖瓣方面更具优势。钳夹器的理想钳夹位置是前、后叶中间部位，当瓣叶抓取成功后，短轴切面可显示典型的双孔二尖瓣图像。

食管中段左室长轴切面可用于判断钳夹器是否已抓取足够瓣叶组织。若超声显示瓣叶活动度与术前变化不大则提示瓣叶抓取不充分，若瓣叶在钳夹处稳定且固定，则表示钳夹充分。由于二尖瓣脱垂术前多系偏心性反流，故在钳夹术后应该多切面进行观察，以防漏诊。若二尖瓣反流较术前减轻不明显，则嘱术者重新打开钳夹器，调整位置后再次进行钳夹。若脱垂面积较大，甚至可以追加钳夹器进行二次钳夹。超声显示钳夹效果理想，则可在超声引导下，缓慢回撤导管，防止导管撕裂房间隔（图 4-144、图 4-145）。

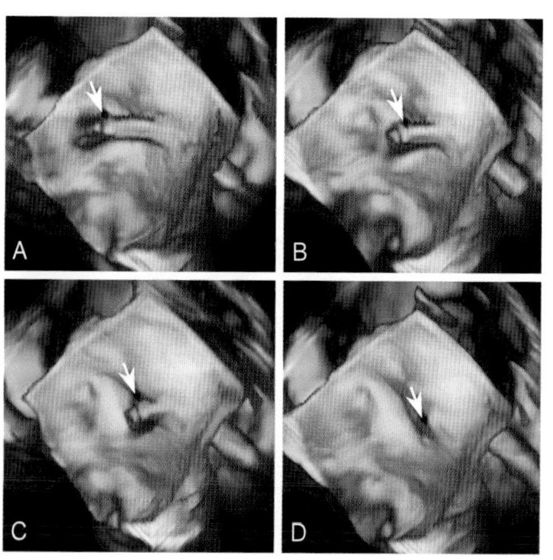

图 4-144　TEE 引导下逐步回撤导管（箭头）至右心房。

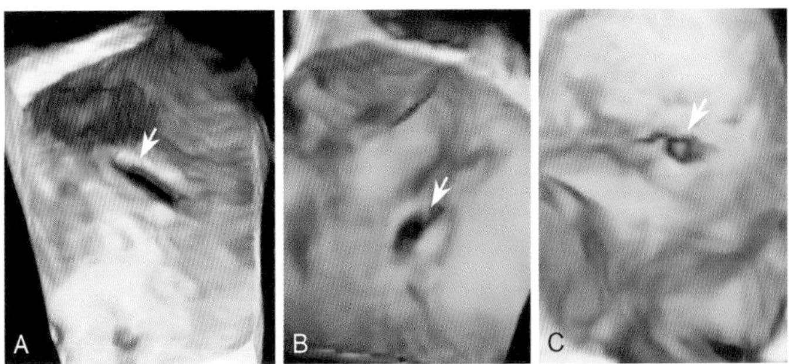

图 4-145　输送系统撤出后，可以评估房间隔穿刺位点的缺损大小（箭头），绝大多数患者的缺损较小，不需要进行介入封堵术。

第10节 经导管心脏瓣膜植入术

一、经导管主动脉瓣植入术

在过去的50年里，标准的开胸主动脉瓣置换术，一直是重度主动脉瓣狭窄合并明显临床症状患者的标准处理方案，其长期预后令人满意。尤其是在最近20年，对于高龄（超过80岁）的患者，由于手术方式、麻醉管理、术后监护的改进，外科手术效果及预后都有很大程度的改善。然而，仍然有相当一部分应接受主动脉瓣置换术的患者不能耐受手术过程，主要原因有过于高龄不适合侵入性操作或合并其他高危因素而可能增加手术风险。新近出现的经导管主动脉瓣植入术（transcatheter aortic valve implantation，TAVI）成为手术高危患者的替代治疗方法。

（一）TAVI人工瓣膜种类

目前已有多种人工主动脉瓣被临床所接受与应用，主要包括球扩瓣和自膨瓣两种。CoreValve人工瓣膜临床应用最久，是能自行展开的镍钛记忆合金支架人工瓣膜，其内部为猪瓣膜。该支架的设计为植入主动脉根部并嵌入主动脉瓣环内，其下缘的心包裙可防止瓣周漏的发生，有26mm、29mm和31mm三种规格。球扩瓣可用于顺行及逆行通路中，其支架可承受更大的机械压力。

（二）植入路径

根据导管类型及进入升主动脉的方向，植入路径分为两种：即经心尖顺行通路和经股动脉或锁骨下动脉逆行通路（图4-146）。经心尖通路的优势包括：不受外周血管疾病或既往主动脉手术的影响；路径更直；能降低经股动脉导管进入病变主动脉弓时造成斑块脱落的风险。该术式要求高质量的X线影像。心尖出血非常罕见，一般与患者自身组织脆弱和施术者欠缺经验有关。经股动脉通路最大的优势在于它适用于清醒患者，是完全的经心导管术式。根据最新的国际指南，该术式的禁忌证包括周围血管疾病、血管管径过小、血管迂曲、主动脉疾病和既

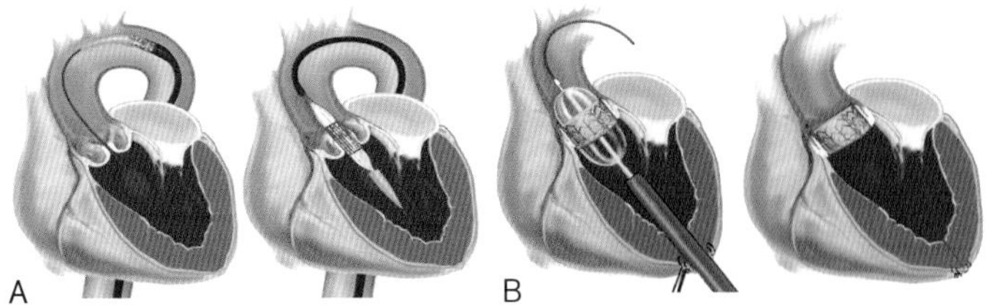

图 4-146　经股动脉逆行路径 TAVI（图 A），经心尖顺行路径 TAVI（图 B）。

往主动脉手术。术后血管并发症较常见（约 40%），其中较严重的包括血管离断、破裂、内膜撕脱。

（三）适应证和禁忌证

TAVI 患者的选择需要心内科、心外科、麻醉科及重症监护科医生共同参与、决定。根据最新的国际指南，高龄、症状明显的重度 AS 患者手术风险高（logistic EuroSCORE 超过 20% 或 STS 评分超过 10%），为 TAVI 理想的对象。然而，即使未达到上述标准但临床仍高度怀疑患者手术风险过高时，仍可考虑行 TAVI，尤其是当患者合并升主动脉重度钙化、重度胸廓畸形、严重肝脏疾病、预后良好的非心源性肿瘤及透析前期肾功能不全，应谨慎行体外循环术下的瓣膜置换术。

TAVI 的禁忌证包括：主动脉瓣环径大于 29mm、左室血栓形成、左室射血分数≤20% 等。经股动脉入路禁忌证包括周围血管疾病、主动脉血栓形成；经心尖入路禁忌证主要有既往左室手术史、新近发生的心肌梗死（<3 个月）、心包钙化、严重肺疾病等。单纯主动脉瓣反流，仍列为相对禁忌证（临床中亦缺乏用于瓣膜反流的专用瓣膜）。

（四）术前影像学评估

1. 主动脉根部的影像学评估

TAVI 术前影像学评价也需要多个影像学科室的共同参与，其中，超声心动图在 TAVI 术前检查中有非常重要的作用。术前经胸（transthoracic echocardiography，TTE）及经食管超声心动图（transesophageal echocardiography，TEE）检查重点包括：

（1）评估主动脉瓣狭窄的严重程度，分析导致狭窄的病因及机制；判断主动脉瓣钙化的范围及程度并测量主动脉瓣环径。

（2）主动脉根部检查包括评估血管壁钙化程度，测量主动脉窦管连接处内径；检查冠状动脉开口位置及其距瓣环间的距离；排除有无主动脉迂曲、瘤样扩张并判断其严重程度。

（3）测量左室大小并评估其收缩功能；评估左心室肥厚程度；排除有无室壁瘤。

需要注意的是，冠状动脉开口位置及与瓣叶的关系在超声心动图检查中难以显示，通常采用多排螺旋 CT 测量。

TAVI 术前超声心动图检查中，需要对左室流出道内径、主动脉瓣环径、主动脉窦径、窦管连接处直径、升主动脉直径重点测量，以便术式及人工瓣号的选择（图 4-147、图 4-148）。多在左室长轴切面测量。虽然对该切面主动脉瓣环径的测量存在诸多争议，但其作为 TAVI 术前筛查仍具有重要的作用，必要时可借助多排螺旋 CT 或心血管造影成像进行多切面测量。

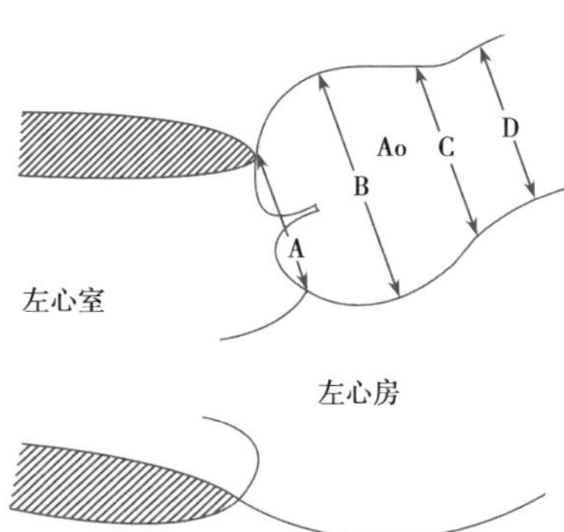

图 4-147　主动脉根部相关参数测量示意图（A 主动脉瓣环径、B 主动脉窦径、C 窦管连接处直径、D 升主动脉直径）

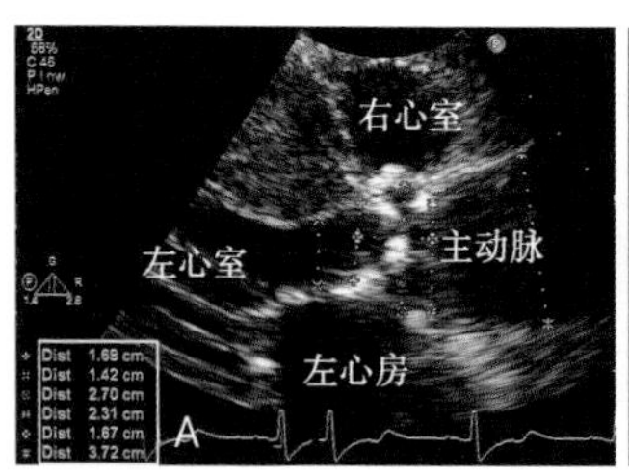

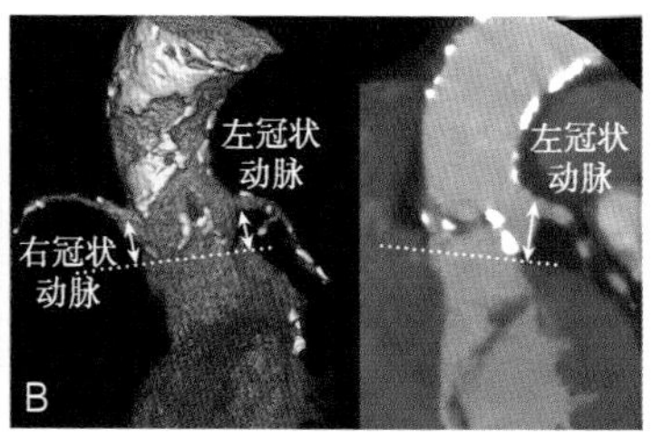

图 4-148　超声可用于评估左室流出道内径、主动脉瓣环径、主动脉窦径、窦管连接处直径、升主动脉直径（图 A），CT 则可以用于评估冠状动脉开口高度（图 B）。

2. 大血管影像学评估

术前应该安排胸腹部大血管 CTA 检查，测量与评估股动脉、颈动脉、锁骨下动脉、髂动脉、降主动脉、主动脉弓和升主动脉的内径，有无狭窄或扩张，有无不稳定斑块，有无壁内血肿或夹层，钙化与迂曲程度，合理的穿刺点位置等（图 4-149）。

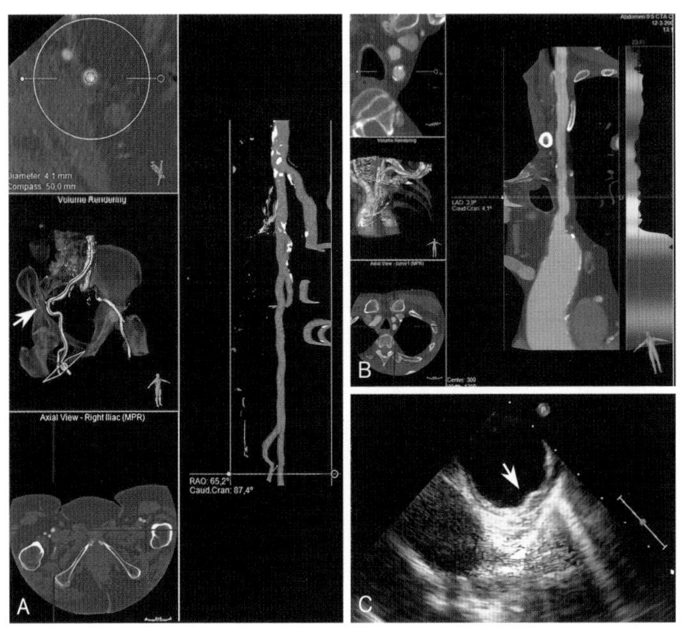

图 4-149　血管入路的影像学评估：腹髂动脉（A）、锁骨下动脉（B）、胸主动脉（C）。

（五）术中 TEE 引导与检测

术中导丝置入、球囊扩张以及人工瓣膜的植入过程，评估主要应用 X 线摄影，超声可以作为辅助手段，帮助判断人工瓣膜的位置是否合适，以指导瓣膜的释放。在某些特定情况下，也可以用 TEE 引导人工瓣膜的植入，尤其是当患者情况危急，不适合提前行 CTA 等检查时，可使用超声心动图进行冠状动脉开口位置的测量，从而避免冠状动脉闭塞风险（图 4-150）。

人工瓣膜释放位置过高会导致瓣周漏、人工瓣膜移位或冠状动脉开口堵塞，释放位置过低会导致瓣周漏和传导阻滞的发生。每个病例均须根据所选人工瓣膜的特点及大小、主动脉根部的解剖结构、冠状动脉开口的位置综合评估植入的理想深度。

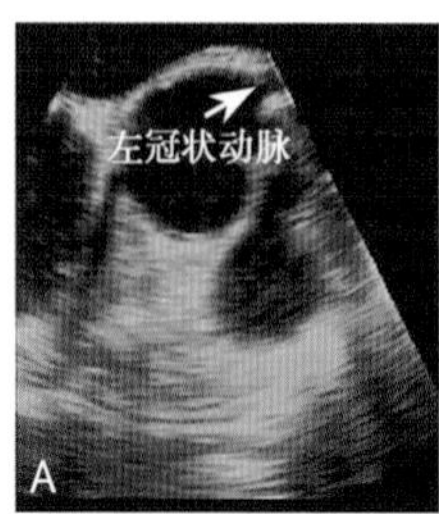

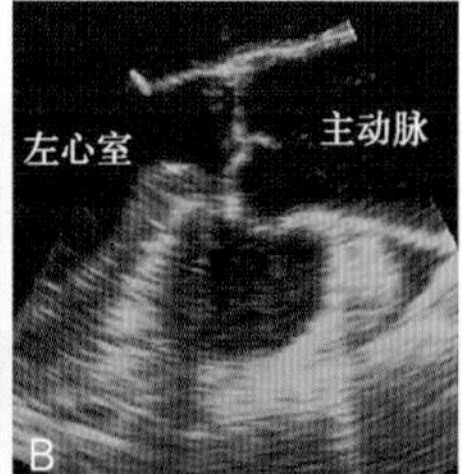

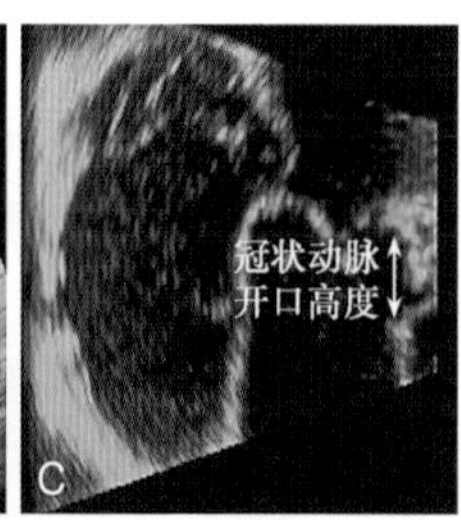

图 4-150　三维 TEE 评估冠状动脉开口高度（箭头）及瓣叶长度，判断术中冠状动脉闭塞风险。

自膨瓣的植入过程相对缓慢和可控，完全释放后人工瓣膜支架的理想位置应在主动脉瓣环下 4~10mm，而球扩瓣释放后的理想位置是在瓣环下 1~2mm（图 4-151）。

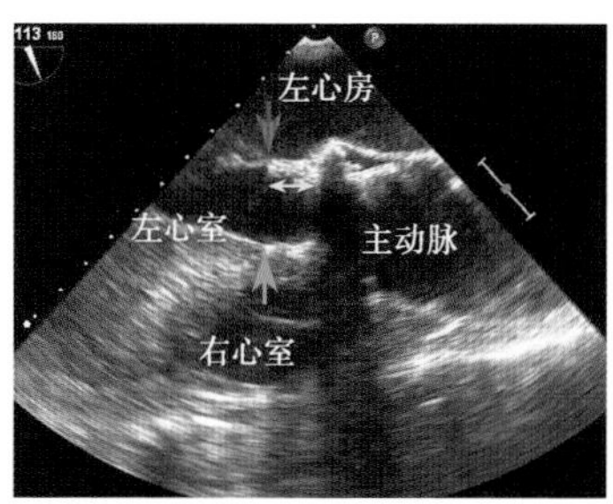

图 4-151　TEE 主动脉长轴切面显示球扩瓣深入左室流出道的深度，即人工瓣膜最下缘距主动脉瓣环的距离（黄色箭头所示）。

经心尖 TAVI 需要额外的超声辅助。通过 TEE 确定心尖穿刺部位，较好的心尖前壁穿刺点能使导丝顺利通过主动脉瓣口，人工瓣膜植入角度好，不影响二尖瓣装置、室间隔以及右室游离壁。可以通过 TEE 食管中段切面或经胃底切面显示心尖部，同时让外科医生用手指或镊子推动穿刺点，观察穿刺点与主动脉根部的位置关系，假设从此点穿刺能否顺利植入人工瓣膜，角度是否合适，从而确定穿刺点位置（图 4-152）。穿刺成功置入导丝后仍需评估二尖瓣的情况。

（六）术后 TTE 复查及随访

检查内容主要包括：术后即刻应用多个切面评估人工瓣膜支架的位置、形态，人工瓣叶的开闭情况。主动脉长轴切面是评估人工瓣膜支架位置、植入深度的最佳切面，主动脉短轴切面用于评估人工瓣叶开闭情况，人工瓣膜支架的形态、是否呈圆形（图 4-153），鉴别瓣口反流和瓣周漏，以及评估冠状动脉开口

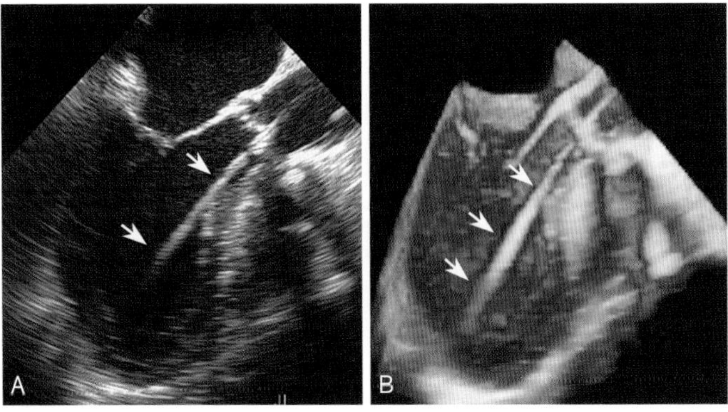

图 4-152　经心尖 TAVI，心尖穿刺点的位置通过观察外科医生手指的推动确定合适的穿刺点。心尖穿刺成功后，进一步观察导丝的位置（箭头）。

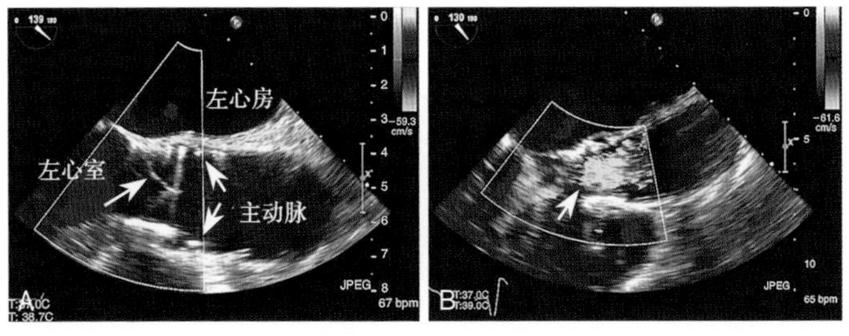

图 4-153　TAVI 术后人工瓣膜位于主动脉根部，位置固定（图 A，短箭头），瓣叶活动良好（图 A，长箭头），多普勒超声提示血流通畅（图 B，箭头）。

血流灌注情况。对于抗凝不当的患者，可能出现低密度瓣叶增厚或血栓形成，此时结合 CTA 等检查，有助于明确诊断（图 4-154）。

推荐使用任意平面的双平面（X-plane）功能显示主动脉短轴，在长轴固定不变时，移动取样线，可获得从左室流出道到升主动脉不同层次的短轴图像，更利于快速观察支架形态、人工瓣叶活动度、瓣口反流、瓣周漏以及冠状动脉开口情况。三维超声可以清晰显示人工瓣膜及支架的形态和活动度。

TTE 亦可以判断人工支架的位置和形态，一般结合左室长轴、心尖五腔心以及心尖三腔心切面判断支架植入深度，主动脉短轴切面判断支架形态是否呈圆形（图 4-155）。

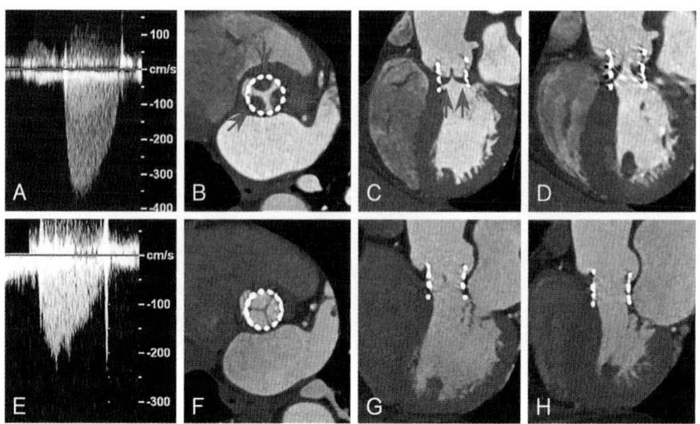

图 4-154 TAVI 术后 4 个月，瓣口血流加速至 3.6m/s，CTA 检查提示低密度瓣叶增厚（红色箭头），影响启闭运动；抗凝治疗后，超声显示压差显著下降，复查 CTA 提示瓣膜增厚缓解。

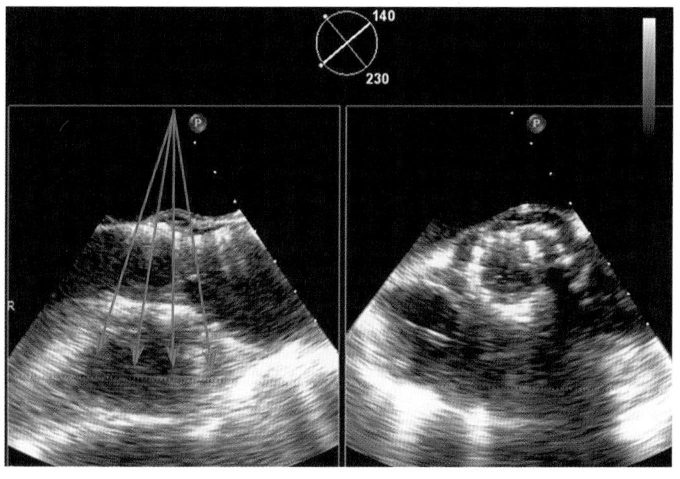

图 4-155 TEE 任意平面的双平面（X-plane），左图为左室长轴切面固定不变，移动取样线（红色箭头所示），可获得从左室流出道到升主动脉不同层次的短轴图像（右图所示），便于快速观察支架形态、人工瓣叶活动度、瓣口反流、瓣周漏以及冠状动脉开口情况。

二、经导管肺动脉瓣植入术

2000 年，英国医生 Bonhoeffer 在羊动物模型中首次完成了经皮肺动脉瓣植入术（percutaneous pulmonic valve implantation，

PPVI），随后将这一技术应用于法洛四联症外科术后残余肺动脉狭窄伴反流的患者。自此，PPVI 成为先天性心脏病领域最令人激动的进展之一。随着经验的积累和器械的改进，PPVI 技术日渐成熟，逐步在临床得到推广。

（一）人工瓣膜种类

目前 PPVI 常用的移植瓣膜均是采用缝在支架上的生物瓣，有以下两种。

1. Melody 移植瓣及输送系统

Melody 移植瓣膜是将猪的三叶式颈静脉瓣缝合在铂铱合金球囊自撑支架上构成的。铂铱合金丝由纯金焊接在一起，呈网篮状结构，支架近心端有白色缝线标记，远端则标记有蓝色缝线，可兼容磁共振成像，表现为金属图像。该瓣膜可经受多次压缩和扩张，最大直径范围为 10~22mm，放入特制输送系统进入体内。该特制输送系统是包含 2 个球囊的复合体，里面的球囊主要用于扩张，外面球囊的主要作用是保护整个瓣膜支架系统顺利进入体内。

2. Edwards 移植瓣膜及输送系统

Edwards 移植瓣膜及输送系统将三片由猪心包制成的瓣叶，手工缝制在有槽沟的不锈钢管状球囊自撑支架上。在支架的下端覆以纤维编织物，使其与放置部位的管壁密切贴合，以防渗漏。其瓣叶的构造设计适宜于机械受力，且顺应性强，瓣膜材料经过与外科移植瓣膜相同的抗钙化处理。瓣膜的型号有 23mm 和 26mm 两种。

在临床应用过程中，由于移植瓣膜需要放置在外科手术所植入带瓣血管内，对于采用补片修整右室流出道或术后管道严重扭曲钙化者，这两种移植瓣膜无法被释放到正确位置。

（二）适应证和禁忌证

1. 适应证

（1）以曾经接受右室流出道修补成形术为前提。

（2）临床出现渐进性的活动耐力显著降低和/或心律失常。

（3）伴右心室肥厚（右室与体循环压力之比超过 2/3、右室流出道梗阻）。

（4）明显的肺动脉瓣关闭不全伴右心室容量负荷过重（舒张末期容积大于 150ml/m²）。

2. 禁忌证

（1）术前 4~6 周有心内膜炎或其他严重感染者。

（2）右室流出道内径不能满足释放装置需求。

（3）股静脉或颈静脉等静脉通路阻塞，不能通过血管鞘系统。

（4）外周血管直径不能通过 18~24F 的血管鞘的患者。

（三）术前超声检查

PPVI 前对患者进行运动试验，可客观评价心肺功能，并测定耗氧量；TTE 测定右室大小、压力和功能，评估肺动脉瓣和三尖瓣反流程度，同时应重点评价右室流出道的形态及功能（图 4-156~图 4-159）。

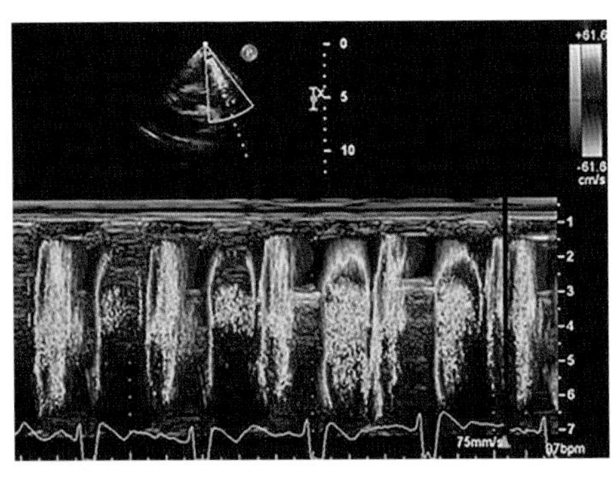

图 4-156　彩色 M 型超声心动图示肺动脉瓣重度反流

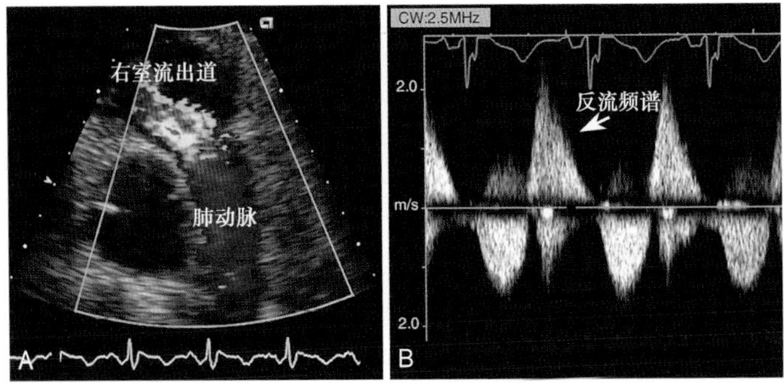

图 4-157　肺动脉瓣中度反流（图 A），连续波多普勒可以测量肺动脉瓣反流压差并间接评估肺动脉舒张压（图 B，箭头）。

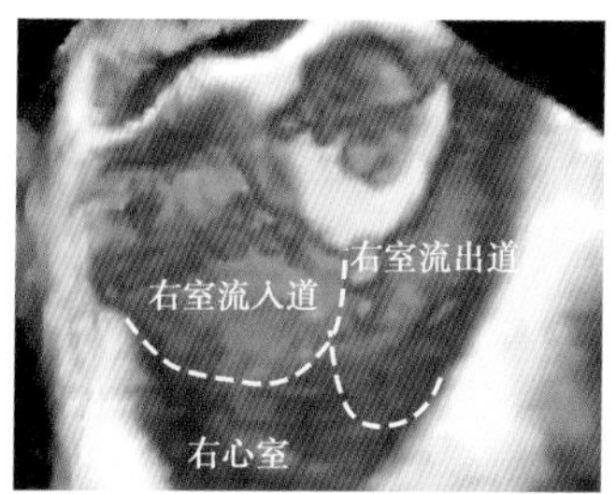

图 4-158 实时三维超声显示右室流入道及流出道

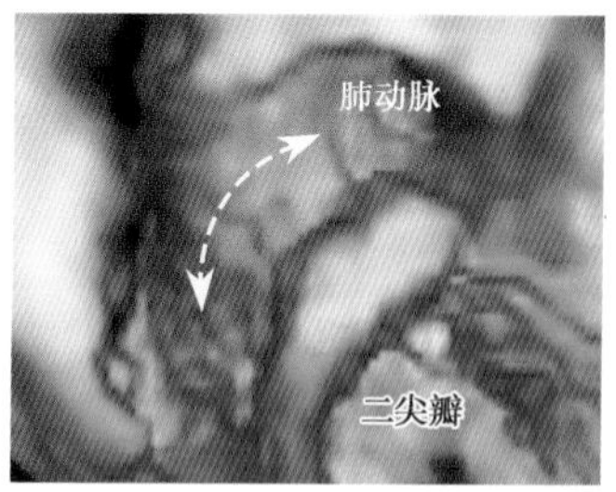

图 4-159 实时三维超声显示肺动脉短轴及右室流出道形态(箭头)

(四) 术中超声引导与检测

1. 介入术中

TEE 并不作为常规引导手段,TTE 可作为患者瓣膜输送和释放过程的观测手段(图 4-160)。观测内容包括瓣膜输送是否到位、瓣膜释放是否完全,以及有无心腔及肺动脉的机械性损害。

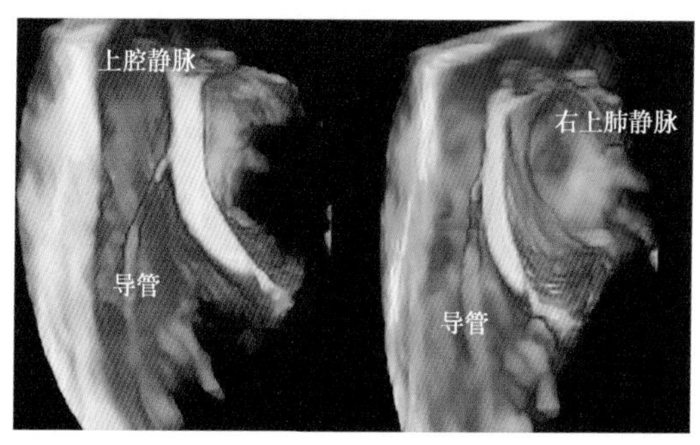

图 4-160 实时三维超声显示心导管进入右房近上腔静脉口处

2. 介入术后

(1)观察有无心脏压塞的征象或新出现的心包积液。

(2)观察三尖瓣反流程度有无加重。

(3)血流动力学评估:三尖瓣及右室流出道流速。

(4)观察瓣膜支架的位置是否稳定及肺动脉瓣反流减轻程度(图 4-161)。

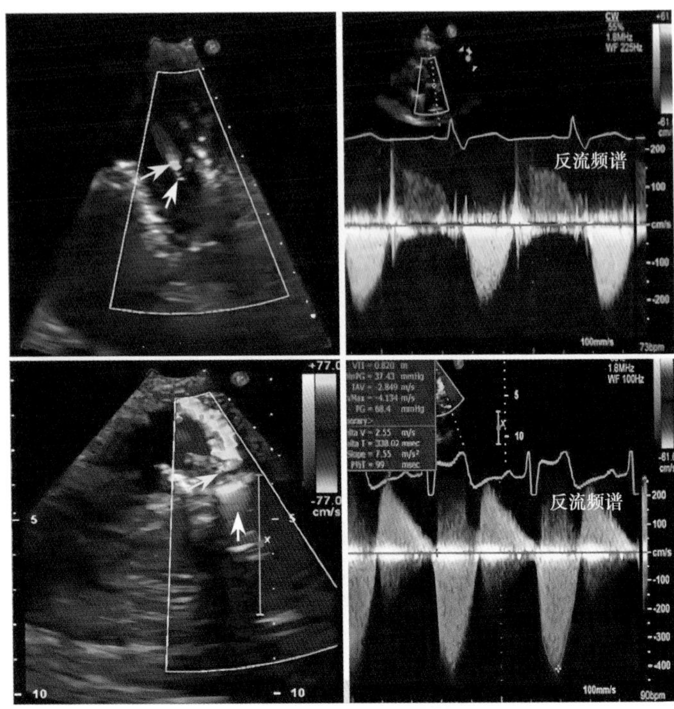

图 4-161　PPVI 术后瓣膜反流(箭头)的超声表现:上图为轻度反流,下图为重度反流。

第五章

先天性心脏病

第1节 房间隔缺损

房间隔缺损（atrial septal defect，ASD）是指由于房间隔发育不全导致左、右心房之间出现异常通道和心房水平左向右分流，是成人最常见的先天性心脏病，占先天性心脏病的10%~15%。

一、病理及病理生理

（一）病理解剖及分型

在原始心房分隔或左、右心房形成过程中，任何一部分出现异常均可以导致ASD（图5-1）。如心内膜垫发育不全，原发隔不能与其融合，形成原发孔（Ⅰ孔）型ASD；原发房间隔吸收过多或继发房间隔发育障碍，导致上、下两边缘不能接触，遗留缺口，形成继发孔（Ⅱ孔）型ASD；冠状窦演变异常也可导致ASD，此类特殊类型被称为冠状静脉窦型ASD，或无顶冠状静脉窦综合征，极容易漏诊。

本节主要讨论继发孔型ASD和无顶冠状静脉窦综合征，有关原发孔型ASD的内容。

继发孔型ASD可分为四个类型：

1. 中央型或卵圆孔型缺损 缺损位于房间隔中部卵圆窝及其附近，此型最常见，多为单发，呈椭圆形，直径约1~4cm，个别缺损呈筛孔状。

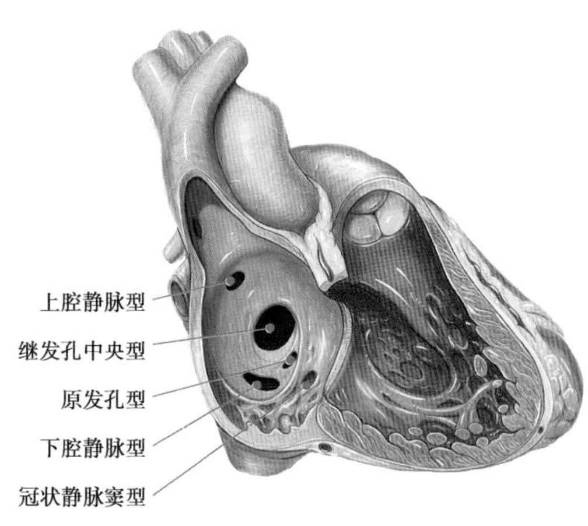

图5-1 房间隔缺损分型示意图

2. 下腔静脉型缺损　缺损位置较低，下缘缺如，和下腔静脉的入口没有明显分界，易合并右下肺静脉畸形引流。

3. 上腔静脉型缺损　又称静脉窦型缺损，位于卵圆孔上方，紧靠上腔静脉入口，缺损一般不大，其下缘为新月形，上界缺如，常伴有右上肺静脉畸形引流，经胸超声心动图有时不容易发现。

4. 混合型缺损　兼有上述两种以上的缺损，缺损较大。

继发孔型ASD可为单发缺损，亦可为多发缺损，可合并其他心内畸形，如永存左上腔静脉、肺动脉瓣狭窄、肺静脉畸形引流、二尖瓣狭窄、二尖瓣脱垂、三房心等。

目前冠状静脉窦型ASD分型尚未完全统一，较公认的分型方法如下：

Ⅰ型（完全型）：冠状窦壁完全缺如，冠状静脉直接开口于左、右心房。

Ⅱ型（部分型）：冠状窦间隔的中间至上游段存在一个或多个缺损，使冠状窦与左心房或者双心房相通。

Ⅲ型（终端部分型）：在冠状窦到达正常开口之前的终端部位的顶壁缺如。

（二）病理生理

单纯ASD心房水平分流量大小不仅取决于缺损大小，更受到两侧心室舒张期顺应性的影响。新生儿由于左、右心腔压力大小几乎相等，血液可为双向分流。出生数周后，肺循环压力逐渐降低，右心室顺应性增加，左向右分流量增加，右心容量负荷随之上升。心房水平分流导致右心房增大，右心室也随之增大。在合并有肺静脉畸形引流的时候，右心扩大异常明显。即使分流量较大，由于肺血管床的高顺应性，通常也只伴有轻度肺动脉高压，而此时肺动脉内径扩张较为明显。由于没有室间隔缺损和动脉导管未闭那种脉冲式的血流冲击，尽管ASD患者早期也可以发生肺小动脉内膜增生和中层肥厚，但出现重度肺动脉高压的年龄要远远大于室间隔缺损和动脉导管未闭。

二、超声心动图检查

（一）二维超声心动图

直接征象为房间隔或冠状窦顶部的回声失落和心房水平的

血液分流，间接征象系右心系统增大（图 5-2），常用于诊断和评估 ASD 的切面，包括胸骨旁主动脉短轴、胸骨旁四腔心、剑突下四腔心及双房心、心尖冠状窦长轴切面等（图 5-3）。

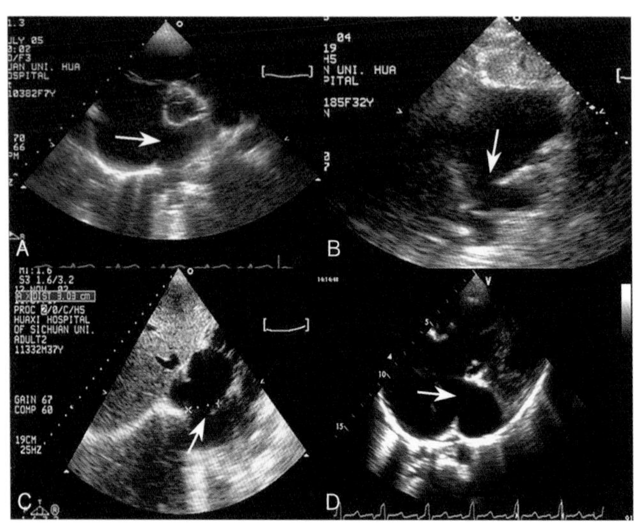

图 5-2　各种类型继发孔型 ASD 二维超声直接征象（箭头所示）
中央孔型（A），上腔静脉型（B），下腔静脉型（C），冠状静脉窦型（D）。

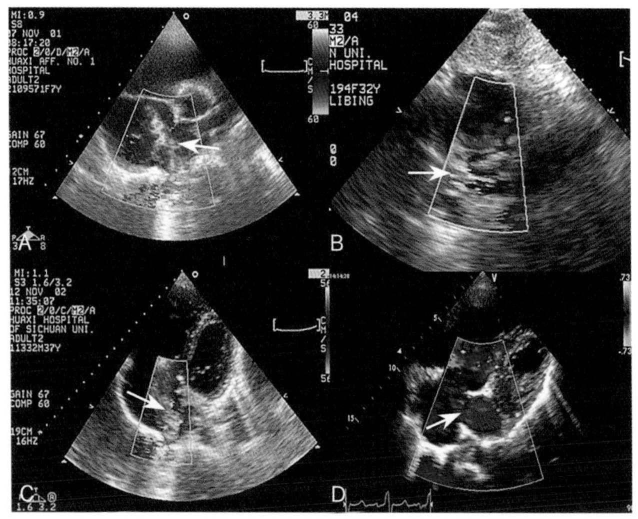

图 5-3　各种类型继发孔型 ASD 彩色多普勒超声示心房水平左向右分流
中央型（A），上腔静脉型（B），下腔静脉型（C），冠状静脉窦型（D）。

（二）多普勒超声心动图

由于房间隔较为菲薄，在心尖四腔心切面上与声束方向平行，常常可以产生假性回声失落，此时应结合彩色多普勒多切面、多角度进行探查，以免导致误诊（图 5-4、图 5-5）。上、下腔静脉型和冠状静脉窦型 ASD 在诊断上有一定难度，因此在发现有不可解释的右心系统增大时，应该高度怀疑是否合并有上述畸形。

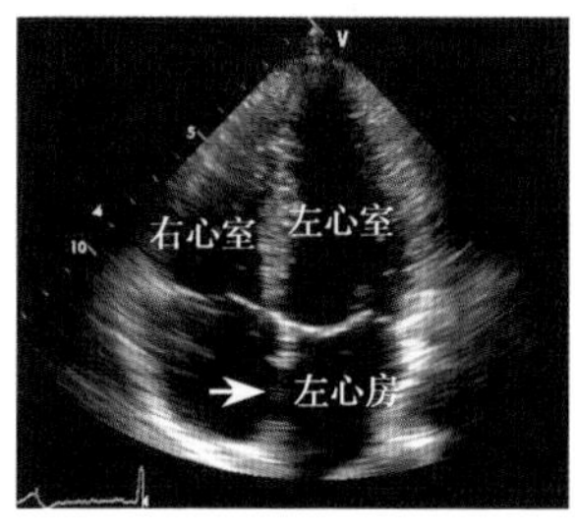

图 5-4　心尖四腔心切面似见房间隔中份回声失落（箭头）

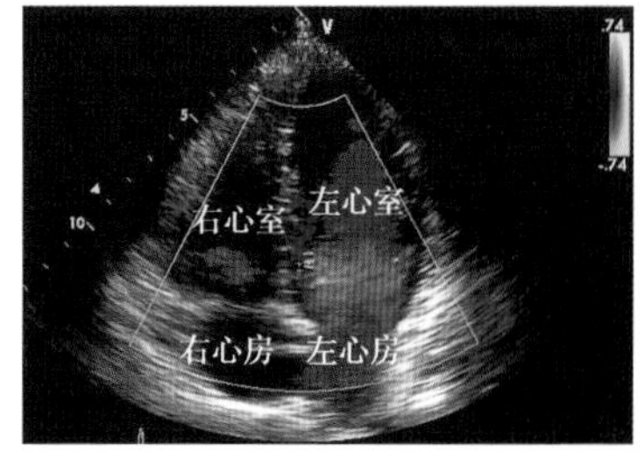

图 5-5　同一患者彩色多普勒心房水平未见确切分流

ASD 可以单独存在，也可以与其他心血管畸形合并存在，提高认识水平、细致地超声检查，是防止漏误诊的关键。

卵圆孔未闭和房间隔膨出瘤作为房间隔常见病变，越来越受到人们的重视。目前认为，卵圆孔未闭 >4mm 及房间隔膨出瘤是逆行栓塞的高危因素（图 5-6）。

随着介入和外科微创技术的发展，封堵治疗正日益成为 ASD 患者优选的治疗手段。经胸超声心动图对患者房间隔缺损大小、形态、数目及边缘的综合评估，是选择治疗方式的重要参考。

（三）经食管超声心动图（transesophageal echocardiography，TEE）

TEE 观察房间隔病变有着经胸超声心动图无法比拟的优势。TEE 不仅可以作为经胸超声的重要补充，还能作为内、外科 ASD 封堵术的引导工具，是 ASD 患者的术前常规检查。用于观察房间隔的切面主要位于食管中段，包括食管中段四腔心切面、主动脉短轴切面及双房心切面（图 5-7）。TEE 观察房间隔，可获得缺

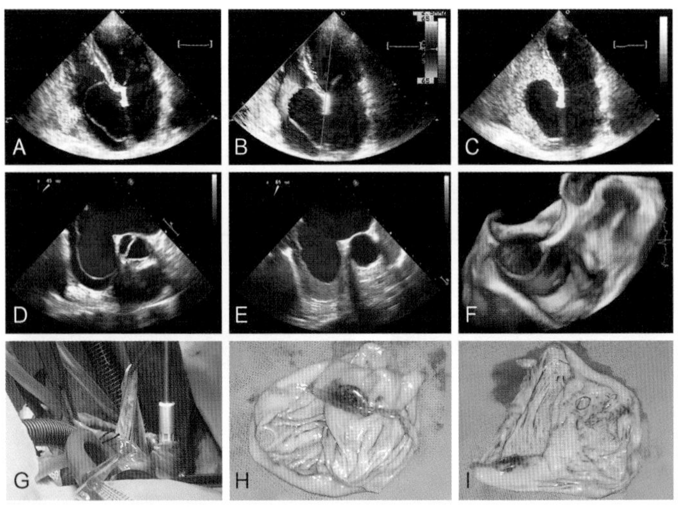

图 5-6　房间隔膨出瘤超声及手术所见

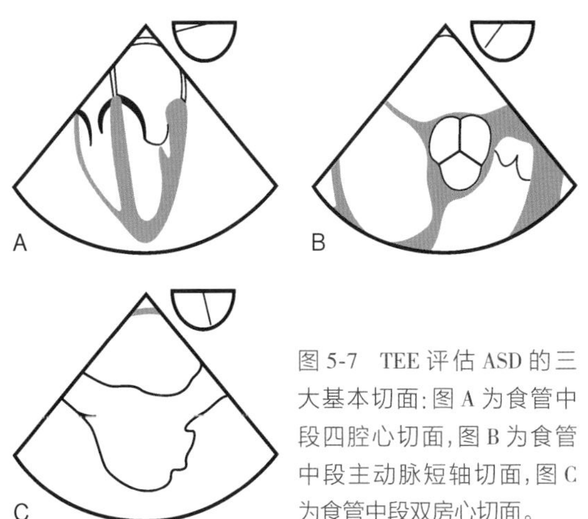

图 5-7　TEE 评估 ASD 的三大基本切面：图 A 为食管中段四腔心切面，图 B 为食管中段主动脉短轴切面，图 C 为食管中段双房心切面。

损数目、大小、形态和边缘等信息（图 5-8），在上述切面中测量缺损残端大小，有助于确定是否能够进行封堵（图 5-9）。TEE 检查时，还需要选择合适的探头深度与角度，以免因操作不当漏诊。

在 ASD 封堵治疗中，不仅需要对缺损的部位、形状、大小进行评估，还需要重点观察 ASD 与邻近组织间的空间位置关系。表 5-1 列出了多平面 TEE 成像角度和 ASD 邻近组织间的关系。有关 TEE 切面与解剖结构定位的详细叙述，请参考本书第二章相关内容。

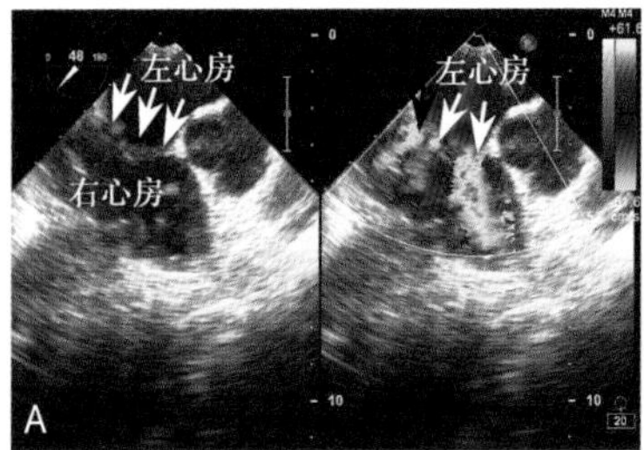

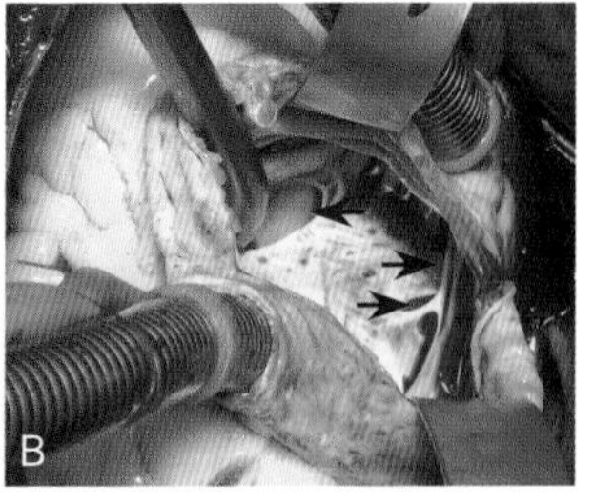

图 5-8 食管中段主动脉短轴切面见房间隔多发性缺损(图 A,箭头),术中证实超声所见(图 B,箭头)。

图 5-9 房间隔右房面观察,黄色切面为双房心切面,用于测量残端到上腔静脉和下腔静脉的距离;蓝色切面为主动脉短轴切面,用于测量残端到主动脉和心房后壁的距离;红色切面为四腔心切面,用于测量残端到心房顶和房室瓣的距离;超声检查中最少须进行上述三个切面的评估。

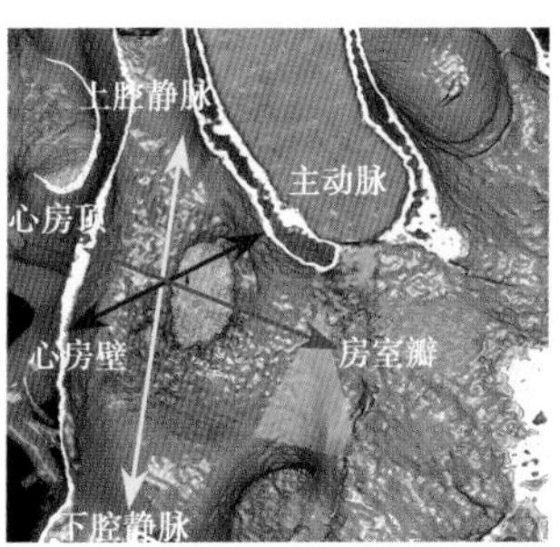

表 5-1 **多平面 TEE 成像角度和 ASD 邻近组织间的关系**

邻近组织	中位角度数/°	角度范围/°
上腔静脉	92	78~126
下腔静脉	90	51~126
三尖瓣	0	0~60
二尖瓣	0	0~18
右侧肺静脉	0	0~69
主动脉	34	0~98

(四)实时三维超声心动图

实时三维超声心动图包括经胸及经食管实时三维超声心动图(real-time three-dimensional transesophageal echocardiography, RT-3D TEE),由于后者与 ASD 的诊疗关系更为密切,故本节重点叙述 RT-3D TEE 在 ASD 诊断中的应用。

RT-3D TEE 可以更好地确定 ASD 的数目、形态和位置,并可采用左房观或右房观,确定缺损位置与周围组织结构的空间关系，是经胸超声检查的重要补充。RT-3D TEE 甚至可以修正既往检查结果，从而影响或改变患者治疗方式（图 5-10~图 5-12）。

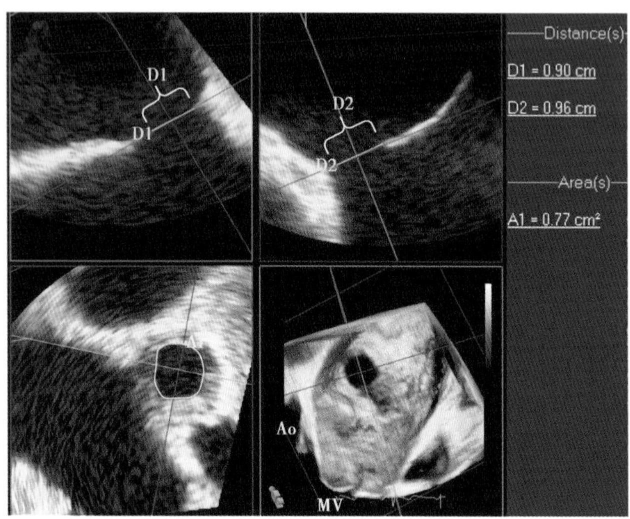

图 5-10　RT-3D TEE 三维定量功能测量 ASD 大小

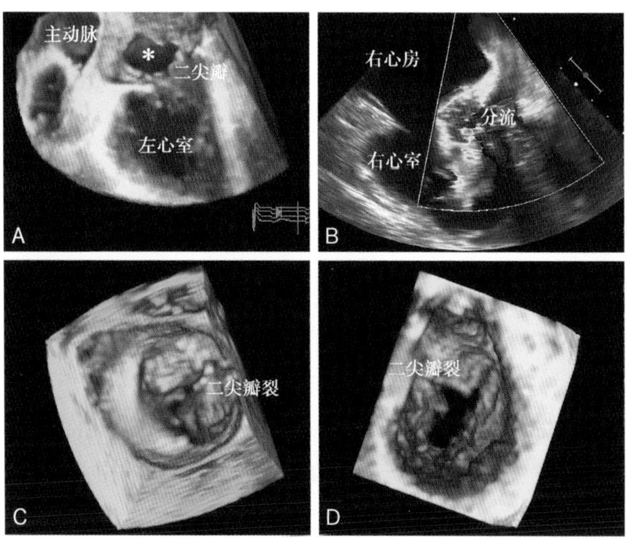

图 5-11　某 ASD 患者 RT-3D TEE 术中发现二尖瓣前叶裂，改微创封堵为开胸手术。

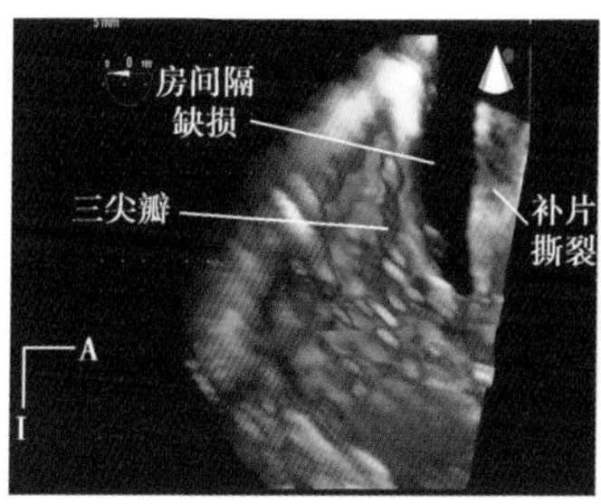

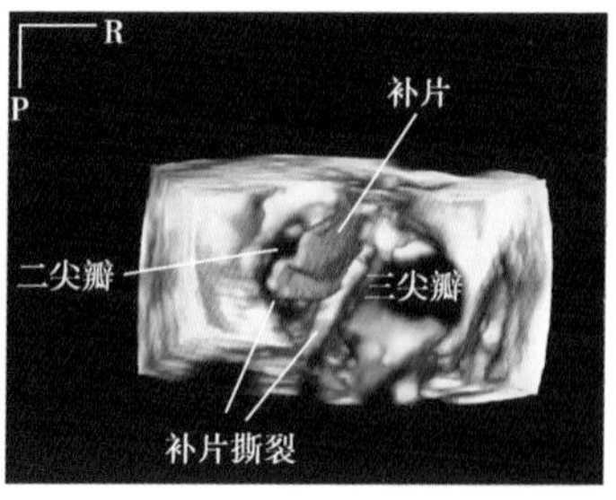

图 5-12　某 ASD 患者行外科修补术后，RT-3D TEE 发现房间隔补片撕裂，出现片周漏；左图为右房侧观示补片与周围组织分离，右图为房间隔上方观。

内科介入封堵与外科微创封堵术在适应证方面略有不同。对于内科介入封堵，应该严格按照封堵适应证筛选患者。RT-3D TEE 检查时若发现房间隔后下残端较短，此类患者术后封堵器脱落、移位和肝淤血（封堵器边缘遮挡下腔静脉血流所致）的情况时有发生，在行封堵治疗时应慎重，对于封堵后仍有残余分流者，应仔细分辨原因，并寻找对策（图 5-13、图 5-14）。

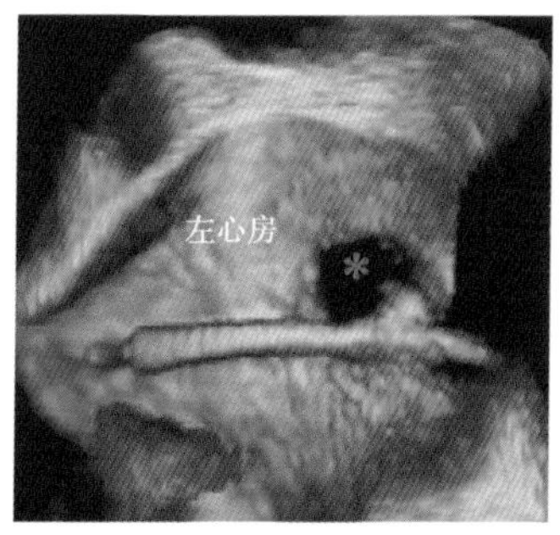

图 5-13　封堵术中 RT-3D TEE 见房间隔缺损下缘残端较小

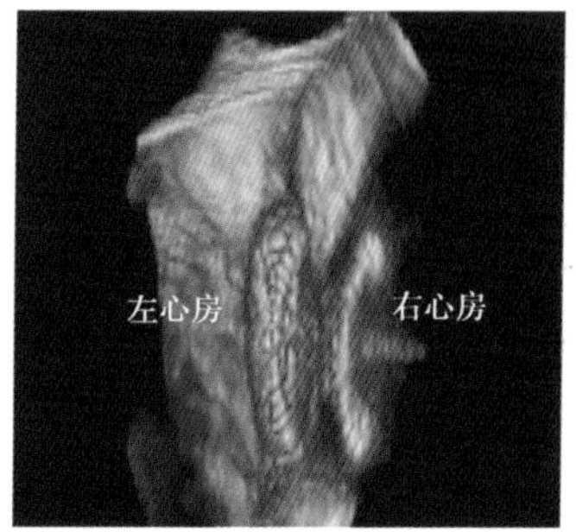

图 5-14　封堵器释放后，RT-3D TEE 见封堵器下缘未能夹住缺损残端

（五）心腔内超声心动图

TEE 探头在观察房间隔时对于右房侧病变和解剖毗邻显示欠佳。心腔内超声心动图（intracardiac echocardiography，ICE）克服了 TEE 这一缺点。从颈内静脉-上腔静脉或股静脉-下腔静脉插管，可以获得一系列超声切面，对 ASD 进行全方位观察（图 5-15）。

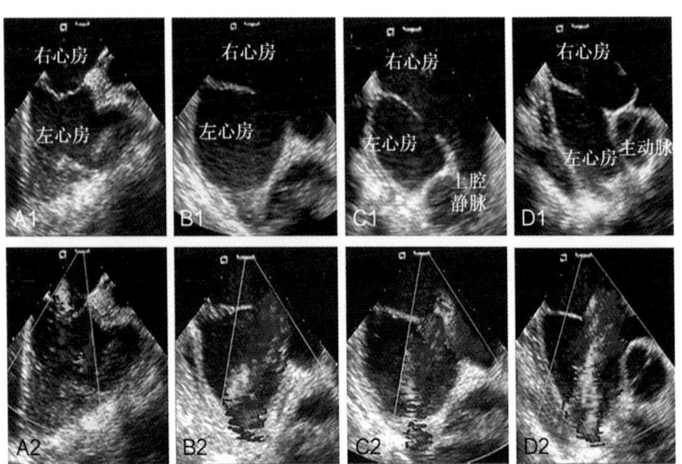

图 5-15　ICE 可以在右房侧借助不同切面对房间隔缺损进行评估

三、治疗方式

ASD 的治疗有外科补片修补和封堵器关闭两种方式，而后者根据其封堵器输送方式不同，又可分为内科介入封堵和外科小切口微创封堵治疗。其治疗方式的选择主要考虑患者病变大小、部位及是否合并其他心血管畸形。若 ASD 较大（≥36mm）则封堵治疗效果差，多需要外科修补；若 ASD 紧邻下腔静脉或下腔静脉侧残端较小，内科封堵治疗后，封堵器移位可能性极大，此时可建议外科微创封堵或修补治疗；若患者合并有肺静脉异位引流等必须外科矫治的畸形，则应采用外科手术治疗。ASD 的内科介入封堵和外科微创封堵术，在适应证和禁忌证方面无严格区别，现介绍如下。

（一）治疗时机

1 岁内分流量小、无症状患儿有自愈倾向，一般不主张手术。1 岁以上者自愈概率下降，尤其是超声心动图于两个以上切面均发现 ASD 直径≥5mm 者，应该及早手术。国内外多数学者推荐的理想手术年龄为 2~4 岁（学龄前儿童）。

（二）适应证与禁忌证

1. ASD 外科修补术

（1）适应证：①前胸部正中切口，1 岁以上的继发孔型 ASD

患者，超声心动图两个以上切面均显示 ASD 直径≥5mm，且有右心容量负荷过重的表现；②右腋下小切口，一般为 2~10 岁继发孔型 ASD，不合并其他心血管畸形。

（2）禁忌证：出现了不可逆的重度肺动脉高压。主要依据为右心导管检查显示肺血管阻力为 8~12U/m^2，肺循环血流量/体循环血流量（Qp/Qs）<1.2，超声心动图示心房水平大量右向左分流，患者出现发绀和右心衰竭。

2. ASD 介入与微创封堵术

（1）适应证：①年龄 >1 岁，体重 >8kg；②ASD 直径 5~34mm；③ASD 边缘至冠状窦、腔静脉及肺静脉开口距离 >5mm，至房室瓣距离 >7mm；④房间隔伸展径大于所选用封堵器左房侧盘的直径；⑤不合并必须外科手术的其他心脏畸形。

（2）禁忌证：①原发孔型 ASD 及上腔静脉型 ASD；②合并心内膜炎及出血性疾病患者；③严重肺动脉高压导致右向左分流者；④伴有其他严重心肌疾病或心脏瓣膜病患者。

四、术中超声心动图检查

（一）封堵术前 TEE 评估

术前 TEE 评估是决定手术方案的重要环节。检查过程中，应结合超声所见，与外科医生进行充分沟通。术前 TEE 检查流程及内容如表 5-2 所示。此外，右心功能及肺动脉压水平也是术前 TEE 检查的重要内容。

表 5-2　**术前 TEE 评估流程及观察内容**

ASD 位置及大小	评估 ASD 残端支撑力	观察与邻近组织关系
食管中段四腔心切面 后上、前下缘距离	残端松软、菲薄 ↓↓↓ 计算为 ASD	与房室瓣的距离
食管中段四腔心切面 测量房间隔伸展径		与腔静脉的距离
主动脉短轴切面 前、后缘距离	残端松软、菲薄 ↓↓↓ 计算为 ASD	与冠状窦关系
双房心切面 上、下距离		排除有无肺静脉异位引流

（二）TEE 引导 ASD 封堵治疗

封堵器型号的选择应根据 ASD 最大径来计算，并考虑残缘的软硬度，同时封堵器左房面伞的长度一定要小于房间隔伸展径。一般小儿需要在 ASD 最大径上加 2~4mm 来选择封堵器型号，成人则加 3~6mm。

直径 >35mm 的 ASD 并非封堵治疗的绝对禁忌证；但在行封堵治疗时，至少应具备以下条件：

1. ASD 距二尖瓣瓣环及腔静脉 >5mm。

2. 距主动脉侧可无残端，但其对侧残端需 >5mm，且必须为硬缘。

3. 如一侧为软缘，则计为 ASD，除去无支撑力的软缘后缺损径≤36mm。

超声引导下 ASD 微创封堵术操作与心导管 ASD 封堵治疗操作过程类似。TEE 引导时，最好选择可以暴露最小残端的切面，以便观察封堵器位置是否稳定（图 5-16）。选择 RT-3D TEE 引导 ASD 封堵，笔者更倾向于选择可以同时显示 ASD 三维和二维图像的成像模式，这样不仅可以实时引导封堵器释放，还能从左房面观察封堵器是否影响房室瓣开闭及是否存在残余分流（图 5-17~图 5-22）。

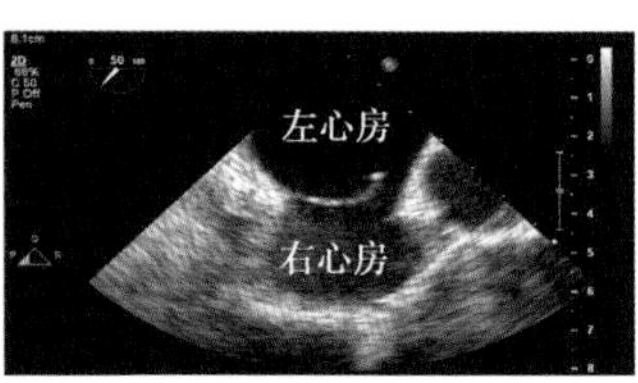

图 5-16　食管中段主动脉短轴示 ASD 主动脉侧无残端

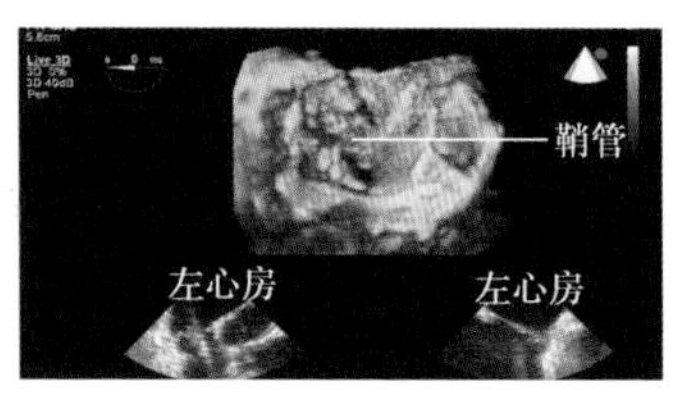

图 5-17　TEE 引导封堵器输送鞘通过房间隔进入左心房（建轨）

上图为 RT-3D TEE 于左房侧观察输送鞘，下图为两个正交二维切面显示鞘管通过房间隔。

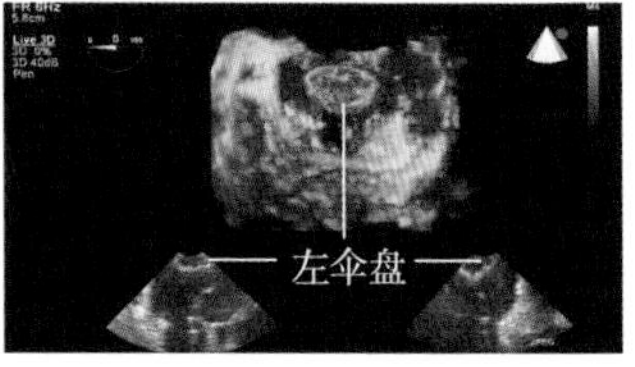

图 5-18　TEE 引导下释放 ASD 封堵器左伞盘

上图为 RT-3D TEE 于左房侧观察伞盘释放，下图为释放过程侧面观。

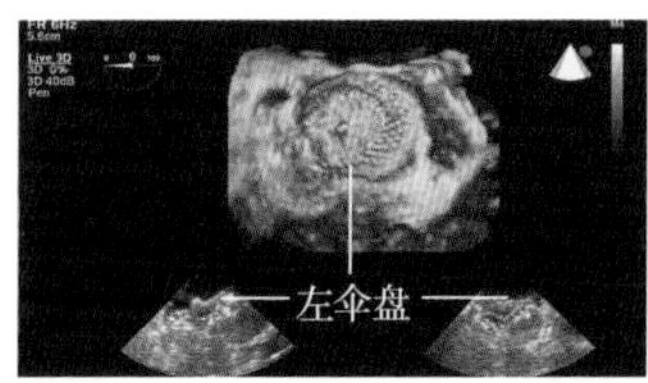

图 5-19　左伞盘释放后，牵拉伞盘紧贴于房间隔之上。

上图为 RT-3D TEE 示左伞盘释放后对于左房内邻近组织无压迫，下图于侧面示伞盘紧贴于房间隔上。常用的 Amplatzer 封堵器左伞盘比其腰部直径大 14mm，右伞盘比其腰部直径大 10mm。封堵时靠其腰部卡住房间隔。故对于 ASD≤20mm 者，可谓“小腰大边”，而对于 ASD>20mm 者则是“大腰小边”；后者左伞盘释放后，在拉近房间隔处时，往往其主动脉侧伞边容易越过缺损处，TEE 检测过程中，应引起重视。

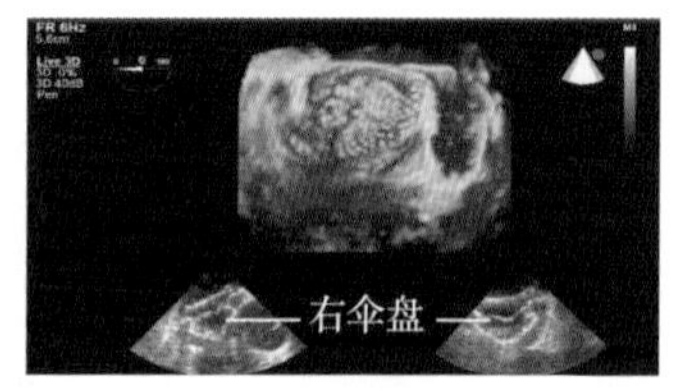

图 5-20　左伞盘释放成功后，TEE 引导下释放右伞盘

上图为 RT-3D TEE 示左伞盘位置稳定，下图为侧面引导右伞盘释放。在右伞盘释放后，应多切面扫查，观察左、右伞盘是否分别咬合于房间隔两侧。

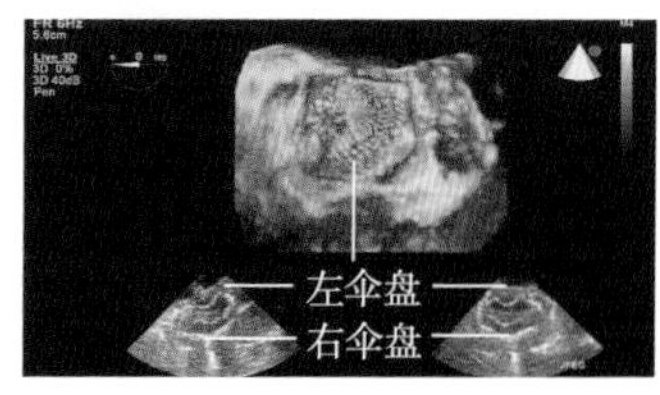

图 5-21　两侧伞盘释放成功后，术中牵拉、推挤封堵器，若 TEE 示伞盘位置稳定，则撤出输送鞘及导丝。若伞盘脱落，则更换封堵器。

对多孔/多发性 ASD 进行封堵治疗时，可选择以下治疗方式：①选择型号较大的封堵器，以覆盖所有 ASD（图 5-23～图 5-26）；②将多孔/多发性 ASD 行球囊扩张，使之成为一个缺损，而后根据 ASD 大小选择合适的封堵器；③若 ASD 相互距离较远，在不影响彼此稳定性的前提下，可选择两个封堵器进行封堵治疗。

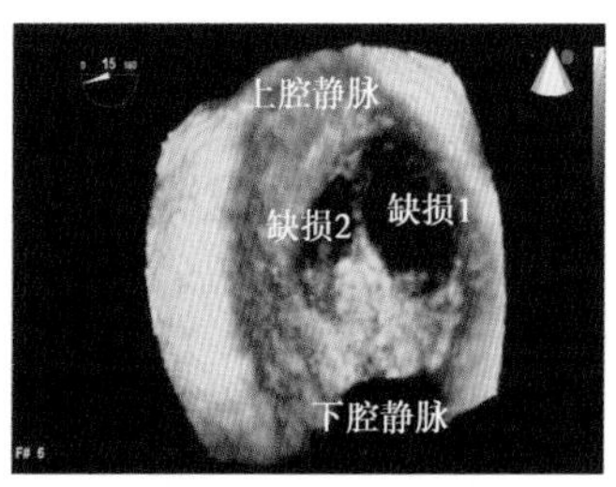

图 5-22　RT-3D TEE 于右房侧示双孔型 ASD

缺损距上腔静脉、下腔静脉和主动脉侧均有一定距离。

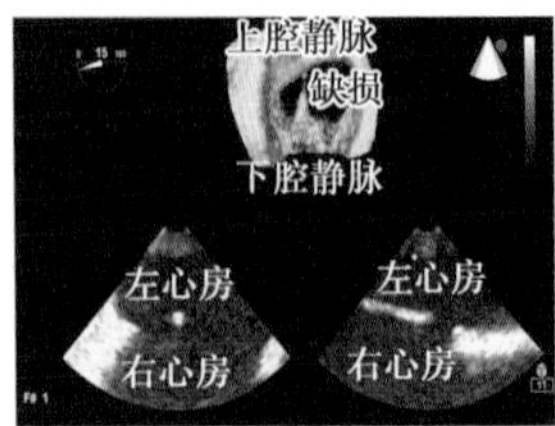

图 5-23　上图为 RT-3D TEE 于右房侧示双孔型 ASD，下图为两个正交二维切面显示 ASD 部位和数量。

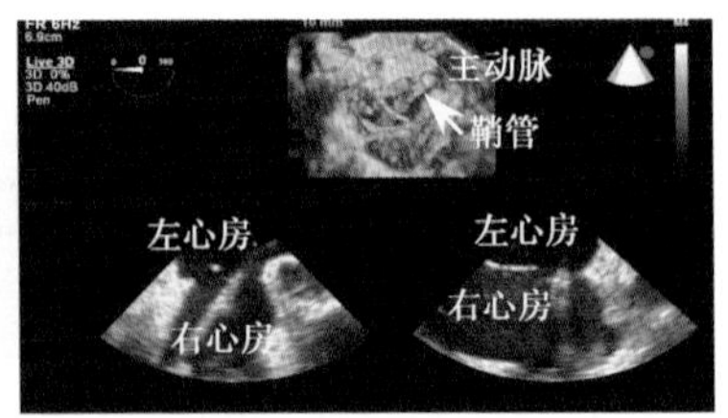

图 5-24　TEE 引导下封堵器输送鞘通过主动脉侧 ASD 进入左心房

上图为 RT-3D TEE 于左房侧观察鞘管，下图为侧面显示鞘管通过房间隔。

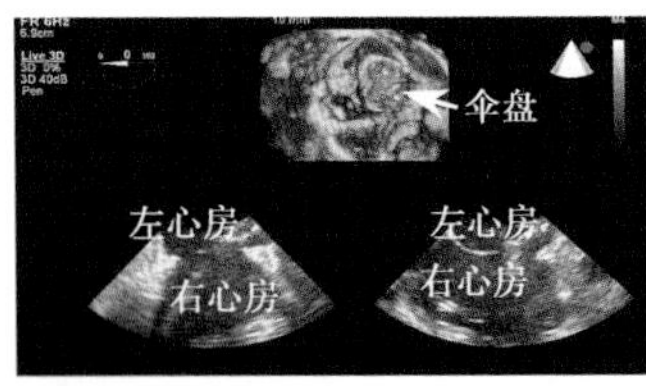

图 5-25　TEE 引导下释放 ASD 封堵器左伞盘

上图为 RT-3D TEE 于左房侧观察伞盘释放，下图为释放过程侧面观。

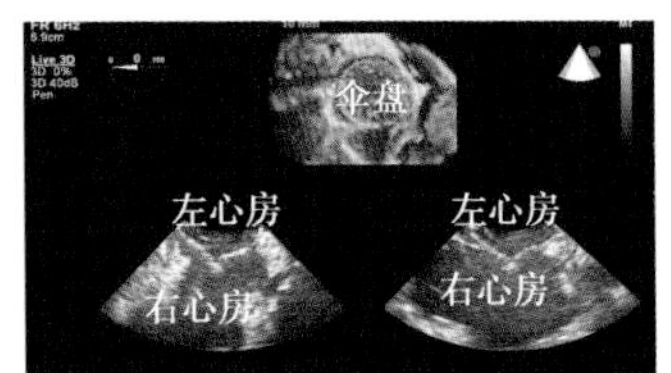

图 5-26　左伞盘释放后，牵拉伞盘紧贴于房间隔上，此时另一处 ASD 同时被伞盘覆盖。

（三）TEE 封堵术后即刻评估

1. 观察有无残余分流

部分患者封堵器伞盘贴合不紧密，可于两伞盘之间见起自腰部、沿右伞盘走行的小束分流，多数患者可随心内膜覆盖而逐渐消失。若此类型分流是封堵器型号过大所致，则多不能完全消失。若在封堵器与房间隔残端间探及分流束，多因封堵器过小所致，需更换封堵器。残余分流的量以分流起始的宽度计算：微量 <1mm；少量 1~2mm；中量 2~3mm；大量 >3mm。

2. 观察有无二尖瓣反流

多数反流系 ASD 与二尖瓣距离过近所致，部分患者因右心室过大、室间隔向左侧移位等原因可合并少量二尖瓣反流，故封堵术前应该注意观察此种反流量的大小，以免将原有反流误认为封堵器所致。若术前已有中度二尖瓣反流，则不适合做封堵术，而应该选择外科手术行 ASD 修补和瓣膜成形术。

3. 观察腔静脉及肺静脉回流有无梗阻

部分患者可因植入封堵器导致腔静脉和肺静脉回流受阻。一般情况下，腔静脉和肺静脉血流速度不应该超过 1m/s，若超声检测到血流速度明显升高，应待血流动力学稳定后重新判断，并与术者进行充分沟通。

4. 注意有无新出现的心包积液

无论是鞘管、封堵器本身损伤心房壁，均可以导致心脏压塞。若术中或术后有新出现的心包积液或原有心包积液量增多，均应通知术者进行相应处理。

五、小结

作为一种常见的先天性心脏病，ASD 的诊断简单却又复杂，关键在于提高认识，熟悉此类患者临床特点及血流动力学变化。单纯中央型 ASD 诊断不难，但须提防漏诊合并的其他心血管畸形，尤其是肺静脉畸形引流等可能改变患者治疗方式的病变。上、下腔静脉型房间隔缺损诊断有一定难度，需要结合多切面反复扫查以明确诊断。

随着心脏病学的发展，超声心动图用于 ASD 封堵引导越来越广泛。因此，我们不仅要熟练、正确掌握 ASD 诊断，更要熟悉其封堵治疗的适应证和封堵引导技巧，才能全面地参与 ASD 的诊断和治疗过程。

第 2 节　室间隔缺损

室间隔缺损（ventricular septal defect，VSD）是最常见的先天性心脏病之一，约占先天性心脏病的 25%。VSD 可单独存在，也可作为复杂先天性心脏病的一部分，与其他心脏畸形并存。

一、病理及病理生理

（一）病理及病理分型

正常室间隔呈弧形，前 2/3 与胸壁约成 45° 角，大部分凸向右心室。室间隔分为膜部和肌部两大部分。上部室间隔在主动脉瓣口下方，呈一椭圆形的膜样结构，此处缺乏心肌层，称为膜部室间隔，是缺损好发部位。中下部分室间隔含有心肌层，较厚，称为肌部室间隔，包括流入道间隔（位于膜部室间隔后方，两组房室瓣之间）、流出道或漏斗部间隔（自膜部向前，位于小梁部室间隔与大动脉之间）和肌小梁间隔（自膜部至心尖）三部分。

根据缺损上缘所处位置，可将 VSD 分为以下 3 型（图 5-27）：

1. 膜周部 VSD：VSD 很少局限于膜部，常累及毗邻的三个肌部室间隔，因而称为“膜周部”而不是“膜部”室间隔缺损。此型是 VSD 最常见的类型，约占全部 VSD 的 70%~80%，可分为

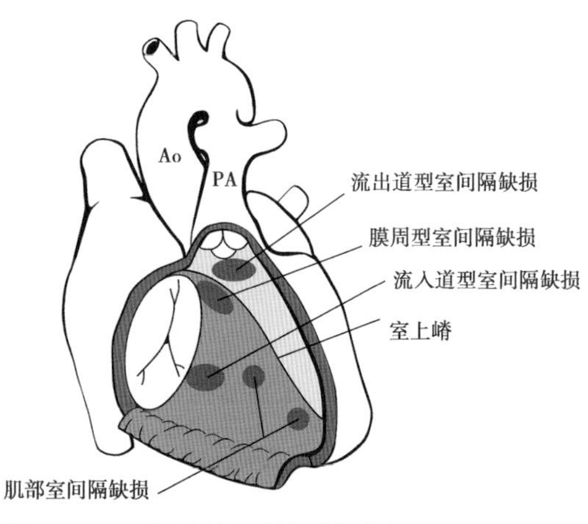

图 5-27　不同类型室间隔缺损位置分布

3 个亚型。

（1）单纯膜部型：缺损较小，局限于膜部室间隔，有时与三尖瓣隔叶及瓣下腱索相互粘连，形成假性膜部瘤，有助于缺损的自然愈合。

（2）嵴下型：位于室上嵴下方，由室间隔膜部缺损向前上方延伸，后下缘多有部分膜部室间隔残留，后上方常与主动脉右冠瓣毗邻。

（3）隔瓣下型：即流入道型，大部分位于三尖瓣隔瓣下方，由室间隔膜部缺损向后下方延伸，距主动脉瓣较远。

2. 漏斗部 VSD：又称流出道型，约占 20%~30%，又分为 2 个亚型。

（1）干下型或肺动脉瓣下型：是最高位的 VSD。缺损位于室上嵴之上，肺动脉瓣和主动脉右冠瓣的下方，其上缘无肌性组织，容易累及主动脉瓣的支持结构，导致主动脉右冠瓣脱垂及关闭不全。

（2）嵴上型或嵴内型：缺损位于室上嵴之上，肺动脉瓣之下，其上缘与肺动脉瓣环之间有肌性组织隔开，缺损四周均有完整的肌肉组织。

3. 肌部 VSD：较少见，约占 5%~10%，可发生在室间隔肌部的任何部位，缺损四周均为肌肉组织，好发于心尖，可单发或多发。

（二）病理生理

VSD 的血流动力学改变主要取决于缺损部位、大小，两侧心室间的压差，体循环和肺循环阻力，以及合并畸形等。左心室压明显高于右心室，左心室血液通过缺损流入右心室，出现心室水平的左向右分流。缺损较小时，左向右分流量少，对血流动力学影响较小，不易导致肺动脉高压，房室大小多正常。缺损较大时，左向右分流量增加，大量血液流入右心室，肺血流量增加，导致左心房、左心室及右心室因容量负荷增加而扩大。长期持续的肺血流量增加，首先导致容量性肺动脉高压，继而形成广泛的肺血管器质性病变，最终导致阻力性肺动脉高压，右心室压升高接近或超过左心室压，可出现心室水平双向分流，甚至出现以右向左为主的双向分流，患者将出现发绀，形成艾森门格综合征。

二、超声心动图检查

（一）M 型超声心动图

M 型超声心动图不能直接显示 VSD 的部位及大小，但能显示 VSD 所引起的间接征象，主要表现为左室或双室内径增大、室间隔及左室后壁运动幅度增强、左室壁增厚、右室流出道内径增宽等，肺动脉高压时，可出现右室壁增厚。此外，结合彩色多普勒的 M 型超声心动图，可以直观地显示心室水平是以左向右分流为主还是以右向左分流为主（图 5-28、图 5-29）。

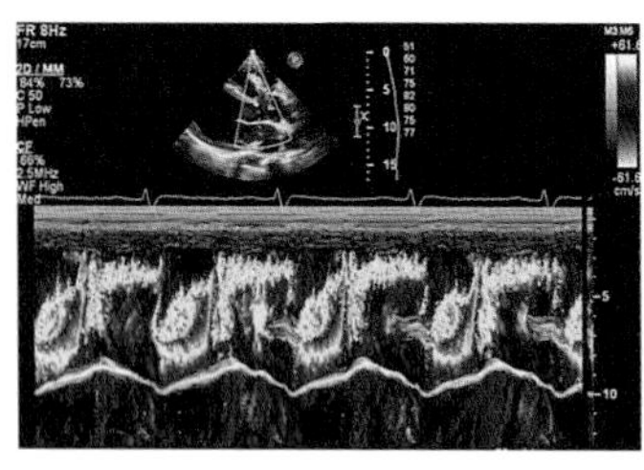

图 5-28　VSD 处彩色多普勒 M 型超声显示红五彩镶嵌血流多于蓝五彩镶嵌血流，由此说明心室水平是以左向右分流为主的双向分流。

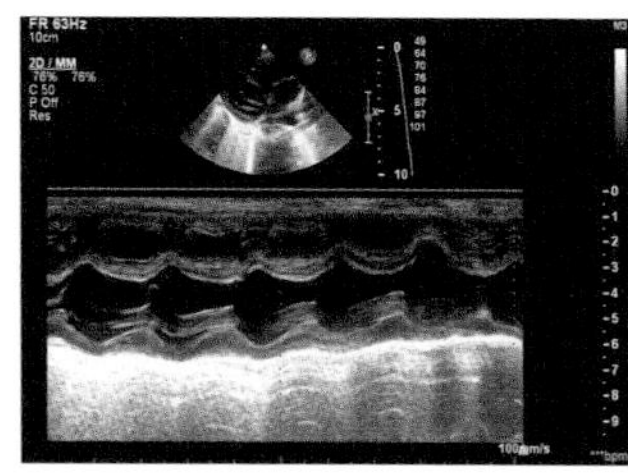

图 5-29　VSD 患者 M 型超声检查提示左室扩大，收缩功能亢进。

（二）二维 / 三维超声心动图

二维超声心动图是诊断 VSD 最主要的方法，须从多切面、多角度观察室间隔回声中断的部位测量其大小，显示缺损与周边组织的关系，以便分型诊断，以及为手术方式的选择提供准确的依据（图 5-30）。

1. 单纯膜部型 VSD：胸骨旁四腔心切面及非标准主动脉短轴切面是其最佳观察切面，常合并假性膜部瘤（图 5-31、图 5-32），此时须关注膜部瘤右室面出口的个数及大小，为临床提供准确的数据。

2. 嵴下型 VSD：最佳显示切面为胸骨旁主动脉短轴及心尖五腔心切面。胸骨旁主动脉短轴切面显示缺损位于 9~11 点方位，距肺动脉瓣较远，是区别于漏斗部 VSD 最主要的切面。

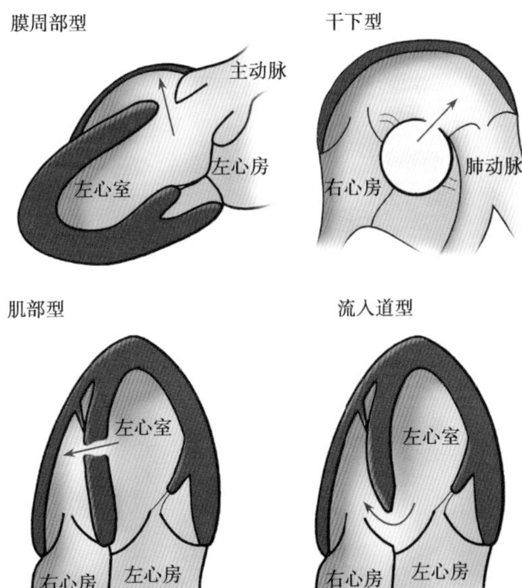

图 5-30 经胸超声不同切面显示 VSD：左室长轴切面显示膜周部缺损，主动脉短轴切面显示干下型缺损，心尖四腔心切面显示肌部和流入道缺损。

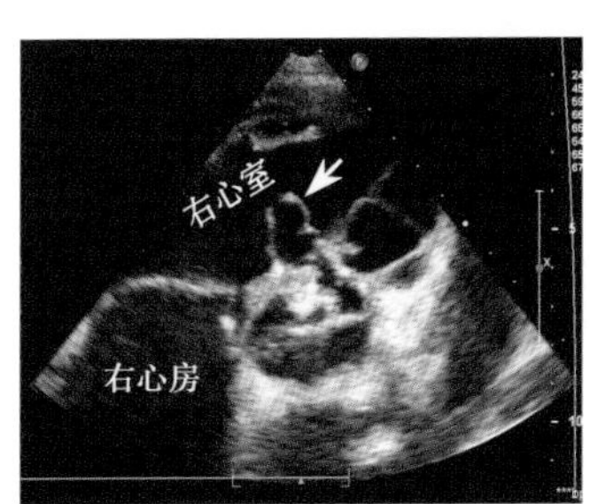

图 5-31 主动脉短轴切面，室间隔假性膜部瘤形成，右室面一个破口（箭头）。

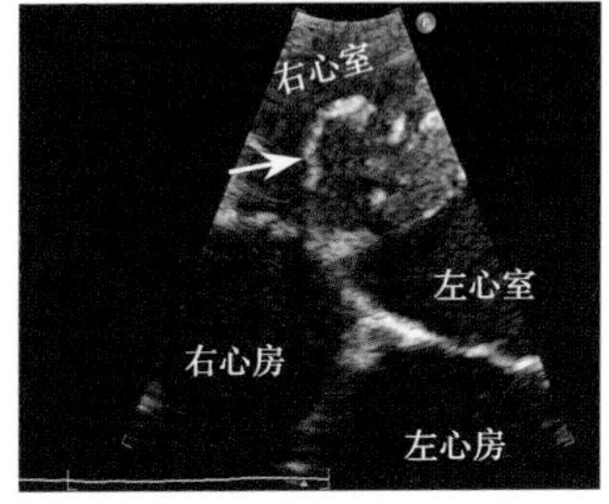

图 5-32 胸骨旁四腔心切面局部放大图显示室间隔假性膜部瘤形成（箭头）。

3. 隔瓣下型 VSD：在胸骨旁或心尖四腔心切面能较好显示，缺损紧邻三尖瓣隔叶附着处（图 5-33~图 5-35）。

4. 漏斗部 VSD：主要的显示切面为胸骨旁高位长轴、胸骨旁主动脉短轴及右室流出道长轴切面。胸骨旁主动脉短轴切面是区别干下型 VSD 和嵴上型 VSD 的最佳切面。干下型 VSD 紧邻肺动脉瓣环，约在 1~2 点处，而嵴上型 VSD，缺损上缘与肺动脉瓣环之间有肌组织回声隔开，约位于 12 点处。

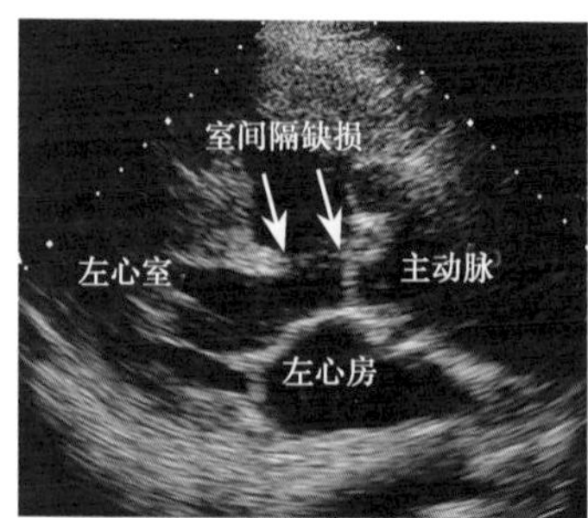

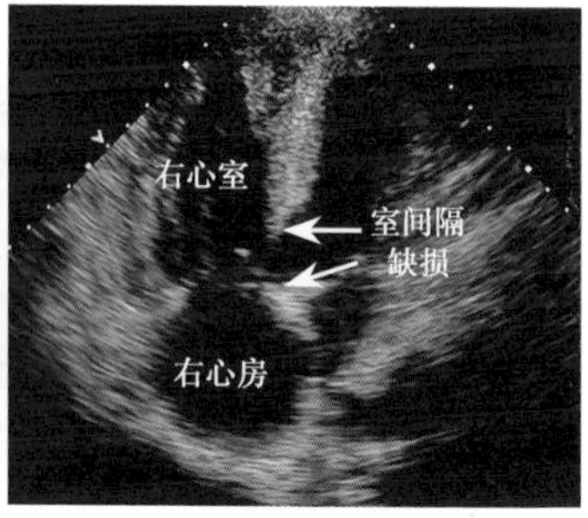

图 5-33　左室长轴切面（左）及心尖四腔心切面（右）显示室间隔回声失落（箭头）。

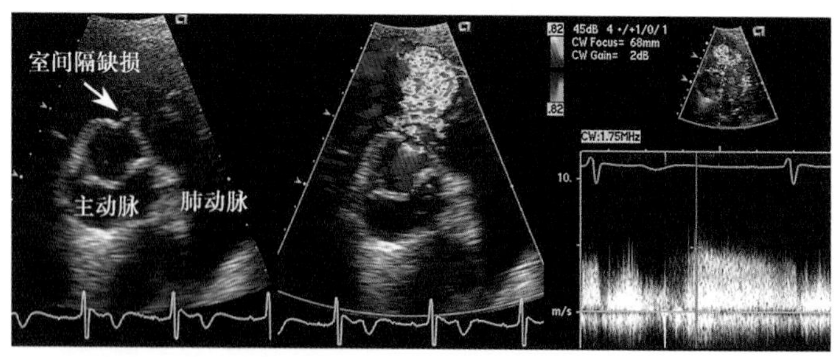

图 5-34　胸骨旁主动脉短轴切面显示干下型 VSD 及分流（箭头）

5. 肌部 VSD：在复杂性先天性心脏病中容易忽略肌部 VSD。二维超声心动图能清晰显示单个、较大的肌部 VSD，但有部分患者，由于肌部缺损比较靠近心尖，往往显示欠佳，须结合彩色多普勒加以证实（图 5-35~图 5-38）。

（三）多普勒超声心动图

结合二维超声心动图显示缺损处回声失落，彩色多普勒

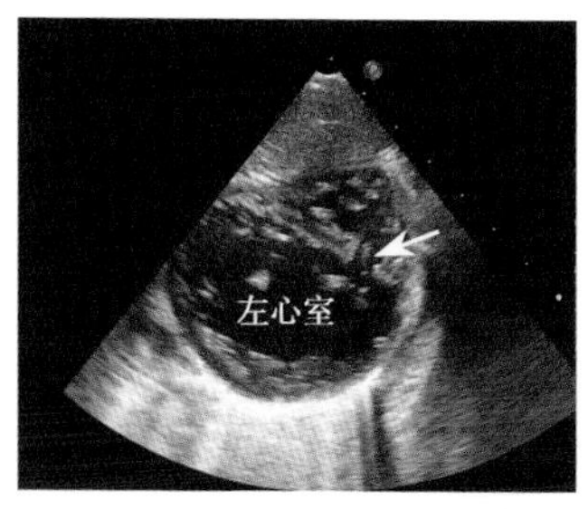

图 5-35　左室短轴切面显示肌部室间隔回声失落（箭头）

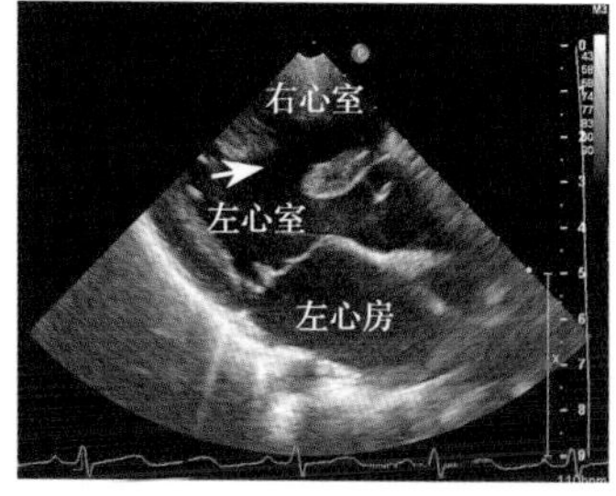

图 5-36　左室长轴切面显示巨大肌部缺损（箭头）

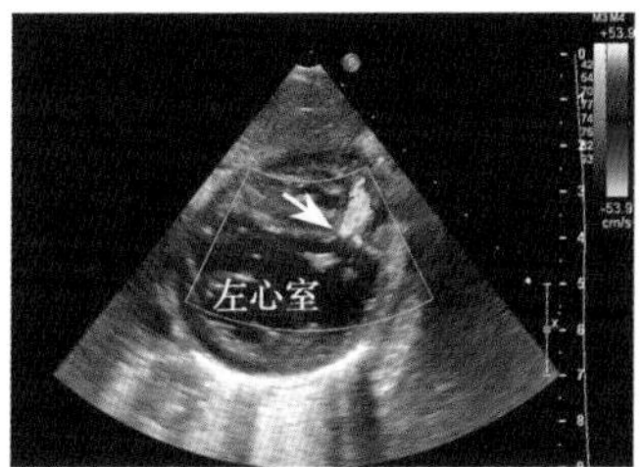

图 5-37　左室短轴切面显示左向右分流（箭头）

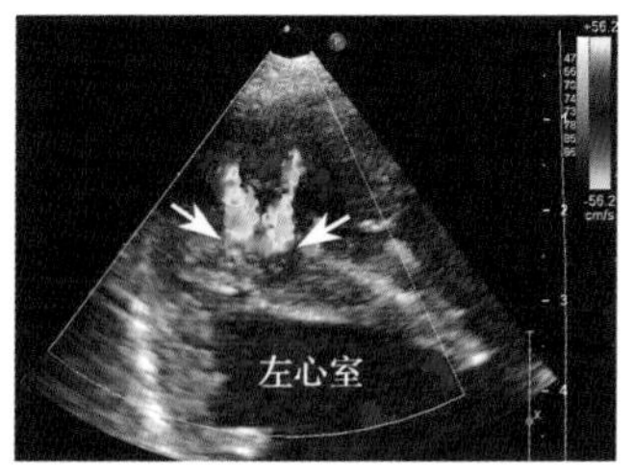

图 5-38　彩色多普勒超声显示左室到右室的两股过隔分流束（箭头），提示右室侧两个出口。

超声可观察分流束起源，分流方向、时相，测量分流束宽，评估分流量大小。连续波多普勒可测量分流速度及跨室间隔压差，同时据此可评估肺动脉压，并可分为限制型或非限制型 VSD（表 5-3）。缺损越小，血流速度越高，可探及源于左心室的红五彩镶嵌高速湍流性分流血流。较大 VSD 的两心室之间压差减小，当肺动脉压升高时，左向右分流速度下降，甚至显示右向左负向低速分流频谱，此时彩色分流束基本呈层流状，左向右为纯红色，右向左为纯蓝色（图 5-39、图 5-40）。

表 5-3　**VSD 的分型**

室间隔缺损	分流的峰值压差/mmHg	室间隔缺损的面积/cm^2	左心扩张	肺动脉高压
限制型/小型	>75	<0.5	无	无
中度限制型/中等型	25~75	0.5~1.0	↑	↑
非限制型/大型	<25	>1.0	↑↑	↑↑

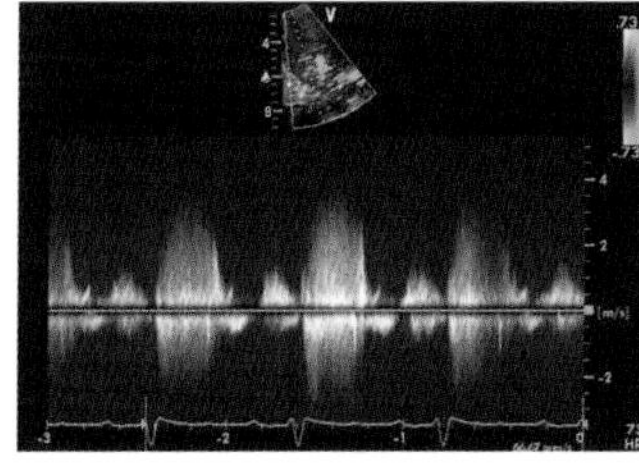

图 5-39　连续波多普勒提示 VSD 处双向分流

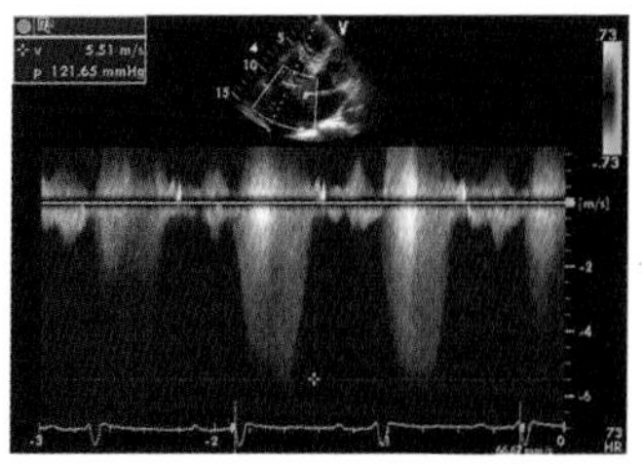

图 5-40　通过三尖瓣反流估测肺动脉收缩压 >120mmHg

（四）经食管超声心动图（transesophageal echocardiography，TEE）

TEE 不仅在诊断 VSD 方面可作为经胸超声心动图的重要补充，而且目前已然成为引导内、外科封堵术的重要工具。观察 VSD 的切面主要位于食管中段，重要切面包括心尖四腔心、心尖五腔心、主动脉短轴及主动脉长轴切面。

不同类型的 VSD 观察的重点切面亦不相同，观察方法类似经胸超声心动图，但 TEE 对于肌部 VSD 显示有时比较困难，须结合彩色多普勒超声同时多平面观察有无缺损及过隔血流，主要应用切面为食管中段四腔心切面及经胃底左室短轴切面。同时，术后能即刻评估手术疗效、有无残余分流等（图 5-41~图 5-45）。

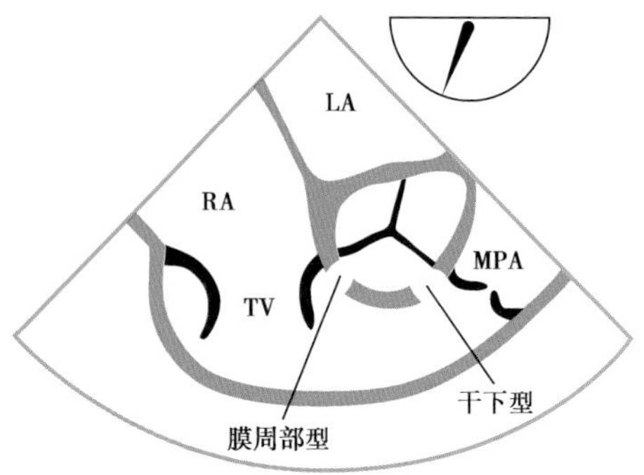

图 5-41 TEE 主动脉短轴切面可用于显示缺损位置，膜周部缺损一般位于 7 点方向，干下型缺损则紧邻肺动脉瓣。

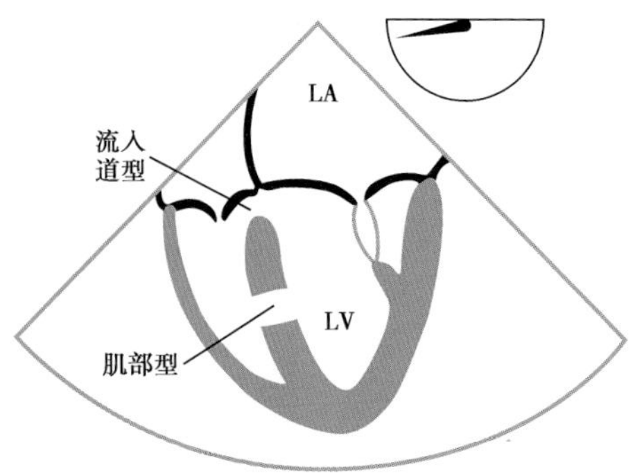

图 5-42 TEE 四腔心切面可用于显示流入道和肌部缺损位置

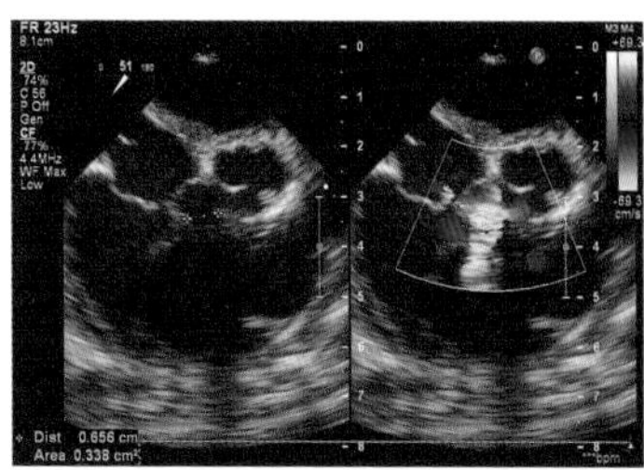

图 5-43　主动脉短轴切面显示膜周部缺损及左向右分流

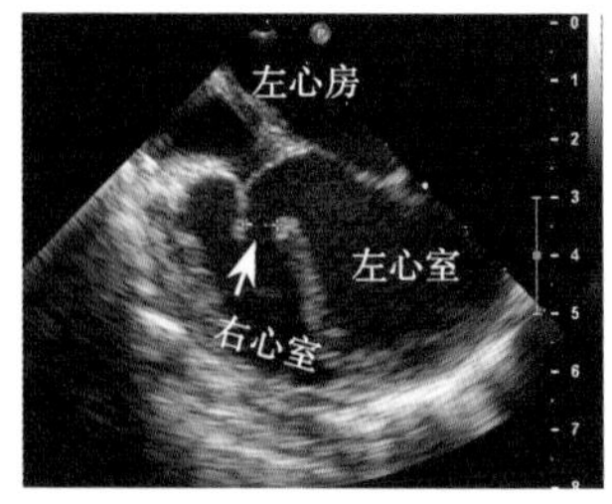

图 5-44　TEE 四腔心切面显示假性膜部瘤及左向右分流（箭头）

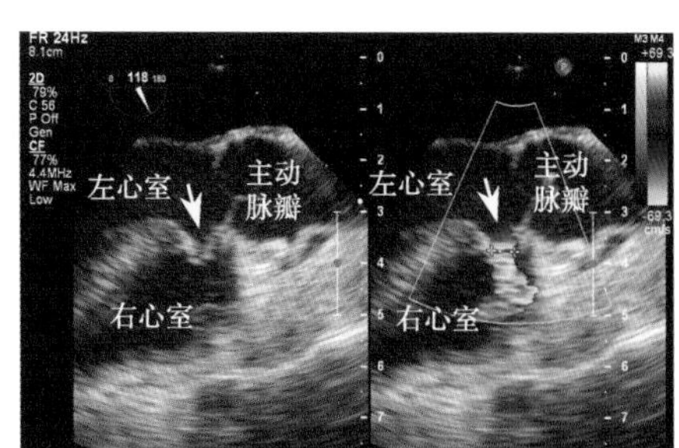

图 5-45　TEE 长轴切面显示假性膜部瘤及左向右分流（箭头）

三、治疗方式

VSD 的治疗有外科补片修补和封堵器封闭两种方式，而后者根据封堵器输送方式不同，又可分为内科介入封堵和外科小切口微创封堵治疗。其治疗方式的选择主要依据患者病变部位、大小，以及是否合并其他心血管畸形。5 岁以内分流量小、无血流动力学异常的患者，有自然闭合的可能，一般不主张手术。漏斗部 VSD 及 VSD 合并肺动脉高压或肺血管改变者很难自然闭合，5 岁以上自然闭合的机会较少。VSD 的内科介入封堵和外科微创封堵术，在适应证和禁忌证方面无严格区别，具体如下。

（一）内科介入封堵或外科微创封堵治疗

1. 适应证

（1）绝对适应证

1）膜周部 VSD：①年龄：通常≥3 岁；②体重 >5kg；③有血流动力学异常的单纯性室间隔缺损，14mm> 直径 >3mm；④室间隔缺损上缘距主动脉右冠瓣≥2mm，无主动脉右冠瓣脱垂及主动脉瓣反流;⑤超声显示病变在主动脉短轴切面 9~12 点钟位置。

2)肌部 VSD:缺损 >3mm。

3)外科术后残余分流。

4)心肌梗死或外伤后 VSD。

(2)相对适应证

1)直径 <3mm,无明显血流动力学异常的小 VSD。临床上有因存在小 VSD 而并发感染性心内膜炎的病例,因此封堵的目的是避免或减少并发感染性心内膜炎。

2)嵴内型 VSD,缺损距肺动脉瓣 2mm 以上,直径小于 5mm。

3)VSD 上缘距主动脉右冠瓣≤2mm,无主动脉右冠瓣脱垂,不合并主动脉瓣反流,或合并轻度主动脉瓣反流。

4)伴有假性膜部瘤的多孔型 VSD,缺损上缘距主动脉瓣 2mm 以上,出口相对集中,封堵器的左室面可以完全覆盖全部入口。

2. 禁忌证

(1)重度肺动脉高压伴双向分流。

(2)巨大 VSD、缺损解剖位置不良,封堵器放置后可能影响主动脉瓣或房室瓣功能。

(3)感染性心内膜炎、心内有赘生物或安置处有血栓存在。

(4)心功能不全、合并出血性疾病或其他不能耐受手术者。

(二)体外循环下 VSD 修补术适应证与禁忌证

1. 手术指征

(1)大型 VSD:大型缺损、充血性心力衰竭经内科治疗无法控制的婴儿适宜早期手术治疗。超声证实肺动脉高压的小婴儿应在 3 月龄内手术。

(2)中等型 VSD:Qp/Qs≥1.5 时建议手术;2 岁时仍存在大量左向右分流(Qp/Qs>2)的患者应尽早手术。超声心动图通过左、右室流出道内径和速度时间积分,可用于计算 Qp/Qs(图 5-46)。

(3)小型 VSD:肺血管阻力正常,持续存在的小缺损通常不宜手术,但若发生感染性心内膜炎,严重治愈后缺损仍存在,即便是小缺损也建议闭合。

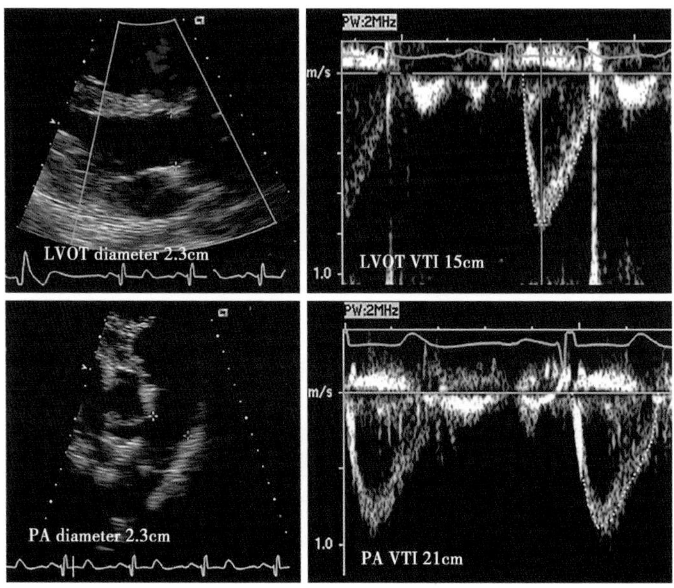

图 5-46　超声心动图通过左、右室流出道内径和速度时间积分，可用于计算 Qp/Qs。

（4）干下型 VSD：因此型没有闭合倾向，容易诱发早期肺血管改变，应在婴儿期及早一期闭合。

2. 禁忌证

（1）合并不可逆的重度肺动脉高压，右心导管检查显示 Qp/Qs<1，超声心动图示心室水平大量右向左分流。

（2）心功能不全，合并出血性疾病或其他不能行开胸手术治疗的疾病。

四、术中超声心动图监测与引导

（一）VSD 封堵治疗

内、外科 VSD 封堵治疗操作原理相似，唯手术路径不同。内科介入封堵术多在 X 线引导下进行，而外科微创封堵需要 TEE 全程引导及监护。二者术后评估内容相同，故在此仅介绍超声在外科微创封堵治疗中的应用。

1. 术前 TEE 评估及封堵器选择

术前 TEE 评估对手术方案的选择具有决定性的作用。应用多平面确定缺损的类型、位置及大小，心室水平分流束宽及方向，距主动脉右冠瓣的距离，有无主动脉右冠瓣脱垂及瓣膜反流，是否合并其他心内畸形等（图 5-47）。

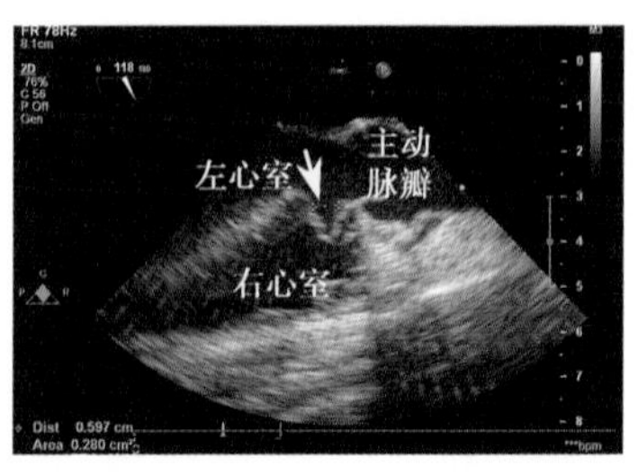

图 5-47　TEE 左室长轴切面测量缺损大小

膜周部 VSD 封堵治疗选择封堵器的合适与否与并发症的发生有一定关系。若封堵器过大，会影响主动脉瓣活动，导致主动脉瓣反流；若封堵器过小，可能导致封堵器移位、脱落，或形成残余分流及溶血等。因此应根据 VSD 的形态、缺损大小、缺损与主动脉瓣的距离选择不同类型的封堵器。VSD 距主动脉右冠瓣 2mm 以上者，首选对称型封堵器；不足 2mm 者，选择偏心型封堵器。假性膜部瘤伴多出口，可选择左右两侧不对称的细腰型封堵器。选择的封堵器应比室间隔缺损的最小直径大 1~3m。

2. TEE 引导 VSD 封堵

超声引导下 VSD 微创封堵术操作与心导管下 VSD 封堵治疗操作过程类似。据术前评估选择好适当的封堵器后，根据病变部位不同，膜周部 VSD 一般选择主动脉长轴切面、主动脉短轴切面或心尖五腔心切面能清晰显示病变部位及缺损与周围组织关系的切面进行引导。

确定引导的切面后，首先辅助外科医生确定右室面的穿刺点，穿刺点与缺损口的连线同室间隔之间的夹角不宜过小，以免不利于导丝通过缺损口，增加封堵难度。导丝通过缺损口进入左心室后，顺势推送输送鞘，此时须注意观察输送鞘头端走行，避免损伤二尖瓣及其腱索。

随后，将封堵器送达输送鞘末端，TEE 引导下释放左伞盘，使左伞盘与室间隔相贴，确定位置良好后，封堵器腰部嵌入 VSD，释放右伞盘。多切面观察封堵器位置是否恰当，有无残余分流及瓣膜反流，外科医生可稍用力反复推拉输送导丝，再次多切面进行评估，若封堵器不变，无残余分流及不影响主动脉瓣及三尖瓣时可释放封堵器，撤去输送鞘及导管（图 5-48~图 5-50）。

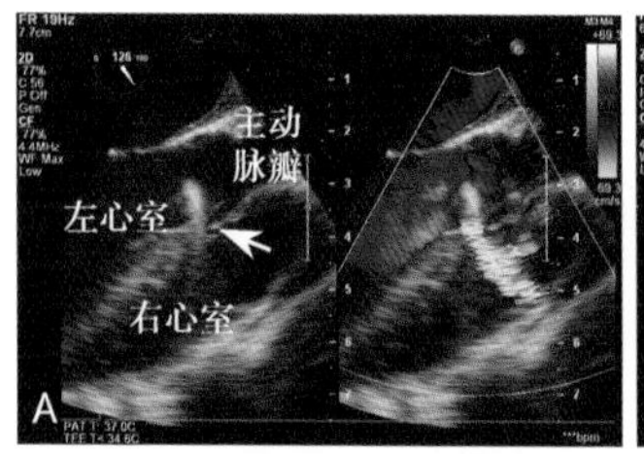

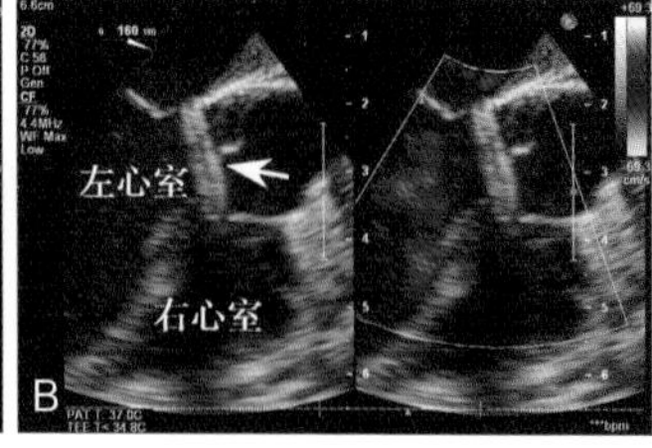

图 5-48 右室游离壁穿刺送入导丝，经右心室→缺损→左心室，引导鞘管通过缺损（图 A），进入左室流出道（图 B），多切面确定鞘管（箭头）是否送入过深，以免损伤二尖瓣等其他重要组织。

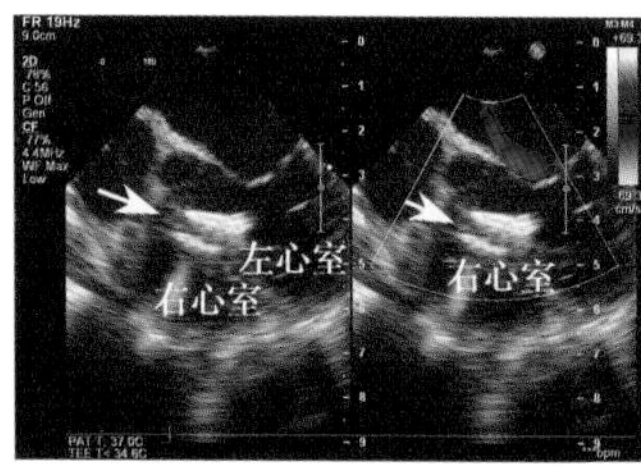

图 5-49 将封堵器送达输送器末端，引导伞盘的释放，图为四腔心切面显示伞盘释放后紧贴室间隔，彩色多普勒显示分流消失，此时可进行牵拉试验确认牢固性。

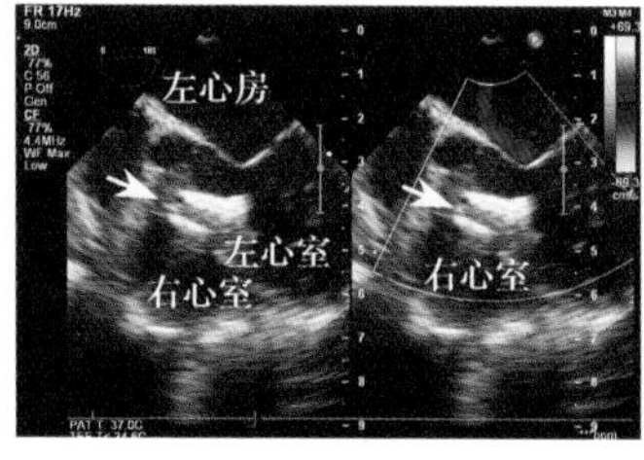

图 5-50 多切面观察伞盘释放位置良好后，反复推拉确认位置牢固，心电图无传导阻滞，周围组织未受压，则可释放封堵器。

对于 VSD 合并假性膜部瘤的患者，术前主要关注右室面破口个数及大小，封堵器的选择亦是根据右室面出口来决定的。

肌部 VSD 的封堵治疗，因其位置的多样性，超声引导的过程与膜周型 VSD 略有不同。其中，术前缺损口的定位极其重要，它决定着手术时心脏的穿刺部位。一般来说，缺损越靠近心尖，穿刺点部位越低。

超声引导肌部 VSD 封堵，首先是帮助外科医生进行穿刺点定位。其余引导过程同膜周型 VSD，封堵器的选择同样是比室间隔缺损的最小测值大 1~3mm，多选择对称型封堵器。肌部 VSD 封堵后需要仔细检查其他肌部室间隔有无分流，因部分细小肌部 VSD 在合并较大肌部 VSD 时心室水平检测不到分流，当后者封堵后，两侧心室间压差增大，细小的肌部 VSD 出现心室水平分流。

3. 封堵术后即刻评估

（1）观察有无残余分流：少量经过封堵器的分流在短时间内随着封堵器中聚酯膜上网孔被血液成分填塞后分流消失。明显的残余分流见于封堵器型号选择过小或多孔型 VSD，封堵器未能完全覆盖入口和出口。若有残余分流，须测量分流速度及压差，高速血流通过封堵器可引起溶血，一般分流速度超过 2m/s 时需要考虑是否更换封堵器，或外科修补治疗（图 5-51）。

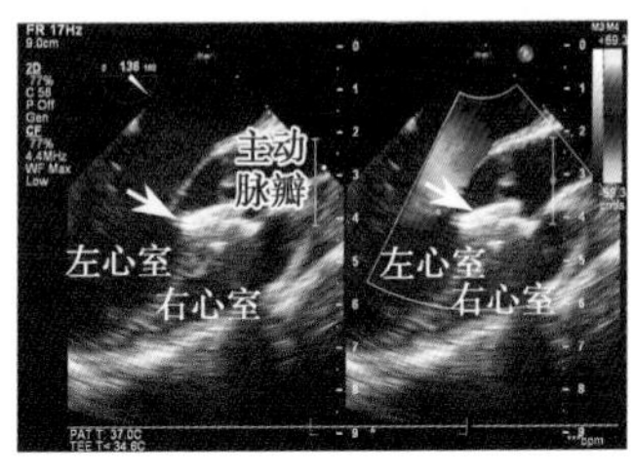

图 5-51　术后即刻 TEE，左室长轴切面显示封堵器稳定（箭头），心室水平未见残余分流。

（2）观察有无主动脉瓣反流：VSD 封堵治疗导致主动脉瓣关闭不全的原因很多，包括封堵器选择不当，或操作损伤等。对于主动脉瓣下边缘不良的 VSD 以及术前合并有轻度主动脉瓣脱垂的患者，需要特别注意有无主动脉瓣损伤及瓣膜反流（图 5-52、图 5-53）。

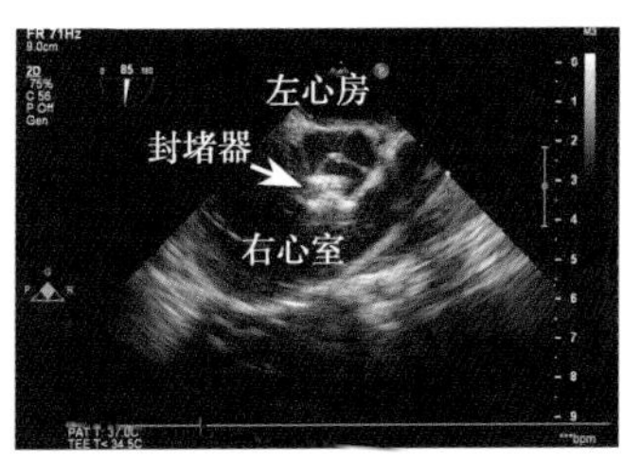

图 5-52　主动脉短轴切面显示封堵器（箭头）未对主动脉瓣开放造成影响。

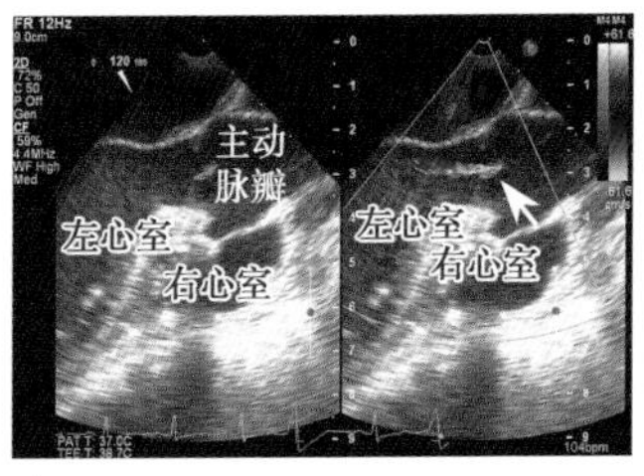

图 5-53　术后即刻 TEE，左室长轴切面显示封堵器稳定，心室水平未见残余分流，主动脉瓣轻度反流（箭头）。

（3）观察有无三尖瓣反流：对于隔叶下型 VSD 及合并假性膜部瘤的 VSD 需特别注意。封堵操作本身可导致三尖瓣隔叶受压和/或腱索断裂引起反流，前者可定期随访，而后者多需要进一步外科处理。

（4）观察有无二尖瓣反流：如前所述，在送入导丝及输送鞘的过程中，可能损伤二尖瓣及腱索，引起二尖瓣反流。同时由于缺损的闭合，左室收缩末压升高，也会导致二尖瓣反流或反流加重，此时应该重点评估患者瓣膜形态、结构及运动功能，决定是否需要进一步行瓣膜成形或置换术。

（5）注意有无新出现的心包积液：无论是鞘管、封堵器本身损伤心室壁均可以导致心脏压塞；若术中或术后有新出现的心包积液或原有心包积液量增多，均应通知术者进行相应处理。

（二）外科修补治疗

TEE 的应用主要是为修正和补充术前诊断，防止漏诊和误诊；同时对围手术期风险进行综合评估。其检查流程包括系统检查和集中检查两方面。

1. 体外循环术前

主要观察内容包括心脏位置，房、室间隔连续性，各瓣膜开闭情况，有无赘生物以及其他心血管畸形等；需要定量评估的有心腔大小，左、右心室功能，肺动脉压和其他瓣膜反流及其严重程度。针对 VSD，须再次证实缺损的存在及明确其类型、部位，缺损大小、数量，分流量及压差，缺损与周围组织的关系，距主动脉瓣的距离，主动脉瓣有无脱垂、反流及其程度等，这将决定手术方式的选择以及是否行主动脉瓣置换术。

2. 体外循环术后

即刻评价的主要内容包括心腔内有无气体，左、右室功能，室间隔连续性，有无残余分流，心房水平有无分流，各瓣膜反流情况，有无新出现的心包积液等（图 5-54）。

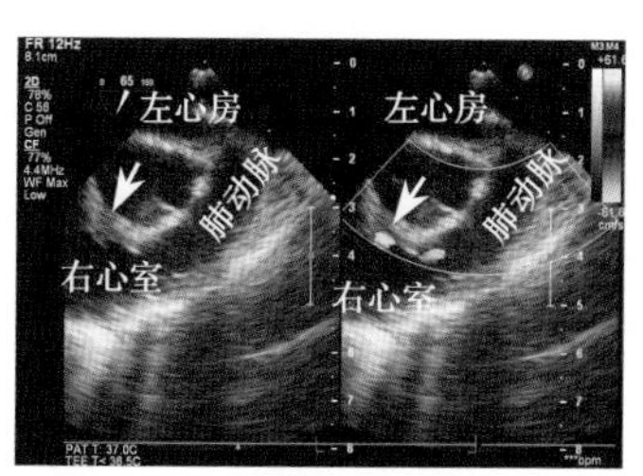

图 5-54　主动脉短轴切面显示补片回声（箭头），心室水平未见残余分流。

第 3 节　动脉导管未闭

动脉导管未闭（patent ductus arteriosus，PDA）是指胎儿时期开放的动脉导管于出生后 3 个月后未能自然闭合，成为主动脉与肺动脉之间的异常通道。PDA 是最常见的先天性心脏病之一，占先天性心脏病的 9%~12%，男女比例约 1 ： 2，可为单一的独立疾病，也可与其他先天性心血管畸形并存。

一、病理解剖及病理生理

动脉导管起源于胚胎第 6 主动脉弓，位于主动脉峡部小弯侧，其肺动脉端开口在肺动脉干分叉处或左肺动脉起始部，主动脉端开口在降主动脉前侧壁、左锁骨下动脉远端。动脉导管在胎儿出生后（一般 2~3 周，不超过 3 个月）形成动脉韧带，如未形成则导致动脉导管未闭。

（一）临床分型

临床上一般将 PDA 分为五个类型（图 5-55）：

1. 漏斗型（Type A）：较少见，导管的主动脉侧直径大于肺动脉侧直径，呈漏斗状。

2. 窗型（Type B）：较少见，管腔粗大但缺乏长度，主动脉与

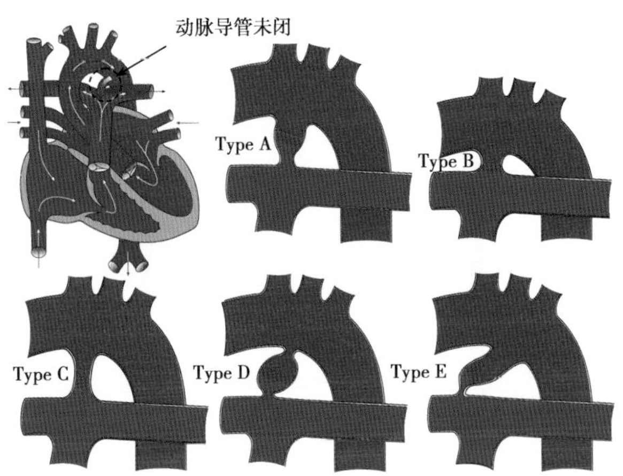

图 5-55　动脉导管未闭分型示意图

肺动脉紧贴呈窗式沟通。

3. 管型(Type C): 最多见,占 80% 以上,呈管状,两端粗细相仿,长度大于直径。

4. 动脉瘤型(Type D): 极少见,导管两端较细,中段明显膨大形成动脉瘤状,壁薄而脆,张力高,容易破裂。

5. 不规则型(Type E): 很少见,导管一侧细小,另外一侧扩大。

(二) 血流动力学改变

主动脉内压力无论收缩期还是舒张期均高于肺动脉内压力,因此一部分血液持续地通过未闭的动脉导管进入肺动脉,然后经肺循环进入左心房、左心室,使左心血容量增加,导致左心增大。如动脉导管较粗大,左向右分流量大,可导致肺动脉压增高,出现大血管水平右向左分流而产生差异性发绀。同时,因主动脉向肺动脉分流,导致体循环血量减少,舒张压下降,脉压增大,可出现周围血管征。

二、超声心动图检查

(一) 经胸超声心动图(transthoracic echocardiography, TTE)

常规 TTE 是诊断 PDA 的主要手段。间接超声征象主要为左心增大,肺动脉增宽,左室壁搏幅增强。直接征象为肺动脉干分叉处或左肺动脉起始部与降主动脉之间可见一异常管样结构和肺动脉干内源于降主动脉的分流束。常用于诊断和评估 PDA 的切面包括胸骨旁主动脉短轴、胸骨旁肺动脉长轴、胸骨上窝切面等(图 5-56~图 5-58)。

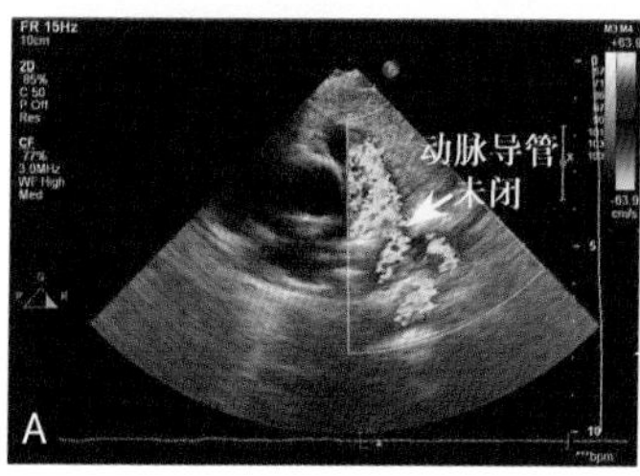

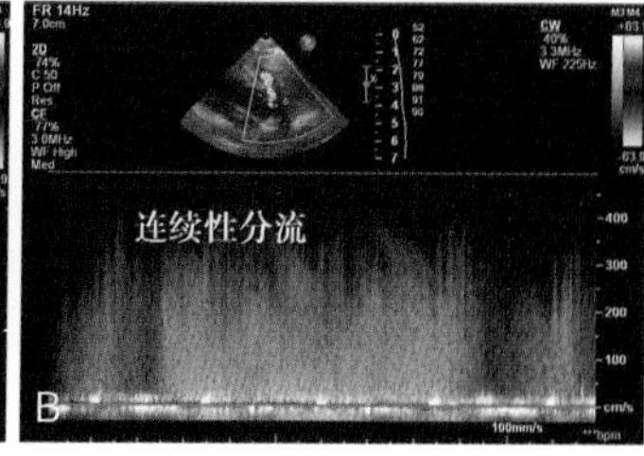

图 5-56 主动脉短轴切面显示管型动脉导管未闭

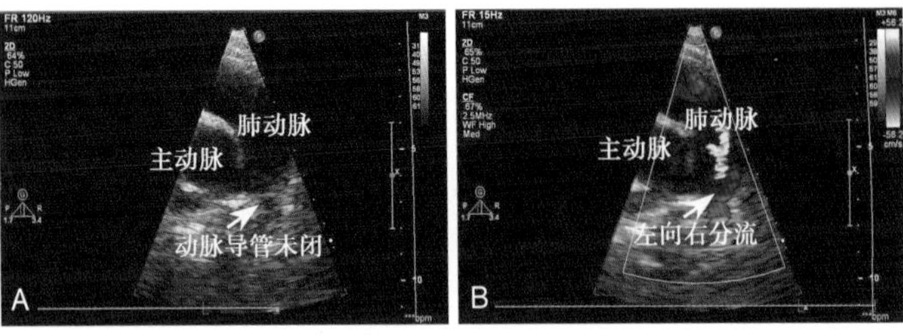

图 5-57 肺动脉长轴切面中显示动脉导管未闭

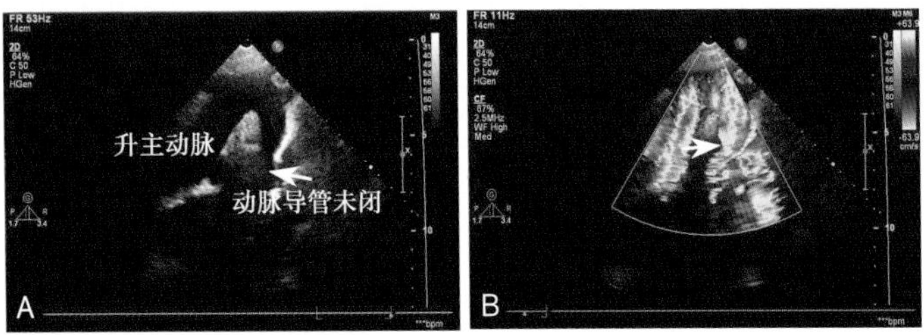

图 5-58 胸骨上窝切面中动脉导管未闭超声表现

常规 TTE 检查观察和测量的要点包括：二维超声确认是否存在降主动脉与肺动脉分叉部的异常通道，显示其形态、直径和长度；评价左心容量负荷。彩色多普勒观察肺动脉干内源于降主动脉的分流束，观察分流时相；连续波多普勒测量分流速度及压差，评估肺动脉压。早期动脉导管未闭患者，主动脉高于肺动脉，超声表现为连续性左向右分流。随着肺动脉压升高，会逐渐出现双向分流、右向左分流，超声容易漏诊，需要多切面反复确认（图 5-59、图 5-60）。同时，应仔细排查是否合并其他心血管畸形。

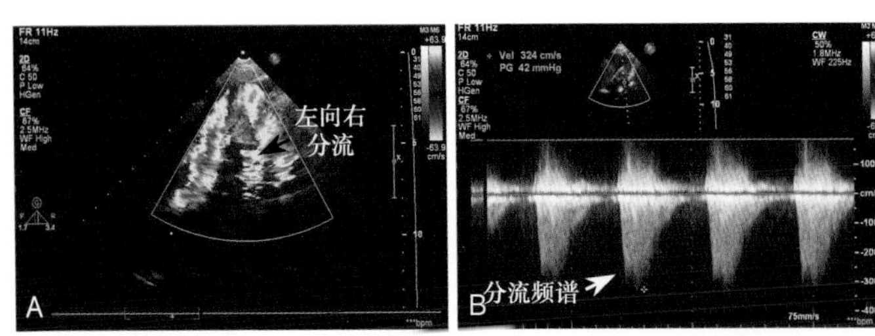

图 5-59 胸骨上窝切面显示动脉导管未闭左向右分流，分流速度 324cm/s，压差 42mmHg。

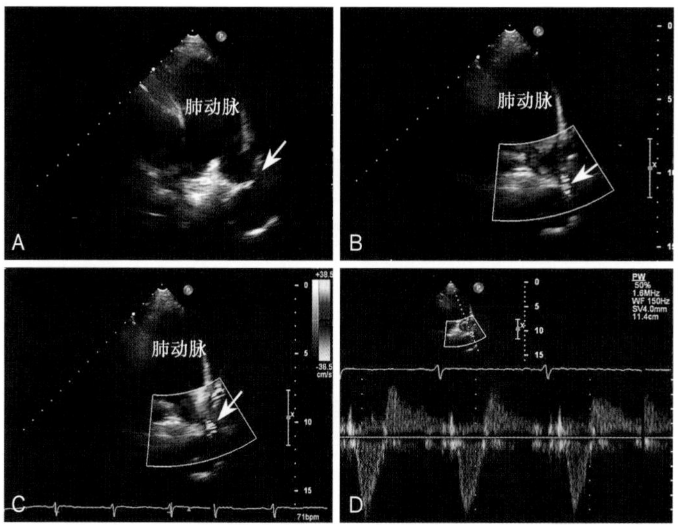

图 5-60　动脉导管未闭终末期合并肺动脉高压时，出现右向左分流，肺动脉增宽，左肺动脉开口可见动脉导管未闭（图 A，箭头），大血管水平左向右分流（图 B，箭头）及右向左分流（图 C，箭头），连续波多普勒评估分流频谱。

需要注意的是，肺动脉干内源于动脉导管未闭的左向右红色分流束应注意与肺动脉瓣狭窄产生的湍流鉴别。粗大的动脉导管未闭，应注意观察主动脉弓降部发育情况，避免漏诊合并主动脉缩窄或离断。动脉导管未闭随着肺动脉压增高，分流速度可降低，分流时相和方向也可发生改变，由于分流血流的不典型，容易出现误诊和漏诊，此时应结合彩色多普勒多切面、多角度进行探查。常规经胸超声诊断有困难时，可建议行经食管超声心动图（transesophageal echocardiography，TEE）或心血管 CTA 检查进一步明确诊断。

（二）TEE 检查

虽然 TTE 可以进行 PDA 的定性和定量诊断，但在少数患者中，这一技术仍有其限制性。如一些经胸探查透声条件较差、PDA 呈细长管型、走行迂曲或连接于肺动脉干或左肺动脉后壁时，TTE 只显示肺动脉内湍流而不能显示动脉导管未闭分流束的起源，从而难以作出决断者。TTE 可较早继发肺动脉高压，但当肺动脉与主动脉压达到平衡或超过主动脉压时，分流消失或低速分流难以探查。此时就可以应用 TEE 进一步确诊。

检查方法：按常规方式进行患者的麻醉和插管，TEE 探头在距切牙约 30cm 处，使探头对向降主动脉，在相控阵 0° 方位显示降主动脉短轴切面，其后缓慢回撤探头，绕过左支气管造成的探查盲区直至前方出现左肺动脉，在此深度转动相控阵角度至 30°~60° 可显示降主动脉斜切短轴与左肺动脉长轴间相通的动脉导管，继续旋转相控阵角度至 110°~130° 显示降主动脉长轴与左肺动脉斜切短轴间相通的动脉导管（图 5-61）。

在上述切面，多普勒声束与分流束方向间可达到平行，从而有利于分流速度和压力阶差的准确测量。

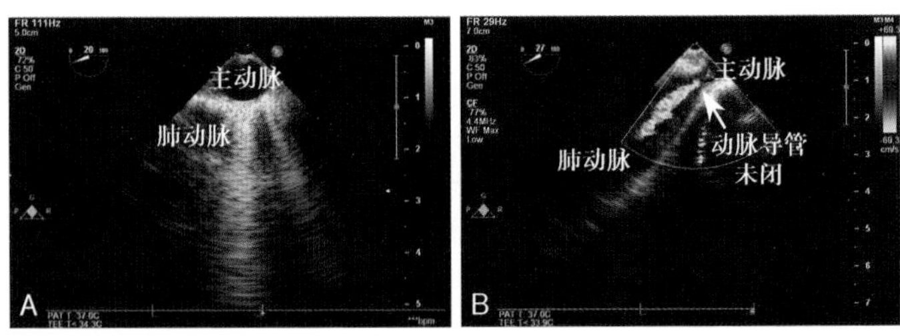

图 5-61　TEE 显示窗型动脉导管未闭（PFA）
检查中首先显示食管上段降主动脉短轴切面（图 A），选转动相控阵角度至 30°~60° 可显示降主动脉斜切短轴与左肺动脉长轴间相通的动脉导管（图 B）。

三、治疗方案

目前，大多数专家认为 PDA 一经诊断就应积极进行治疗。PDA 的治疗方法主要包括介入治疗和外科手术治疗，大多数 PDA 可通过介入方法治愈，传统的开胸外科手术正逐步被介入封堵术替代。

（一）介入治疗适应证及禁忌证

1. 绝对适应证

体重 >8kg，具有临床症状和心脏超负荷表现，不合并需要外科手术的其他心脏畸形。

2. 相对适应证

（1）体重 4~8kg，具有临床症状和超负荷表现，不合并需要外科手术的其他心脏畸形。

（2）“沉默型”PDA。

（3）导管直径 >14mm。

（4）合并感染性心内膜炎，但已控制 3 个月。

（5）合并轻度至中度左房室瓣关闭不全、轻度至中度主动脉瓣狭窄和关闭不全。

（6）外科术后或介入术后残余分流。

3. 禁忌证

（1）感染性心内膜炎、心脏瓣膜和导管内有赘生物。

（2）严重肺动脉高压出现右向左分流，肺总阻力 >14Wood 单位。

（3）合并需外科手术矫正的心内畸形。

（4）依赖 PDA 存活的患者。

（5）合并其他不宜手术和介入治疗疾病的患者。

（二）外科手术治疗适应证及禁忌证

1. 适应证

临床上诊断明确的单纯 PDA 都可考虑手术，但介入治疗是首选，不能进行介入治疗的患者可考虑外科手术治疗。手术技术包括常温导管闭合法和体外循环下导管闭合法。常温导管闭合法是大多数选择的术式。体外循环下导管闭合法通常在合并重度肺动脉高压或合并感染性心内膜炎、预计非体外循环下的手术中可能发生意外大出血或急性心力衰竭，或同时合并其他心内畸形拟在一次手术中同时处理 PDA 时选用。

2. 禁忌证

重度肺动脉高压以右向左分流为主，临床上出现发绀的患者，以及合并复杂先天性心脏病，依靠 PDA 存活的患者不可单独行闭合手术。

四、术后超声检查

PDA 封堵术后即刻，超声心动图主要用于评估是否存在残余分流，以及封堵器是否导致主动脉、肺动脉侧血流加速。术后随访中，重点观察左心室有无缩小、心功能是否恢复，对于发热的患者，还应评估是否合并感染性心内膜炎。

第 4 节　肺动脉瓣狭窄

肺动脉瓣狭窄（pulmonary stenosis）是一种临床相对少见的瓣膜异常，多为先天性异常，单纯肺动脉瓣狭窄占全部肺动脉狭窄的 75%~80%，后天性肺动脉瓣狭窄多为风湿性病变，其他疾病如感染性心内膜炎、老年退行性变、类癌综合征、结缔组织病等也可引起瓣膜狭窄。

一、病理解剖和病理生理

（一）病理解剖

单纯肺动脉瓣狭窄通常是由于肺动脉的 3 个瓣叶发育异常所致，瓣叶增厚，瓣叶交界处融合，呈穹窿状向肺动脉内突出，瓣口直径大小不一，严重者瓣叶交界处互相愈着，只在中心处留一小孔；也可表现为二瓣化，两个瓣叶交界处相互融合，造成瓣口狭窄；或单瓣化，无瓣叶交界，肺动脉瓣变成中心有一小孔的横隔膜。肺动脉瓣环多数发育正常。右室漏斗部继发性肌性肥厚狭窄，狭窄远端肺动脉干扩张，多延及左肺动脉。右室壁代偿性增厚，右心室腔相对缩小。

（二）病理生理

肺动脉瓣狭窄主要表现为右心室排血受阻，压力增高，右心室因长期压力负荷增加而肥厚，最终失代偿而扩大，甚至衰竭。一般依据右室收缩压高低来判断病情轻重，右室收缩压 ≤50mmHg 为轻度狭窄；>50mmHg 但未超过左室收缩压为中度狭窄；超过左室收缩压为重度狭窄。右心室压越高，则表明肺动脉瓣狭窄越重，肺动脉瓣压力阶差越大。

由于肺动脉瓣狭窄，从右室射入肺动脉的血流加速，在肺动脉内产生喷射性涡流，导致肺动脉干出现狭窄后扩张。

二、超声心动图检查

了解肺动脉瓣解剖特征、开放受限程度和是否合并右室流出道狭窄；测量肺动脉瓣环径以选择球囊大小；测量肺动脉瓣前向血流速度，测算压力阶差（pressure gradient，PG）。

（一）二维超声心动图

胸骨旁右室流出道或肺动脉长轴切面、主动脉短轴切面及剑突下右室流出道长轴切面可显示肺动脉瓣增厚、交界处粘连，开放受限呈穹窿状，肺动脉干及左肺动脉呈狭窄后扩张。右室壁肥厚，右心房扩大。肺动脉瓣短轴切面可显示肺动脉瓣叶数目及形态改变（图 5-62~图 5-65）。

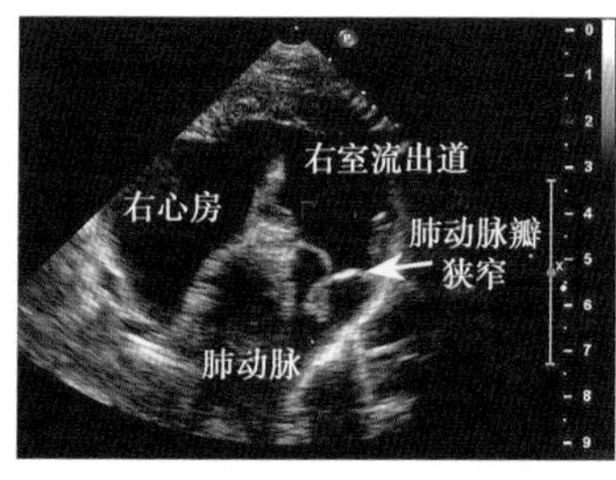

图 5-62　胸骨旁肺动脉长轴切面显示肺动脉瓣明显增厚、粘连。

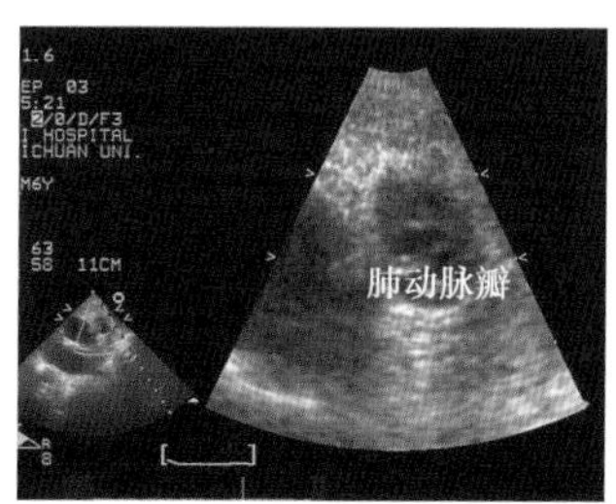

图 5-63　胸骨旁肺动脉短轴切面显示二叶式肺动脉瓣，瓣缘增厚，开放受限。

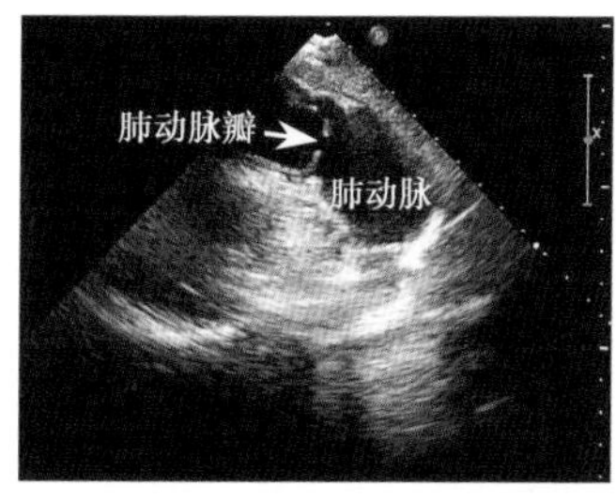

图 5-64　胸骨旁肺动脉长轴切面显示收缩期肺动脉瓣开放受限，呈穹窿样改变。

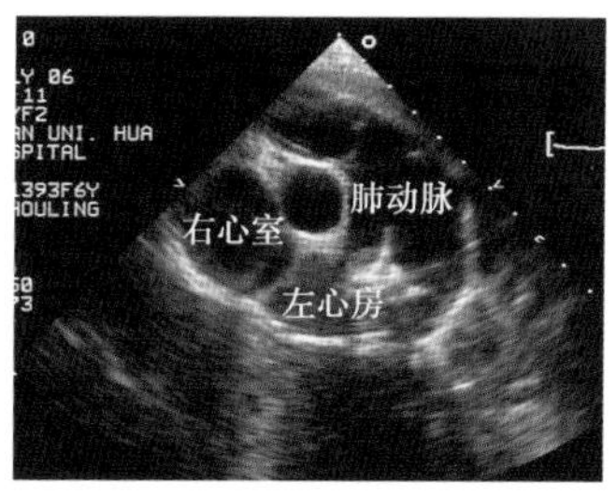

图 5-65　胸骨旁肺动脉长轴切面显示室上嵴肥厚，肺动脉狭窄后扩张。

（二）多普勒超声心动图

彩色多普勒血流显像于肺动脉干内可观察到收缩期经过狭窄肺动脉口的血流加速，呈蓝色为主五彩镶嵌的高速血流，通常沿肺动脉外侧壁走行并折返形成湍流（图 5-66、图 5-67）。频谱多普勒在肺动脉瓣上可探及收缩期负向湍流血流频谱。通过估测 PG 可判断狭窄程度：PG<36mmHg，轻度狭窄；PG 为 36~64mmHg，中度狭窄；PG>64mmHg，重度狭窄。

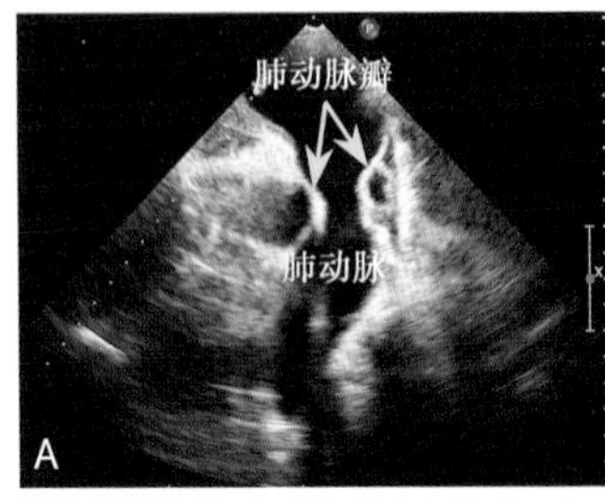

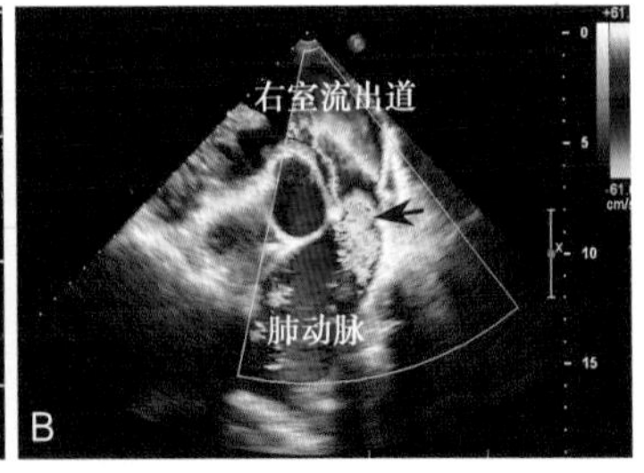

图 5-66　胸骨旁肺动脉长轴切面显示患者肺动脉瓣明显增厚、开放受限（图 A）；多普勒超声心动图示肺动脉口前向血流明显加快。

（三）经食管超声心动图（transesophageal echocardiography，TEE）

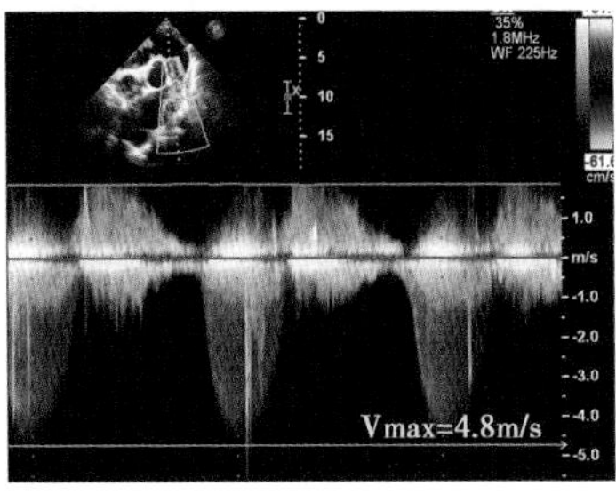

图 5-67　连续波多普勒可用于测量肺动脉口前向血流速度，并根据伯努利方程评估 PG 及肺动脉瓣狭窄程度。

在主动脉短轴/右室流出道切面上，TEE 可以清晰显示整个右室流出道、肺动脉瓣、肺动脉干及分叉近端的情况，有助于确定患者肺动脉瓣狭窄的病因及严重程度（图 5-68）。先天性肺动脉瓣狭窄多合并有卵圆孔未闭等心血管畸形，TEE 在排除此类合并症方面较经胸超声更具有优势。

（四）实时三维超声心动图

对肺动脉瓣狭窄患者而言，实时三维超声可直观地显示瓣

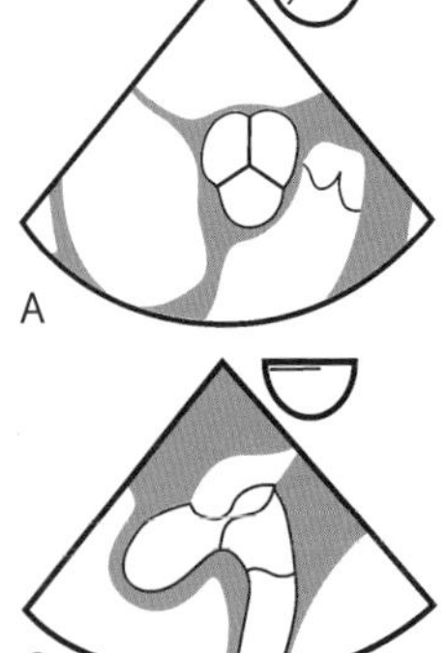

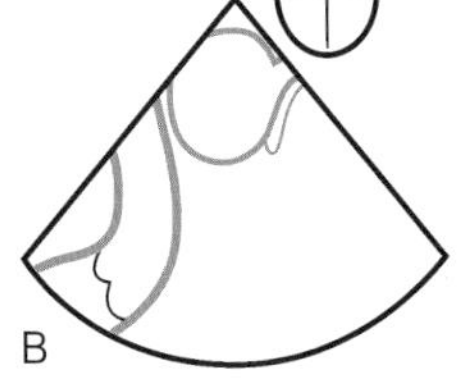

图 5-68　TEE 评估肺动脉瓣常用切面：图 A 为主动脉短轴切面，图 B 为胸骨上主动脉弓短轴切面，图 C 为经胃底右室流入-流出道切面。

膜形态、厚度和活动情况，并可能显示瓣膜开口大小，以更加直观地判断其狭窄程度（图 5-69、图 5-70）。对于合并房间隔缺损的患者，实时三维超声可以明显提高检出率。

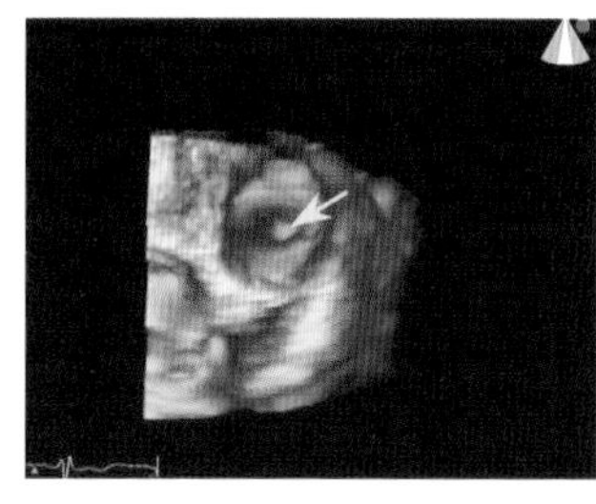

图 5-69　实时三维超声自右室流出道方向观察肺动脉瓣开放呈穹窿样改变，瓣口狭小（箭头）。

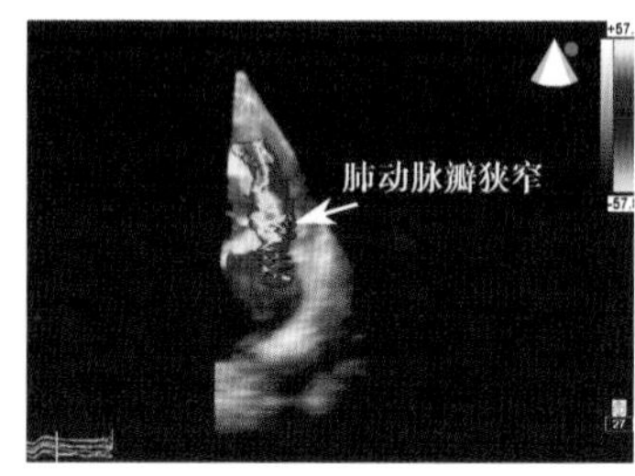

图 5-70　多普勒实时三维超声显示患者肺动脉口前向血流加速

（五）右心声学造影

法洛三联症是指较严重的肺动脉瓣狭窄，合并卵圆孔未闭或继发孔型房间隔缺损，继发代偿性的右心室肥厚。由于肺动脉瓣狭窄所致右心系统压力升高，相当一部分患者很难通过多普勒超声探及心内分流。右心声学造影有助于判断是否存在心内右向左分流，继而鉴别单纯肺动脉瓣狭窄及法洛三联症（图 5-71）。

三、治疗方式

（一）介入手术

介入手术即经皮腔内球囊肺动脉瓣成形术（percutaneous balloon puhnonary valvuloplasty，PBPV），1982 年由 Kan 等首先报道使

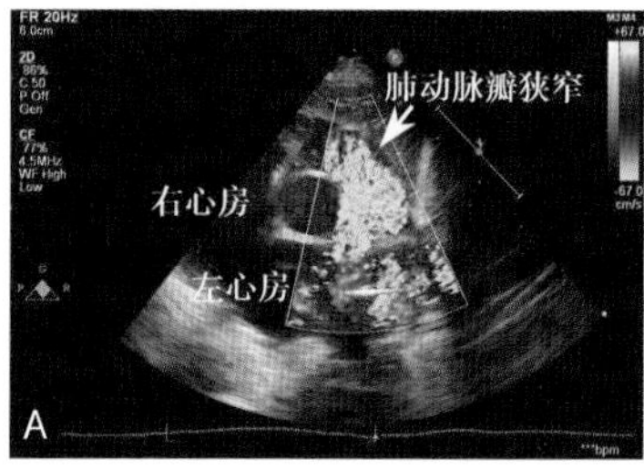

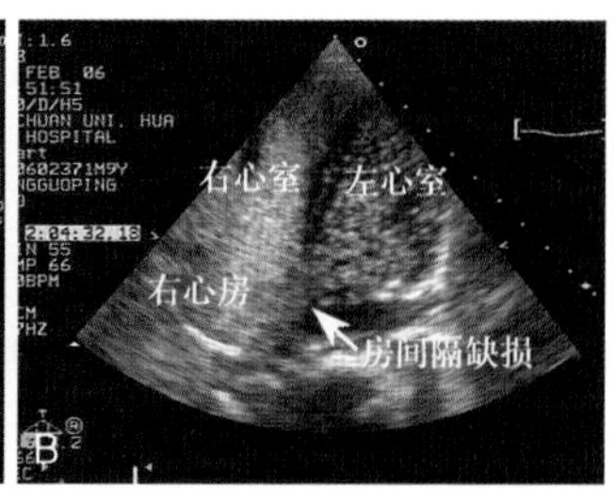

图 5-71　多普勒超声显示肺动脉口前向血流明显加速（图 A）；右心声学造影显示右心顺序显影后，大量造影剂通过房间隔进入左心系统，提示患者为法洛三联症（图 B）。

用。长期以来，人们通过对 PBPV 的适应证、方法学、术前后血流动力学、作用机制及随访等进行了深入、综合的研究，认为 PBPV 简便、有效、安全、经济，可作为治疗典型肺动脉瓣狭窄的首选方法。

1. 适应证

（1）儿童期及无症状的肺动脉瓣狭窄，并且肺动脉瓣 PG≥40mmHg。当合并右室功能不全时，则不以压差作为介入术的指征。曾经有外科手术史的肺动脉瓣发育异常者，也能采用经皮肺动脉瓣球囊扩张术。

（2）肺动脉瓣狭窄伴动脉导管未闭或房、室间隔缺损。

（3）作为外科手术的先期治疗，如肺动脉瓣球囊扩张应用于法洛四联症，可缓解发绀，取代体循环-肺循环分流术。

（4）杂交手术，减少外科手术的难度或并发症。

（5）外科手术的补充治疗，如术后肺动脉瓣再狭窄进行扩张。

2. 禁忌证

（1）肺动脉瓣狭窄为漏斗型或瓣上型。

（2）肺动脉瓣二叶畸形、瓣环发育不良、无瓣窦、肺动脉干无狭窄后扩张。

（3）婴幼儿肺动脉瓣狭窄伴重度心力衰竭，多为瓣口极度狭窄，导管极难通过。

（4）肺动脉瓣狭窄伴重度三尖瓣反流。

（二）外科手术

对于严重肺动脉瓣狭窄者，常采用肺动脉瓣交界切开术，配合人工管道重建右室流出道。

四、术中超声引导与监测

对于不能配合手术的婴幼儿应给予全身麻醉，此时可放置 TEE 进行监测与引导。对于选择局部麻醉的患者，术中可选择常规经胸超声进行引导和评估。

在进行球囊扩张前，应再次测量患者肺动脉口最大前向血流速度，并评估患者肺动脉瓣狭窄严重程度（图 5-72）。需要引起重视的是多普勒超声所测量的峰值 PG 是瓣口血流速度最大时的“瞬时压差”，而心导管所测量的是右心室与肺动脉间的最大

“峰间压差”。因此，多普勒测值往往大于心导管所测量的数值，这一点在与介入医生沟通时应该引起重视。

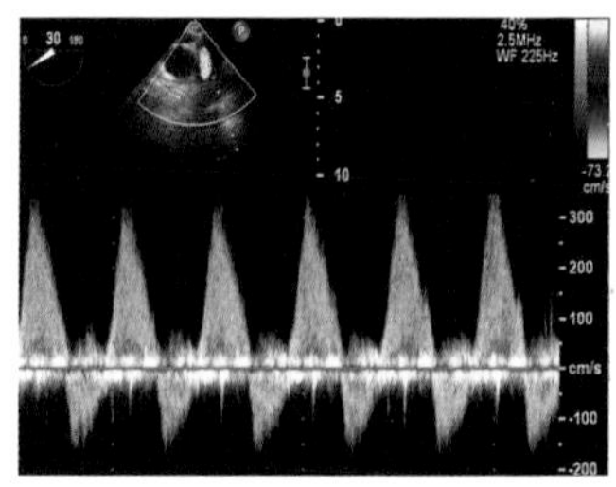

图 5-72　术中超声心动图可用评估肺动脉口 PG 的大小，然而这一测值是最大瞬时压差，不代表患者右心室 - 肺动脉的峰间压差。

肺动脉瓣环的大小对于选择球囊直径至关重要。第一次使用的球囊推荐为肺动脉瓣环径的 1.2~1.4 倍；不建议选择大于瓣环径 1.5 倍的球囊，因为这可能导致肺动脉口的损伤，出现肺动脉瓣关闭不全。另外，尚有作者提倡计算肺动脉瓣环 Z 值（肺动脉瓣环直径的校正值，即肺动脉瓣环径的实测值 − 正常平均值/正常平均直径的标准差），以评估患者是否需要进行成形术。对于肺动脉瓣环 Z 值小于–4 的患儿，推荐采用肺动脉瓣球囊扩张术。

球囊扩张过程中，可选择在心尖四腔心切面和主动脉短轴切面下，引导球囊到达瓣膜狭窄处进行扩张。肺动脉瓣狭窄解除后，球囊腰凹征消失，在此过程中，应使用超声实时观察 PG 变化。球囊扩张过程中，由于左心系统缺血，可导致患者出现低血压。若超声提示卵圆孔处新发的右向左分流，提示低血压状态，应尽快告知术者。

术后即刻测量肺动脉瓣口 PG，测值≤25mmHg，提示肺动脉瓣狭窄已解除。由于球囊直径选择不合理，可导致患者出现肺动脉瓣反流，轻-中度的反流是可以接受的。若反流程度较重，提示成形术失败，可能需要植入带瓣支架或进行外科手术。

首选外科手术的患者其肺动脉瓣狭窄多作为复杂先天性心脏病的组成部分，如法洛四联症等，在此不做赘述。

五、小结

先天性肺动脉瓣狭窄多合并其他心血管畸形，在检查时除评估患者肺动脉瓣病变严重程度外，还应该注意不要漏诊和误诊。单纯肺动脉瓣狭窄的治疗多以 PBPV 为主。术前应重点评估瓣环发育程度及瓣环径大小，术毕则重点观察狭窄解除程度及有无新发的肺动脉瓣反流，借以评估手术效果。

第 5 节 卵圆孔未闭

卵圆孔是心脏房间隔胚胎时期的一个生理性通道，出生后 5~7 月左右，大多数人房间隔的继发隔和原发隔相互粘连、融合形成永久性房间隔，若未融合则形成卵圆孔未闭（patent oval foramen，PFO）。约 25%~34% 的成人卵圆窝部两层隔膜未完全融合，中间遗留一个永久性的裂缝样缺损。

一、PFO 的病理意义

PFO 位于房间隔前上部，是原发隔与继发隔之间的新月形隧道，毗邻主动脉和上腔静脉。然而，PFO 的解剖结构，尤其是大小和形态，往往是高度可变的，病理意义也各不相同。在正常生理条件下，左、右心房间的压差使隧道关闭，阻止了两个心房之间的交通。由于右侧压力增加，会出现右向左分流，而一些患者则表现为间歇性或连续的左至右分流。

由于 PFO 的分流量太小，长期以来认为 PFO 不会造成临床后果。然而，近年来，越来越多的研究发现，PFO 患者发生脑卒中、偏头痛、外周动脉栓塞、减压病等的风险较正常人群数倍升高，PFO 的致病作用才引起了广大专家和学者的关注。临床探索采用 PFO 封堵的方法来预防脑卒中复发事件、治疗偏头痛和斜卧呼吸-直立型低氧血症等。虽然大多数临床研究显示出较好的疗效，但循证研究仍有争议。

二、超声心动图检查

评估 PFO 及相关综合征需要一套标准化、系统化的方法，获取其超声心动图和多普勒特征，主要包括经胸超声心动图（transthoracic echocardiography，TTE）、经食管超声心动图（transesophageal echocardiography，TEE）以及右心声学造影技术等。不同超声心动图诊断方法具有不同的观察角度，为了更好地评估 PFO，需要将不同的超声心动图诊断相互结合全面综合评估，包括对 PFO 的检出及量化其大小、形状、缺损周围组织的边界、分流的程度与方向等情况。

（一）TTE 检查

成人因受如肥胖、肺气过多等因素的影响，TTE 对 PFO 检出率较低，难以准确测量 PFO 的大小，因此 TTE 主要用于初步筛查。观察切面包括胸骨旁主动脉短轴切面、心尖四腔心切面、剑突下双房切面，选择二维超声心动图及彩色多普勒，重点评估以下几方面：

1. 房间隔原发隔与继发隔是否分离，观察分离宽度、是否存在分流彩束及方向如何。

2. 是否合并房间隔连续中断或房间隔膨出瘤（atrial septal aneurysm，ASA），评估分流方向。

3. 是否存在欧氏瓣或者希阿里网。

4. 是否合并继发隔肥厚、主动脉瘤样扩张。

（二）TEE 检查

TEE 可清楚观察房间隔解剖结构，常被誉为是 PFO 形态评估的“金标准”和首选方法。通常根据 TEE 测量 PFO 分离高度的大小，将 PFO 分为大 PFO（≤4.0mm）、中 PFO（2.0~3.9mm）和小 PFO（≤1.9mm）三种类型。有效 Valsalva 动作后测量的最大 PFO 开放直径接近其真实大小。

根据 PFO 的结构特征，可将其分为简单型 PFO 和复杂型 PFO 两种类型。简单型 PFO 的特征为：长度短（<8mm），无房间隔膨出瘤，无过长的下腔静脉瓣或希阿里网，继发隔无肥厚（≤6mm），以及不合并房间隔缺损。不满足上述条件的为复杂型 PFO。对 PFO 进行分类有助于指导 PFO 封堵治疗。

检查中将探头插入至食管中段（深度约 30~40cm），彩色多普勒增益设置在较低水平，使二维及彩色多普勒并排成像。从 0°开始，每次递增 15°，以完整观察房间隔。

主要采用以下两个切面观察卵圆孔的大小、隧道长度及分流情况（图 5-73）：食管中段主动脉短轴切面（50°~70°）测量 PFO 右房分流口至主动脉根部距离等；食管中段双腔静脉切面（90°~120°）测量从 PFO 右房面分流口至上腔静脉口的距离等。

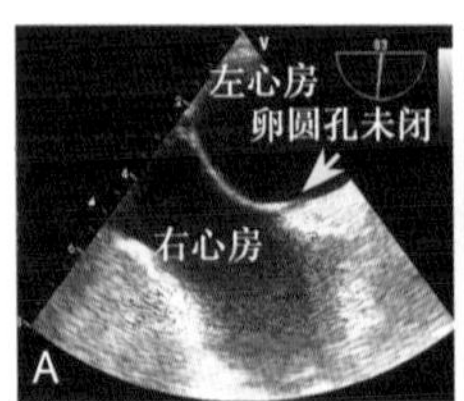

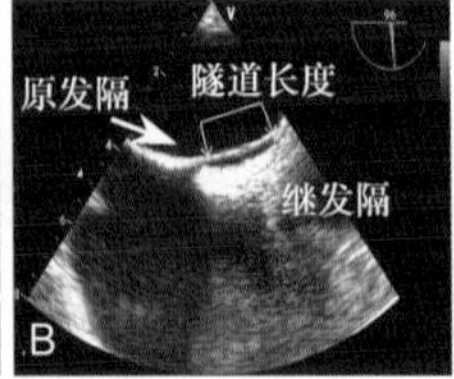

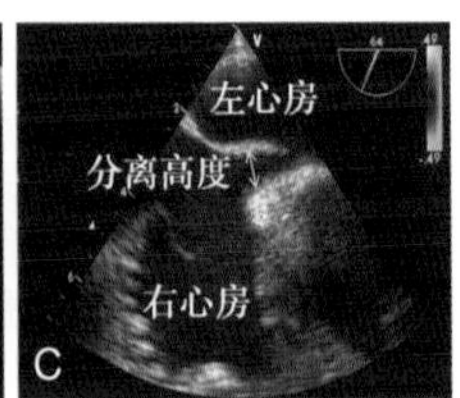

图 5-73　TEE 观察 PFO 形态（图 A，箭头），测量隧道长度（图 B，黄色箭头）及分离高度（图 C，黄色箭头）。

TEE 其他观察内容包括：

1. 房间隔是否呈瘤样膨出（描述基底宽及高度，图 5-74），是否存在房间隔连续中断（缺损数目、大小和分流情况等）。

2. 平静及 Valsalva 动作两种状态下，房间隔原发隔与继发隔是否分离（分离距离、重叠长度），是否观察到分流彩束及方向。

3. PFO 心房面分流口距主动脉根部距离、距上腔静脉口距离。

4. 继发隔是否增厚，是否存在欧氏瓣或者希阿里网等。

5. 各瓣膜形态及活动是否正常。

6. PFO 及左心耳是否存在血栓（图 5-75）。

（三）实时三维超声心动图

由于 PFO 是一个三维解剖结构，而且随心动周期、呼吸运动等，其大小、形状会发生变化。二维超声所测量的仅仅是“隧道样结构”的长度和高度，而忽视了对“宽度”评估，所以并不能完全反映其解剖特点（图 5-76）。

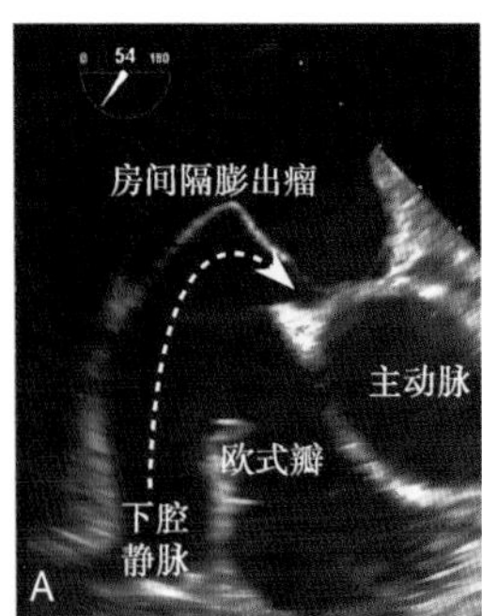

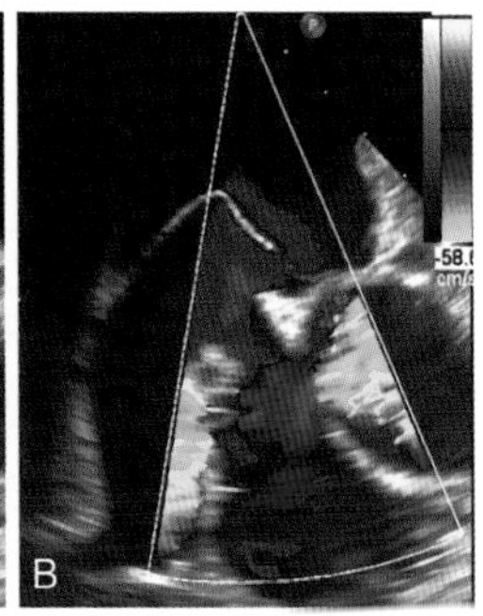

图 5-74　PFO 合并房间隔膨出瘤（图 A），多普勒超声提示右向左分流（图 B）。

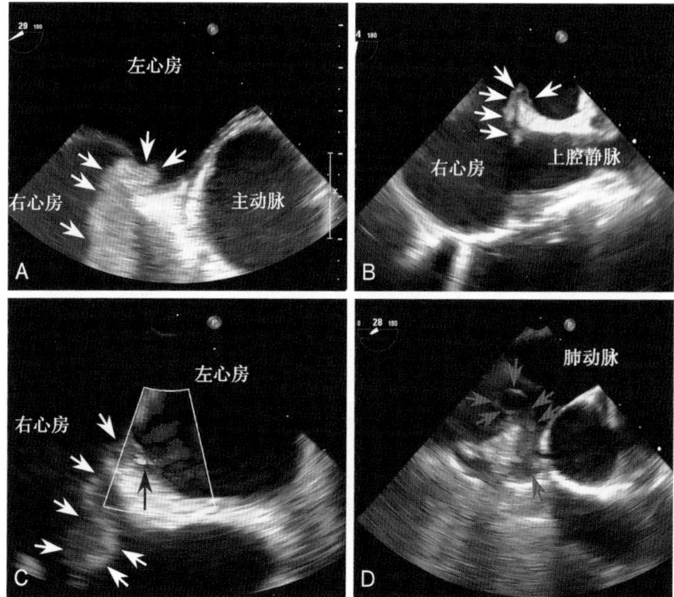

图 5-75 PFO 合并血栓骑跨(箭头)

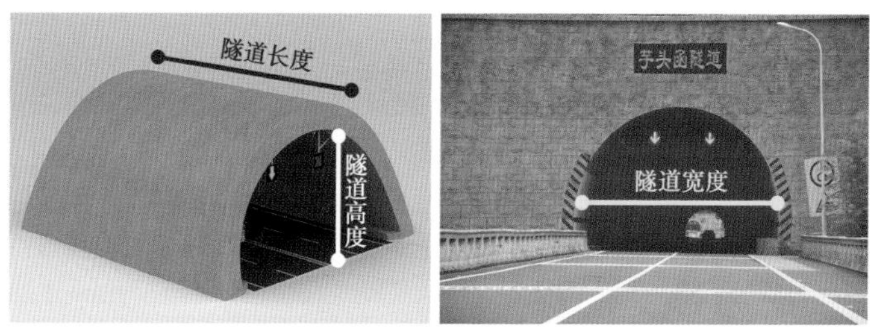

图 5-76 二维超声所测量的是隧道样结构的长度和高度，实际上还需要测量其宽度。

实时三维超声，尤其是在 TEE 检查中，可从任意切面观察 PFO 形态，有学者提出基于三维超声的 PFO 标准术语(表 5-4)。三维成像模式下，PFO 隧道长度、高度和宽度的测量方法见图 5-77 所示。

PFO 隧道“长度”是一个相对为人熟知的术语，它描述了 PFO 的左、右心房开口之间的距离。二维超声中原发隔和继发隔间分离的距离为 PFO“高度”，有的文献中也用“宽度”来代替这一术语。在引入三维超声后，我们建议使用“宽度”来专门

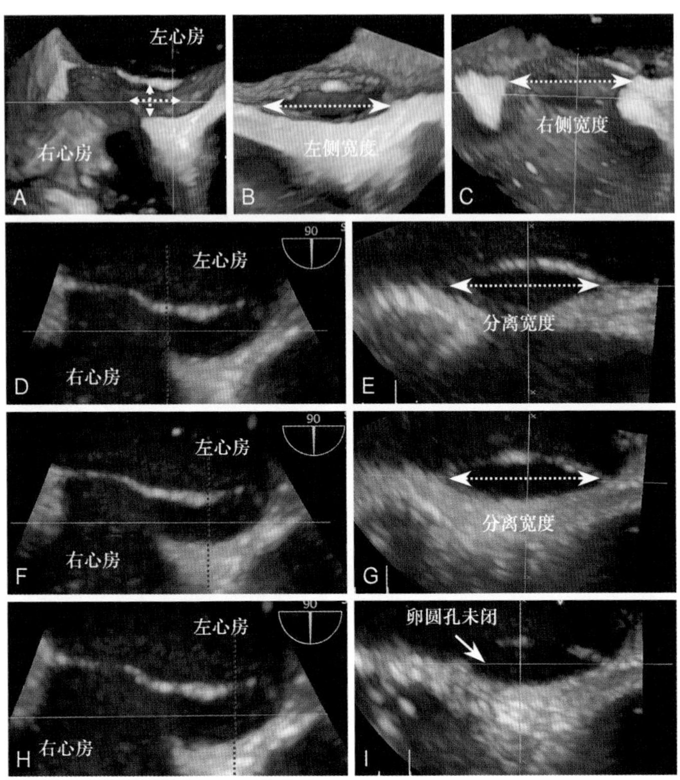

图 5-77　PFO 三维形态参数测量示意图

常规测量方法（图 A）显示 PFO 高度和宽度均较小；使用 3D-TEE 在左（图 B）、右房侧（图 C）开口处进行重新评估，显示其宽度明显增加，需要使用型号较大的封堵器以减少残余分流；图 D~I 显示 PFO 形态随呼吸运动而呈现周期性变化，测量中应选择最大参数。

表 5-4　**PFO 三维参数及测量建议**

PFO 参数	定义	测量建议
长度	PFO 的左、右心房开口之间的距离	选择食管中段双房心切面进行测量，该长度 8~12mm 定义为长隧道型 PFO
高度	二维超声中原发隔和继发隔间分离的距离	该参数大小随两侧心房压力阶差、呼吸、心动周期而变化，在合并有房间隔膨出瘤的时候，测量不够准确
宽度	PFO 在左、右心房侧开口宽度	使用三维超声或 X-plane 功能进行测量，在原发隔、继发隔分离时，更容易测量

描述 PFO 在心房侧开口的横径大小。

除测量 PFO 隧道宽度外，使用三维超声可以在心房侧视角，对 PFO 进行更为细致的评估，这样不仅可以准确测量上述参数，还可以用于排除双孔隧道等畸形。

三、PFO 的右心声学造影

PFO 相关性疾病的发病机制的基石是右向左分流（right to left shunt，RLS），存在 PFO 而无 RLS 几乎是没有临床意义的。TTE 利用彩色多普勒血流显像对 RLS 检出率不足 25%，右心声学造影检出率高达 95% 左右。虽 TEE 是目前公认诊断 PFO 的“金标准”，部分患者 PFO 分流不明显或 Valsalva 动作配合欠佳时存在一定的假阴性率，即使存在 1 级分流也不一定有临床意义。因此，临床上所有疑诊 PFO 相关性疾病均须结合 TTE 和/或 TEE、右心声学造影检查结果综合判断。

在 TTE 或 TEE 检查的同时，联合右心声学造影检查，可更清晰地提供 PFO 处分流的大小和方向等信息，提高诊断的准确率。但后者为半创伤性检查，操作过程中患者比较痛苦，难以配合 Valsalva 动作或 Valsalva 动作时观察图像不稳定，会影响检测 RLS 的灵敏度，其 PFO-RLS 检出率低于前者。

检查前准备及右心声学造影剂制备见本书第二章第 7 节。检查医生采用心尖四腔心切面，先后观察静息状态下及有效 Valsalva 动作后造影剂微泡显影的顺序、时间及特征，判断 RLS 的来源。

Valsalva 动作释放时机为：当造影剂微泡出现在右心房时，嘱患者释放 Valsalva 动作。推荐采用 Valsalva 动作方式：正常或深吸气后，对关闭的声门用力呼气达 15~20s。

超声心动图评估有效 Valsalva 动作指标：

1. 用压力表或者呼吸训练器吹气测压，将胸腔压提升 ≥40mmHg（1mmHg=0.133kPa）。

2. 二尖瓣口血流速度（E 峰）在释放 Valsalva 动作前下降 20cm/s 以上。

3. 在 Valsalva 动作持续或释放时，房间隔向左心房膨出。

（一）RLS 程度分级

按静止的单帧图像上左心腔内出现的微泡数量将 RLS 分级（图 5-78）：

◇ 0 级：左心腔内没有微泡，无 RLS。

◇ Ⅰ级：左心腔内 1~10 个微泡/帧，为少量 RLS。

◇ Ⅱ级：左心腔内 10~30 个微泡/帧，为中量 RLS。

◇ Ⅲ级：左心腔内可见 >30 个微泡/帧，或左心腔几乎充满微泡，心腔浑浊，为大量 RLS。

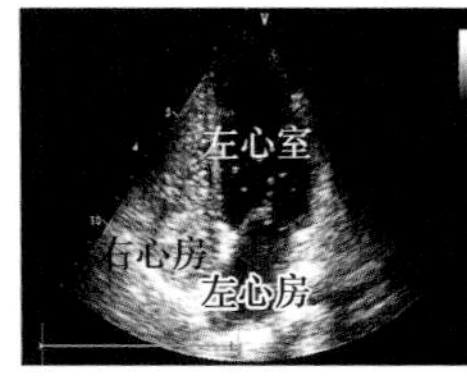

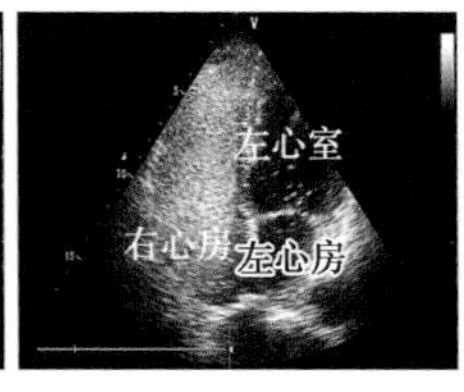

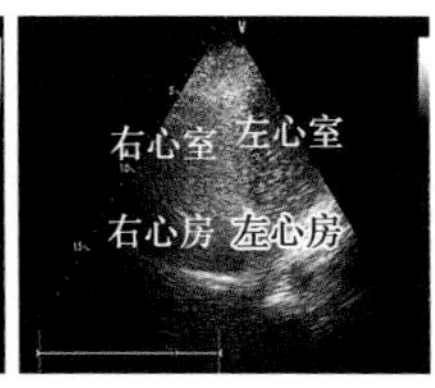

图 5-78　右心声学造影右向左分流示意图
RLS 分级：Ⅰ级：左心腔内 1~10 个微泡/帧（左图）；Ⅱ级：左心腔内 10~30 个微泡/帧（中图）；Ⅲ级：左心腔内可见 >30 个微泡/帧，或左心腔几乎充满微泡，心腔浑浊（右图）。

（二）RLS 的定位

临床上往往按微泡出现时间及持续时间进行判断。

1. 在无残余微泡干扰的情况下，右心房造影剂显影后，右向左分流≤3 个心动周期考虑来源于心内分流，>6 个心动周期考虑肺内水平，4~6 个心动周期两者皆有可能。

2. 需要注意，心动周期原则并不是区分心内和肺内分流的唯一标准。由于左、右心房间压差是动态波动的，6 个心动周期后，当右心房压瞬间高过左心房压时，心内分流来源的微泡也可以出现在 6 个心动周期后，呈一过性的特征。

3. 同理，当存在巨大或弥漫性肺动静脉瘘或高动力状态时，肺内分流的微泡亦可出现在 6 个心动周期内，但呈持续性分流的特征。

4. 心内分流显影特征：静息状态下，右心房微泡显影后，可见“一过性”微泡进入左心房，出现左心腔显影；Valsalva 持续时或释放瞬间，可见“一过性”微泡进入左心房，出现左心腔显影。

5. 肺内分流微泡显影特征：静息状态 >6 个心动周期之后（迟发显影），呈“持续性”左心微泡显影；在右心微泡密度降低后，左心微泡仍持续存在，且肺动静脉畸形来源的 RLS 与 Valsalva 动作的结束无明显关系。

（三）假阴性及假阳性

1. 假阴性：Valsalva 激发动作不达标，未诱发右心房压大于左心房压，检查中可通过观察 Valsalva 动作后房间隔是否偏向左房侧判断右心房压是否达标（图 5-79）；造影剂微泡浓度不够或无法聚集在房间隔卵圆窝处等。如存在假阴性，需在诊断报告中注明相关情况。

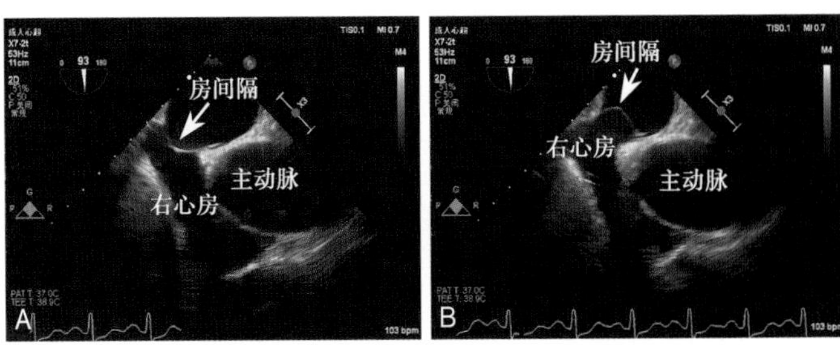

图 5-79　Valsalva 激发动作不达标，房间隔偏向右侧（图 A，箭头），充分激发后则凸向左侧（图 B，箭头）。

2. 假阳性：心动周期并不是区分心内和肺内的唯一标准，需要结合造影显影特征“一过性”还是“持续性”来综合判断；假造影剂效应往往呈“暴风雪样”，但回声较低或且持续时间较长。建议在注射微泡前，先行激发试验排除假阳性。其他原因包括欧氏瓣较大/右侧三房心（误认为房间隔）、前次注射的 ASC 未完全廓清、其他分流（如无顶冠状静脉窦综合征等）。

四、PFO 封堵治疗

大部分外科修补 PFO 已被经皮封堵所替代，现多应用在特殊情况下，如 PFO 合并血栓骑跨或在其他心脏疾病的外科术中偶然发现 PFO 的存在时。

（一）适应证

1. 隐源性卒中或一过性脑缺血合并 PFO，有中到大量 RLS；

或使用抗血小板或抗凝治疗仍有复发；或有明确深静脉血栓。

2. 顽固性或慢性偏头痛合并 PFO，有中到大量 RLS。

3. PFO 合并静脉血栓形成或下肢静脉曲张/瓣膜功能不全，有中到大量 RLS。

4. 斜卧呼吸-直立型低氧血症伴 PFO，有中到大量 RLS。

5. 高危 PFO：PFO 合并 ASA 或间隔活动度过大、大的 PFO、PFO 合并静息 RLS。

6. 年龄 18~60 岁（合并明确 CS，年龄可适当放宽）。

（二）相对适应证

1. 偏头痛合并 PFO，有中量 RLS。

2. PFO 伴静脉血栓形成高危因素（长期坐位或卧床等），有中量 RLS。

3. PFO 伴颅外动脉栓塞。

4. 合并 PFO 的特殊职业（如潜水员、飞行员等）。

5. 临床难以解释的缺氧合并 PFO。

（三）禁忌证

1. 可以找到原因的脑栓塞，如心源性脑栓塞、血管炎、动脉硬化。

2. 对抗血小板或抗凝治疗禁忌者，如 3 个月内有严重出血情况、明显的视网膜病、有颅内出血病史、明显的颅内疾病。

3. 下腔静脉或盆腔静脉血栓形成导致完全梗阻，全身或局部感染、败血症、心腔内血栓形成。

4. 妊娠或合并肺动脉高压或 PFO 为特殊通道。

5. 急性脑卒中 2 周以内。

（四）PFO 封堵器大小选择

目前还没有一种方法可以明确用于指导 PFO 封堵器械的选择。一些操作人员推荐球囊进行尺寸测量，但实际上球囊所测宽度数据与三维超声测值非常接近。Amplatzer 等 PFO 封堵器最新说明书中，也建议充分考虑 PFO 隧道长度、ASA 大小和房间隔的厚度。

根据我们和其他作者的经验，PFO 隧道“宽度”是反映隧道大小较好的参数，也是术前选择封堵器的重要参考。因为 PFO

封堵器两侧伞盘大小并不相同，所以在选择封堵器时，右伞盘的直径必须超过 PFO 右房开口宽度，同样，左伞盘也应该大于 PFO 左侧开口宽度。否则，可能会因覆盖不全，出现残余分流（图 5-80）。

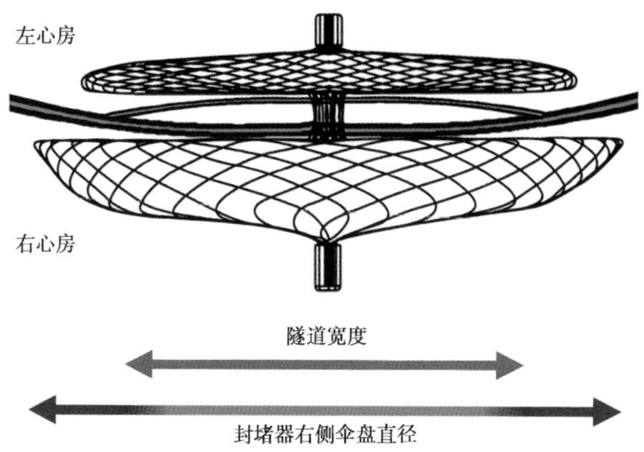

图 5-80　根据 PFO 右房开口宽度选择右伞盘尺寸，应保证右伞盘直径（红色箭头）大于 PFO 隧道宽度（蓝色箭头）。

尽管 PFO 隧道长度相对较小，但在根据隧道宽度制定手术策略时，可能需要较大型号的封堵伞。所以，在超声检查过程中，除获得 PFO 尺寸外，还应在食管中段 45°左右的切面，测量房间隔前后伸展径，以保证有充足空间容纳较大的封堵器，而不至于对心房壁、主动脉窦等重要结构产生影响。

先前的研究表明，PFO 隧道高度、长度和宽度的相关性较差。因此，在选择封堵器前充分测量隧道宽度有重要参考价值。由于 PFO 大小多变，超声检查中，适当结合激发试验，有助于改善 PFO 隧道的可视化，部分病例甚至只有在导丝通过后才能更为清晰地展示 PFO 真实大小（图 5-81、图 5-82）。有研究者甚至常规测量导丝通过前后的 PFO 尺寸，以确保初始 PFO 测量不会被低估。

（五）封堵操作

封堵 PFO 推荐使用专用封堵器。房间隔缺损的封堵器由于大小难以选择，易过大选择封堵器等原因，不推荐应用于 PFO 封堵，但对于 PFO 合并 ASA 及巨大 PFO 者有优势。

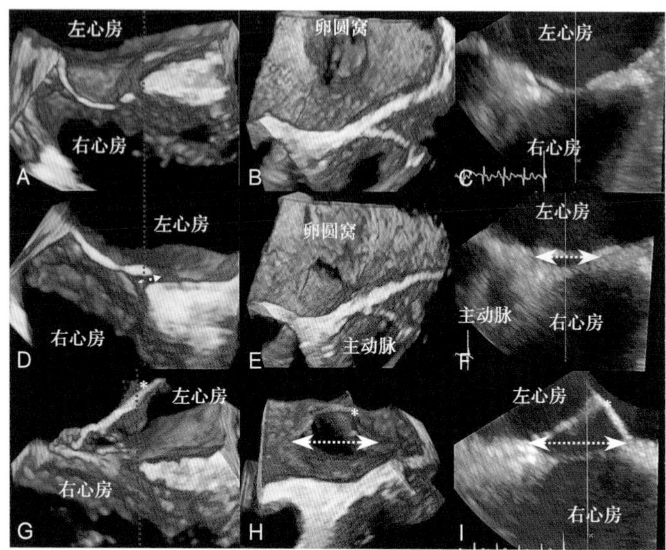

图 5-81 初次超声评估显示 PFO 高度、宽度、长度均较小(图 A~F),此时可能会选择较小封堵器;导丝通过后超声显示 PFO 高度及宽度明显增加(图 G~I)。

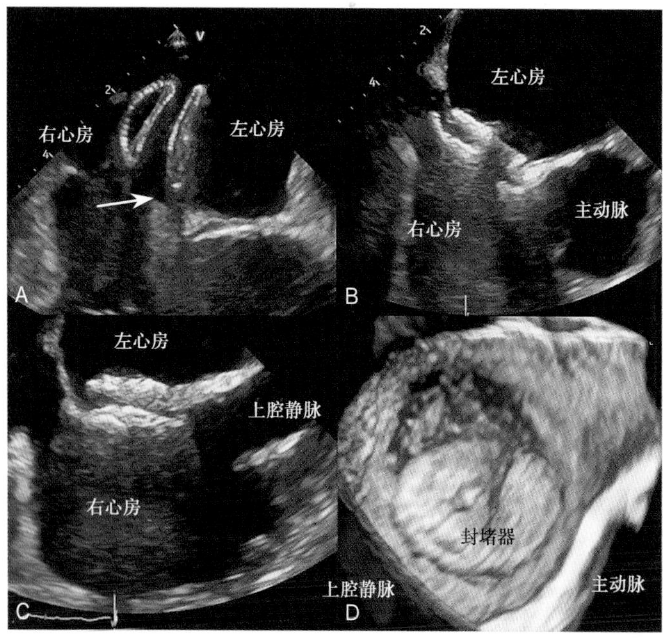

图 5-82 因初次测量值偏小,故选择了 25mm 封堵器,但即刻超声提示封堵器植入后位置不佳(图 A),更换 35mm 封堵器后实现完美封堵(图 B~D)。

大多数 PFO，可先常规尝试选择 18/25mm 中等大小封堵器，如用力不大就将左房伞拉入右心房，则需更换 25/35mm 封堵器。对于 PFO 合并巨大 ASA，长管形的 PFO，继发隔特别厚或粗大的主动脉根部凸出并紧靠卵圆窝，而担心封堵器的盘片对主动脉造成侵蚀时，则直接选择 25/35mm 或 30/30mm 的 PFO 封堵器。成人很少使用 18/18mm 封堵器。

大的封堵器能完全覆盖整个 PFO 裂隙，但不能紧贴房间隔，易与主动脉之间相互摩擦，有侵蚀心房壁的可能。小的封堵器与房间隔紧贴良好，可避免侵蚀心房游离壁，但有可能部分覆盖 PFO 的裂隙，尤其是封堵器位置放偏时，常有残余分流。术中超声心动图可以实时引导导丝通过 PFO，以及后续伞盘释放。术中推拉动作有助于判断封堵器是否牢固（图 5-83、图 5-84）。

五、小结

右心声学造影检查有助于检出是否存在 PFO，术前 TEE 有助于明确 PFO 及房间隔解剖细节。三维超声较二维超声可更为清晰、立体地展示 PFO 相关解剖特征。既往常规评估 PFO 的长度和高度，可能并不能有效指导封堵器选择。PFO 心房侧开口

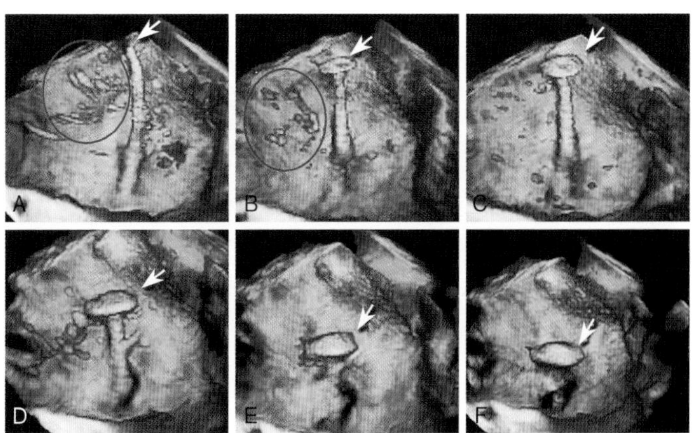

图 5-83　三维 TEE 引导输送器通过 PFO 进入左心房（A），释放左伞盘并拉向房间隔（B~F），红色圆圈中为鞘管中的气体进入左心房，提示术前排气不彻底。

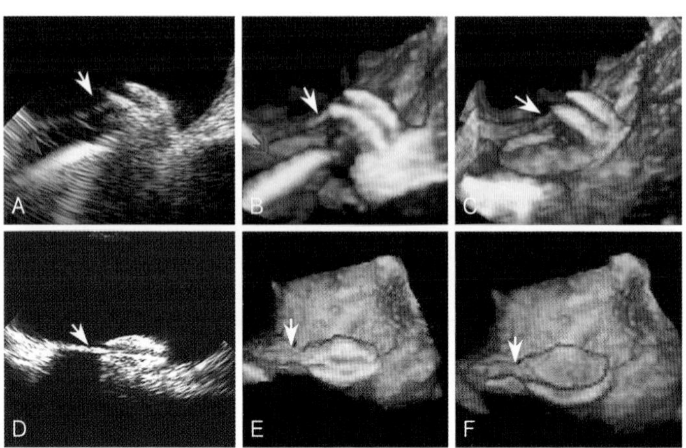

图 5-84　超声引导下牵拉封堵器判断牢固性（A~C）及释放封堵器（D~F）。图中白色箭头为房间隔，红色箭头为输送鞘。

宽度可用作重要参考。术中检查过程中，借助激发试验或送入导丝可以提高 PFO 的可视化。除此以外，还应该测量房间隔前后径，以评估是否可容纳大型号封堵伞。

第六章

冠状动脉性心脏病

第1节 冠状动脉的解剖及超声显像

一、冠状动脉的应用解剖

正常冠状动脉系升主动脉的第一对分支，一般情况下起源于左、右冠状动脉窦，行走在心脏表面，分布到心脏各部位。

冠状动脉左主干（left main coronary artery，LMCA）长约5~20mm，在肺动脉干和左心房之间向左行走大约1cm，分为左前降支（left anterior descending branch，LAD）和左旋支（left circumflex，LCX），有时分出第三间隔支（多源于LAD）。偶有LAD及LCX分别开口于左冠状动脉窦而无LMCA的情况（图6-1）。

LAD沿前室间沟走向心尖，经心尖部切迹转向心脏膈面，多数终止于后室间沟的下1/3处，其主要分支包括前室间隔支、右室前支和对角支（diagonal branch，DB），主要供应左室前壁、室间隔的前2/3及心尖等处。

LCX沿左房室沟走向左后部，终止于靠近心脏左缘的左室后壁，其分支主要有左室前支、钝缘支、左房支及后支，主要供应左室侧壁、部分膈面及左心房。

右冠状动脉（right coronary artery，RCA）自右冠状动脉窦发出后，沿右房室沟下行，在心脏右侧缘转向膈面，然后沿后纵沟下降，分支主要有右室支、后降支（posterior descending branch of right pulmonary artery，PDA）、左室后支（posterior branch of left ventricle，PLV）等（图6-2），供应左、右室后壁，室间隔后1/3，左室膈面及窦房结和房室结等部位。

根据心脏后壁两侧心室、心房及房、室间隔交界处的血供来源，冠状动脉可分为三种类型：

1. 右冠状动脉优势型 源于RCA，此型最多见，在中国人中约占65.7%。RCA粗而长，供应血液到右心后壁并供血到部分左室后壁和室间隔后部。

2. 左冠状动脉优势型 源于LCX，在中国人中约占5.6%。

3. 左、右冠状动脉均势型 左、右冠状动脉各自发出一后降

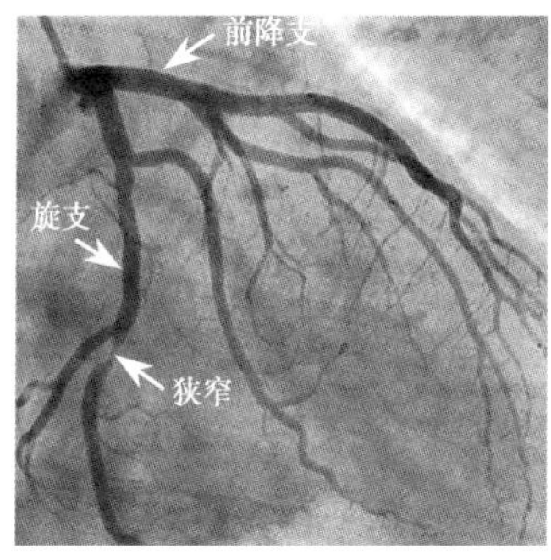

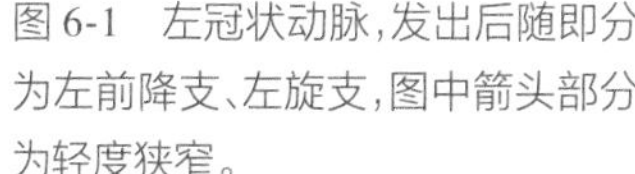
图 6-1　左冠状动脉，发出后随即分为左前降支、左旋支，图中箭头部分为轻度狭窄。

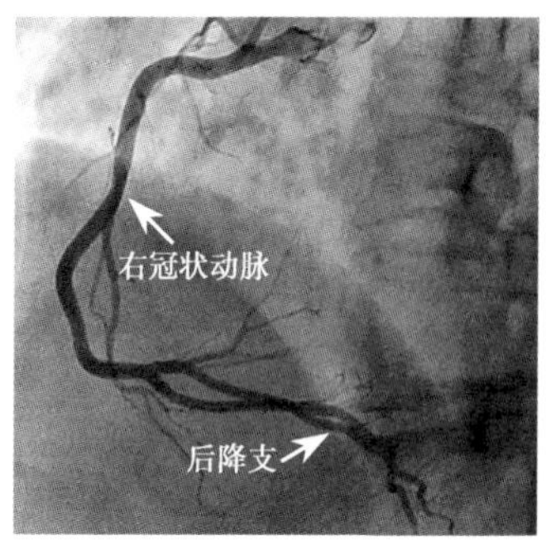

图 6-2　右冠状动脉，沿着右房室沟向下绕行至心底，沿途发出后降支。

支供血到左、右室后壁。在中国人中约占 28.7%。

二、冠状动脉血流动力学

冠状动脉粥样硬化病变大多数发生在冠状动脉主要分支的近段，其中以 LAD 受累最为多见，病变也最重，然后依次为 RCA、LCX 和 LMCA。冠状动脉内皮功能损伤，局部脂质沉积，单核细胞、平滑肌细胞积聚形成大量泡沫细胞和脂质堆积，粥样硬化斑块形成。

冠状动脉狭窄程度在 50%~75% 之间时，静息状态尚能代偿，运动时局部心肌供血不足。粥样硬化斑块破溃、出血，继而引发不同程度的血小板聚集使血管闭塞，其供血区心脏因持久和严重缺血而引起局部心肌坏死，出现心肌梗死。坏死的心肌溶解并逐渐纤维化，瘢痕大者可向外扩张，心腔扩大，心功能减低，可发生室壁瘤形成、室间隔穿孔、乳头肌断裂和功能不良、心脏破裂等并发症。

三、冠状动脉的超声显像

（一）冠状动脉超声检出率

冠状动脉血管树是一个复杂的三维结构，经胸超声心动图（transthoracic echocardiography，TTE）探查冠状动脉时，须从不同的方位、角度来显示。由于冠状动脉走行迂回曲折，因此超声检查时需要不断地调整探头方向，尽量在一个切面显示较长的冠状动脉血管段。据报道，在二次谐波、高频探头和造影剂辅助下，LAD 远段成像成功率高达 100%，PDA 则为 33%~97%。TTE 显示 LMCA、RCA、LCX、LAD 和 PDA 的总体成功率见表 6-1。尽管这项技术需要经验和实践，并且只有熟练的操作人员才能在冠状动脉可视化方面达到 90% 的成功率，但在临床上是值得探索和实践的。

表 6-1　**不同冠状动脉超声显像成功率**

血管	近段/%	中段/%	远段/%
LMCA		70	
LAD	82	83	100
LCX	35	5	31
RCA	25	35	95

（二）TTE 评估冠状动脉

TTE 评估冠状动脉有赖于以下技术层面要求：高频探头、多频传感器、谐波成像和造影剂。1987 年 Fusejima 等人便开始使用 TTE 观察 LAD。但只有 35%~50% 的患者可探查到 LAD 信号，高频探头（7.5MHz）和心肌造影剂的引入，大大提高了成功率（88%）。

LAD 和 PDA 远段靠近胸壁，故超声成像成功率远高于位置较深的 LAD 近段、LCX 和 RCA。后者可考虑使用标准低频探头，以提高声束穿透力。二次谐波技术的出现，心底处组织的图像质量，极大地促进了整个冠状动脉树的检查。

在获得最佳质量的二维图像后，无论是否使用谐波，都可以借助彩色多普勒开始寻找冠状动脉。冠状动脉血流的多普勒速度较低，为了达到最佳图像质量，彩色多普勒的速度量程应保持在最低水平（15~20cm/s），同时减小滤波设置。

1. LMCA 超声检查

探查冠状动脉近段和中段的扫描深度应设置为 10~15cm。探头在胸骨左缘第 2 或 3 肋间隙获得主动脉短轴二维切面。通过探头连续顺时针和逆时针旋转，可以在二维图像模式发现

LMCA 和 LAD 近段。结合彩色多普勒可以使图像更清晰。正常 LMCA 的长度约为 1~3cm。LMCA 起源约在主动脉短轴切面的 2~3 点方向，继续追踪，可能看到 LMCA 的远端分叉，其中向图像右上方走行的是 LAD，向右下方走行的则为 LCX（图 6-3）。

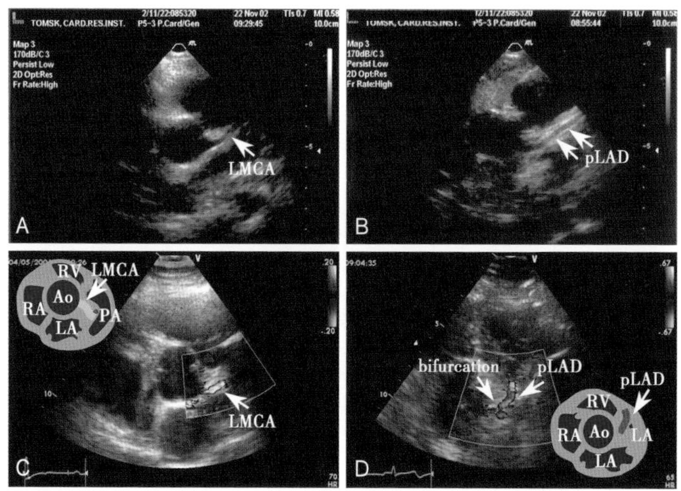

图 6-3　LMCA 和 LAD 近段（pLAD）的超声图像

2. LAD 超声检查

扫查到 LMCA 后，使声束扫查平面向下倾斜，使之平行于室间沟近段，则可见与 LMCA 相延续的 LAD 近段（pLAD）。第一对角支可被视作 LAD 近、中段分界标记。LAD 沿前室间沟向心尖走行，故可以选择胸骨左缘第 3~5 肋间隙的左室短轴及长轴切面进行探查。LAD 远段可选心尖处左室短轴及五腔心切面进行探查。同时，借用高频探头，并将图像深度设置为 6~10cm。

LAD 是 TTE 评估的最佳血管，因为它有明显的解剖学标记，如前室间沟、第一对角支和乳头肌。在短轴切面中，LAD 从对角支开口到乳头肌的节段应评估为中段，乳头肌以远到心尖的节段应标记为 LAD 远段。心尖切面通常是进行 LAD 血流速度测量的最佳窗口。在此切面上，LAD 血流为红色线性信号（图 6-4）。

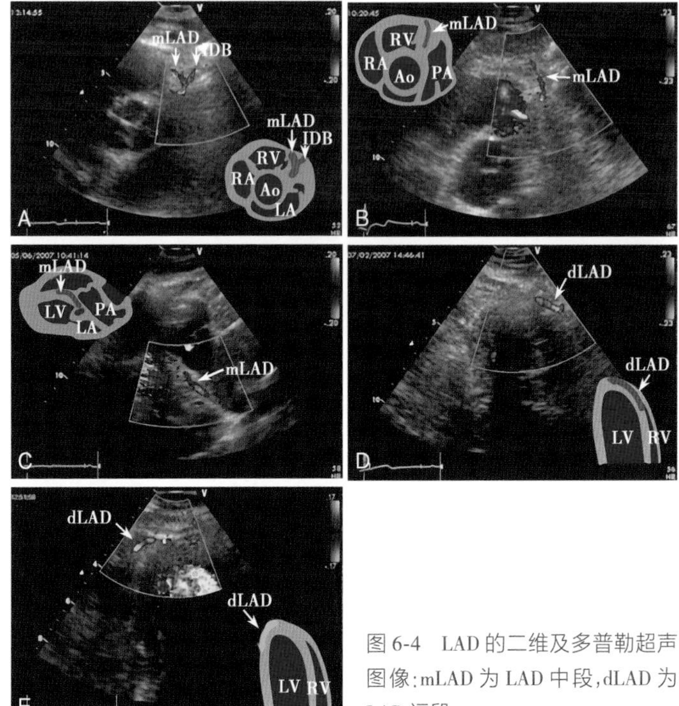

图 6-4　LAD 的二维及多普勒超声图像：mLAD 为 LAD 中段，dLAD 为 LAD 远段。

3. LCX 超声检查

与 LAD 不同，LCX 的扫描深度应设置为 12~15cm。LCX 近段可以在上述主动脉短轴切面显示。近、中段 LCX 分界没有清晰的解剖学标记。LCX 的中、远段的可视化非常困难，仅在少数患者中才可能显示。

中-远段 LCX 位于左房室沟中，通常需要基底段左室短轴切面向心尖方向持续扫查。后乳头肌可以用作 LCX 中、远段之间的象征性边界。显示 LCX 远段的第一或第二钝缘支（obtuse marginal branch，OMB）可以从心尖四腔、五腔心切面中的左室外侧壁或下壁进行评估（图 6-5）。

4. RCA 超声检查

在上述胸骨旁主动脉短轴切面中，从右冠窦开始，沿着主动脉前壁的结构进行扫查，可以相对容易地寻找到 RCA 开口检查（图 6-6）。由于走行角度限制，冠状动脉血流方向和多普勒超声

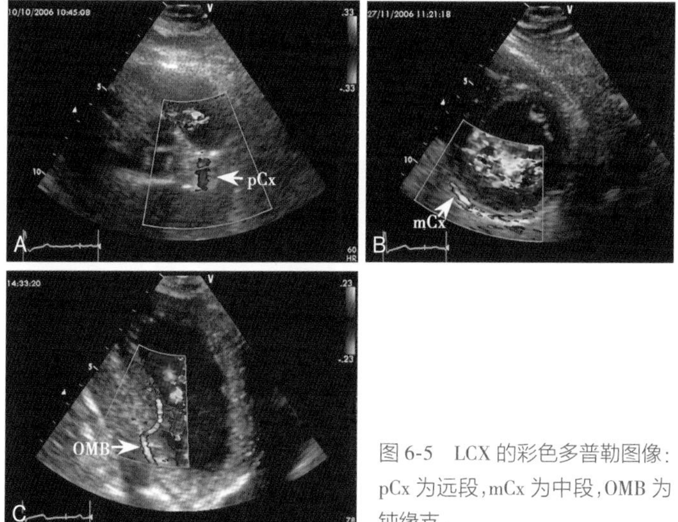

图 6-5　LCX 的彩色多普勒图像：pCx 为远段，mCx 为中段，OMB 为钝缘支。

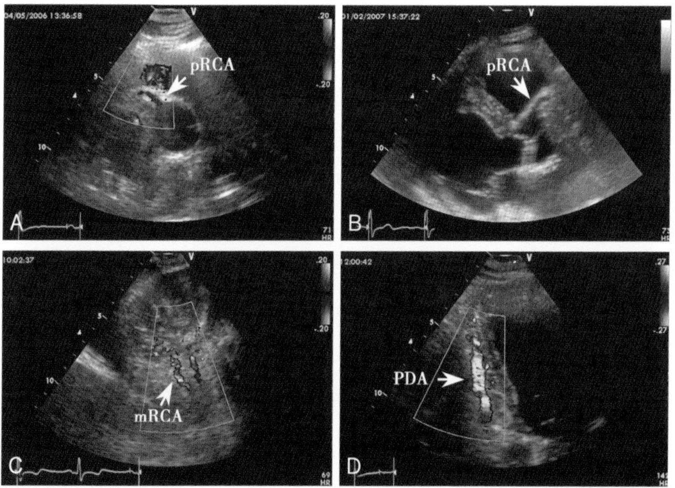

图 6-6　RCA 的二维及彩色多普勒图像：pRCA 为远段，mRCA 为中段，PDA 为后降支。

束之间的角度常超过 60°，所以很难在此切面中测量冠状动脉血流速度。

RCA 中段沿右房室沟走行，超声心动图很难直接探查到，可选择左室短轴、心尖两腔心切面进行搜索。PDA 与 LAD 在室间隔两侧遥相呼应，因此容易在心尖切面中获得高质量图像。

（三）TTE 评估冠状动脉的挑战

冠状动脉的某些大分支：冠状动脉中间支、对角支和钝缘支偶尔可以与 LMCA，尤其是与 LAD 混淆（图 6-7）。

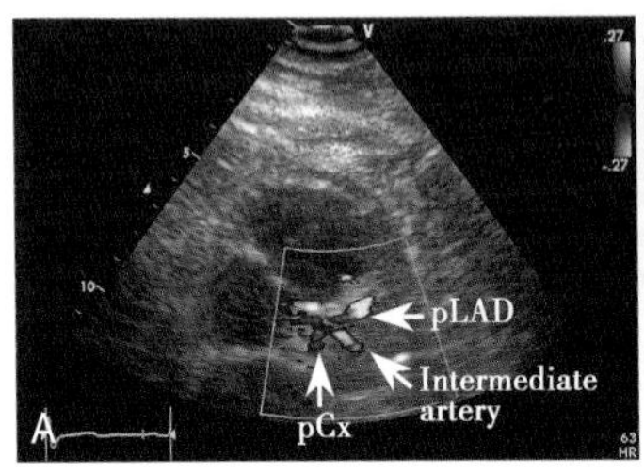

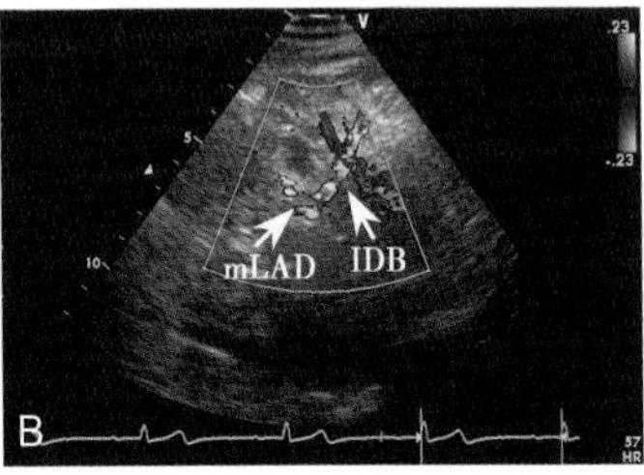

图 6-7 容易与冠状动脉主干混淆的大分支：图 A 冠状动脉中间支，图 B 第一粗大对角支（IDB）。

在心室外侧壁和下壁看到的各种血管之间走形区别可能具有挑战性。由于第一个和第二个 OMB 与 PDA 平行，并且接近 PDA，它们可能会被误认为 PDA。在观察 LAD 中、远段时，某些心外动脉可能会与 LAD 混淆，如左胸内动脉。然而，脉冲波多普勒评估可以准确区分它们：与冠状动脉血流舒张期为主的双期频谱不同，心外动脉表现出典型的外周动脉频谱特征，即以收缩期为主，舒张期血流速度非常低。

通常，在冠状动脉堵塞并伴有竞争血流时，闭塞段远端可能会出现冠状动脉和伴随静脉之间的混淆。此时应该结合血流频谱进行区分：由于静脉比动脉大，更靠近右心室，表现出以收缩期为主的三相频谱，且频谱随呼吸运动变化非常高，因此区分血管并不困难（图 6-8）。

（四）经食管超声心动图（transesophageal echocardiography，TEE）

TEE 能清晰显示冠状动脉的开口及走行。取食管中段主动脉短轴切面，将探头顶端从心底短轴切面向上向左改变方位，靠近肺动脉干的是冠状动脉左主干，通常位于心底短轴切面 2~3 点钟的位置。将探头向左向上倾斜可探及旋支，将探头顶端向下倾斜，可探及前降支近段（图 6-9、图 6-10）。将探头顶端向下向右倾斜时，从主动脉短轴切面的下部可显示右冠状动脉，通常位于 6~7 点

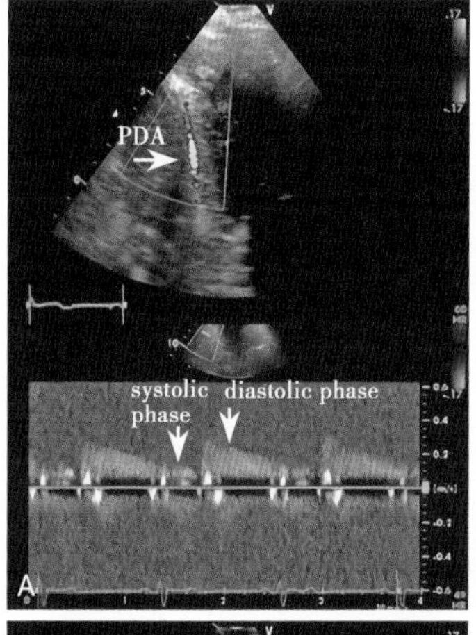

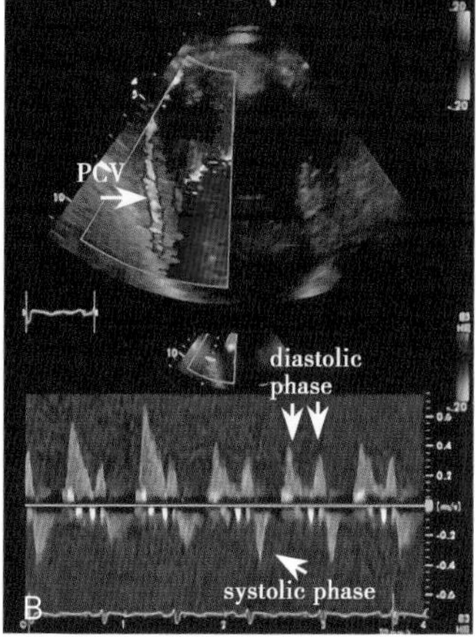

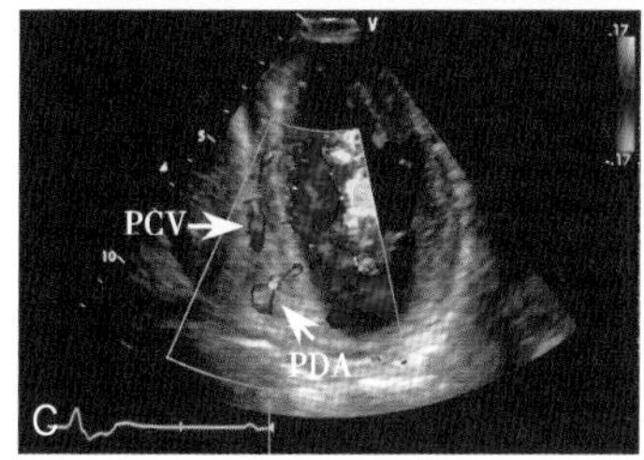

图 6-8 PDA 和伴随的后心静脉（PCV）之间的区别：图 A PDA 较细，更靠近左心室，表现出舒张期为主的双期频谱，并不随呼吸而变化；图 B PCV 更粗大，位置更靠近右心室，表现出收缩期为主的三相频谱，且呼吸道变化高；图 C 同时显示 PDA 和 PCV。

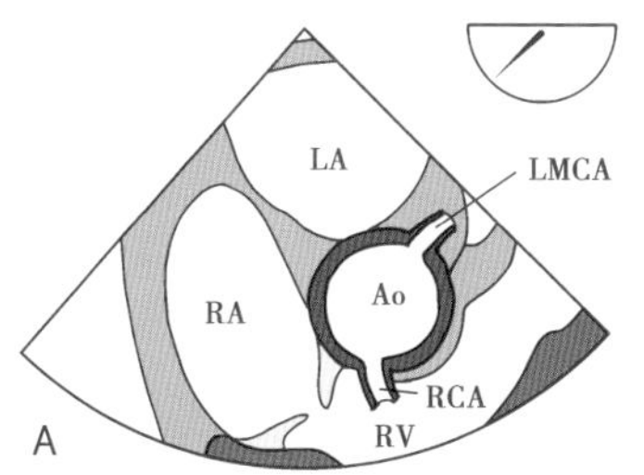

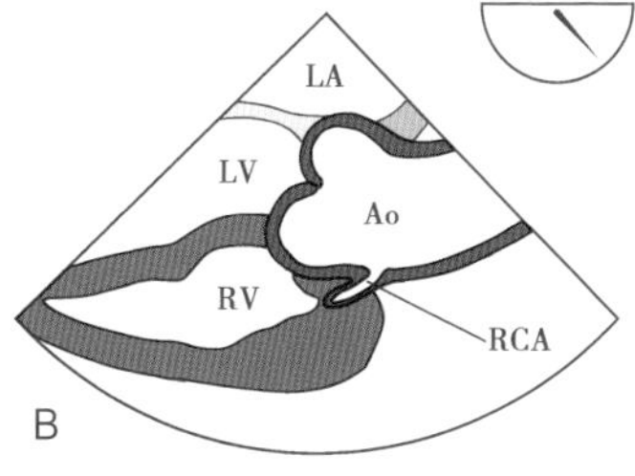

图 6-9 用于观察冠状动脉的 TEE 切面

图 A 为食管中段主动脉短轴切面，可见左冠状动脉在切面 2 点钟方向，右冠状动脉在 6 点钟方向；探头向左旋转可观察左主干及其分支（图 B）；食管中段左室长轴切面可用于评估右冠状动脉（LA：左心房，RA：右心房，RV：右心室，RCA：右冠状动脉，LMCA：冠状动脉左主干，Ao：主动脉）。

的位置。彩色多普勒血流显像有助于追踪冠状动脉走行。

对于体型肥胖、肺气干扰导致经胸超声检查冠状动脉困难者，TEE 可作为补充手段，同时也可用于术中监测。但因其不能显示冠状动脉全程，限制了其在冠状动脉常规筛查中的应用。

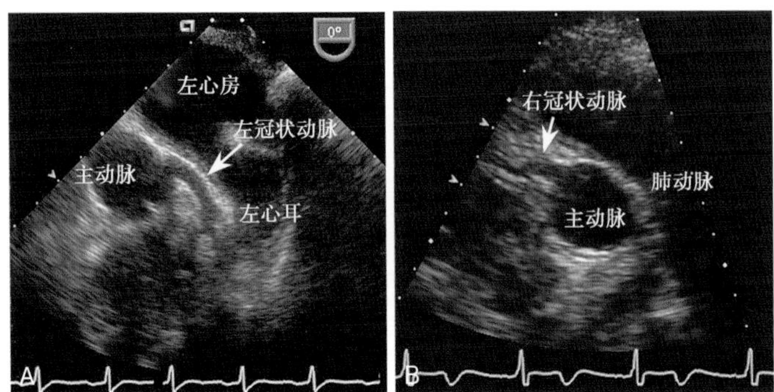

图 6-10 TEE 观察左、右冠状动脉

第 2 节 冠状动脉血流的超声评估

上一节介绍了使用超声心动图探查冠状动脉的技巧及注意事项。除用于冠状动脉成像外，经胸超声心动图（transthoracic echocardiography，TTE）还可以用于血流评估，现简单介绍如下。

一、正常冠状动脉血流频谱及速度

与其他血管一样，使用脉冲波多普勒评估冠状动脉血流时，声束与血流方向成角 <30° 是最佳选择。同时，取样容积也应该尽量小，并放置在目标冠状动脉处。因冠状动脉血流速度低，因此速度量程应该尽可能调低。

冠状动脉灌注主要发生在舒张期，收缩期占比较小。因此，脉冲波多普勒频谱表现为舒张期为主的连续的双期频谱（图 6-11）。

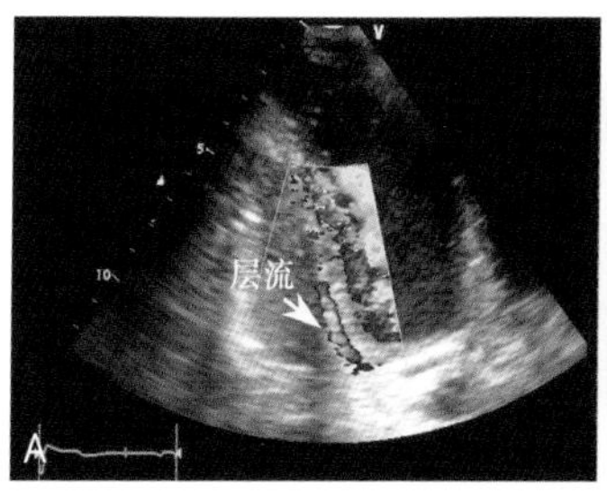

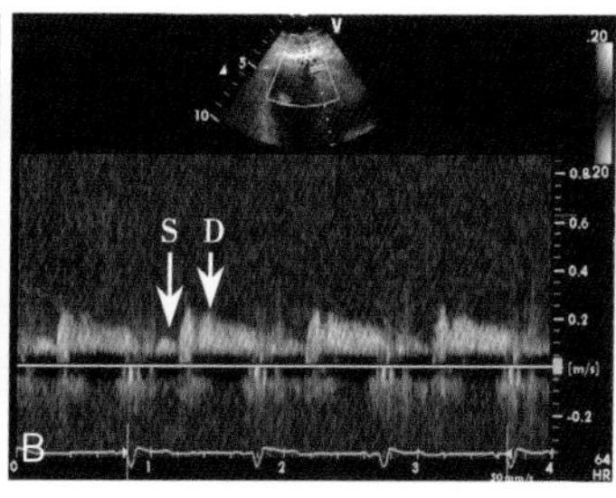

图 6-11 后降支多普勒检查，频谱表现为舒张期为主的连续的双期频谱；S 为收缩期，D 为舒张期。

实践证实，TTE 评估冠状动脉血流重复性较高，测量参数包括收缩期和舒张期的峰值速度、速度时间积分和平均速度（图 6-12）。但是，在评估冠状动脉血流时，大多数研究人员会测量其舒张期成分。舒张期峰值血流速度（Vp_D）被认为是一种最容易快速评估的指标。舒张期和收缩期的血流加速时间是另一个潜在的参数。

既往发表的临床研究证实，正常冠状动脉血流速度测值如下：前降支远段舒张期峰值血流速度为（21.2±7.9）cm/s，舒张期冠状动脉血流持续时间为静息心率下 R-R 间期的（58.5±6.4）%。

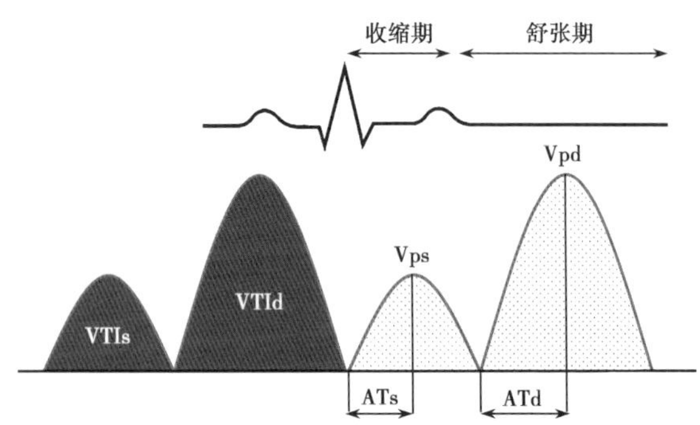

图 6-12 正常冠状动脉血流频谱示意图；Vps 和 Vpd 为收缩期和舒张期峰值血流速度，VTIs 和 VTId 为收缩期和舒张期速度时间积分，ATs 和 ATd 则分别为收缩期和舒张期的加速时间。

但是，由于影响基线冠状动脉血流的变量很多，静息时正常远端血流的正常值并未完全确定。健康志愿者的冠状动脉检查提示，冠状动脉血流速度，从近段到远段呈下降趋势（表 6-2）。

表 6-2 **冠状动脉不同节段血流速度**

参数	近段 LAD（范围）	中段 LAD（范围）	远段 LAD（范围）
$Vp_S/(cm \cdot s^{-1})$	17（15~21）	14（12~16）	14（13~15）
$Vm_S/(cm \cdot s^{-1})$	13（12~16）	11（9~12）	11（9~12）
$VTI/(cm \cdot s^{-1})$	3.7（3.2~4.9）	3.3（2.7~3.7）	2.8（2.2~3.6）
AT_S/ms	118（107~126）	111（89~118）	111（96~111）
$Vp_D/(cm \cdot s^{-1})$	28（22~35）	25（22~30）	25（21~27）
$Vm_D/(cm \cdot s^{-1})$	22（16~27）	19（16~22）	19（16~20）
VTI/cm	10.9（7.9~13.8）	10.6（8.8~13.5）	10.4（8.6~11.9）
AT_D/ms	204（126~244）	200（155~222）	156（133~171）

注：Vp_S 和 Vp_D 为收缩期和舒张期峰值冠状动脉血流速度，VTI_S 和 VTI_D 为收缩期和舒张期速度时间积分，AT_S 和 AT_D 分别为收缩期和舒张期的血流加速时间。

二、冠状动脉狭窄/闭塞时血流频谱及速度

与 CTA 检查不同，TTE 诊断冠状动脉狭窄，并非基于动脉粥样硬化斑块本身的影像，而是通过检测目标区域血流加速和湍流来评估冠状动脉血管的功能。TTE 无法准确评估动脉粥样硬化斑块的结构和长度。只有在血管近段管腔伴有钙化声影的情况下，才有可能显像（图 6-13）。

（一）冠状动脉狭窄时血流速度峰值

在低奈奎斯特极限（13~18cm/s）下，使用彩色多普勒搜索冠状动脉血流加速的混叠区，用于定位狭窄位点（图 6-14）

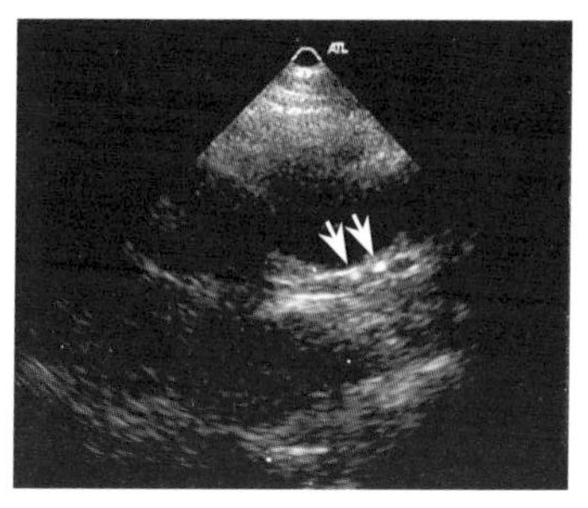

图 6-13　前降支近段钙化（箭头）伴狭窄

与狭窄前和狭窄后相比，狭窄部位的冠状动脉血流速度有所提高。根据狭窄部位舒张期峰值血流速度的测量，定量左主干狭窄率 >50% 的诊断切点，约为舒张期峰值血流速度 >1.5m/s，其灵敏度和特异度分别为 85% 和 88%。

当狭窄处局部舒张期峰值血流速度 >2.0m/s 时，可以作为所有冠状动脉直径狭窄 >50% 的标志。但值得注意的是，仅通过混叠区舒张期峰值血流速度测量来诊断冠状动脉狭窄，虽然操作简单，但这种方法是半定量的。

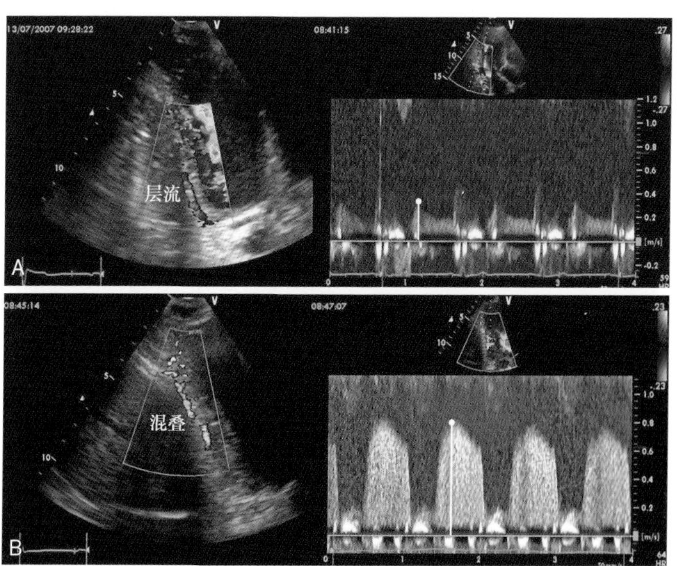

图 6-14　正常及狭窄的冠状动脉多普勒超声表现，前者血流为红色层流，速度低，舒张期峰值血流速度 25cm/s；后者血流加速，多普勒呈混叠状态，高达 80cm/s。

如前文所述，冠状动脉舒张期峰值血流速度位于（0.21±0.08）m/s 到（0.28±0.09）m/s 之间。即使狭窄部位增加了 3~4 倍，速度也很难超过 1m/s。因此，局部舒张期峰值血流速度 >2.0m/s 是冠状动脉狭窄的高特异度但低灵敏度的诊断切值。因此，大多数作者认为狭窄处与狭窄前舒张期峰值血流速度的比值更正确，可以将心脏血流动力学带来的影响降至最低。

（二）狭窄与狭窄前峰值血流速度的比值

为了测量狭窄与狭窄前峰值血流速度比值，应首先探查并且测量冠状动脉狭窄部位的峰值血流速度。然后，取样点从血流混叠区向狭窄前部位略微移动，并再次进行多普勒记录峰值血流速度测量（图 6-15）

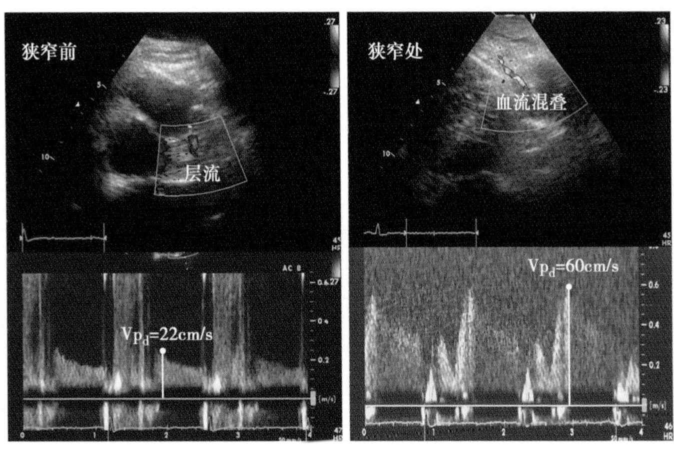

图 6-15 前降支中段狭窄。左图为狭窄前舒张期峰值血流速度（Vp_D）测量，右图为狭窄处血流测量，狭窄/狭窄前峰值血流速度比值为 60/22=2.72（>2.0），考虑前降支狭窄 >50%。

Krzanowski 等人研究认为，狭窄与狭窄前峰值血流速度的比值 >2.0，是冠状动脉狭窄 >50% 的重要参考。其在前降支灵敏度为 62%~100%，特异度为 62%~100%；右冠状动脉的灵敏度为 63%，特异度为 96%；旋支的灵敏度为 38%，特异度为 99%。

在狭窄近端不存在大分支的情况下，还可以使用连续方程法计算狭窄百分率。其基本原理为，即便存在血管狭窄，流经狭窄前、狭窄处血流量保持一致。其计算公式为：狭

窄 %=100×(1–狭窄前 VTI ÷ 狭窄处 VTI)。有研究证实,这种方法与冠状动脉造影测值基本接近(图 6-16)。

(三) TTE 检测冠状动脉阻塞

冠状动脉闭塞时,超声表现是彩色多普勒上没有血流信号。但由于冠状动脉本身血流速度低,且血管成像困难,故使用该方法判断冠状动脉闭塞的可行性非常低。

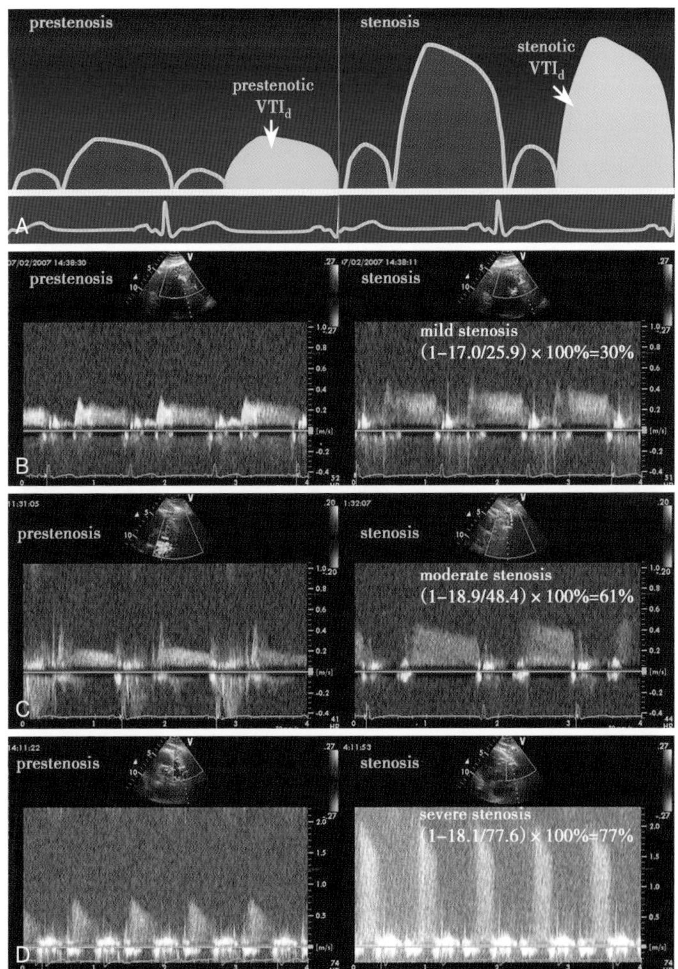

图 6-16　根据连续方程法计算前降支近段狭窄面积;图 A 为测量示意图;图 B~D 分别为冠状动脉造影提示狭窄率为 35%、60%、80% 的三名患者使用连续方程法计算狭窄率,结果分别为 30%、61%、77%,与冠状动脉造影结果接近。

与急性闭塞不同，持续时间超过3个月的慢性完全闭塞病变患者，往往会形成稳定的侧支循环。彩色多普勒中，心外膜血管中的冠状动脉血流方向反转，是侧支循环形成的主要超声标志。前降支逆向血流，判断血管慢性闭塞的灵敏度为88%，特异度为100%。后降支逆向血流，判断血管慢性闭塞的灵敏度为67%，特异度为100%。

在前降支和右冠状动脉闭塞的患者中，除了通过心外膜的侧支循环，63%~86%的患者侧支循环位于室间隔。因此，超声检查过程，还应特别留意室间隔有无舒张期异常血流信号。与前降支和右冠状动脉不同，旋支成像困难，很难进行侧支循环的评估（图6-17）。

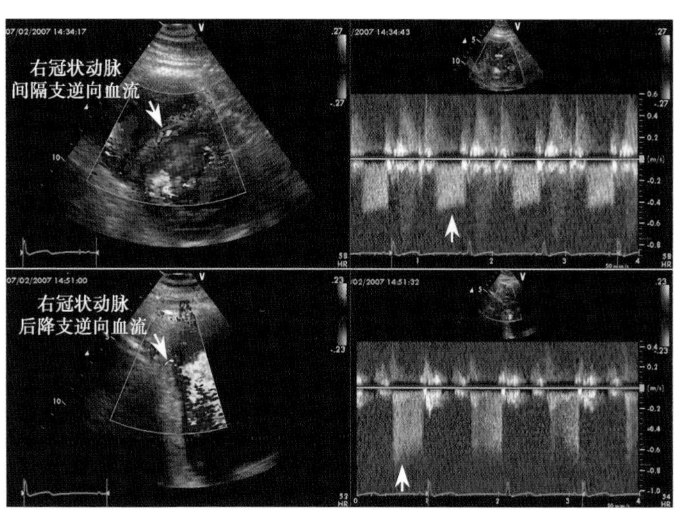

图6-17 右冠状动脉近段闭塞，间隔支（上图）和心外膜（下图）侧支循环。

侧支循环的存在，并不表示患者不需要开通原位血管，更不能停止抗血小板聚集、降血脂和抗心律失常药治疗。对于病情不稳定、危及生命的心律失常和传导阻滞的不稳定型心绞痛患者，TTE可能是一种相当有吸引力的非侵入性方法。其花费的时间很少，并且具有良好的特异度，值得临床医生积极探索。

第 3 节　冠心病的超声诊断与评估

冠状动脉粥样硬化性心脏病（coronary atherosclerosis heart disease，CAD）简称冠心病，是由于冠状动脉功能性改变或器质性病变引起的冠状动脉血流和心肌需求之间不平衡而导致的心肌缺血缺氧等一系列改变的综合征。冠心病的诊断依赖于多种检查手段，超声心动图是最为重要的影像学检查之一。

一、心室节段划分及冠状动脉支配

（一）左心室节段的划分

在研究心肌运动和灌注时，美国心脏协会（American Heart Association，AHA）建议采用 17 节段心肌分段方法，而美国超声心动图学会（American Society of Echocardiography，ASE）则建议使用 16 节段划分法。二者均将左室基底段、中间段及心尖段分为 3 个层面，每个层面以逆时针方向分段命名。

左室基底段短轴切面和中间段短轴切面平均分为 6 段，分别为 1~6 段和 7~12 段；心尖段短轴平均分为 4 段（13~16 段）；心尖帽是心尖没有心腔的区域，为第 17 段。而 ASE 的 16 节段划分不将心尖帽作为独立的节段（图 6-18）。

（二）心室节段及冠状动脉供血关系

对室壁进行节段划分的目的：①便于对心肌节段运动异常进行定位和定量分析；②所划分的室壁各节段与冠状动脉供血之间存在相对固定的对应关系，便于判断病变冠状动脉。通常情况下，前间隔、前壁与心尖部心肌主要由冠状动脉前降支供血，前侧壁与后侧壁主要由旋支供血，下壁和后间隔主要由右冠状动脉供血，冠状动脉供血区与左室节段间的关系见图 6-19。

冠状动脉的分布存在较大的解剖变异。某一节段可能由一支优势血管主要供血，也可能由 2 支血管双重供血。例如，下壁通常由右冠状动脉供血，但也可能以旋支供血为主，或旋支与右冠状动脉双重供血。右室壁未进行规范的节段划分，仅有少部分文献对其进行粗略的介绍。了解和掌握室壁各节段与冠状动

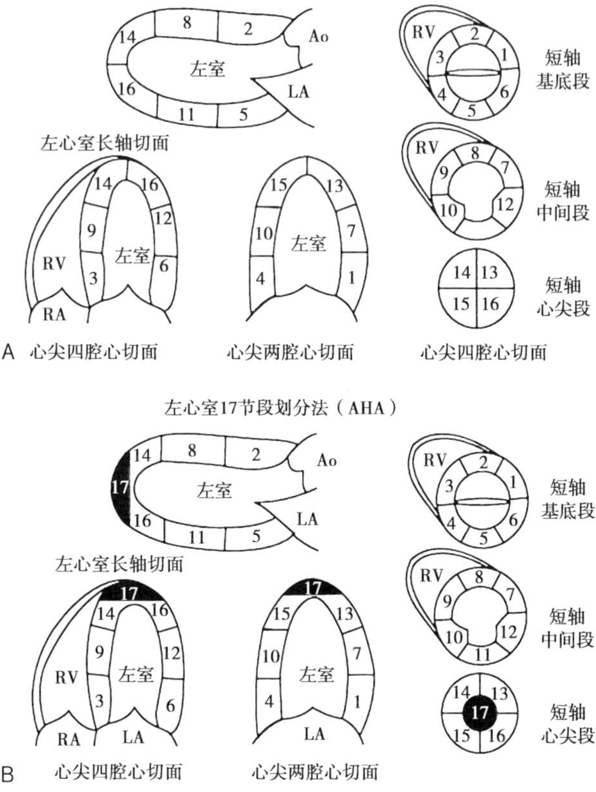

图 6-18　左室 16 节段与 17 节段划分法

从心脏前壁开始，按照逆时针顺序，左室各节段的命名如下：1. 前壁基底段；2. 前间隔基底段；3. 后间隔基底段；4. 下壁基底段；5. 后侧壁基底段；6. 前侧壁基底段；7. 前壁中间段；8. 前间隔中间段；9. 后间隔中间段；10. 下壁中间段；11. 后侧壁中间段；12. 前侧壁中间段；13. 前壁心尖段；14. 间隔心尖段；15. 下壁心尖段；16. 侧壁心尖段；17. 心尖帽。

脉分支供血的关系，对于根据节段性室壁运动异常的部位推断受累冠状动脉大有裨益。

二、室壁节段性运动的超声评价

（一）二维目测法与室壁运动半定量评分法

肉眼观察静息状态下室壁运动幅度，确定是否存在室壁运动减弱、消失、反常运动及室壁瘤等。同时，根据室壁运动异

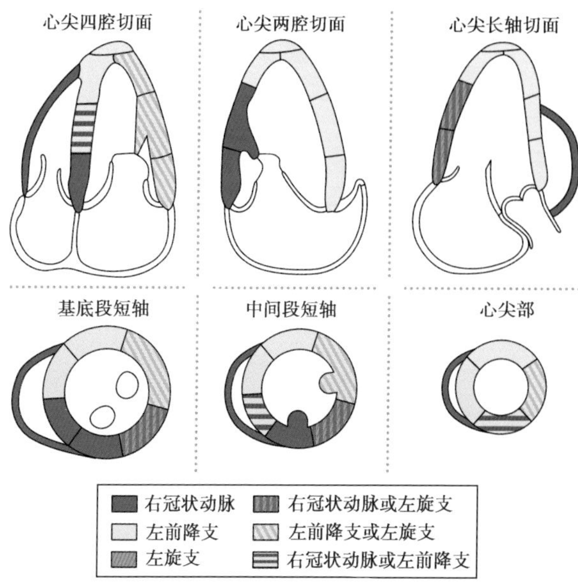

图 6-19　左室冠状动脉供血区域模式图

常程度分为不同等级，并分别予以计分，计算室壁运动记分指数（wall motion score index，WMSI），以半定量室壁运动异常程度（图6-20）。WMSI=各室壁记分之和/记分节段总数。其正常值为1，评分越高病情越重，预后也就越差。

室壁运动异常划分等级与记分方法，列举如下：

◇ 运动正常（1 分）：指收缩期心内膜向心腔方向运动，幅度≥5mm，心室壁收缩期增厚率≥25%。

◇ 运动减弱（2 分）：心内膜运动幅度 <5mm，室壁收缩期增厚率 <25%。

◇ 运动消失或无运动（3 分）：心内膜和室壁收缩期增厚率消失。

◇ 反向运动（4 分）：指收缩期室壁变薄或向外运动。

◇ 室壁瘤（5 分）：局部室壁变薄，收缩期与正常心肌节段呈矛盾运动。

（二）组织多普勒成像（tissue Doppler imaging，TDI）

TDI 可实时显示心肌运动的方向和速度，以不同的颜色或深

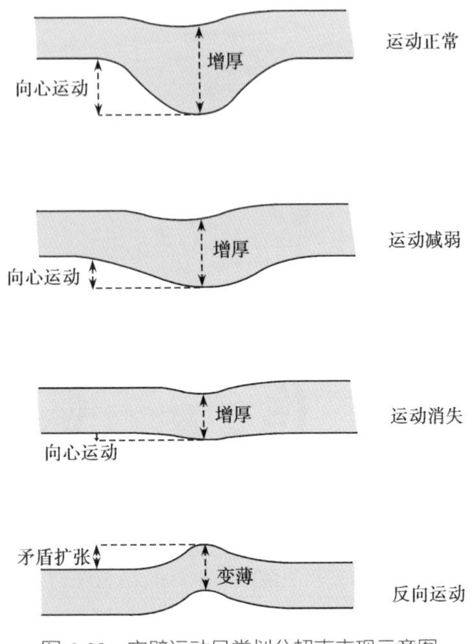

图 6-20　室壁运动异常划分超声表现示意图

浅表示不同状态下心肌的运动速度、加速度和速度能量梯度，为定量分析心肌运动和功能、检测室壁运动异常提供了新的方法。左室心肌纤维主要有纵向纤维和环状纤维两种，分别产生心室沿长轴方向和短轴方向的运动，两者对心脏的舒缩功能起着同样重要的作用。TDI 技术能直观、定量地显示冠心病局部室壁长轴方向的运动异常。TDI 不依赖二维超声图像，可显示速度最低为 2mm/s 的心肌运动，因此能够更好地评价局部心肌运动异常。

（三）实时三维超声心动图（real-time three-dimensional echocardiography，RT-3DE）

RT-3DE 可显示左室立体结构，并根据需要任意切割，检测心肌运动不受心肌运动方向及运动方式影响。通过测定心肌节段收缩率、心内膜表面积及局部射血分数，以及各节段达最大容积时相所需时间，可直观、全面地了解局部心肌收缩状况、缺血面积和各节段相互间的协调性。

正常人左室容积-时间曲线呈规则的抛物线形，各波谷趋近，曲线波动幅度较大；心肌梗死患者左室容积-时间曲线分散且不规则，曲线杂乱，出现方向不同的波形，梗死区相应节段曲线波动幅度小，非梗死区相应节段局部容量增大，代表其收缩功能代偿增强。采用 RT-3DE 容积法可以区分梗死节段和非梗死节段的数目和分布范围，快捷、直观地反映出左室各节段的收缩不同步。

（四）应变及应变率

应变是在组织多普勒成像技术基础上发展起来的新技术，通过检测局部心肌形变特征，能准确评价局部心肌功能。心肌应变力是指心肌适应力的变化而产生的局部组织变形。由于心肌纤维排列特殊，故其应变指在所有方向上的同时形变，包括长轴（从心尖到心底）、短轴（从心内膜到心外膜）、旋转（三轴形变交互作用）。

应变率（strain rate，SR）是指单位时间的应变变化，描述的是变形速率，也等于每单位长度的速度差。应变描述的是局部心肌形变（缩短或拉伸）的程度，而应变率描述的是局部心肌形变的快慢。由于二者反映的是心肌两点之间相对的形变，因此可排除心动周期中心脏整体位移和周围组织牵拉的影响，能够更准确地评价心肌局部功能。

在心动周期中，心肌发生形变，其形变率就等同于速度梯度，可以通过组织多普勒技术来评估，即测量心肌在超声束方向的两点同时发生的组织速度计算 SR。应变率成像（strain rate imaging，SRI）能够测量在急性心肌缺血几分钟内的局部收缩、舒张不同步，可更灵敏地定量心肌的局部形变。急性缺血早期，心肌应变力、SR 最显著的变化是收缩（纵向缩短）明显延迟，收缩期峰值和收缩末期位移减小，出现收缩后收缩（postsystolic shortening，PSS）。SRI 能够在缺血时灵敏地发现 PSS，由于 PSS 代表局部心肌沿纵轴方向上的收缩发生于主动脉瓣关闭之后，所以是心肌运动不协调的标志。

三、存活心肌的超声评价

评估存活心肌可为冠心病患者预后和血管重建治疗的必要性提供依据，心肌梗死后梗死区域存活心肌的多少与血管重建术的疗效有着密切的关系。在冠心病严重缺血或心肌梗死后，根据缺血发生速度、程度、范围以及是否有侧支循环的建立，心肌细胞损伤可能出现以下 3 种不同结局。

◇ 心肌坏死为不可逆的心肌损害，冠状动脉血流即使恢复心肌也不能复活，心功能亦不会改善。
◇ 心肌冬眠是指长期低血流灌注使受损心肌收缩功能适应性下降，心肌降低做功，减少氧耗以维持细胞活性。心肌冬眠被认为是一种保护机制，收缩功能低下是源于心肌血流减少，缺血的缓解能使心肌功能障碍恢复或改善。
◇ 心肌顿抑是指严重短暂（一般 <20min）的心肌缺血缓解后受损心肌功能延迟恢复的状态，即血流已经恢复到正常或接近正常，心肌收缩功能仍低下，恢复延迟。

存活心肌的共同特点，也是其得以识别的基本特征，为心肌代谢的存在，心肌细胞膜完整，具有收缩功能储备，亦对正性肌力药物如儿茶酚胺有收缩增强反应。超声心动图识别存活心肌的方法主要有两种：小剂量多巴酚丁胺试验和心肌造影超声心动图（myocardial contrast echocardiography，MCE）。

（一）小剂量多巴酚丁胺试验

观察收缩运动异常节段的收缩功能储备来检测存活心肌，目前已成为识别存活心肌公认的方法。输液泵经外周静脉注入多巴酚丁胺，从 5μg/（kg·min）开始，之后每隔 3min 增加一次剂量，分别为 10μg/（kg·min）、20μg/（kg·min）、30μg/（kg·min）和 40μg/（kg·min），恢复期进行超声增强剂注射，必要时使用 β 受体阻滞剂协助诊断。

依照美国超声心动图学会左室节段分析法对左室半定量计分并计算 WMSI。每个异常运动节段功能改善定义，与静息相比，室壁运动评分减少≥2 分；而有明显存活心肌定义为至少 2 个相邻节段运动改善或基础状态下只有 2 个节段异常时至少 1 个节段改善。

冬眠心肌和顿抑心肌的病理基础不同，血流灌注量有显著的差别。顿抑心肌系一过性缺血造成，其灌注量基本正常，而冬眠心肌系慢性持续缺血所致，血流灌注处于明显不足状态。多巴酚丁胺负荷试验可以区分它们，心肌顿抑、心肌冬眠在低剂量时室壁收缩期增厚率都增大。顿抑心肌收缩期增厚率随负荷剂量的增大而继续增大，而冬眠心肌收缩期增厚率在大剂量负荷时下降，呈双向反应（具体请参考第二章第 8 节）。

（二）MCE 检查

1. 评价方法

（1）目测法：是定性和半定量分析的方法，局部组织血供丰富区域显影明显增强，而病变部位组织血流灌注较差，局部造影显影增强、较弱或无增强，显示为灌注缺损。

（2）定量分析：微泡造影剂进入冠状动脉循环后迅速产生心肌显像并达到峰值密度（peak intensity，PI），随后逐渐消退。PI 反映进入冠状动脉血管床的微泡数总量，可用于评估心肌血流量。以声学造影剂形成的灰阶或彩色血流信号强度的变化作为指标，用时间强度曲线来反映组织的血流灌注状态，通过计算曲线下面积来定量局部组织的血流量。

2. 评价存活心肌

MCE 可以通过评估心肌的灌注和微血管的完整性来识别存活心肌。再灌注治疗后心肌血流灌注缺乏或减少，表明心肌活性降低或无心肌存活。MCE 显示，顿抑心肌的 PI 较正常心肌无明显差别，再灌注早期由于反应性充血，PI 值轻度增加，但心肌收缩功能减低。MCE 对存活心肌的检测要进行动态观察，微循环功能的恢复预示着局部心肌的存活性。声学造影剂的微气泡完全在血管内而不进入间质或被心肌细胞摄取，因此心肌毛细血管中微气泡的存在表明该部位心肌微血管的完整性。

四、心肌梗死并发症的超声评估

超声心动图在急性心肌梗死诊断中应用广泛，可直观地观察心脏几何形态、室壁厚度及运动，并可根据室壁运动及厚度异常出现的部位及节段来判断心肌梗死的部位及范围。

（一）室壁瘤

室壁瘤是心肌梗死最常见的并发症，系梗死心肌扩张变薄，心肌坏死、纤维化，少数钙化，心腔内压力使其逐渐向外膨出所致，常累及心肌各层，绝大多数累及心尖。由于室壁瘤内血流缓慢，容易并发血栓形成。超声心动图是观察心肌梗死后室壁瘤的首选检查方法，可准确测量心腔内径、室壁厚度，观察室壁瘤的位置、大小，瘤腔内有无血栓，室壁运动功能测定，鉴别真、假性室壁瘤。根据病理解剖特点，室壁瘤可分为真性室壁瘤、假性室壁瘤和功能性室壁瘤三类。

1. 真性室壁瘤

心肌组织消失，瘢痕形成，病变局部扩张，在收缩期扭曲形态的室壁瘤瘤壁无向心性收缩运动或呈相反方向的离心运动，即矛盾运动，与正常心肌交界处有一宽大的“瘤口”，其直径大于室壁瘤的最大径。由于真性室壁瘤仅仅是室壁向外膨出，并未发生室壁的断裂，因此室壁瘤处心内膜与正常心肌心内膜呈延续状（图 6-21）。

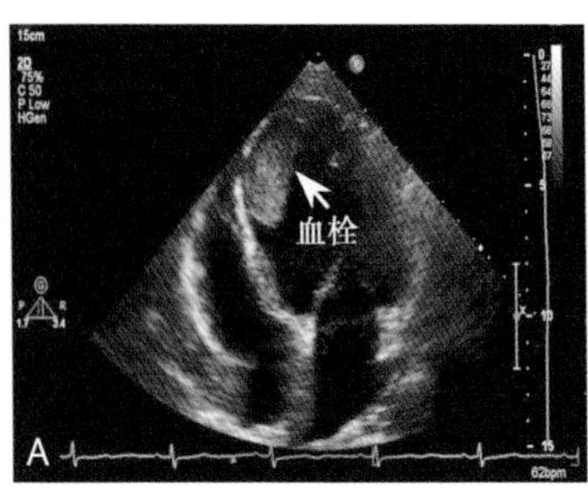

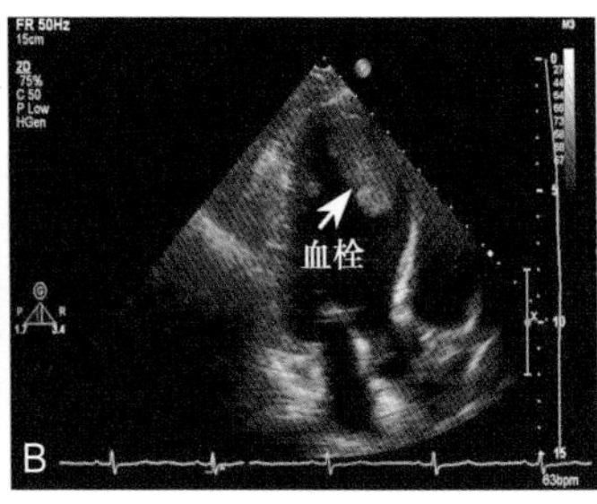

图 6-21 心尖部室壁瘤超声心动图表现。由于局部血流速度缓慢，室壁瘤内见附壁血栓形成。

2. 假性室壁瘤

假性室壁瘤系左室游离壁破裂，局部心包和血栓等物质包裹血液形成的一个与左室腔相通的囊腔，二维超声心动图可以显示心包腔内血肿。其与真性室壁瘤的本质区别是心脏是否破裂（图 6-22）。超声及时诊断假性室壁瘤极为重要，因为这类室壁瘤可能突然破裂导致患者死亡。由于血流淤滞，假性室壁瘤内可以合并有附壁血栓（图 6-23），CTA 检查同样有助于瘤体大小、容积的评估（图 6-24）。

3. 功能性室壁瘤

在形态上与真性室壁瘤不同，与邻近正常心肌区域不形成“瘤口”结构，仅发生于心室收缩期。从血流动力学分析，功能性室壁瘤和真性室壁瘤一样，均可引起心输出量降低，但二者

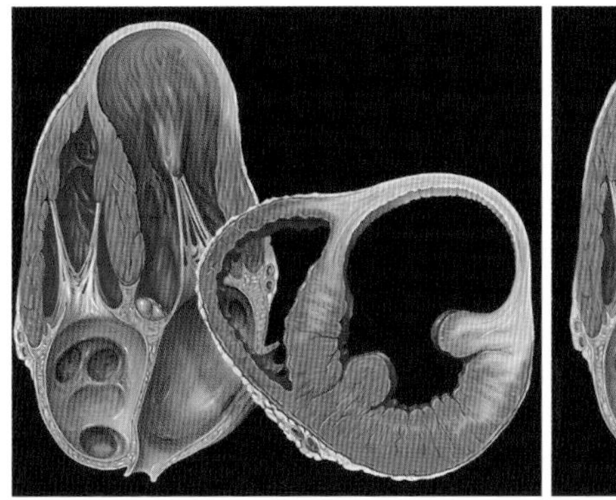
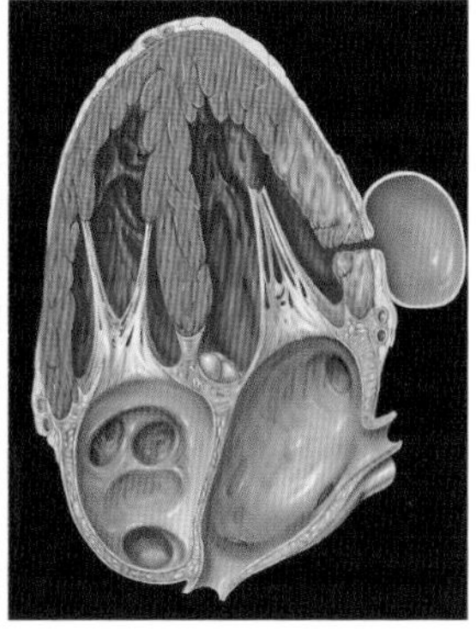

图 6-22　真性室壁瘤（左）与假性室壁瘤（右）对比，后者本质系心脏破裂。

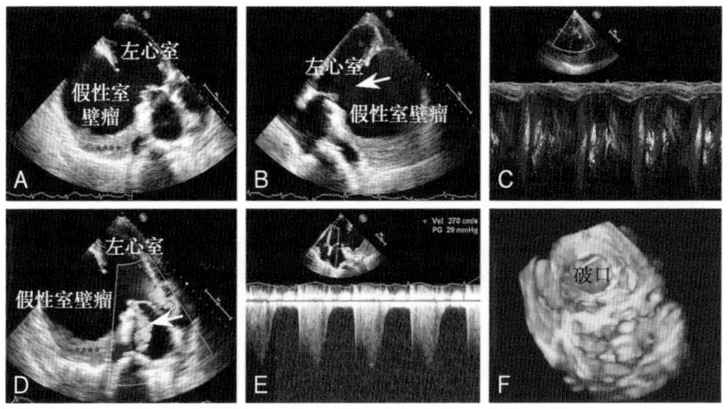

图 6-23　超声心动图提示假性室壁瘤合并附壁血栓

图 A、B 示左室下壁破裂，巨大假性动脉瘤形成，瘤体内大量附壁血栓（星号）；图 C 为彩色 M 型超声，提示瘤体及左室血流通过破口双向交通（蓝色为左心室向瘤体的血流，红色为瘤体向左心室的血流）；图 D 示二尖瓣中量反流；图 E 为超声所测二尖瓣反流速度 2.7m/s；图 F 三维超声显示左室侧巨大破口。

病理改变不同。真性室壁瘤是透壁心肌梗死后心肌组织完全被纤维结缔组织替代，而功能性室壁瘤由纤维组织或瘢痕构成，局部可有心肌纤维，血运重建后局部功能有可能改善。

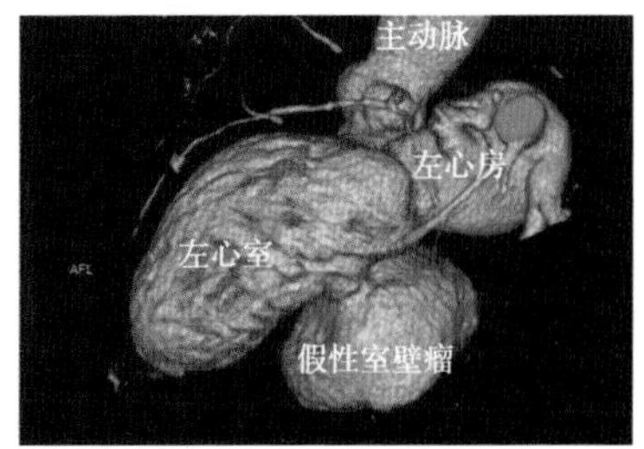

图 6-24　假性室壁瘤（Pseudo）的 CTA 三维重建

（二）室间隔穿孔

室间隔穿孔为急性心肌梗死导致室间隔缺血坏死、破裂所致，多发生在前间隔心尖段。前间隔穿孔的概率是后间隔的两倍，破口可一个或多个，直径数毫米至数厘米，室间隔穿孔并发室壁瘤者较多见（图 6-25）。此类并发症与先天性肌部室间隔缺损超声表现相似，但左心功能多急剧恶化。处理可选择外科修补或内科介入封堵，时机多选择在心肌梗死一个月后（图 6-26、图 6-27）。

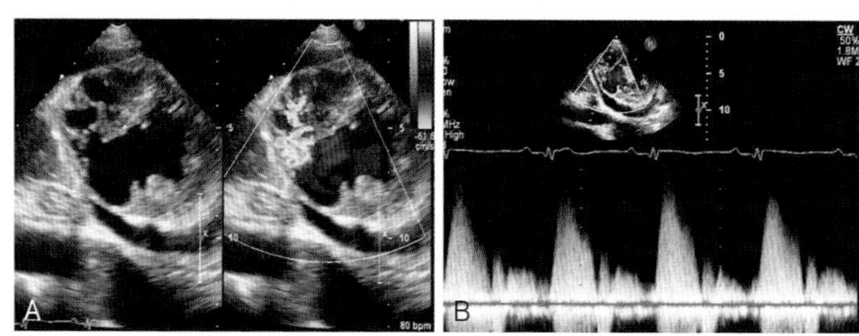

图 6-25　急性心肌梗死后心尖部室壁瘤形成及室间隔穿孔，伴心室水平左向右分流。

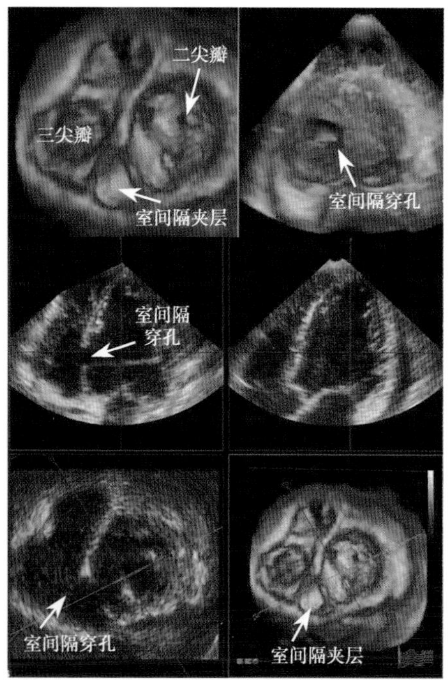

图 6-26　心肌梗死后 1 周超声检查，室间隔内见夹层，后间隔穿孔

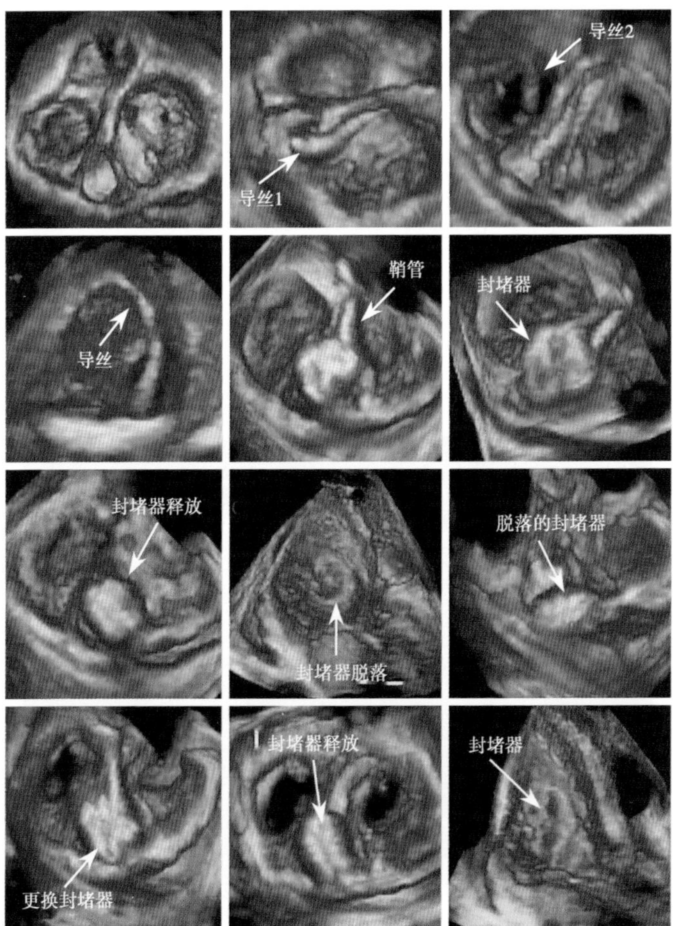

图 6-27　超声引导下室间隔穿孔封堵
第一排为超声引导下两根导丝分别通过穿孔处；第二排为超声引导下送入 16mm Amplatzer 封堵器；第三排为调整封堵器位置并牵拉，封堵器脱落，提示型号偏小；第四排为更换 20mm Amplatzer 封堵器后，成功完成手术。

（三）乳头肌功能不全

乳头肌功能不全是因乳头肌缺血导致收缩功能障碍，也可以因心腔扩大或者室壁瘤牵拉，导致二尖瓣乳头肌移位、瓣叶脱垂，从而引起不同程度二尖瓣反流。乳头肌功能不全是心肌梗死后常见并发症，有资料统计其发生率可高达 50%，临床表现为心尖区出现收缩期杂音，可引起心力衰竭、急性肺水肿。

（四）乳头肌/腱索断裂

乳头肌/腱索断裂为乳头肌缺血坏死所致，发生率约 1%。乳头肌断裂是急性心肌梗死少见的严重并发症之一，常导致患者出现急性心力衰竭、急性肺水肿，通常必须尽快行外科手术治疗。超声表现：①断裂的乳头肌连于腱索，随心动周期在左房室间来回运动，呈“挥鞭样”（图 6-28），如断裂处靠近乳头肌顶端，则可见腱索断端回声增强、增粗；②二尖瓣出现“连枷样”运动，表现为瓣叶收缩期明显脱入左心房，舒张期进入左心室，运动幅度较大，并伴随出现二尖瓣明显关闭不全。

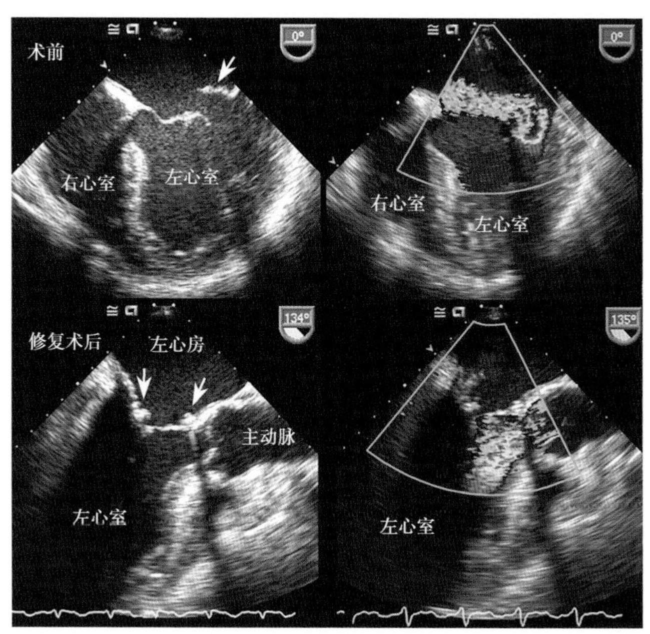

图 6-28　经食管超声心动图示急性心肌梗死致二尖瓣腱索断裂、瓣脱垂，外科修复术后，反流消失。

（五）心脏破裂

心脏破裂是急性心肌梗死的致命性并发症，系心室游离壁坏死破裂所致，多发生在急性心肌梗死的前 3 天，发病率约为 1%~3%。超声可发现因心肌梗死而变薄的室壁局部连续性中断，伴不同程度心包积液。

第七章

心脏电生理与起搏

第 1 节　心律失常射频消融术

射频消融术（radiofrequency ablation，RFA）是治疗快速心律失常的重要技术，是以射频电能不可逆地损伤或破坏心律失常传导的关键性解剖基质为主要原理的治疗手段。超声心动图在围手术期可以提供较为重要的价值。

一、术前超声检查

（一）病因学筛查

心律失常可能是器质性心脏病的并发症或表现，也可能是原发性电生理异常。伴有心律失常的心脏疾病很多，包括先天性心脏病、心肌病、心瓣膜病、心包疾病及冠状动脉疾病（图 7-1）。对心律失常患者进行超声心动图检查，主要是为了明确心脏有无器质性病变，有助于对心律失常的患者进行危险分级，以指导治疗。

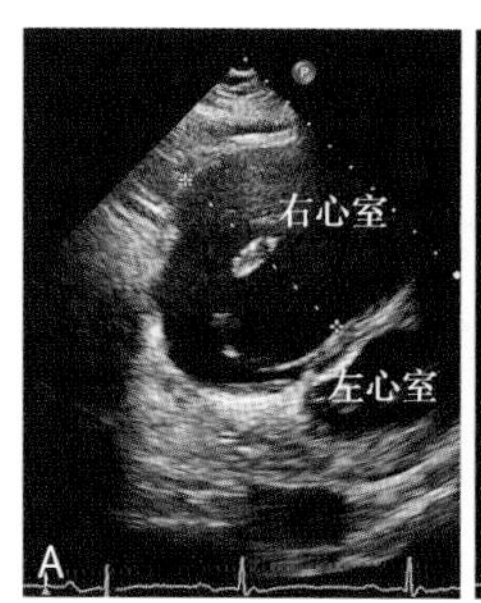

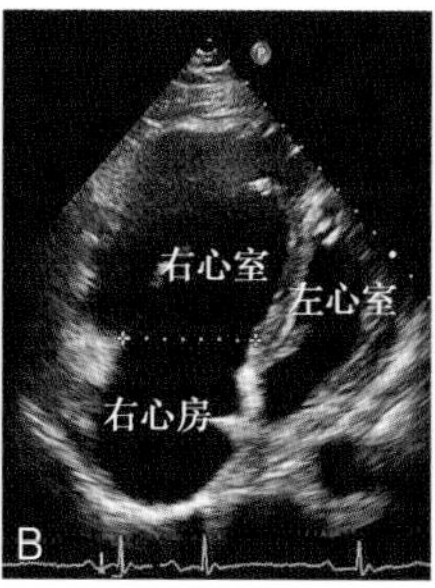

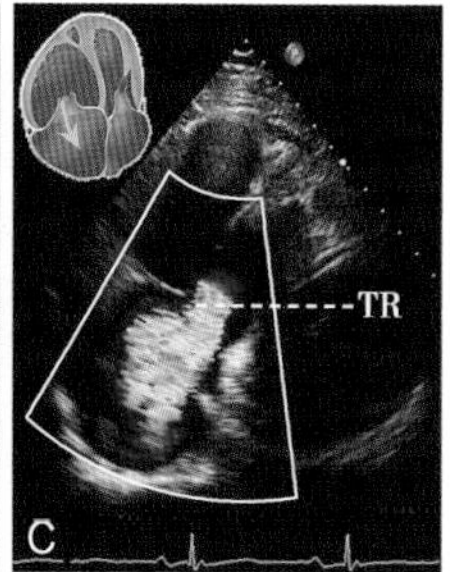

图 7-1　室性心动过速致反复晕厥，超声显示右心室明显增大，三尖瓣大量反流，考虑致心律失常性右室心肌病。

（二）心功能评价

心功能不全与心律失常有着互为因果的关系。心功能不全时，由于心室前、后负荷的增加，室壁应力增高，心肌受损发生纤维化，心室腔扩大，心肌细胞受牵拉后细胞膜不应期缩短，自律性增高，易诱发室性心律失常。心律失常本身也会影响血流动力学的变化从而加重心功能恶化。超声心动图测量心功能，可获得左室收缩、舒张功能参数，包括每搏量、心输出量、射血分数、短轴缩短率、二尖瓣前向血流 E/A 比值、等容舒张期等，有助于观察心律失常引起的血流动力学变化。

二、术中超声检查

（一）术中超声检查类型

1. 经食管超声心动图（transesophageal echocardiography，TEE）

TEE 可以清晰显示心脏后方结构，包括心房、房间隔和肺静脉等。TEE 对左房与左心耳内血栓的检出率为 95%~100%。此外，还可精确评价肺静脉解剖形态及功能，特别适用于观察行肺静脉隔离的心房颤动患者有无肺静脉的狭窄。TEE 有助于术前筛查房间隔穿刺有困难的患者（图 7-2~图 7-4）。

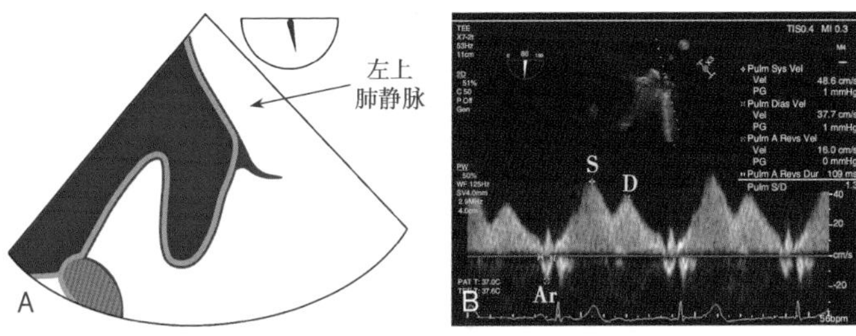

图 7-2　TEE 显示肺静脉的二维切面及血流速度测量方法

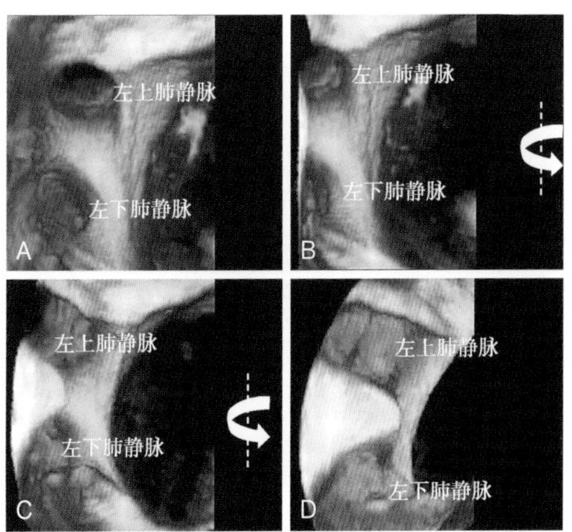

图 7-3　三维超声心动图切割和旋转显示左肺静脉

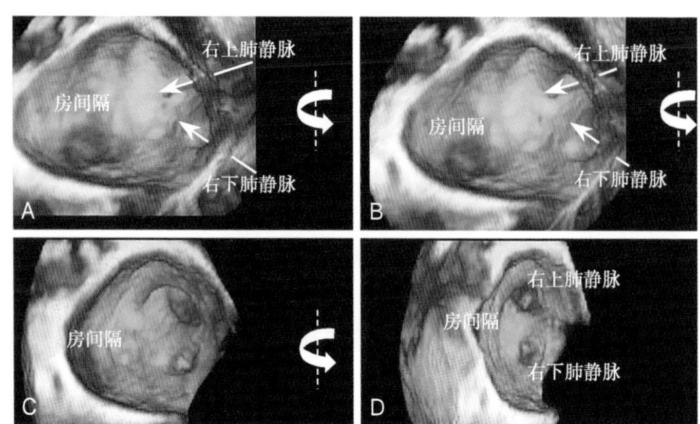

图 7-4　三维超声心动图切割和旋转显示右肺静脉

2. **心腔内超声心动图(intracardiac echocardiography,ICE)**

ICE 通过导管顶端设置的微型超声探头,随导管引入体内大血管或心脏,显示心腔内重要解剖结构,如窦房结、固有心房、心耳、界嵴、右心室、左心房、左心室界嵴、欧氏嵴、右心耳、Koch 三角内房室交界区、冠状窦口、三尖瓣隔叶瓣环、二尖瓣、室间隔上份、右室流出道、卵圆窝、肺动脉、乳头肌、腱索和上腔静脉等。这些心内结构和解剖标志的显示,可为指导心腔内介入治疗提供坚实的影像学基础(图 7-5)。

另外,ICE 还可实时观察心腔大小和局部室壁运动,评价心

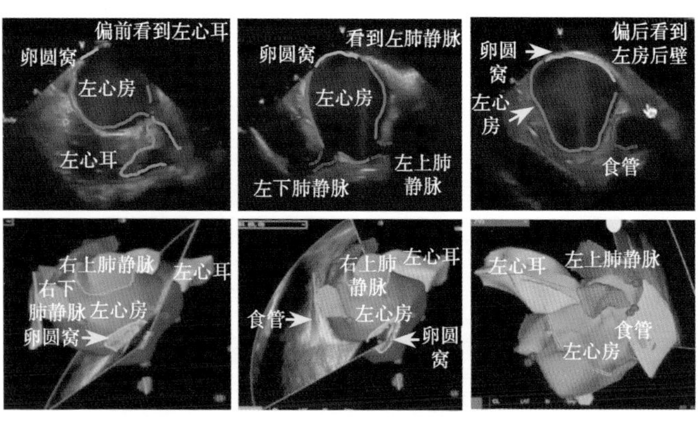

图 7-5　ICE 联合三维电生理标测,可用于显示左心房、左心耳、肺静脉等解剖。

室收缩功能，检测血流动力学参数。心腔内超声多普勒显像技术能实时观察心脏传导系统相关解剖结构及心肌机械运动，指导消融电极放置，评价射频消融效果。

（二）术中超声检查内容

1. 引导房间隔穿刺

TEE 和 ICE 均可用于引导房间隔穿刺术。超声能显示最优化的卵圆窝穿刺部位，避免误穿主动脉和左心房；还可通过测量卵圆窝与左房游离壁间距离，用于指导选择最佳穿刺部位和方向。如患者卵圆窝太厚，可能需要高能量射频消融导管穿刺房间隔，如患者存在卵圆孔未闭或房间隔缺损，则不需要房间隔穿刺（左心耳封堵等其他左房内操作，不建议借助卵圆孔进行操作）。

超声可在房间隔穿刺时观察到穿刺鞘管和扩张器尖端与卵圆窝接触形成的"帐篷"改变，当穿刺成功扩张器和穿刺针进入左心房时，"帐篷"样改变消失；当显示引导钢丝进入肺静脉或通过注射生理盐水见左房内有点状强回声时，即可确认穿刺针进入左心房（图 7-6~图 7-8）。这一方法在提高穿刺成功

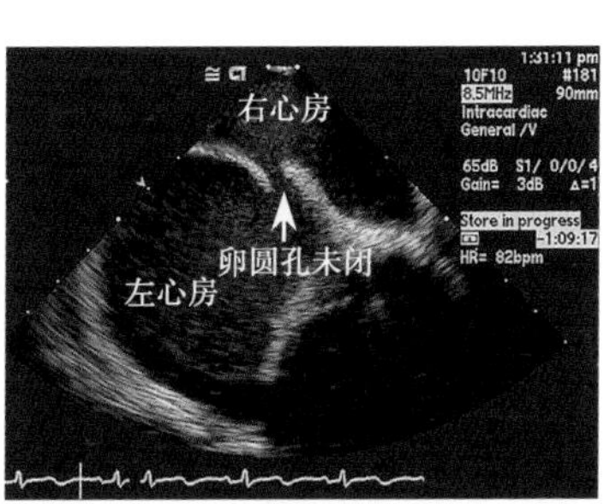

图 7-6　ICE 显示卵圆孔未闭（箭头），该患者行心房颤动消融则可避免房间隔穿刺。

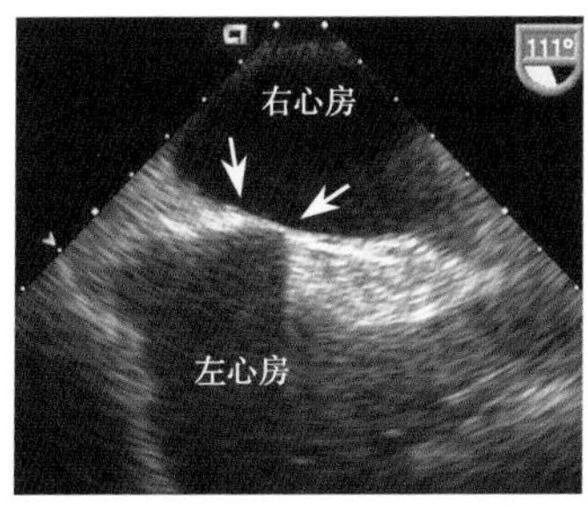

图 7-7　房间隔脂肪瘤样肥厚，此类患者在 DSA 下穿刺风险极高，TEE 引导下可以选择房间隔菲薄处（箭头）进行穿刺。

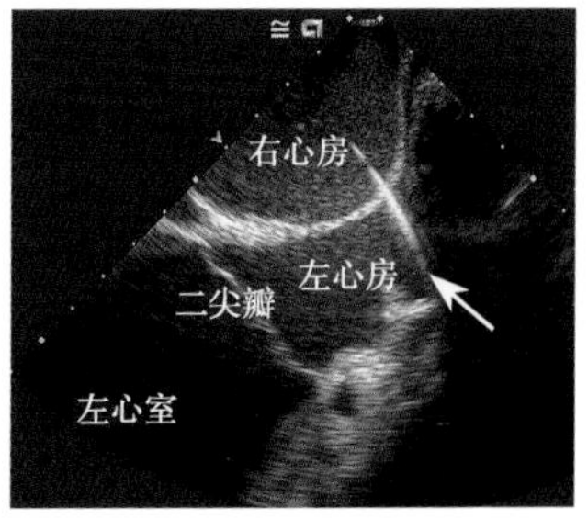

图 7-8　心腔内超声示心导管通过房间隔进入左心房（箭头）

率、减少并发症的同时，还减少了患者及医生射线暴露时间。

2. 评估标测导管和消融导管的位置

术中超声检查可引导心内心电定位导管和消融导管电极，定位于合适的心内解剖部位，继而评价导管电极与心内膜的接触状态。在不恰当窦性心动过速的窦房结改造中，可引导消融电极精确定位于最高界嵴进行射频消融；对异位或“局灶”性房性心动过速可提供右房界嵴、右心耳、左房肺静脉口和右心耳等解剖部位；对房室结折返性心动过速，可提供房室环、冠状窦或Koch三角的解剖定位；对典型心房扑动，可提供右房三尖瓣峡部的定位（图7-9）。

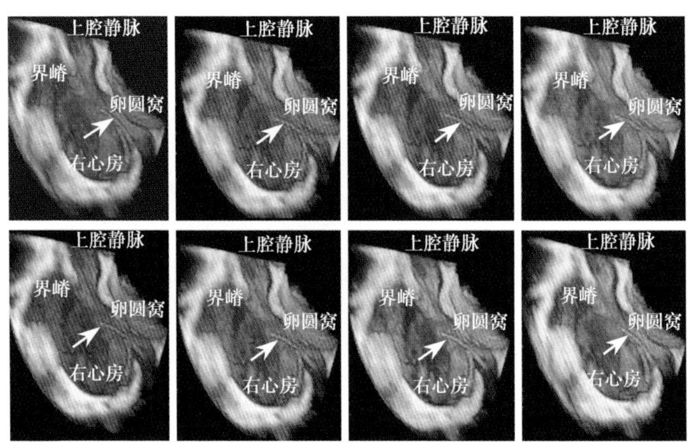

图7-9　TEE引导心房扑动患者三尖瓣峡部消融，图中箭头为消融导管（同一患者，图像可选择不同颜色编码展示）。

3. 标测病变的形态学改变

在心房和心室的心内膜进行射频消融，可能引起局部肿胀和出血，表层组织破坏，以致出现凝固性坏死，坑凹形成。ICE可显示局部组织增厚、形态不规则，以及伴随回声强度的变化。据此，可初步提示水肿、出血和纤维化等病变表现。消融灶形成与变化的影响因素较多，包括组织特性、局部血流、电极大小、电极与组织接触状态、射频能量、加热温度和时间等。

4. 鉴别及减少潜在的并发症

超声心动图可迅速查明射频消融术中发生的合并症，如心包积液、静脉或开口部位狭窄甚至闭锁、心房水平的分流、血栓（附着于消融灶或导管上）以及瓣膜和腱索等结构的损伤。

5. 心脏电生理研究

研究提示，某些非器质性心律失常也可能存在一定的解剖基础，如心房扑动患者 Eustachian 嵴较肥大，三尖瓣峡部较长；右房心动过速多起源于右房终嵴。用 ICE 可精细观察心腔内解剖结构的优点来探索这些心律失常的解剖基础，有望推动心律失常的研究和治疗。

第 2 节　左心耳封堵术

心房颤动（简称“房颤”）是一种常见的心律失常，特别是年龄超过 65 岁的老年人，有高血压、冠状动脉粥样硬化性心脏病和风湿性心脏病病史者，尤其易发生房颤。房颤可导致心动过速、房室非同步化、心房收缩不规则，左心耳失去正常的排血功能，从而左心耳血栓形成的机会明显增多。绝大多数房颤患者的血栓都附着在左心耳内，既往多使用外科心耳切除以预防心源性栓塞，在此基础上发展起来的左心耳封堵术也可有效减少或防止左心房血栓脱落。

一、左心耳的解剖与功能

左心耳是胚胎发育第三周由左心房发育而成。正常左心耳是一个带钩的长管状结构，位于紧靠左室游离壁的心包边界内，因此其排空与充盈明显地受左室功能的影响。每个人的左心耳形态、大小、体积各不相同。心房颤动的患者左心耳开口直径和左心耳内径均大于正常窦性心律的患者。

左心耳的生理功能包括以下几个部分：①左心耳的牵张受体可介导低血容量时口渴反射；②介导左心房压和容量之间的顺应性关系；③维持心输出量；④分泌心房钠尿肽，调节机体水电解质平衡。

二、左心耳的超声成像

左心耳功能的减退往往是左心耳血栓形成的重要诱因，因此对左心耳功能的评价日益受到临床的重视。左心耳充盈和排空速度是其功能评估的重要组成部分。经胸超声心动图（transthoracic echocardiography，TTE）、经食管超声心动图（transesophageal echocardiography，TEE）、多排螺旋 CT 等影像手段，均可以用于左心耳功能的评估。其中，TEE 最为常用，已被视为左心耳功能评估的金标准（图 7-10、图 7-11）。

左心耳速度的测量主要在食管中段左心二腔心切面进行。

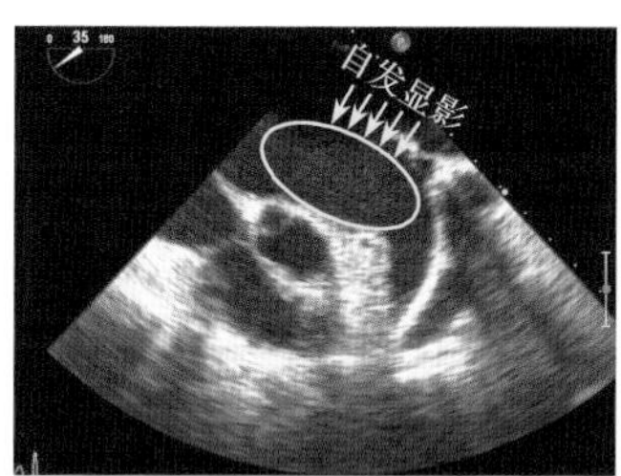

图 7-10　TTE 显示左房内自发显影，此为血栓形成的高危因素。

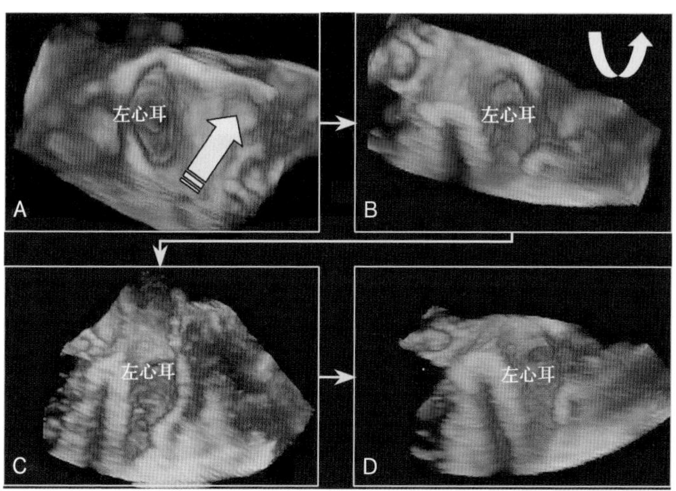

图 7-11　通过旋转及切割功能，三维 TEE 可用于显示左心耳内部及周边结构。

正常左心耳多普勒频谱由四个不同时相的波群构成（表 7-1，图 7-12、图 7-13）。左心耳充盈、排空速度受性别、年龄、心率及心脏顺应性等因素影响较大。较男性而言，女性左心耳充盈速度偏低；随着年龄增加，充盈及排空速度均减低；相反，心室率的增加，反而可提高其充盈及排空速度。二尖瓣狭窄患者由于房颤、

表 7-1　**左心耳血流充盈及排空频谱的组成**

波群	时相	血流方向	速度/($cm \cdot s^{-1}$)
1	心房收缩期	朝向探头	60±14
2	快速射血期	背离探头	52±13
3	减慢射血期	双向	不易测出
4	舒张早期	朝向探头	20±11

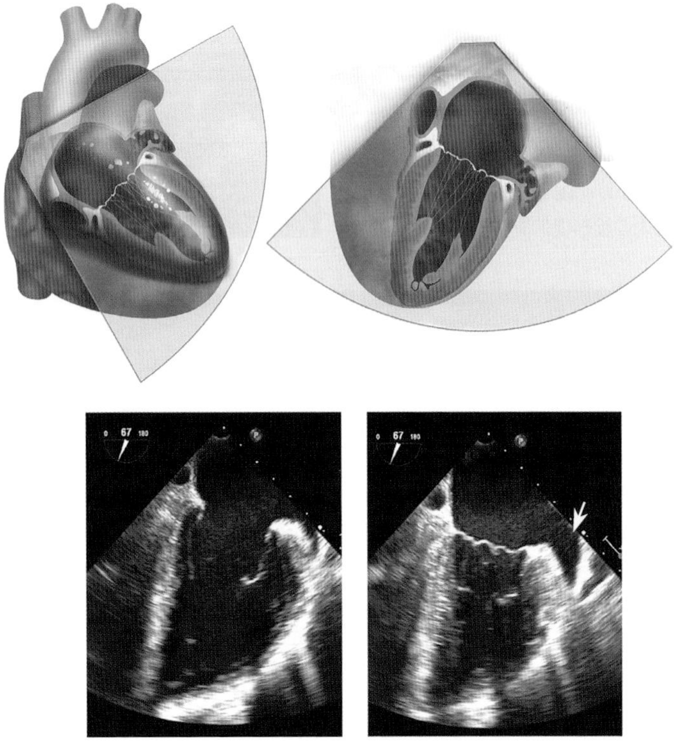

图 7-12 左心耳充盈及排空速度测量切面

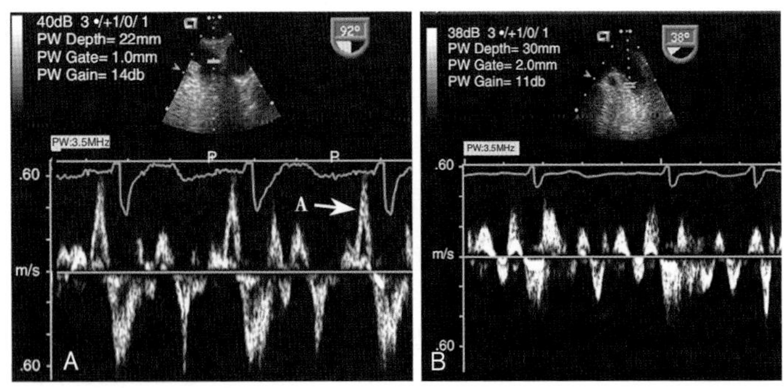

图 7-13 正常（图 A）及房颤患者（图 B）左心耳频谱：后者左心耳充盈和排空速度较正常人明显降低。

心室顺应性等病理生理改变，其左心耳充盈和排空速度均减低，局部血流淤滞，容易形成附壁血栓。

三、超声图像与术中造影图像的对应关系

在经皮左心耳封堵术前，须了解左心耳解剖结构，以指导器械类型及型号选择。TEE 与术中左心耳造影是左心耳形状评估的重要手段。由于二者成像原理不同，临床医生很难将两种成像方式在脑海中进行整合（图 7-14）。下文中我们将提供一种把三维超声图像转化为术中造影投照体位的方法。

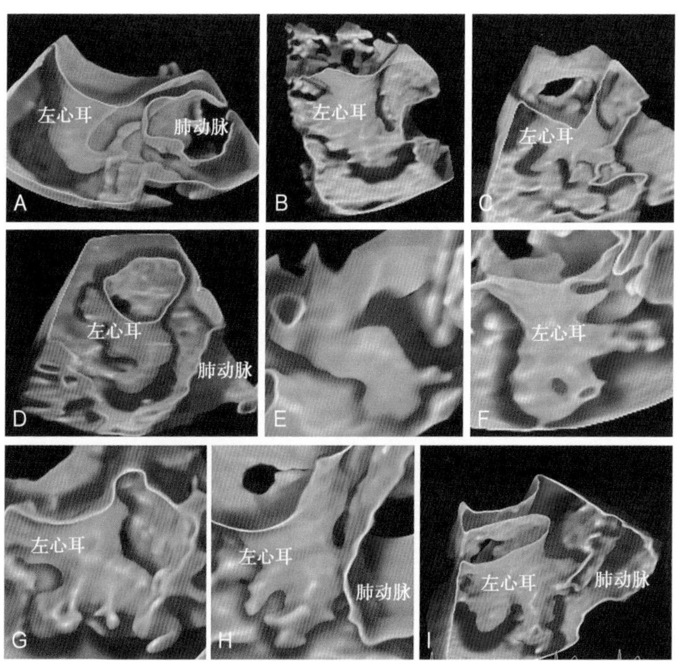

图 7-14　不同形态左心耳超声图像，介入医生需要将其对应术中造影时的不同投照体位。

在进行图像切割、选择操作前，我们首先要了解二维 TEE 切面与造影切面的对应关系：一般来说，食管中段 45°超声切面，对应术中右肩位造影，而 135°超声切面，则对应术中肝位造影（图 7-15）。但二维超声属于切面图像，即便二者有对应关系，也不能反映整体解剖学信息。故而，我们需要掌握如何将三维超声图像转化为术中造影的对应体位。

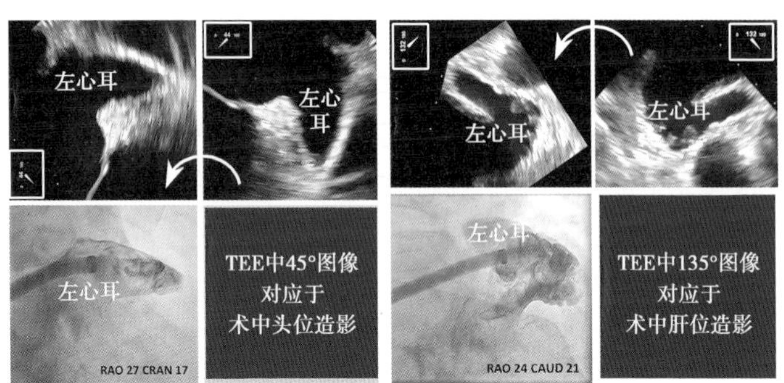

图 7-15　TEE 切面与术中造影体位对应关系

该技术需要借助三维 TEE 技术中的 TrueVue（光源探照）和 GlassVue（透照技术）来提供高清晰度、逼真的左心耳的三维渲染图像。与其他难以从横断面图像中推断出三维形状的成像方式相比，该方法提供的超声图像类似于术中透视所见，便于术中引导。

首先，检查者应该获得左心耳的三维 TEE 图像，该图像应该包括肺动脉、肺静脉、左心耳、二尖瓣等重要解剖结构（图 7-16A）。打开 TrueVue 并调整“光源”，一旦获得左心耳的开口图像，立即冻结并滚动图像，以找到左心耳开口的最宽的部位（图 7-16B）。随后启动 GlassVue，使得左心耳呈现半透明状态，直到左心耳的主体轮廓可见，并确定其开口长轴和短轴大小（图 7-16C）。接下来，向上倾斜图像，使左心耳开口向上倾斜（图 7-16D），切除左心耳周围多余的组织。然后，沿着左心耳的 Y 轴向左旋转图像，以显示左心耳的整个形态（图 7-16E）。最后，删除图像透明度，并将左心耳增益调大（图 7-16F）。此时得到的图像，相当于 135° 的二维超声。图中心包横窦和肺动脉出现在图像的右侧。

肝位投照是左心耳术中造影和封堵最常采用的体位之一。当我们将上述图像沿 Z 轴逆时针旋转 90° 时所获得的超声图像，即相当于肝位造影所见（图 7-17）。

上述步骤的技巧是，在进行旋转操作时，可以将三维图像中左心耳开口短轴视为 X 轴，而开口长轴则视为 Y 轴。这样经过旋转后的图像才能与术中投照体位相一致（图 7-18）。

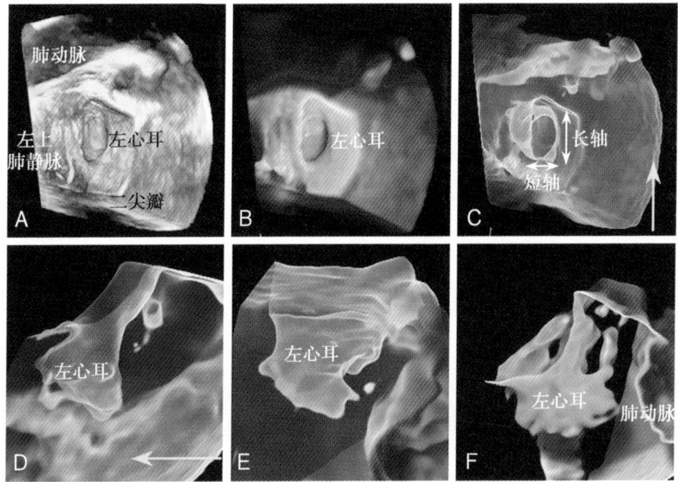

图 7-16　图像采集及旋转技巧

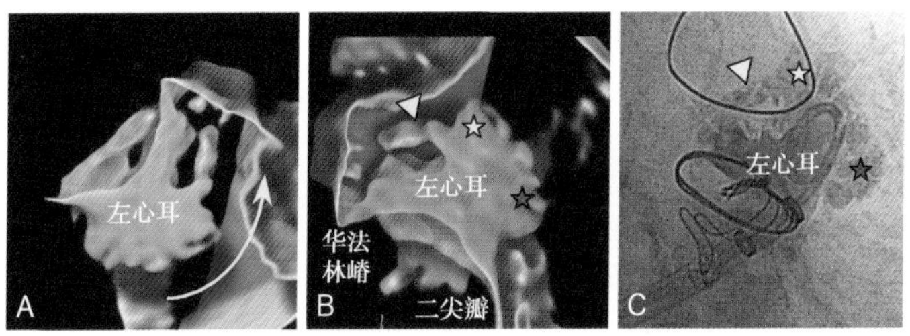

图 7-17　逆时针旋转 90°，即可以获得与术中肝位造影相对应的超声图像。

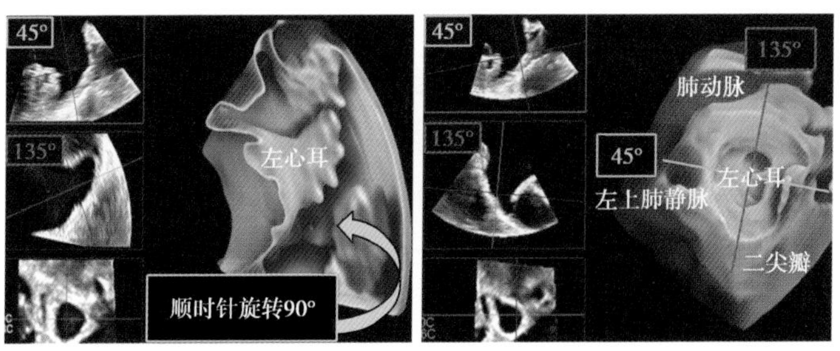

图 7-18　图像旋转时，可以将左心耳开口短轴视为 X 轴，长轴视为 Y 轴。

四、超声引导下左心耳封堵术

在左心耳封堵术中，超声心动图主要有以下用途：

(一) 房间隔穿刺术

左心耳封堵术中的重要操作是房间隔穿刺。不同类型心脏手术对房间隔穿刺位点的要求不同(图 7-19)。左心耳封堵的患者,房间隔穿刺一般要求靠下、靠后。TEE 检查中,结合食管中段双房心切面、主动脉短轴切面、四腔心切面可指导穿刺导管操作(图 7-20)。

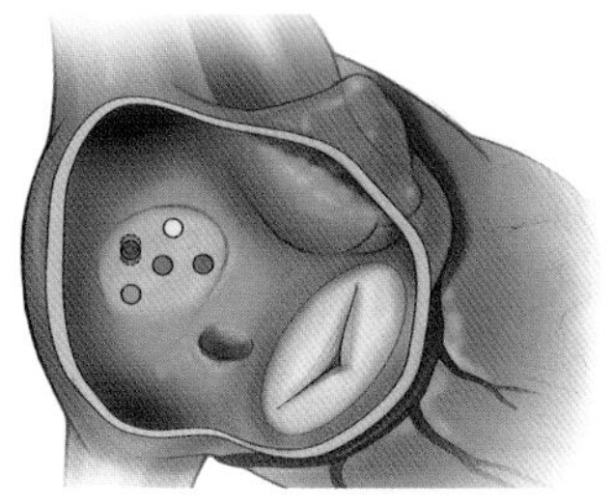

图 7-19 不同心脏手术的房间隔穿刺位点

红色位点主要用于二尖瓣钳夹、二尖瓣瓣周漏封堵(靠前的漏需要高位的穿刺点,侧壁的需要低一点);黄色位点为 PFO 封堵术;蓝色位点为左室辅助装置及血流动力学监测;绿色位点靠下靠后,主要用于左心耳封堵;橘黄色位点用于房颤消融。

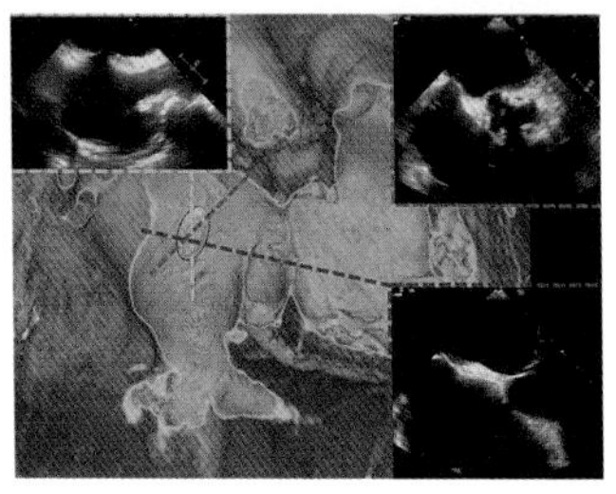

图 7-20 用于指导房间隔穿刺的三个基本切面(绿色为食管中段双房心切面,红色为食管中段主动脉短轴切面,紫色为食管中段四腔心切面)

房间隔穿刺一般先通过导丝将穿刺鞘和穿刺针送入上腔静脉,随后缓慢回撤进入右心房。这一步操作选择食管中段双房心切面(图 7-21A)进行引导。当超声观察穿刺鞘头端进入卵圆窝后,则调整探头至食管中段主动脉短轴切面。

该切面可以调整穿刺鞘前后位置:当穿刺鞘头端指向主动脉侧时,提示穿刺位置偏前,反之则偏后。前文已提及,左心耳封堵时为保证输送鞘和左心耳同轴,一般选择靠下、靠后的位置进行穿刺。术者可在此切面中,顺时针旋转房间隔穿刺鞘,即可实现向后移动(图 7-21B)。

不同手术对于穿刺位点高度也有要求,为了匹配手术要求,可以在食管中段四腔心切面中,测量并调增穿刺点距离二尖瓣瓣环水平的高度(图 7-21C)。

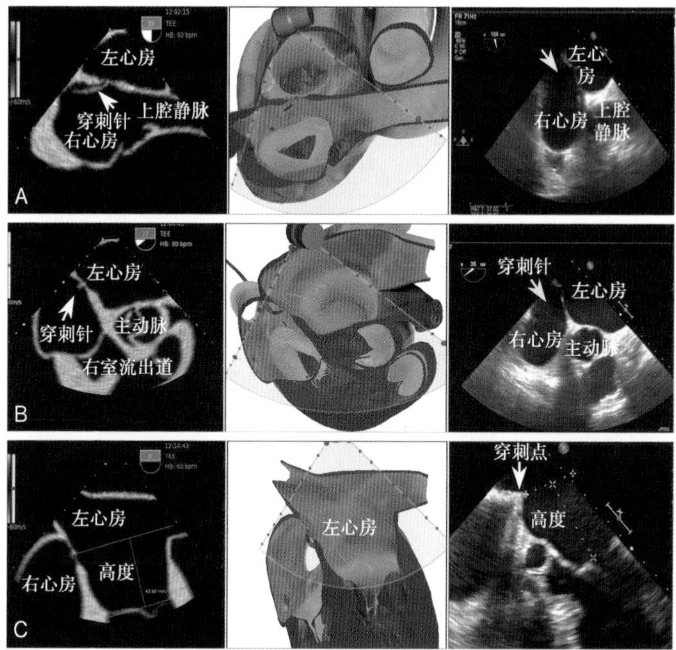

图 7-21　TEE 引导房间隔穿刺过程

在食管中段双房心切面中，将穿刺鞘和穿刺针从上腔静脉回撤到卵圆窝（图 A）；调整切面至主动脉短轴切面，顺时针旋转穿刺鞘（黄色箭头），使之远离主动脉，朝向房间隔靠后区域（图 B）；食管中段四腔心切面可用于确定穿刺位点高度（图 C）。

（二）左心耳形态及大小评估

早期根据 CT 检查结果，临床将左心耳形态分为四种经典类型（表 7-2）。然而，随着手术量的积累，人们发现左心耳形态多变，如鸡翅型根据远端分叶的转折方向，可以分为经典鸡翅型与反鸡翅型；部分患者左心耳远端有两个大的分叶，形态类似裤衩或鲸鱼尾。术前或术中使用 TEE 明确左心耳形态类型，有助于封堵器型号，尤其是盖式封堵器手术策略的制定（图 7-22）。

术前 TEE 中，应该至少从 0°、45°、90°和 135° 4 个角度观察左心耳形态及分叶、最大开口直径（开口平面多以旋支到对侧华法林嵴连线为准）、可用深度（着陆区深度）、左心房和左心耳内自发显影程度及血栓情况、左心耳内梳状肌位置及分布（图 7-23）。应描述房间隔状态（缺损、房间隔膨出瘤等），以及二尖瓣、肺静脉

表 7-2　**左心耳形态学分型**

分型	示意图
鸡翅形 ◇ 远段分叶与近端主干有较大转折 ◇ 根据转折方向，分为正鸡翅与反鸡翅两个亚型 ◇ 发病率最高，约占 48%，栓塞风险最低 ◇ 近端体部较短时，封堵存在难度	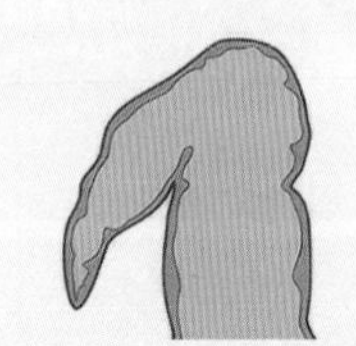
风向标形 ◇ 远段分叶与近端主干走向一致 ◇ 发病率位居第 3 位，约占 19% ◇ 封堵操作相对简单	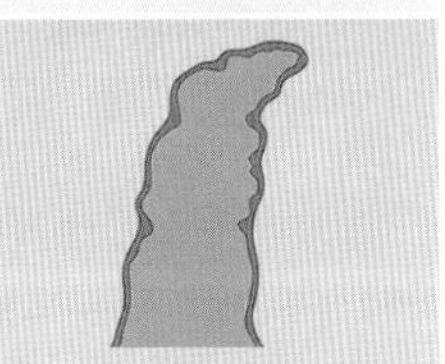
仙人掌形 ◇ 多存在主小叶，次级小叶从其上部及下部形成 ◇ 发病率仅次于鸡翅形，约占 30% ◇ 栓塞风险仅次于菜花形	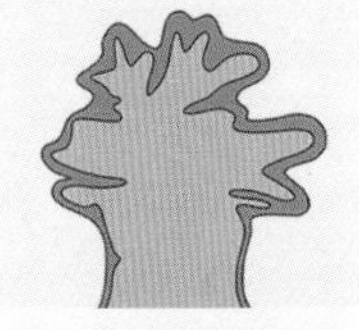
菜花形 ◇ 分叶多且细小 ◇ 发病率最低，约占 3% ◇ 血栓风险最高	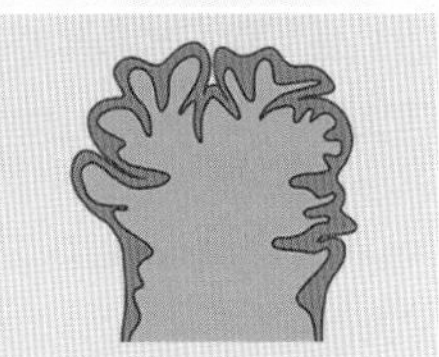

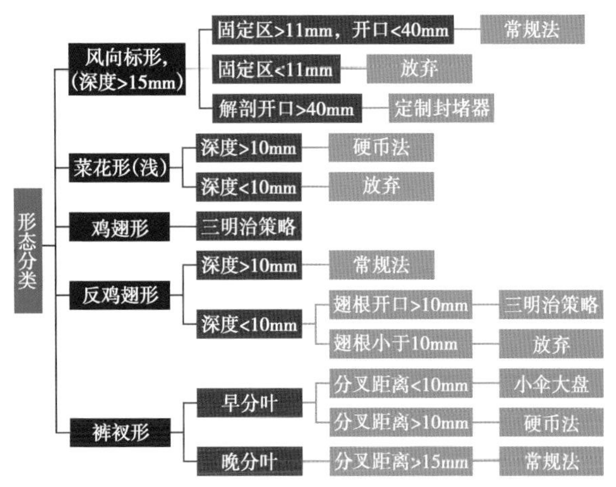

图 7-22　基于左心耳形态及大小的盖式封堵器手术策略

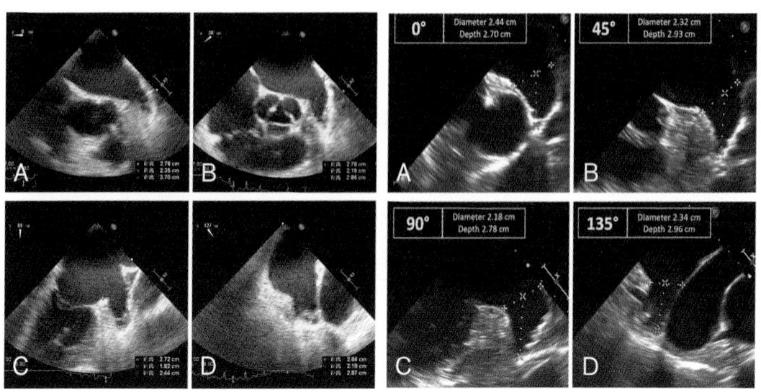

图 7-23　TEE 测量左心耳参数：左图为盖式封堵器测量方法，超声需要测量开口及着陆区大小；右图为塞式封堵器测量方法，超声需要测量开口径及心耳深度。

等左心耳邻近组织的情况。采用极简式封堵的患者，TEE 检查应在术前 48h 内进行。

传统观念认为，TEE 对左心耳参数测量的准确性不如 CTA 检查。究其原因，可能与左心耳形态不规则、二维超声切面未能经过径线最大处有关。CTA 测量的左心耳开口直径比超声测量值大 2~3 mm 左右（图 7-24）。

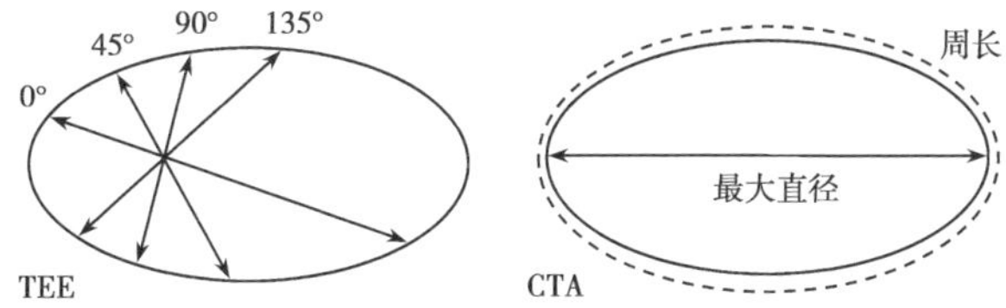

图 7-24　TEE 与左心耳 CTA 测量原理对比：若左心耳开口为椭圆形，则前者不同切面可能未能经过最大开口径的位置，而后者则可以直接选择最大径线进行测量，这就导致超声测量值往往小于 CTA 结果。

（三）引导左心耳封堵操作

封堵术中 TEE 检查时，应从 0°~135° 对左心耳再次扫查、测量，同时观察是否有血栓形成。在 TEE 和 X 线透视引导下，将输送鞘送至心耳内。逆时针旋转鞘时，外导引鞘管的弯头会向上、向前移动；顺时针旋转鞘时，外导引弯头会向后、向下移动。

盖式封堵器释放过程：固定输送鞘，位于左心耳口部的输送鞘的远端在向前推送封堵器时不能发生位移，整个推送过程应缓慢轻柔，避免发生跳跃。当封堵器远端与输送外鞘远端标记环平齐时，固定钢缆，缓慢回撤输送鞘使封堵器的固定盘部分打开，形成倒三角形或圆盘形时，再整体向前推送，送入固定盘至左心耳口部以内约 10mm（着陆区），然后在固定输送鞘的同时向前推送钢缆，固定盘完全打开，固定在着陆区。继续回撤输送鞘并向前推送钢缆，使封堵盘完全打开（图 7-25A）。

WATCHMAN FLX 作为最新的塞式封堵器，其操作可概括为 4 步法（图 7-25B）：

1. 输送系统置于心耳体部，退鞘生成球形形态（FLX Ball，球体直径约 2 倍于鞘管直径）。

2. 整体推送输送系统（保持其球形形态），使封堵器肩部对齐封堵工作线。

3. 固定释放手柄，缓慢退鞘展开封堵器。

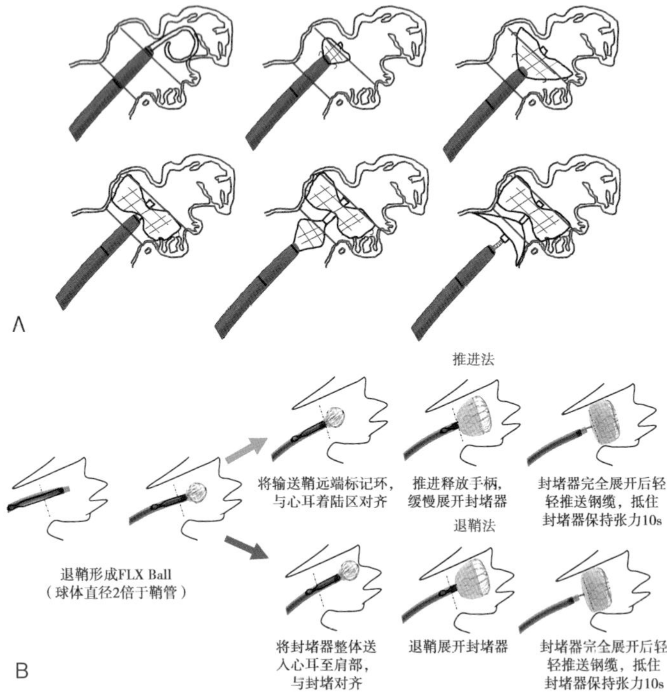

图 7-25　封堵器释放过程（图 A 为盖式封堵器，图 B 为塞式封堵器）

4. 封堵器展开瞬间抵住释放手柄至少 10s。

TEE 可全程监控封堵器释放过程，并在 TEE 或 X 线透视下作牵拉试验，直到最后一次牵拉与前一次牵拉比较无位置改变，压缩比无明显变化，符合封堵器释放的原则，则可完全释放封堵器（图 7-26）。如预释放后 TEE 多角度评估显示封堵器存在位置不佳、明显残分流、封堵器尺寸不合适或封堵器形态与心耳不匹配等情况，可微回收、半回收或全回收封堵器，调整位置或更换其他型号的封堵器。

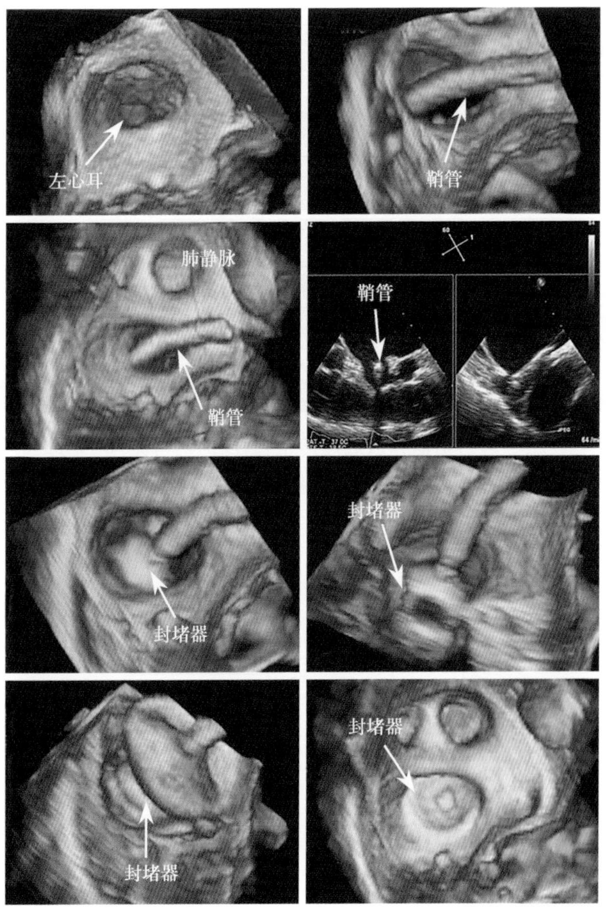

图 7-26　TEE 引导左心耳封堵术，沿导丝将输送鞘送入左心耳，释放左心耳封堵器。

封堵器完全释放后，最后造影再次评估左心耳的封堵效果，并再行多角度 TEE 检查，观察并记录封堵器完全释放后最终位置、露肩、残余分流和压缩比情况。需要注意的是，盖式封堵器释放后，可能会在心房中出现“8”字形的伪像（图 7-27），非常容易被误诊为封堵器脱落。其原因是这类封堵器表面的编织网会对入射的超声束产生散射，所以在某些不标准的切面中会出现伪像图（图 7-28）。多切面观察联合 X 线透视有助于确定诊断。

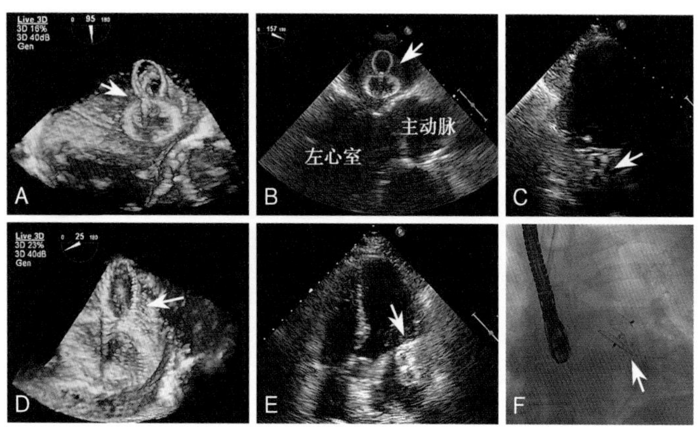

图 7-27 左心耳封堵器释放后超声检查，左房内可见“8”字形回声（图 A~E），考虑封堵器脱落，但是 X 线透视提示封堵器仍位于心耳内。

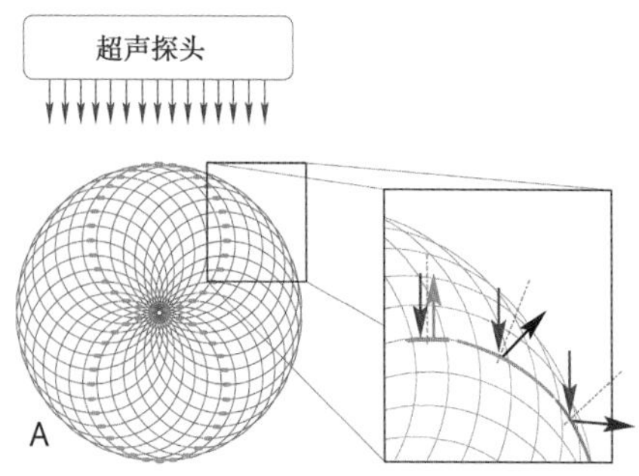

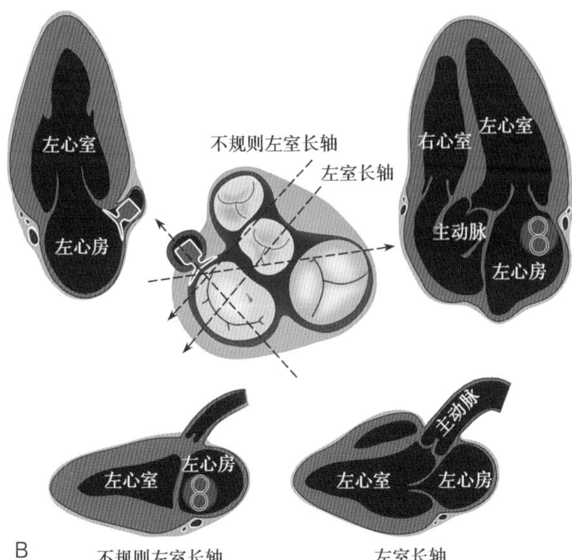

图 7-28　伪像产生原因封堵器表面的编织网，会对入射的超声束产生散射（图 A），所以在某些不标准的切面中会出现伪像图（图 B）。

第 3 节　现代生理性起搏功能优化

现代生理性起搏的目的是在传统生理性起搏基础上，优化起搏治疗（包括起搏模式、起搏部位和起搏参数的优化），提供房室（atrioventricular，AV）、室内/室间电-机械活动的同步性，以达到最终生理性起搏目的。目前生理性起搏可遵循如下原则和方法进行优化：AV 和心室传导正常，采用房基础起搏，目前认为起搏心室最好的部位来自心房；AV 传导不可靠或没有，而心室传导正常时，选择生理的起搏部位，避免心室失同步；心室传导异常，考虑采用心脏再同步化治疗（cardiac resynchronization therapy，CRT），目前起搏电-机械异常心室的最佳部位是冠状静脉。

一、概述

CRT 术后程控优化可即刻改善血流动力学和心室功能，增强 CRT 疗效。CRT 术后最佳程控优化存在较大个体差异，应因人而异进行个体化程控。尽管已提出很多方法进行房室延搁（atrioventricular delay，AVD）和室室（ventricular-ventricular，VV）间期的优化，但目前仍无一致认可的“金标准”方法。

目前，超声学方法是临床工作中 CRT 术后程控优化的主要方法，尽管仍存争议，一般先行 AVD 优化，再行 VV 间期优化。Thomas 等比较了优化 VV 间期的不同超声学方法。研究显示，在这些方法中，左室流出道速度时间积分（velocity time integral，VTI）和室间失同步的评估是最可行的（可行性分别为 100% 和 93%），而且左室流出道 VTI 最具重复性，变异系数仅 3.0%。

与此相反，Zuber 等发现和声学心动描记法（acoustic cardiography）相比，左室流出道 VTI 法优化 CRT 设置的表现很差。这些互相矛盾的试验结果以及缺乏一致认可的金标准优化方法使得进行大规模研究以阐明这一问题变得更加合理。

初步资料显示，AVD 和 VV 间期的优化可改善左心室充盈和血流动力学表现。然而不同的生理状况，如静息和运动，可能会显著改变心率和心脏的负荷状态。因此，一些学者推测，在接受 CRT 治疗的患者中,静息状态的优化设置在运动时可能是不同的。随后进行的研究表明,大多数患者静息和半卧位骑车时优化的 AVD 是不同的,并且在同组患者中,优化的 VV 间期也有类似的情况,有 57% 的患者在静息和运动时是不同的。

这些初步观察有着重要的临床意义,因为 CRT 的主要获益之一是改善运动能力。然而目前仍未见研究探讨这种策略的远期临床益处。此外,一个重要的研究领域是改进 CRT 装置,使其像双腔起搏器一样能自动寻找优化设置(包括 AVD 和 VV 间期),并且在静息和运动时能够重新设置。因此,CRT 术后程控优化是一个复杂而亟待解决的问题。以下是目前应用的一些优化 AVD 和 VV 间期的方法。

二、AVD 的优化

在心力衰竭患者中,20%~30% 的每搏输出量来源于心房收缩。太短的 AVD 会导致左心室提前收缩和二尖瓣的过早关闭,因此会降低左心房对左心室充盈的贡献。然而 AVD 过时,左心房过早收缩会减少心室充盈时间,并可能诱发舒张期二尖瓣反流。AVD 优化是指在尽可能短的 AVD 内实现最充分的心室充盈,最大程度地改善心脏功能。常用的 AVD 优化方法有如下几种:

(一) 迭代法

迭代法用于评价 AVD 对左室舒张充盈的影响。首先程控一个长 AVD 并通过经二尖瓣前向血流频谱评估左室舒张充盈。此后逐步缩短 AVD(每次 20ms)直至 A 波出现平截。接着通过逐渐增加 AVD(每次 10ms)直到 A 波不再被平截,最终确定优化的 AVD(图 7-29)。多中心随机试验 CARE-HF 应用该种方法进行 AVD 优化。

(二) Ritter 法

在保证双心室完全起搏前提下,分别用长 AVD(AV_{long})和短 AVD(AV_{short})起搏,同时在心尖四腔心切面上用脉冲波多普勒记录经二尖瓣前向血流频谱,分别测量 QRS 波起点至 A 波终点时间,记为 QA_{long} 和 QA_{short}。优化的 AVD 为 $AV_{short}+[(AV_{long}+QA_{long})-(AV_{short}+QA_{short})]$(图 7-30)。这种方法

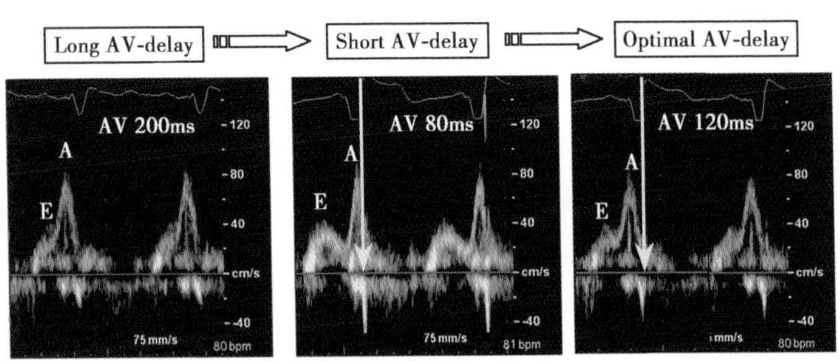

图 7-29 迭代法优化 AVD

从一个长 AVD(左图),每次缩短 20ms 直至 A 波出现平截(中图,箭头)。此后 AVD 逐渐增加获得优化的 AVD(没有 A 波平截的最短 AVD)(右图)。

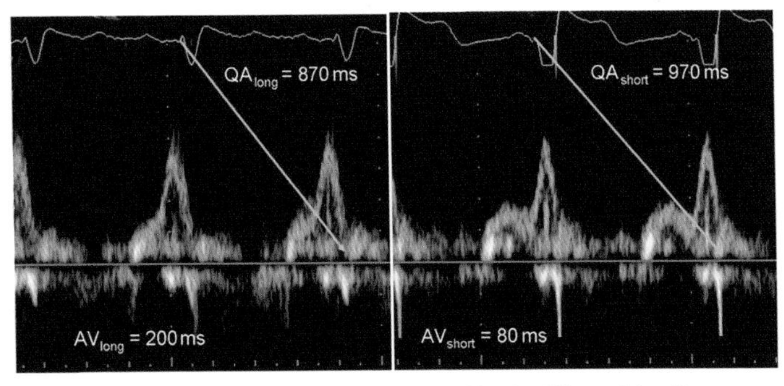

$$\text{Optimal AV interval} = AV_{short} + [(AV_{long} + QA_{long}) - (AV_{short} + QA_{short})]$$

$$\text{AV interval} = 80 + [(200 + 870) - (80 + 970)] = 100\text{ ms}$$

图 7-30 Ritter 法优化 AVD:2 个极端 AVD 被程控,一个长 AVD(AV_{long})和一个短 AVD(AV_{short})。测定每个 AVD 时 QRS 波起点至 A 波终点的时间。根据公式计算优化的 AVD。

已经在几个多中心试验(MUSTIC、MIRACLE 和 InSync Ⅲ)中应用。但该法在心室率快或自身 AVD<150ms 时有局限性。

(三) 二尖瓣血流速度时间积分(velocity time integral,VTI)

测量左室充盈容积可能是优化 AVD 的有用方法。记录二尖瓣前向血流频谱,测量其 VTI 替代左室容积(图 7-31)。VTI 最大时的 AVD 即为优化的 AVD。

(四) 主动脉或左室流出道血流 VTI

心尖五腔心切面上记录主动脉瓣前向血流频谱或左室流出道血流频谱,测量其 VTI。VTI 最大时的 VV 间期即为优化的 VV 间期。

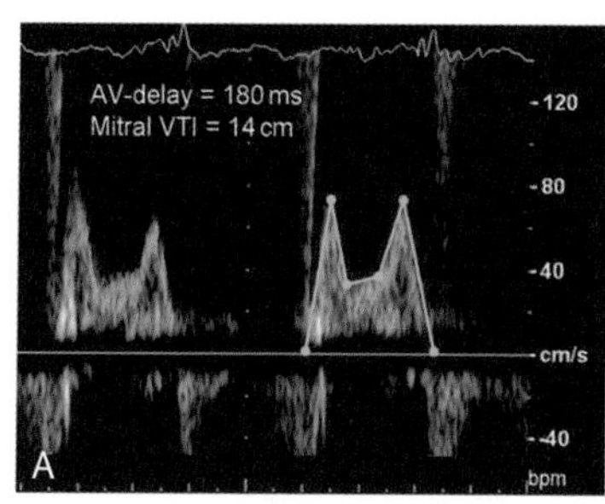

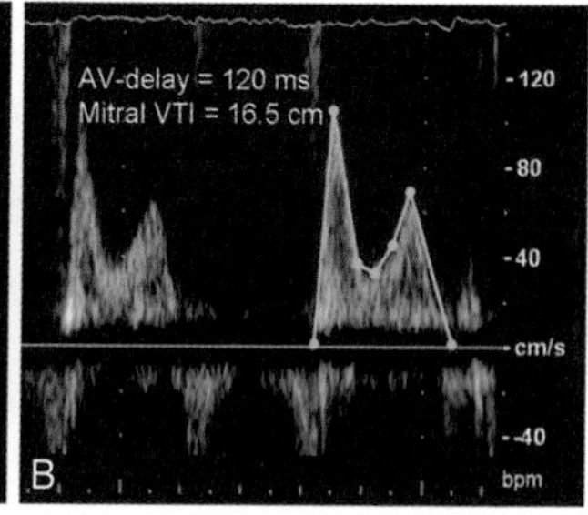

图 7-31　二尖瓣血流速度时间积分（VTI）优化 AVD

假定二尖瓣面积恒定，二尖瓣 VTI 可替代左室容积。VTI 最大时的 AVD 即为优化的 AVD。

（五）舒张充盈时间

二尖瓣舒张早晚期血流速度峰值（E 峰与 A 峰）频谱完整、分离、峰值最大、左室充盈时间最长、二尖瓣反流程度最小时所对应的 AVD 最佳。

（六）左室压上升的最大速率（dP/dt_{max}）

采用二尖瓣反流的连续脉冲波多普勒频谱信号无创测定左室 dP/dt_{max} 会提供有关左室收缩功能的信息。首先测定频谱信号上两个点的时间差异（通常在 1m/s 和 3m/s 时间点之间）。然后根据伯努利方程计算两点之间的压力梯度。左室 dP/dt_{max} 的最高值所对应的时间差为优化的 AVD（图 7-32）。

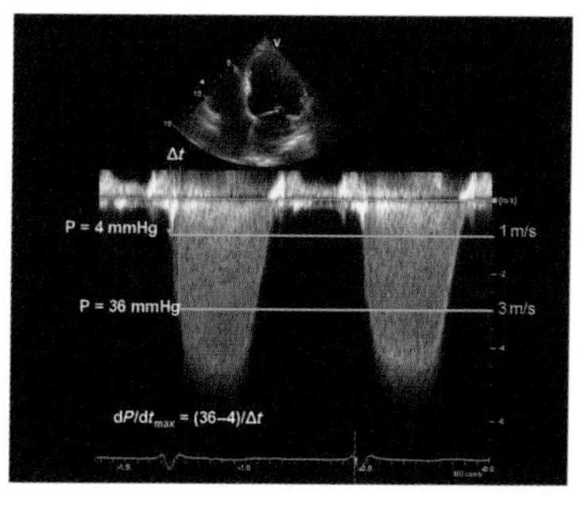

图 7-32　根据左室收缩功能优化 AVD 的超声学方法

测定左心室 dP/dt_{max} 反映左室功能，并以此优化 AVD。

（七）心肌做功指数（myocardial performance index，MPI）

MPI 又称为 Tei 指数，等于总等容收缩和舒张时间除以射血时间。MPI 最低时所对应的时间差为优化的 AVD（图 7-33）。

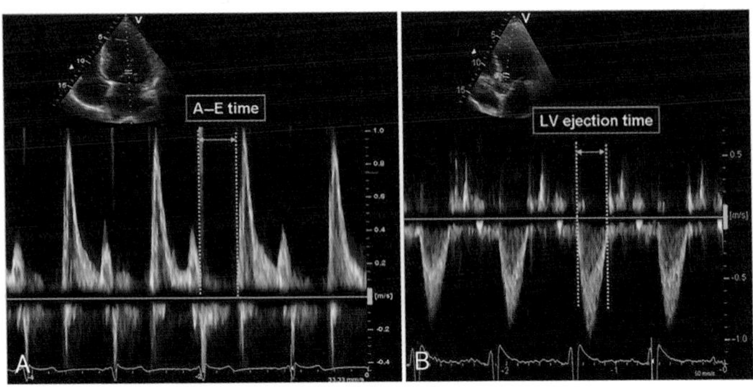

Myocardial performance index =(A–E time – LV ejection time)/LV ejection time

图 7-33　根据心肌做功指数优化 AVD

MPI 等于等容收缩和舒张时间总和除以射血时间。采用脉冲波多普勒记录经二尖瓣前向血流频谱测定 A-E 时间（图 A），记录左室流出道血流频谱测定左室射血时间（图 B），然后计算总等容收缩和舒张时间。总等容收缩和舒张时间=A-E 时间 – 左室射血时间。

三、VV 间期优化方法

VV 间期是左、右心室之间收缩延迟的时间。正常个体的左、右心室不是同时激动的。在心力衰竭（尤其是存在左束支传导阻滞）患者中，两心室间的电激动延迟会更加明显，表现为左室射血前期时间的延长和左室射血时间的缩短。CRT 通过起搏左、右心室可部分降低这种电激动延迟。然而，第一代的 CRT 装置不能区别起搏通道，两个心室总是同时起搏。为获得更加生理性的激动，现在的 CRT 装置允许调整左、右心室间的激动延迟。目前最常用的优化 VV 间期的方法主要基于左室流出道血流 VTI（每搏量和心输出量的替代）的测定和机械同步性的评估。

（一）M 型超声心动图

取胸骨旁长轴，或胸骨旁乳头肌水平短轴切面，测量室间隔收缩末与左室后壁收缩末的时间差，时间差最小时的 VV 间期即为最佳 VV 间期。

（二）主动脉或左室流出道 VTI

心尖五腔心切面上记录主动脉瓣前向血流频谱或左室流出道血流频谱，测量其 VTI（图 7-34）。VTI 最大时的 VV 间期即为

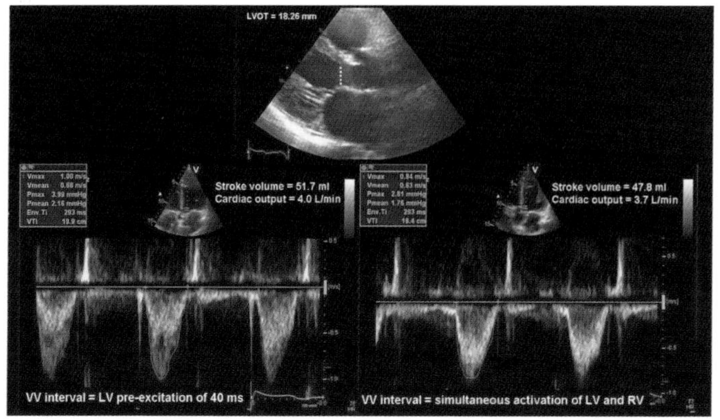

图 7-34　通过测定每搏输出量和心输出量优化 VV 间期

用脉冲波多普勒测量左室流出道 VTI。左室流出道横截面积（CSA）乘以 VTI 即为每搏输出量。每搏输出量乘以心率即为心输出量。CSA=π/4×左室流出道内径。

优化的 VV 间期。

（三）室间和室内失同步

与 AVD 优化相比，在不同水平（室间和室内）评估机械失同步更有助于 VV 间期的优化。用脉冲波多普勒在左、右室流出道测定射血前期时间，通过两者之间的差异可评价室间的同步性。室内的失同步主要通过 TDI 来评估，并以此来指导 VV 间期的优化。

2 或 4 个相对室壁收缩期速度峰值时间的差异或 12 个左室节段收缩期速度峰值时间的标准差是最常用的评价室内失同步的方法（图 7-35A）。此外，二维斑点追踪和实时三维超声心动图是评价左室内失同步有价值的新技术，但仍需临床试验证实其在 VV 间期优化中的作用（图 7-35B 和 C）。

（四）非超声学方法优化 VV 间期

一些非超声学方法已经被提出用于优化 VV 间期，包括有创 dP/dt_{max}、放射性核素心室造影、阻抗心动描记术、心内电图和体表心电图等。然而，除体表心电图外，其他多数方法因有创或耗时而不能在临床常规进行。

由于体表心电图简单且易获得，不同的参数被提出用于 VV

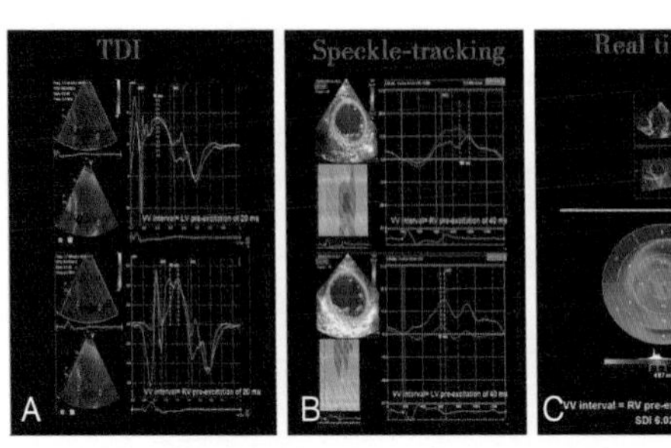

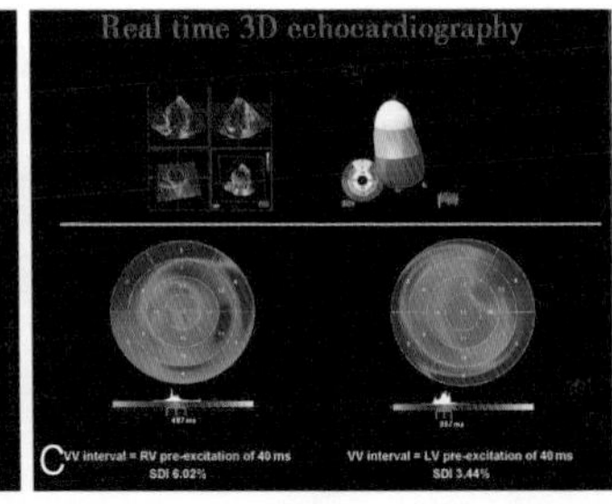

图 7-35　测量左室机械失同步优化 VV 间期

（A）TDI 评价 2 个相对室壁（间隔和侧壁）收缩期速度峰值时间的差异。（B）斑点追踪超声心动图在乳头肌水平胸骨旁短轴切面评价径向失同步。径向失同步定义为前间隔和后壁之间收缩期径向应变峰值时间的差异。（C）实时三维超声心动图评价收缩期失同步指数（systolic dyssynchrony index，SDI）。在 17 个标准楔形亚容积（除心尖外）内，左室三维模型被细分。每一个容积节段达到最小收缩容积的时间间期被自动计算。16 个节段（除心尖外）的时间间期标准差被表达为心动周期的百分比，并获得 SDI。

间期的优化。其中，在不同 VV 间期下测量 QRS 波时限是最容易的方法。根据最窄 QRS 波时限，与根据在 5 个经验证的 VV 间期（左心室提前激动 80ms 和 40ms，同时起搏，右心室提前激动 40ms 和 80ms）下测量左室流出道 VTI 选择的优化 VV 间期之间，具有良好的一致性。此项研究提出一种心电图和超声心动图联合的方法优化 VV 间期：首先通过心电图在 5 个 VV 间期下选择第一个 VV 间期，然后用脉冲波多普勒对产生最窄 QRS 波时限的 VV 间期进行进一步扫描（每次 20ms），以确定最优化的 VV 间期。

除上述方法外，近年来各制造商也提出了各具特点的自动化算法以优化 VV 间期，这些方法主要基于腔内心电图。

第八章

大血管疾病

第1节 肺栓塞

肺栓塞（pulmonary embolism，PE）是指外来栓塞物堵塞肺动脉及其分支，引起肺循环障碍的临床和病理生理综合征。其中最主要、最常见的类型为肺动脉血栓栓塞，还包括其他非血栓性栓子栓塞，如脂肪栓塞、羊水栓塞、空气栓塞和肿瘤栓塞等。本节主要讨论血栓性肺栓塞。

一、病理与病理生理

（一）病理与病理分型

PE 绝大多数系血栓栓塞，其中 90% 继发于下肢、盆腔等深静脉的血栓，其高危因素主要来自创伤、下肢手术和常年卧床。历时较久的高空旅行者亦是深静脉血栓形成的高危人群。另外，深静脉血栓形成的风险还可来自某些先天性因素，如遗传性抗凝血酶Ⅲ缺乏、凝血酶原基因 *G20210A* 变异，以及先天性纤溶异常等。

据文献报道，单发性 PE 占 34%，多发性占 66%，多发性 PE 中约 53% 累及双侧。右下肺动脉受累最多（48%），其次为左下肺动脉（29%），左、右上肺动脉受累相对较少。

肺梗死是 PE 最常见、最危急的并发症，多发生在肺周围组织。梗死多为单发，也可为多发。急性梗死呈暗红色，实性，肺膜有纤维素渗出，局部肿胀。切面梗死区呈尖端指向肺门的楔形，肉眼或镜下可见血栓阻塞的肺小动脉，肺动脉壁均扩张、变薄（图 8-1）。

由于肺动脉血流灌注减少，相应部位的毛细血管血流亦减少，出现通气-血流比例失调。

根据栓塞发病时间和阻塞程度，肺栓塞分为以下四型：

1. 急性大面积栓塞：急性发生，栓子阻塞肺动脉的面积超过 50%。

2. 急性小面积栓塞：急性发生，栓子阻塞肺动脉的面积小于 50%。

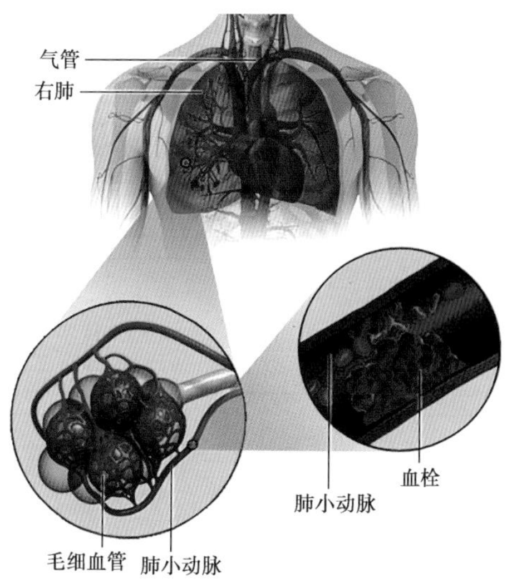

图 8-1　肺栓塞模式图

3. 亚急性大面积栓塞：反复发生的小面积或中等面积栓塞，时间超过数周，栓子阻塞肺动脉的总面积超过 50%。

4. 慢性栓塞：病史长达数月，病情逐渐加重，出现慢性肺动脉高压，多系反复小面积栓塞逐渐阻塞中等肺动脉，或大面积肺栓塞患者存活而仍遗留中等以上肺栓塞者。

（二）病理生理

PE 的病理生理变化取决于其发病速度、程度、范围、持续时间和原有心肺功能状态。

1. 急性大面积栓塞

PE 使肺动脉压急剧升高，肺血流量减少；同时神经-体液调节及局部释放的血管活性物质使肺动脉发生痉挛，加重阻塞程度。右心室的继发性扩张导致室间隔左移，加上周围血管扩张，可严重影响左心室充盈，使其舒张末期容积减小，心输出量和动脉压明显下降，影响重要器官血液供应，可导致患者迅速死亡。栓塞部位的肺组织丧失气体交换功能，无效腔增加，通气血流比例失调；而其他部位的肺血管扩张，侧支血管开放，加之心输出量降低和支气管痉挛等因素，可以导致严重低氧血症（图 8-2）。

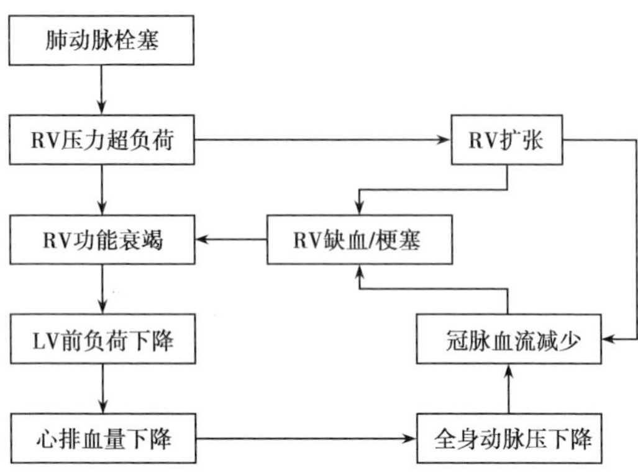

图 8-2　急性大面积 PE 的病理生理变化

2. 急性小面积栓塞

静息状态下，多无明显的血流动力学变化，但在活动时，会出现类似急性大面积栓塞的变化。

3. 亚急性大面积栓塞

栓子逐渐阻塞中小肺动脉，右心室和肺动脉压升高后可逐渐形成右心室肥厚，其血流动力学改变介于急、慢性栓塞之间，心输出量一般正常，多数有低氧血症，尤以运动时加重。

4. 慢性栓塞

反复小面积栓塞或大面积栓塞后遗留明显肺动脉阻塞，通常出现慢性肺动脉高压、右心室肥厚和右心衰竭，形成慢性肺源性心脏病。

二、超声心动图检查

临床可疑 PE 者，其确诊有赖于心电图、实验室及影像学等检查。其中，超声心动图安全，具有非侵入性，可移动至床旁进行，并且能够直接获得其他可能病变的证据，是最主要的影像学筛查手段之一。由于 PE 的临床表现缺乏特异性，可酷似急性心肌梗死和主动脉夹层，因此在进行超声检查时应特别予以鉴别。

(一) M 型超声心动图

M 型超声心动图可用于检出栓塞后的各种间接征象，如主动脉波群可显示右室流出道增宽,心室波群可以显示右室增大,室间隔收缩期运动幅度减低、收缩期增厚率减小或与左室后壁呈同向运动。正常人下腔静脉内径随呼吸变化,PE 患者因右心系统压力升高,这种规律变化减弱或消失(图 8-3、图 8-4)。

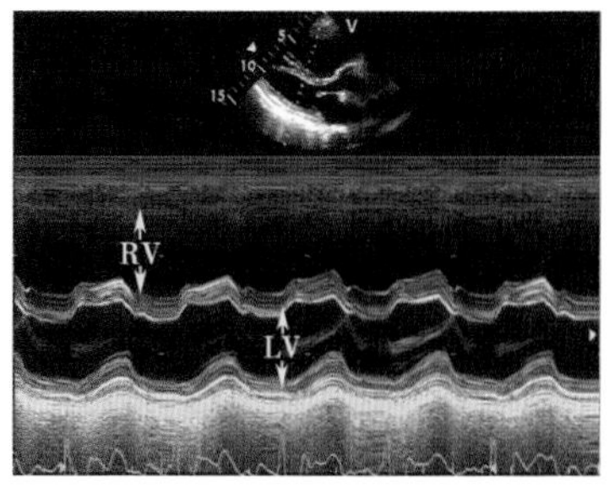

图 8-3 心室波群示右室(RV)增大,室间隔与左室(LV)后壁呈同向运动。

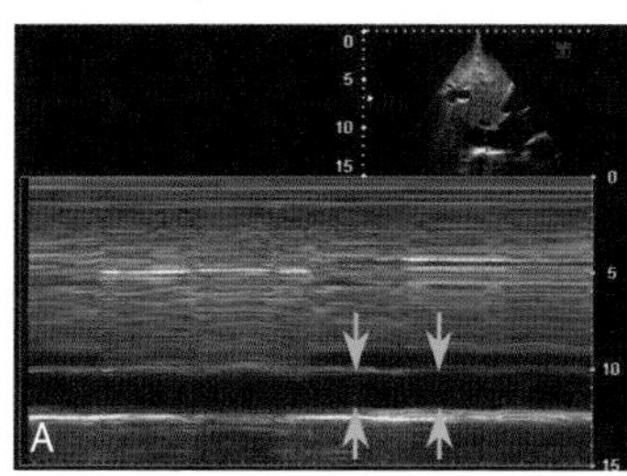

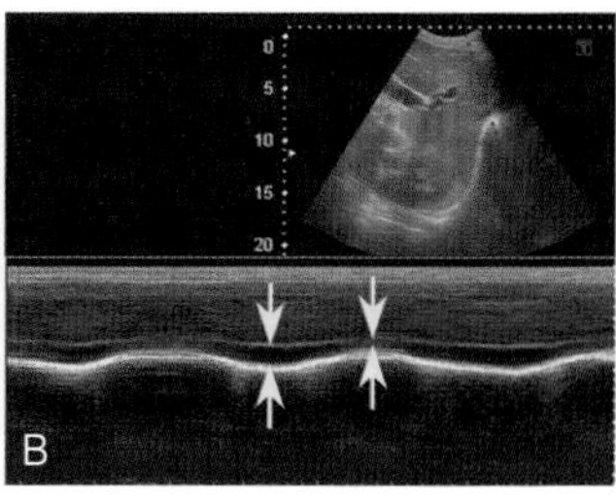

图 8-4 PE 患者由于右心系统压力升高,致下腔静脉塌陷率(图 A,箭头)较正常人(图 B,箭头)明显减低。

(二) 二维超声心动图

PE 的直接征象是二维超声检出血栓声像。取胸骨旁或剑突下主动脉短轴切面探查肺动脉干血栓(图 8-5、图 8-6)。旋转探头可观察肺动脉干远端及其分支内有无血栓回声。新鲜血栓回声低,活动度较高;陈旧性血栓形态多不规则,回声较强,活动度差,临床上多有慢性肺动脉高压的症状和体征。

当考虑 PE 时,应特别注意探查右心房及下腔静脉,部分患者可能发现血栓残留,该部位血栓容易再次脱落造成新的 PE(图 8-7~图 8-9)。

PE 可造成右心压力负荷过重,导致右心变形、重构。其间接征象可作为肺栓塞诊断的有力佐证,从而提示进一步行其他影像学及实验室检查,尤其是下肢深静脉超声检查,以排除有无深静脉血栓形成存在。主要间接征象如下。

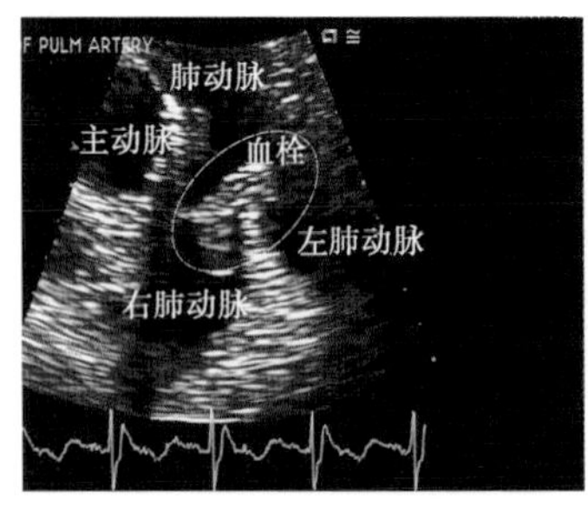

图 8-5　二维超声示右肺动脉起始处血栓

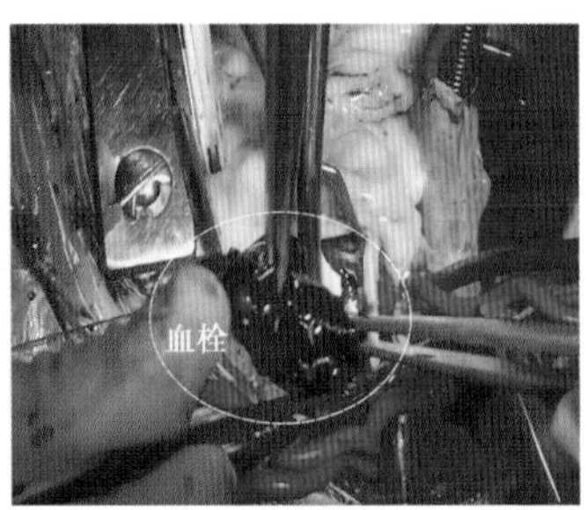

图 8-6　术中患者溶栓失败，外科取栓提示机化血栓

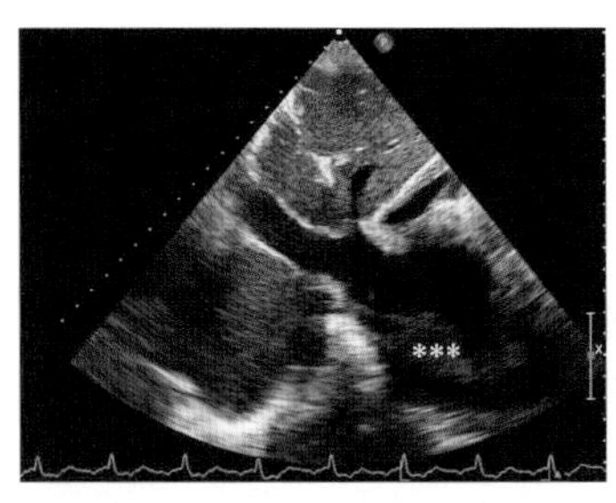

图8-7　二维超声示右心房内血栓（星号）

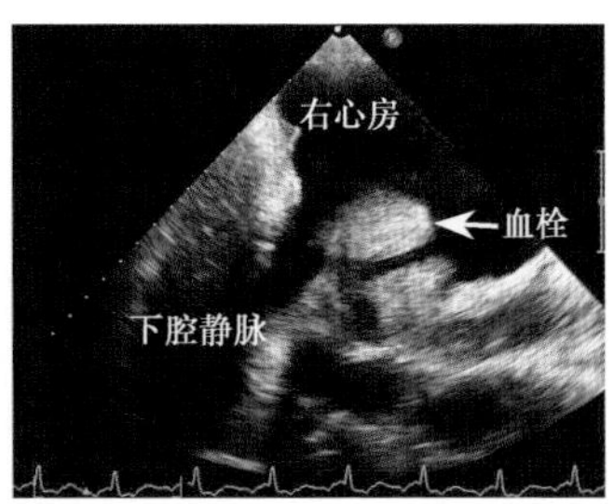

图 8-8　二维超声示右心房内血栓紧邻下腔静脉口

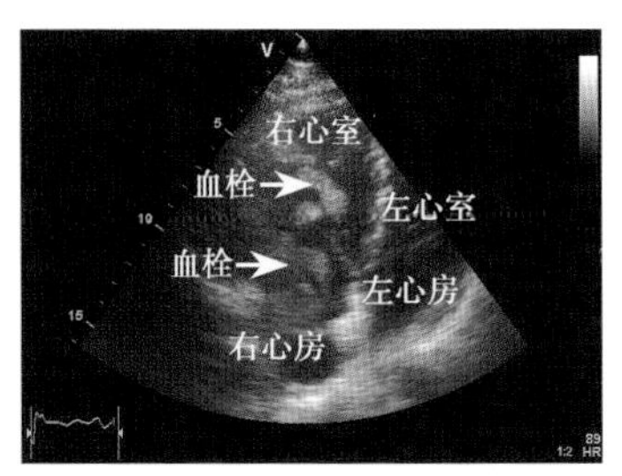

图 8-9　二维超声示右心房、右心室间活动性血栓（箭头）

1. 右室扩大

胸骨旁左室长轴切面右室与左室前后径比值>0.5，心尖四腔心切面，右室与左室横径比值>0.8，左室短轴切面左室轮廓由“O”形变为“D”形。由于右心系统压力升高，患者可能出现卵圆孔重新开放。

2. 右室壁运动搏幅明显减低

由于右心室负荷急剧增加和心肌氧耗加重，可以出现右室游离壁运动幅度普遍降低，通常搏幅<2mm，大面积的肺栓塞，右室壁运动甚至可以完全消失（除心尖），即 McConnell 征（图 8-10）。

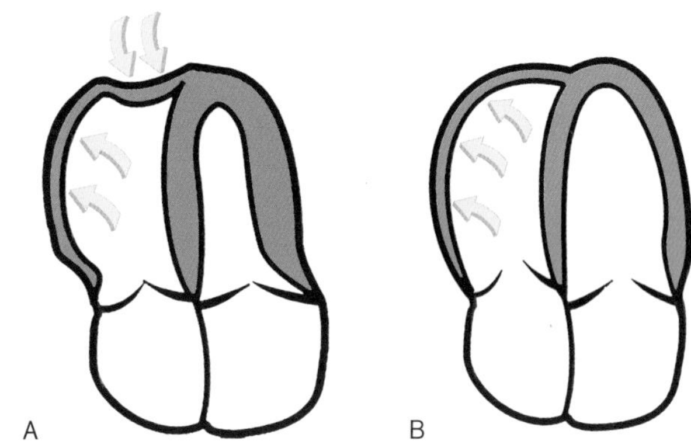

图 8-10　PE 致肺动脉压升高时右室收缩期（图 A）及舒张期（图 B）形态变化

3. 室间隔形态、运动异常

急性 PE 为右心室压力负荷过重，室间隔在舒张末期和收缩末期呈平直状或弯向左室侧。而右心室容量负荷过重的患者，舒张期室间隔移向左侧，收缩期则朝右移动（图 8-11）。

4. 肺动脉内径

在急性 PE 时肺动脉干多数扩张不明显，在亚急性或慢性患者，肺动脉干可出现扩张（内径增大）。

5. 下腔静脉内径变化率

右心房压升高时，下腔静脉（inferior vena cava，IVC）吸气性塌陷减弱，表现为深吸气-呼气时 IVC 内径变化率减低，这种异

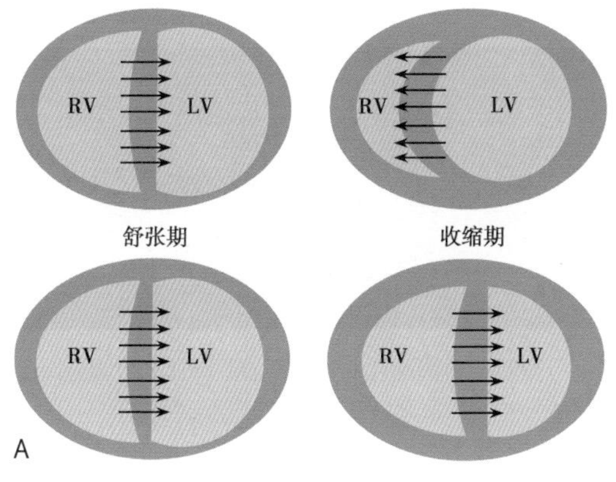

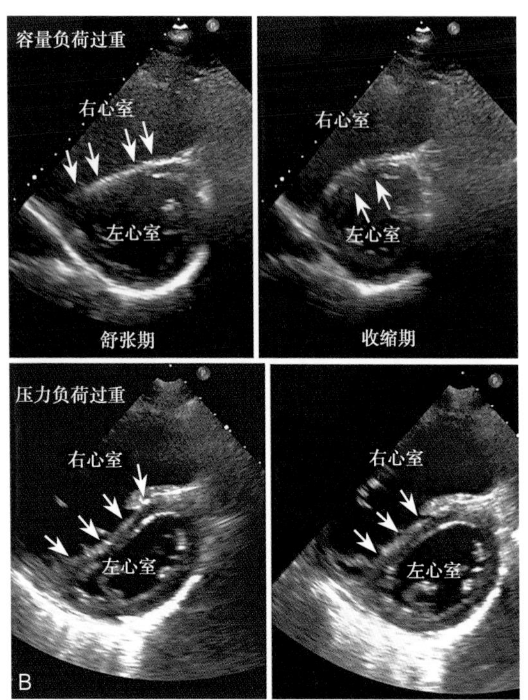

图 8-11　容量负荷过重(图 A,上排)及压力负荷过重(图 A,下排),在收缩期和舒张期室间隔移动方向不同(箭头);图 B 为对应超声表现。

常改变在亚急性和慢性 PE 患者更为明显。在使用多普勒超声估测肺动脉压时常需要了解患者右心房压变化,此时可借助 IVC 内径变化率进行间接评估(图 8-12,表 8-1)。

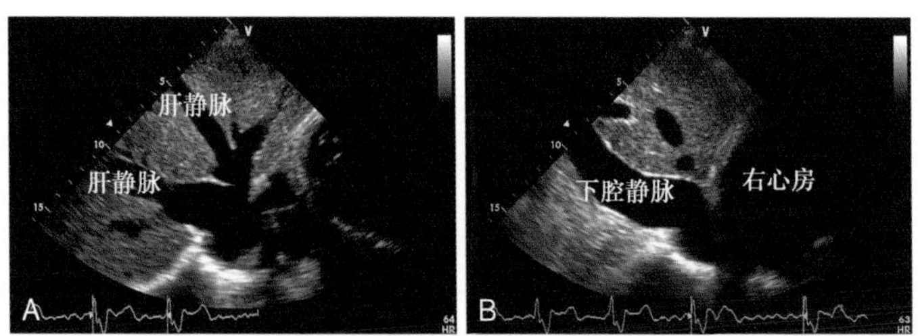

图 8-12　剑突下切面示肝静脉(图 A)及下腔静脉(图 B)明显增粗
通过测量下腔静脉内径及其随呼吸变化率可间接评估右心房压。

表 8-1　**右心房压评估的超声参考指标**

压力水平	右心房压/mmHg	IVC 内径/cm	IVC 内径变化率
正常	5~10	1.5	100%
轻度	10~15	>1.5	<50%
中度	15~20	>2.0	<50%
重度	>20	>2.5	几乎无变化

（三）多普勒超声心动图

彩色多普勒有助于鉴别伪像和血栓。如为血栓栓塞，当血流通过时流速加快，血流色彩亮度增加，在栓塞的近端则血流暗淡。当血栓较大时，肺动脉管腔内可无明显血流信号。

当彩色多普勒观察到三尖瓣反流信号时，可应用连续波多普勒测量最大反流速度，根据反流压差估测肺动脉收缩压。PE 患者肺动脉及主动脉前向血流减少，容易出现前负荷降低所致低血压。超声检查则表现为主、肺动脉口血流速度时间积分降低（图 8-13、图 8-14）。

（四）经食管超声心动图（transesophageal echocardiography，TEE）

TEE 较经胸超声心动图能更清晰地显示肺动脉，特别是左、右肺动脉，可提高肺动脉干及其分支内的血栓检出率（图 8-15），特别是对左肺动脉远端血栓的检出率更具价值。其主要作用包括：①检出或排除与 PE 有关的病因，如心腔内肿物、血栓、瓣膜

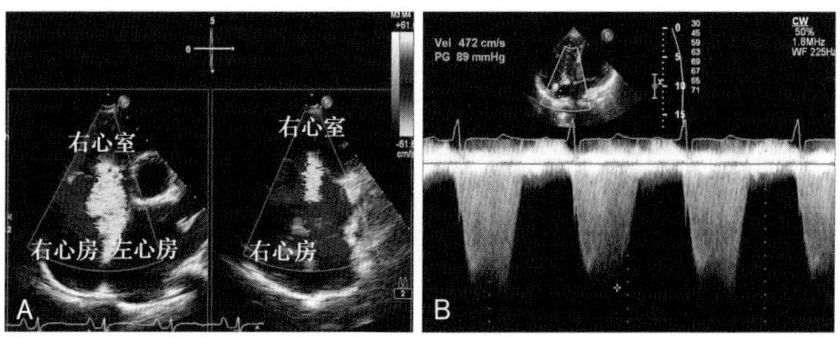

图 8-13　彩色多普勒示三尖瓣大量反流，连续波多普勒测量三尖瓣最大反流速度及压力阶差以间接评估肺动脉收缩压。

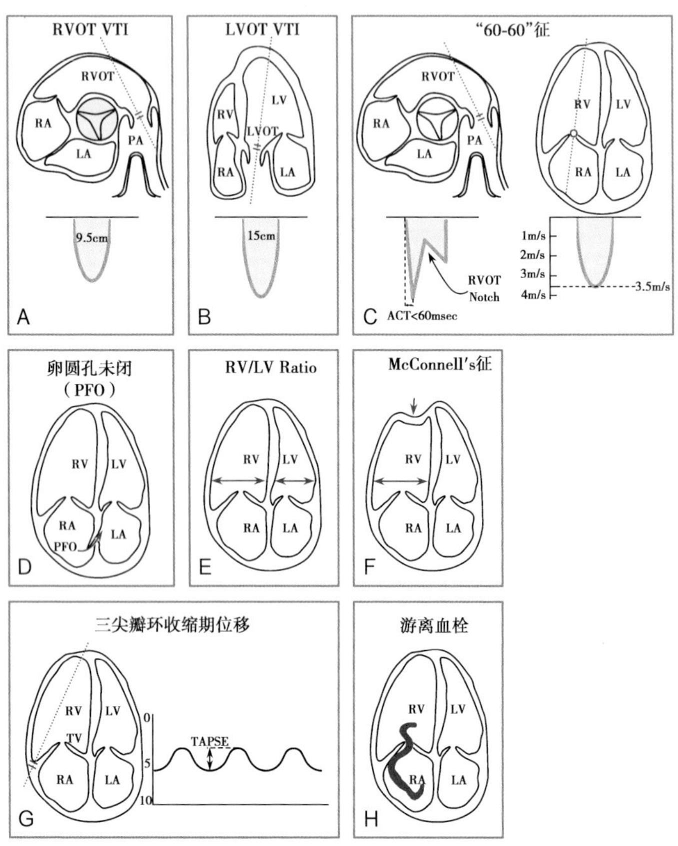

图 8-14 急性 PE 患者超声表现汇总

图 A、B 为右室流出道(RVOT)和左室流出道(LVOT)速度时间积分(VTI)降低;图 C 为"60-60 征",即肺动脉口血流频谱加速时间(ACT)<60ms,根据三尖瓣反流所估测的峰值压差<60mmHg;图 D 为卵圆孔开放;图 E 为右室/左室比值增大;图 F 为 McConnell 征;图 G 为三尖瓣环收缩期位移(TAPSE),用于评估右室功能;图 H 为右心系统内游离血栓(LA 左心房、LV 右心房、RA 右心房,RV 右心室)。

赘生物以及是否合并卵圆孔未闭和房间隔缺损；②经胸超声心动图无法确诊，同时并存循环障碍，需要即刻明确诊断者；③确认血栓的位置、大小、机化程度及其与肺血管的关系。但是，此项检查不适用于急性重症可疑 PE 的患者。

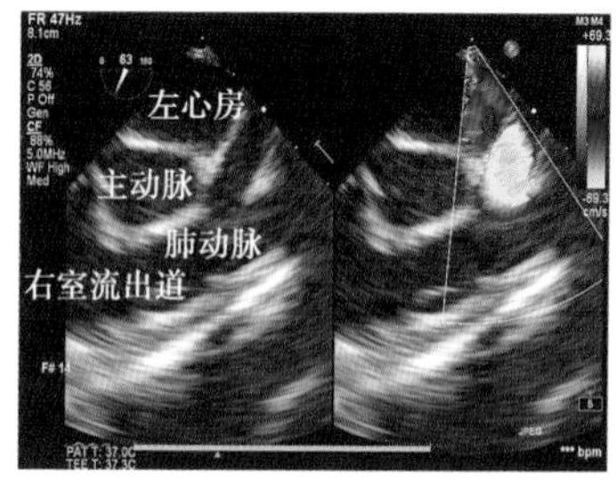

图 8-15　经食管超声显示肺动脉干及其分支

（五）实时三维超声心动图

三维超声在显示心腔内血栓、肿瘤与心脏附着关系方面有较大优势，可用于判断血栓活动度进而评估 PE 的风险（图 8-16）。

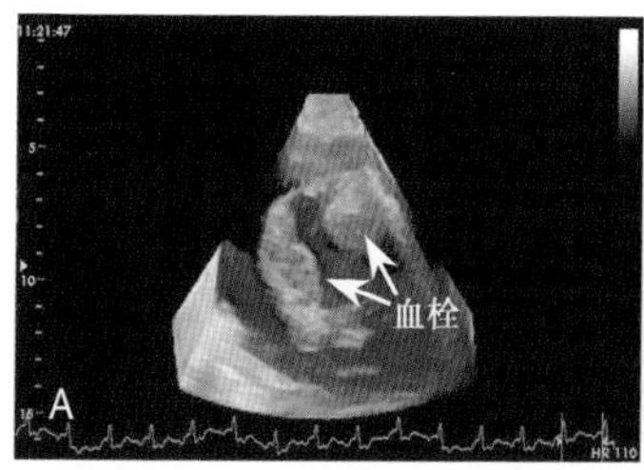

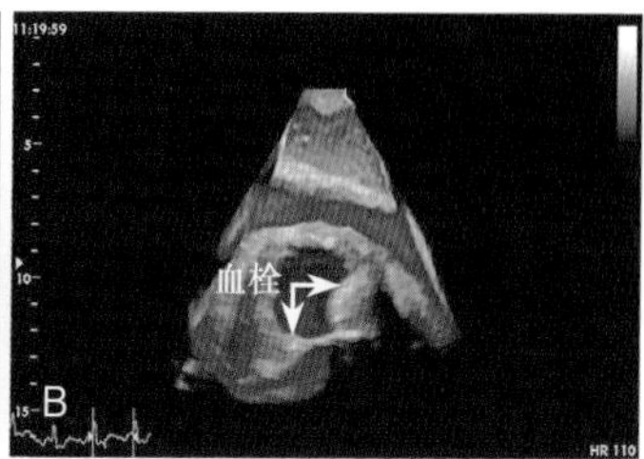

图 8-16　实时三维超声心动图示右心房内转移瘤，质地坚硬，与心房壁附着牢固（箭头），因脱落致肺栓塞的风险相对较小。

三、治疗方式

PE 的治疗包括外科血栓剥离和内科介入治疗。介入治疗又包括对 PE 的治疗性介入和预防性介入两种方式。前者指的是经导管给予溶栓药物、导管碎栓和除栓，肺动脉球囊血管成形术、肺动脉支架植入术。后者即下腔静脉滤器植入术，主要为防止下肢深静脉血栓脱落致 PE，危重患者可在床旁超声引导下进行。超声心动图检查还有助于判断 PE 溶栓前后心功能及肺动脉压变化。

四、术中超声引导与检测

目前有多种成像技术用于引导下腔静脉滤器施放，在 X 线透视下、彩色多普勒超声和血管内超声引导下放置滤器均有报道。超声检查组织分辨率较高，但受腹腔内气体干扰较明显。术前 6~8h 禁食以及灌肠等都是减少肠胀气的有效方法。

超声用于引导滤器释放时需要注意：①要确定下腔静脉和施放滤器的静脉通路无血栓形成，以避免术中造成血栓脱落；②准确测量下腔静脉内径，避免将直径较小的滤器放置于过宽的下腔静脉，导致滤器的脱落或移位；③明确肾静脉与下腔静脉的开口位置，以确定滤器释放点。因肥胖或胃肠气体干扰无法清晰显示时，可考虑血管内超声或 X 线透视引导；④超声引导下静脉穿刺，可有效减少穿刺并发症（图 8-17、图 8-18）。术后即刻超声可用于检查滤器位置是否准确，张开的形态是否完全，并观察血流通过情况。

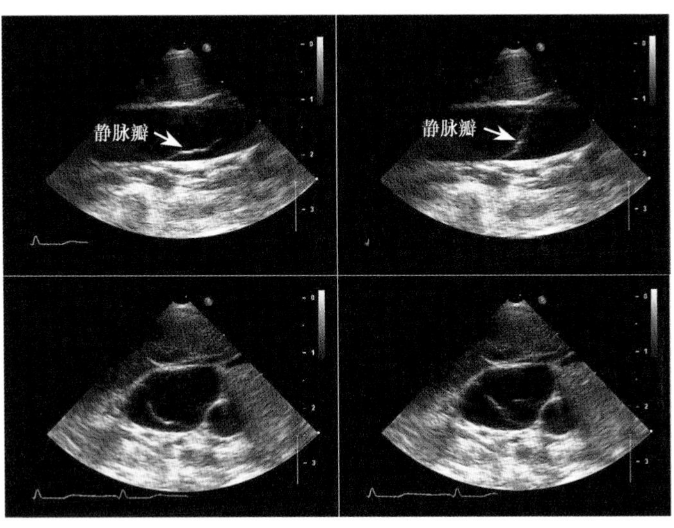

图 8-17　术前超声检查提示颈内静脉管腔通畅，可见静脉瓣。

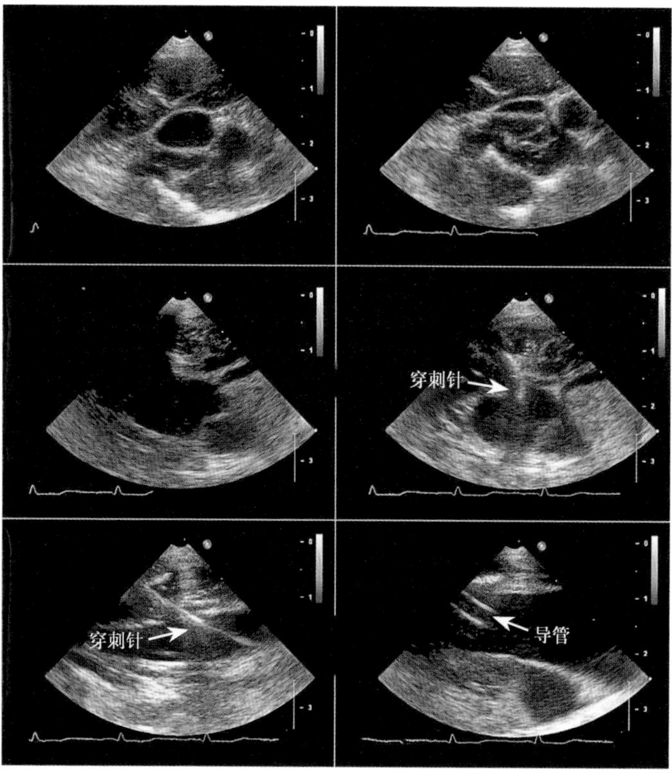

图 8-18　超声引导颈内静脉穿刺

第 2 节　主动脉夹层

主动脉夹层（aortic dissection）是指血液通过内膜的破口进入主动脉壁囊样变性的中层而形成夹层血肿，并随血流压力的驱动逐渐扩展，导致主动脉中层的解离过程。主动脉夹层多发生于主动脉扩张、马方综合征导致的中层囊性变或长期高血压患者，多急剧发病，突发剧烈疼痛、休克和血肿压迫相应的主动脉分支血管时出现的器官缺血症状。65%~75% 的患者在急性期（2 周内）死于心脏压塞、心律失常、主动脉瓣反流、继发性主动脉破裂等并发症。发病年龄高峰为 50~70 岁，男性发病率较女性高。

一、病理及病理生理

（一）病理

主动脉管壁由内膜、中层和外膜三部分构成，中层含有丰富的弹力纤维和平滑肌，是主动脉管壁的主要支撑结构。主动脉夹层的产生可由多种因素引起，目前较为肯定的机制为：以主动脉中层结构异常为病理改变，血压变化造成血管壁横向剪切力增大，引起主动脉内膜破裂、壁间血肿蔓延从而导致主动脉夹层。

夹层血肿沿着主动脉壁扩张，形成主动脉夹层的假腔（false lumen，FL），夹层血肿起源处伴有内膜撕裂，形成入口，借此与主动脉腔即真腔（true lumen，TL）相互交通。部分患者的夹层血肿还可以通过再入口与真腔相通，再入口多发生于主动脉远端，以髂动脉最为常见。

（二）病理分型

1. DeBakey 分型：根据主动脉夹层累及部位，分为 3 型（图 8-19）：

Ⅰ型　原发破口位于升主动脉或主动脉弓部，夹层累及升主动脉、主动脉弓、胸主动脉、腹主动脉大部或全部；少数累及髂动脉。

Ⅱ型　原发破口位于升主动脉，夹层累及升主动脉，少数可累及主动脉弓。

Ⅲ型　原发破口位于左锁骨下动脉开口远端，根据夹层累及范围，又可分为Ⅲa、Ⅲb 两型；前者指夹层仅累及胸主动脉，后者累及胸主动脉、腹主动脉大部或全部，少数累及髂动脉。

2. Stanford 分型：根据是否累及升主动脉分为 A、B 两型(图 8-19)：

A 型　夹层累及升主动脉，无论其远端范围如何。

B 型　夹层累及左锁骨下动脉开口以远的降主动脉。

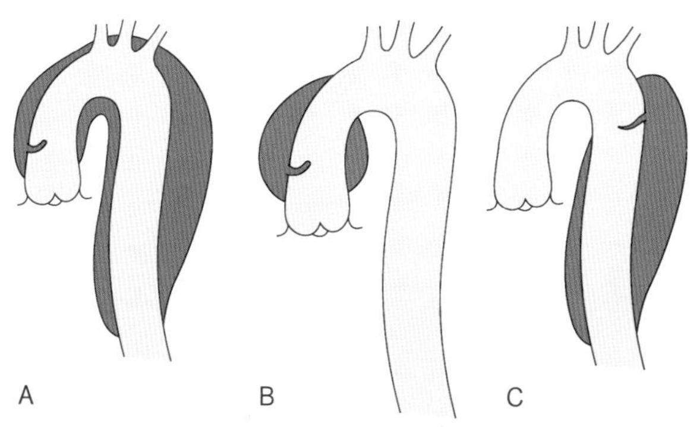

图 8-19　主动脉夹层的分型：图 A 为 DeBakeyⅠ型，图 B 为 DeBakeyⅡ型，图 C 为 DeBakeyⅢ型；其中图 A 和 B 又属于 Stanford A 型，图 C 属于 Stanford B 型。

主动脉夹层的破口位置以发生于升主动脉者居多，其次为左锁骨下动脉远端胸主动脉和主动脉弓；发生于腹主动脉者最少(图 8-20)。正确判断夹层破口位置，对于选择治疗方案有重要参考意义。

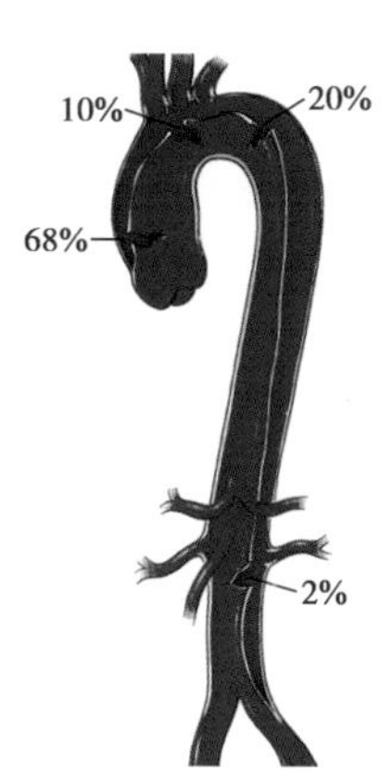

图 8-20　常见主动脉夹层破口位置

(三) 病理生理

主动脉夹层可引起主动脉破裂、主动脉瓣关闭不全及重要器官供血障碍三方面的病理生理改变。

1. 主动脉破裂

主动脉破裂是患者死亡的首要原因，

其破裂部位多位于内膜原发破口处，即血流剪切力最大的部位。升主动脉破裂时造成急性心脏压塞，常引起患者猝死。主动脉弓夹层破裂时可引起纵隔血肿；胸主动脉破裂则引起大量胸腔积血；腹主动脉破裂可导致腹膜后血肿。

2. 主动脉瓣关闭不全

DeBakeyⅠ、Ⅱ两型主动脉夹层可以累及主动脉瓣结构，引起主动脉瓣关闭不全。造成主动脉瓣关闭不全的原因包括：①夹层累及主动脉瓣交界处，导致瓣膜从原有位置剥离（图 8-21）；②夹层逆行剥离，累及无冠窦及右冠窦形成盲袋并产生附壁血栓，后者压迫、推挤瓣环及窦管连接，造成主动脉瓣关闭不全（图 8-22）；③主动脉根部扩张导致相对性主动脉瓣关闭不全。急性或严重主动脉瓣关闭不全可导致心力衰竭。

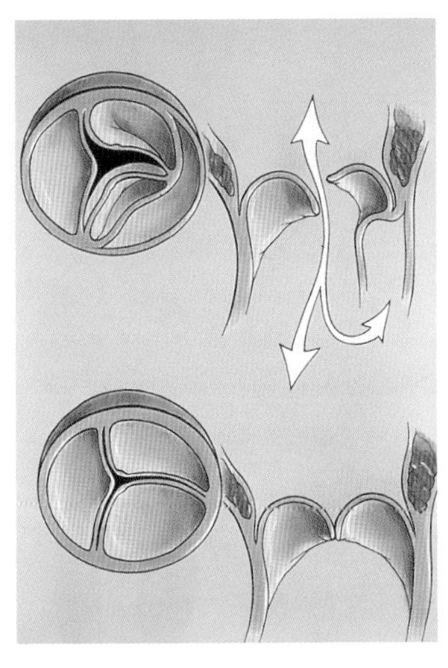

图 8-21　主动脉夹层累及主动脉瓣交界处，导致瓣膜从原有位置剥离，造成关闭不全（上图）；下图为正常主动脉瓣关闭对照。

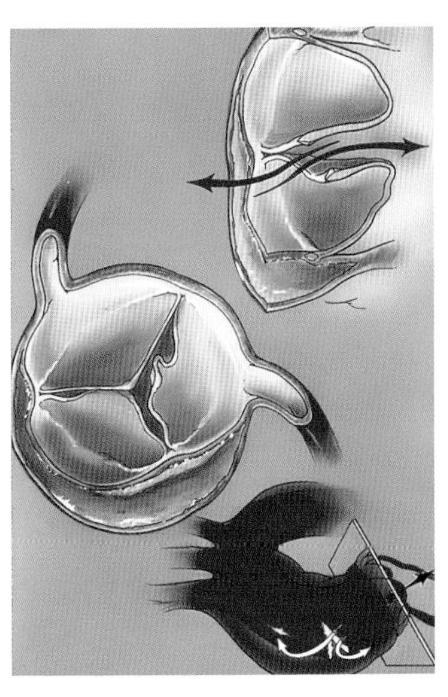

图 8-22　主动脉夹层累及无冠窦及右冠窦形成盲袋并产生附壁血栓，后者压迫、推挤瓣环，造成主动脉瓣关闭不全。

3. 重要器官供血障碍

主动脉夹层可累及主动脉分支开口造成相应器官供血障碍，如冠状动脉、头臂干、肋间后动脉、肾动脉、腹腔动脉及其重要分支。

未经治疗的急性主动脉夹层患者病死率极高，其主要死亡原因可能系主动脉瓣关闭不全、主要分支阻塞或主动脉破裂。因此，为提高患者生存率，选择合适的内、外科治疗，对主动脉夹层进行迅速、准确的诊断尤为重要。目前血管造影仍是主动脉夹层诊断的金标准，然而其灵敏度较低。现阶段，众多影像学方法如 CT、MRI、超声心动图等对于主动脉夹层诊断均有帮助（表 8-2）。临床上在选择不同检查方法时，必须考虑到实用性、检查所需时间、安全性和费用等。

表 8-2　**不同检查方法在主动脉夹层诊断中的价值比较**

诊断效果	血管造影	CT	MRI	TEE
灵敏度	++	++	+++	+++
特异度	+++	+++	+++	++/+++
撕裂部位	++	+	+++	++
是否有血栓	+++	++	+++	+
主动脉瓣反流	+++	–	+	+++
心脏压塞	–	++	+++	+++
分支受累	+++	+	++	+
冠状动脉受累	++	+	+	++

注：+为准确性低，++为准确性中等，+++为准确性高，–为无诊断价值。（引自：Cigarro，Diagnostic imaging in the evaluation of suspected aortic dissection. N Engl J Med.1993;328：35.）

二、超声心动图检查

超声心动图因其无创伤性、重复性高、价格低廉以及可移动至床旁等优点，已成为可疑主动脉夹层患者筛查的重要方法。

（一）M 型超声心动图

早在 1973 年，Nanda 等就开始使用 M 型超声心动图诊断主动脉夹层。M 型超声较二维超声有更高的时间分辨率，在显示主动脉扩张及内膜和中层分离方面有一定价值。当 M 型取样线通过撕裂内膜时，收缩期发生扩张者为 TL，另一则为 FL。通

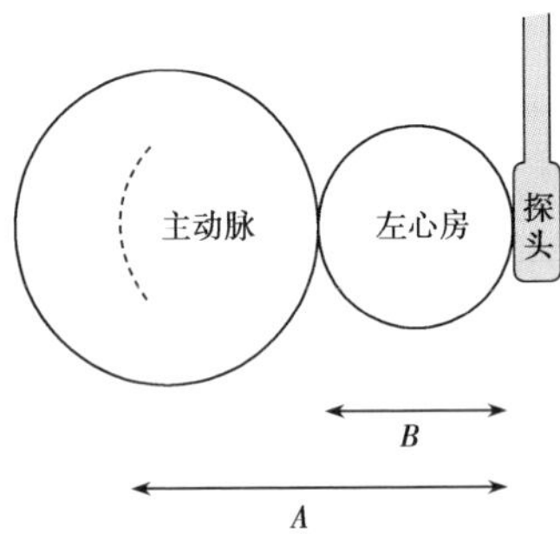

图 8-23 左房壁在主动脉内形成的镜面伪像，可能会被误认为主动脉内膜，其特点是伪像与探头的距离 *A* 是心房内径 *B* 的两倍（*A*=2*B*）。

过记录内膜两侧的彩色 M 型运动曲线，可见内膜两侧血流颜色亮度不同，TL 中色泽鲜艳，FL 中则相对暗淡。当取样线通过入口或者再入口时，可观察到血流方向随心动周期而变化。但在经食管超声心动图（transesophageal echocardiography，TEE）检查中，若主动脉内径大于左心房内径，则在使用 M 型超声心动图时，心房壁有可能会在主动脉内产生伪像，被误诊为主动脉夹层（图 8-23）。

（二）二维超声心动图

主动脉夹层可发生于主动脉任何部位，其检查切面各不相同。但在患者诊断不明的情况下，需要多切面反复观察。表 8-3 列出了常用观察切面。主动脉夹层患者，往往在主动脉内存在不同程度和类型的斑块形成，在检查中应注意识别（图 8-24）。

表 8-3 **主动脉夹层常用超声观察切面**

序号	观察切面	主动脉结构
1	胸骨旁左室长轴切面	升主动脉前、后壁，降主动脉左前-右后横断面
2	胸骨旁主动脉短轴切面	升主动脉横断面，降主动脉前上-后下横断面
3	心尖四腔心切面	降主动脉后上-前下横断面
4	心尖三腔心切面	升主动脉右前-左后壁
5	胸骨上主动脉弓长轴切面	升主动脉及降主动脉右前-左后壁，主动脉弓上、下壁
6	胸骨上主动脉弓短轴切面	主动脉弓左前-右后壁横断面
7	剑突下腹主动脉长轴切面	腹主动脉右前-左后壁
8	剑突下腹主动脉短轴切面	腹主动脉前、后壁横断面

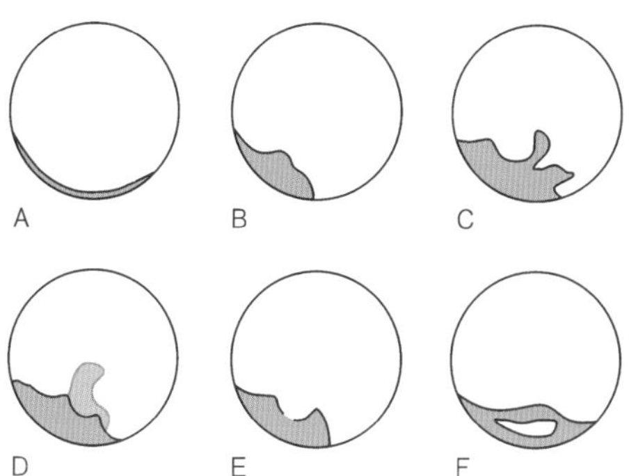

图 8-24　主动脉内不同类型斑块示意图：A. 孤立、规则的内膜增厚；B. 光滑、均质、简单的动脉粥样硬化斑块；C. 不均匀、异质、带蒂斑块；D. 复杂斑块伴血栓形成；E. 溃疡斑块合并内膜破裂；F. 斑块内出血。

马方综合征是导致主动脉夹层的重要病因，超声检查过程中一旦发现主动脉扩张，应该加强随访。二维超声心动图发现主动脉内膜和中层分离，即主动脉腔内活动的线状或带状回声，是主动脉夹层诊断的确切证据。此回声带将主动脉腔分为真、假两腔。在主动脉夹层诊断确立后，辨别真、假两腔非常重要。检查过程中，区别真假两腔可能有困难，需要结合 M 型和多普勒超声进一步判断。若能发现内膜回声的连续性中断，其断端呈飘带样运动，即为破口位置所在（图 8-25~图 8-28）。

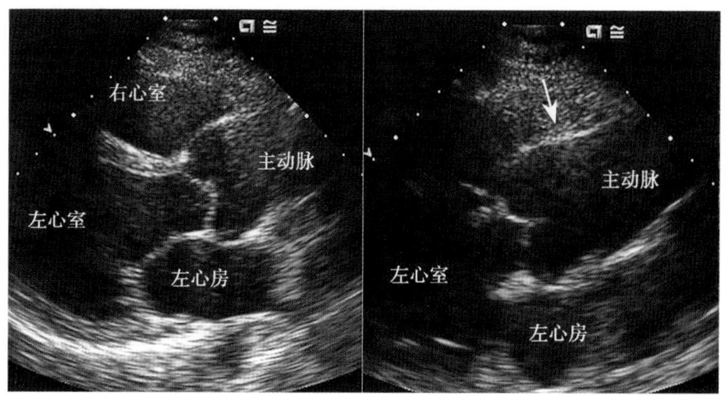

图 8-25　马方综合征患者，胸骨旁左室长轴切面示主动脉根部明显增宽（箭头）。

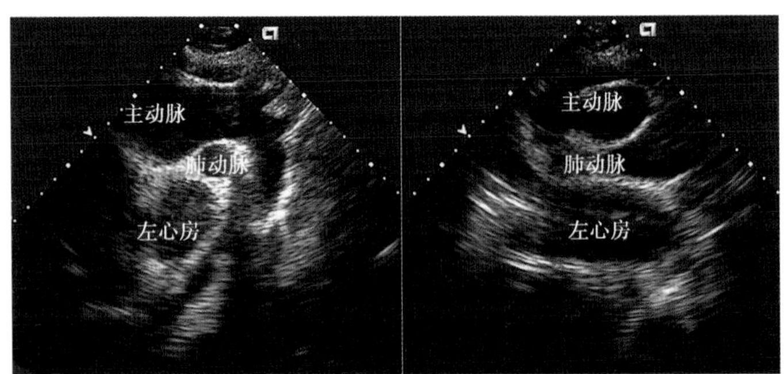

图 8-26　所有怀疑主动脉夹层者，超声检查中都应该常规评估主动脉弓长轴（左图）及短轴切面（右图）。

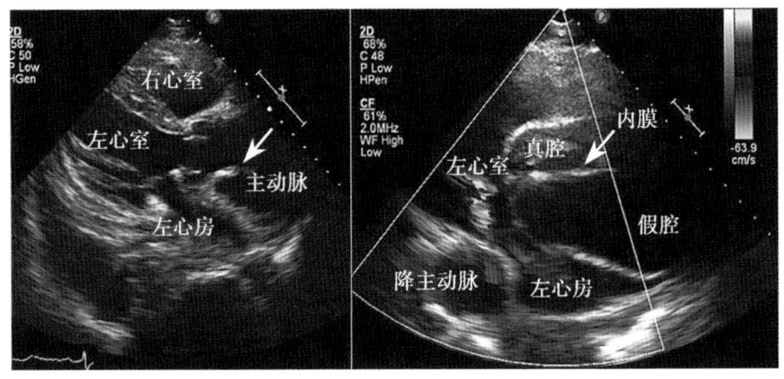

图 8-27　胸骨旁左室长轴切面示内膜撕裂（箭头），假腔扩大，真腔明显受压。

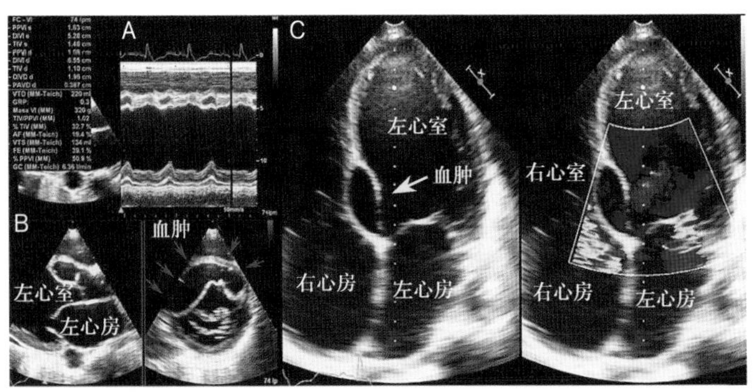

图 8-28　主动脉夹层破入室间隔：图 A 为 M 型超声评估左室功能（EF 39%）；图 B 显示室间隔内血肿（箭头）；图 C 显示室间隔血肿（箭头）及二尖瓣反流。

由于 FL 内血流缓慢淤滞，部分患者还可以观察到 FL 内自发显影或血栓形成。血栓多表现为团块状回声。当 FL 侧主动脉管壁厚度>15mm 时，提示附壁血栓存在。

10%~20% 的急性主动脉夹层可累及冠状动脉，其中右冠状动脉受累更为多见。主动脉夹层诊断成立后，应着重观察撕裂内膜与冠状动脉的位置关系、冠状动脉受累程度，结合多普勒超声还可以判断冠状动脉血流灌注情况。

左室收缩功能的评价是主动脉夹层患者评估的重点。因主动脉夹层累及冠状动脉时可导致心肌缺血，加之主动脉瓣反流的存在，导致左室功能严重失代偿。此时使用二维超声 Simpson 法评估左室收缩功能较 M 型超声更为准确。

主动脉夹层向近端延伸导致主动脉根部破裂，或血液经过 FL 的管壁渗入心包腔均可导致心包积血，严重者可致心脏压塞，后者系急诊手术指征。因此在进行二维超声检查时，应注意观察有无新出现的心包积液或原有心包积液增多的征象。

（三）多普勒超声心动图

彩色多普勒可用来区分真、假两腔：真腔中血流速度快，颜色鲜艳；FL 中血流缓慢，颜色暗淡。若 FL 中有血栓形成，则可能仅显示血栓回声，而无血流信号。将频谱多普勒取样容积置于 TL 中可记录到类似正常人相应部位的血流频谱，而 FL 中血流速度则低于正常人，甚至记录不到频谱（图 8-29）。

若夹层“入口”和“再入口”较小，二维超声发现内膜回声中断有一定困难，此时可借助彩色多普勒观察真、假两腔之间有无血流信号交通。入口处血流在收缩期由真腔进入 FL，舒张期则很少流动或由 FL 流向 TL；再入口处，血流交通情况与入口处恰好相反。明确主动脉夹层分型和入口位置对手术非常重要，外科切除入口和再入口将会降低晚期再次破裂等并发症的发生率（图 8-30）。

Stanford A 型夹层多累及主动脉根部导致患者出现主动脉瓣反流。彩色多普勒有助于发现瓣膜反流并判断其发生机制（图 8-31）。

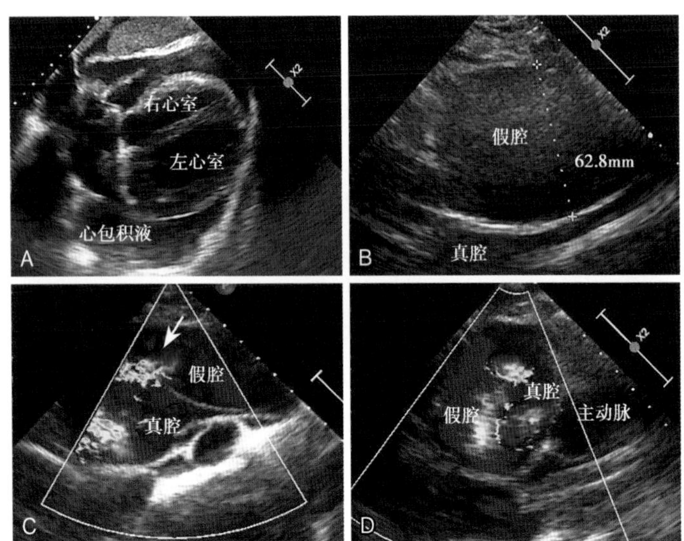

图 8-29　主动脉夹层破入心包伴大量心包积液（图 A），升主动脉假腔明显扩张（图 B），真腔受压（图 B），真、假腔之间可见破口和血流交通（图 C、D）。

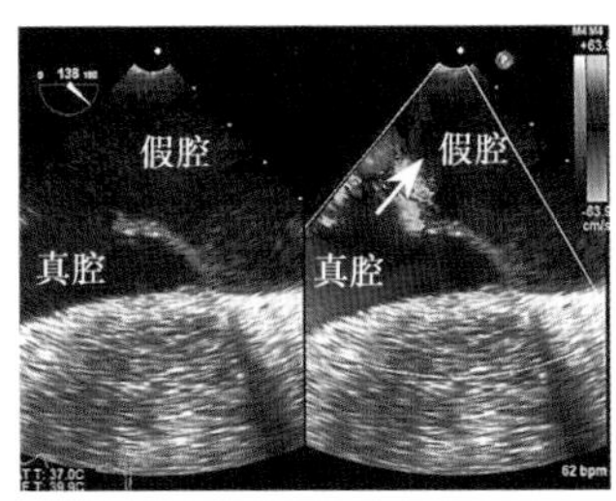

图 8-30　彩色多普勒示升主动脉近段夹层，真腔与假腔之间可见内膜破裂及血流交通（箭头）。

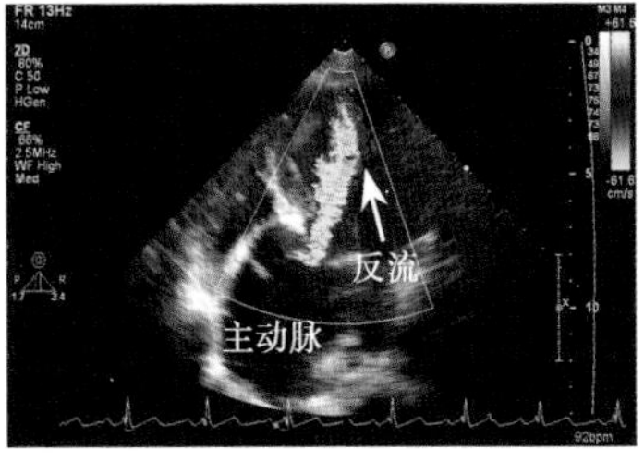

图 8-31　心尖五腔心切面提示主动脉瓣大量反流

（四）TEE 检查

TEE 用于探查主动脉夹层相对安全，国内外众多指南亦将 TEE 检查作为主动脉夹层诊断的一线方案。由于探头置于食管，与有病变的主动脉紧密相邻，故在患者病情危重、烦躁不安或不能合作时，应特别注意适应证的选择，以避免发生意外。

对主动脉的评估，除升主动脉、降主动脉及主动脉弓长、短轴切面外，还应该包括主动脉根部短轴切面。笔者倾向于自食管中段主动脉短轴切面开始，逐渐回撤探头，依次探查升主动脉、降主动脉和主动脉弓。这种自下而上的检查方式有助于减少探头反复活动，以避免出现主动脉夹层破裂的风险。表 8-4 简要列举了用于评估胸主动脉病变的 TEE 切面检查顺序及主要观察内容。

表 8-4　**用于评估胸主动脉病变的 TEE 切面及检查内容**

TEE 切面探查顺序	切面示意图	观察内容
食管中段主动脉短轴切面	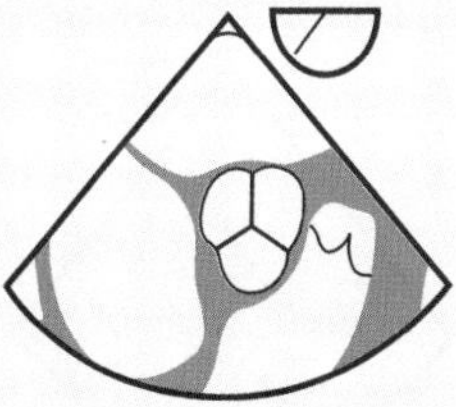	主动脉瓣、冠状动脉有无受累
食管中段升主动脉短轴切面	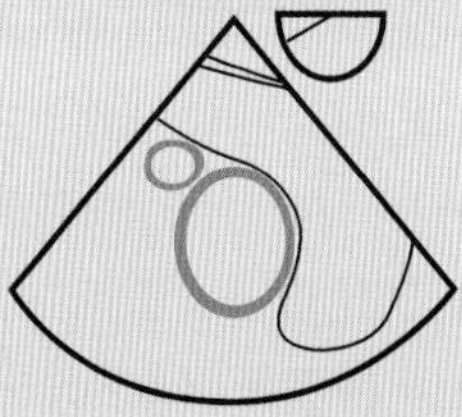	判断有无夹层及真、假腔位置关系
食管中段升主动脉长轴切面	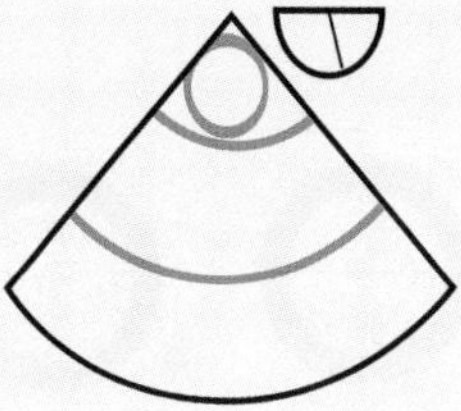	区别真、假腔及判断入口位置
食管中段降主动脉短轴切面	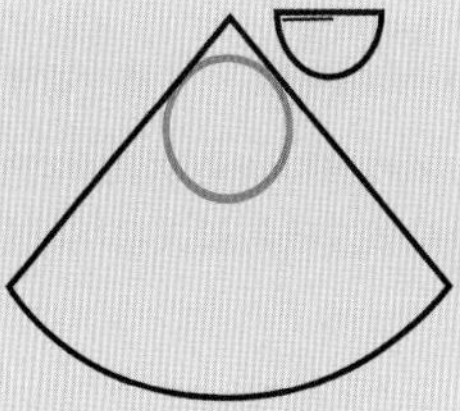	判断有无夹层及真、假腔位置关系
食管中段降主动脉长轴切面	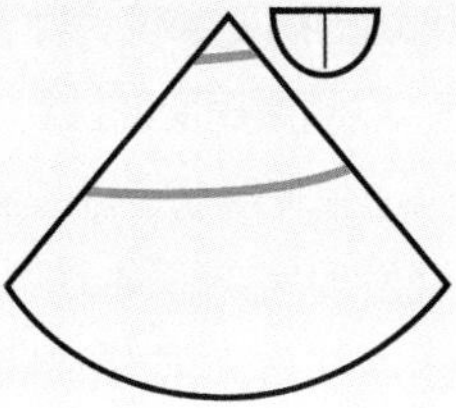	区别真、假腔及判断入口位置

续表

TEE 切面探查顺序	切面示意图	观察内容
食管上段主动脉弓短轴切面		判断有无夹层及真、假腔位置关系
食管上段主动脉弓长轴切面		区别真、假腔及判断主动脉弓分支有无受累

受气管内气体干扰，TEE 在显示降主动脉远端和主动脉弓时图像常不够理想。另外，在近主动脉弓水平，主动脉位于食管前方，而降主动脉以远部位位于食管后方。主动脉与食管的这种解剖关系变化，给超声检查者正确区分主动脉前后、左右方位带来了一定困难（图 8-32）。

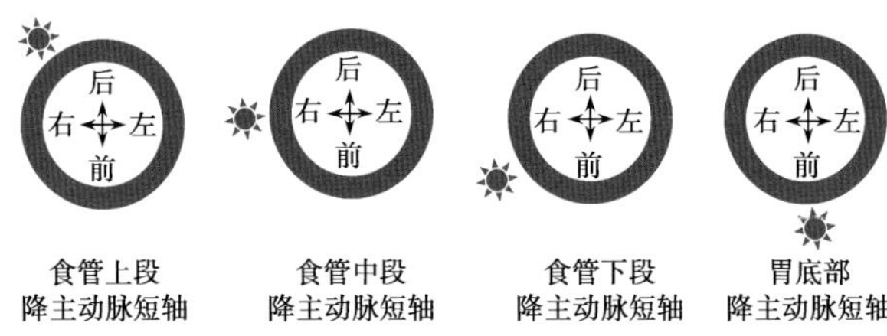

图 8-32　不同水平降主动脉观察（放射状圆环为食管，红色圆环为胸主动脉），食管与主动脉这种复杂多变的位置关系给初学者获取主动脉切面带来了很大困难。

为了给临床提供确切的病变部位，我们建议以主动脉瓣和左锁骨下动脉为解剖参考，以测量病变部位到二者之间距离的方式，对病变进行定位。还应注意测量病变部位到门齿的距离，这有助于术中 TEE 检查时快速发现病变（图 8-33）。对主动脉弓及腹主动脉分支血管的探查，TEE 存在盲区，应该借助增强 CT 或 MRI 检查。

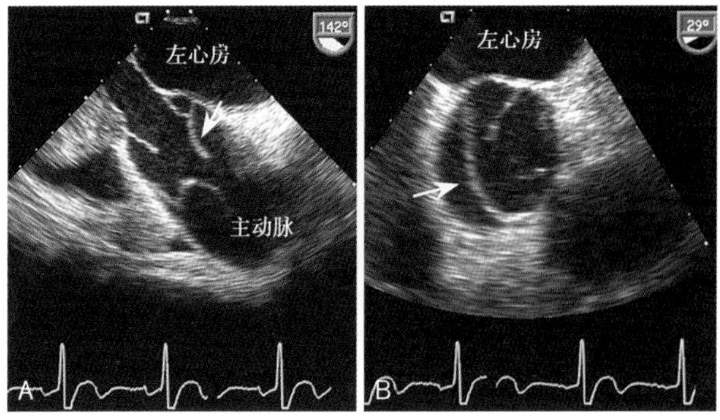

图 8-33　升主动脉长轴（图 A）及短轴切面（图 B）见内膜撕裂（箭头）

（五）实时三维超声心动图

对于表现不典型或者沿主动脉壁呈螺旋状分离、走行复杂的主动脉夹层，二维超声通常难以显示其空间位置关系。实时三维超声实现了人们立体观察主动脉内外结构的夙愿，能够直观地显示夹层的空间解剖关系、内膜撕裂的形状和部位。经食管实时三维超声心动图克服了体表超声成像质量差的缺点，可在术中对主动脉病变进行全方位评估（图 8-34、图 8-35）。

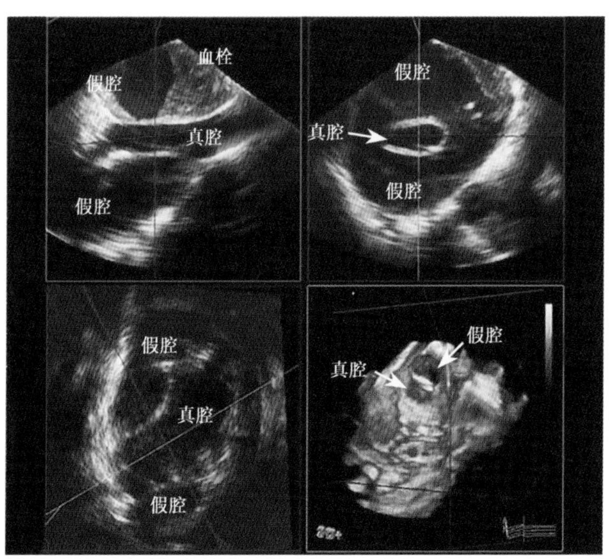

图 8-34　选择旋转并切割三维图像后显示降主动脉管腔

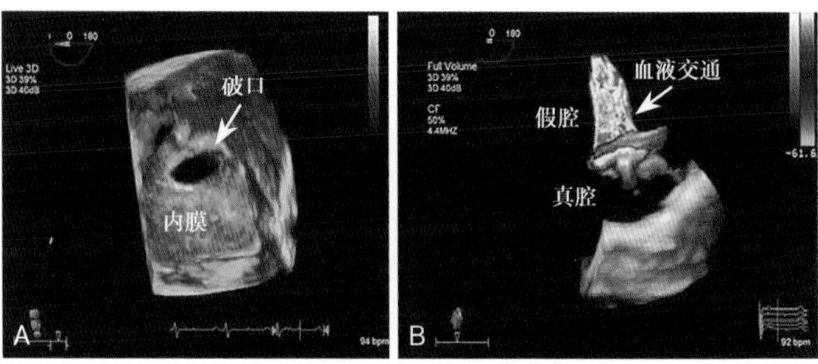

图 8-35　三维超声显示患者真、假腔交通口及血流

三、治疗

目前主动脉夹层的外科治疗仍以人工血管置换术为主。2005 年 Criado Zonation 医生根据主动脉夹层的 Hybrid 治疗理念，将胸主动脉分为 4 个节段，夹层累及部位不同，可选择不同的治疗方案。

主动脉夹层内膜撕裂口位于第 1 节段时，可以选择传统的 Bentall 手术、主动脉弓置换术及冠状动脉移植术。夹层近心端未累及冠状动脉及主动脉瓣时，可仅就升主动脉及其远端病变进行处理，否则需要同时进行带瓣人工血管置换术。夹层累及主动脉弓者，应根据主动脉弓受累情况进行部分或全弓置换术。

当主动脉夹层内膜撕裂口位于第 2 节段时，头臂血管多有继发破口或血运受阻，应视情况进行头臂血管旁路移植术。远端夹层可给予“象鼻”带支架人工血管进行修复。

当主动脉夹层内膜撕裂口位于第 3 节段时，左侧颈总动脉开口部位往往有梗阻，术中可将其近端结扎，而在结扎部位远端行头臂干旁路移植术，借头臂干供血改善其血供。对于降主动脉有病变的患者，可给予带支架人工血管植入术。

Stanford B 型的主动脉夹层，其内膜撕裂口位于第 4 节段，这类患者出现截瘫等风险的概率很高。目前的观点倾向于进行内科介入治疗，即通过股动脉穿刺，将涤纶覆盖的支架植入降主动脉。但当患者肋间后动脉被阻断后，同样有截瘫风险，故夹层的介入治疗进展较为缓慢。

四、术中超声心动图检查

超声或麻醉科医生在进行术中 TEE 检查时，需要了解外科医生最希望从 TEE 中了解到哪些方面的信息，这样才能有的放矢地进行 TEE 检查，做到既不遗漏病变，又尽可能少地重复术前超声检查内容。

（一）体外循环术前

1. 系统性检查

主要观察内容包括心腔大小，主动脉瓣有无反流，心功能，肺动脉压。

2. 针对性检查

TEE 诊断主动脉夹层应注意区分伪像。升主动脉内线状伪像是由于主动脉管壁有动脉粥样硬化、钙化造成的，这种伪像与主动脉内剥脱的内膜极为相似。但相比剥脱内膜，伪像常直线状贯穿主动脉管壁，边缘常不明确。在主动脉横断面中，同样存在伪像，多系主动脉-肺交界的强反射引起的，鉴别起来相对容易。

（二）体外循环术后

大血管手术后超声检查内容包括对手术效果、心脏结构和功能的再评估等。

累及升主动脉的夹层，在进行升主动脉置换时，须将患者冠状动脉移植于人工血管。因此在术后应该重点评估患者心室功能及是否存在节段性室壁运动异常。对于保留主动脉瓣的患者，术后还应该重点评估患者是否有反流及反流程度（图 8-36）。

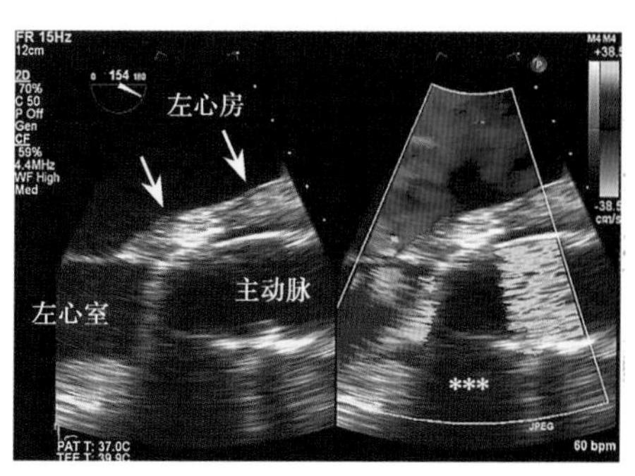

图 8-36　主动脉 Bentall 术后，超声可见移植物（箭头）后方人工血管影，管腔通畅。

第九章

感染性心内膜炎

感染性心内膜炎（infective endocarditis，IE）是因微生物直接侵袭心内膜引起炎症，继而细菌、红细胞、白细胞、血小板、纤维蛋白等物质沉着，形成赘生物。瓣膜受侵袭可出现穿孔，引起瓣膜反流；腱索受累可出现断裂，导致瓣膜脱垂，也可引起瓣膜反流，瓣周可能形成脓肿。超声心动图是疑诊 IE 最为重要的心脏影像学检查。

一、超声诊断流程

超声心动图是诊断和评估 IE 并发症的主要手段，有助于患者最佳治疗方案的选择。对于部分 IE 患者，经食管超声心动图（transesophageal echocardiography，TEE）可做出明确诊断，但对瓣膜赘生物、瓣周脓肿的筛查，TEE 检查具有更高的灵敏度和特异度。对疑似 IE 患者行超声心动图检查的目的：

◇ 确定是否存在瓣膜赘生物及其位置、大小和数量。
◇ 评估受累瓣膜的功能异常情况，特别是瓣膜反流的严重程度。
◇ 明确有无 IE 发生的基础，如先天性心脏病、风湿性心脏病等。
◇ 评估瓣膜病变对心脏结构及功能的影响程度。
◇ 检查有无 IE 相关的其他并发症，如瓣周脓肿、心包积液等。
◇ 判断患者临床转归，评估体循环栓塞的危险度以及是否需要外科干预。

对于有 IE 高危因素或经胸超声心动图（transthoracic echocardiography，TTE）不能做出明确诊断的患者，TEE 是一项更合适的选择。IE 高危因素包括人工瓣膜置换术后、先天性心脏病、既往曾患心内膜炎、血培养阳性及新出现的心脏杂音、心力衰竭和房室传导阻滞等。对于上述高危患者，TTE 检查也是需要的，包括定量心腔大小及瓣膜功能状态；对于 TTE 已发现赘生物者，TEE 检查也是合理的，特别是在有高危因素或者瓣周脓肿形成并累及主动脉瓣时（图 9-1）。

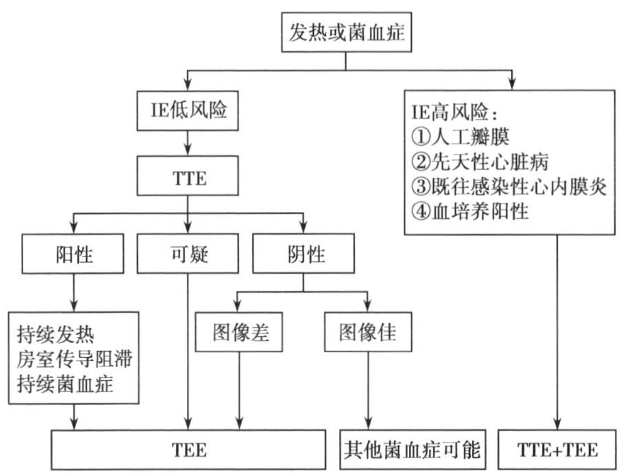

图 9-1　IE 超声筛查流程图

二、超声心动图检查

(一) 赘生物的超声表现

赘生物通常为形态不规则、中等强度的团块状、短棒状或絮状回声，新鲜者回声稍低，陈旧或已纤维化的回声增强。赘生物大小不一，数目不等，附着于瓣叶、腱索或心内膜及大动脉内膜。瓣膜的赘生物多附着于心内分流或反流的低压腔一侧，如房室瓣的心房侧、动脉导管未闭的肺动脉侧，以主动脉瓣和二尖瓣受累最为常见。无基础心脏病患者且为静脉注射成瘾者，其赘生物常发生于三尖瓣（偶可同时累及肺动脉瓣），常多发，瓣膜、腱索及右室心内膜面均可有附着。赘生物附着于瓣膜上，多呈桑葚状、短棒状；附着于腱索及心内膜上，多呈米粒状、疣状（图 9-2）。

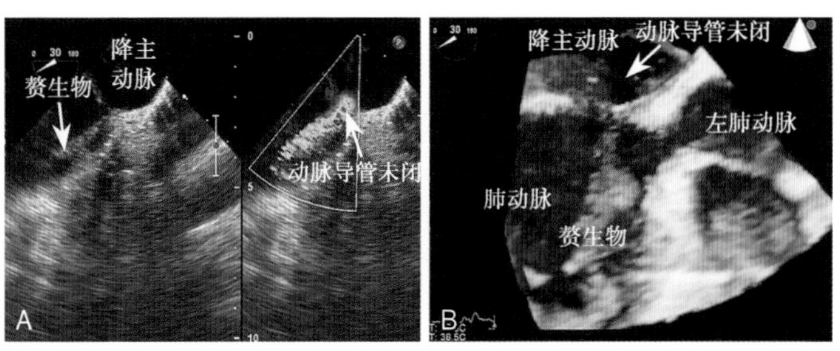

图 9-2　动脉导管未闭合并 IE 一例：经食管二维（图 A）及三维超声（图 B）显示肺动脉干内赘生物形成。

（二）瓣叶损毁的超声表现

受感染的心脏组织可出现坏死破坏，造成瓣膜穿孔、腱索和/或乳头肌断裂。瓣膜穿孔最常见于二尖瓣和主动脉瓣，可造成急性血流动力学障碍，多数需要紧急的瓣膜手术。心脏瓣膜受损后可形成瘤样突出，形成所谓“瓣体瘤”，在手术中应予以彻底清除，以防止留下感染源。此类患者超声表现为瓣尖（缘）增厚，瓣叶裂缺，伴乳头肌或腱索断裂时，可出现瓣叶“甩鞭”样运动，多普勒超声可发现伴发的瓣膜反流（图 9-3）。

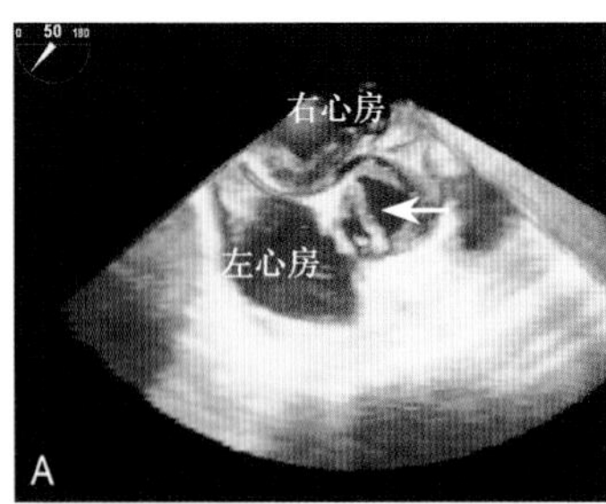

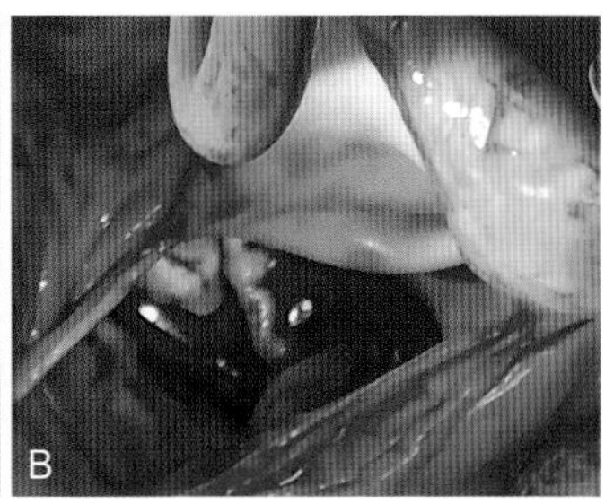

图 9-3　主动脉瓣 IE 患者，瓣缘增厚、撕裂。图 A 为三维 TEE 图像，图 B 为同一患者术中所见。

（三）心肌脓肿的超声表现

局部感染破坏心肌或动脉中层，可造成心肌脓肿形成或主动脉细菌性动脉瘤。心血管脓肿或动脉瘤破入附近的心血管腔可形成窦道或瘘，多数从主动脉根部通向右心室，可为单发或多发，大小不等，巨大窦道或瘘可以造成严重的血流动力学障碍。脓肿和动脉瘤超声表现为无回声区，可伴赘生物及瓣膜脱垂，彩色多普勒和超声造影有助于明确假性动脉瘤与心腔相交通的位置（图 9-4~图 9-7）。

（四）瓣周漏的超声表现

瓣周漏是人工瓣膜置换术 IE 患者常见并发症，多与感染侵及人工瓣环导致缝线断裂、撕脱有关。此类患者多伴有心肌脓肿，不适于内科介入治疗。经食管超声在瓣周漏大小、定位、数目方面比经胸超声更具优势，因此在怀疑有 IE 所致瓣周漏时，若常规 TTE 不能确诊，应该尽快安排 TEE 检查。

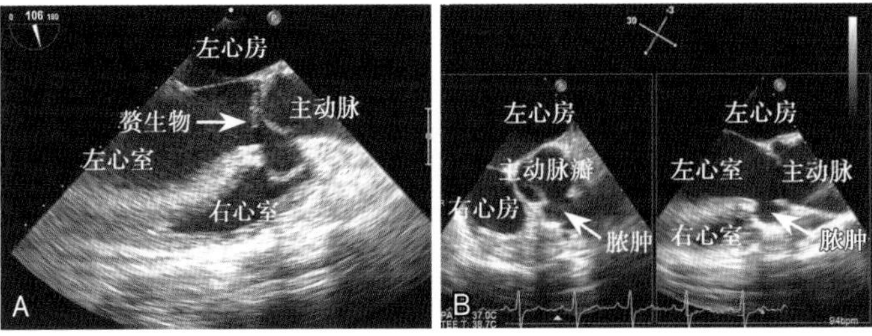

图 9-4　主动脉瓣 IE 赘生物（图 A，箭头）形成合并瓣周脓肿（图 B，箭头）

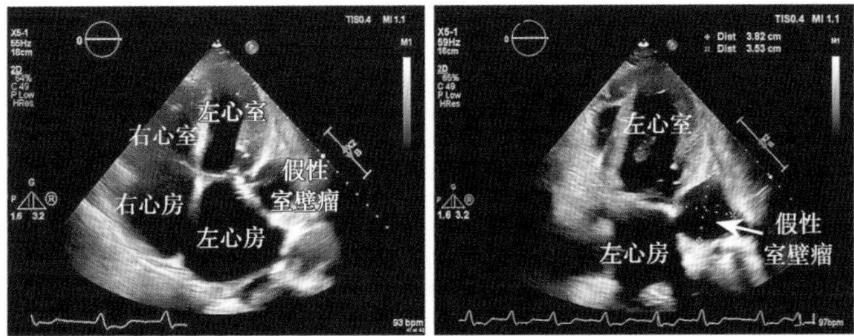

图 9-5　心尖四腔心切面显示 IE 伴左室假性动脉瘤

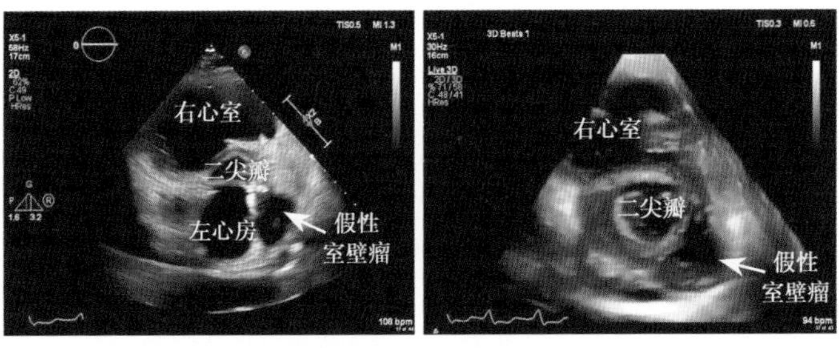

图 9-6　左心短轴切面显示 IE 伴左室假性动脉瘤

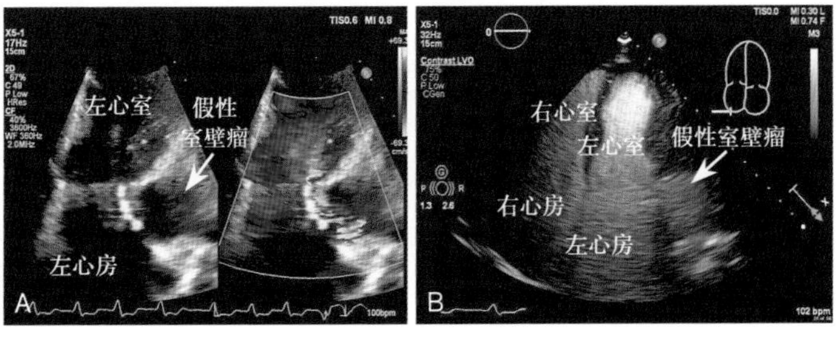

图 9-7　彩色多普勒（图 A）及左心声学造影（图 B）提示假性动脉瘤与心腔相交通

第十章

心肌病

第 1 节　扩张型心肌病

扩张型心肌病（dilated cardiomyopathy，DCM）是一类以一侧或两侧心腔扩张为主，以心力衰竭、心律失常和栓塞为主要临床表现的原因不明的心肌疾病，主要累及中青年，我国发病率约为13/10万~84/10万。扩张型心肌病的发病呈世界性分布，在热带、亚热带地区高发，发展中国家发病率高于发达国家。其发生与年龄、性别和种族有关，黑人比白人的发病率高（2.5：1），男性较女性发病率高（3.4：1）。

一、病理解剖及病理生理

（一）病理解剖

DCM患者心脏普遍性扩大，以左心室为主，少数以右心室扩大为主，心房亦可出现不同程度扩大。室壁相对变薄，亦可有不同程度的心肌肥厚，尤以左心室显著，后期患者的心脏重量增加（图10-1）。病理特点为心肌纤维呈不均匀性肥大，并在肥大基础上发生非特异性退行性变，以心壁内层及乳头肌最为严重，心肌间质亦发生纤维化。

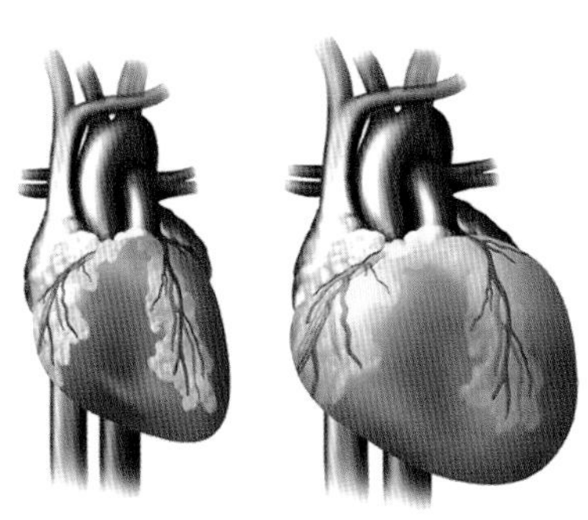

图10-1　DCM患者（右）心脏较正常人（左）明显增大

（二）病理生理

心腔扩张显著者心内膜及心肌非均匀性增厚，瘢痕形成，易累及左束支起始部的心内膜下，导致传导阻滞。同时广泛性局灶性心肌纤维化、心房及心室的重构等病理状态导致心肌电活动异常，致使心房、心室、房室内传导时间延长，产生不均匀传导，使电-机械活动不同步，出现各部心肌在时间上和空间上的运动不协调，即不同步运动。

心腔明显扩大时二尖瓣、三尖瓣瓣环扩大，腱索及乳头肌伸长、空间移位，致功能性瓣膜关闭不全，而瓣膜多无明显改变。心室瘢痕形成致乳头肌扁平，肉柱间隐窝深陷，故 50% 以上 DCM 患者尸检可见附壁血栓形成，以左心室心尖部最多见，也可见于右心室及心房，血栓脱落可引起体循环及肺循环栓塞。

二、超声心动图检查

（一）M 型超声心动图

M 型超声心动图评价心脏形态学指标，包括各房室的大小、形态、结构变化，以及室壁运动改变。心脏明显扩张，室间隔前移，室壁运动幅度明显降低（图 10-2）。E 峰与 A 峰改变呈双菱形或钻石样。采用胸骨旁左室长轴切面或短轴切面（腱索水平）引导的 M 型，可得到室间隔和左室后壁之间的运动延迟时间差，诊断切值≥130ms 可作为存在室内不同步的标志。但近期的研究认为该指标对心脏再同步化治疗（cardiac resynchronization therapy，CRT）疗效的预测价值不高。

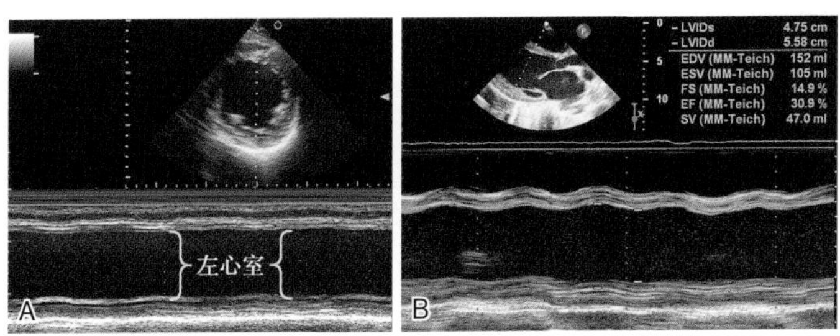

图 10-2　M 型超声心动图显示左心室明显扩张（图 A），室间隔与室壁运动幅度明显降低，射血分数 30.9%（图 B）。

解剖 M 型超声心动图克服了传统 M 型超声心动图的缺点，具有取样线方向不受限制的特点，可以获得左心室各节段室壁径向上的运动信息，能在同一平面上显示任意方向上的 M 形曲线，观察室壁的增厚率及心肌室壁运动的同步性情况。

（二）二维超声心动图

二维超声心动图主要从左室长轴、心尖四腔心、主动脉短轴等切面评价心脏形态学指标，判定各房室的大小、形态、结构变化，瓣叶病变程度及瓣叶附属结构如腱索、乳头肌、瓣环情况，室壁运动改变及附壁血栓。可见全心扩大，以左心室扩大为主，左心室呈球形扩大，房室瓣开放幅度（瓣口开放面积）减小呈现“大心脏小瓣口”改变（图 10-3~图 10-5）。

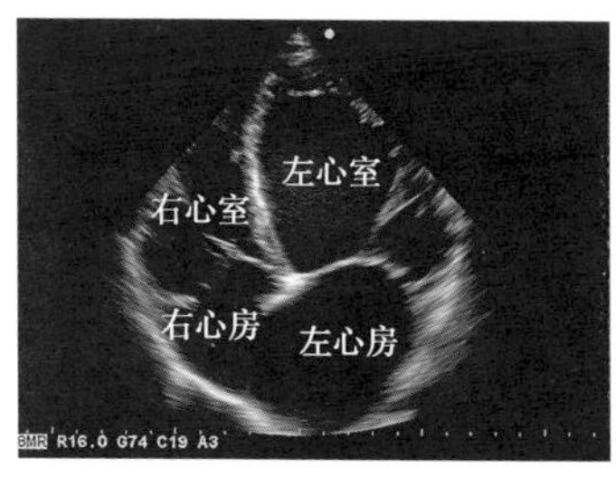

图 10-3　二维超声示全心扩大，以左心室扩大为主。

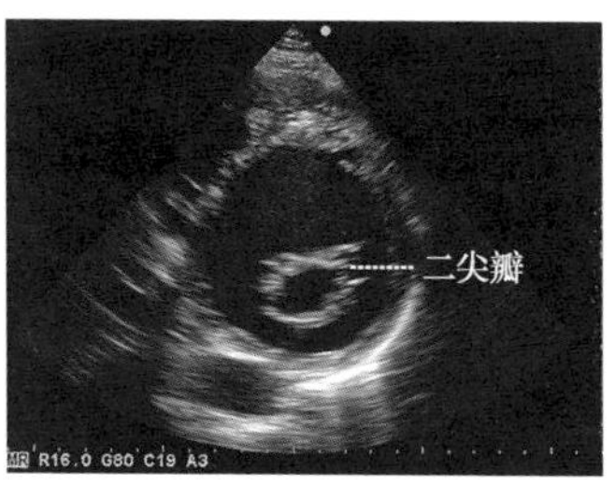

图 10-4　左心室呈球形扩大，二尖瓣开放幅度减小呈现“大心脏小瓣口”改变。

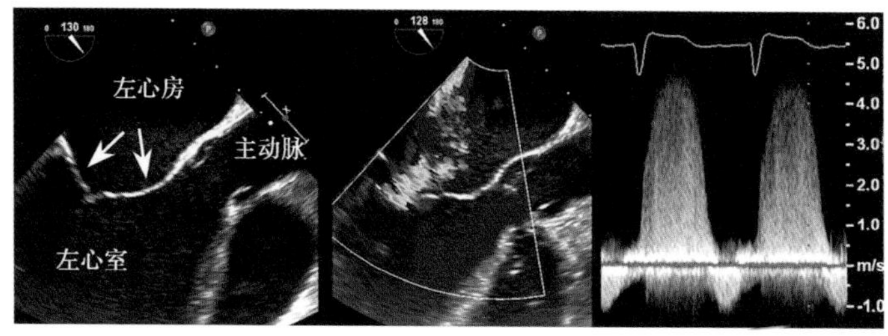

图 10-5　心脏扩大导致二尖瓣瓣环扩张（左图），出现大量反流（中、右图）。

（三）多普勒超声心动图

DCM 多合并功能性瓣膜反流，彩色多普勒超声心动图可评价多瓣膜反流情况（图 10-6~图 10-8）。通过二尖瓣血流频谱、肺动脉血流频谱、组织多普勒成像测定可评估心室收缩及舒张功能。二维超声心动图心尖四腔心切面，脉冲波多普勒取样容积置于二尖瓣口，测量舒张早期最大峰值速度（E 峰），舒张早期速度时间积分，心房收缩期最大峰值速度（A 峰），病变早期表现为 A 峰增高、E 峰减低，E/A<1；伴有较严重的二尖瓣反流时，E 峰正常或稍增高，A 峰减低，E/A 增大>1，出现假性正常化。

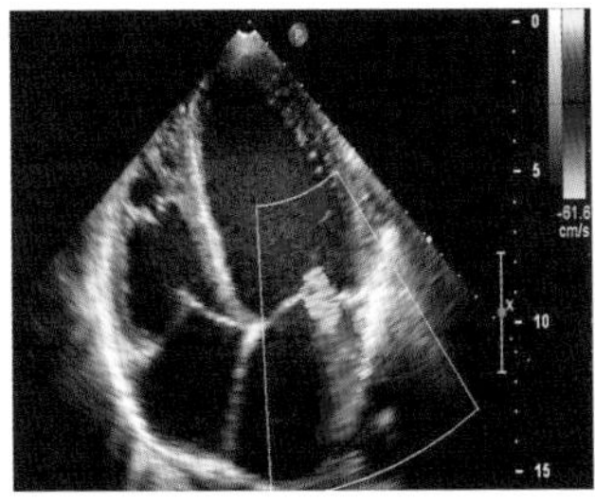

图 10-6　彩色多普勒示 DCM 合并功能性二尖瓣反流

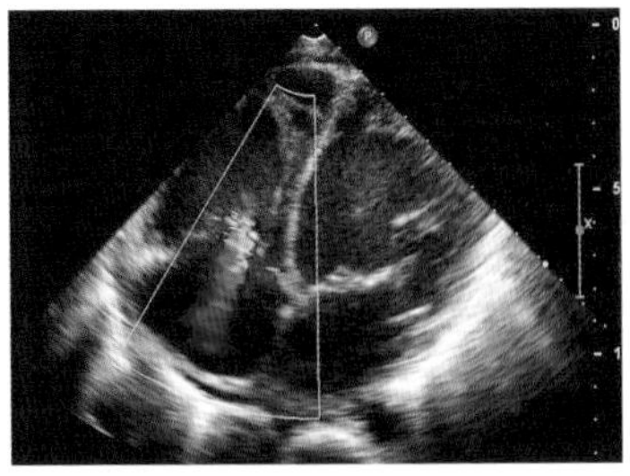

图 10-7　彩色多普勒示 DCM 合并功能性三尖瓣反流

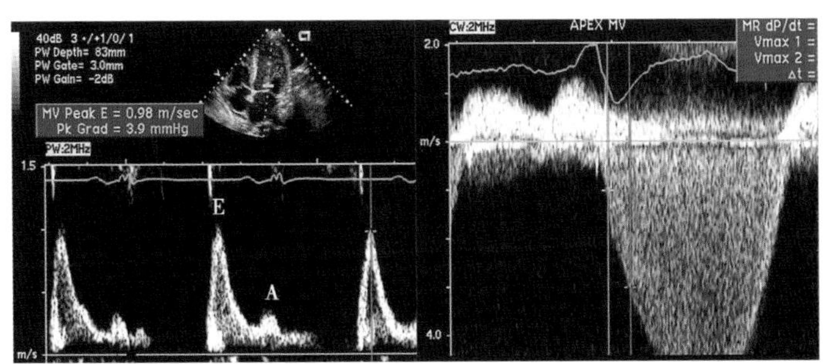

图 10-8　脉冲波多普勒示二尖瓣前向血流频谱假性正常化（左图），二尖瓣 dP/dt 降低（右图），提示左室收缩功能下降。

（四）实时三维超声心动图

实时三维超声心动图是临床广泛使用的超声心动图技术，无须对心腔的几何形态进行假设，即能够客观、准确地测量心脏容积、评价心室功能。其中，容积-时间曲线能实时显示心肌各节段收缩期、舒张期运动情况，为评价左室机械运动的同步性提供了新的方法。

应用该技术能有效地观察左室收缩同步化的改善情况，即通过同一个心动周期内左心室整体和 17 节段的局部容积变化曲线，定量检测心室局部容积，评价左室收缩功能，应用曲线离散度评价室内各节段的收缩同步性（图 10-9）。

（五）斑点追踪技术

二维应变超声心动图或称二维斑点追踪技术，是一种从心肌纤维形变的角度评价心肌运动的方法，不受声束角度及周围节段心肌的影响，通过追踪心肌斑点的回声来定量心室壁运动，

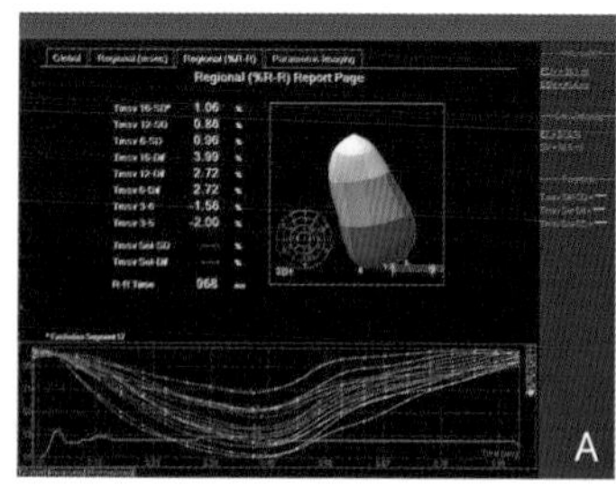

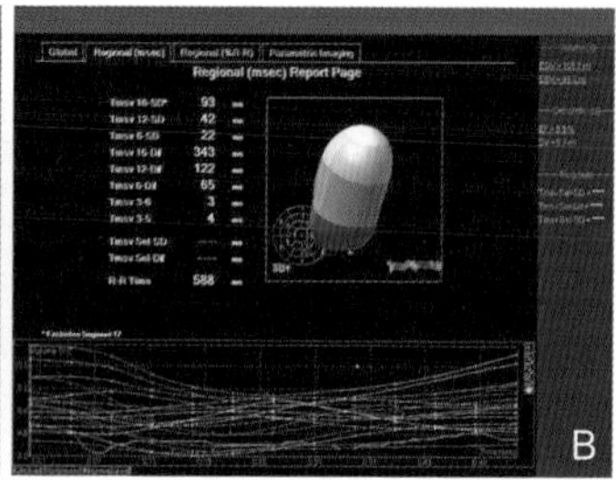

图 10-9 A. 健康人左心室各节段时间-容积曲线排列有序，随心动周期变化几乎同时达到收缩末最小容积；B. DCM 患者时间-容积曲线杂乱无章，各节段达到收缩末最小容积的时间差异较大，明显长于健康人。

可以检测多方向上（纵向、径向与环向）心肌组织中的斑点在空间上的相对运动，得出心肌运动速度、达峰时间等信息，从而评价室壁运动的同步性。受检者先进行常规超声心动图检查，分别采集连续的 3~5 个心尖四腔心、心尖两腔心、左室短轴（二尖瓣、乳头肌和心尖水平）切面的图像。

二维斑点追踪分析软件在左室长轴获得各节段纵向应变，在左室短轴（基底部、中间部和心尖部）获得各节段径向应变、环向应变曲线，测量各节段从心电图 QRS 波起始至收缩期峰值的纵向应变、径向应变、环向应变的达峰时间。再计算收缩同步性指标，即位于同一平面的节段达收缩期峰值纵向应变、径向应变、环向应变的时间标准差及同一平面任意两节段最大达峰时间差值（图 10-10）。

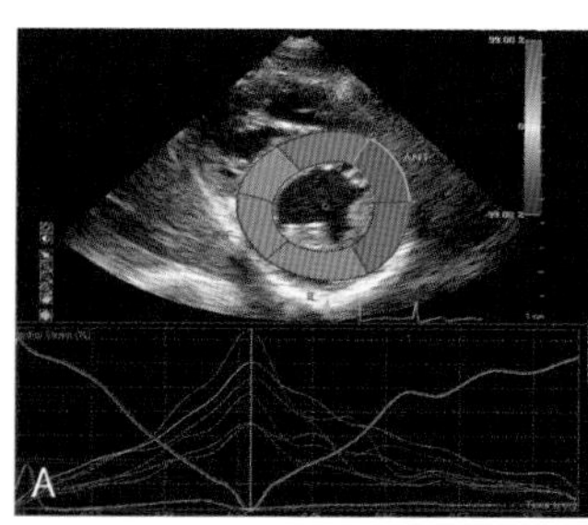

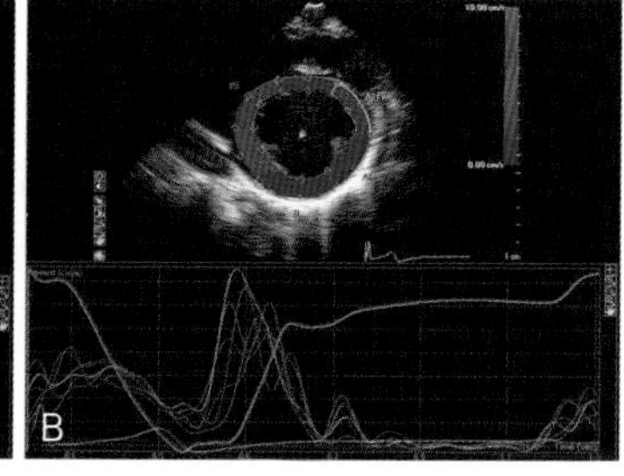

图 10-10 A. 健康人左心室纵向应变、环向应变曲线排列有序，方向协调一致，随心动周期的变化较一致，各节段几乎同时达到应变峰值；B. DCM 患者径向应变、环向应变曲线表现为曲线较为杂乱，达峰时间不一致，且峰值降低。

三、治疗方式

（一）介入治疗

心脏运动失同步化现象在 DCM 中普遍存在，它可通过多种作用机制和途径导致本已受损的心功能进一步恶化，而心功能的进行性下降又会加重心脏非同步化运动，形成恶性循环。近年来，CRT 作为一种重要的方法，通过改善房室同步性、室间同步性和室内同步性改善心功能，逆转或终止慢性心脏重构，从而提高 DCM 患者的生存率。超声心动图在 CRT 术前适应证的筛选、心脏不同步性评估、起搏电极植入位置选择、起搏器参数优化、疗效评价等方面均具有重要指导意义。

1. 适应证

（1）窦性心律合并左束支传导阻滞，左室射血分数<35%，QRS 波≥150ms，最佳药物治疗后仍有症状的心衰患者。

（2）符合常规起搏适应证，预计心室起搏比例>40%，左室射血分数<40% 的心衰患者，不论是否房颤心律，均推荐植入 CRT 装置。

2. 禁忌证

（1）重度主动脉瓣反流。

（2）全身性感染性疾病。

（3）感染性心内膜炎和败血症。

（4）严重肝、肾功能障碍。

（5）严重水和电解质紊乱及酸碱平衡紊乱。

（二）心脏移植

1. 适应证

①LVEF<35%；②积极内科治疗无效；③症状顽固，不能耐受内科治疗；④无可逆的疾病因素，如心肌缺血等；⑤预计 1 年存活率<50%。

2. 绝对禁忌证

①活动性感染；②人类免疫缺陷病毒血清试验阳性；③5 年以内的恶性肿瘤；④肺血管阻力持续升高>5Wood 单位；⑤供体和受体交叉配合不相容；⑥有任何限制生命或恢复的疾病，或对

内科治疗方案难以耐受，或对活性物质成瘾。

3. 相对禁忌证

①年龄>60岁；②6个月之内的肺栓塞或肺梗死；③中度肺动脉高压，血管阻力在2~5Wood单位；④糖尿病；⑤脑血管及末梢血管病变；⑥恶病质；⑦慢性乙型或丙型肝炎；⑧循环血液中高滴度的HLA抗体。

四、术中超声引导与监测

（一）介入治疗

CRT装置植入过程中多采用X线对起搏导线进行定位，并结合心电图波形加以确定。对于病情危重、紧急或情况复杂的患者，植入过程中进行经胸或经食管超声心动图监测，对了解术中的即刻变化和心脏功能改变、指导和协调术中操作，具有一定临床意义。

1. 指导电极放置的最佳位置，尤其是左心室电极导线的位置，术中超声心动图可以从剑突下四腔心切面、心尖四腔心切面及胸骨旁切面观察，理想的左心室电极导线位于节段收缩最延迟的部位。

2. 术中动态确定导线在植入过程中的位置、走行、附着位置及导线与瓣膜的关系。防止出现导线刺破瓣口导致医源性三尖瓣反流。

3. 即刻观察起搏前后心脏运动及功能的改变，调整起搏频率及房室间期（图10-11）。

（二）外科治疗

1. 二维超声心动图观察各房室的大小、形态、结构变化，室壁运动改变及附壁血栓有无；根据左室舒张末期内径协助术者估计切除比例。

2. 频谱多普勒评价主动脉瓣口峰值速度、速度时间积分、左心室压最大上升速度/最大下降速度、二尖瓣口血流频谱，其中左心室快速充盈期峰值血流速度、心房收缩期峰值血流速度评价左室舒张功能有重要意义。

3. DCM多合并多瓣膜反流，彩色多普勒于术前直接观察各

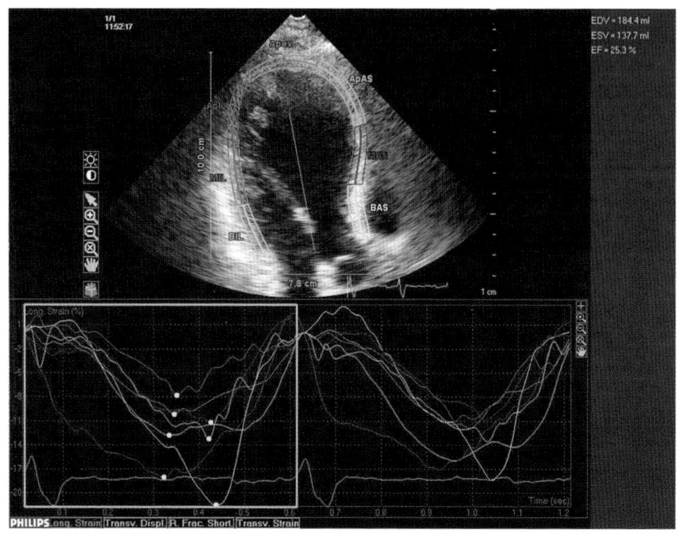

图 10-11　超声心动图示 CRT 治疗术后患者心室内运动不同步现象较术前改善

瓣膜口反流情况，包括反流面积、反流速度、是否偏心等，以指导左心室减容术，同时处理瓣膜情况。

4. 术中实时评估左、右心室功能，左心室质量指数及肺动脉收缩压和肺血管阻力。

5. 术后判断二尖瓣修补是否满意、排除心内残留空气是否彻底，并在术中监测心功能。

五、小结

DCM 是临床常见病，药物治疗效果有限，其终末期治疗主要集中在对心力衰竭的矫治上。随着心脏病学的发展和人们对心力衰竭认识的深入，越来越多的治疗手段被应用到 DCM 中。超声心动图作为 DCM 治疗的主要评价手段，已逐渐进入治疗过程，成为临床决策的重要参与者和执行者。

第 2 节　肥厚型心肌病

肥厚型心肌病（hypertrophic cardiomyopathy，HCM）以左心室或右心室肥厚为特征，常为非对称肥厚累及室间隔，导致心室充盈受阻、顺应性下降，目前被认为是一种常染色体显性遗传病。

一、病理及病理生理

（一）病理解剖及分型

根据是否合并左室流出道梗阻分为梗阻性 HCM 和非梗阻性 HCM，根据受累部位不同，又可以分为主动脉瓣下室间隔肥厚、室间隔中份肥厚、心尖部室间隔肥厚，以及室间隔及左室游离壁弥漫性肥厚四种类型（图 10-12）。合并梗阻的患者，出现症状较早，需要积极治疗，其他类型多数临床症状不典型，往往在体检时被发现。

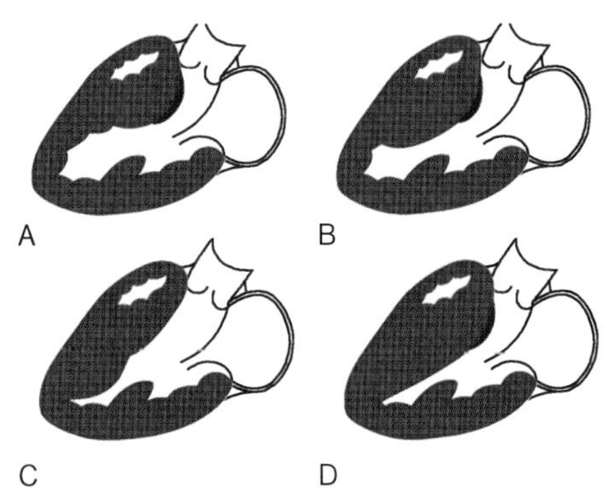

图 10-12　HCM 病理分型示意图

A. 主动脉瓣下室间隔肥厚；B. 室间隔中份肥厚；C. 心尖部室间隔肥厚；D. 室间隔及左室游离壁弥漫性肥厚。

（二）病理生理

本病的血流动力学变化主要表现在以下三方面：

1. 左室流出道梗阻

梗阻性 HCM 心室收缩时，肥厚的室间隔凸向左室腔，引起左室流出道狭窄，左室流出道压力阶差增大，通过负压吸引（文丘里效应），致二尖瓣前叶向肥厚的室间隔移位，进一步加重左室流出道狭窄；同时二尖瓣前向运动常引起二尖瓣关闭不全。

2. 左室舒张功能异常

由于肥厚的心肌使心室变僵硬，顺应性减低，以致舒张充盈受阻；心肌肥厚致心肌缺血，引起心肌弛缓功能异常，舒张充盈缓慢，等容舒张期延长。

3. 心肌缺血

由于心肌需氧超过冠状动脉血供，患者常出现心前区疼痛。

二、超声心动图检查

超声心动图是该病诊断的主要手段，尽管室间隔非对称性肥厚最为常见，部分患者也可以表现为向心性肥厚或仅游离壁肥厚。左室流出道血流加速引起的文丘里效应，可以导致二尖瓣装置被拉向室间隔（即 SAM 征）。M 型超声有助于探查非对称性室间隔肥厚及二尖瓣 SAM 征，二维超声则有助于评估室间隔肥厚程度。梗阻性 HCM 在行经皮腔内室间隔心肌消融术（percutaneous transluminal septal myocardial ablation，PTSMA）时，心肌造影超声心动图有助于判断消融的部位。

（一）M 型超声心动图

梗阻性 HCM 患者，系室间隔非对称性肥厚，室间隔与左室后壁的厚度之比大于 1.3。肥厚的室间隔向左室腔内凸出，常导致左室腔缩小。由于左室流出道血流加速，心底波群 M 型超声表现为主动脉瓣震颤伴提前关闭（图 10-13）。心室波群可见室间隔及左室后壁增厚，以前者为著，两者厚度比超过 1.3。心室壁回声紊乱，运动幅度减低，收缩期增厚率降低，左室流出道内径狭窄。二尖瓣波群可见 SAM 征（图 10-14）。非梗阻性 HCM 患者除无左室流出道狭窄外，其他表现与梗阻性患者类似。

（二）二维超声心动图

非梗阻性 HCM 一般室间隔基底部不厚，室间隔中下部和左室游离壁均有增厚（图 10-15）；梗阻性 HCM 室间隔自基底部显著增厚，造成左室流出道狭窄，通常以室间隔中部增厚最为明显，

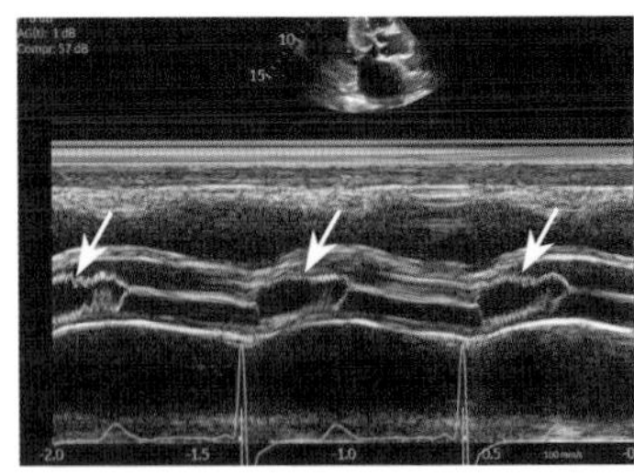

图 10-13 梗阻性 HCM 心底波群，提示主动脉瓣高频震颤、提前关闭（箭头）。

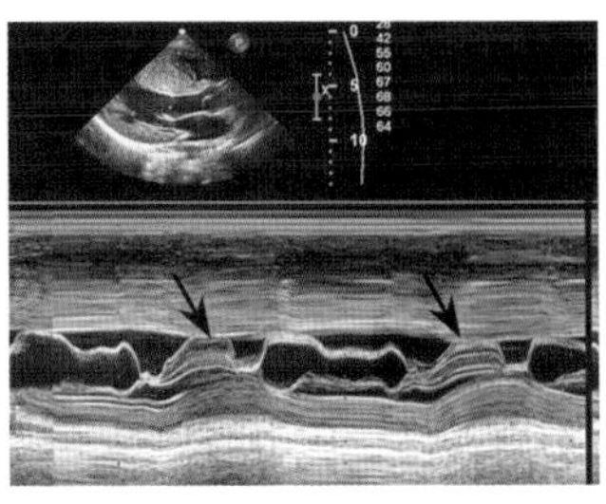

图 10-14 梗阻性 HCM 二尖瓣波群，提示二尖瓣 SAM 征（箭头）。

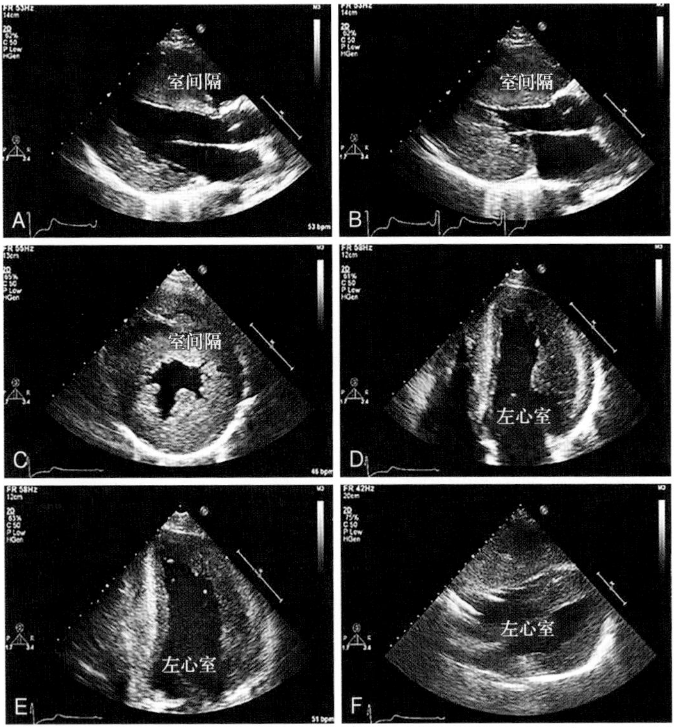

图 10-15 HCM 患者对称性左心室肥厚，表现为室间隔及其他室壁均增厚。

左室后壁也增厚，但大多数增厚程度比室间隔轻（图 10-16）。心肌回声紊乱粗糙。心尖 HCM 容易漏诊，部分患者瘤颈处可合并有梗阻。病程日久，容易出现心尖部室壁瘤（图 10-17、图 10-18）。若患者透声差，怀疑本病，可借助左室声学造影或磁共振成像检查鉴别（图 10-19）。

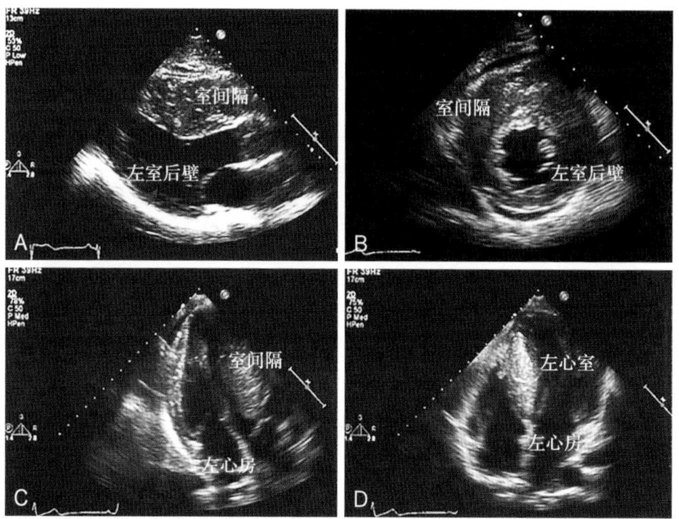

图 10-16 HCM 患者非对称性左心室肥厚，主要表现为室间隔肥厚，其他室壁厚度正常。

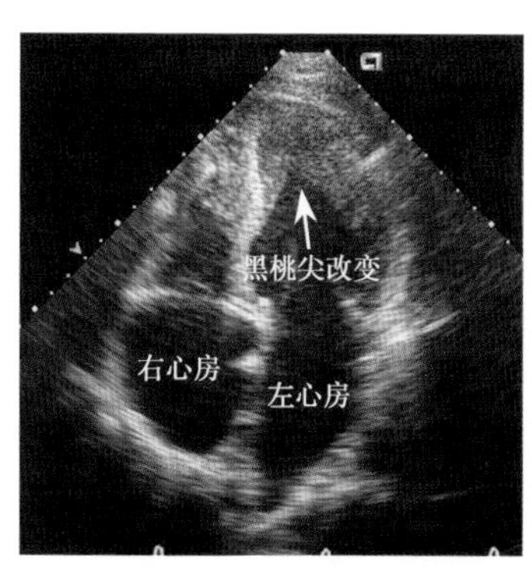

图 10-17 HCM 的特殊类型：心尖肥厚型心肌病，主要表现为心尖附近心肌增厚，其他节段无明显增厚，左心室形态类似于“黑桃尖”样。

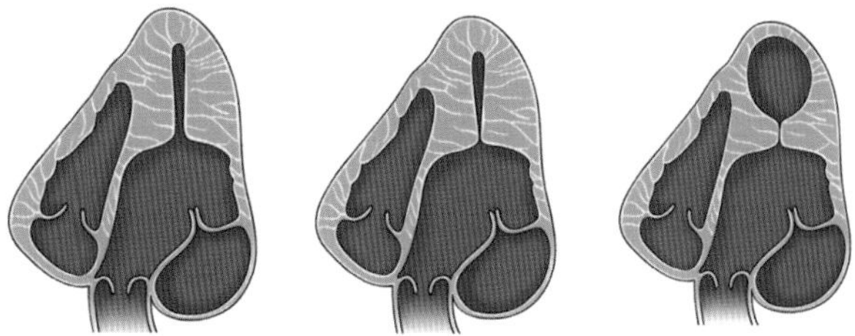

图 10-18 心尖肥厚型心肌病在疾病晚期容易进展成心尖室壁瘤。

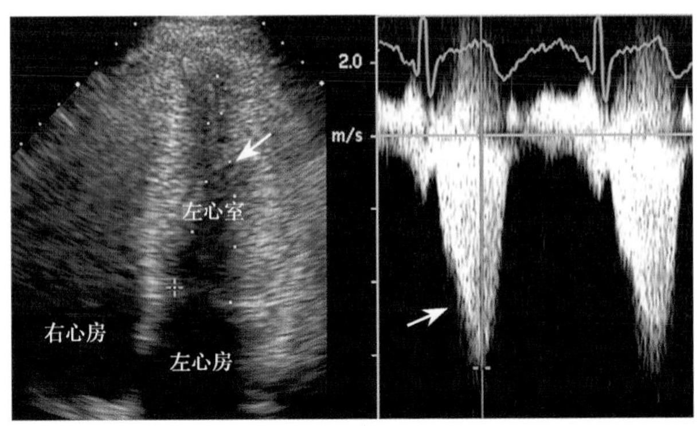

图 10-19　超声提示收缩期心尖接近闭塞（左图，箭头），多普勒超声证实局部存在梗阻（右图，箭头），考虑为心尖肥厚型心肌病。

（三）多普勒超声心动图

在梗阻性 HCM 的患者，彩色多普勒可观察到左室流出道血流速度增高。心尖五腔心及三腔心切面有助于判断流出道梗阻严重程度，连续波多普勒可探及左室流出道呈“倒匕首”样或“蟹钳”样的高速血流频谱，并可用于测量左心室-主动脉压力阶差（图 10-20、图 10-21）。

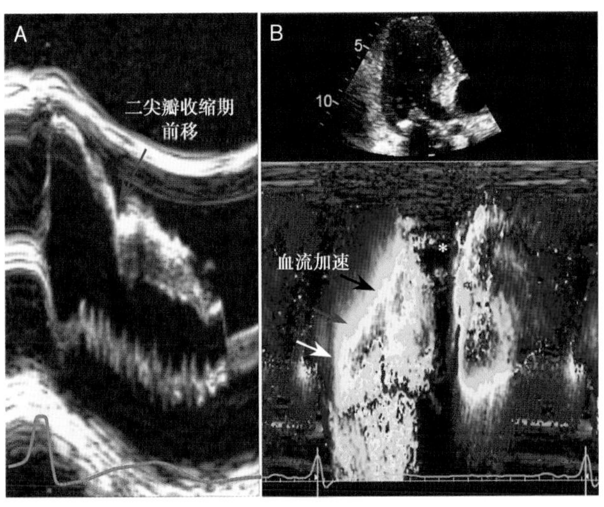

图 10-20　梗阻性 HCM 合并二尖瓣收缩期前移（SAM 征）及左室流出道血流加速

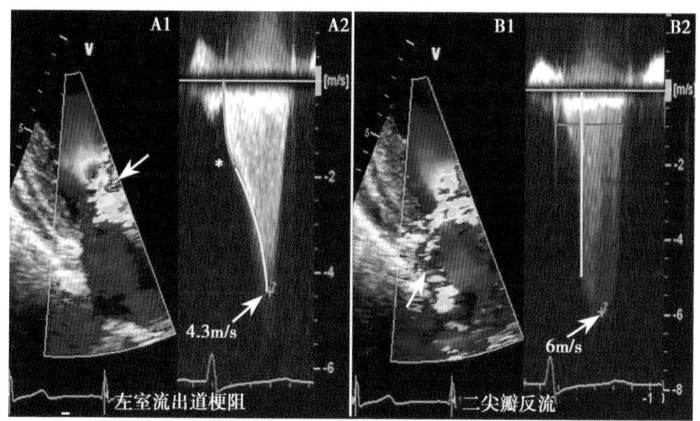

图 10-21　HCM 合并左室流出道梗阻时，表现为收缩中晚期血流加速，频谱呈现“倒匕首”形或“蟹钳”形；而二尖瓣反流频谱则呈对称形。

由于左心室肥厚，顺应性减低，舒张末压上升，左侧房室间的压力阶差降低，舒张期二尖瓣口血流频谱 E 峰流速降低，A 峰增高。部分患者可能是隐匿性梗阻，此时需要进行药物、运动负荷试验进一步确认（图 10-22）。期前收缩（房性、室性）也有助于检出隐匿性梗阻：在期前收缩后，隐匿性梗阻的患者往往出现流出道血流明显加速，即“Brockenbrough-Braunwald-Morrow 征”。超声检查过程中发现该现象，可以不必再次行负荷试验。

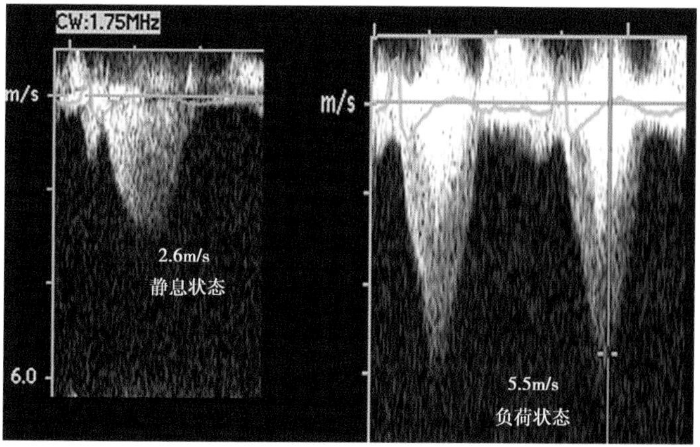

图 10-22　隐匿性梗阻患者静息时血流速度轻度加速，但在进行药物负荷后，出现左室流出道血流明显加速。

三、治疗方式

（一）介入治疗

主要方式有植入永久性起搏器和 PTSMA 两种。前者为在右室心尖部植入起搏器，使得心脏激动最早从心尖开始，室间隔预先激动，在左室射血前，室间隔已提前收缩，起到减轻流出道梗阻的作用，因过多的右室心尖部起搏可增加死亡率，目前该术式已很少使用。PTSMA 为经皮穿刺植入微导管或 OTW 球囊至前降支第一间隔支，注入无水乙醇，造成局部间隔坏死，消除流出道梗阻。另外，还有一种效仿肿瘤射频消融术式、经心尖穿刺行室间隔内射频消融的“LIWEN 术式”，术中对超声引导要求更高。

1. 适应证

（1）超声心动图符合梗阻性 HCM 诊断标准，梗阻位于主动脉瓣下而非心室中部或其他部位，室间隔厚度>15mm。

（2）经积极治疗后患者仍有明显临床症状（如劳力性呼吸困难、心绞痛、晕厥等）、NYHA 心功能Ⅲ级或Ⅳ级和静息时压力阶差≥50mmHg。

（3）冠状动脉存在解剖学上合适的间隔支可供使用。

2. 禁忌证

（1）非梗阻性 HCM 患者。

（2）合并有其他心脏外科手术指征的疾病，如严重二尖瓣病变、需要进行旁路移植术的冠状动脉病变。

（3）无或仅有轻度的临床症状。

（4）不能确定靶血管或微导管及 OTW 球囊无法送入间隔支内。

（二）手术治疗

主要术式包括经主动脉肥厚肌束切除术、主动脉加左室联合切口肥厚肌束切除术及二尖瓣置换术等，适合其他治疗方式失败或效果不佳者。

四、术中超声检查与评估

(一) 介入治疗

1. 介入治疗术前

PTSMA 前,须评估患者心室功能及左室流出道-主动脉压力阶差。超声评估压力阶差主要根据左室流出道血流速度及简化的伯努利方程计算,而术中导管测压主要测量左室流出道和主动脉的峰间压力阶差。两种方式测量的压力阶差往往不一致,甚至差异很大,究其原因:

(1) 超声所测压差是左室流出道与主动脉的最大瞬时压差,即左室流出道血流速度最大时刻的压力阶差,心导管测量的是左室流出道和主动脉峰值压力间的差值,前者可能大于后者。

(2) 超声测压系无创性检查,而心导管在测量时需要将端孔导管分别置于主动脉根部和左室流出道,在梗阻严重的患者,导管进入左心室的瞬间会加重梗阻,造成压力阶差高估,导致测值高于超声检查。

(3) 术中测压需要使用许多血管活性药,会加重左室流出道梗阻,造成压差高估。因此在超声与导管测压之间出现分歧时,需要冷静分析可能的原因。

术前还应排除主动脉瓣下狭窄的其他机制,如隔膜或二尖瓣副瓣等导致的左室流出道梗阻。HCM 患者往往伴随二尖瓣反流,反流束指向左房后壁或外侧壁,在消融术后可减轻或消失。如术前反流指向左房前壁或前内侧壁,则有可能存在器质性二尖瓣病变。因此,术前须评估并记录患者二尖瓣反流程度和分布,并将其与术后检查结果进行对比,决定是否需要进一步干预(图 10-23)。

经食管实时三维超声心动图主要用于术前观察消融部位和周围组织空间关系,以及排除有无其他心血管畸形(如二尖瓣副瓣等);还可以用于观察消融术中左室收缩功能及防止室间隔穿孔等并发症。

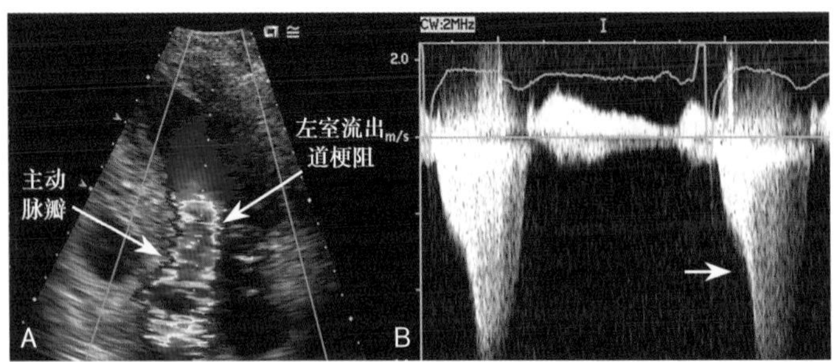

图 10-23 PTSMA 术前超声评估：A. 二维超声可见主动脉瓣下室间隔明显肥厚，收缩期左室流出道血流明显加速（左图，箭头）；B. 左室流出道血流频谱呈典型中晚期加速（箭头）。

2. 介入治疗术中

手术过程可采用经食管或经胸超声心动图监测，但目前多数心脏中心倾向于应用心肌造影超声心动图，因后者可保证仅消融收缩期二尖瓣前叶和室间隔接触点的心肌。如果心肌其他部位如室间隔远端、右心室或乳头肌显影，则严禁注入无水乙醇，心肌造影超声心动图可有效减少误消融和无效消融（图 10-24）。

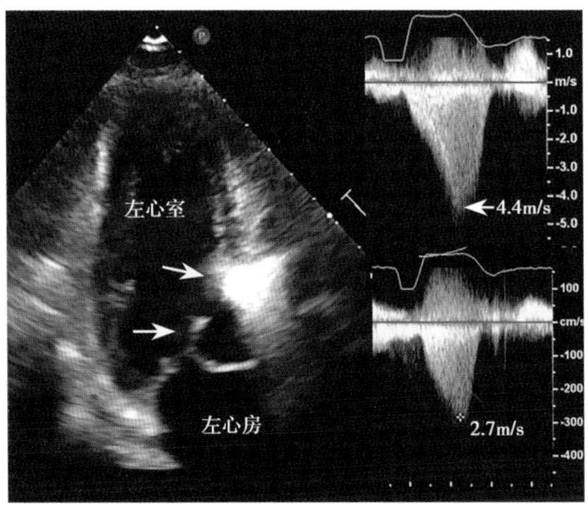

图 10-24 介入治疗术中心肌造影超声心动图监测，注入造影剂后室间隔基底段回声增强，确定该血管为靶血管，此时注入无水乙醇消融效果显著。

3. 介入治疗术后

PTSMA 术相关的并发症包括非靶区域心肌梗死、冠状动脉夹层、急性二尖瓣关闭不全、束支或房室传导阻滞。因此术后除评估手术效果外，还须关注有无室壁瘤、室间隔穿孔等并发症。

术后应该常规测量主动脉瓣下室间隔厚度，但目前尚无明确标准界定消融术后最佳室间隔厚度。一般认为，术后室间隔减少到 15mm 较为理想。测量左室流出道-主动脉压力阶差，室间隔消融成功的标准为压力阶差降低≥50%。与老年患者相比，年龄<40 岁者术后压力阶差降低较少且延迟（图 10-25）。

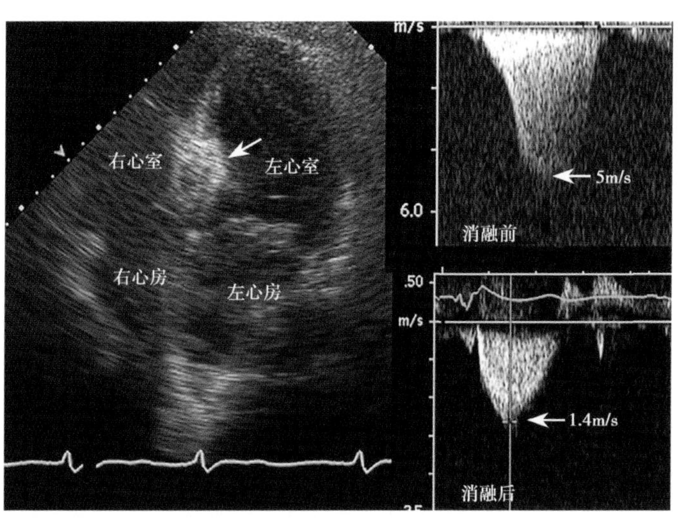

图 10-25　介入治疗术前术后即刻超声评估，多普勒超声提示左室流出道血流速度显著下降，梗阻解除。

（二）外科治疗

1. 评估左室流出道梗阻解除程度

室间隔切除过少，术后仍可残留左室流出道梗阻；但切除过多，可能导致室间隔穿孔。术后超声心动图应关注室间隔肥厚残余程度、左室流出道血流有无加速（图 10-26）。

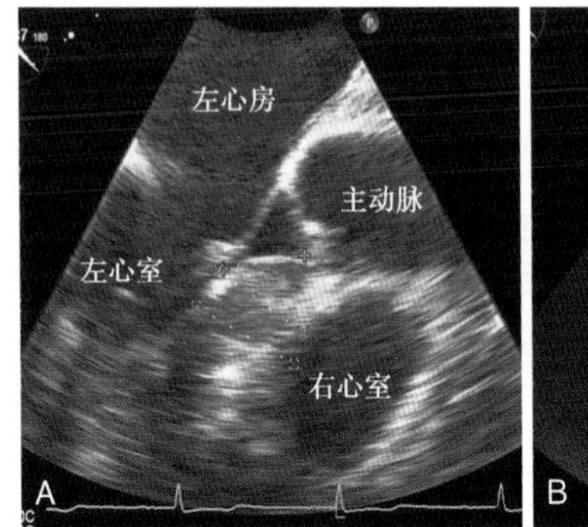

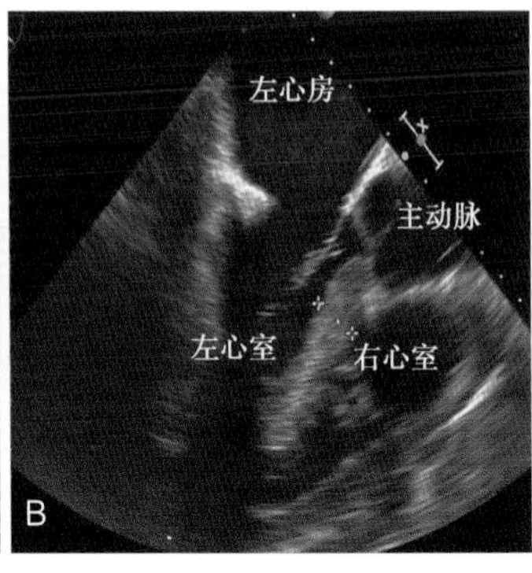

图 10-26 HCM 外科切除前后对比：图 A. 切除术前，超声示室间隔明显肥厚；图 B. 切除术后，超声示室间隔较术前明显变薄。

2. 评估心肌整体及节段功能

部分患者在术后可因为冠状动脉分支受损或心肌保护不当导致心肌梗死，若发现整体或节段性室壁运动异常，应建议行冠状动脉造影，以确定是否需要进一步干预治疗。

3. 评估左心室切口

对于经左心室切口手术者，术后可能出现切口处室壁瘤形成，若超声发现此类并发症，应建议立即重新开放体外循环，进行加固缝合。

4. 评估主动脉瓣

对于主动脉细小的患者，术后出现主动脉瓣关闭不全的比例为 4% 左右，多与术中过度牵拉或手术器械损伤主动脉瓣有关。轻度主动脉瓣关闭不全，建议观察；若反流较重，或瓣膜损伤，应与外科医生充分沟通，以决定是否需要行换瓣治疗。

第3节 致心律失常性右室心肌病

致心律失常性右室心肌病（arrhythmogenic right ventricular cardiomyopathy，ARVC）是一种原因不明的心肌疾病，病变主要累及右心室，以其心肌不同程度地被脂肪或纤维脂肪组织代替为特征。临床主要表现为室性心律失常或猝死，亦可无症状。生前不易作出临床诊断。近20年来，国外对本病的研究取得了较大进展，其在国内也日益受到重视。

一、基本概念

ARVC在文献中曾被称为羊皮纸心、Uhl畸形、右室脂肪浸润或脂肪过多症、右室发育不良、致心律失常性右室发育不良（arrhythmogenic right ventricular dysplasia，ARVD）、右室心肌病。法国学者多使用ARVD，意大利学者多使用ARVC。

文献中，一些ARVC常被描述为Uhl畸形，两者须加以鉴别。Uhl畸形是真性先天畸形，为先天右室心肌完全缺如，心室壁薄如纸，仅存心内膜和心外膜，婴幼儿多见，常早年死于充血性心力衰竭。而ARVC多见于成年人，临床主要表现为室性心律失常、猝死，晚期表现为严重心力衰竭。右室心肌非先天性缺如，而是灶性或弥漫性地被脂肪或纤维脂肪组织代替，可累及左心室，是一种进展性心肌病。在病理学和法医学上称之为脂肪心或心肌脂肪浸润。

二、病因及发病机制

个体发育异常学说：该学说认为右室心肌缺损系右室先天性发育不全所致，形态学上呈类似Uhl畸形的羊皮纸样外观。据此，本病应是一种先天性大体心脏结构异常。支持这一观点的人，将ARVC称之为ARVD。

退变或变性学说：该学说认为右室心肌缺损是由于某些代谢或超微结构缺陷引起的进行性心肌细胞变性坏死的结果。心肌萎缩消失与进行性假肥大性肌营养不良和贝克肌营养不良的骨骼肌萎缩病变类似。遗传学研究已证实本病为常染色体显性遗传病，其基因缺陷位于 14q23-q24，可能牵涉到所含的 β-血影蛋白和 α-辅肌动蛋白基因突变。

炎症学说：认为心肌被脂肪组织代替是慢性心肌炎引起的后天性损伤（炎症、坏死）和修复过程演进的结果。一些研究发现，病灶处有淋巴细胞、浆细胞浸润和纤维化改变，其发病机制可能牵涉到感染和免疫反应。最近的研究还发现，ARVC 的心肌细胞坏死可能是一种由遗传决定的程序性细胞死亡，可导致心肌细胞进行性丧失而被纤维脂肪组织代替。

三、病理改变

尸检所见，病变呈灶性或弥漫性，主要累及右室前壁漏斗部、心尖部及后下壁，三者构成了所谓的“发育不良三角”。右心室多呈球形增大，心腔扩张，可伴室壁瘤形成。切面心壁肌层变薄，可见层状、树枝状或云彩状分布的黄色脂肪浸润区。部分病例（20%~50%）病变可累及室间隔和左心室，瓣膜及冠状动脉等无形态异常。

镜下以右室心肌不同程度地被脂肪或纤维脂肪组织代替为特征。脂肪组织呈条索状或片块状浸润、穿插于心肌层，残存的心肌纤维萎缩，呈不规则索团状，与脂肪组织混存。部分病例可见灶性心肌坏死、炎症反应及纤维化改变。病变程度多为Ⅱ~Ⅲ级，特别是心脏固有神经和传导系统受累，是造成心电不稳定和致死性心律失常的病理学基础（图 10-27）。

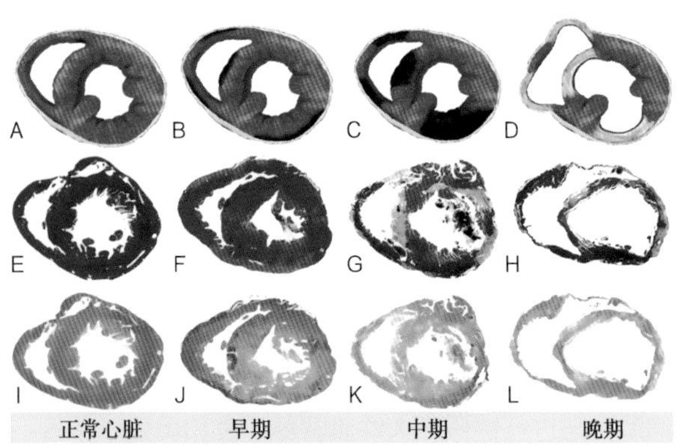

图 10-27　不同阶段 ARVC 病理学表现：脂肪浸润进行性加重是其特点。

四、超声心动图表现

多种影像学手段均可以检测 ARVC 患者右室结构和功能异常，这些改变从小的室壁瘤伴有局限性室壁运动异常直到明显的心腔扩张伴有弥漫的收缩功能异常，功能异常从轻度室壁运动障碍直至广泛室壁运动功能减退，右心室肥厚及小梁形成也见于报道。

（一）M 型超声心动图

M 型超声心动图时间、空间分辨率高，可在左室长轴切面用于评估右室流出道是否扩张，心尖四腔心切面还可以用于测量三尖瓣环收缩期位移（tricuspid annular plane systolic excursion，TAPSE），评估右室整体收缩功能，TAPSE 测值越小，右室功能越差（图 10-28）。

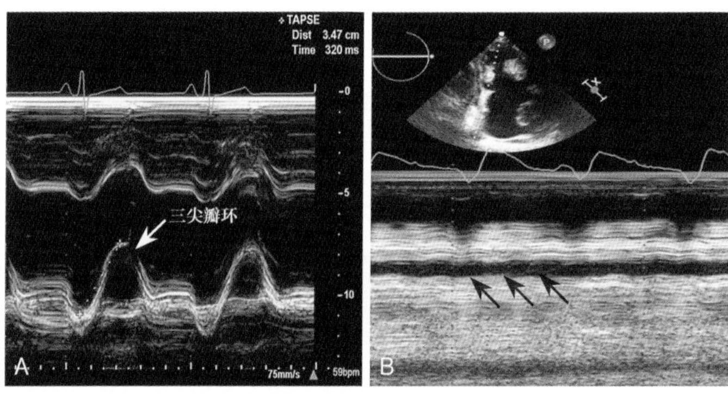

图 10-28 M 型超声心动图测量三尖瓣环收缩期位移（TAPSE）评估右室功能（图 A，箭头），图 B 提示右心功能明显下降。

（二）二维超声心动图

临床广泛使用的影像学方法，在图像质量不理想（如存在胸部畸形或肥胖时）或结构异常较为局限时，其灵敏度和特异度会降低。因此，二维超声心动图通常作为疑似患者的筛查，对中度以上病变效果最佳，结合脉冲组织多普勒技术可以提高诊断的准确性。常用评估切面包括胸骨旁左室长轴切面、右室流入道切面、心室短轴切面、心尖四腔心切面、右室流出道切面和剑突下四腔心切面（图 10-29）。

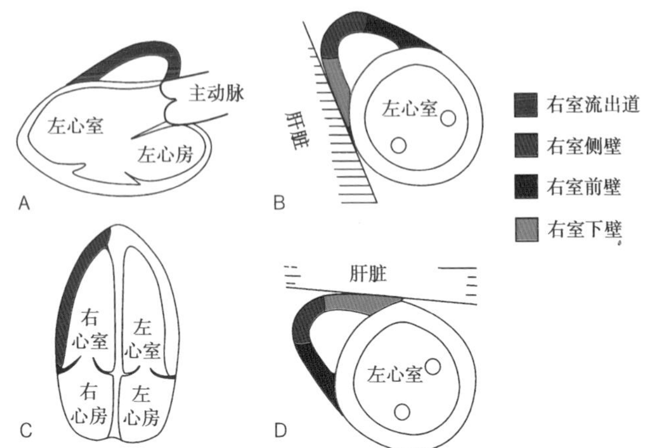

图 10-29　用于评估 ARVC 的常用二维切面：其中红色为右室流出道前壁，蓝色为右室侧壁，黑色为右室前壁，绿色为右室下壁。

ARVC 可以发现多种二维超声异常：右室弥漫性或局限性扩大，以基底部右室流出道和心尖部扩大为著，病变的心肌变薄（仅 1~2mm 厚），肌小梁消失，心内膜增厚，回声增强，局限运动明显减弱或消失，重者出现矛盾运动形成室壁瘤，室壁瘤内可有附壁血栓。右室收缩功能减低，以射血分数减低为著（图 10-30~图 10-32）。

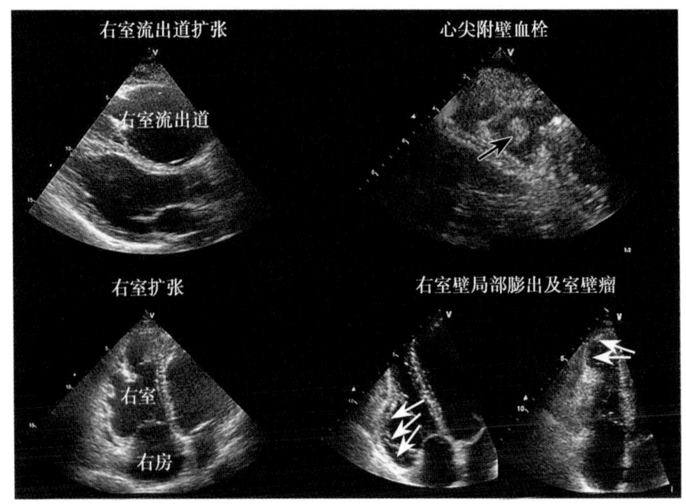

图 10-30　ARVC 常见二维超声表现：右室及右室流出道扩张，局部室壁膨出及室壁瘤形成，附壁血栓。

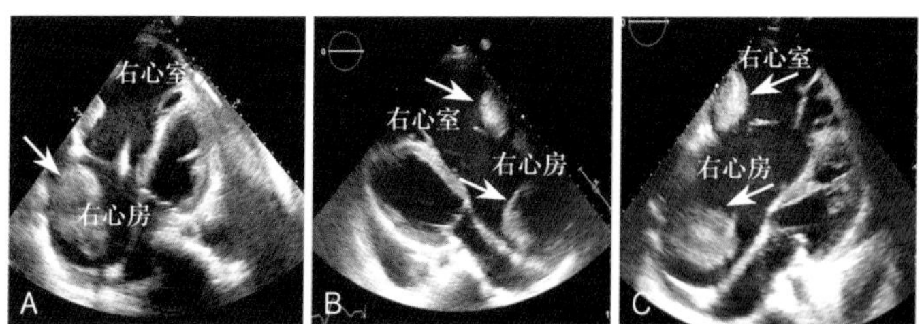

图 10-31　同一患者 3 次超声随访结果

图 A 为首次检查提示右房和右室扩大，心尖处室壁扩大形成室壁瘤，心房内附壁血栓形成（箭头）；图 B 为 6 个月后随访，提示右房和右室继续扩大，心房和心室内均有附壁血栓形成（箭头）；图 C 为 9 个月后随访，提示右房和右室显著扩大，左心明显受压，心房和心室内附壁血栓体积增大，几乎占满心房（箭头）。

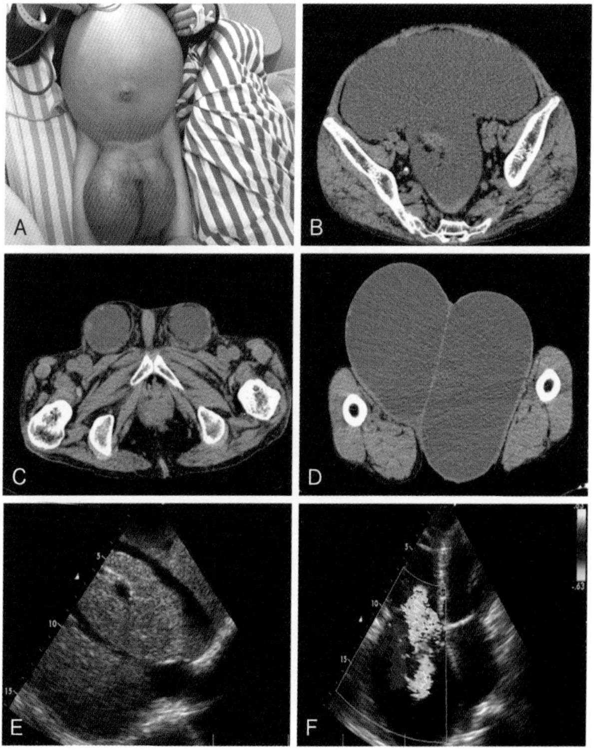

图 10-32　ARVC 晚期表现为严重右心衰竭，造成腹部及阴囊内大量积水（图 A~D），下腔静脉和肝静脉淤血扩张（图 E），右房和右室显著扩大，三尖瓣大量反流（图 F）。

（三）多普勒超声

多数患者有不同程度的三尖瓣关闭不全。右室舒张功能异常，三尖瓣血流速度频谱 A>E，E/A 比值下降，≤1.1。组织多普勒可见舒张早期瓣环运动（Ea）明显下降，侧壁收缩期瓣环峰值速度（Sa）、舒张末期瓣环速度（Aa）也下降。斑点追踪成像有助于确定不同节段右室壁应变值变化，确定是否存在心功能不全（图 10-33）。

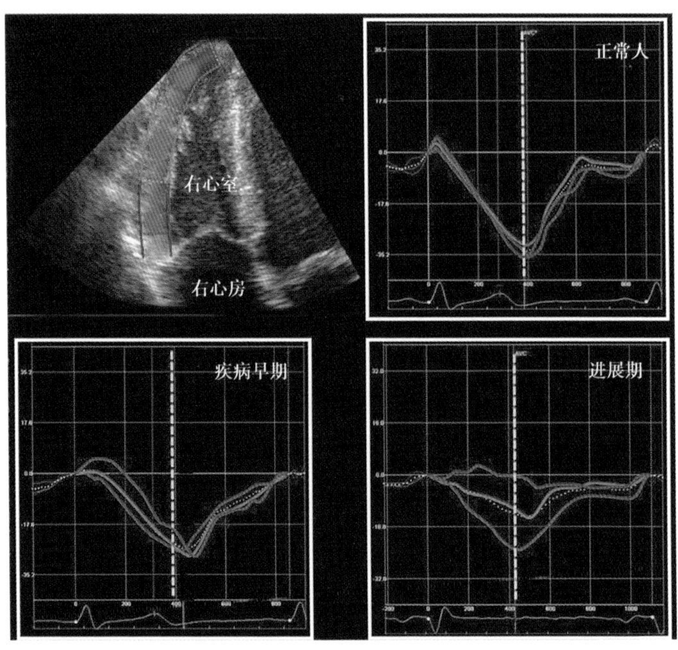

图 10-33　斑点追踪成像技术评估右室功能：分别使用紫色、蓝色、红色三种颜色代表心尖段、中间段和基底段心室壁（左上图）；正常人三个节段的运动曲线趋于同步，且应变值均接近-30%（右上图）；ARVC 早期心肌病变不明显，右室中间段和心尖段运动正常，基底段收缩延迟（左下图）；疾病进展后（右下图）右室心肌各节段收缩期应变均显著下降（–18% 被认为有诊断意义）。

五、鉴别诊断

本病须与右室心肌梗死进行鉴别。右室心肌梗死多有胸痛病史，心电图显示右胸导联 ST 段抬高，或异常 Q 波，二维超声见梗死区的室壁变薄，运动减弱或消失，冠状动脉造影有相应的冠状动脉狭窄、闭塞；而 ARVC 多有家族病史，有心悸、晕厥发作史，心电图显示右束支传导阻滞，右胸导联 T 波倒置，多形性室性期前收缩，室壁变薄，室壁运动减弱，室壁瘤形成，冠状动脉造影正常。

目前超声对本病早期诊断仍有困难，须结合临床，金标准仍为心内膜心肌活检。

第4节　应激性心肌病

应激性心肌病（stress cardiomyopathy）又称 Takotsubo 综合征，是一种以左心室短暂性局部收缩功能障碍为特征的综合征，类似于心肌梗死，但没有阻塞性冠状动脉疾病或急性斑块破裂的血管造影证据。

一、流行病学

1990 年，日本 Sato 医生首次报道了该疾病。相比于男性，应激性心肌病在女性中要常见得多，且主要发生于年龄较大的成人。国际应激性心肌病登记研究（International Takotsubo Registry）纳入了 1 750 例应激性心肌病患者，其中 89.9% 是女性，且平均年龄为 66.4 岁。

"Takotsubo" 一词源自日语名词 "章鱼壶"，应激性心肌病最常见和典型形式是收缩期左心室心尖呈球形膨出，类似于日本渔民用来捕捉章鱼的坛子的外形，而基底段心肌则代偿性收缩，可能导致左室流出道梗阻。

二、发病机制

应激性心肌病的发病机制尚不明确。与急性心肌梗死相比，应激性心肌病患者的初始收缩功能可能与其相似或更差，而舒张功能可能相似或更好。已提出的机制假设包括儿茶酚胺过量、冠状动脉痉挛以及微血管功能障碍。

三、临床表现

应激性心肌病的临床表现类似于急性心肌梗死，其发作通常由强烈的情绪或躯体应激所触发，例如亲人死亡（尤其是意外死亡）、家庭暴力、争吵、严重的医学诊断、大额经济损失、自然灾害或急性躯体疾病（胆囊炎、外科手术）。当然，也有很多患者在病史中找不到明确的应激性因素。

四、超声心动图检查

目前，国际上根据受累心肌范围，将应激性心肌病分为 5 型（图 10-34）。需要注意的是，尽管应激性心肌病的报道重点在于左室暂时性功能障碍，但有证据表明，大约 1/3 的患者左、右心室均会受累。

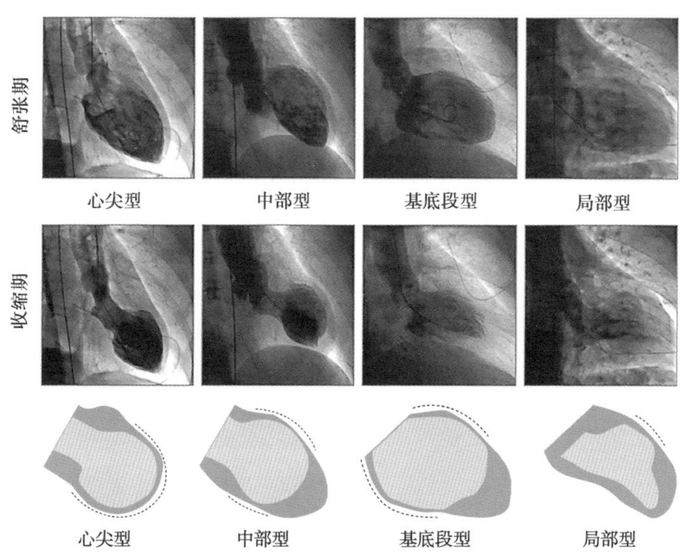

图 10-34　应激性心肌病分型

（一）心尖部型

心尖部型属于该疾病的经典表型，左室中部和心尖部收缩功能减弱，而基底段则呈现过度收缩，二维超声中表现为收缩期左室心尖部呈球形膨出（图 10-35）。在国际应激性心肌病登记研究中，81.7% 的患者表现为此种类型。部分患者会出现左室流出道梗阻，多普勒超声表现为血流加速（图 10-36）。

（二）心室中部型

心室中部型系第二常见的类型，心室运动功能减退局限于心室中部而心尖部相对正常。在国际应激性心肌病登记研究中，14.6% 的患者表现为此种类型（图 10-37）。

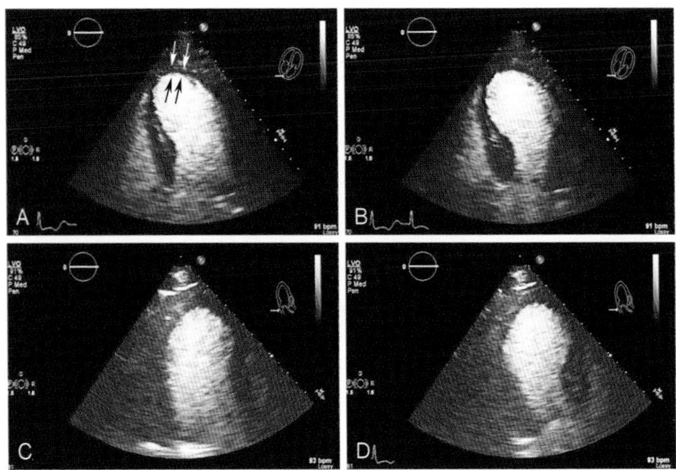

图 10-35 心尖部型应激性心肌病：图 A、B 为心尖四腔心切面，图 C、D 为心尖三腔心切面。

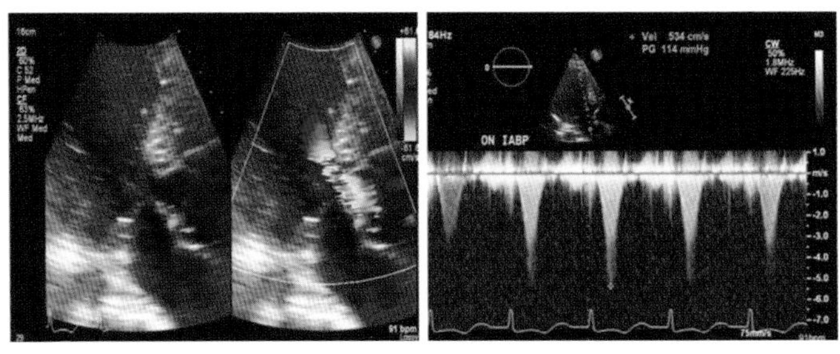

图 10-36 心尖部型应激性心肌病伴左室流出道梗阻，彩色多普勒提示血流明显加速（左图），连续波多普勒测得血流速度约 5.0m/s（右图）。

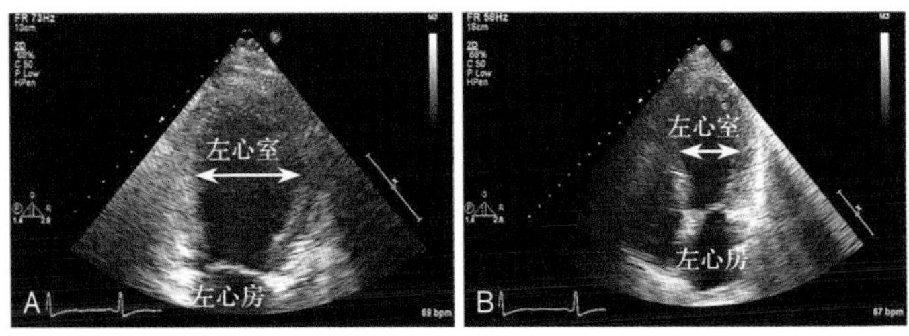

图 10-37 左室中部型应激性心肌病：图 A 为心尖两腔心切面，图 B 为心尖四腔心切面。

（三）基底部型

基底部运动功能减退而心室中部和心尖部功能正常（呈反向或倒置的章鱼壶状），约占临床应激性心肌病总数的 2.2%（图 10-38）。

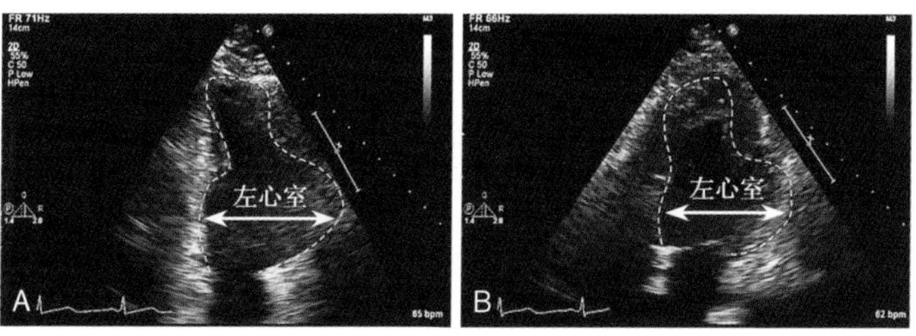

图 10-38　基底部型应激性心肌病：图 A 为心尖两腔心切面，图 B 为心尖四腔心切面。

（四）局部型

局部型少见，其特征是左心室的某单独部分的功能障碍，最常见的是前外侧部分。在国际应激性心肌病登记研究中，1.5% 的患者表现为此种类型。

（五）整体型

整体型很少见，患者存在整体运动功能减退，此型在 2018 年欧洲共识中未被列入。

五、鉴别诊断

如上所述，应激性心肌病的临床表现与心肌梗死极为相似。上述疾病可以通过血管造影来鉴别：在心肌梗死患者中，冠状动脉造影往往表现为严重狭窄、闭塞或血栓形成；应激性心肌病患者则缺少冠状动脉闭塞或斑块破裂的关键证据。因此，临床在诊断应激性心肌病时，必须进行冠状动脉造影检查以排除心肌梗死，若冠状动脉造影结果与心肌病变范围不一致，可即刻行左心室造影（图 10-39）。

当一些应激性心肌病患者合并严重冠状动脉疾病时，此类病变的范围和部位与观察到的室壁运动异常的范围不相符。在无严重冠状动脉疾病的情况下，除应激性心肌病外，许多综合征

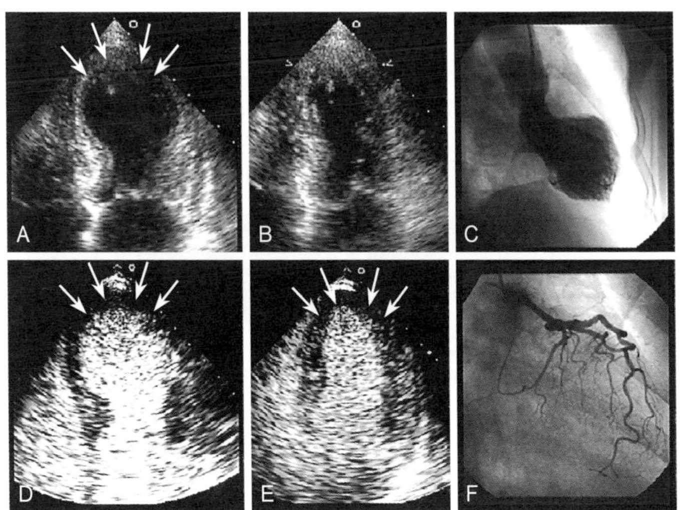

图 10-39　典型应激性心肌病须进行冠状动脉造影以排除心肌梗死

也与 ST 段改变有关，包括与可卡因滥用相关的心肌梗死和心肌炎。

应激性心肌病的另外一个重要特征是左室形态和功能学改变是可逆的。无论患者左室形态改变是否典型，均应该加强随访。心肌炎可表现为节段性室壁运动异常和肌钙蛋白升高，类似于应激性心肌病，但室壁运动异常的类型通常不同且功能的恢复通常比应激性心肌病患者更慢。

六、目前的争议

争议一：该疾病究竟是否属于心肌病？在欧洲心力衰竭协会发布的共识中，建议使用 Takotsubo 综合征作为疾病的正式名称，避免使用心肌病进行命名。虽然躯体和精神应激并不少见，很多患者很难发现显著的应激因素的存在。所以使用应激性心肌病的说法，也存在一定争议。

争议二：该疾病究竟是否属于心肌梗死？因冠状动脉痉挛和微循环障碍在此类疾病中并不少见，所以有人将应激性心肌病划分到“冠状动脉造影正常的心肌梗死”中。

争议三:嗜铬细胞瘤是否其病因? 因儿茶酚胺在应激性心肌病中扮演着重要作用,而嗜铬细胞瘤恰恰使循环中儿茶酚胺浓度升高。在日本和梅奥诊断标准中,均将嗜铬细胞瘤排除在外,而最新的欧洲诊断标准,则将嗜铬细胞瘤归为病因。

第 5 节 心肌致密化不全

心肌致密化不全（noncompaction of ventricular myocardium，NVM）是以心室内异常粗大的肌小梁和交错的深隐窝为特征的一种与基因相关的遗传性心肌病。NVM 过去被称为海绵状心肌、窦状心肌持续状态以及胚胎样心肌等。因主要累及左心室，故而常被称为左室心肌致密化不全。

一、流行病学

在所有心肌病里面，NVM 的发病率仅次于扩张型心肌病和肥厚型心肌病，高居心肌病发病率的前三位。美国德克萨斯州儿童医院回顾分析 26 000 名儿童心脏超声检查，发现心脏病患者 344 例，其中 NVM 占 9.5%。从目前的病例报道来看，男性发病率高于女性。国内尚没有确切统计资料，目前临床上对这种疾病的认识，不足、不规范与过度并存。

二、发病机制

NVM 的病因及发病机制尚未完全阐明，其发生可能为遗传性或继发于其他先天性心脏病。一般认为，孤立性 NVM 是由基因突变引起胚胎发育第 5~8 周的心肌致密化过程停滞，进而导致肌小梁隐窝持续存在及肌小梁异常粗大所致。合并左室或右室流出道梗阻、复杂性发绀性心脏病或冠状动脉畸形等先天性心脏病的非孤立性心肌致密化不全，其发病机制可能是这些先天性心脏病发生发展过程中所产生的心脏压力负荷过重或心肌供血不足干扰了胚胎心肌小梁间隐窝的正常闭合，从而导致继发性心肌致密化不全。

与其他心肌病一样，NVM 亦具有较强的遗传异质性。本病相关致病基因有 *G4.5*（*TAZ/tafazzin*）、*FKBP-12*、*LIM* 结构域结合蛋白 3（ZASP/LDB3/Cypher）、α-dystrobrevin（DTNA）、laminA/C、CSX 及肌节蛋白基因 *MYH7*、*ACTC*、*TNNT2* 等。其中，MLP/SOX6、ZASP/LDB3/Cypher 可致孤立性 NVM，CSX 及 DTNA 引起

的 NVM 则通常合并有其他先天性心脏畸形。

三、病理解剖学

NVM 的病理特点是,数目众多且粗细不均的肌小梁向心室内突起,形成深陷交错的小梁及隐窝,上述病理改变主要累及左心室。NVM 常合并各种心脏畸形,尤其见于婴幼儿和儿童患者。

大体标本可见心脏增大,冠状动脉正常,受累部位呈现两层结构,外层由致密化心肌组成,为心外膜带;内层由非致密化心肌组成,为内膜带。内层主要特征为大量肌小梁和深陷的隐窝形成,隐窝常深达心室壁的外 1/3,并与心室腔相交通,但不与冠状动脉循环相交通。

受累心肌分布不均匀,往往呈现局限性,常累及左室心尖部、侧壁或下壁,累及室间隔者极为少见。少数累及右心室,个别文献报道可累及双心室。在肌小梁形成的隐窝内可见左室附壁血栓形成。在组织学上心内膜形成了海绵状外观,心内膜下纤维组织、胶原纤维组织增生明显,可见心肌组织结构破坏、纤维化、斑痕形成以及退行性改变,有时可见到炎性细胞浸润。

四、临床分型

最初,人们认为 NVM 与扩张型心肌病一样,病理解剖特征相对固定。随着病例报道的增多,为更好地指导治疗,NVM 被分为很多亚型(表 10-1)。

表 10-1 NVM 的临床分型

临床分型	临床特点
良性 NVM	心脏大小、室壁厚度及射血分数均正常,临床预后与健康人类似。正因这部分人群的存在,导致很多学者认为 NVM 是良性变异而非一种心肌病
NVM 合并心律失常	心脏大小、室壁厚度及射血分数均正常,但合并有各种心律失常。这种心律失常是导致猝死的独立危险因子
扩张型 NVM	心脏扩大、室壁变薄、射血分数降低;此种类型的成年患者,预后与典型扩张型心肌病类似,而婴幼儿患者的预后则比单纯扩张型心肌病更差

续表

临床分型	临床特点
肥厚型 NVM	与肥厚型心肌病类似，左心室不对称性肥厚，伴有舒张功能降低，终末期可出现心腔扩大与收缩功能降低。与单纯肥厚型心肌病相比，这种类型患者的预后类似
肥厚扩张型 NVM	某些特定基因型的患者，可以同时出现心室肥厚、心腔扩大，但射血分数多数正常。这种类型常常合并有糖尿病、线粒体病，病死率明显高于其他类型
限制型 NVM	属于少见类型，表现为双房扩大伴左室限制性充盈障碍，且其临床表现及预后也与限制型心肌病类似。主要死因包括心律失常相关猝死、心力衰竭
右室/双室 NVM	右室 NVM 的诊断标准尚不明确，有人采用左室 NVM 诊断标准，但这无疑会高估其发病率。因此，建议在右室 NVM 诊断时采用更深的憩室和更加明显的肌小梁。据文献报道，累及右室者，憩室主要位于侧壁，且延伸至三尖瓣瓣环区域。双心室 NVM 的发病率目前仍不清楚
NVM 合并先天性心脏病	NVM 几乎可以与所有先天性心脏病合并存在，最常见的是累及右心的疾病，如三尖瓣下移畸形、三尖瓣闭锁、肺动脉狭窄、肺动脉闭锁、右室双出口。其预后与先天性心脏病本身严重程度相关，一旦出现心功能不全，即提示预后更差

五、超声表现

NVM 诊断根据临床表现和心电图改变，超声心动图可特异性地显示心肌结构特点，是首选的影像学检查。胸骨旁左室长、短轴切面，心尖四腔心及五腔心切面和一些不规则切面可以显示致密化不全的心室肌结构、房室腔大小、室壁运动情况及心腔有无血栓等。若图像显示不清，可行经食管超声心动图或左心声学造影检查。NVM 的心肌、肌小梁及隐窝中可见充填的血流信号（图 10-40~图 10-42），与心室腔相通，但不与冠状动脉相通。病变累及乳头肌可引起相应瓣膜的关闭不全。

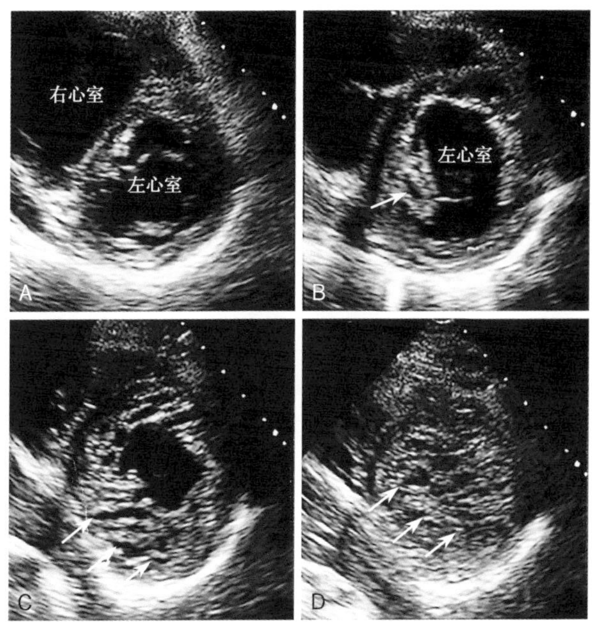

图 10-40　NVM 二维超声表现：图 A、B 为二尖瓣、乳头肌水平左室短轴切面，心肌未见明显异常；图 C、D 为心尖水平左室短轴切面，肌小梁明显增多，呈海绵状（箭头）。

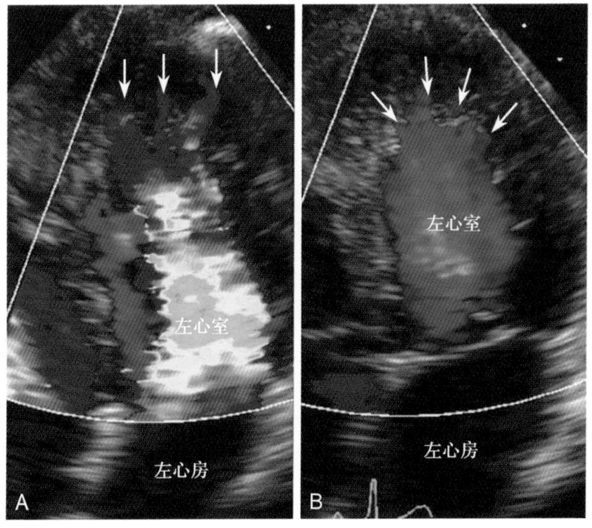

图 10-41　收缩期（图 A）及舒张期（图 B）肌小梁及隐窝中均可见充填的血流信号（箭头）。

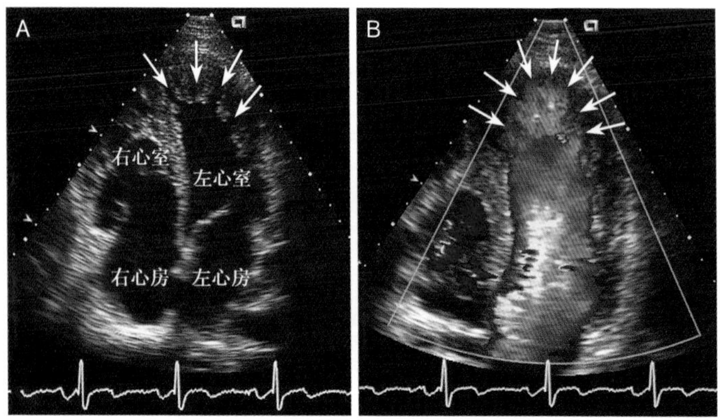

图 10-42　心尖处肌小梁增多(图 A,箭头),彩色多普勒可见隐窝内血流充盈(图 B)。

六、诊断标准

NVM 的诊断主要基于超声心动图表现及测值,但目前对于左室 NVM,至少有 4 种不同的超声诊断标准。这便导致 NVM 的发病率在不同文献中相差很大。

(一) Jenni 诊断标准

1. 不合并存在其他的心脏畸形(孤立性心肌致密化不全)。

2. 可见到典型的两层不同的心肌结构,外层(致密化心肌)较薄,内层(非致密化心肌)较厚,其间可见深陷隐窝,左室收缩末期内层非致密化心肌厚度与外层致密化心肌厚度比值>2。

3. 病变区域主要位于心尖部(>80%)、侧壁和下壁。

4. 彩色多普勒可测及深陷隐窝之间有血流灌注并与心腔相通,而不与冠状动脉循环相通,目前此项标准应用最广泛(图 10-43)。

(二) Paterick 诊断标准

Paterick 诊断标准与 Jenni 诊断标准类似,只是测量时相选择在舒张末期,同样选择内层非致密化心肌厚度与外层致密化心肌厚度比值>2 作为诊断的节点(图 10-44)。

(三) Chin 等诊断标准

采用左心室不同水平的肌小梁基底部至心外膜的间距与肌

图 10-43　Jenni 标准采用收缩末测量非致密层（黑箭头）与致密层（白箭头）的厚度比

图 10-44　Paterick 标准采用舒张末期测量非致密层（黑箭头）与致密层（白箭头）的厚度比

小梁顶部至心外膜的间距之比值做定量分析，由于分析方法复杂，未能在临床上应用（图 10-45）。

（四）Stöllberger 诊断标准

从心尖水平到乳头肌水平，如舒张末期有 1 个平面可以见到大于 3 个粗大的肌小梁不与乳头肌相延续，且周围存在充满血流的小梁间隐窝，便可诊断 NVM（图 10-46）。

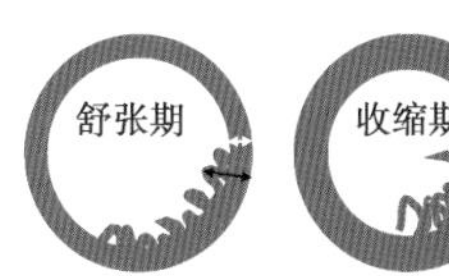

图 10-45　Chin 标准测量示意图，这种方法比较复杂，但个人认为可以较为全面地评估 NVM 病变范围。

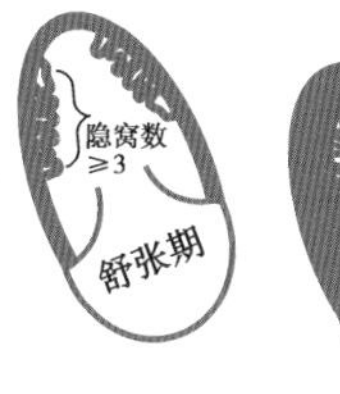

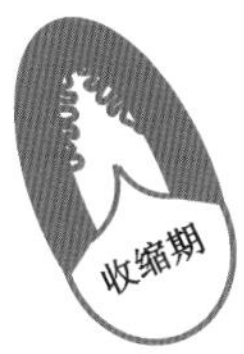

图 10-46　Stöllberger 标准测量示意图

七、鉴别诊断

对 NVM 的认识不足导致了诊断不足、不规范与过度并存的现状。因此，应在重视不同诊断标准的基础上，还应关注 NVM 的鉴别诊断。

（一）心室内异常肌束（假腱索）

正常变异的心室内肌束数目常少于 3 条，且心尖部少见。利用超声心动图成像技术可观察到假腱索起止点，一般不难鉴别。值得指出的是，磁共振成像在静止的心室腔平面成像时，难以观察到假腱索的起止点，故仅依靠磁共振成像静止平面观察肌束，易将假腱索误认为异常粗大的肌小梁而造成误诊。

（二）单纯扩张型心肌病

由于 NVM 可呈现明显的心腔扩大，而扩张型心肌病室壁厚度变薄，肌小梁数目亦可相对增多，为二者的鉴别诊断带来一定困难。但 NVM 心肌壁厚薄不均，致密化心肌变薄，而非致密化心肌则往往呈现不对称性明显增厚；内膜不光滑，呈网状结构，隐窝特点明显，受累的心室腔内可见多发、异常粗大并交错紊乱的肌小梁和交错深陷的隐窝呈节段性分布，可深达外 1/3 心肌。扩张型心肌病心室壁则呈均匀性变薄且内膜光滑，无明显隐窝。鉴别要点在于严格遵循诊断标准，NVM 舒张期非致密化层/致密化层（N/C）≥2，其他各种原因造成的左心室肌小梁粗大都不会达到该标准。

（三）单纯肥厚型心肌病

单纯肥厚型心肌病可表现为心室肌小梁粗大，但在肥厚型心肌病患者中难以观察到 NVM 典型的深陷的肌小梁隐窝，临床可借此鉴别。由于受超声近场伪像的影响，心尖段 NVM 易与心尖肥厚型心肌病相混淆。应用谐波显像技术或利用左室声学造影技术可提高 NVM 诊断的准确性。磁共振成像在观察心尖部时可做任意切面的扫描，可有效弥补超声技术的不足。

（四）左室心尖部血栓形成

虽然心尖部血栓与心尖部的 NVM 在超声表现上有一定的相似性，但心尖部血栓回声密度不均，彩色多普勒血流显像可见血栓内部与心室腔无血流交通，且不能为造影剂充盈，借此可以鉴别。

（五）缺血性心肌病

因 NVM 受累心肌可以有不同程度的损伤及纤维化改变，且有时可表现出一定的节段性运动异常，与缺血性心肌病有一定的相似性，给鉴别诊断带来一定难度。但因 NVM 患者往往较为年轻，冠心病相关风险较低，影像学方面，除 NVM 的特征性超声心动图表现外，冠状动脉造影多为正常，一般不难鉴别。必要时可结合磁共振成像、^{201}Tl（铊-201）心肌显像、冠状动脉造影等加以鉴别。

总体而言，人们对 NVM 的认识相对不足，临床诊断与研究亦相对滞后。近几十年来，虽然各种新的高端影像学设备不断涌现，但它们在 NVM 诊疗中的应用明显不及超声与磁共振成像普遍。而超声与磁共振成像这两种主要诊断方法的优劣尚存争议，后者甚至尚无统一的诊断标准。灵活使用各种影像学检查手段，并结合基因测序，有助于疾病检出。

第 6 节 限制型心肌病

充血性心力衰竭患者中，约一半的患者可能是射血分数保留的心力衰竭（heart failure with preserved ejection fraction，HFpEF）。尽管 HFpEF 最常见的病因仍是高血压和动脉粥样硬化，但多达 10%~15% 的 HFpEF 系限制型心肌病（restrictive cardiomyopathy，RCM）或慢性心包疾病所致。本节将重点讨论 RCM 诊断及其与缩窄性心包炎的鉴别。

一、病理生理学

RCM 典型特点为舒张功能异常，表现为限制性充盈障碍。1995 年世界卫生组织的定义为“以单侧或双侧心室充盈受限，舒张期容积缩小为特征，但心室收缩功能正常，室壁肥厚或接近正常的心肌病。”RCM 可出现间质的纤维增生，可单独出现，也可与其他疾病（淀粉样变性、伴或不伴嗜酸粒细胞增多的心内膜疾病）同时存在。在 3 种类型原因不明的心肌病中，RCM 较扩张型及肥厚型少见。

因此，RCM 可以是一种原发的心肌疾病，也可以是一组继发于全身其他疾病的心肌疾病。当患者出现心室限制性充盈障碍后，可表现出心力衰竭症状，如呼吸困难和疲劳；体检可以发现颈静脉压升高、存在第三或第四心音、肺部啰音、腹水、下肢水肿等非特异性体征。心电图检查以心房颤动和传导异常最常见，根据心肌受累的类型和程度不同，可出现电压的变化。

二、病因学

RCM 是心肌病中比较少见的一种类型，但由于其预后差而被临床医生所重视。根据是否继发于其他疾病，RCM 可分为原发性（特发性）RCM、家族性 RCM、继发性 RCM 三大类。根据是否存在心肌浸润，又可以分为①心肌非浸润性心肌病：特发性、家族性、硬皮病性心肌病；②浸润性心肌病：淀粉样变性、结节病；③贮积病：血色病、糖原贮积病等；④心内膜心肌病：心内膜心肌纤维化、嗜酸性粒细胞增多症、药物性心肌病等（图 10-47）。

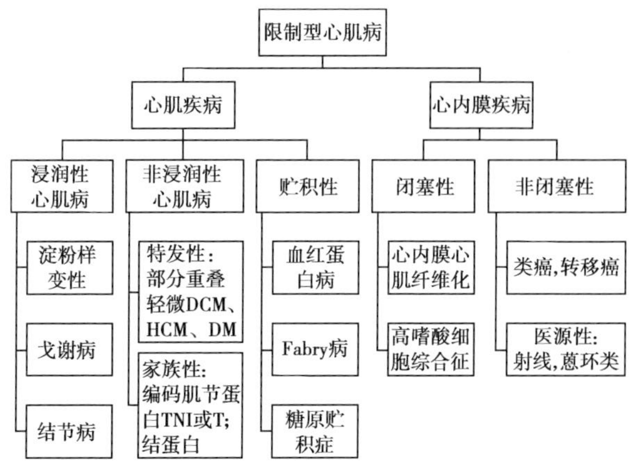

图 10-47 限制型心肌病常见病因

（一）原发性（特发性）RCM

原发性（特发性）RCM 是一种罕见的疾病，儿童和成人均可出现。严格来说，这类患者需要进行心内膜活检排除其他疾病才能确诊。

（二）家族性 RCM

现通常认为是常染色体显性遗传病，部分累及 *cTnI* 基因，也可累及结蛋白基因。少数为常染色体隐性遗传或 X 染色体遗传。

（三）继发性 RCM

继发性 RCM 主要分为两个亚类：浸润性、贮积性。浸润性的主要病因包括心肌淀粉样变性、戈谢病、心脏结节病；贮积性的主要病因则包括血红蛋白病、Fabry 病、糖原贮积症等。在继发性 RCM 的分类中，还有一类是以累及心内膜为主的，可以导致心内膜增厚、心腔闭塞的疾病包括心内膜心肌纤维化、嗜酸性粒细胞心内膜炎等。类癌、转移癌、医源性因素（放疗、蒽环类化疗药物）也可以导致心内膜僵硬，出现 RCM 的血流动力学改变。

三、超声心动图表现

RCM 可以是一个缺乏明确病因的独立疾病（特发性 RCM），

也可以继发于其他疾病，因此，RCM 首先是一个临床诊断。但这种疾病的确诊，最关键是寻找限制性充盈障碍这种血流动力学异常，即超声心动图或心导管检查。所以，RCM 在本质上是一个病理生理学的描述。

超声虽可以评估血流动力学改变，但 RCM 的诊断与治疗，需要在病因学方面深入探讨。相对超声而言，心脏磁共振成像及基因学检查在病因学甄别方面价值更大，二者互为补充。目前，RCM 之所以漏诊率高，很大程度上源于临床医生对限制性充盈障碍这种血流动力学异常认识不足。仅满足病理生理学改变，亦不足以全面理解 RCM，我们需要进一步掌握这种疾病的分类、继发性病因的筛查思路。

二维超声心动图上，其特点是心房增大，而心室大小正常或者减小；部分患者可以表现为巨大心房，而且可能并没有房颤等其他可能导致心房增大的原因。这是由于患者心室舒张功能不全，心室舒张末期压升高，在舒张末期，心房和心室的压力是基本相等的，而心房壁较薄，从而导致心房明显增大（图 10-48、图 10-49）。

血流多普勒和组织多普勒技术可以更为精细地评估限制性舒张功能障碍。随着左心房压上升，二尖瓣在较高压力情况下开放提前，导致等容舒张期（isovolumic relaxation time，IVRT）缩短；较高心房压也引起二尖瓣压力阶差升高，二尖瓣 E 峰速度升高。由于心室舒张末压升高，二尖瓣舒张早期充盈时间缩短，心

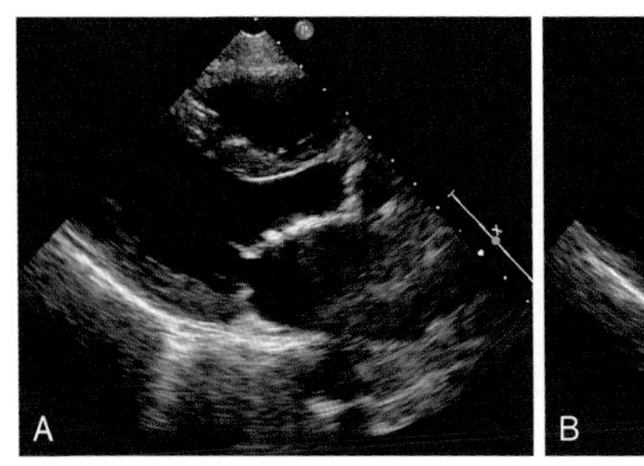

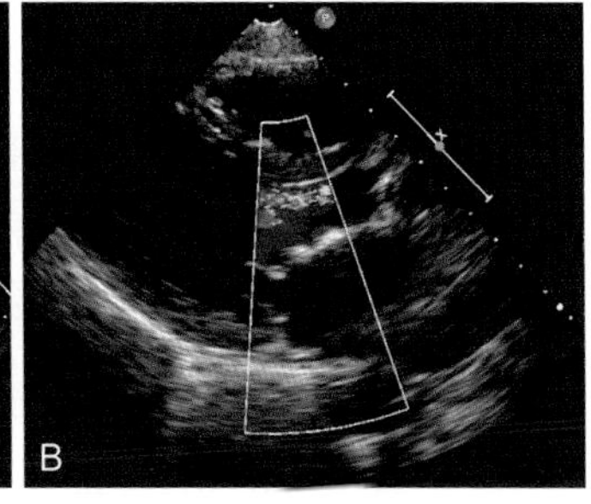

图 10-48　放疗损伤所致 RCM：二维超声提示二尖瓣及主动脉瓣钙化、增厚（图 A），多普勒超声提示主动脉瓣轻度反流（图 B）。

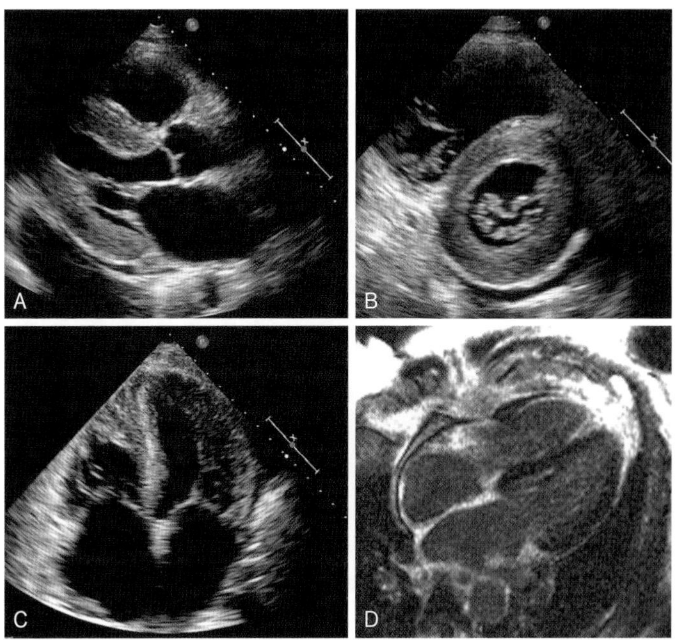

图 10-49 心肌淀粉样变性所致 RCM：二维超声提示心室肥厚，心肌内颗粒状回声，心室腔不大，双侧心房扩大（图 A~C）；磁共振成像提示弥漫性心内膜下延迟强化（图 D）。

房收缩不能有效地有助于心室充盈，流速常常减低，结果二尖瓣血流 E/A 比值显著升高。

由于心房压升高，肺静脉收缩期血流速度下降，而在舒张期升高。心肌松弛普遍受损以致二尖瓣瓣环 e′ 速度通常低于 7cm/s（二尖瓣间隔瓣环）。RCM 典型的多普勒征象如下：

1. **二尖瓣（M）和三尖瓣（T）血流**：E 峰升高（M>1m/s，T>0.7m/s）；A 峰降低（M<0.5m/s，T<0.3 m/s）；E/A≥2.0；二尖瓣舒张早期充盈时间<160ms；IVRT<70 ms。

2. **肺静脉和肝静脉血流**：收缩期速度低于舒张期速度，吸气时肝静脉舒张期逆向血流增加，肺静脉逆向血流速度和持续时间增加。

3. **二尖瓣瓣环间隔部组织多普勒成像**：收缩期速度下降；舒张早期速度下降。

上述指标是限制性舒张功能障碍的指标，并非 RCM 所特有。其他心脏疾病引起严重的舒张功能障碍也可以有上述表现。诊断 RCM 一定要结合患者的临床表现和收缩功能及心室大小等表现来综合判断（图 10-50）。

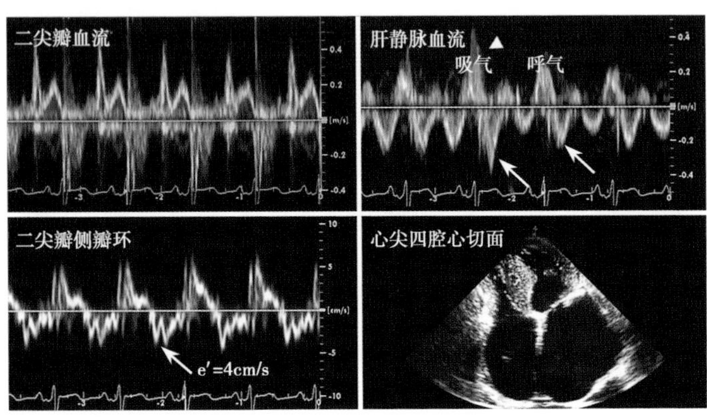

图 10-50　心肌淀粉样变性所致 RCM：二尖瓣前向血流频谱 E>A（左上），二尖瓣瓣环侧壁运动速度降低（左下），肝静脉吸气相舒张期反流（右上），双房明显扩大，心肌肥厚，心室腔缩小（右下）。

多数 RCM 的收缩功能正常，但是确切地讲，应该是射血分数正常，如果从心肌水平评价收缩功能，可采用更敏感的组织多普勒指标和心肌应变。RCM 心肌收缩期峰值速度是下降的，这和肥厚型心肌病类似，在疾病终末期，射血分数也可能下降，尤其是心肌淀粉样变性的患者。RCM 是 HFpEF 的重要病因，但在超声确诊后仍需要结合其他检查，尤其是磁共振成像、心内膜活检、基因检查等，继续寻找心肌病的病因（图 10-51）。

四、缩窄性心包炎

从本质上讲，RCM 是心肌的病变，而缩窄性心包炎是心包疾病；但二者的血流动力学方面有很多相似之处。单纯的心包纤维化或钙化极少引起症状，除非发生心包缩窄，严重限制心脏舒张。

表型亚组	命名	简介
HFpEF-1	血管疾病相关HFpEF	高血压病、冠状动脉疾病、冠状动脉微循环障碍相关HFpEF
HFpEF-2	心肌病相关HFpEF	肥厚型心肌病、限制型心肌病（淀粉样变、Fabry病等）引起的HFpEF
HFpEF-3	右心和肺动脉疾病相关HFpEF	常指肺动脉高压伴或不伴右心功能障碍
HFpEF-4	瓣膜和心律失常相关HFpEF	瓣膜疾病和房颤导致的HFpEF
HFpEF-5	心脏外疾病相关HFpEF	主要包括：①代谢性疾病如糖尿病、肥胖等；②高输出量相关疾病如贫血、肝病、甲亢和动静脉瘘；③其他疾病如慢性肾脏病、肿瘤放疗术后、心包疾病等。

图 10-51 射血分数保留的心力衰竭（HFpEF）分型及诊断思路，上述分型应结合临床灵活组合，如 HFpEF-34，指患者同时存在瓣膜性疾病和肺动脉高压，HFpEF-15，则指患者可能同时存在高血压、糖尿病等病因。

（一）超声心动图表现

心包壁层与脏层粘连、增厚、钙化，导致两者在心动周期内无相对运动，部分患者可能合并少量心包积液，同时心室受压变形。深吸气时下腔静脉塌陷率小于 50% 或更低，同时舒张期肝静脉血液反流，以呼气相更为明显。室间隔在吸气相向左室移动，但在舒张期会发生抖动，M 型超声上表现为室间隔弹跳征。

组织多普勒二尖瓣瓣环舒张速度加快，间隔处瓣环运动幅度大于侧壁；二尖瓣口血流吸气相减速，呼气相加速。超声心动图是缩窄性心包炎的基础检查项目，无创、耗时短、易重复，所提供的心脏结构测量值和血流动力学数据充分，可用于评估是否存在心包增厚、钙化。多普勒超声还可以评估心肌组织运动速度、呼吸运动对瓣口血流的影响等，用于确诊缩窄性心包炎（图 10-52~图 10-54）。

（二）与 RCM 的鉴别

RCM 与缩窄性心包炎在血流动力学层面鉴别的理论基础，是心肌受累范围不同。前者是心肌（室间隔、游离壁）弥漫性受累，故而整体运动舒张功能均降低。后者则是心包的钙化、增厚对心脏的束缚所致，所以在舒张期，室间隔和游离壁呈现不匹配，即室间隔受到心腔内压力变化过度运动，游离壁则舒张严重

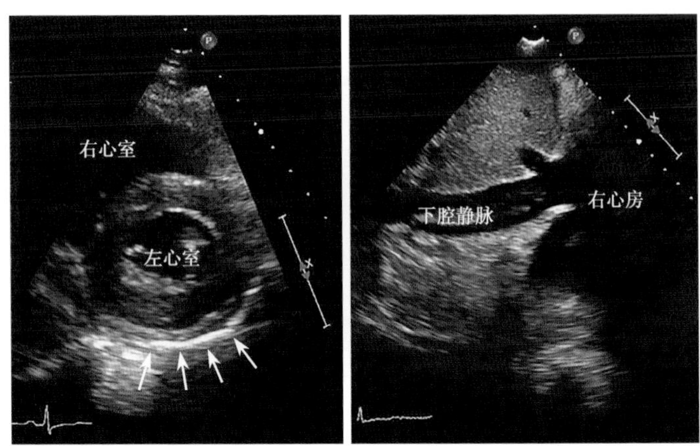

图 10-52　缩窄性心包炎患者左室短轴切面提示心包增厚、钙化（箭头），下腔静脉扩张。

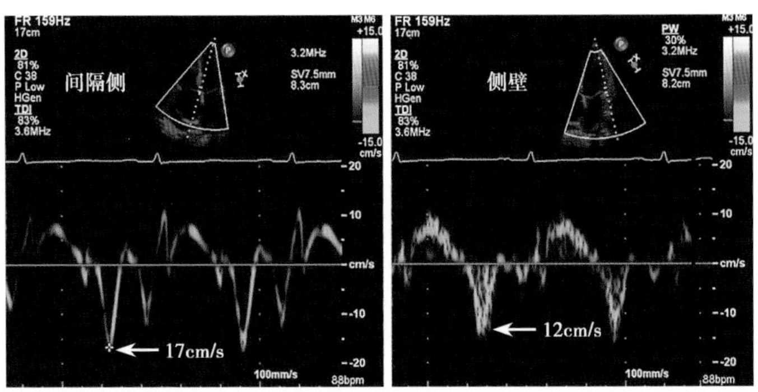

图 10-53　缩窄性心包炎多普勒超声检查：间隔侧心肌运动速度（17cm/s）高于侧壁（12cm/s）。

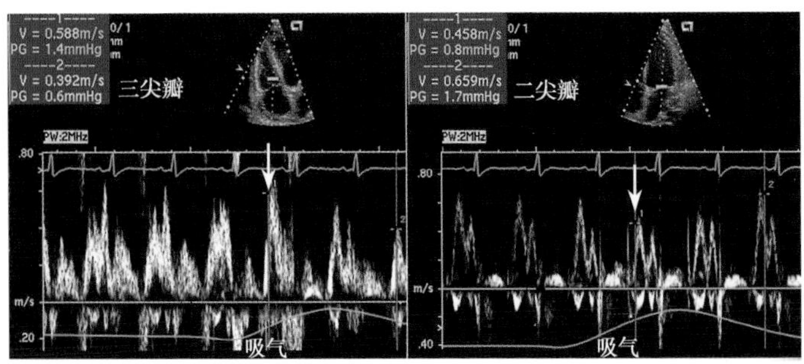

图 10-54　缩窄性心包炎患者吸气后三尖瓣血流频谱速度上升（左图，箭头），二尖瓣血流频谱则速度下降（右图，箭头）。

受限。因此，在左心室-左心房压的对比上，两者也存在很大不同（图 10-55）。

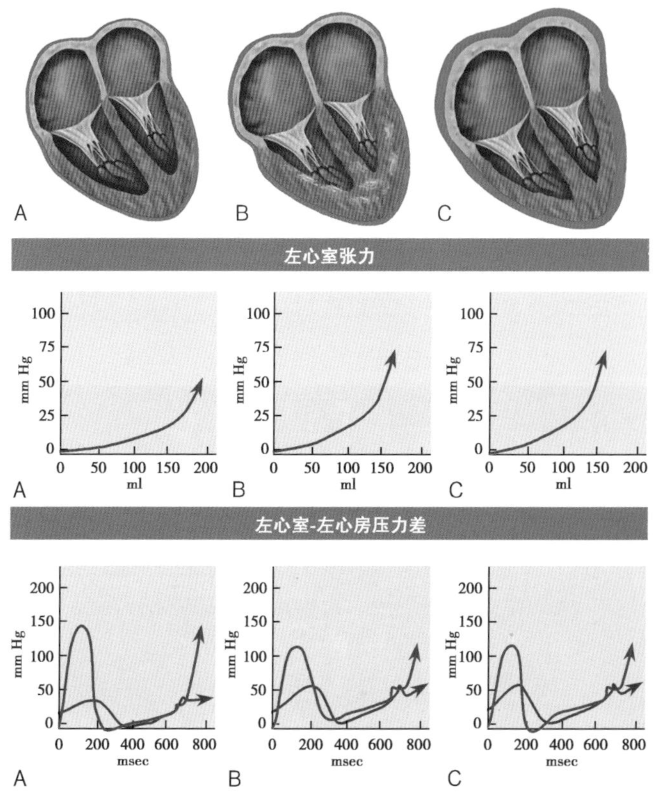

图 10-55 正常（A）、RCM（B）及缩窄性心包炎（图 C）左室张力与心腔内压力对比。

在缩窄性心包炎患者中，心脏总容量因心包缩窄而固定。室间隔并不受累，因此当左室容积小于右室时（如吸气相），室间隔会向左侧膨出。患者心室间的互相依赖大大增强。这种互相作用可通过超声心动图观察到（图 10-56）。

RCM 中，心室充盈速度随呼吸的变化通常极小（<10%），而缩窄性心包炎患者心室充盈速度随呼吸的变化可高达 30%~40%（类似于心脏压塞的表现）。超声心动图研究发现，房室瓣前向血流频谱的速度随呼吸发生≥10% 的差异，预测缩窄性心包炎的灵敏度和特异度分别为 84% 和 91%（图 10-57）。

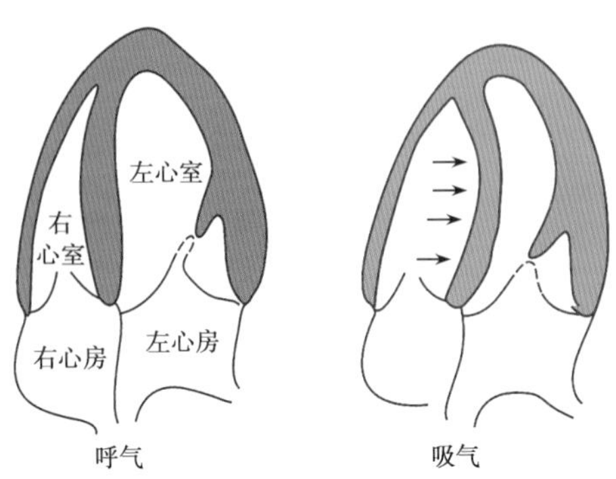

图 10-56 呼吸运动对缩窄性心包炎回心血量的影响：吸气时右侧回心血量增加，左侧减少，室间隔向左侧偏移（箭头）。

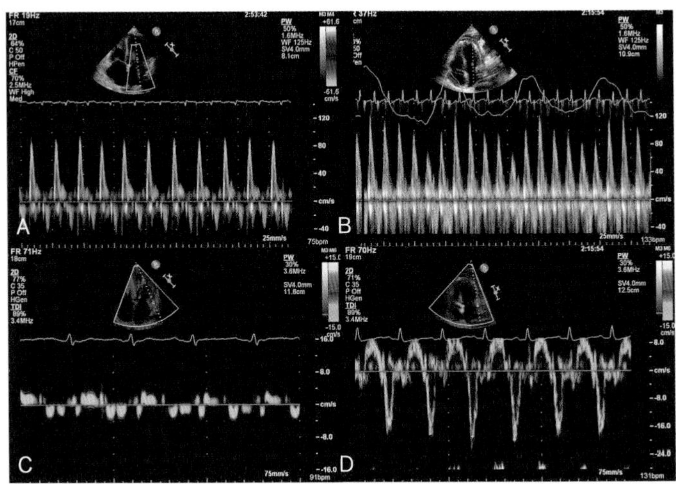

图 10-57 RCM 患者呼吸运动对二尖瓣血流（图 A）无显著影响，瓣环运动速度降低（图 C）；而缩窄性心包炎患者，二尖瓣血流（图 B）随呼吸运动呈大幅度变异，瓣环运动速度加快（图 D）。

缩窄性心包炎的患者左心室充盈增加，而右心室顺应性降低，所以会在肝静脉内探查到呼气相血流反流。相反，RCM 患者肝静脉血流反流出现于吸气相。RCM 患者由于心肌整体舒张功能降低，故二尖瓣瓣环舒张早期多普勒组织速度（e′）降低（<cm/s），缩窄性心包炎患者由十心肌径向运动受限，故纵向运动代偿性增强，所以 e′ 测值常常会升高，甚至>12cm/s（图 10-58）。

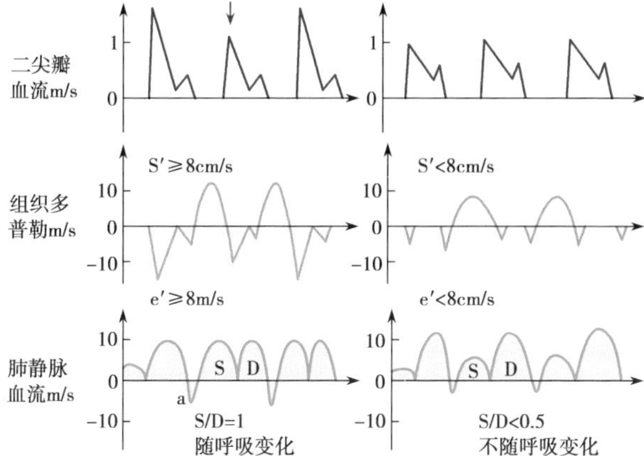

图 10-58　缩窄性心包炎（左列）与 RCM（右列）二尖瓣血流、室间隔组织多普勒及肺静脉血流频谱对比：前者二尖瓣血流频谱随呼吸变化，室间隔侧心肌运动速度高于后者，肺静脉血流频谱中 S/D 比值接近 1.0，且随呼吸变化。

与正常人不同，缩窄性心包炎患者二尖瓣侧壁瓣环 e′速度往往低于间隔侧，即出现所谓“瓣环反转”现象，这是心包侧壁粘连，而间隔瓣环的纵向运动未受影响所致。上述现象在 RCM 中不明显，有助于两者的鉴别诊断。

其他鉴别诊断手段包括使用 CT、磁共振成像或 X 线检查，观察心包有无增厚、钙化（图 10-59，表 10-2）等。

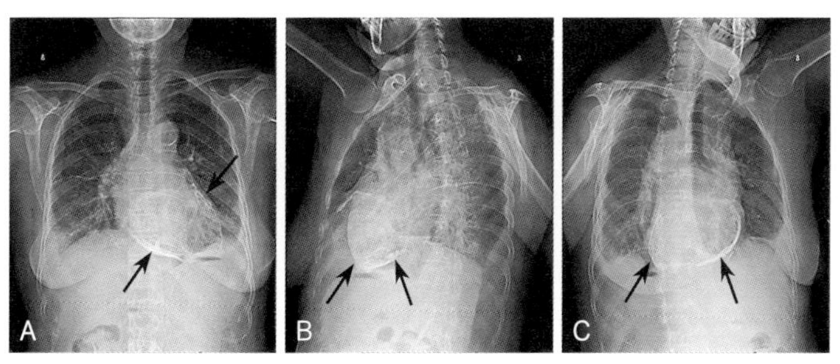

图 10-59　后前位（图 A）、左前斜位（图 B）及右前斜位（图 C）X 线检查提示心包明显增厚、钙化（箭头）。

表 10-2 **RCM 与缩窄性心包炎的鉴别要点**

<table>
<tr><th colspan="2">项目</th><th>限制型心肌病</th><th>缩窄性心包炎</th></tr>
<tr><td colspan="2">病史</td><td>继发性者可提供心肌淀粉样变性、心内膜心肌纤维化病变等病史；特发性 RCM 则无特殊（少数可有家系）</td><td>既往有急性心包炎，有结核分枝杆菌、细菌、寄生虫、病毒等感染病史</td></tr>
<tr><td colspan="2">体征</td><td>二、三尖瓣收缩期杂音伴第三心音奔马律</td><td>心包叩击音，偶可闻及心包摩擦音</td></tr>
<tr><td colspan="2">心电图</td><td>P 波常高宽并有切迹，QRS 波低电压；ST-T 改变常见，可有房性心律失常和束支传导阻滞等</td><td>非特异性改变，部分心房扩大明显者可出现 P 波增宽；QRS 波均呈低电压；可出现 ST-T 改变，也可出现心律失常，传导阻滞较少见</td></tr>
<tr><td colspan="2">胸部 X 线检查</td><td>心影普大，心内膜钙化，可有肺淤血</td><td>心脏大小正常或轻-中度增大；心缘僵直，分界欠清楚；心包钙化；肺纹理减少</td></tr>
<tr><td rowspan="9">超声心动图</td><td>室间隔运动</td><td>正常</td><td>呼吸位移</td></tr>
<tr><td>二尖瓣 E/A</td><td>>1.5</td><td>>1.5</td></tr>
<tr><td>二尖瓣血流减速时间</td><td><160ms</td><td><160ms</td></tr>
<tr><td>二尖瓣血流随呼吸变化</td><td>无</td><td>通常存在</td></tr>
<tr><td>肝静脉多普勒</td><td>吸气相舒张期血流反向</td><td>呼气相舒张期血流反向</td></tr>
<tr><td>间隔侧二尖瓣/e′</td><td>通常<8cm/s</td><td>通常≥8cm/s</td></tr>
<tr><td>侧壁二尖瓣/e′</td><td>高于间隔侧二尖瓣/e′</td><td>低于间隔侧二尖瓣/e′</td></tr>
<tr><td>室间隔心肌应变</td><td>降低</td><td>通常正常</td></tr>
<tr><td>肺动脉高压</td><td>常见</td><td>不常见</td></tr>
<tr><td colspan="2">心脏磁共振成像</td><td>心包无增厚，心房内血液滞留征</td><td>心包增厚（>4mm）</td></tr>
</table>

续表

项目	限制型心肌病	缩窄性心包炎
心导管检查	左、右室舒张压不等，左>右（大于5mmHg）；肺动脉收缩压常>50mmHg；患者呼吸对心室压力的影响小	左、右室舒张压相等，或差别小于5mmHg；肺动脉收缩压35~40mmHg左右，血流动力学指标随呼吸呈动态变化
心内膜活检	心内膜增厚，心肌间质纤维化，甚至可见淀粉样变性	正常或非特异性改变
脑纳肽	升高	多数正常

第十一章

超声影像与危急重症

第1节 胸痛

胸痛(chest pain)是临床上常见的症状,也是急诊常见的就诊原因,其临床表现可轻可重。胸痛的诊断及鉴别诊断极为重要。

一、病理及病理生理

(一)病因分型

各种理化刺激因子,如缺氧、炎症、肌张力改变、肿瘤浸润、组织坏死等都可以刺激痛觉感受器,产生神经冲动,并传至大脑皮质的痛觉中枢引起胸痛。

根据起病时间及病程长短,可将胸痛分为急性及慢性胸痛;根据疼痛起源部位,可将胸痛分为多个不同种类(表11-1)。本节主要讨论由心血管系统疾病所致的急性胸痛,这也是急性胸痛中最为凶险的类型。

表11-1 **急性胸痛的病因分类**

分类	系统	器官	代表疾病
胸腔器官疾病	心血管疾病	心脏疾病	心绞痛,心肌梗死、心包炎、肥厚型心肌病、心瓣膜病、急性心肌炎,应激性心肌病等
		血管疾病	主动脉窦瘤破裂、主动脉夹层、急性肺栓塞
	非心血管疾病	肺疾病	大叶性肺炎、急性支气管炎
		胸膜疾病	急性胸膜炎、自发性气胸、胸膜肿瘤
非胸腔器官疾病	胸壁疾病	骨关节病	肋软骨炎、急性白血病、骨肿瘤、骨髓炎
		神经-皮肤疾病	蜂窝织炎、带状疱疹、肋间神经炎
	胸外疾病	腹部疾病	消化性溃疡、胆道疾病、急性胰腺炎
		其他疾病	通气过度综合征、心理性胸痛、痛风

（二）病理生理

病理生理改变与患者原发病的部位、性质及严重程度有关。一般非胸腔器官疾病所致胸痛者，除交感神经兴奋症状，如心动过速和血压升高外，多无严重的血流动力学异常。而胸腔器官疾病引起胸痛者，可出现明显血流动力学异常，如急性冠脉综合征、急性主动脉综合征和肺栓塞，均可导致患者猝死。

二、超声心动图检查

心血管疾病所致的急性胸痛最为常见，同时也最为凶险，但若能及时进行内科介入治疗或者外科手术，多能挽救生命。及时和准确的病因学诊断是决定患者临床疗效的关键。超声心动图具有快速、便捷、可移动至床旁等优点，可以在第一时间对心脏结构、血流及功能进行全面评估，确定有无器质性疾病。目前国内大型医院急诊科及监护室均已配备便携式超声检查设备，在胸痛的诊断中发挥了至关重要的作用。

（一）胸痛患者超声观察内容

引起胸痛的疾病众多，在进行超声检查时，需要进行鉴别的疾病涉及缺血性心脏病、梗阻性结构性心脏病、急性重症心肌炎、肺栓塞、主动脉夹层等。除进行常规数据测量外，还应着重观察以下方面。

1. 心包：重点观察心包回声有无增强，心包腔有无积液、团块状异常回声等。

2. 心肌：观察室间隔及心室游离壁有无异常增厚或变薄，心尖部有无异常膨出；静息状态下有无节段性室壁运动异常；心室腔形态在收缩期有无“章鱼壶样”改变；观察心肌内有无异常回声。

3. 瓣膜：观察主动脉瓣有无增厚、钙化及开放受限；主动脉瓣有无脱垂及反流；二尖瓣腱索及乳头肌有无断裂。

4. 血管：探查对象包括肺动脉干及其分支、主动脉弓、胸主动脉、腹主动脉，重点观察有无内径增宽、内膜撕裂及血栓形成等。

5. 血流：观察各瓣口有无前向血流加速，瓣上有无反流；观察房、室水平有无分流;评估左、右室流出道有无血流异常加速,评估肺动脉及其分支血流有无减速。

(二)胸痛疾病的超声表现

虽然急性胸痛涉及疾病较多,然大多数心源性胸痛及少数非心源性胸痛患者均具有较为特异性的超声改变,及时发现并进行干预能显著改善临床预后。

1. 急性冠脉综合征(acute coronary syndrome,ACS)

ACS 包括不稳定型心绞痛及急性心肌梗死,二者共同的发病基础在于冠状动脉内不稳定斑块破裂所致急性心肌缺血。由于局部心肌缺血,ACS 患者超声检查时,可发现局部心肌运动减低,甚至出现节段性心肌运动异常。结合超声造影及负荷试验,还可用来评估患者心肌存活状况(图 11-1)。

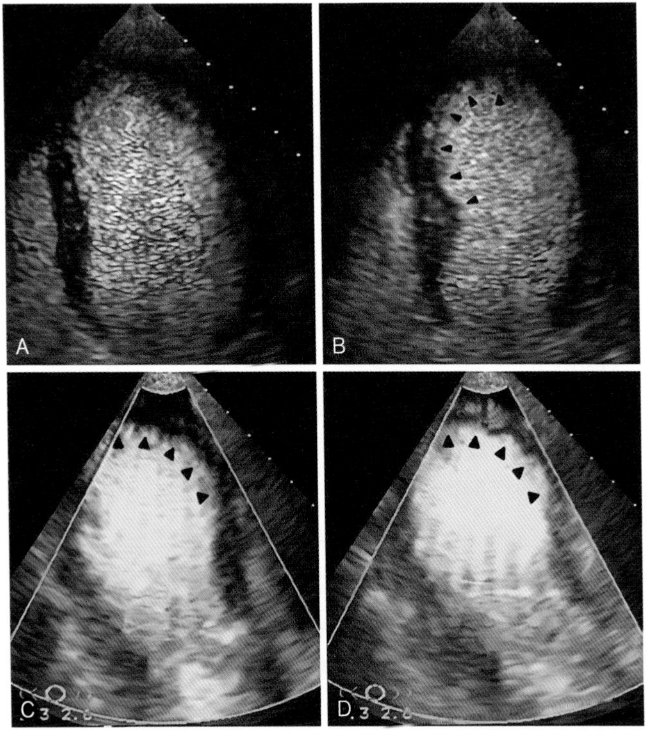

图 11-1　心肌造影超声心动图,静息状态下未见心内膜下缺血(图 A、B,箭头),负荷后可见心内膜下灌注延迟及缺损(图 C、D,箭头)。

2. 主动脉夹层

超声显示主动脉受累部位不同程度增宽；动脉管腔内见漂浮内膜，并将主动脉管腔分为真、假腔（图 11-2）；真腔中血流速度快，故颜色鲜艳；假腔中血流缓慢，颜色暗淡，两种颜色由撕裂的内膜隔离。彩色多普勒有助于判断真、假腔间相交通的血流信号，还可了解夹层伴发的其他血流动力学改变，如累及升主动脉者常伴有不同程度的主动脉瓣反流。

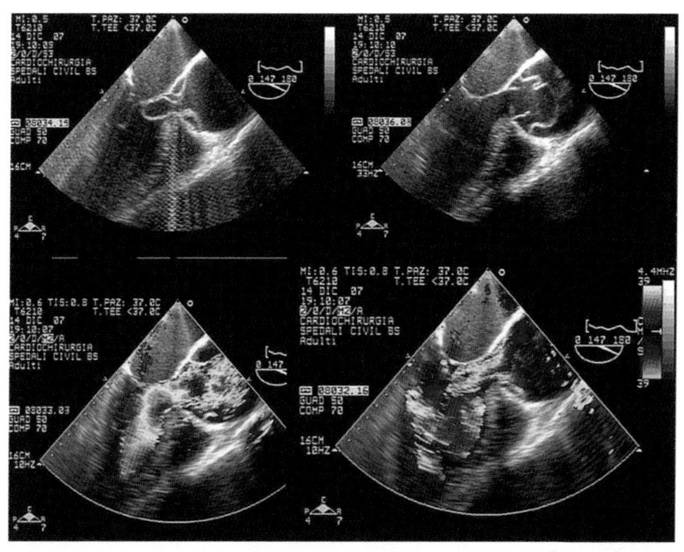

图 11-2　超声心动图显示升主动脉内膜撕裂（上图）伴大量主动脉瓣反流（下图）

3. 急性肺栓塞

直接征象系在肺动脉干及其分支内探及血栓回声，此时可直接作出肺动脉栓塞的诊断（图 11-3）；相当一部分患者不能直接发现血栓回声，此时肺栓塞的间接超声征象具有很大的提示价值：①心腔内径变化，右心室扩大，左心室减小，右心室/左心室>0.5；②室壁运动异常，右室壁运动障碍；室间隔左移，室间隔与左室游离壁运动不协调；③肺动脉高压，三尖瓣最大反流速度>2.7m/s；肺动脉增宽，肺动脉内血流色彩暗淡；肺动脉血流频谱形态呈双峰，频谱峰值前移，肺血流持续时间缩短；④卵圆孔开

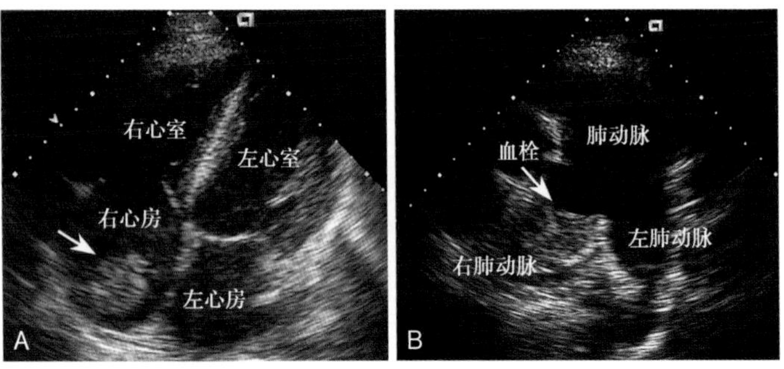

图 11-3　超声心动图显示右房血栓（图 A）及右肺动脉内血栓（图 B）

放，出现右向左分流；⑤下腔静脉扩张，塌陷指数下降。

4. 梗阻性肥厚型心肌病

超声心动图对梗阻性肥厚型心肌病的诊断有肯定价值，可显示室间隔与左室后壁非对称性肥厚，二者比值大于 1.5，收缩期可见二尖瓣前叶前向运动，即 SAM 征，部分患者可因此合并二尖瓣反流。这一现象主要与左室流出道狭窄致压力阶差升高有关。休息时收缩期压力阶差>30mmHg，则说明左室腔内存在梗阻，压力阶差越大表示梗阻越重（图 11-4）。

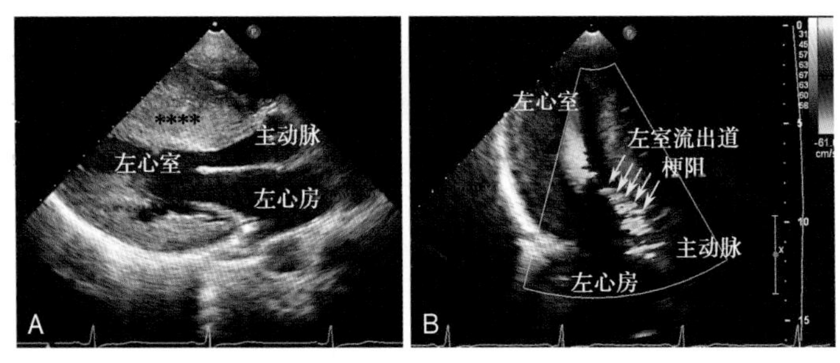

图 11-4　梗阻性肥厚型心肌病超声表现

图 A：胸骨旁左室长轴切面示室间隔（星号）明显肥厚；图 B：心尖三腔心切面示左室流出道血流加速（箭头）。

5. 严重主动脉瓣狭窄

胸痛、呼吸困难及晕厥，常被认为是严重主动脉瓣狭窄患者的三联征。此类患者常见原因为风湿性及瓣膜退行性变。两者超声表现有相似之处，均出现主动脉瓣增厚、钙化，瓣交界粘连，开放明显受限；若瓣体挛缩，可致瓣膜反流（图 11-5）。风湿性主动脉瓣狭窄多为联合瓣膜损害，而退行性变者出现联合瓣膜损害者较少。

6. 急性心包炎

急性心包炎可同时合并心肌炎和心内膜炎，也可以作为唯一的心脏病损而出现。多伴有胸骨后和心前区疼痛，胸痛性质和心绞痛相似，主要见于炎症变化的纤维蛋白渗出阶段。此时行超声心动图检查，可发现心包腔大量条索状回声，为渗出的纤维蛋白（图 11-6）。心包本身无痛觉神经，这类患者胸痛是病变累及附近的纵隔或胸膜所致。当心包炎出现大量心包积液时，胸痛往往消失（图 11-7）。

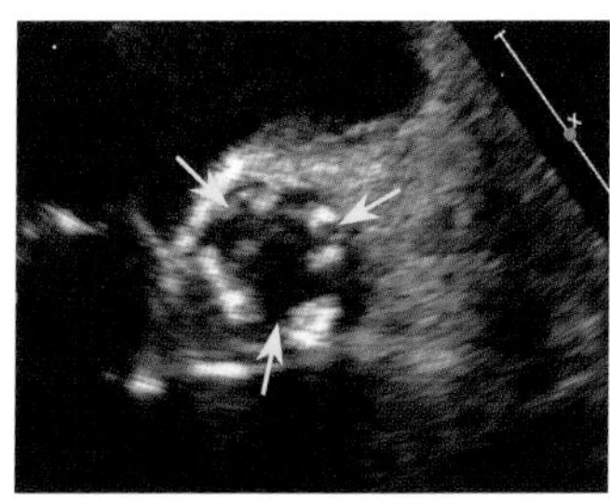

图 11-5　主动脉瓣退行性变所致瓣膜狭窄，超声可见瓣缘增厚、钙化，开放受限（箭头）。

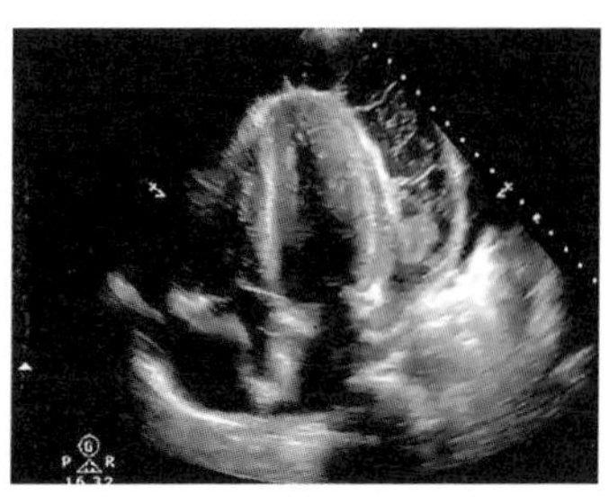

图 11-6　急性心包炎纤维蛋白渗出期超声改变（箭头）

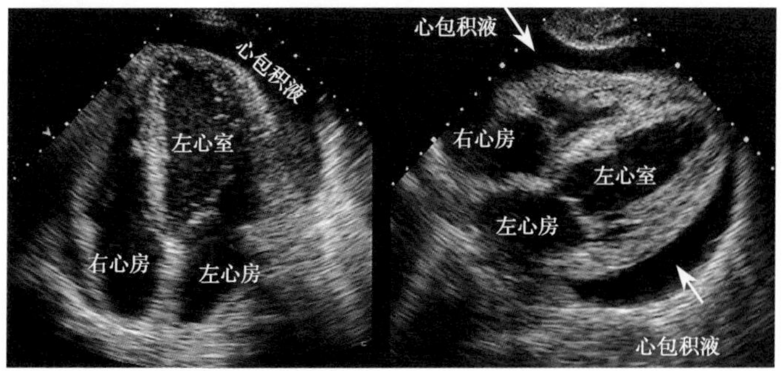

图 11-7　急性心包炎伴大量积液（箭头）

7. 急性病毒性心肌炎

病毒性心肌炎表现缺乏特异性，临床诊断较为困难。超声心动图虽不能作为心肌炎确诊的手段，但可用以排除其他心脏疾病。观察心脏结构及功能改变，检测血流动力学异常，能为心肌炎诊断提供依据。

急性病毒性心肌炎患者心脏形态改变表现为左心室扩大，但形变幅度较扩张型心肌病小，且为可逆性病变。由于心肌间质水肿，可致心肌肥厚，以室间隔及左室后壁为著。急性期心肌回声以减低型为主，而亚急性心肌炎患者心肌回声不均匀或者弥漫性增强。几乎所有急性心肌炎患者均存在心室收缩及舒张功能降低。

8. 应激性心肌病

应激性心肌病又称为心尖球形综合征、Takotsubo 综合征，是一种少见的可逆性心肌病；主要特点为一过性左室收缩功能障碍，酷似急性心肌梗死的心电图改变和心肌坏死标志物的增高，但冠状动脉造影没有冠状动脉闭塞性病变。

急性期超声检查可观察到左室内径和容量正常或增大；左室中间段及心尖段节段性运动减弱或消失，而基底段收缩功能正常或增强，导致心尖球形样变（图 11-8）；左室整体收缩功能明

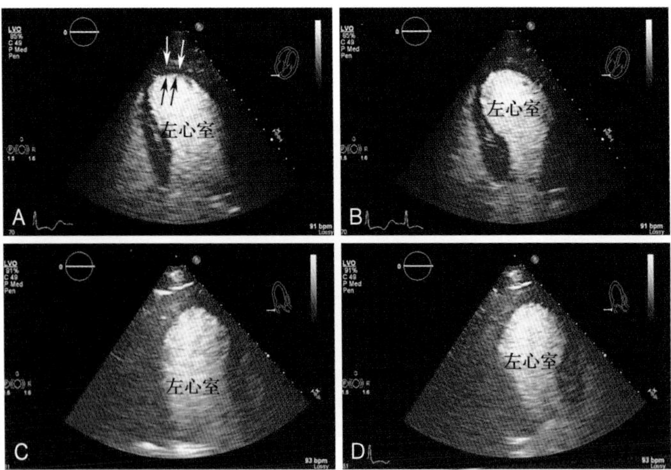

图 11-8　应激性心肌病患者超声表现：收缩期心室基底段过度运动，而心尖区呈气球样膨出（箭头）。

显减低。病情缓解期左室内径和容量恢复正常；室间隔与左室游离壁各节段运动正常和协调，心尖气球样改变消失；左室收缩功能恢复正常。需要结合临床，排除急性心肌梗死、心肌炎及嗜铬细胞瘤等疾病。

9. 主动脉窦瘤破裂

主动脉窦瘤（又称乏氏窦瘤）破裂，发病年龄多在 20~40 岁，约三分之一的患者起病急骤，在剧烈活动后出现心前区或上腹部剧烈疼痛、胸闷和呼吸困难。症状持续数小时到数天不等，类似心绞痛发作。超声心动图是本病的主要确诊手段。表现为病变主动脉窦局限性隆起，窦壁回声中断，于舒张期突入右心室或右室流出道。多普勒超声有助于显示分流信号（图 11-9）。

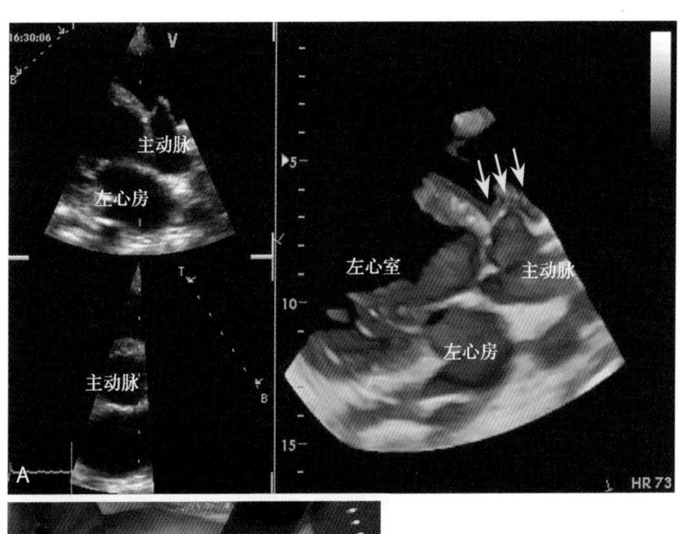

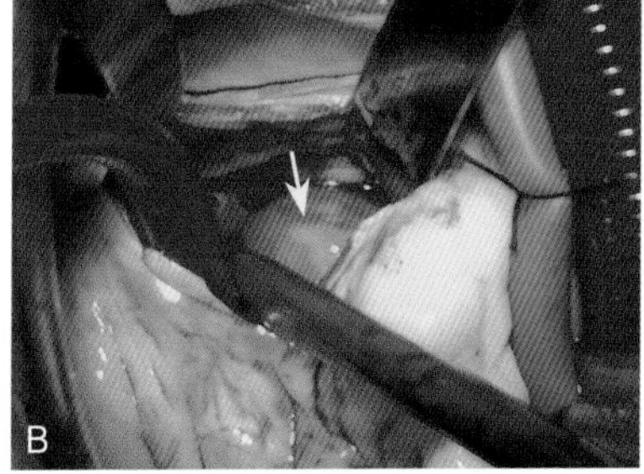

图 11-9　实时三维超声示右主动脉窦瘤破入右室流出道（图 A）；术中见右主动脉窦呈瘤样扩张（图 B）。

10. 冠状动脉瘤

冠状动脉发生局限性或弥漫性扩张，超过原来直径的两倍以上，呈单发性或多发性瘤样改变，称之为冠状动脉瘤。先天性冠状动脉瘤最常见于右冠状动脉，瘤腔内可因血栓形成，继而栓塞导致心肌梗死（图 11-10）。后天性冠状动脉瘤，可见于冠状动脉粥样硬化、川崎病等。冠状动脉瘤本身不引起症状，通常在尸检或行冠状动脉造影时偶然发现，其临床表现可为心绞痛或急性心肌梗死的症状和体征，瘘口大者也可以发生心力衰竭。

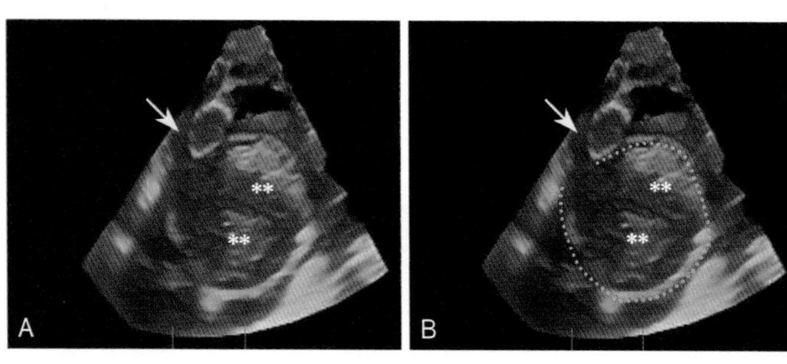

图 11-10　巨大冠状动脉瘤（虚线部分）突入右心房，瘤腔内大块血栓（星号）形成，冠状动脉与瘤腔结合处（箭头）明显增宽。

11. 胸主动脉瘤

胸主动脉瘤为胸主动脉某段管腔的病理性扩张。按病理解剖可分为真性和假性动脉瘤。发病率随年龄增长而增加。假性动脉瘤多有外科或外伤病史，是主动脉破裂并与周围组织粘连、包裹所致。胸痛是胸主动脉瘤/假性动脉瘤最常见的症状，多为胀痛或跳痛。若出现撕裂样剧痛，可能为瘤体扩展，濒临破裂（图 11-11）。

三、胸痛治疗策略的干预

（一）血流动力学评估

ACS 及应激性心肌病患者可出现心肌收缩能力下降，导致低心排血量综合征而危及生命，超声检查时应注意评估心室容量及射血分数。梗阻性肥厚型心肌病及重度主动脉瓣狭窄患者，因射血量下降可导致晕厥甚至猝死，超声检查时应重点评估心室-

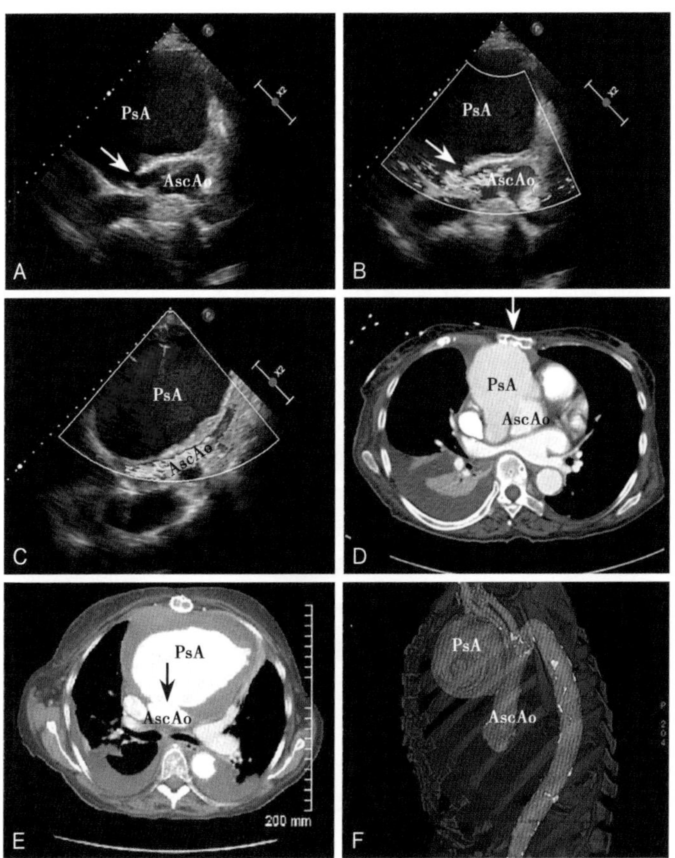

图 11-11　二尖瓣置换术后升主动脉假性动脉瘤形成

图 A、B：超声心动图示升主动脉（AscAo）前方巨大假性动脉瘤（PsA），两者通过一破口（箭头）相互交通，瘤体内可见自发显影；图 C：升主动脉（AscAo）受假性动脉瘤压迫，内径明显变细；图 D：胸主动脉 CTA 示瘤体巨大，位于前纵隔，紧邻胸骨（箭头）；图 E：1 个月后复查 CTA 提示瘤体内附壁血栓形成，其与主动脉的交通口较前扩大；图 F：胸主动脉容积再现示瘤体较前明显扩大。

主动脉压力阶差，评价心输出量，以指导选择合适的手术时机。

肺栓塞患者可出现右心室容量及压力负荷的急剧升高，从而导致右心衰竭，超声检查时应该注意评估心室容量及射血分数。主动脉瘤患者应重点评估主动脉瓣反流严重程度及测量左室舒张末期容积。冠状动脉瘤的患者由于局部血栓形成，可能出现明显的心肌缺血，若患者出现心肌节段性运动异常或射血分数下降,应建议患者尽早手术。

(二) 胸痛并发症的评估

胸痛原发病可导致患者出现各种机械性及功能性并发症,其中大部分机械性并发症均可通过超声心动图进行评估。

ACS 及冠状动脉瘤的患者可因心肌缺血而出现各种并发症,其发生部位往往和患者病变冠状动脉的支配区相一致。正确掌握患者冠状动脉支配区对判断受累血管至关重要(图 11-12、图 11-13)。

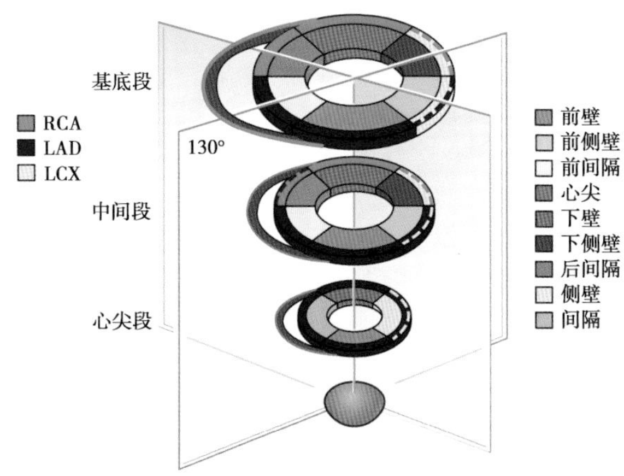

图 11-12 左室节段划分及冠状动脉支配区(RCA 右冠状动脉,LAD 前降支,LCX 左旋支)

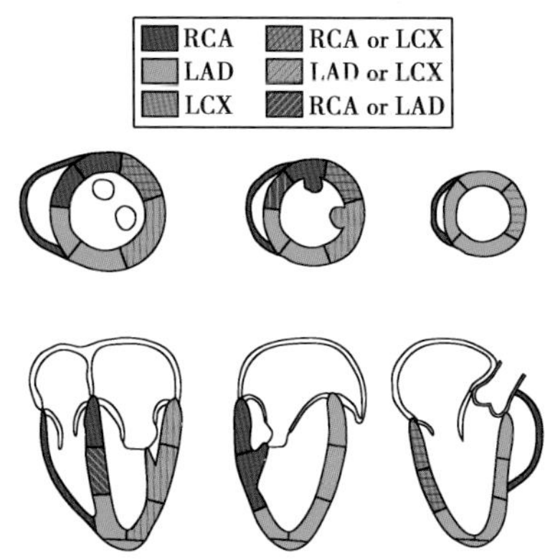

图 11-13 经食管超声心动图切面与冠状动脉支配关系,上排依次为基底段短轴切面、中段短轴切面、心尖短轴切面,下排依次为四腔心切面、两腔心切面、长轴切面(RCA 右冠状动脉,LAD 前降支,LCX 左旋支)。

心肌缺血所致心脏机械性并发症包括室壁瘤形成、心室壁穿孔、乳头肌断裂等。由于心肌运动搏幅减低，局部血流淤滞，心腔内可以形成附壁血栓，一旦脱落，可导致严重的周围动脉栓塞。结合多普勒超声或者超声造影，多数并发症可以在早期得到诊断（图 11-14、图 11-15）。

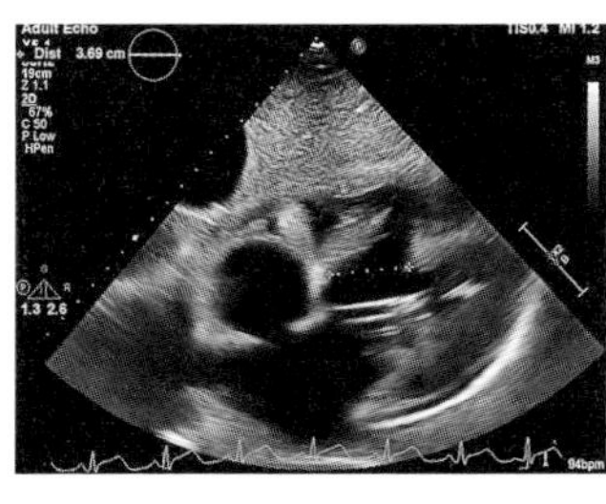

图 11-14　心肌梗死后室间隔穿孔，大小约 3.6cm。

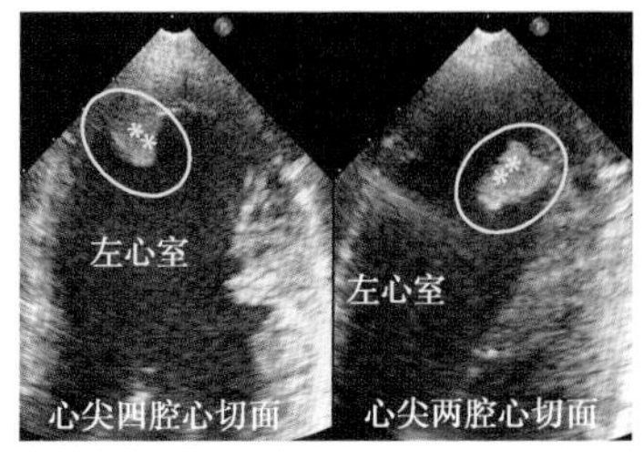

图 11-15　心肌梗死后左室心尖部附壁血栓形成（星号）

（三）术中超声引导与检测

心室游离壁穿孔可出现心脏压塞。患者一旦出现血压进行性下降或电机械分离，应考虑此类并发症出现并在超声引导下进行紧急心包穿刺。

发生于室间隔的穿孔，其血流动力学类似于室间隔缺损，其封堵治疗过程也与先天性室间隔缺损相类似，然而由于心肌梗死后，室间隔穿孔周围组织脆性增加，多安排患者在室间隔穿孔出现 4~6 周后进行介入封堵术（图 11-16）。当封堵伞过大或牵拉力度过猛时，有可能将缺损撕裂，加重原有病变；超声监测、引导可有效防止此类手术并发症。

四、胸痛常用筛查手段对比

常规超声心动图已然成为危急重症医学的重要组成部分。然而，由于胸痛所涉及的疾病众多、临床表现各异，往往需要结合多种影像学检查方能得到准确的诊断。理解各种筛查手段的优缺点（表 11-2），并在临床中进行合理选择，有助于快速而准确地达到确诊目的。

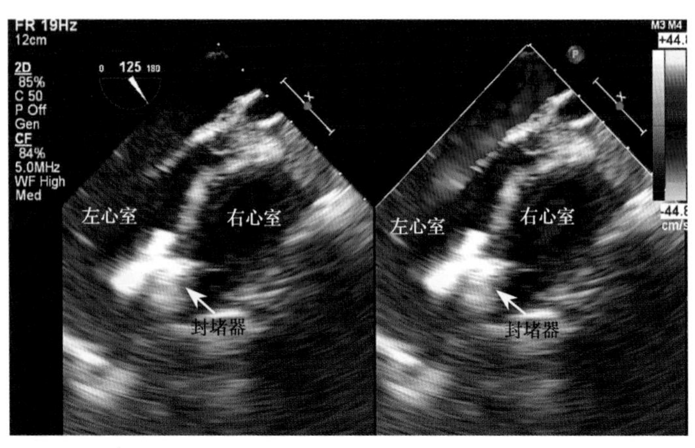

图 11-16 超声引导下室间隔穿孔介入封堵术

表 11-2 **心血管相关胸痛筛查手段的优缺点对比**

方法	优点	缺点
常规超声心动图	应用广泛，可排除多数非冠状动脉病变	静息时非缺血性胸痛诊断率低
负荷超声心动图	内膜分辨率高；可观察局部心肌运动及判断存活心肌	有诱发心肌梗死的风险
冠状动脉造影	心肌缺血诊断灵敏度及特异度高	侵入性检查，不能随时进行
多排螺旋 CT	灵敏度高，可清晰显示冠状动脉解剖	半侵入性检查，特异度差
磁共振成像	准确评估心肌灌注及功能状态	昂贵，成像速度慢
SPECT	应用广泛，诊断缺血灵敏度高	特异度差，不能随时开展

第2节　晕厥

晕厥（syncope）是由于一过性全脑供血不足，脑干网状结构突然受抑制，导致急性发生的短暂意识丧失状态。患者因肌张力消失而倒地或不能维持正常姿势，可于短时间内恢复，是临床常见症状及急诊就诊常见原因。

一、病理及病理生理

正常全脑血流量为800~1 200ml/min，脑血流量受平均动脉压、平均静脉压、颅内压、脑血流阻力影响。导致脑血流量骤减的原因包括：①血压急剧下降；②心输出量急剧减少；③供应脑部的动脉发生急剧广泛的缺血。

短暂意识丧失是晕厥最基本的特点，也是其与其他疾病进行区分的基本点。在晕厥诊断前，须排除没有意识损害的类似晕厥的情况，如跌倒、癔症等；同时也应与有部分或完全意识丧失的疾病，如癫痫等进行鉴别。

临床上可将晕厥分为五类，即神经反射性晕厥、直立性低血压晕厥、心律失常性晕厥、器质性心脏病晕厥、脑源性晕厥，其中心源性晕厥多数可查可治，超声心动图在此类疾病的诊断和鉴别诊断中占有重要地位（表11-3）。

表11-3　**心源性晕厥原因**

心源性晕厥原因
心律失常相关性晕厥
窦房结功能不全（包括心动过缓-心动过速综合征）
房室传导系统疾病
阵发性室上性和室性心动过速
遗传性综合征（如长QT间期综合征、Brugada综合征，致心律失常性右室心肌病）
植入装置（起搏器、植入型心律转复除颤器）故障
药物引起的心律失常（新的心律失常或原有心律失常加重）
器质性心脏或心肺疾病
阻塞性心脏瓣膜病

续表

急性心肌梗死
梗阻性肥厚型心肌病
心房黏液瘤
急性动脉夹层
心包疾病 / 心脏压塞
肺栓塞
肺动脉高压
锁骨下动脉盗血综合征

二、超声心动图检查

（一）晕厥的超声评估内容

超声心动图在晕厥的评估中占有重要地位，主要用于排除器质性心脏病和部分心律失常所致晕厥。在检查过程中，应该对心腔大小、室壁厚度、心腔占位、左/右室收缩功能及血流动力学进行重点评估。

1. 心腔大小评估

心室明显增大的患者往往伴随室性心动过速，如右室明显增大往往是致心律失常性右室心肌病的表现。这一征象多应提示临床医生进行磁共振成像及动态心电图检查。

2. 室壁厚度评估

室壁明显增厚者，应评估患者有无左室流出道梗阻，排除肥厚型心肌病；室壁明显变薄者，心肌病可能性大，此时应该重点评估患者心室功能，为植入心脏再同步化治疗装置或植入式心律转复除颤器提供参考。

3. 心腔占位评估

最常引起晕厥的心腔占位，是活动于房室瓣口的心房黏液瘤及活动性血栓。前者诊断较为容易，重点在于评估瓣口梗阻程度。后者多伴发于心肌梗死及风湿性心脏病，血栓体积越小，脱落导致外周动脉栓塞缺血的风险越大，因此在检查时应该仔细寻找，必要时结合经食管超声检查。

4. 血流动力学评估

严重的心脏瓣膜狭窄及心室流出道梗阻可导致患者出现心

输出量降低导致晕厥，在对梗阻性病变进行评估时，应注意伯努利方程应用的局限性，以减少对梗阻程度的错误评估。若三尖瓣存在反流，可对肺动脉压进行间接评估，排除肺动脉高压所致晕厥的可能。

（二）心源性晕厥的超声表现

1. 心律失常相关性晕厥

（1）致心律失常性右室心肌病

患者多以反复晕厥为主诉就诊，小部分患者以不明原因的活动后胸闷、气促以及双下肢水肿等心力衰竭表现就诊，患者可因恶性心律失常及循环衰竭而猝死。超声心动图是此类患者病因筛查及鉴别诊断的主要手段。

致心律失常性右室心肌病特征性病理改变是进行性心室心肌局灶性或广泛性被纤维脂肪组织所取代，正常心肌被分隔成岛状或块状，散在分布于纤维脂肪组织间。病变心肌主要累及右室流入道、流出道和右室心尖，也可累及整个右心室，部分病例可同时累及左心室。病变区域由于肌纤维减少或缺如，并被纤维脂肪组织代替，表现为右心室呈球形增大、心腔扩大、右室室壁瘤形成以及局部或整体室壁运动障碍（图 11-17~图 11-19）。左心室受累通常限于左室后外侧游离壁，室间隔受累较为少见。

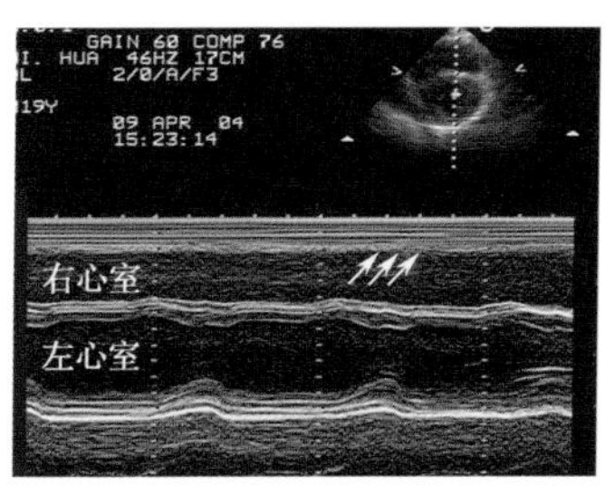

图 11-17　M 型超声示右室前壁变薄（箭头）

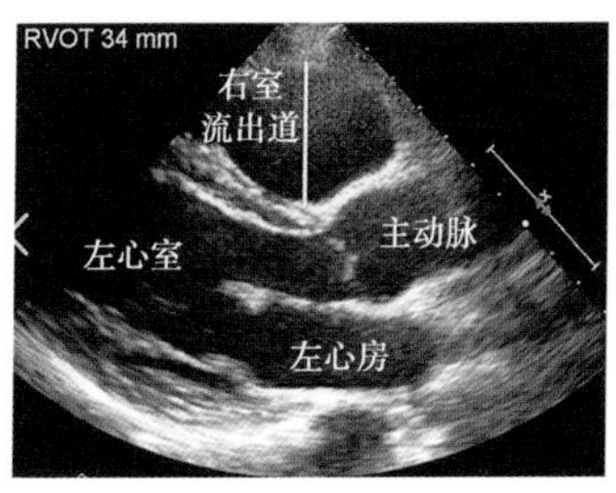

图 11-18　胸骨旁左室长轴切面示右室流出道明显增宽

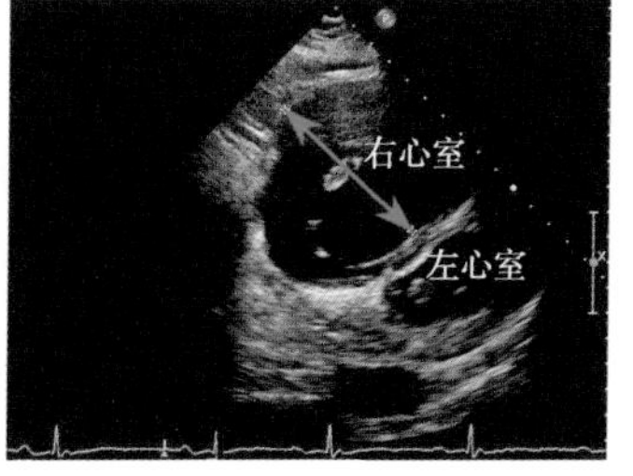

图 11-19　左室短轴切面示右室内径明显增大

（2）心脏植入装置故障

心脏植入装置故障主要指心脏起搏器或植入型心律转复除颤器功能障碍，这种情况发生率较低，主要与患者心肌组织松软或电极固定不稳妥有关。一旦发生，患者可因此出现各种缓慢及快速性心律失常而导致晕厥。超声心动图检查时主要观察电极与心肌组织贴合及随心肌运动情况。若发现电极末端游离于心腔内，则可得到确诊（图 11-20）。

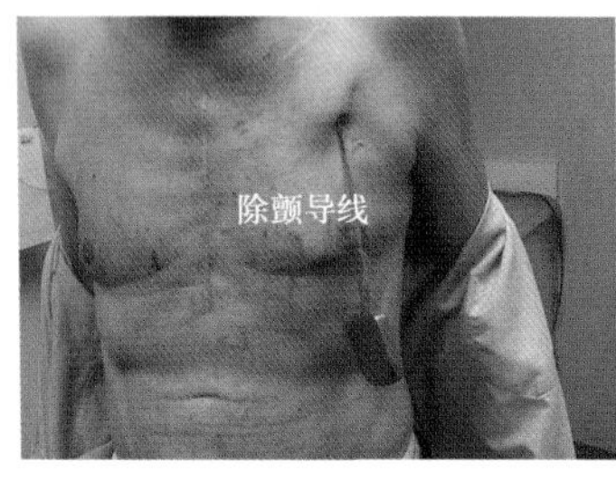

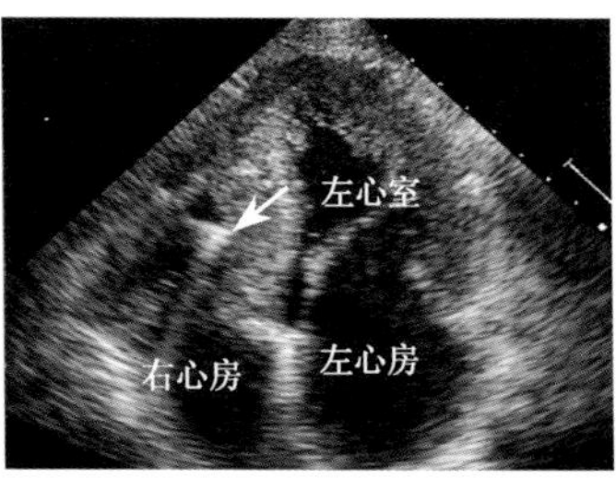

图 11-20　ICD 脱落致反复室性心动过速发作出现晕厥 1 例

2. 器质性心血管疾病

（1）急性心肌梗死：急性心肌梗死引起胸痛较为常见，但在一些老年人，尤其是合并糖尿病的患者中，胸痛症状多不典型，患者可以心源性休克、晕厥等就诊，其中晕厥多因大面积心肌梗死致心输出量锐减或者心腔内压力感受器受累所致。超声心动图检查可以发现节段性室壁运动异常、室壁瘤形成、心输出量明显降低等心肌梗死后典型表现。

（2）梗阻性肥厚型心肌病：患者出现晕厥常提示左室流出道梗阻加重，心室-主动脉压差增大，极容易出现猝死。超声心动图不仅对肥厚型心肌病有确诊作用，还可用于评估心室-主动脉压差（图 11-21），确定是否需要进行治疗。

（3）心房黏液瘤：黏液瘤以发生于心房者居多，多具有典型的超声特征，如多数附着于房间隔或者瓣膜，且多有较大活动度，可引起房室瓣口梗阻（图 11-22），患者可因心输出量锐减而出现晕厥。

（4）主动脉夹层：主动脉夹层是临床常见的危急重症，当撕

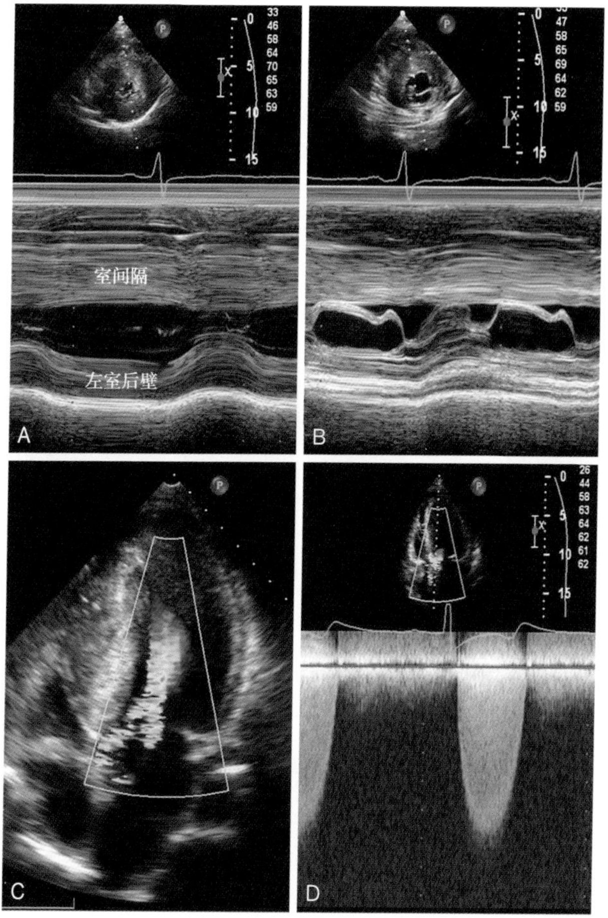

图 11-21　梗阻性肥厚型心肌病的超声表现：室间隔明显增厚，与心室后壁厚度之比>1.5（图 A）；二尖瓣前叶存在 SAM 征（图 B）；多普勒超声提示左室流出道血流明显加速（图 C），二尖瓣重度反流（图 D）。

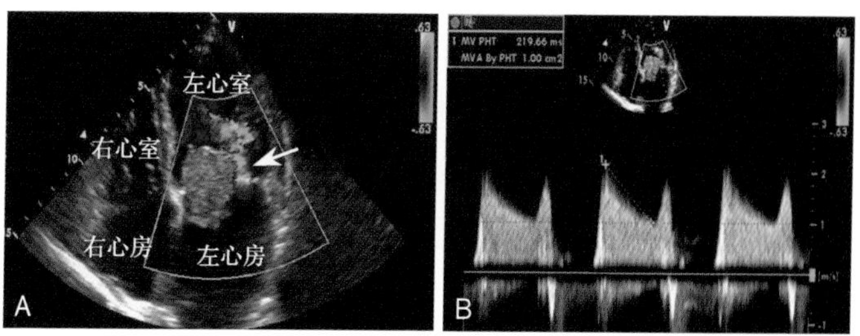

图 11-22　左房黏液瘤造成二尖瓣口梗阻（图 A），前向血流明显加速（图 B）。

裂内膜累及冠状动脉、颈动脉窦，或破入心包腔时，可导致患者出现晕厥。

（5）心包疾病：引起晕厥的心包疾病以心脏压塞和缩窄性心包炎多见，二者以急、慢性心室充盈障碍为主要病理生理特点。前者超声诊断容易，但应该注意寻找原发病；后者超声表现可不典型，以限制性充盈障碍为主，应注意和限制型心肌病鉴别诊断（图 11-23）。

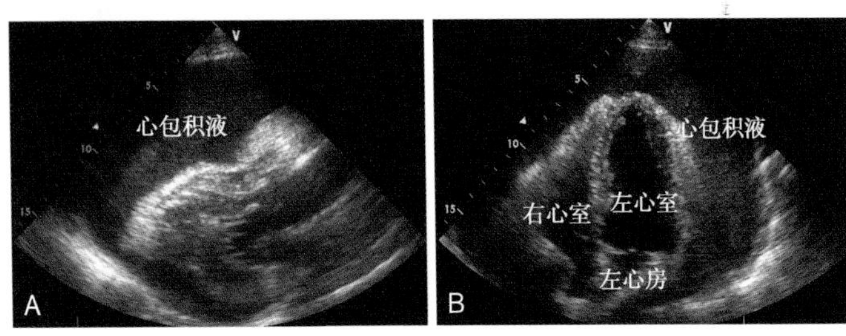

图 11-23　心脏压塞致晕厥 1 例：大量心包积液；图 A 为左室长轴切面，图 B 为心尖四腔心切面。

（6）肺栓塞：肺栓塞轻者可无症状，重者表现为低血压、休克，甚至猝死。常见的临床症状有呼吸困难、胸痛、咯血、晕厥等，它们可单独或同时出现。合并严重的血流动力学紊乱，患者可出现晕厥和休克，常以体循环动脉低血压、少尿、肢端发凉和/或急性右心衰竭为临床体征。超声心动图表现与肺动脉栓塞的部位和严重程度有关，患者常表现为右心明显增大、肺动脉压增高，部分可在肺动脉内直接发现血栓回声，具有确诊意义（详见第八章第 1 节）。

（7）锁骨下动脉盗血综合征：锁骨下动脉盗血综合征是指在锁骨下动脉或头臂干，椎动脉起始处的近心段有部分或完全闭塞性损害，由于虹吸作用引起患侧椎动脉中的血流逆行（盗血），进入患侧锁骨下动脉的远心段，导致椎基底动脉缺血发作和患侧上肢缺血症状。

第3节　肺动脉高压

肺动脉高压（pulmonary hypertension，PH）是一个血流动力学和病理生理学概念，诊断标准为静息状态下经右心导管测量的肺动脉平均压≥25mmHg（1mmHg=0.133kPa）。肺动脉高压须与特发性肺动脉高压（idiopathic pulmonary arterial hypertension，IPAH）鉴别，后者以毛细血管前肺动脉压增高为表现，不存在可导致毛细血管前压力增加的原因如肺部疾病、慢性血栓栓塞等。

一、病理及病理生理

（一）病理及病理分型

肺动脉高压是以肺血管阻力增加为特征的一种病理生理状态。肺动脉高压主要累及肺动脉和右心，表现为右心室肥厚，右心房扩大，肺动脉干扩张，周围肺小动脉稀疏。肺小动脉内皮细胞、平滑肌细胞增生肥大，血管内膜纤维化增厚，中膜肥厚，管腔狭窄、闭塞，扭曲变形，呈丛状改变。肺小静脉也可以出现内膜纤维增生和管腔阻塞。

2008年，在美国加利福尼亚州的Dana Point举办的第四届肺动脉高压国际论坛上，来自世界各地的专家一致同意保留既往肺动脉高压依云-威尼斯分类的总体原则和框架。欧洲心脏病学会最新指南中采用了2008年Dana Point肺动脉高压的临床分类（表11-4）。

表11-4　**肺动脉高压临床分型**

1　肺动脉高压
- 1-1　特发性肺动脉高压
- 1-2　可遗传性肺动脉高压
- 1-3　药物和毒物所致的肺动脉高压
- 1-4　相关性肺动脉高压
  - 1-4-1　结缔组织病
  - 1-4-2　HIV感染
  - 1-4-3　门脉高压症
  - 1-4-4　先天性心脏病

续表

1-4-5　血吸虫病
1-4-6　慢性溶血性贫血
1-5　新生儿持续性肺动脉高压
1-6　肺静脉闭塞病和/或肺毛细血管瘤病
2　左心疾病所致的肺动脉高压
2-1　左室收缩功能不全
2-2　左室舒张功能不全
2-3　心脏瓣膜病
3　肺部疾病和/或低氧所致的肺动脉高压
3-1　慢性阻塞性肺疾病
3-2　间质性肺疾病
3-3　其他伴有限制性或阻塞性或混合性通气障碍的肺部疾病
3-4　睡眠呼吸暂停
3-5　肺泡通气不足
3-6　慢性高原缺氧
3-7　发育异常
4　慢性血栓栓塞性肺动脉高压
5　原因不明和/或多种机制所致的肺动脉高压
5-1　血液系统疾病：骨髓增生性疾病，脾切除术
5-2　系统性疾病：结节病，肺朗格汉斯细胞增多症，淋巴管肌瘤病，血管炎
5-3　代谢性疾病：糖原贮积症，戈谢病，甲状腺疾病
5-4　其他：肿瘤样阻塞，纤维纵隔炎，进行透析的慢性肾衰竭

资料来源：引自《*2022年ESC/ERS肺动脉高压诊断与治疗指南*》

（二）病理生理

患者早期常无明显自觉症状，多在20~40岁间才逐渐出现气急、乏力、呼吸困难，或有咯血、心悸、声音嘶哑等症状。由于心输出量降低，可有四肢寒冷、脉搏细弱、周围性发绀、心绞痛、晕厥等，发绀在早期常不严重，但在有右向左分流的情况下可出现显著发绀。

二、超声心动图检查

超声心动图是肺动脉高压筛查最重要的手段之一，不仅可以定量测定肺动脉压，评估肺动脉高压严重程度，还能用来诊断各种左向右分流型先天性心脏病及心脏瓣膜病，为肺动脉高压提供病因学诊断，但对于特发性肺动脉高压作用有限。

（一）肺动脉高压的超声诊断

肺动脉高压时，M 型超声表现为肺动脉瓣"a"凹低平或消失，肺动脉瓣收缩中期关闭或有切迹；肺动脉瓣开放曲线呈 W 形或 V 形，EF 段抬高呈弓形，斜率降低（图 11-24）。左室短轴切面 M 型超声显示右室增大、右室壁增厚、室间隔运动异常。

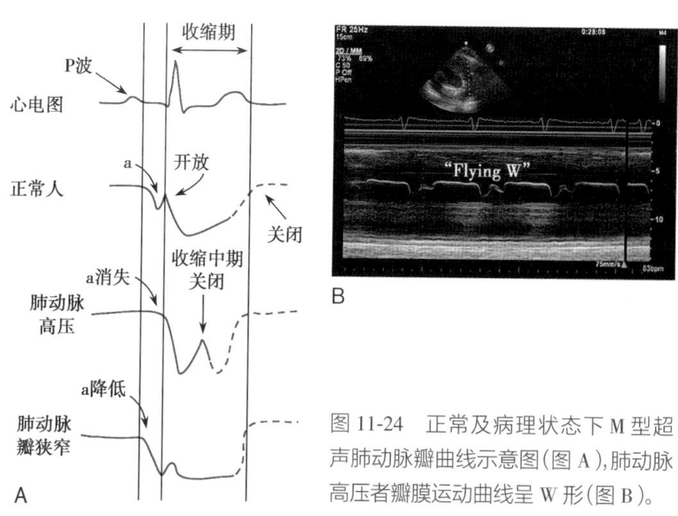

图 11-24　正常及病理状态下 M 型超声肺动脉瓣曲线示意图（图 A），肺动脉高压者瓣膜运动曲线呈 W 形（图 B）。

右室功能评估常用切面包括胸骨旁左室长轴切面、右室流入道切面、主动脉短轴切面、左室短轴切面、心尖四腔心切面及剑突下四腔心切面（图 11-25）。

二维超声表现为右心增大、右室前壁增厚（>5mm），右室流出道及下腔静脉增宽。肺动脉干及其分支内径扩张，重度肺动脉高压者可呈瘤样扩张。正常情况下左心室压高于右心室压，故不论收缩期还是舒张期，室间隔均凸向右室侧，在心室短轴切面，可见右心室断面呈月牙形环绕于左心室右前方。若出现肺动脉高压，舒张期室间隔可凸向左室侧，双心室短轴切面可见收缩期室间隔扁平，右心室变为马蹄形。如果收缩期室间隔仍为扁平状或被压向左室侧，常提示重度肺动脉高压（图 11-26~图 11-29）。

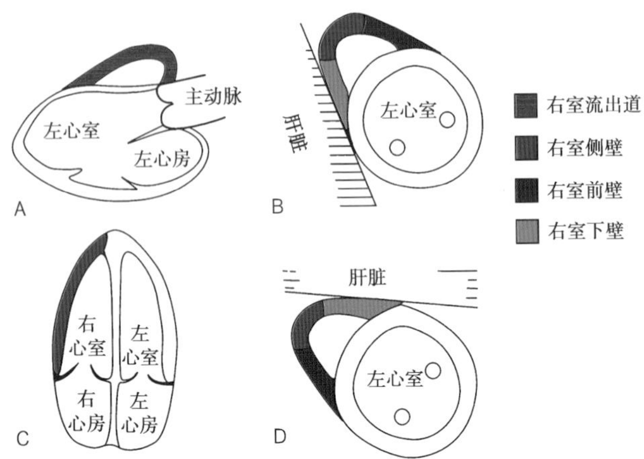

图 11-25　右室功能评估常用切面(从 A 到 D,依次为胸骨旁左室长轴切面、左室短轴切面、心尖四腔心切面、剑突下左室短轴切面)

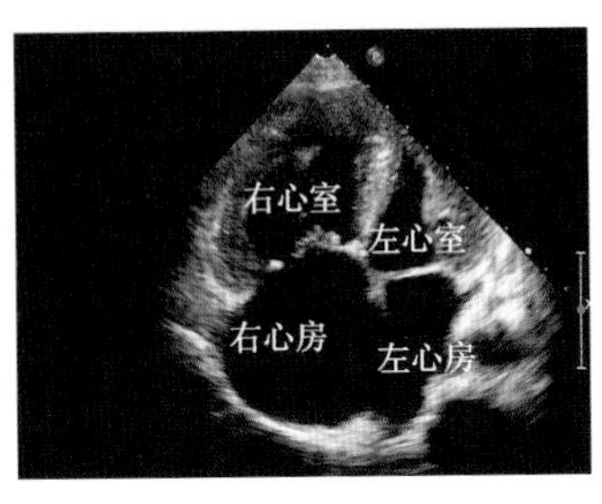

图 11-26　心尖四腔心切面示右心系统明显扩大

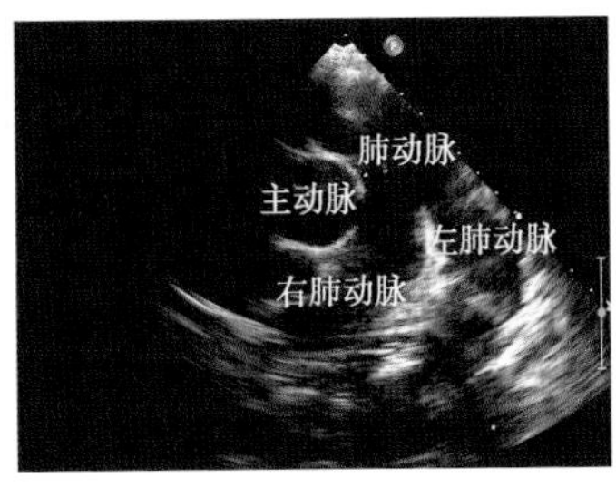

图 11-27　胸骨旁主动脉短轴切面示肺动脉干明显增宽

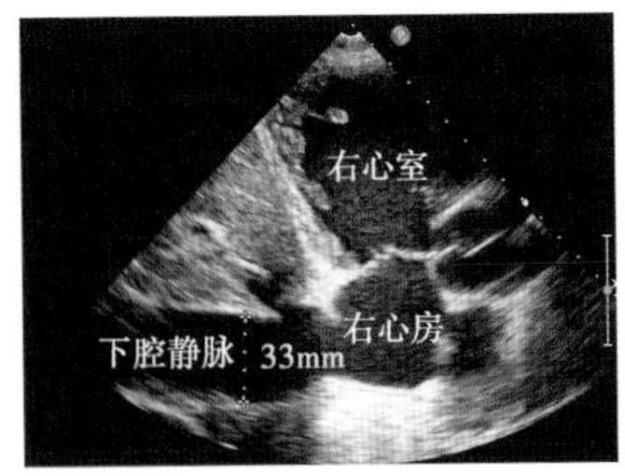

图 11-28　剑突下上、下腔静脉切面示下腔静脉内径明显增宽

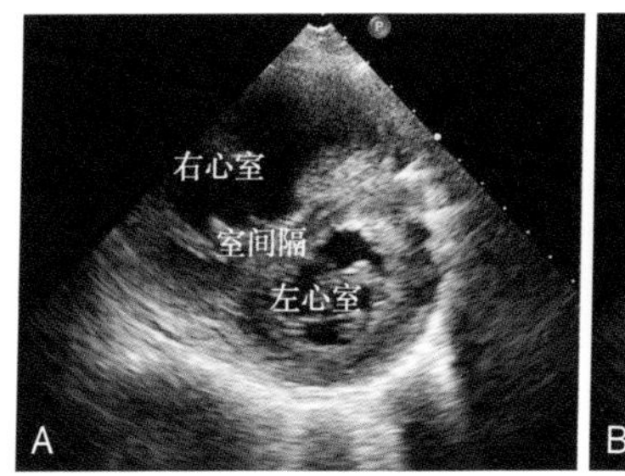

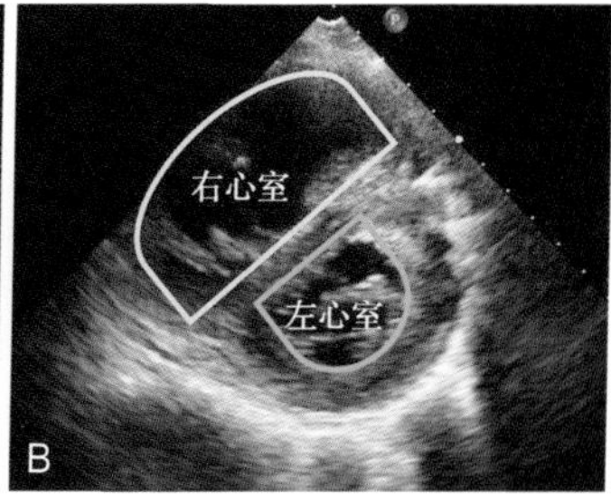

图 11-29　双心室短轴切面示室间隔平直，右室增大，呈马蹄样改变

肺动脉高压患者多伴有不同程度的三尖瓣反流，但反流程度与肺动脉压水平不一定呈正相关。正常肺动脉血流频谱呈圆钝的三角形，血流频谱的上升支和下降支基本对称。肺动脉高压患者血流频谱显示收缩早期突然加速，加速支陡峭，峰值流速前移至收缩早期，而后突然减速致其频谱形状呈匕首样。

（二）肺动脉高压的病因诊断

超声心动图主要用于筛查心血管疾病所致肺动脉高压，即各种左心疾病和左向右分流型先天性心脏病，还包括肺栓塞。先天性体-肺分流性肺动脉高压涉及的疾病广泛，超声表现多变，容易漏诊。在发现肺动脉高压的间接征象后，检查者应结合病史，综合应用超声检查方式，对患者全方位筛查，以防漏误诊（图 11-30~图 11-32）。表 11-5 列举了肺动脉高压患者超声观察内容及重点。

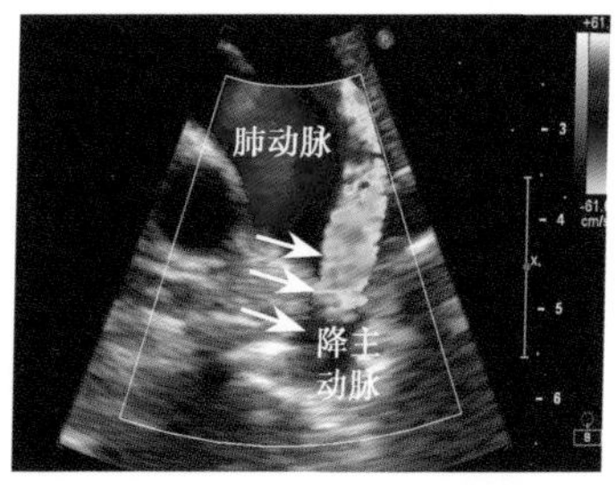

图 11-30　肺动脉长轴切面示降主动脉与肺动脉干间左向右分流束，诊断为动脉导管未闭。

经胸超声心动图在重症监护病房有着十分重要的作用。然而，对于体型肥胖、安放有纵隔引流管或大绷带包扎，以及正在接受机械通气的患者而言，受声窗限制，检查往往不够充分。经食管超声心动图克服了经胸超声检查的不足，可提供高质量的超声图像。微小经鼻腔探头，患者耐受性较好，可用于较长时间

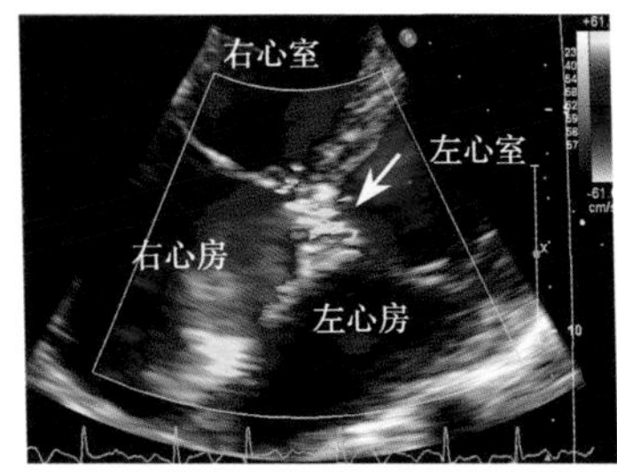

图 11-31 胸骨旁四腔心切面示右心扩大，左室与右房间分流，诊断为左室-右房通道。

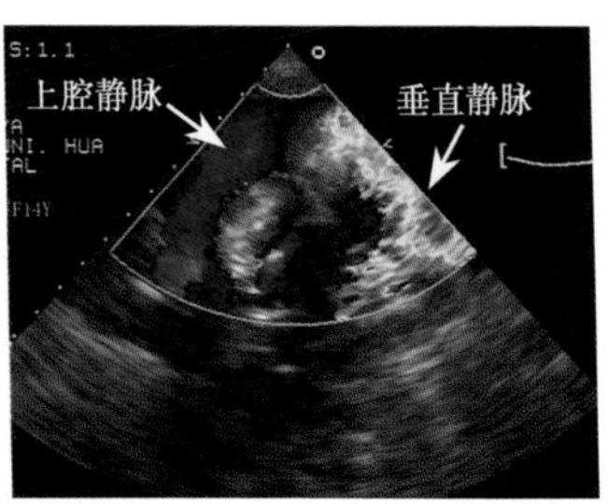

图 11-32 胸骨上窝切面示垂直静脉血流经无名经脉汇入上腔静脉，诊断为心上型完全性肺静脉畸形引流。

表 11-5 **先天性体-肺分流性肺动脉高压超声观察内容及重点**

1 确定分流类型
- 1-1 单纯三尖瓣前分流
  - 1-1-1 房间隔缺损
    - 1-1-1-1 继发孔型
    - 1-1-1-2 上腔静脉型
    - 1-1-1-3 原发孔型
  - 1-1-2 完全或部分性肺静脉畸形引流
- 1-2 单纯三尖瓣后分流
  - 1-2-1 室间隔缺损
  - 1-2-2 动脉导管未闭
- 1-3 联合分流(需确定以哪一类型缺损为主)
- 1-4 复杂先天性心脏病
  - 1-4-1 完全性房、室间隔缺损
  - 1-4-2 永存动脉干
  - 1-4-3 无肺血流受阻的单心室
  - 1-4-4 大动脉转位(无肺动脉狭窄)伴室间隔缺损和(或)动脉导管未闭
  - 1-4-5 其他

2 测量并描述缺损大小
- 2-1 血流动力学测定(指 Qp/Qs)
  - 2-1-1 限制性(指缺损两侧存在压差)
  - 2-1-2 非限制性
- 2-2 解剖学描述
  - 2-2-1 小到中等缺损(房间隔缺损≤2cm，室间隔缺损≤1cm)
  - 2-2-2 大的缺损(房间隔缺损>2cm，室间隔缺损>1cm)

续表

3　判断分流方向
3-1　左向右分流
3-2　右向左分流
3-3　双向分流
4　排除心脏外畸形
5　判断并描述是否与手术矫治相关
5-1　未手术
5-2　部分手术修补
5-3　手术修补

注：Qp/Qs，肺循环血流量/体循环血流量。

的持续性监测。

左向右分流型先天性心脏病出现肺动脉高压后，心内或者大血管水平分流速度减低，多普勒超声有时很难探及分流的存在。右心声学造影可用于观察分流有无及分流方向，对已出现右向左分流者，即使在彩色多普勒普及的情况下，右心超声造影仍不失为一种有效的诊断方法。

右心声学造影过程中，若右心顺序显影，左心未见造影剂，右心无负性显影，则提示心内无分流。右房/右室内见负性显影区，提示心内左向右分流。若扩张的冠状窦先显影，而后右心顺序显影，提示残存左上腔静脉的存在。在右心显影后，左房/左室内随即见造影剂回声，提示右向左分流；若经 3~5 个心动周期后，左房内方见密集造影剂回声，提示肺动静脉瘘（图 11-33~图 11-37）。

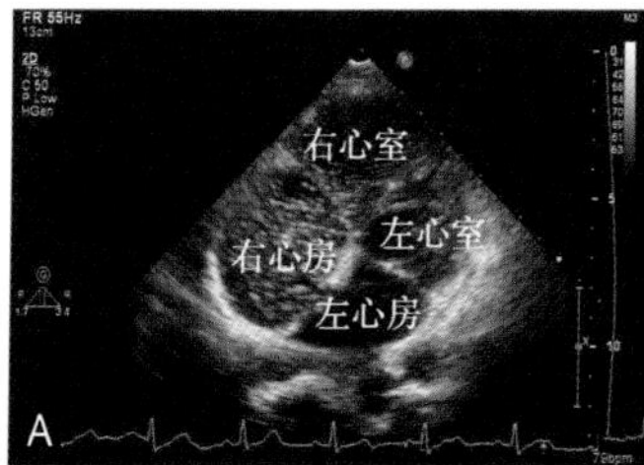

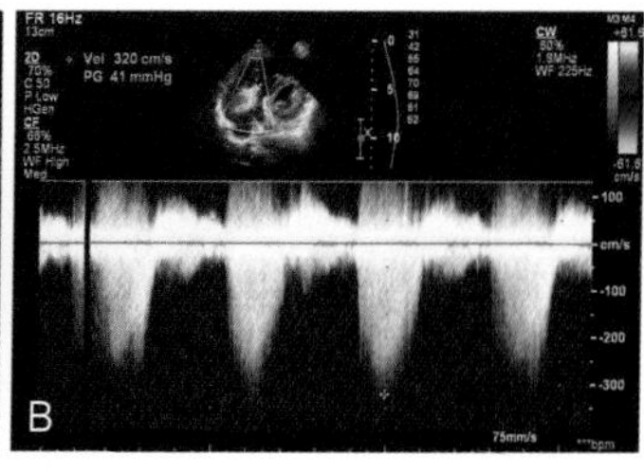

图 11-33　右心顺序显影，左心未见造影剂，右心无负性显影，提示心内无分流。

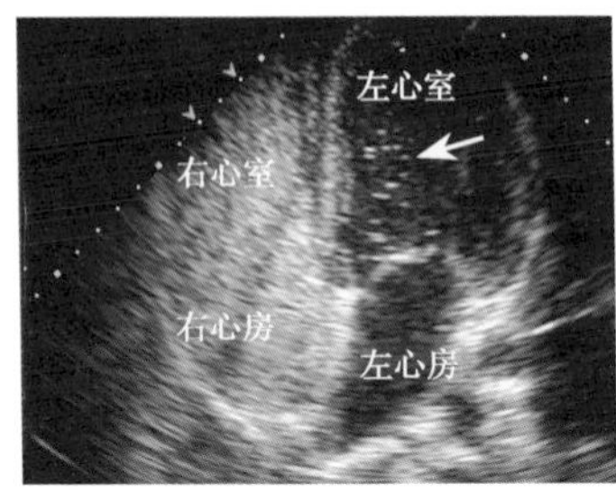

图 11-34　在右心声学造影中，左心内见造影剂回声（箭头），提示存在右向左分流。

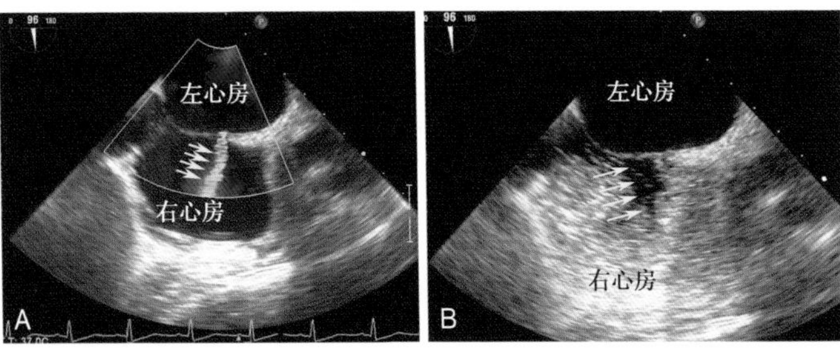

图 11-35　某肺动脉高压患者，经食管超声提示卵圆孔未闭（图 A），右心声学造影见右房内负向显影，左房未见造影剂回声（图 B），提示仅存在左向右分流。

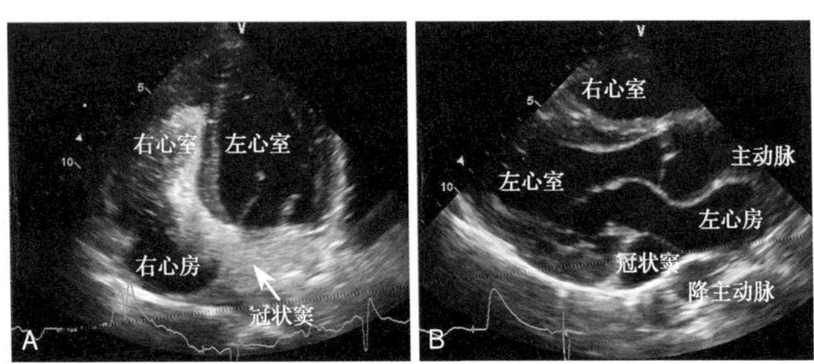

图 11-36　扩张的冠状窦先显影，而后右心顺序显影（图 A），提示有残存左上腔静脉（图 B）。

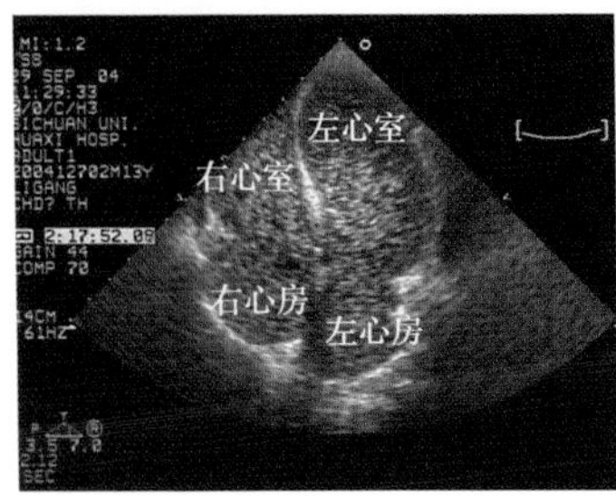

图 11-37　右心系统显影后 5 个心动周期见左心系统大量造影剂充填，提示肺动静脉瘘。

（三）评估肺动脉压水平

多普勒超声估测肺动脉压水平与右心导管有较好的相关性。根据三尖瓣和肺动脉瓣反流频谱，利用简化的伯努利方程可计算出肺动脉收缩压、舒张压和平均压。

1. 三尖瓣反流计算法

对合并有三尖瓣反流的患者，采用连续波多普勒测量三尖瓣最大反流速度（Vmax），依据简化的伯努利方程计算压力阶差（ΔP_{TR}）。

$$\Delta P_{TR}=4Vmax^2$$

在没有右室流出道梗阻或肺动脉瓣狭窄时，收缩期右心室压（systolic right ventricular pressure，SRVP）与肺动脉收缩压（systolic pulmonary artery pressure，SPAP）近似相等。SRVP 可通过三尖瓣口压力阶差与右心房压（right atria pressure，RAP）间接获得，故 SPAP 也可以通过三尖瓣口压力阶差进行评估（图 11-38）。

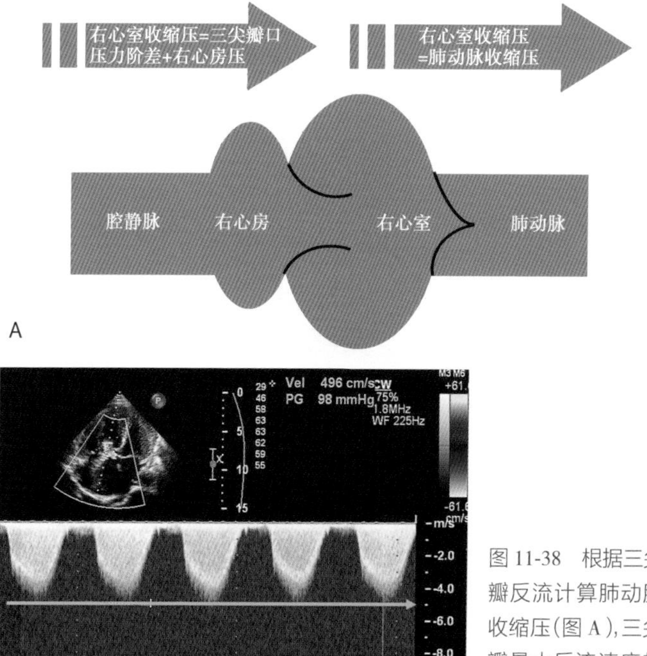

图 11-38　根据三尖瓣反流计算肺动脉收缩压（图 A），三尖瓣最大反流速度越高，肺动脉收缩压越高（图 B）。

$$SPAP=4Vmax^2+RAP$$

右心房大小正常，轻度三尖瓣反流时，RAP 约为 5mmHg；右心房轻度增大，中度三尖瓣反流时，RAP 约 10mmHg；右心房明显增大，重度三尖瓣反流，RAP 约 15mmHg。RAP 还可以通过下腔静脉内径及其随呼吸变化率进行评估。

2. 心室水平分流计算法

室间隔缺损时，左向右分流的峰值速度可通过伯努利方程换算成收缩期左心室压（systolic leftt ventricular pressure，SLVP）与 SRVP 间的压差（ΔP_{VSD}）。

$$\Delta P_{VSD}=SLVP-SRVP$$

在没有左、右室流出道梗阻时，收缩期左、右心室压与主动脉、肺动脉压大致相等。故 SPAP 可通过肱动脉收缩压（systolic blood pressure，SBP）与室间隔缺损分流压差（ΔP_{VSD}）获得（图 11-39）。

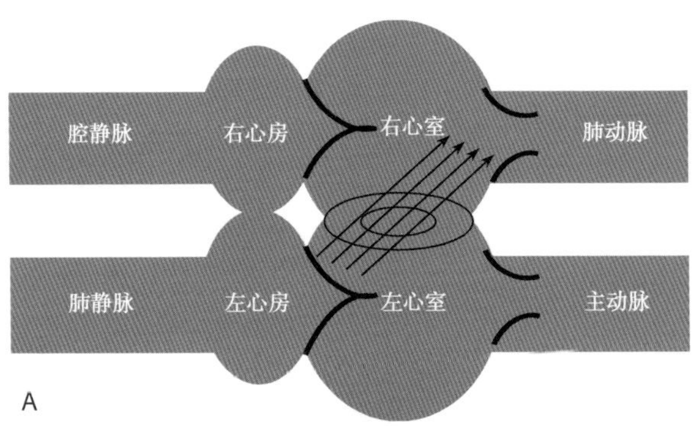

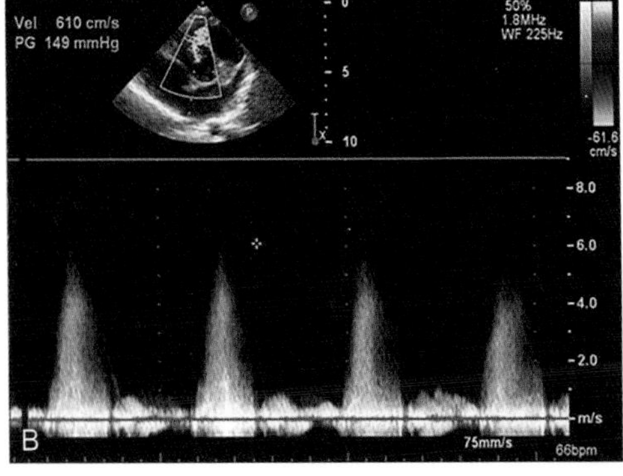

图 11-39　根据室间隔缺损分流计算肺动脉收缩压（图 A），室间隔缺损分流速度越低，说明肺动脉收缩压越高（图 B）。

$$SPAP=SBP-\Delta P_{VSD}$$

动脉导管未闭患者肺动脉收缩压评估方法与室间隔缺损相似，系通过肱动脉收缩压与动脉导管处最大分流压差而评估。

3. 肺动脉瓣反流计算法

通过肺动脉瓣反流速度（V_{PR}）可以间接评估肺动脉舒张压（diastolic pulmonary artery pressure，DPAP）。DPAP 与右室舒张压（diastolic right ventricular pressure，DRVP）的压力阶差为 $4V_{PR}^2$，在无三尖瓣狭窄时，DRVP 与 RAP 相等。故 DPAP 可通过 RAP 及 $4V_{PR}^2$ 获得。

$$DPAP=RAP+4V_{PR}^2$$

超声心动图评估肺动脉高压严重程度的可靠性有赖超声束与被探查血流束平行与否，若两者之间成角较大，则有可能低估肺动脉压。肺动脉高压严重程度的超声心动图分级见表 11-6。右室收缩功能受损明显的患者，三尖瓣最大反流速度低，此时不能完全排除肺动脉高压的存在。

表 11-6 **肺动脉高压严重程度的超声分级**

肺动脉压	收缩压/mmHg	舒张压/mmHg	平均压/mmHg
正常	<30	<15	25
轻度	30~50	15~30	25~35
中度	50~70	30~50	35~65
重度	>70	>50	>65

（四）评估右心室功能

由于右心室是一个既不对称也不规则的腔室，不像左心室一样可以通过简单的几何模型假设来评估心脏功能，故采用二维超声评估右心室功能有一定困难（详见本书第三章相关内容）。实时三维超声的出现使得右心室功能评估变为现实。目前，多项研究显示，三维超声在右心室功能评估方面与磁共振成像有较好的相似性（图 11-40、图 11-41）。

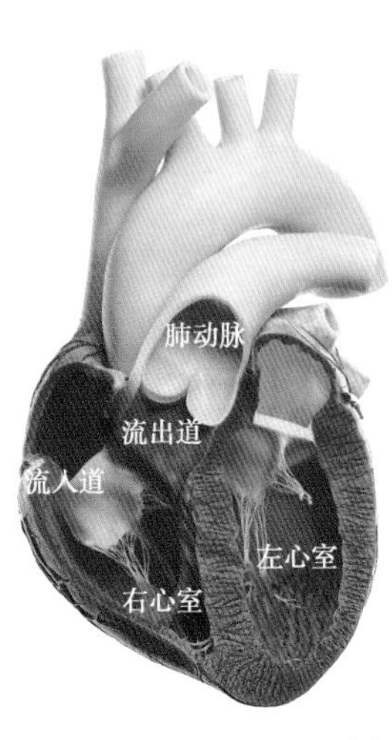

图 11-40　右心室解剖形态复杂，很难通过二维超声进行精确评估

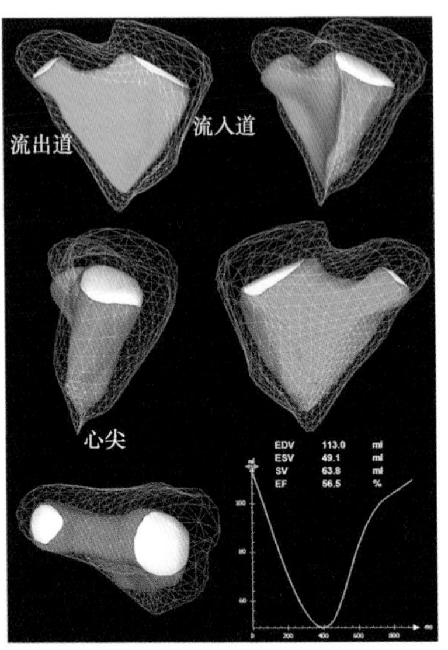

图 11-41　实时三维超声计算右室射血分数

三、基于超声心动图的诊治建议

根据《中国肺动脉高压的诊断与治疗指南(2021 版)》，超声心动图结果被列为最重要的无创性参考标准。表 11-7 从超声心动图的角度列举了肺动脉高压患者诊治建议。对于确诊为先天性体-肺分流及左心疾病所致的肺动脉高压患者，应争取尽早进行外科手术治疗。

表 11-7　**肺动脉高压诊断及处理建议**

低度怀疑肺动脉高压	分类	证据水平
超声心动图判断“不可能为肺动脉高压”，无临床症状：不推荐做进一步检查	I	C
超声心动图判断“不可能为肺动脉高压”，有临床症状且有 PAH 相关疾病或危险因素：推荐行超声心动图随访	I	C
超声心动图判断“不可能为肺动脉高压”，有临床症状但无 PAH 相关疾病或危险因素：推荐评价引起该症状的其他原因	I	C

续表

中度怀疑肺动脉高压	分类	证据水平
超声心动图判断“可能为肺动脉高压但可能性不大”，无临床症状，无 PAH 相关疾病或危险因素：推荐行超声心动图随访	Ⅰ	C
超声心动图判断“可能为肺动脉高压但可能性不大”，有临床表现且有 PAH 相关疾病或危险因素：应考虑行右心导管检查	Ⅱb	C
超声心动图判断“可能为肺动脉高压但可能性不大”，有临床症状但无 PAH 相关疾病或危险因素：应考虑其他诊断且应行超声心动图随访，如果症状为中度以上应考虑行右心导管检查	Ⅱb	C
高度怀疑肺动脉高压	**分类**	**证据水平**
超声心动图判断“可能为肺动脉高压且可能性较大”，有临床症状，伴或不伴 PAH 相关疾病或危险因素：推荐行右心导管检查	Ⅰ	C
超声心动图判断“可能为肺动脉高压且可能性较大”，无临床症状，伴或不伴 PAH 相关疾病或危险因素：应考虑行右心导管检查	Ⅱa	C

注：PAH，动脉型肺动脉高压。

四、小结

肺动脉高压原因众多，继发于心源性疾病者，超声心动图多可以做出病因学诊断，并用于评估肺动脉压水平。对于其他病因所致者，尤其是病变累及肺小动脉和毛细血管，超声通常没有确诊价值。无论哪一种类型的肺动脉高压，均应该建议患者定期复查超声心动图，以评估右心功能和治疗效果。

第4节 心源性栓塞

心源性栓塞（cardiac sources of embolism）指心源性栓子或者静脉系统栓子通过心脏血液循环，造成周围器官栓塞。随着人口老龄化加剧，心源性栓塞已成为心血管及神经科亟待解决的问题。超声心动图在心源性栓塞患者的筛查中发挥着至关重要的作用。

一、病理及病理生理

心源性栓塞的栓子包括心内血栓、肿瘤、赘生物或大血管斑块，此类栓子多来自左心系统，最常见的心源性栓塞系心内血栓脱落所致，此类患者多伴有风湿性二尖瓣狭窄、冠心病室壁瘤形成等。与此相对的是逆行栓塞或矛盾栓塞，即右心或静脉系统栓子通过房间交通进入左心系统导致的栓塞。

除原发病临床表现外，心源性栓塞的病理生理改变与外周动脉栓塞的部位和程度密切相关，如微小栓子脱落可导致短暂性脑缺血发作，而较大的栓子可引起脑梗死、肠系膜梗死、下肢坏疽等严重并发症。

二、超声心动图检查

（一）评估栓塞风险

患者多有心脏病学基础，左心房内血栓形成者，多因风湿性二尖瓣狭窄致心房血流淤滞；左心室血栓则见于心肌梗死后室壁瘤形成或顽固性心力衰竭及心肌病患者。感染性心内膜炎伴赘生物形成时，赘生物脱落可导致肾及下肢等部位的脓肿。人工瓣膜置换术后的患者，机械瓣较生物瓣发生心内血栓及心源性栓塞的风险高数倍。长期卧床的患者若伴有卵圆孔未闭，则发生逆行栓塞的风险明显上升，此类患者建议行右心声学造影检查，以排除心房水平右向左分流的可能。

不同疾病患者心源性栓塞的风险不同（表11-8）。

表 11-8　**不同疾病患者出现心源性栓塞的风险对比**

高风险	中风险	低风险
心房颤动	室壁瘤	卵圆孔未闭
近期前壁心肌梗死	人工生物瓣	房间隔膨出瘤(不合并卵圆未闭)
人工机械瓣	充血性心力衰竭	左心房自发显影
风湿性二尖瓣狭窄	扩张型/限制型心肌病	
感染性心内膜炎	二尖瓣脱垂	

(二) 寻找栓子来源

1. 左心房血栓/肿瘤

由于二尖瓣狭窄,左心房内血流淤滞、流速减慢,容易发生心房及心耳附壁血栓。部分患者虽无确切血栓证据,然左心房内可出现自发显影,即烟雾状的回声,目前学者多认为系左房内血栓形成的前期阶段;部分患者左心耳显示欠佳,可借助经食管超声心动图以明确诊断(图 11-42)。

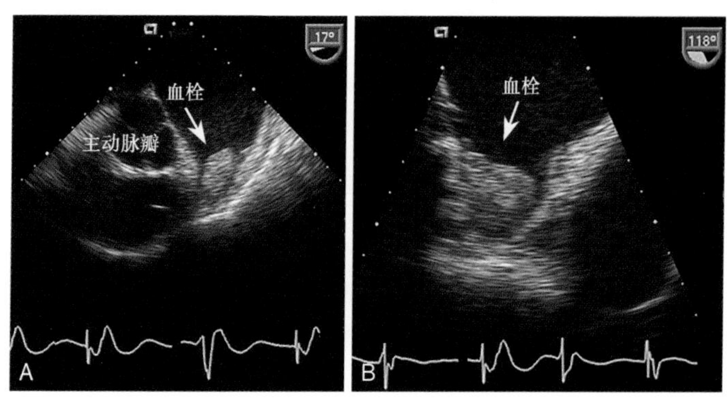

图 11-42　心房颤动患者左心耳内血栓(箭头)形成

黏液瘤是左心房内最常见的肿瘤,多附着于房间隔卵圆窝处,呈分叶状,可随心脏舒缩活动往返于二尖瓣口上下。黏液瘤质地松软,部分肿瘤组织脱落后可导致周围循环栓塞(图 11-43)。

2. 左心室血栓/肿瘤

心肌梗死若伴有室壁瘤形成,由于局部心肌收缩能力减弱

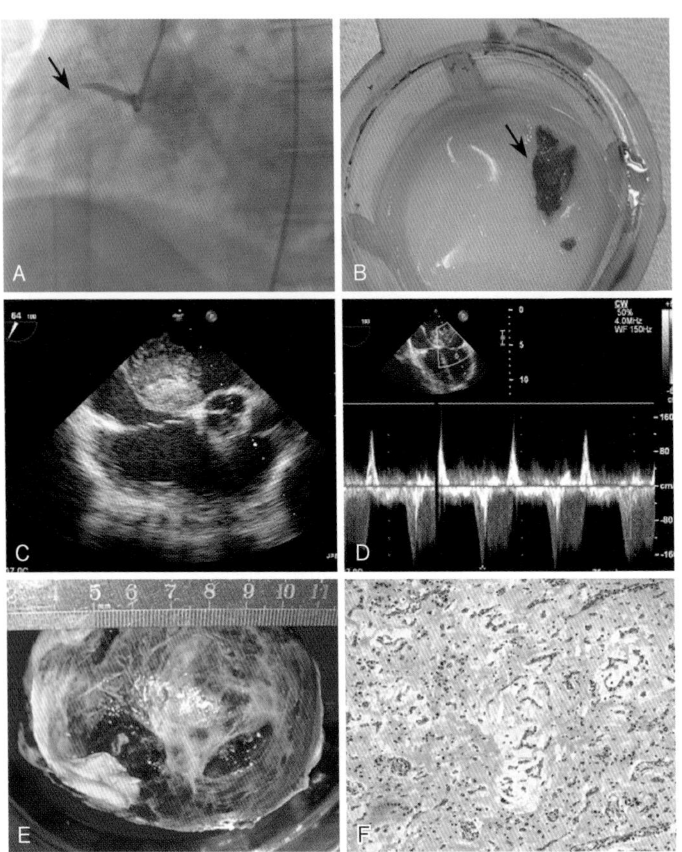

图 11-43　黏液瘤脱落导致冠状动脉栓塞及心肌梗死

A，造影示右冠状动脉近段以远闭塞（箭头）；B，抽吸导管自靶血管中抽出的栓子（箭头）；C，超声心动图见房间隔左房侧巨大占位；D，舒张期二尖瓣前向血流轻度受限；E，术中切除的大体标本，肿瘤表面光滑，切面暗红色，呈胶冻状；F，冠状动脉内栓子及左心房占位病理检查均示黏液瘤改变（HE × 40）。

及血流减缓等原因，可形成附壁血栓；慢性心力衰竭终末期的患者可因心肌收缩能力减弱及心室内血流淤滞导致血栓形成，因此这类患者多需要服用阿司匹林甚至华法林进行抗凝治疗。对于有心肌梗死病史以及射血分数明显降低的患者，应注意观察左心室心尖部（图 11-44）。另外，嗜酸性粒细胞增多症患者也可能出现左心室心内膜下附壁血栓，即勒夫勒心内膜炎，在嗜酸性粒细胞水平恢复正常后，附壁血栓可自行消失（图 11-45）。

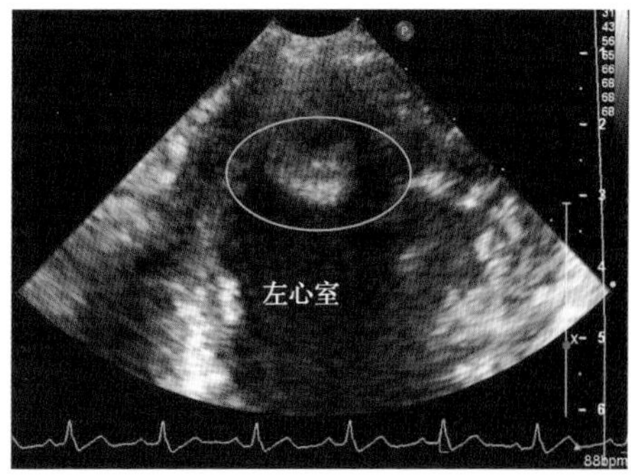

图 11-44　心肌梗死后左心室（LV）心尖部室壁瘤及血栓形成（绿色标识）

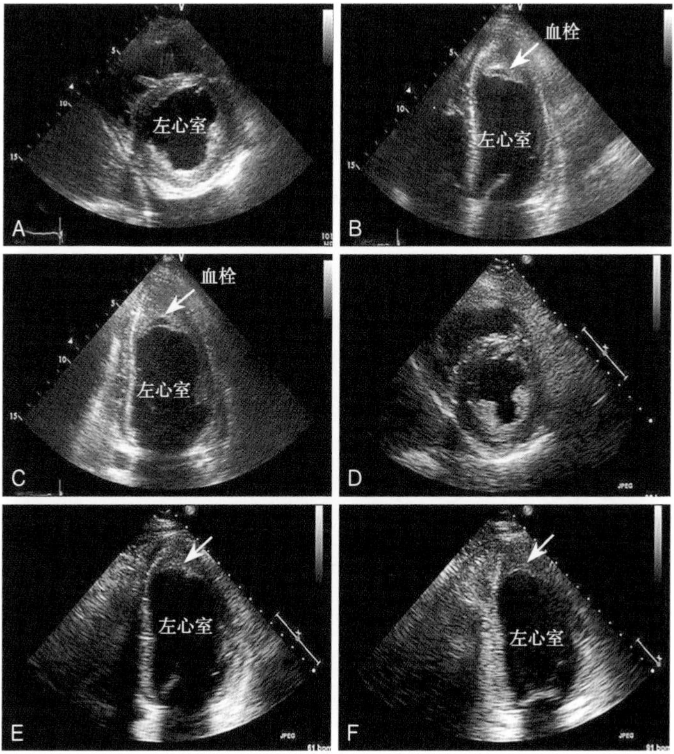

图 11-45　嗜酸性粒细胞心内膜炎患者的左心室附壁血栓（图 A~C，箭头），治疗后 2 个月复查血栓减小（图 D~F）。

发生于左心室的肿瘤极为少见，其中最常见的是横纹肌瘤。由于肿瘤起源于心肌，不易造成栓塞。

3. 心脏瓣膜赘生物/肿瘤

心脏瓣膜赘生物可分为感染性、非感染性两类。前者系感染性心内膜炎瓣膜损毁、细菌滋生所致，此类赘生物多含有大量病原菌，故脱落后可导致周围栓塞及脓肿形成（图 11-46）。后者主要指风湿性心脏病的瓣膜白色血栓，此类赘生物多由血小板聚集所致，附着相对牢固，但仍有脱落栓塞外周血管的风险。

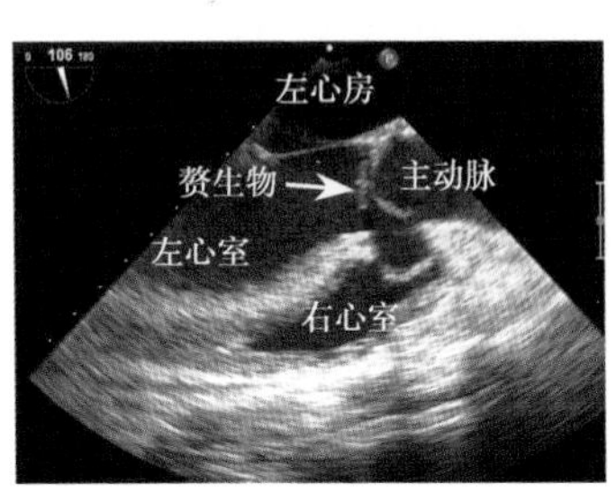

图 11-46　经食管实时三维超声示主动脉瓣赘生物形成（箭头）

心脏瓣膜肿瘤较其他心脏肿瘤更为少见。据报道，其病理类型以瓣膜乳头状瘤、错构瘤、海绵状血管瘤多见。目前临床及影像对此类疾病认识较少，诊断有一定困难。

4. 逆行/矛盾栓塞

对于不伴有冠状动脉粥样硬化或其高危因素的年轻患者，在出现隐源性脑卒中时，应首先想到心源性栓塞的可能。其中，逆行/矛盾栓塞是常见原因，部分在超声检查中可见卵圆孔处骑跨血栓（图 11-47），右心声学造影有助于确定有无右向左分流，为隐源性卒中患者提供病因学鉴别。

5. 主动脉不稳定斑块

冠状动脉粥样硬化可导致心绞痛、心肌梗死，而主动脉的粥样硬化及斑块形成，可以导致栓子脱落而造成周围动脉栓塞（图 11-48）。这一病理过程，在心脏外科体外循环的主动脉插管中尤为致命。患者常在术中出现脑卒中，但因受全麻状态影响，常不能得到及时有效的处理。此类患者，应加强术中大血管的超声检测。

6. 植入性心脏装置脱落

随着介入心脏病学的发展，结构性心脏病的介入治疗日趋成熟。然而，随之而来的是各种手术并发症的出现，各种植入性

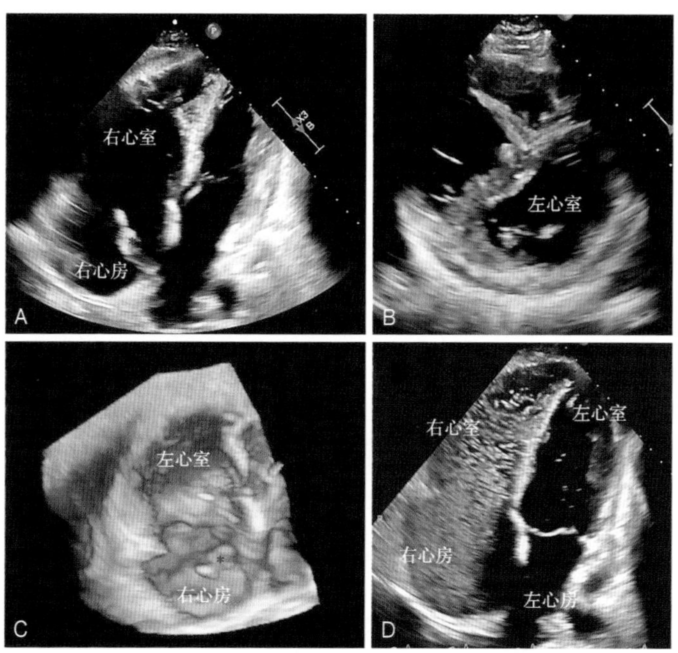

图 11-47　心尖四腔心切面（图 A，星号）见一条索状回声通过卵圆孔由右心房进入左心房；右心压力负荷过重（图 B）；实时三维超声显示血栓与周围结构关系（图 C，星号）；右心声学造影可见左室内微泡信号（图 D）。

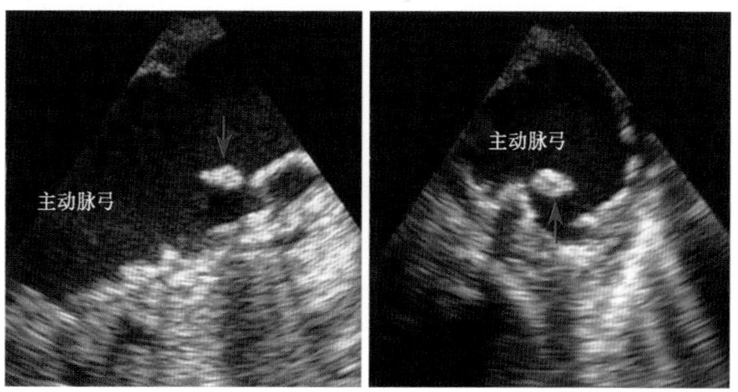

图 11-48　胸主动脉内斑块附壁血栓（箭头）的超声表现

心脏装置的脱落便是其中之一。由于左心系统的压力高于右心系统，一旦出现植入性医疗装置的脱落，大部分是进入右心系统，导致肺动脉栓塞，然而体循环栓塞并非罕见。目前，经导管二尖瓣钳夹术、经导管主动脉瓣植入术方兴未艾，最常见的并发症之一便是钳夹器或人工支架瓣膜的脱落。因此，对于接受器械植入的患者，在超声随访期间除观察有无残余病变外，器械稳定性评估也是重要检查内容。

（三）其他解剖结构变异

临床实践中，患者正常或变异的解剖结构可被误诊为心内血栓或占位，从而导致不恰当的临床干预，因此正确区分此类超声伪像是减少误诊的关键。

1. 欧氏瓣

欧氏瓣（Eustachian valve，EV）又称为下腔静脉瓣，主要在胎儿时期将来自上腔静脉的血直接引流通过卵圆孔。EV 可能被误诊为右心房内血栓，剑突下及食管中段双房心切面可见 EV 起源于右心房和下腔静脉结合部（图 11-49）。

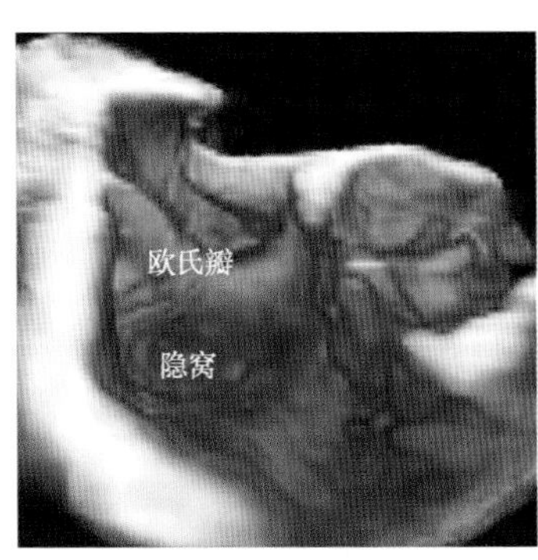

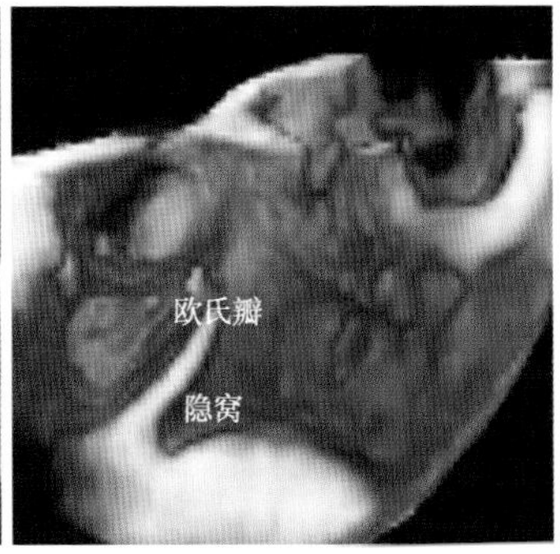

图 11-49 经食管超声心动图示欧氏瓣起源于下腔静脉开口处

2. 右房界嵴

界嵴起源于右心房和上腔静脉结合部，斜向下腔静脉，是心耳和心房的分隔结构。超声检查时可能被误诊为右心房肿瘤或血栓。经食管实时三维超声心动图有助于鉴别（图 11-50）。

3. 肺静脉嵴

肺静脉嵴也被称作是左房界嵴，是左心耳与左肺静脉间突起的肌肉嵴，这个突起常因认识不足而被误诊为血栓，即使在经食管超声心动图检查中也有被误诊的可能。该结构的特征是缺

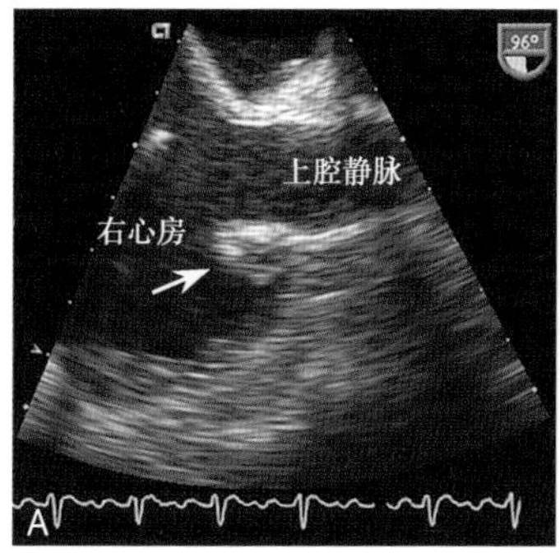

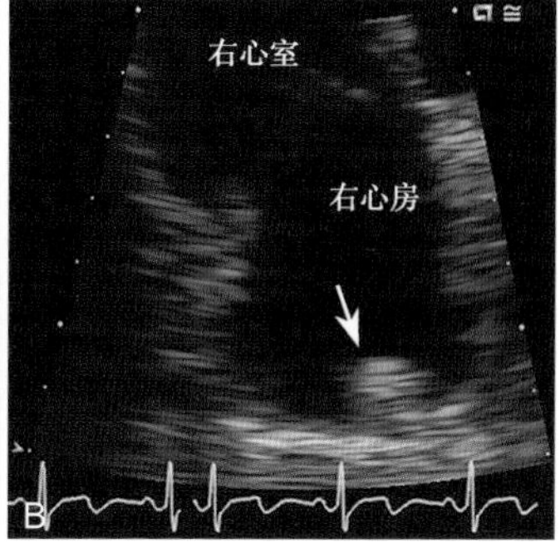

图 11-50　右房界嵴常表现为右房顶、近上腔静脉处的凸起(箭头)

乏活动性且位置固定。食管中段左心两腔心切面最容易显示此结构(图 11-51)。

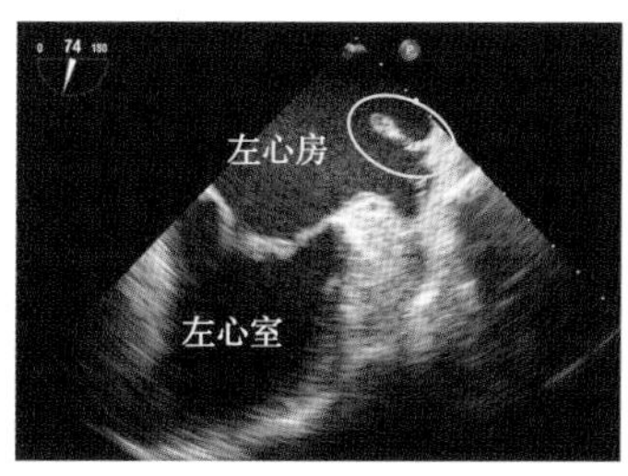

图 11-51　经食管超声心动图左心两腔心切面示左心耳外"棉签征"(黄色标识)为肺静脉嵴

4. 房间隔脂肪瘤样肥厚

房间隔脂肪瘤样肥厚常被误认是黏液瘤。食管中段四腔心或双心房切面中,脂肪瘤样肥厚多呈"哑铃"形。该结构异常主要是由于房间隔脂肪浸润所致,一般无病理意义(图 11-52)。但若此类患者同时合并有房间隔缺损、卵圆孔未闭需要进行介入封堵术时,厚薄不均的房间隔可能造成封堵伞贴合不紧密。《英国医学杂志》

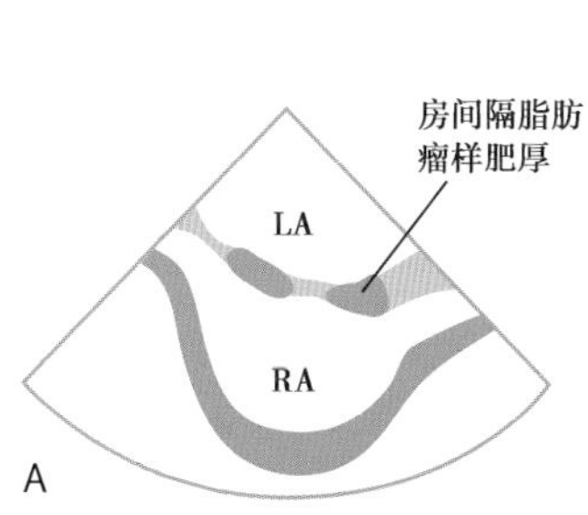

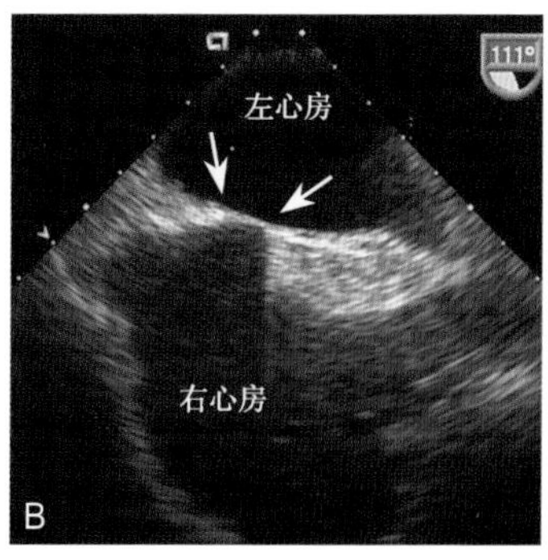

图 11-52　房间隔脂肪瘤样肥厚(箭头)的超声表现

（The BMJ）中曾有将此类患者误诊为心脏肿瘤而进行外科手术的案例报道。若超声鉴别困难，建议行磁共振成像或心内膜活检以明确诊断（图 11-53）。

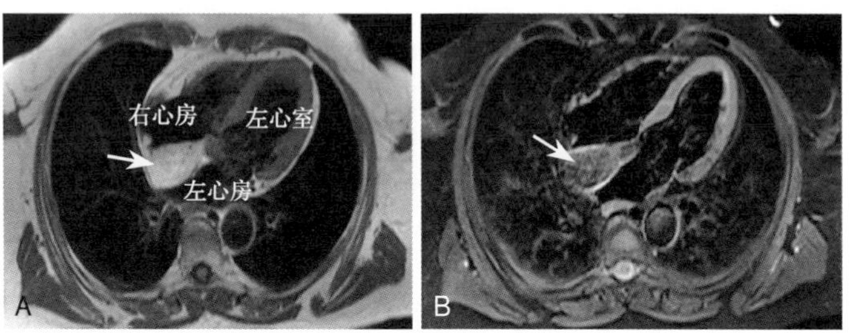

图 11-53 磁共振成像有助于鉴别房间隔脂肪浸润（箭头）与心脏肿瘤

5. 节制索

右室节制索是连于右室游离壁和室间隔的肌性组织，可能被误诊为右心室肿块。应变换切面多角度观察，以免误诊。

第 5 节　心包积液与心脏压塞

一、心包积液

心包分为纤维层和浆膜层，心包膜较坚韧，不易被很快扩张。前者位于外层，较厚；后者位于内层，较薄而光滑，又分为壁层和脏层，两层间的腔隙即心包腔，正常有约 20~30ml（最多不超过 50ml）起润滑作用的液体。若因各种原因导致心包腔内液体量增加，即为心包积液。

（一）血流动力学

心包积液→心包腔压力上升→右心回流受阻→心室舒张充盈受限→心充盈量急剧下降→心输出量减少→收缩压下降→休克、脉压差缩小、奇脉（吸气时回流量少，血压明显下降）。

（二）超声心动图诊断

1. 是否存在心包积液

超声心动图是诊断心包积液最常用的手段，二维超声中主要表现为心包腔内无回声区。量大的心包积液比量小更容易确诊，在左室长轴切面，往往会在前心包中发现少量无回声区或低回声区，鉴别诊断包括胸腺、心包肿瘤或囊肿、纤维化或钙化性心包炎、心外膜脂肪等。若超声区别困难，可通过 CT 进一步鉴别（图 11-54）。

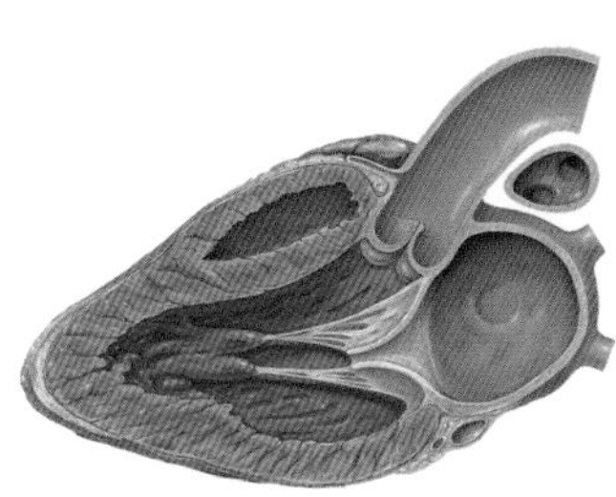

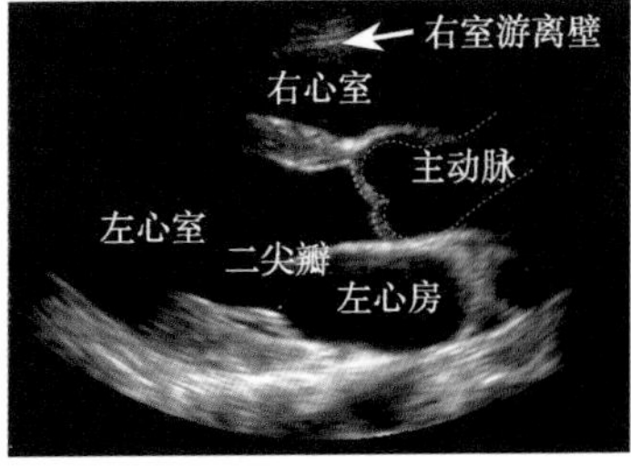

图 11-54　左室长轴切面中常在右室游离壁外看到少量无回声区（箭头），容易被误认成心包积液。

左侧胸腔积液容易与后心包积液相混淆，二者可以通过以下特征进行鉴别（图 11-55）：①寻找壁层心包，若能在积液之间看到心包影，则为胸腔积液；②寻找降主动脉，若积液位于降主动脉后下方，则为胸腔积液；③进一步结合 CT，CT 对于纵隔里、心脏外结构显示比较清楚。

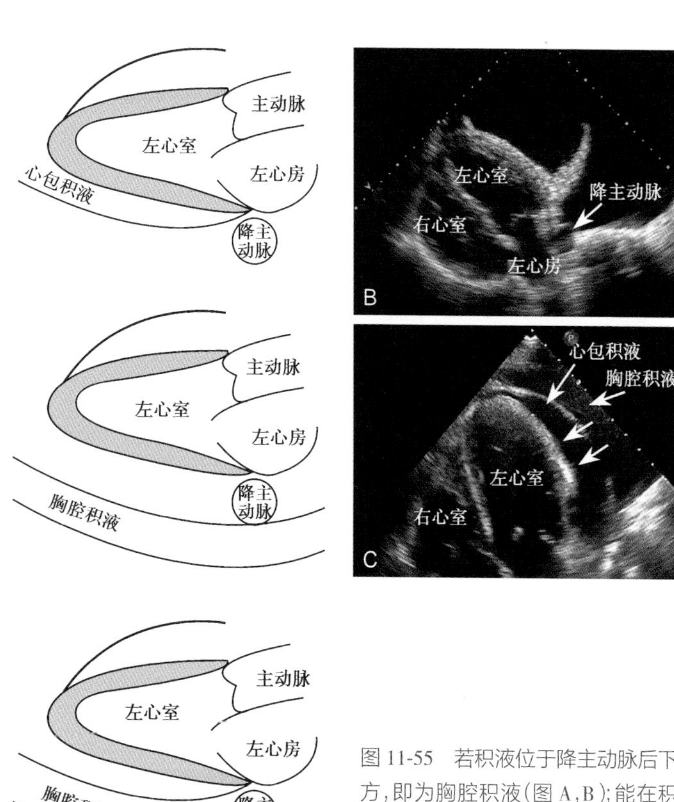

图 11-55　若积液位于降主动脉后下方，即为胸腔积液（图 A，B）；能在积液之间看到壁层心包影，亦为胸腔积液（图 C）。

2. 确定心包积液的部位和积液量

当少量积液时，常在左室后壁出现液性暗区；随着积液的增加，心脏四周均可见液性暗区。一般将心包积液作半定量分析，分为少、中、大量（图 11-56）。因心包腔并不规则，所以使用超声进行定量尚无明确的标准。

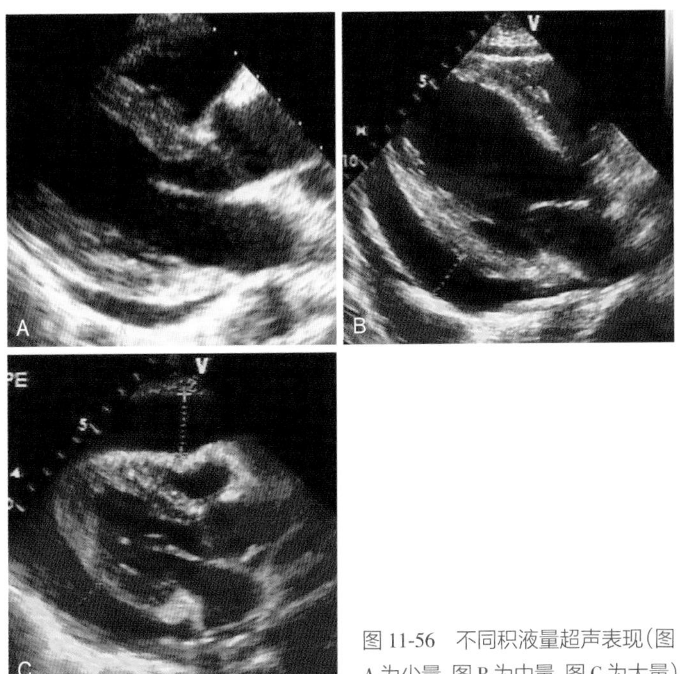

图 11-56　不同积液量超声表现（图A为少量，图B为中量，图C为大量）

M 型超声的半定量方法：通常认为最大舒张期暗区<10mm时，积液为少量；10~19mm，则为中量；≥20mm，则为大量。

二维超声定量法：积液仅出现在房室沟之后或轻度向下延伸但未达到心尖，为少量积液（<100ml）；左室后壁出现较宽液性暗区，且其同时出现于左室侧壁、心尖部、右室前壁，提示为中量心包积液（100~500ml）；大量心包积液（>500ml）时，积液仍主要集中于上述部位，但液性暗区范围更宽，且整个心脏可在心包腔内明显摆动。

3. 有无心脏压塞

需要明确的是，心脏压塞≠大量心包积液。心包积液的患者是否出现心脏压塞，主要与以下因素有关。

（1）心包腔内积液量及积聚速度：若积液生长缓慢，总量1~2L后才会出现亚急性、慢性心脏压塞；若积液生长迅速，仅150~200ml就可以发生急性心脏压塞。

（2）心包顺应性或伸展性：若心包发生增厚、钙化、纤维化或肿瘤浸润致心包僵硬，小量积液即可迅速使心包内压升高，引起心脏压塞。

（3）血容量：低血容量、心室充盈压下降，小量积液可引起心脏压塞。

4. 心包积液的定性

根据液性暗区的回声特点，可初步鉴别积液的性质，提供初步的病因学鉴别诊断（图 11-57）。

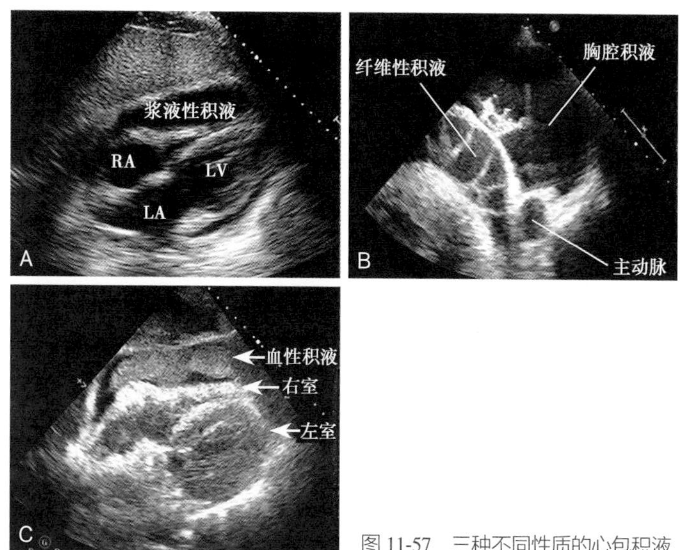

图 11-57 三种不同性质的心包积液

（1）浆液性积液：以液体渗出为主，心包腔内透声性较好，随体位活动变化较大。

（2）纤维性渗出为主的积液：液性暗区中可见纤维素细光带回声，漂浮于液性暗区内。

（3）脓性和血性积液：心包腔液性暗区较混浊，可见较多的光点或絮状物回声。

二、心脏压塞

（一）心脏压塞的定义

心脏压塞又称心包填塞，指的是心包腔内液体增长速度过快或积液量过大时，压迫心脏而限制心室舒张及血液充盈的现象。患者病情迅速恶化，血压急剧下降，甚至发生猝死。常见原因包括冠状动脉穿孔、心脏破裂/穿孔等。

（二）心脏压塞的症状

呼吸困难既是心包积液时的突出症状，也是心脏压塞的早期症状，这与肺循环淤血相关。可以表现为端坐呼吸、浅慢呼吸、面色苍白、发绀等。典型的心脏压塞表现为 Beck 三联征：

1. **血压下降**：主要是大量心包积液导致心脏回流血量减少所致。

2. **心音遥远**：心脏外大量心包积液使得听诊时心音遥远而低钝。

3. **颈静脉扩张**：心包积液造成静脉回流受阻使中心静脉压升高，颈静脉的血液回流困难而发生压力性扩张。

（三）超声心动图表现

床旁超声心动图检查是诊断心脏压塞最有效、最灵敏的方法。心脏压塞时的特征为舒张早期右室游离壁塌陷及舒张末期右房塌陷（图 11-58）。吸气时右室内径增大，左室内径减小，室间隔左移（图 11-59）。因心包腔压力升高，下腔静脉增宽，随呼吸变化的塌陷率降低（图 11-60）。

心脏压塞患者，心腔内血流频谱更容易受到呼吸动作的影响，其血流速度变异性更大：如三尖瓣口 E 峰速度随吸气而增加，随呼气而降低；二尖瓣口则完全相反，其 E 峰速度随吸气而降低，随呼气而增加（图 11-61）。相对于正常人，心脏压塞患者在呼气

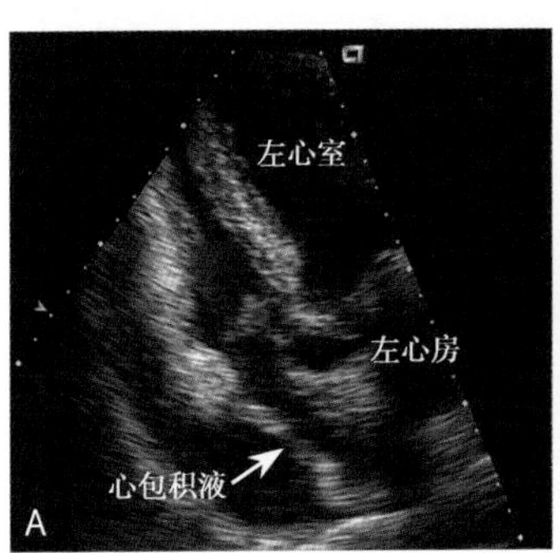

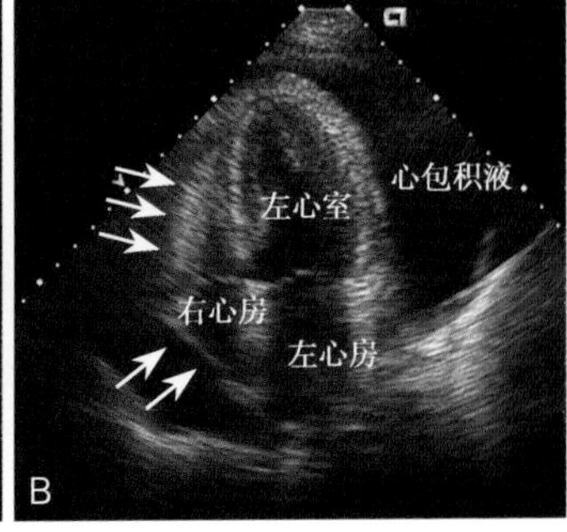

图 11-58 心脏压塞患者右房（图 A）及右室塌陷（图 B）

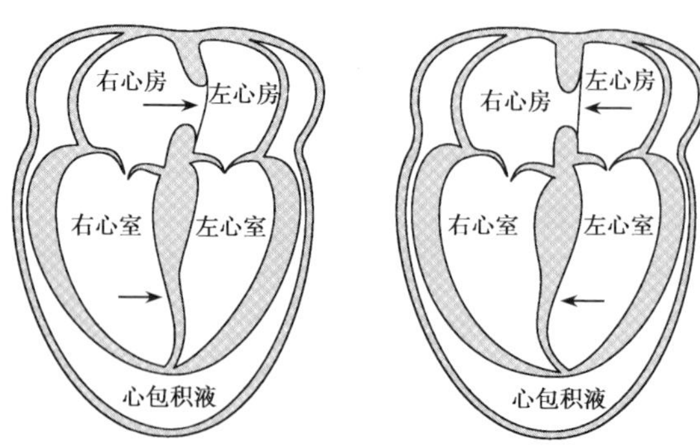

图 11-59　心脏压塞患者，吸气时（左图）右心室压升高，室间隔偏向左侧；呼气时（右图）左心室压升高，室间隔偏向右侧。

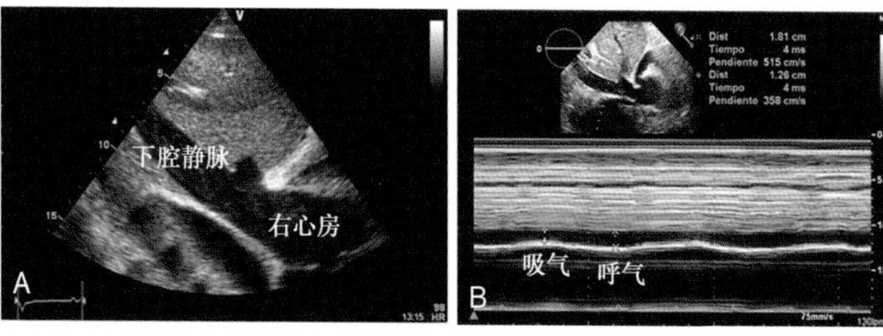

图 11-60　心脏压塞时下腔静脉增宽，随吸气和呼气的变化率降低。

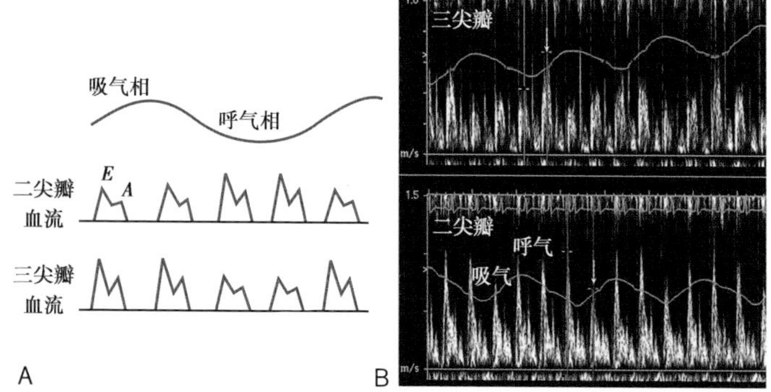

图 11-61　心脏压塞患者房室瓣口前向血流随呼吸变化规律对比（图 A），三尖瓣口 E 峰速度随吸气而增加，随呼气而降低（图 B，上图）；二尖瓣口 E 峰速度随吸气而降低，随呼气而增加（图 B，下图）。

时右心系统压力升高，肝静脉反流速度明显提高，而前向血流速度明显下降（图 11-62）。心脏压塞与缩窄性心包炎在血流动力学方面有相似之处，但后者应主要和限制型心肌病鉴别，详细内容可参考本书第十章第 6 节。

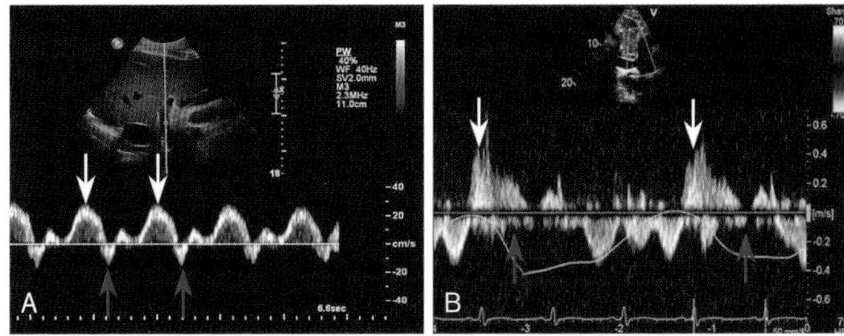

图 11-62　正常（图 A）及心脏压塞（图 B）时肝静脉频谱：相对于正常人，心脏压塞患者在呼气时肝静脉反流速度明显提高（白色箭头），而前向血流速度明显下降（S 波）。

第6节 心力衰竭

心力衰竭(简称“心衰”)是由于任何心脏结构或功能异常导致心室充盈或射血能力受损的一组复杂临床综合征,其主要临床表现为呼吸困难和乏力(活动耐量受限),以及液体潴留(肺淤血和外周水肿)。心衰为各种心脏疾病的严重和终末阶段,发病率高,是重要的心血管病之一。超声心动图在心衰的诊断、分型、严重程度评估、治疗方案选择、预后判断方面均发挥重要作用。

一、心衰机制及进程

心衰的主要发病机制之一为心肌病理性重构,导致心衰进展的两个关键过程:一是心肌死亡(坏死、凋亡、自噬等)的发生,如急性心肌梗死、重症心肌炎等;二是神经内分泌系统过度激活所致的系统反应,其中肾素-血管紧张素-醛固酮系统和交感神经系统过度兴奋起主要作用。切断这两个关键过程是有效预防和治疗心衰的基础。

根据心衰发生发展的过程,从心衰的危险因素进展成结构性心脏病,出现心衰症状,直至难治性终末期心衰,可分成前心衰(A)、前临床心衰(B)、临床心衰(C)和难治性终末期心衰(D)四个阶段(表11-9)。

表11-9 **心衰发生发展的各阶段**

阶段	定义	患病人群
A(前心衰阶段)	患者为心衰的高发危险人群,尚无心脏结构或功能异常,也无心衰的症状和/或体征	高血压、冠心病、糖尿病患者;肥胖、代谢综合征患者;有应用心脏毒性药物史、酗酒史、风湿热史,或心肌病家族史者等
B(前临床心衰阶段)	患者虽无心衰的症状和/或体征,但已发展成心脏结构异常	左心室肥厚、无症状性心脏瓣膜病、以往有心肌梗死史的患者等

续表

阶段	定义	患病人群
C(临床心衰阶段)	患者已有基础的结构性心脏病,以往或目前有心衰的症状和/或体征	有结构性心脏病,伴气短、乏力、运动耐量下降者等
D(难治性终末期心衰阶段)	患者有进行性结构性心脏病,经积极的内科治疗,休息时仍有症状,且需要特殊干预	因心衰反复住院,且不能安全离院者;需要长期静脉用药者;等待心脏移植者;应用心脏机械辅助装置者

二、心衰的诊断及分型

一直以来,国内外各种心衰指南均强调"无症状者无心衰"。这是因为心衰其实是一种临床诊断,不是影像学诊断,也不是一种实验室诊断。但心衰的分型和严重程度判断,依赖于病史、体格检查、实验室检查、心脏影像学检查和功能检查(图 11-63)。

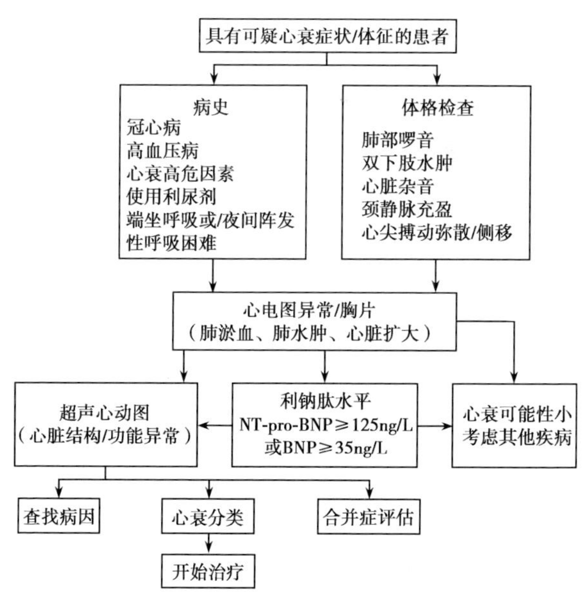

图 11-63　心衰的诊断流程

超声心动图所测量的左室射血分数(left ventricular ejection fraction,LVEF)不是心衰诊断的唯一标准,却是心衰分类的参考。既往国内外心衰相关指南,均将慢性心衰分为射血分数降低的心衰(heart failure with reduced ejection fraction,HFrEF)、射血分数保留的心衰(heart failure with preserved ejection fraction,HFpEF)、射血分数中间值的心衰(heart failure with mildly reduced ejection fraction,HFmrEF)。《中国心力衰竭诊断和治疗指南2024》则新增了射血分数改善的心衰(heart failure with improved ejection fraction,HFimpEF),见表 11-10。

表 11-10 **根据射血分数的心衰分型**

诊断标准	HFrEF	HFimpEF	HFmrEF	HFpEF
1	症状和/或体征	病史	症状和/或体征	症状和/或体征
2	LVEF<40%	既往LVEF≤40%,治疗后随访LVEF>40%并较基线增加≥10%	LVEF40%~49%	LVEF≥50%
3		存在心脏结构(如左心房增大、左心室肥大)或左心室充盈受损的超声心动图证据	利钠肽升高,并符合以下至少一条:(1)左心室肥厚和/或左心房扩大(2)心脏舒张功能异常	利钠肽升高,并符合以下至少一条:(1)左心室肥厚和/或左心房扩大(2)心脏舒张功能异常

注:HFrEF 射血分数降低的心衰,HFpEF 射血分数保留的心衰,HFmrEF 射血分数中间值的心衰,HFimpEF 射血分数改善的心力衰竭,LVEF 左室射血分数。

HFrEF 与 HFpEF 两者病情的不同之处有很多(表 11-11)。后者中老年人、女性、肥胖患者占比大,多伴有高血压、2 型糖尿病。HFpEF 患者的心脏形态多呈左室向心性肥大,通常不会出现左室内径和容积的增大。除一些偶然病例外,一般也不会发生心室收缩不同步。

表 11-11　**HFrEF 和 HFpEF 临床及超声表现对比**

		HFrEF	HFpEF
临床表现	性别	男性多	女性相对较多
	年龄	50~60 岁	60~70 岁
	体型	病程晚期身体羸弱	肥胖患者更多
	病因	心肌梗死、扩张型心肌病等	高血压、糖尿病、肾功能障碍、房颤、一过性心肌缺血
	病情的进展	持续的心衰状态	经常出现间歇性心衰症状
	治疗	β 受体阻滞剂、RAAS 阻滞剂、醛固酮受体拮抗剂	SGLT2 受体阻滞剂
心脏形态和功能	左室舒张末期容积	增大	通常不增大
	左室收缩末期容积	增大	通常不增大
	室壁厚度	通常不增厚	增厚
	心室重量	增加	增加
	心室重量/容积比	降低	降低
	左室重构	离心性	向心性
	左室射血分数	降低	不降低
	每搏输出量	降低	不降低
	心室不同步	经常出现	出现频率不多
	二尖瓣血流频谱	限制性充盈障碍或松弛受损	松弛受损
	二尖瓣瓣环 s′	非常慢	略微减慢
	二尖瓣瓣环/e′	非常慢	略微减慢
	左心房压	升高	升高
	左心房容积	增大	增大

注：RAAS 肾素-血管紧张素-醛固酮系统，SGLT2 钠葡萄糖共转运蛋白-2，HFrEF 射血分数降低的心衰，HFpEF 射血分数保留的心衰。

三、心衰的超声心动图评估

（一）心脏功能评估

经胸超声心动图是评估心脏结构和功能的首选方法，可提供房室容量、左右室收缩和舒张功能、室壁厚度、瓣膜功能和肺动脉高压的信息。LVEF 可反映左室收缩功能，推荐改良双平面 Simpson 法。在图像质量差时，建议使用声学对比剂，以清晰显示心内膜轮廓。组织多普勒和应变成像的重复性和可行性已证实，对于存在发生心衰风险的患者，应考虑采用以识别临床前的心肌收缩功能异常。

临床上常常遇到 LVEF 与临床症状的严重程度不匹配现象。表 11-12 列举了三个不同状态的心脏。心脏 A 收缩功能低下，是心腔扩大的心衰患者的心脏。心脏 B 是健康成年男子的心脏，其 LVEF 高达 60%，而心脏 A 仅为 24%。但是，对于心脏之外的器官，两个心脏的每搏输出量（stroke volume，SV）都是 60ml，前者活动耐量可能并不会随着 LVEF 降低而下降。由此可见，LVEF 并不能作为心功能的单一指标，而是衡量心脏是否有效工作的指标。LVEF 被称为心脏收缩"功能"的指标。心脏 C 的左室舒张末期容积为 40ml，收缩末期容积为 16ml，其 LVEF 值保持在 60%，但 SV 非常低，所以心衰症状可能非常严重。SV 和 LVEF 是互相补充的指标。

表 11-12　**不同状态心脏功能对比**

评估指标	心脏 A	心脏 B	心脏 C
左室舒张末期容积	250ml	100ml	40ml
左室收缩末期容积	190ml	40ml	16ml
每搏输出量	60ml	60ml	24ml
左室射血分数	24%	60%	60%

不是所有的病例都必须进行 SV 和心输出量（cardiac output，CO）的测量。但当左室内径小、LVEF 不变而血压低时，则可认定为低心排血量综合征，应测量 CO。SV、CO 和心脏指数（cardiac index，CI）建议借助心脏超声测量左室流出道内径及其频谱的速

度时间积分（velocity time intergral，VTI）得出。

◇ SV=π ×（左室流出道内径/2）^{2} × VTI
◇ CO=SV × 心率
◇ CI=CO ÷ 体表面积

上述参数的测量准确度由左室流出道内径以及 VTI 决定。左室流出道横截面积要通过其半径的平方计算，因此，正确测量左室流出道内径非常重要（具体内容请参考本书第三章）。

（二）心腔内压力的评估

1. 右心房压的推断

超声心动图检查时可以利用简化伯努利方程推测压力，但这种压力是两点之间的压差。中心静脉压≈平均右心房压，这是静脉系统容量负荷的指标。通过下腔静脉的内径来推定右心房压是最为常用的方法

下腔静脉内径通过仰卧位剑突下下腔静脉长轴切面测量。在下腔静脉与右心房交界处 1.0~2.0cm 的位置上，尽量垂直于长轴方向测量下腔静脉的内径。吸气使胸廓内变成负值时，右心室扩大、从中心静脉到右心室的血液回流增加，下腔静脉血液被抽走，随之内径缩小。这种随呼吸性塌陷的程度对于中心静脉压的推测十分重要（表 11-13）。接受人工呼吸机治疗和重度三尖瓣反流病例的测定可能并不准确。

表 11-13　**根据下腔静脉推定右心房压**

下腔静脉内径	塌陷率	推测右心房压（范围）
<2.1cm	50% 以上	正常，3mmHg（0~5mmHg）
>2.1cm	50% 以下	升高，15mmHg（10~20mmHg）
非以上情况		可推测为 8 mmHg（5~10mmHg）

通常，肝静脉血流的收缩期波形比舒张期波形大，若非重度三尖瓣关闭不全患者，如收缩期波形下降，则可判断为右心房压升高。或者同左室流入道血流的 E/e′ 一样，依据三尖瓣部位的右

室流入道血流的 E/e′ 也可以推测。在三尖瓣瓣环游离壁测量 e′，如果右心系统的 E/e′ >6，则右心房压>10mmHg。

2. 肺动脉压的推断

为评估压力负荷，右心室压的测量是很重要的。根据三尖瓣反流峰值流速（TRV_{max}），使用简易的伯努利公式，$4 \times TRV_{max}^2$+右心房压（mmHg）求得肺动脉收缩压。右心房压可以用下腔静脉塌陷率估测（见上文）。TRV_{max} 受测量角度影响，因此需要在胸骨左缘主动脉短轴切面、心尖四腔心切面等多切面测量并取最快的流速。为避免高估，波形要在包络线清晰，信号浓度强的部分测量。

在没有肺动脉瓣、右室流出道狭窄的情况下，肺动脉收缩压与右室收缩压一致（这种情况下，肺动脉高压=右心室压力负荷增加）。因此，使用超声确认是否存在肺动脉收缩压升高，有必要排除右室流出道梗阻。

目前多数指南均不在推荐使用肺动脉收缩压作为肺动脉高压诊断标准，而是将平均肺动脉压>25mmHg 定义为肺动脉高压。但是，对于有中度以上三尖瓣关闭不全的呼吸困难患者，若通过三尖瓣反流峰值流速所估测的肺动脉收缩压>40mmHg，亦提示存在肺动脉高压的可能性，需要进行更精细的检查。平均肺动脉压计算公式：

平均肺动脉压=1/3×肺动脉收缩压+2/3×肺动脉舒张压

有研究表明，肺动脉瓣反流（pulmonary regurgitation，PR）舒张早期的峰值压力阶差与平均肺动脉压高度相关。在无法获取清晰三尖瓣反流频谱的情况下，此方法尤其适用。取胸骨旁短轴肺动脉长轴切面取得 PR 的连续波多普频谱，测量舒张早期 PR 速度和舒张末期肺动脉瓣反流速度，可计算平均肺动脉压和肺动脉舒张压，计算公式如下：

平均肺动脉压=4 ×（PR 舒张早期速度）^{2}+右心房压（mmHg）

肺动脉舒张压=4 ×（PR 舒张末期速度）^{2}+右心房压（mmHg）

3. 肺血管阻力的推断

评估右心系统的另外一个常用后负荷的指标，是肺血管阻力（pulmonary vascular resistance：PVR）。肺动脉压是由肺动脉血流与 PVR 乘积决定的，因此肺动脉压升高并不代表 PVR 也升高。但通过计算 PVR，能够区别肺血管系统异常或肺部疾病引起的肺部血流量增加。PVR 在心脏移植配型方面也有重要的意义，在服用舒张血管的药物之后，阻力仍超过 6 Wood 单位的患者，则不可进行心脏移植。

临床中常使用三尖瓣反流峰值流速（TRV_{max}）及右室流出道（right ventricular outflow tract，RVOT）的 VTI（VTI_{RVOT}）计算 PVR（图 11-64）；其中，前者代表肺动脉压、后者则代表肺动脉血流，简易公式如下：

$$PVR=TRV_{max}/VTI_{RVOT} \times 10+0.16（Wood 单位）$$

正常情况下 PVR 不超过 1.5Wood 单位，PVR>3Wood 单位则有患肺动脉高压的可能。

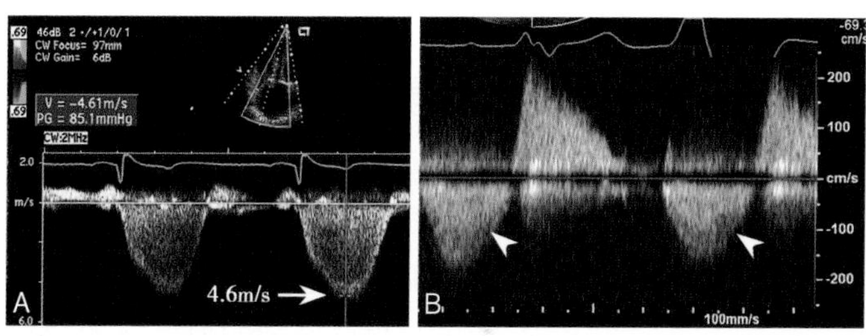

图 11-64　超声心动图计算 PVR 的方法：心尖四腔心切面测量三尖瓣反流峰值流速（图 A）及右室流出道血流（图 B，箭头）速度时间积分，通过文中所述公式进行计算。

4. 肺毛细血管楔压（pulmonary artery wedge pressure，PCWP）

超声心动图可以估测 CI 和 PCWP 并用于确定 Forrester 分级。虽然超声心动图测值存在误差，但在心衰患者起病较急的情况下，超声心动图可用于推测 Forrester 分级所属亚类（表 11-14）。

超声心动图使用 E/e′ 作为 PCWP 的标准，若 E/e′≥14，则 PCWP≥18 mmHg，若 E/e′<8 则 PCWP<18mmHg。E/e′比值位于 8~14 之间时是一个灰色区域，可以根据有无肺淤血等检查结果进行判断。

下腔静脉可以作为 Forrester 分级的参考，但它是一个相当

表 11-14 Forrester 分级

分级	心脏指数/[L/(min·m²)]	肺毛细血管楔压/mmHg	结果解读	预测住院期间病死率/%
Ⅰ级	≥2.2	<18	无肺淤血及周围灌注不良	2
Ⅱ级	≥2.2	≥18	有肺淤血	10
Ⅲ级	<2.2	<18	周围组织灌注不良	12
Ⅳ级	<2.2	≥18	有肺淤血及周围组织灌注不良	54

粗略的前负荷指标。在下腔静脉塌陷时，提示容量不足，可能对应于 Forrester Ⅲ型，但也不是没有Ⅰ型的可能性。在下腔静脉随呼吸塌陷现象消失的情况下，则认为前负荷过大。

四、超声心动图指导心衰治疗

(一) Forrester Ⅱ级的治疗

Forrester 分级有助于心衰治疗策略的制定。对于 CO 不变，但前负荷及左室舒张末压升高的Ⅱ级患者，建议使用利尿剂或者硝酸酯类药物。为了避免前负荷降低过快导致 CO 减少，必须常规监测下腔静脉内径。如果下腔静脉严重扩张，且不会随着呼吸变化，即使使用利尿剂，心输出量也很可能不会发生变化，如果扩张程度不高，则必须要注意利尿剂的使用。

根据超声心动图确定 Forrester 分级时，遵循这样的治疗方案，可以快速改善患者症状及血流动力学（图 11-65）。

对于左心室心腔不大的患者，即使前负荷看起来没有那么高，其影响也可能巨大。对于这样的心脏，利尿剂会导致压力-容积环向左移动，血压大幅度下降，CO 随之因前负荷降低而降低。

(二) Forrester Ⅲ级的治疗

Forrester Ⅲ级患者前负荷和 CO 低，所以治疗上要选择补液。但将超声心动图中的所有 E/e′<8 都视为前负荷不足是有问题的，补液前最好先检查下腔静脉以进一步判断容量状态。

在Ⅲ级病例中，会出现严重的右心功能障碍和低心排血量

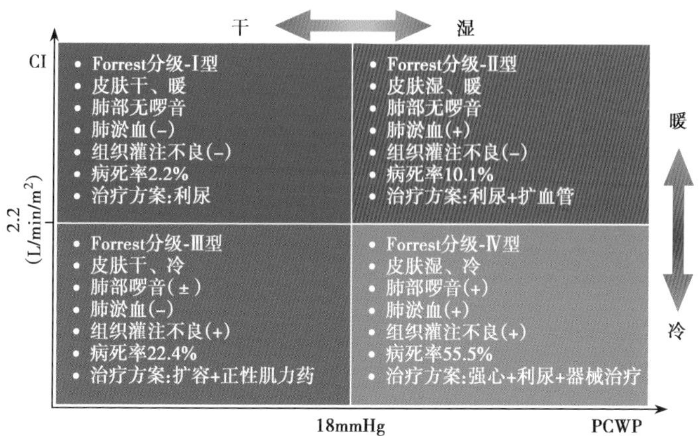

图 11-65　基于 Forrester 分级的心衰治疗方法

综合征。典型病例是右心室梗死。在这种情况下，从右心到左心的血液循环减少，毫无疑问，左心室由于前负荷不足而处于低 CO 的状态。与其他Ⅲ级一样，补液为基本治疗，增加右心室前负荷以恢复右心功能。但是，输液也可能无法实现足够的右心功能恢复，而且在右心室梗死时，左心房压和 PCWP 超过 20mmHg 时，不建议输液，若心输出量仍然没有改善，需要服用强心药。

使用强心药时必须要注意：左心和右心收缩功能都下降的Ⅲ级，右心系统功能低下，舒张末期压力可能不会增加，所以不太会产生肺部淤血（也称为“均衡心衰”）。右心系统通常对强心药更敏感，而给予强心药可能只会改善肺循环并出现淤血，此时可能需要联合使用利尿剂。

（三）Forrester Ⅳ级的治疗

Forrester Ⅳ级的病例中，前负荷足够仍无法获得足够的 CO 时，则需要使用强心药。此类患者多是终末期重症心衰，但慢性稳定性心衰患者中也可能发生Ⅳ级心衰。这部分患者通常伴有后负荷（准确地说是动脉弹性）增加，应一并给予降压治疗。若患者需要用强心药才能维持血压，且 IVC 扩大，可以考虑联合使用硝酸酯类药物。

第 7 节 休克

不明原因休克，指的是病因、诱因暂不明确的循环衰竭，引起机体氧输送减少、氧消耗增多和/或氧利用障碍导致细胞及组织缺氧的状态。理想的急诊休克血流动力学评估手段应具备快速、准确、安全、可重复的特点。漂浮导管在紧急复苏的情况下存在诸多限制，不宜开展，而床旁超声心动图兼具以上优点，已逐渐成为心衰评估的主要方法之一。

一、休克常用评估流程

目前，国际常用的休克评估的超声流程包括以下几个：FATE、FALLS、BLUE、RUSH、GDE、FAST、eFAST、FEEL、ACES。另外，结合我国急诊床旁超声临床实践，国内也有人提出急诊床旁超声快速诊断不明原因休克的 THIRD 流程，该流程通过 SMART 及 3P 原则对心脏和呼吸系统做进一步全面的评估，可显著提高诊断流程的准确性。

超声检查与其他类型检查一样，准确性受到检查条件、被检查者自身条件和检查者经验等多种因素影响，熟练掌握是将这一工具充分发挥作用的基础。因此，无论哪种诊断流程，仅作为临床实践工作的辅助手段，对诊断进行最终的确定仍须临床医生进行综合评估。

二、THIRD 流程

THIRD 流程是我国学者提出的，对急诊或监护室内不明原因休克患者，可快速进行心、肺、血管等全面评估，从而确定病因，其检查内容见表 11-15。

（一）心脏压塞（tamponade）/张力性气胸（tension pneumothorax）

1. 心脏压塞：优选剑突下四腔心切面，判断心包积液量；右房、右室舒张期塌陷，心脏摆动等征象的存在与否；筛查心包积液，以明确有无心脏压塞引起的休克（图 11-66）。

表 11-15 THIRD 流程介绍

简写	对应内容	超声评估内容
T	心脏压塞（tamponade）	有无心包积液，判断是否心脏压塞
	张力性气胸（tension pneumothorax）	筛查气胸的肺部超声表现，判断是否张力性气胸
H	心脏（heart）	评估心脏、主动脉结构及功能（见下文 SMART 原则）
I	下腔静脉（inferior vena cava）	评估下腔静脉
R	呼吸系统（respiratory system）	评估呼吸系统（见下文 SMART 原则）
D	深静脉血栓（deep venous thrombosis）	扫查下肢深静脉有无血栓
	夹层（dissection）	扫查腹主动脉有无内膜片及局限扩张

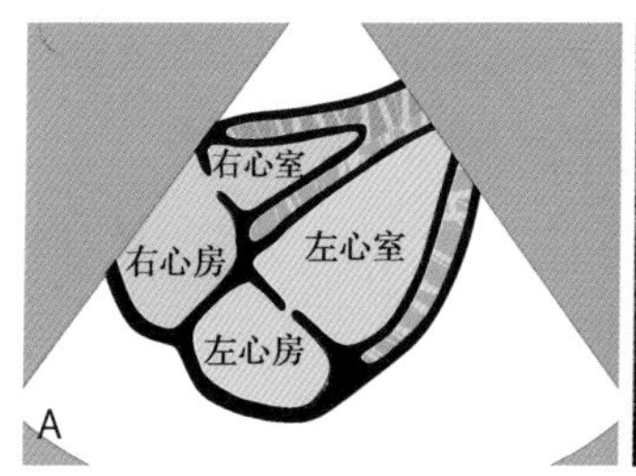

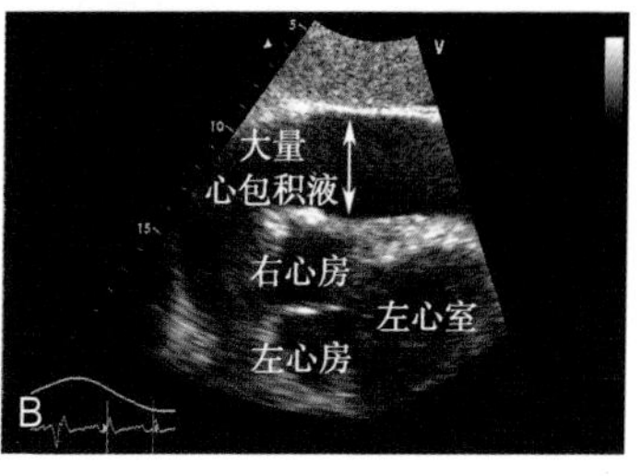

图 11-66 剑突下四腔心切面（图 A）评估心包积液，若存在明显右室塌陷（图 B）则考虑存在心脏压塞。

2. 张力性气胸：探查双侧上、下胸壁以明确胸膜滑动征、沙滩征、A 线、B 线等的存在与否，如上述征象消失并出现平流层征或发现肺点，考虑张力性气胸引起的梗阻性休克。但是在临床应用时应注意，张力性气胸的床旁超声筛查应在综合分析临床症状、体征、病史后进行。如临床不支持张力性气胸表现，则可于肺部探查（3P 原则，见下文）进行气胸鉴别诊断。

（二）心脏（heart）

采用胸骨旁左室长轴、短轴和心尖四腔心等切面，通过对心脏的大小、形态、室壁运动，有无主动脉内径增宽、内膜撕脱，心脏收缩及舒张功能，节律及心率，三尖瓣反流情况等进行综合评估，以协助明确休克病因及类型。具体急诊床旁心脏超声评估另见SMART原则，筛查有无心肌梗死及恶性心律失常等心源性休克的直接证据及梗阻性休克、分布性休克的间接证据。

（三）下腔静脉（inferior vena cava）

采用剑突下声窗下腔静脉长轴切面，借助M型超声心动图，测量下腔静脉内径、塌陷程度及变化率，估算中心静脉压，评估右心功能及容量状况（图11-67）；评估有无右心衰竭、肺栓塞、肺动脉高压等原因引起休克的间接证据。

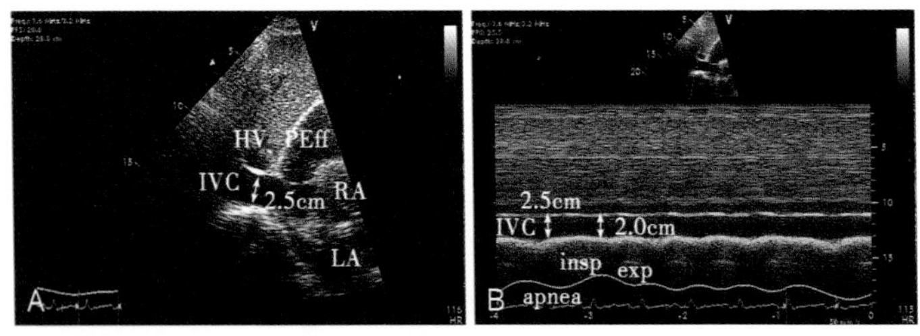

图11-67　下腔静脉扩张伴塌陷率降低，提示中心静脉压轻中度升高

（四）呼吸系统（respiratory system）

采用对称三点对双侧胸腔和肺进行超声扫查，对胸膜腔液性暗区、肺点、胸膜滑动征、A线、B线、沙滩征、平流层征、肺火箭征等肺部超声常见征象的存在与否进行筛查，协助明确；筛查有无张力性气胸、大量胸腔积液、积血引起的休克，寻找肺水肿等休克的表现以协助明确休克类型及原因（图11-68）。

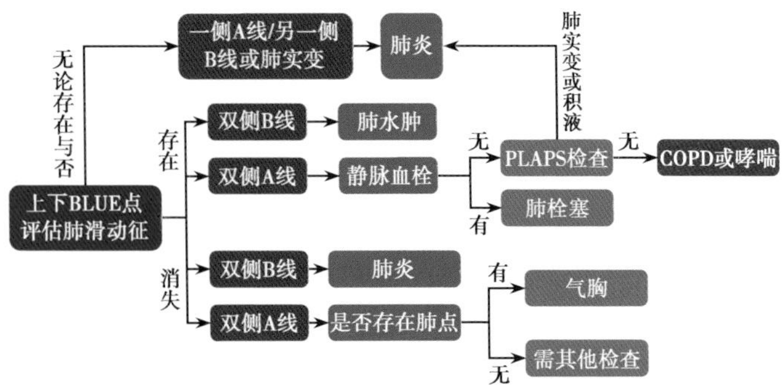

图11-68　呼吸系统评估要点及鉴别诊断思路

因为张力性气胸是一种极为紧急的临床情况，且一经诊断能够通过引流迅速纠正梗阻性休克，改善循环状态，所以根据临床的症状及体征，当怀疑张力性气胸时，应首先进行肺部超声扫查，明确该诊断。

（五）深静脉血栓（deep venous thrombosis）/夹层（dissection）

1. 深静脉血栓：采用双侧对称腹股沟区及腘窝区检查声窗，对双侧股静脉、腘静脉进行两点探查及加压检查，寻找下肢深静脉血栓，协助明确有无肺栓塞引起的休克，增加肺栓塞临床证据强度。

2. 夹层：采用对腹腔干、肠系膜上动脉、肾动脉分支水平段腹主动脉进行自上而下扫查，寻找有无内膜片、局限扩张等超声表现，协助明确是否为主动脉夹层、动脉瘤等原因引起的休克。

评估心脏的流程应完成三个标准探查部位的检查，在每个标准切面应完成 SMART 原则中对应的检查内容进行顺序扫查，如扫查项目在该标准切面中缺如可省略。例如，在乳头肌水平胸骨旁左室短轴切面检查时，首先评估各心室腔大小，之后评估室壁运动，最后检查心脏节律。

三、SMART 原则

心脏整体评估以定性评估为主，必要时再行简单测量：一是发现急性心脏事件［如心脏压塞、严重限制性心包疾病、新发节段性室壁运动异常（可能提示急性冠脉综合征）、腱索断裂、室壁穿孔、急性心内膜炎、心腔或大血管腔内占位或血栓等情况］，需要紧急处理或请心脏专科协助紧急救治；二是诊断有无合并慢性心脏疾病，为后续血流动力学治疗提供重要信息。心腔大小及室壁厚度的变化是重要的评判依据。SMART 原则即重症超声检查过程中，对于心脏进行整体评估的主要内容（表 11-16）。

（一）形态（size）

通过胸骨旁长、短轴和心尖部及剑突下四腔心切面扫查心脏大小，尤其是左/右心的大小、形态、比例，测量室壁厚度，寻找有无左/右房室扩张、左室“D”字征、舒张期右室塌陷、收缩期左室明显减小甚至运动完全消失等超声征象，判断是否存在肺栓塞、失血及液体大量丢失、心功能不全及感染等原因引起的不同

表 11-16 **SMART 原则介绍**

简写	对应内容	超声评估内容
S	形态（size）	观察心脏大小、形态，尤其是左室和右室的大小及比例，测量室壁厚度
M	运动（motivation）	观察心脏运动，有无节段性或弥漫性室壁运动异常，评估心脏收缩功能
A	主动脉（aorta）	测量主动脉根部内径、壁厚度及回声强度，观察有无内膜剥离
R	节律/频率（rhythm/rate）	有无心脏停搏、心搏节律及频率异常
T	三尖瓣反流（tricuspid regurgitation）	测量三尖瓣反流峰值流速，评估肺动脉压

类型休克证据。

（二）运动（motivation）

通过胸骨旁左室长、短轴和心尖四腔心切面，探查各节段室壁运动幅度及协调性，各瓣膜结构、功能及血流运动。评估心室节段性或弥漫性室壁运动异常，定性判断心脏收缩功能状态，寻找有无心肌梗死、应激性心肌病、心肌炎等引起的心源性休克及心脏运动增强等低血容量及分布性休克早期的证据。

（三）主动脉（aorta）

通过左室长轴切面，评估主动脉根部内径、主动脉内膜连续性，确定有无主动脉根部扩张（根部测量值超过 37mm），如同时可见内膜撕脱、内膜不连续及间接征象，包括心包积液、主动脉瓣反流，以诊断主动脉夹层，此外可观察夹层是否累及窦口冠状动脉。急诊经胸床旁心脏超声对主动脉夹层的诊断效能不高，但考虑到夹层是急诊常见的致命性疾病，在此强调以引起重视。

（四）节律/频率（rhythm/rate）

通过胸骨旁左室长轴、剑突下四腔心切面，评估有无导致血流动力学障碍的心搏节律及频率异常引起的休克。

（五）三尖瓣反流（tricuspid regurgitation）

通过胸骨旁短轴主动脉瓣平面，测量三尖瓣反流峰值流速，估算右心室压及前后负荷，计算公式：肺动脉收缩压=4×三尖瓣反流峰值流速^2+右心房压，判断是否存在肺动脉高压，协助诊断有无梗阻性休克。

四、3P 原则

超声评估肺水肿时，用相控阵探头在第二和第五肋间隙前侧胸壁进行扫查。最近有研究认为应该从侧面甚至后面扫查肺，以提高超声检查肺水肿的灵敏度。超声检测肺水肿时可以看到肺部一个特异伪像，即超声 B 线。B 线表现为一系列弥散、明亮的回声线，起源于胸膜线并且像扇形向胸腔发散（称为“肺火箭”）。正常肺部小的彗星尾伪像会在胸膜线几厘米之内褪去。与此相比，肺水肿中的 B 线更易发现并且延伸至超声图像的远场。B 线产生于增厚的肺叶间隔，系渗出的液体积聚在肺间质所致（图 11-69）。

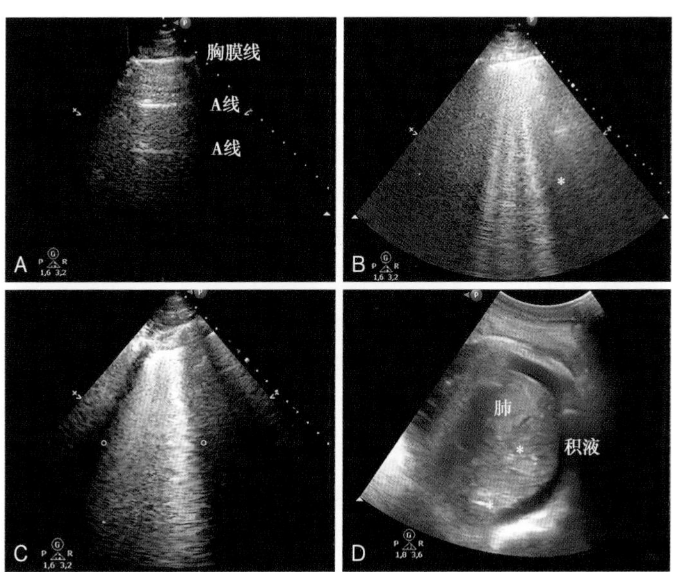

图 11-69　肺部超声检查

图 A 为正常人，可见胸膜线及平行于胸膜的 A 线；图 B 可见胸膜线及火箭状 B 线（星号），见于肺间质水肿；图 C 可见胸膜线，B 线弥漫、融合，放射至屏幕边缘，见于严重肺水肿伴通气功能障碍；图 D 为下肺横切面，肺组织高回声图像为实变（星号），周围可见胸腔积液，提示为肺炎。

（一）气胸（pneumothorax）

探查双侧胸壁，明确胸膜滑动征、沙滩征、A 线、B 线等的存在与否，如上述征象消失，出现平流层征或发现肺点，考虑气胸，结合其他部位超声探查，判断是否为梗阻性休克。

（二）肺水（pulmonary water）

探查双侧胸壁及膈点，判断有无肺水肿；明确是否存在增多的 B 线，呈现肺火箭征。结合病史及前述的心脏评估，明确是否为心力衰竭导致的肺水肿。

（三）胸腔积液（pleural effusion）

探查双侧膈点，判断有无胸腔大量液性暗区，有无影响血流动力学的大量胸腔积液、积血等引起的休克。

五、常见休克类型及超声表现

根据休克发生的病理生理机制，分为 4 种类型：分布性休克、心源性休克、低血容量性休克、梗阻性休克。不同类型的休克在应用 THIRD 流程扫查时，可发现下列主要异常表现：

（一）梗阻性休克

梗阻性休克是指由心外因素引起的心泵功能严重受限引起的休克。常见的有机械性因素所致疾病（如心脏压塞、张力性气胸等）、肺血管疾病（大面积肺栓塞、重度肺动脉高压等）。

1. 心脏压塞

（1）T：大量心包积液。

（2）H：右心塌陷（S）、心脏摆动（M）、心动过速（R）。

（3）I：下腔静脉多扩张。

（4）R：可伴双侧胸腔积液。

2. 张力性气胸

因气体积聚在胸膜腔，超声扫查可出现：

（1）R：肺部 A 线消失，肺滑动征消失，M 型超声呈平流层征。

（2）H：心脏探查受限。

（3）I：下腔静脉多扩张。但需要注意的是，因为张力性气胸时肺被压迫陷闭，多数张力性气胸时不能探查到肺点。

3. 肺栓塞等肺血管疾病所致休克

（1）H：右室增大变形，室间隔凸向左心室，左、右心比例失衡，表现为左室“D”字征（S），可出现频率和节律的变化（R），三尖瓣反流（T）。

（2）I：下腔静脉可扩张。

（3）D：下肢深静脉血栓形成。若发现右室血栓也是提示肺栓塞的一个重要超声表现。

对于特殊疾病引起的肺动脉高压，常由免疫病、间质性肺疾病引起，超声表现往往不同于急性肺栓塞，可出现：

（1）H：右心房扩大和右心室肥厚，室间隔向左移位（S），收缩和舒张功能下降（M，可出现频率和节律的变化（R），三尖瓣可见反流（T）。

（2）I：下腔静脉扩张。

（3）R：可伴或不伴肺内 B 线和双侧胸腔积液。

（4）D：通常不伴下肢深静脉血栓形成。早期致右室内压升高不明显，左室 D 字征表现可不明显，在收缩期室间隔可维持一定程度的平坦，提示肺动脉高压持续存在，若肺动脉压重度升高则可出现典型的“D”字征表现。若为先天性心脏病等左心疾病引起的慢性肺动脉高压，可伴随有原发疾病的超声改变，在此不做赘述。肺动脉压测定对于评估肺动脉高压具有重要意义。

（二）心源性休克

心源性休克是由心脏自身原因引起的心泵功能衰竭导致心输出量下降。常见原因有心肌梗死、终末期心肌病、心律失常（室性心动过速、心室颤动、心脏停搏等）、机械病变等。按 THIRD 流程，心源性休克患者超声表现见表 11-17。

（三）分布性休克

感染性休克是其典型代表，主要表现为严重的外周血管扩张，有效循环血容量减少导致组织器官低灌注。此外，神经源性休克、过敏性休克、药物或毒素诱导的休克（如长效麻醉药过量、昆虫/蛇咬伤等）、内分泌休克（如肾上腺危象）亦属于分布性休克。

按 THIRD 流程，分布性休克患者超声表现为：

H：心脏收缩早期增强/晚期减弱，节律可异常，频率可加快。

I：下腔静脉早期可表现为塌陷，晚期可扩张。

R：可出现 B 线及胸腔积液。

（四）低血容量性休克

低血容量性休克是指因失血或失液引起有效循环血容量减

表 11-17　**心源性休克 THIRD 流程所见**

简写	对应内容	超声评估内容
T	心脏压塞（tamponade）	有或无心包积液
H	心脏（heart）	心脏扩大（S），节段性室壁运动异常/普遍收缩减弱，可见瓣膜反流（M），主动脉多正常（A），有/无频率及节律异常（R），三尖瓣往往大致正常或轻度反流（T）
I	下腔静脉（inferior vena cava）	下腔静脉扩张
R	呼吸系统（respiratory system）	肺水增多，可见 B 线及胸腔积液
D	深静脉血栓（deep venous thrombosis）	一般无下肢深静脉血栓形成

少导致心输出量减少的休克。常见于各种原因引起的严重出血、主动脉夹层或动脉瘤破裂、呕吐或腹泻等导致的大量体液丢失等。

按 THIRD 流程，低血容量性休克患者超声扫查可见：

H：心腔变小（S），心脏收缩增强（M），主动脉根部扩张/内膜剥离（A）。

I：下腔静脉塌陷。

R：胸/腹腔积液。

D：主动脉瘤、主动脉夹层。

六、小结

实际临床工作中，一个患者可能会同时存在多种休克类型，如胆源性急性胰腺炎患者可能同时存在分布性休克、低血容量性休克，后期可能因心肌抑制合并心源性休克。所以，在休克的诊治过程中需要密切监测患者的生命体征，如能熟练应用超声动态监测患者循环状态则更有利于指导临床工作，精细化治疗策略。

在超声及本流程的应用过程中，须谨记辅助检查固有的局限性，应与病史、症状、体征、其他辅助检查密切结合，才能使检查手段及诊断流程最大程度地服务于临床。

第十二章

心脏肿瘤

第1节 概述

心脏肿瘤比较少见，但种类很多，其分类方法也有多种。既往由于缺乏特异性症状和诊断方法，心脏肿瘤往往易被诊断为其他心血管疾病。随着影像诊断技术的进步，尤其是在超声心动图应用于临床后，心脏肿瘤的检出率显著提高。

一、分类

（一）肿瘤的起源

1. 原发性：较少见，检出率约为 0.3%，女性通常多于男性，比例约为 2∶1。

2. 继发性：远较原发性者多，以恶性肿瘤居多，其他组织器官肿瘤均可转移至心脏和心包，尤其多见于邻近组织器官（如肺、纵隔和乳腺）的肿瘤。心脏转移瘤中，以转移至心包者居多。

（二）肿瘤的性质

1. 良性：占多数（约占 75%），以黏液瘤最为常见，约占 1/2，其他少见的良性肿瘤有脂肪瘤、畸胎瘤、纤维瘤、横纹肌瘤、血管瘤等。

2. 恶性：最常见的是肉瘤，其他有间皮瘤、恶性淋巴瘤、恶性畸胎瘤、恶性间叶瘤、内皮瘤等。

在以黏液瘤为代表的良性肿瘤中，左心系统的发生率远高于右心系统，累及双侧心腔的少见。而在恶性肿瘤中，右心系统的发生率则高于左心系统。

（三）肿瘤发生部位

1. 壁内型：如横纹肌瘤、纤维瘤和脂肪瘤等，以侵犯心肌为主。

2. 心外型：心包囊肿等，以侵犯心包为主。

3. 腔内型：黏液瘤等，以侵犯心腔为主。

多数心房肿瘤属于腔内型，而心室肿瘤以壁内型多见，有的肿瘤可侵犯心脏的多个部位及腔室。

二、病理解剖

（一）黏液瘤

黏液瘤系最常见的心脏良性肿瘤，以女性多见，男女发病比例约为 1∶2；任何年龄均可发生，以 30~60 岁常见；可发生于心脏的任何部位，95% 发生于心房，最常见于左心房（75%），其次见于右心房（20%），发生于心室和瓣膜者较为少见。

黏液瘤可分为单纯黏液瘤和复杂黏液瘤两类。单纯黏液瘤占多数，女性多见，多为单发，附着部位多为房间隔的卵圆窝附近，瘤体根部大多有纤维组织和蒂与房间隔相连。手术切除后一般不复发。复杂黏液瘤包括黏液瘤综合征、家族性黏液瘤和多中心发生的黏液瘤，男女发病比例接近，患者较年轻，肿瘤更易累及右侧心腔或双侧心腔，手术后易复发。

黏液瘤是源于心内膜下层有分化潜能的原始间充质细胞的真性肿瘤。外形多样，多为圆形或卵圆形，亦可呈团块状、息肉状或分叶状。肿瘤多有完整包膜，表面多有血栓附着，部分瘤体碎片或血栓脱落可引起体、肺循环栓塞。瘤体内多呈灰白色黏液胶冻状，质脆，易破裂出血，可出现坏死、钙化。

（二）横纹肌瘤

横纹肌瘤发病率约占心脏肿瘤的 8%，是仅次于黏液瘤的心脏原发性良性肿瘤。多见于婴幼儿及儿童，最常累及左心室，其次见于右心室和室间隔，以侵犯心肌为主，并可向心室腔内或心外生长，90% 为多发。瘤体无真正包膜，但与正常心肌分界清晰。

（三）心脏乳头状弹力纤维瘤

心脏乳头状弹力纤维瘤可发生于心脏的任何部位，多附着于瓣叶及其附属装置，尤以主动脉瓣多见，是瓣膜最常见的原发性肿瘤，也可位于心室、心房或房、室间隔的心内膜上。瘤体通常较小，单个或多个。常见于老年人，男女发病比例无明显差异。

（四）肉瘤

肉瘤是最常见的心脏原发性恶性肿瘤，任何年龄均可发生，以 30~50 岁多见；男女发病比例无明显差异。心脏肉瘤多见血管肉瘤、横纹肌肉瘤、纤维肉瘤、黏液肉瘤、网状细胞肉瘤和淋巴细胞肉瘤等。心脏肉瘤可发生于心脏的任何部位，可侵犯心肌、心内膜或心包，以心包最为多见，引起血性心包积液。发生于心腔者多见于右侧心脏，尤其是右心房，可造成三尖瓣口或腔静脉阻塞。

三、病理生理学

心脏肿瘤的大小、发生部位及性质不同，对血流动力学和心脏功能产生的影响不同。瘤体小、蒂短者，可没有任何临床症状。腔内型的肿瘤较大或发生部位邻近房室瓣口、流出道或者大血管开口时，可造成上述部位的阻塞（图 12-1），有时也可造成瓣膜关闭不全。梗阻多为间歇性，少数为持续性。

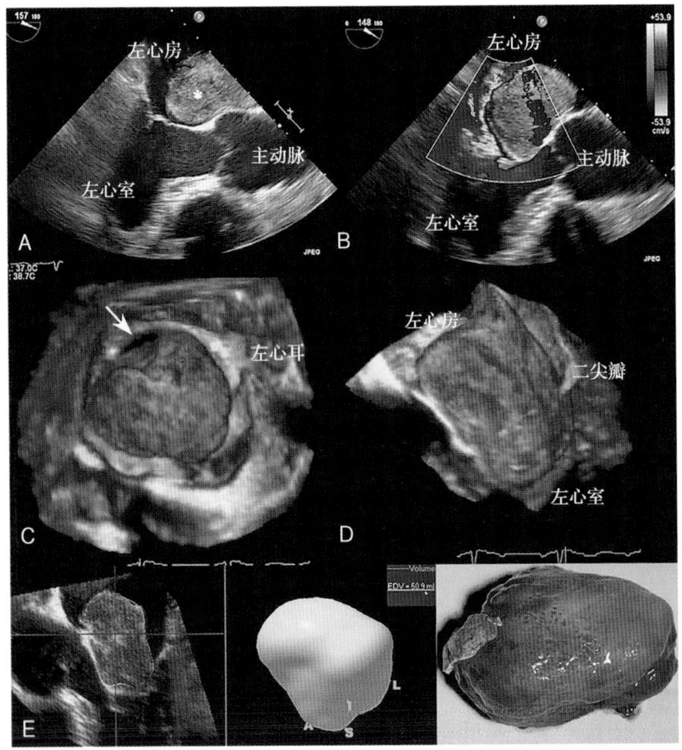

图 12-1　左心房黏液瘤导致二尖瓣口梗阻

壁内型的肿瘤在心肌内浸润性生长，可对心肌、传导系统、瓣膜组织形成破坏，造成相应的功能障碍。累及心肌者，可影响心脏的功能，引起心力衰竭；累及传导系统者，可出现传导阻滞或各种心律失常；累及瓣膜组织者，可出现瓣膜关闭不全、脱垂，甚至穿孔。心外型的肿瘤侵犯心包，可引起心包积液，甚至心脏压塞。

肿瘤的组织碎片或其表面附着的血栓脱落，可引起体循环或肺循环的栓塞，以肺血管、脑血管和冠状动脉的栓塞预后最差。

第2节　心脏肿瘤的超声诊断与评估

心房肿瘤中最常见的是黏液瘤，其他少见的肿瘤有脂肪瘤、畸胎瘤、血管瘤、肉瘤及转移到心房的肿瘤等。心室肿瘤中最常见的是横纹肌瘤，其次为纤维瘤、肉瘤，其他少见的肿瘤有脂肪瘤、错构瘤、血管瘤等。

一、心脏肿瘤的超声诊断

（一）M 型超声心动图

左心房黏液瘤的 M 型超声心动图有较为特征性的改变：心底波群可见左房团块状回声，收缩期出现或变大，舒张期消失或变小（图 12-2）。黏液瘤活动度较大时，二尖瓣前、后叶之间可见团块状回声，但二尖瓣无增厚表现。舒张期肿瘤移至二尖瓣口，影响左房排空，出现二尖瓣 EF 斜率减慢。

M 型超声不能单独作为心脏肿瘤的诊断方法，但 M 型超声具有较高的时间及空间分辨率，可用来观察肿瘤与心腔组织的分界，以初步判断肿瘤性质（图 12-3）。

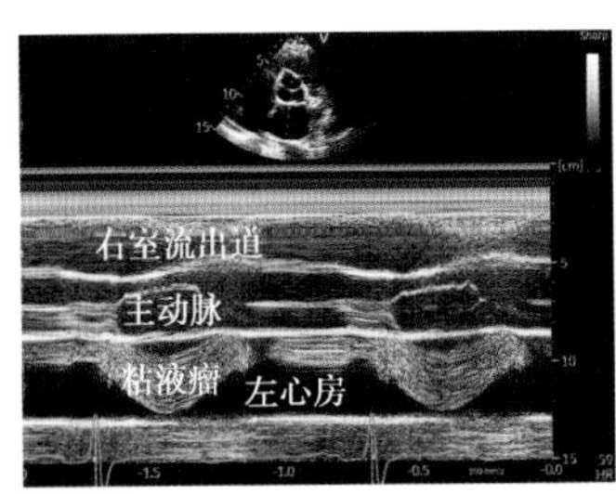

图 12-2　M 型超声心动图检查，可见左心房内黏液瘤影。

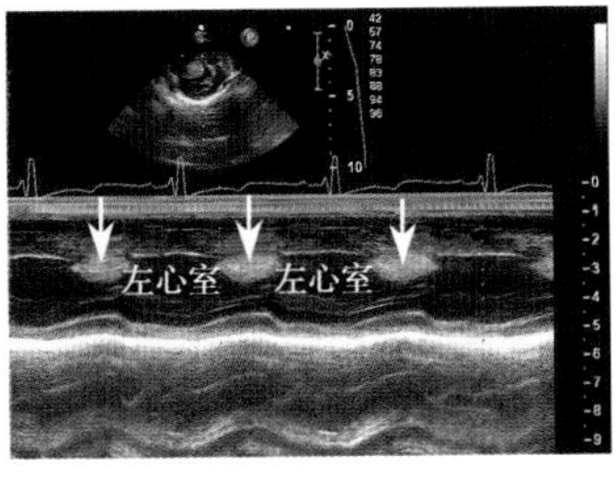

图 12-3　M 型超声显示左室肿瘤与室间隔下份分界不清。

（二）二维超声心动图

1. 心房肿瘤

（1）形态大小：黏液瘤为心房内团块状回声，瘤体形态呈类圆形或椭圆形，表面光滑，有的呈分叶状或不规则状，直径一般为 5~6cm，小的小于 1cm，大的可达 10cm 以上（图 12-4）。脂肪瘤大小不等，表面光滑，基底较宽，与心脏壁贴合紧密（图 12-5）。

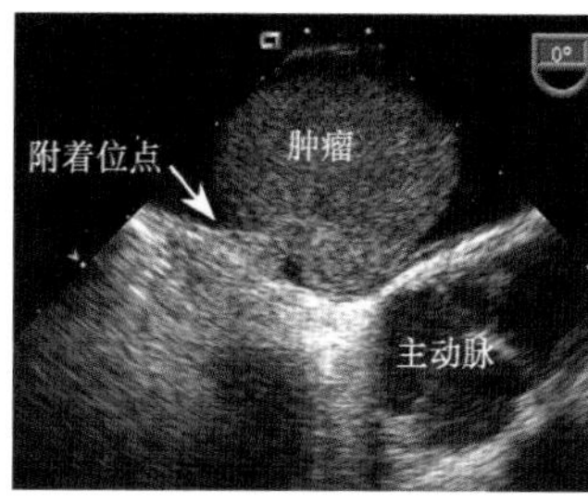

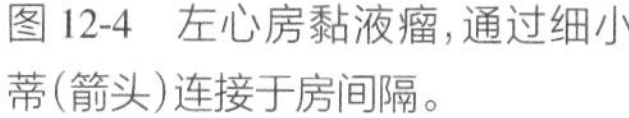
图 12-4　左心房黏液瘤，通过细小蒂（箭头）连接于房间隔。

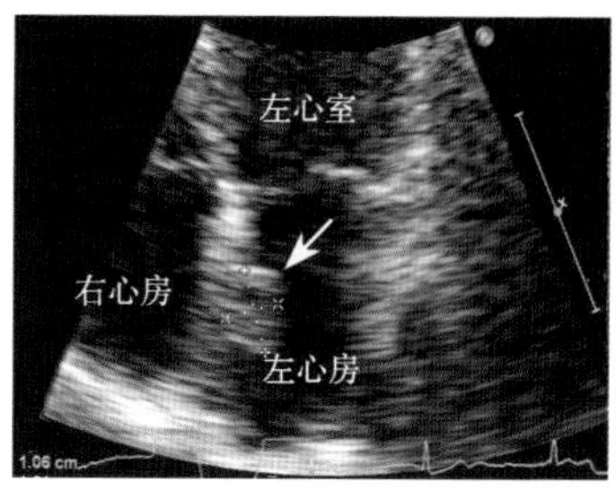

图 12-5　房间隔左心房侧脂肪瘤，瘤体基底较宽，与房间隔贴合紧密。

（2）部位：心房黏液瘤常借助瘤蒂附着于房间隔的卵圆窝边缘，亦可附着于心房游离壁、房室环或房室瓣的心房面。黏液瘤多发生于左心房，亦可见于右心房及心室（图 12-6）。右心房原发性肿瘤多附着于房室交界处的右心房面，继发性肿瘤可通过下腔静脉转移入右心房，肿瘤多附着于下腔静脉口附近或自下腔静脉延伸入右心房（图 12-7）。心脏乳头状弹力纤维瘤多位于心脏瓣膜上，二尖瓣发病率仅次于主动脉瓣。

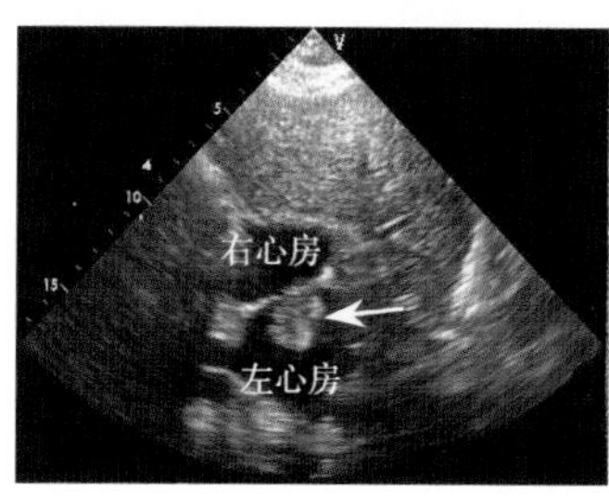

图 12-6　剑突下双房切面见左心房黏液瘤附着于房间隔卵圆窝处。

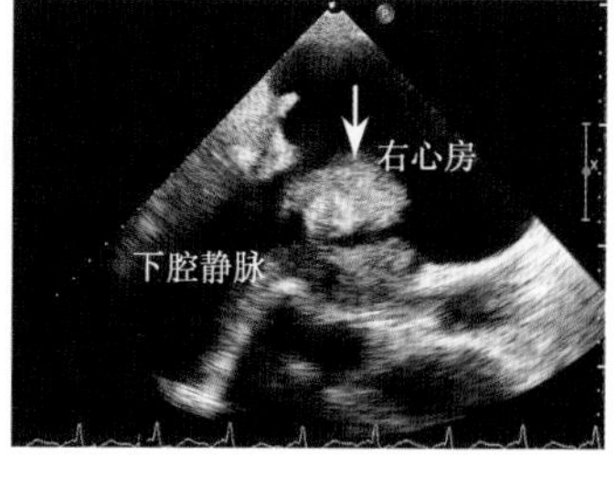

图 12-7　右心房转移瘤多位于下腔静脉开口处。

（3）活动度：瘤体较大、瘤蒂较长的活动度大，反之活动度小。舒张期心房肿瘤可下移到房室瓣口，甚至穿过房室瓣口到达心室，造成房室瓣口阻塞；收缩期则返回心房（图 12-8）。通常，心房黏液瘤活动度较大，而脂肪瘤由于基底宽，极少有活动度。

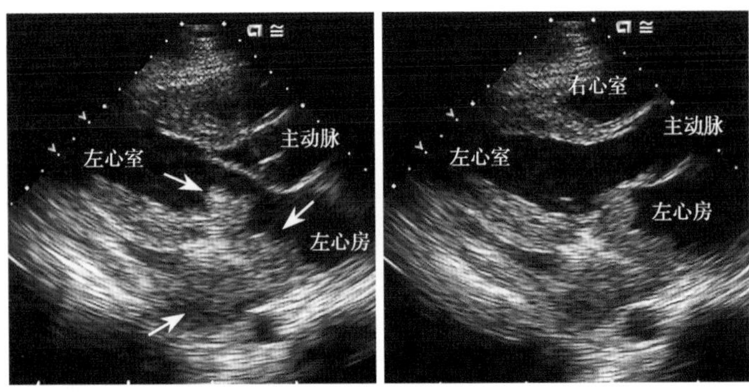

图 12-8　巨大左心房肉瘤(箭头)阻塞于二尖瓣口处

(4)继发改变:当心房肿瘤阻塞房室瓣口,影响房室瓣的排空时,心房扩大(图 12-9)。右心房肿瘤可出现腔静脉阻塞等表现。

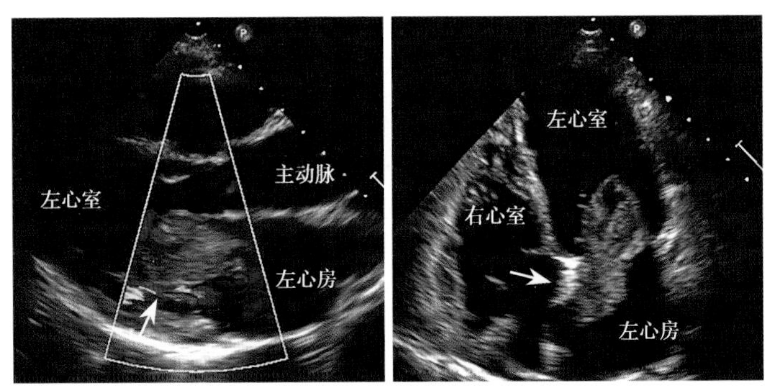

图 12-9　左房黏液瘤于舒张期阻塞二尖瓣口致左房扩大

2. 心室肿瘤

心室肿瘤可以为壁内型,也可为腔内型,以壁内型居多。后者多包埋于心肌中,以横纹肌瘤、纤维瘤比较常见,横纹肌瘤常伴有结节性硬化症。肿瘤为自限性,可随时间延长而自行消失。壁内肿瘤主要超声表现为心肌内有异常回声,无活动度。良性肿瘤可有包膜,与正常心肌分界清晰,纹理排列规律,肿瘤使心内膜向心腔内呈弧形突出。恶性肿瘤与心肌组织分界不清,瘤体回声杂乱,周围可有出血、坏死等异常回声(图 12-10、图 12-11)。

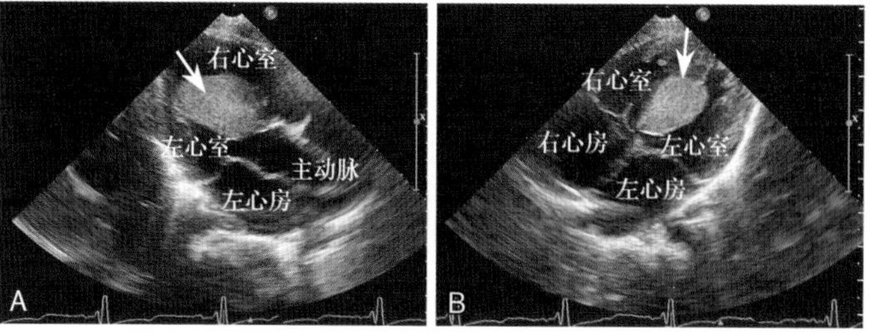

图 12-10　心脏横纹肌瘤的超声表现：瘤体回声较心肌为强，边界清晰。

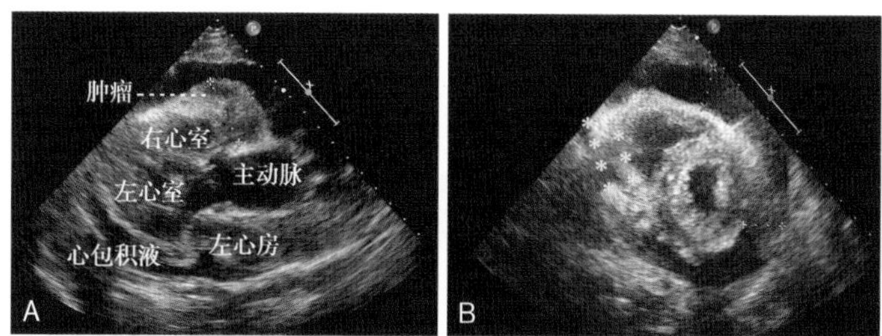

图 12-11　二维超声显示右室游离壁占位，肿物浸润心肌。

腔内型肿瘤则于心室腔内探及肿瘤回声，大小不等，可多发或单发，包膜完整，瘤蒂较宽，可随心室收缩、舒张而活动。

纵隔恶性肿瘤亦可侵及心脏，除肿瘤回声外，多伴有心包及胸腔积液（图 12-12）。

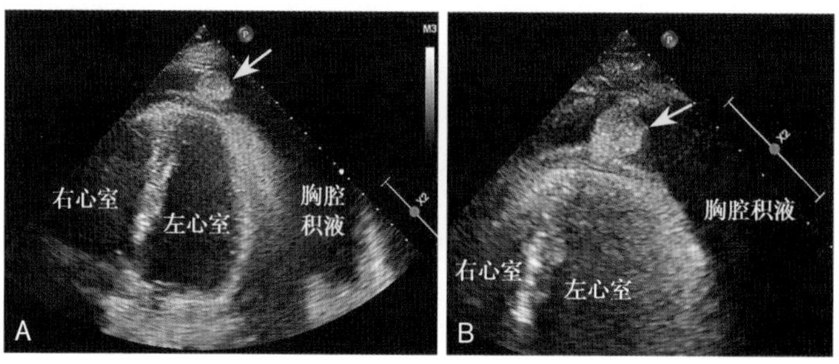

图 12-12　以心包积液、胸腔积液及心包腔占位（箭头）为首发表现的纵隔淋巴瘤。

超声心动图对心脏肿瘤的诊断缺乏特异度。为明确肿瘤性质，磁共振成像等影像学检查可作为补充手段。

（三）多普勒超声

体积较小的心房肿瘤对心腔内血流基本没有影响，瘤体较大时常引起不同程度瓣口梗阻，表现为舒张期房室瓣口血流绕过瘤体进入心室，瘤体周边血流束变窄、加速，呈明亮红色血流或五彩镶嵌血流信号（图 12-13）。右心房肿瘤引起腔静脉阻塞时，腔静脉口处血流束变窄、加速。当伴有房室瓣关闭不全时，可观察到收缩期房室瓣口反流信号（图 12-14）。房室瓣梗阻时频谱多普勒则可记录到瓣口舒张期高速湍流频谱，有助于分析房室瓣口梗阻的程度。超声造影有助于判断血流灌注及分布，对肿瘤性质判断也有一定帮助。

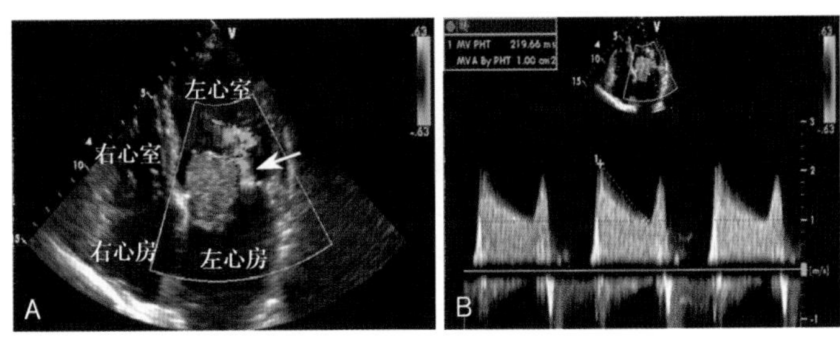

图 12-13　左房黏液瘤，舒张期二尖瓣口血流绕过瘤体进入左心室（图 A）；频谱多普勒示二尖瓣前向血流明显加速（图 B）。

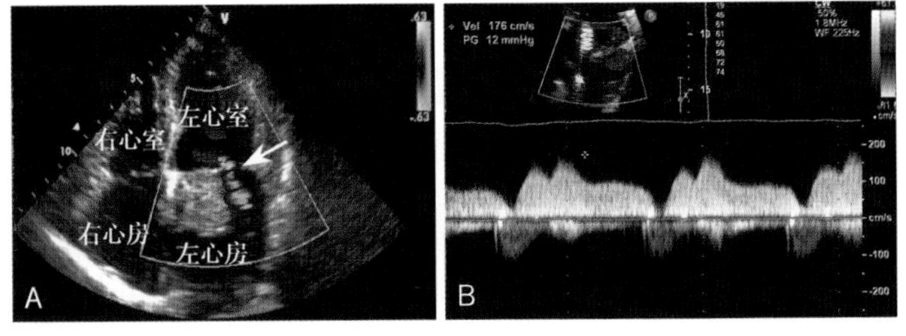

图 12-14　左房黏液瘤，收缩期二尖瓣少量反流（图 A）；右房转移瘤堵塞下腔静脉口，频谱多普勒超声示梗阻处血流明显加速（图 B）。

位于室壁中下份的肿瘤和较小的心室肿瘤一般不引起明显的血流动力学改变。当瘤体较大或肿瘤发生于流入道或流出道时，可引起相应部位的梗阻。彩色多普勒显示梗阻部位血流变窄、加速，呈明亮红色或蓝色血流或五彩镶嵌血流信号（图 12-15）。

频谱多普勒有助于评估梗阻的程度。肿瘤较大或多发者可影响心脏功能。

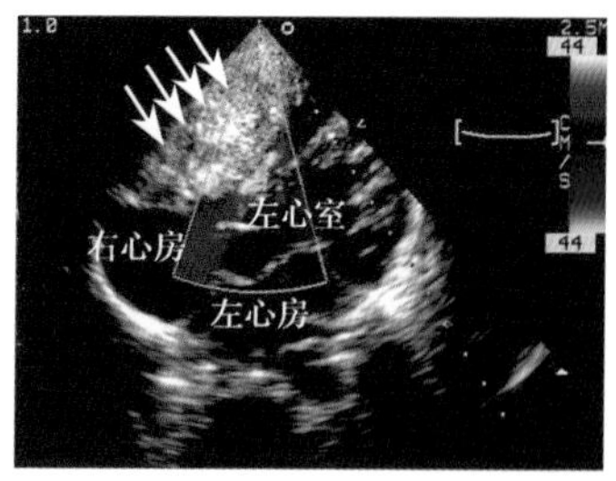

图 12-15　右心室肿瘤致三尖瓣梗阻，前向血流加速。

（四）经食管超声心动图(transesophageal echocardiography，TEE)

TEE 探查时左心房位于近场，左心房内的病变显示尤为清晰，但 TEE 操作对患者有一定的刺激，并有可能促使肿瘤或附着于其表面的血栓脱落，造成外周动脉栓塞。一般仅在经胸超声不能明确诊断时才考虑 TEE 检查。检查时应动作轻缓，尽量缩短检查时间。主要通过食管中段四腔心、主动脉短轴、双房心、左室两腔心、左室长轴等多个切面，观察肿瘤的形态、大小、数目、附着部位、活动度，与周围结构的关系及其对血流动力学的影响(图 12-16~图 12-20)。

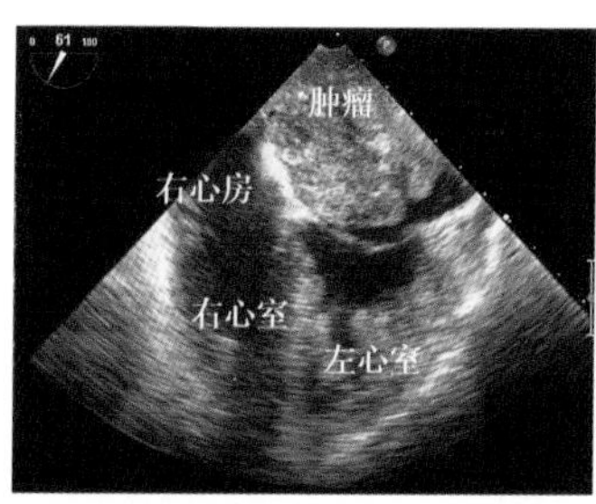

图 12-16　食管中段四腔心切面左房内见巨大黏液瘤附着于房间隔中份。

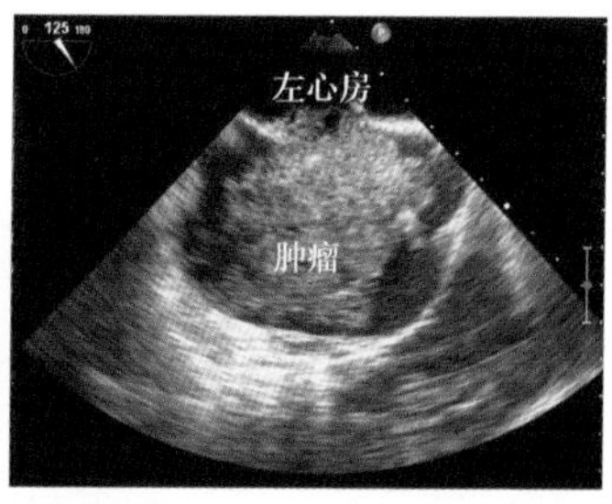

图 12-17　食管中段双房心切面显示右房内黏液瘤附着于卵圆窝部位。

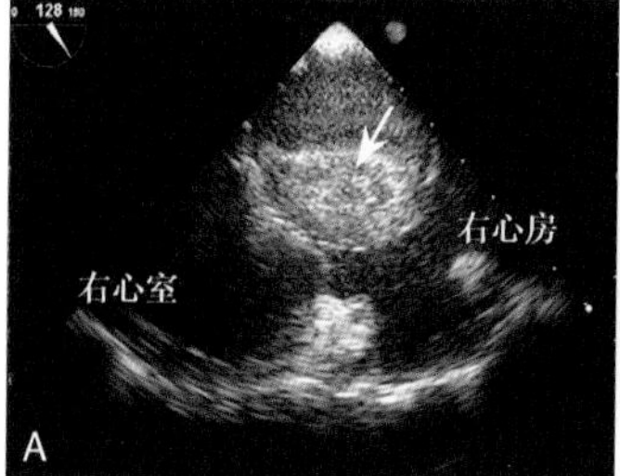

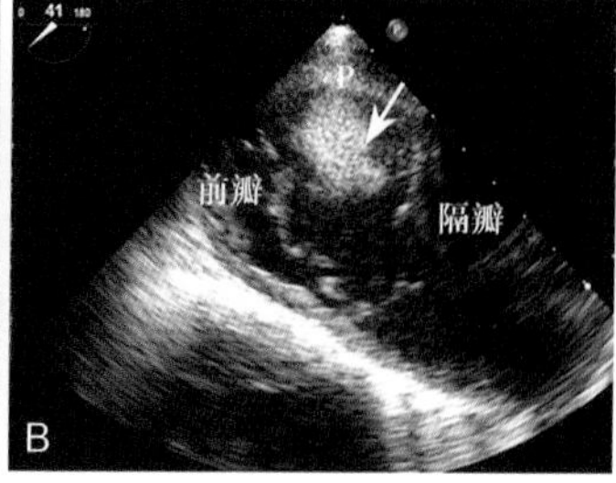

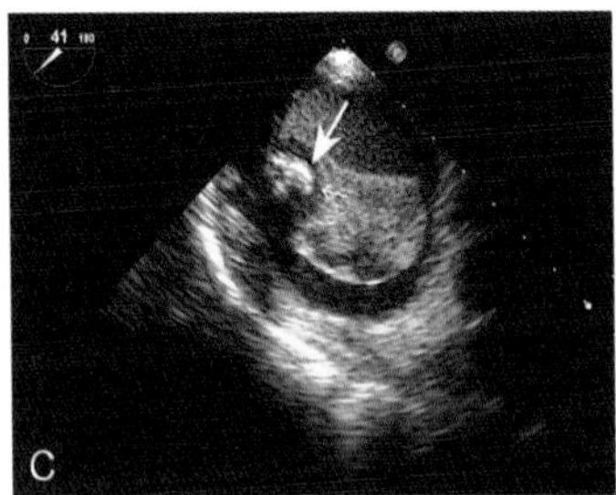
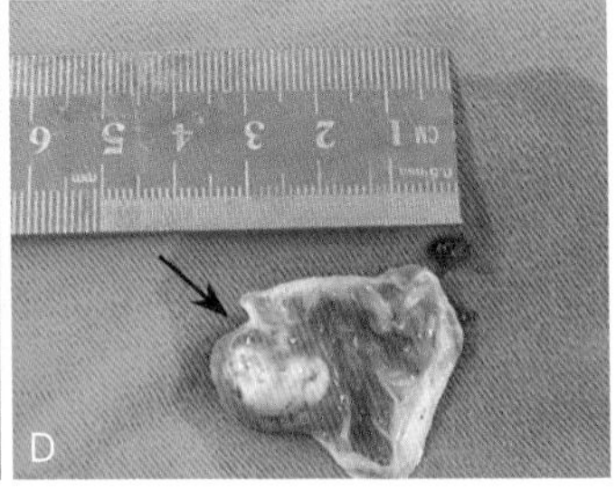

图 12-18 图 A~C 示右心房内囊袋状肿瘤，瘤体内可见团块状回声（箭头）；图 D 为肿瘤切除后的大体标本，瘤体内可见牙齿状质硬物。

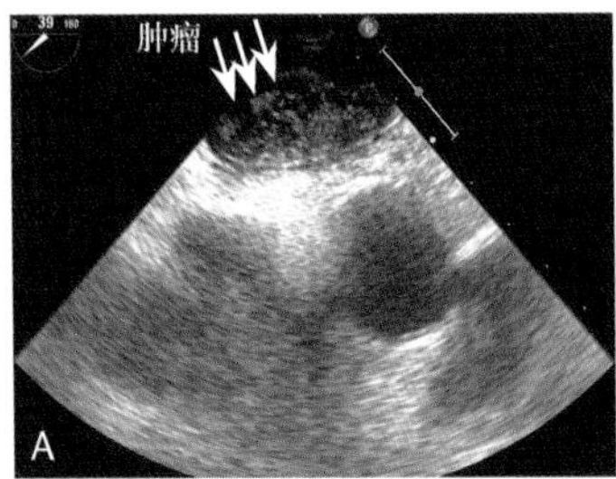

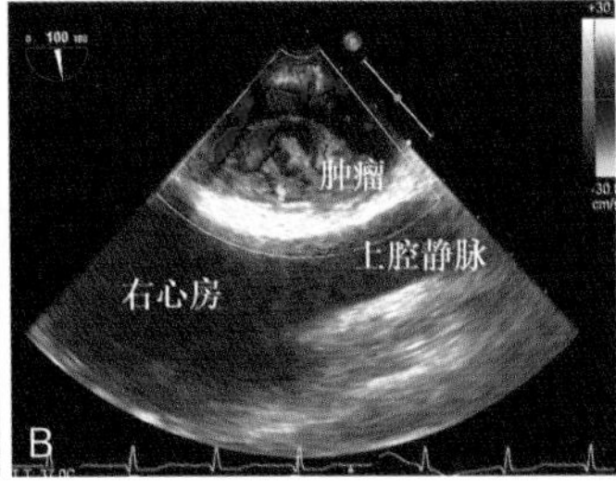

图 12-19 TEE 示左房内血管瘤（图 A），多普勒超声示瘤体内血流信号丰富（图 B）。

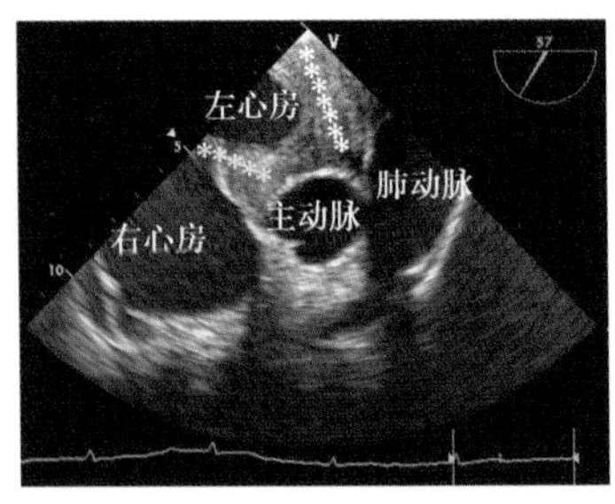

图 12-20 TEE 示纵隔肿瘤侵入左房内（白色星号）及房间隔处（黄色星号）。

（五）实时三维超声心动图

实时三维超声心动图能从不同的角度动态观察心脏肿瘤瘤蒂的位置，肿瘤形态、大小、数目、活动范围，以及肿瘤与周围结构的空间关系，较二维超声提供更多的空间信息（图 12-21~图 12-24）。

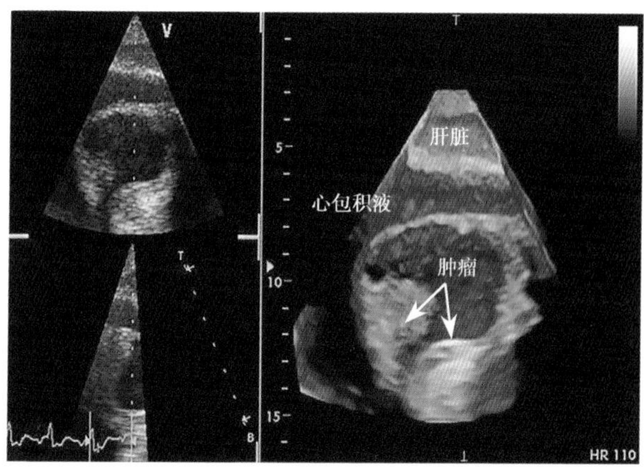

图 12-21　实时三维超声示右心房内转移癌（箭头）紧邻上腔静脉口，心包腔内大量积液。

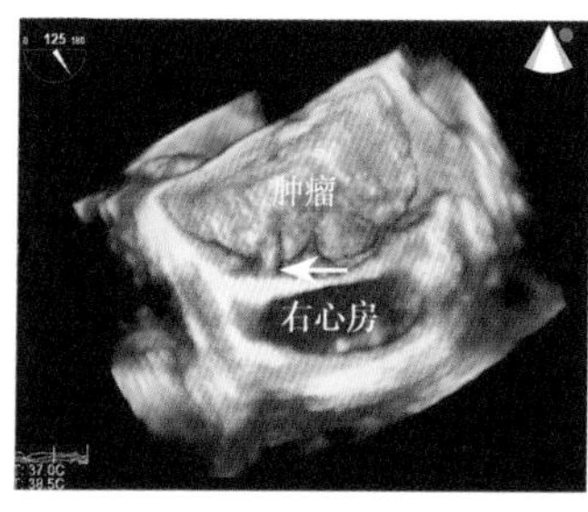

图 12-22　经食管实时三维超声示左心房内黏液瘤附着于房间隔中份（箭头）。

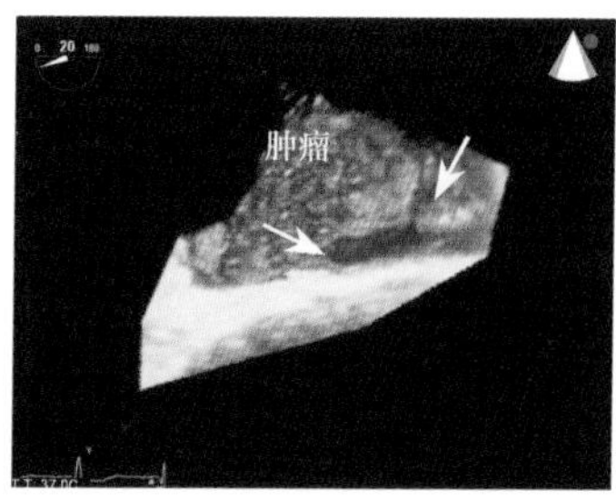

图 12-23　右心房内血管瘤三维超声表现，瘤体呈蜂窝状改变。

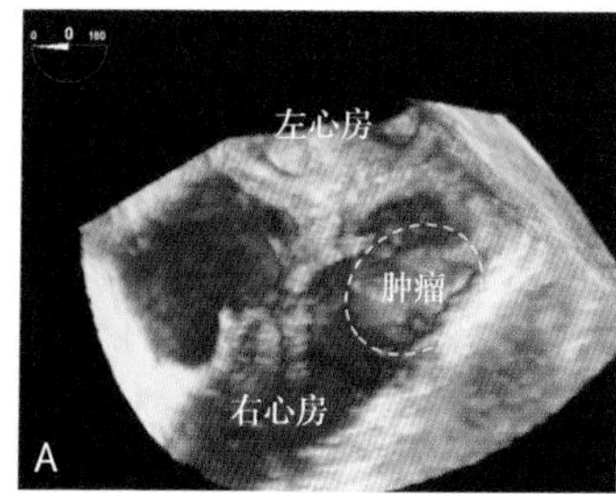

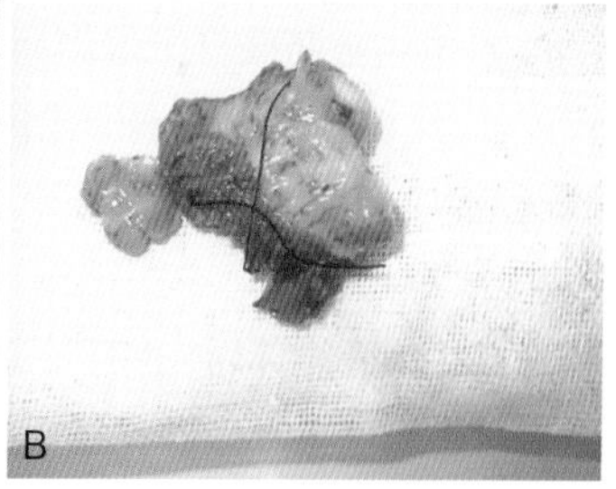

图 12-24　右心房肉瘤超声（图 A）及术后标本（图 B）所见

二、治疗方式

心房肿瘤阻塞房室瓣口导致心衰或心搏骤停，肿瘤组织碎片或其表面附着的血栓脱落，可引起体循环或肺循环的栓塞（图 12-25），所以一旦确诊，原则上均应手术治疗。手术方法因肿瘤的部位和累及范围不同而异，原则是尽量手术彻底切除，如侵犯心脏瓣膜或传导系统，完全切除可能造成严重后果，只能部分切除，累及瓣膜的行瓣膜成形或置换术，累及传导系统的必要时可安装起搏器。

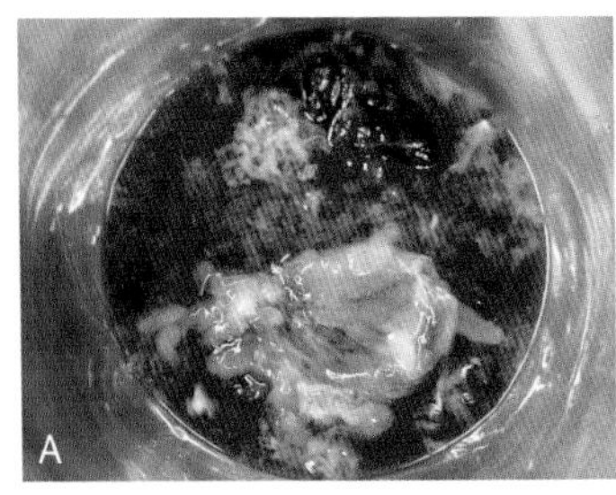

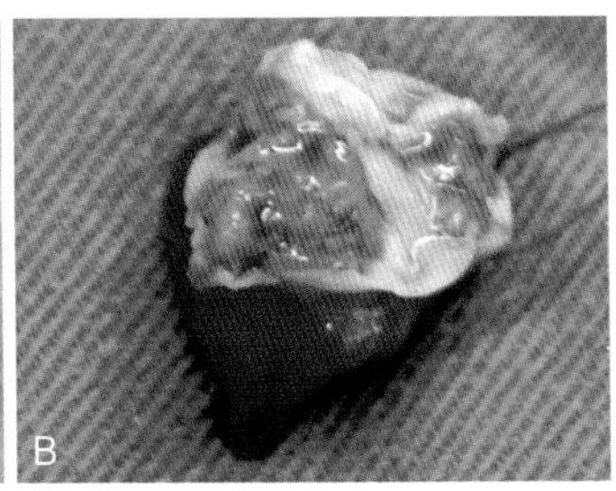

图 12-25　图 A 为手术切除的黏液瘤，质地松软，极易脱落导致心源性栓塞；图 B 为一例右心房黏液瘤，包膜相对完整。

三、术中超声心动图检查

（一）体外循环前

术前超声检查重点应该放在肿瘤形态、大小、数目、附着位置、质地及浸润程度的判断上，以减少手术漏切、误切。文献中曾有房间隔脂肪瘤样肥厚误行外科手术者。若患者瓣膜受累较重，应建议选择瓣膜成形或置换术。若发现下腔静脉内有癌栓形成，应邀肝胆外科等相关人员会诊，共同制定合适的手术方案。

（二）体外循环后

术中应保证肿瘤被完整切除，并进行病理学检查（图 12-26）。心房肿瘤切除术后常见并发症包括肿瘤残余、房间隔及心房壁穿孔、瓣膜损毁等。因此，术后应重点观察是否所有肿瘤均已切除，浸润性肿瘤是否切除完全；观察心包腔有无新出现或进行性增加的积液。结合多普勒超声观察患者房间隔是否有连续性中断，瓣膜有无裂缺及反流。对于同期行瓣膜成形术或置换术者，应重点评估成形效果及人工瓣膜有无功能障碍等。对于体积较大的心室肿瘤，术中切除组织过多，术后可能出现室壁瘤甚至形成附壁血栓，超声心动图所见有助于决策术后是否给予抗凝等治疗（图 12-27）。

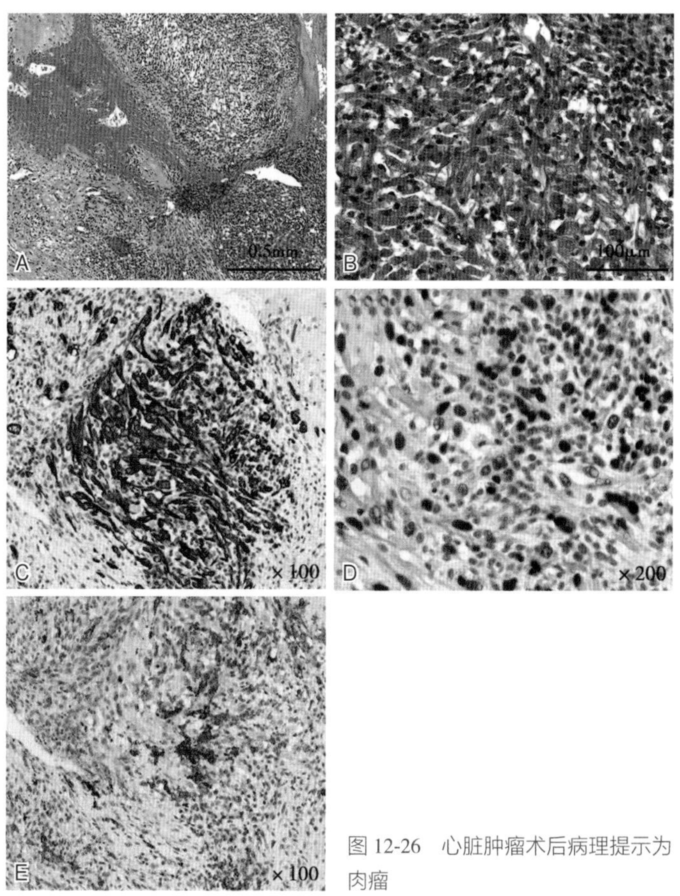

图 12-26　心脏肿瘤术后病理提示为肉瘤

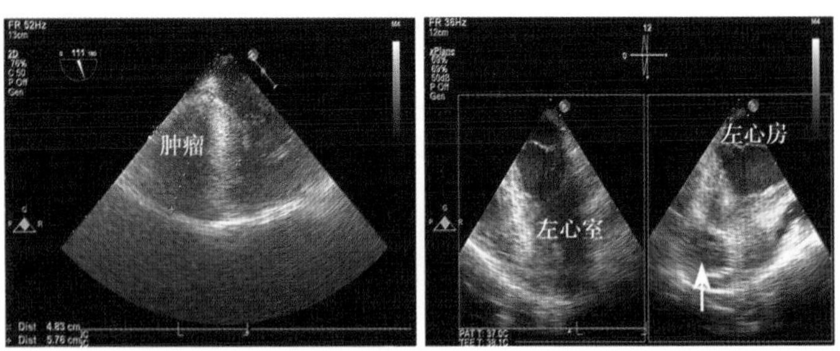

图 12-27　巨大左心室肿瘤(左图),切除术后即刻,超声心动图提示心尖处巨大空腔(右图,箭头)。

第十三章

心脏外伤

心脏外伤（cardiac injury）是指各种原因所导致的心脏机械性损伤，表现为不同程度的心肌出血坏死、室间隔破裂、瓣膜损伤等，亦可导致患者心律失常、心力衰竭，甚至死亡。心脏外伤发生率难以准确估计，只有约半数的刀伤和15%~20%的枪伤患者能抵达医疗机构进行救治。

一、病理及病理生理

按照机械性损伤的类型，心脏外伤可分为心脏钝挫伤及心脏穿透伤两大类。

心脏钝挫伤急性并发症中以血流动力学不稳定（包括低血压）、心源性休克及心律失常等多见，也是最重要的病理改变；远期并发症包括室壁瘤、慢性心脏舒张功能不全、缩窄性心包炎、乳头肌功能不全等。

心脏穿透性损伤的部位以右心室最常见（约占47%），其次为左心室（34%）、右心房（14%）和左心房（10%）。心脏穿透性损伤的病理改变取决于损伤的部位、裂口大小以及心包破损的程度。左心室破裂伤引起的心包内出血和功能损害远比右心室的严重，且预后很差。

二、超声心动图检查

超声心动图能直观、实时地显示心脏的形态结构、瓣膜活动、心腔血流状态以及局部室壁运动等，对心脏压塞、心脏异物、心包积液、心脏瓣膜及室间隔穿孔的诊断帮助较大，同时可估计心包积血量及血容量大小。超声心动图常作为疑诊心脏外伤者的首选辅助检查，对不稳定或复杂的心脏钝挫伤患者有很大的诊断价值。

（一）二维/三维超声心动图

心脏钝挫伤患者可出现节段性室壁运动异常、乳头肌断裂、瓣膜脱垂或关闭不全等。心脏穿透伤患者可出现大量心包积液或发现有血流随着心动周期往返于心腔与心包之间。外伤所致的肌部室间隔缺损，由于位置特殊而较容易漏诊甚或误诊为三尖瓣反流；若外伤累及膜周部室间隔，可同时伴发二尖瓣装置的损害，在诊断时应引起重视(图 13-1、图 13-2)。

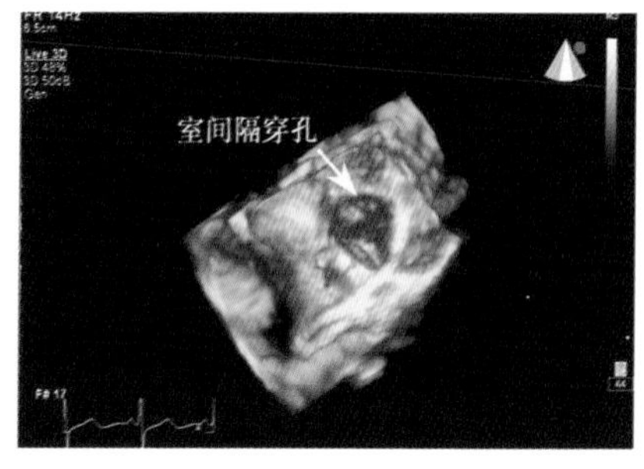

图 13-1 心脏穿刺伤导致近心尖部室间隔穿孔(箭头)

(二)多普勒超声心动图

心脏穿透伤及部分钝挫伤患者多伴有外伤性室间隔缺损，多普勒超声心动图可显示心室水平高速分流。当存在心脏瓣膜损害时，还可以发现不同程度的瓣膜反流，极少数患者可发现心包与破裂心腔间的血流交通(图 13-3、图 13-4)。

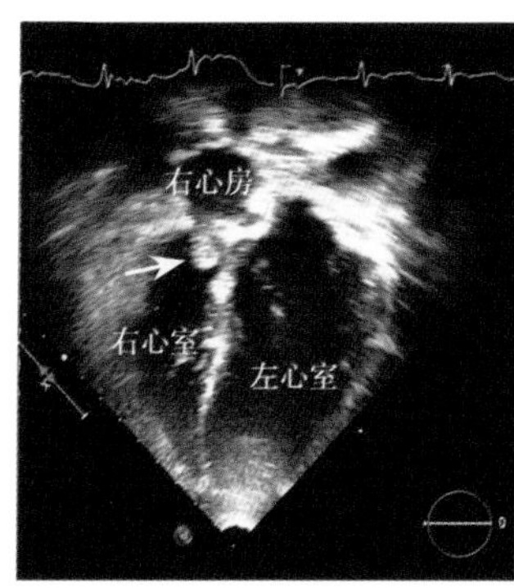

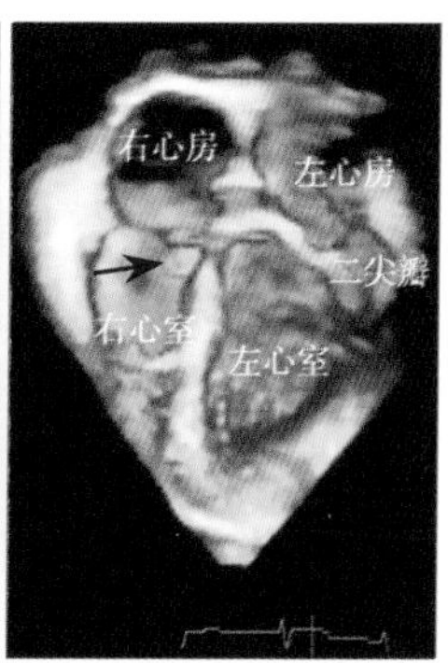

图 13-2 二维及三维超声显示心脏外伤后三尖瓣瓣环附近异物影(箭头)

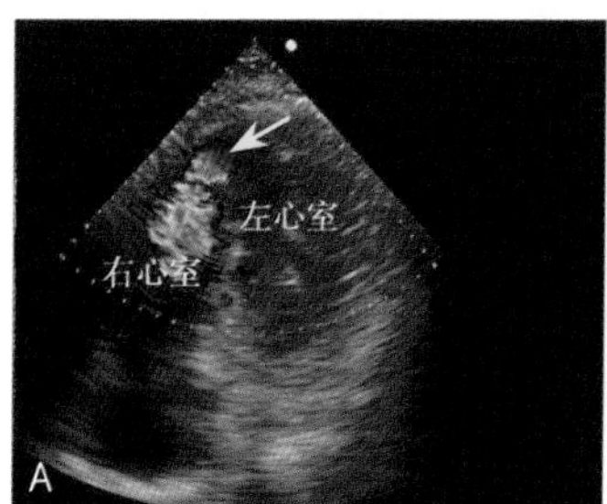

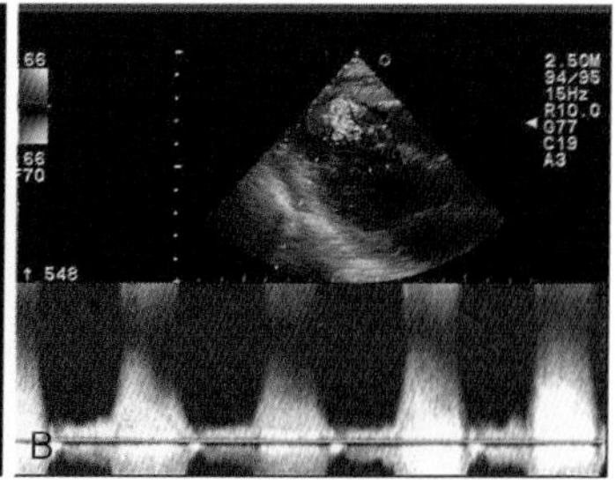

图 13-3 多普勒超声示心尖部室间隔穿孔处左向右分流(图 A，箭头)及分流频谱(图 B)。

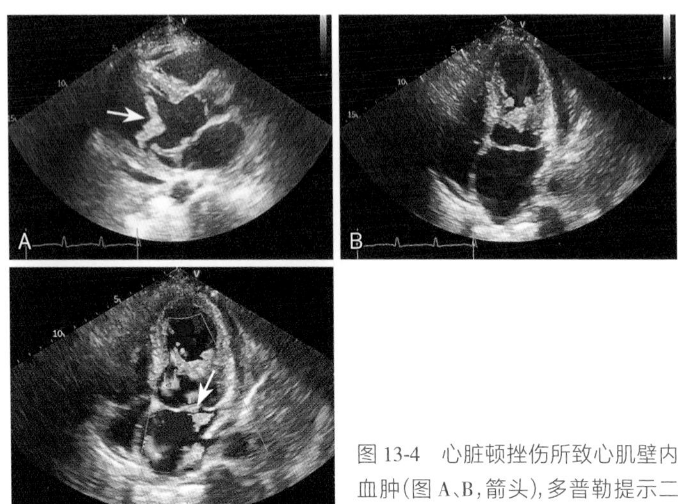

图 13-4 心脏顿挫伤所致心肌壁内血肿(图 A、B,箭头),多普勒提示二尖瓣大量反流(图 C,箭头)。

三、治疗方式

血流动力学不稳、合并复杂心律失常或心力衰竭时,应在常规监护同时,给予相应药物治疗,必要时可使用主动脉内球囊反搏维持和改善左室功能,使受累心肌得到一定程度的恢复。

对心脏穿透伤所致心脏压塞者,应在超声引导下,紧急行心包穿刺术。急诊手术适应证包括心肌穿透伤,伴心脏压塞或进行性出血性休克;心包穿刺减压后又迅速出现心脏压塞征。

四、术中超声心动图检查

(一) 体外循环前

超声检查进一步确诊和防止漏诊外伤并发症是最重要的内容。在进行外科手术前,全面而又细致的经食管超声心动图(transesophageal echocardiography,TEE)检查尤其如此,因为心脏外伤患者行急诊手术者居多,有相当一部分患者未能接受术前超声心动图检查,或未能进行系统的超声筛查。TEE 检查应包括以下内容:

1. 观察心包腔有无积液,若有积液,应该评估心脏受压程度及寻找心包与心腔间有无血液交通,以发现心脏穿透伤的破口所在。

2. 观察房、室间隔连续性，判断患者是否存在心内分流及分流部位，测量缺损大小并评估分流严重程度。

3. 观察心脏瓣膜装置有无毁损，对于伴有大量瓣膜反流者，应重点评估患者瓣膜成形可行性（图 13-5）。

4. 测量患者心腔大小，评估心室功能。

5. 评估胸腔内大血管有无损伤。

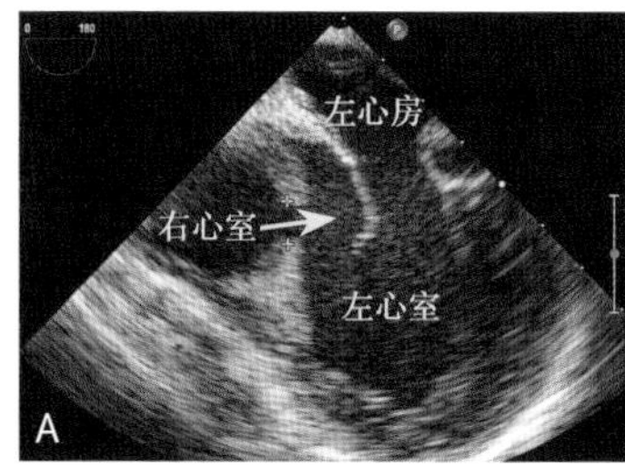

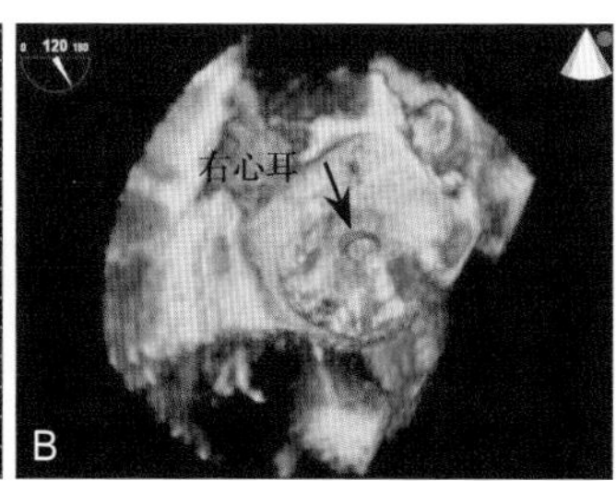

图 13-5　术中 TEE 发现外伤后室间隔缺损（图 A，箭头），经食管三维超声同时发现二尖瓣前叶存在裂缺（图 B，箭头）。

（二）体外循环后

术后 TEE 即刻评估重点是对各种外伤并发症外科处理效果的判断。

1. 观察心包积液量，若积液量较前改变不大或有增多趋势，提示心脏壁修补效果不满意或者患者存在贯通的心脏损伤，应该再次观察伤口入口对侧的心脏壁有无破口存在。

2. 评估心内间隔缺损修补效果。部分患者破口位于肌部室间隔，心脏停搏状态下修补困难，可能需要在患者其他并发症矫治后，在非停搏状态下，超声引导外科医生进行微创封堵术。

3. 心脏瓣膜并发症的治疗与患者病变严重程度及手术医生判断有关。若患者病变较重，或患者心脏功能受损严重，可能不耐受耗时较长的成形手术，故选择瓣膜置换。无论哪种治疗方式，均应该按照常规判断流程对心脏瓣膜进行全面评估，防止将瓣膜功能障碍带出手术室。

4. 心脏功能评估包括对容量负荷、心肌收缩能力的判断；若患者术后心脏功能较差，可以建议进行主动脉内球囊反搏进行循环辅助治疗，必要时还可以置入心室辅助装置。

参考文献

[1] 孔令秋，康彧，唐红，等. 超声诊断致心律失常性右心室心肌病的临床价值再评价[J]. 中华超声影像学杂志，2013，22(9):737-740.

[2] 孔令秋，邹林岑，张攀，等. 孤立性室间隔基底段肥厚的高血压患者左心室及流出道形态和血流动力学改变的超声评估[J]. 中华高血压杂志，2017，25(8):756-761.

[3] 孔令秋，康彧，唐红，等. 经食管实时三维超声心动图对三尖瓣环径测量位点的研究[J]. 中华超声影像学杂志，2013，22(2):93-96.

[4] 中国超声心动图学会，中华医学会超声医学分会浅表组织和血管学组，中国医药教育学会超声医学专业委员会. 慢性冠状动脉综合征负荷超声心动图检查临床实践指南(2023 版)[J]. 中华超声影像学杂志，2023，32(11):921-945.

[5] 孔令秋，任奔，康彧，等. 经食管实时三维超声心动图对主动脉瓣狭窄患者冠状动脉开口位置的初步研究[J]. 中华超声影像学杂志，2012，21(10):829-832.

[6] 孔令秋，唐红，魏薪，等. 经食管实时三维超声在主动脉瓣狭窄患者瓣环径定量中的应用[J]. 中华超声影像学杂志，2013，22(6):480-483.

[7] 黄恺悦，孔令秋，许勇，等. 超声引导下室间隔射频消融治疗肥厚梗阻性心肌病 1 例[J]. 中华超声影像学杂志，2018，27(1):16，22.

[8] 黄恺悦，孔令秋，许勇，等. 二尖瓣置换术后升主动脉巨大假性动脉瘤 1 例[J]. 中华超声影像学杂志，2018，27(3):225，231.

[9] 类维龙，孔令秋，伍洲，等. 先天性主动脉瓣及瓣下狭窄左室流出道几何学研究[J]. 中华诊断学电子杂志，2015(3):190-191.

[10] 张宏才，李享，黄大军，等. 扩张型心肌病患者植入心脏再同步治疗除颤器后心电图表现异常一例[J]. 中华心律失常学杂志，2016，20(4):362-363.

[11] 杨庆，孔令秋，付华，等. 心内膜及心外膜途径消融治疗扩张型心肌病室性心动过速[J]. 中华心律失常学杂志，2013，17(1):9-13.

[12] 李燕伟，孔令秋，张攀，等. 冠状动脉自发夹层单中心诊断流程临床价值的血管内超声评价[J]. 中华超声影像学杂志，2017，26(7)：553-557.

[13] 孔令秋，聂谦，杨冰侠，等. 以孤立性心包积液为表现的 Meigs 综合征一例[J]. 中华心血管病杂志，2017，45(5)：442-443.

[14] 殷拥军，张宏才，伍洲，等. ATP 负荷超声心动图与压力导丝评估冠状动脉血流储备功能的对照研究[J]. 中华超声影像学杂志，2016，25(7)：558-562.

[15] 殷拥军，孔令秋，张宏才，等. 血管内超声与光学相干断层显像对冠状动脉分叉病变手术策略及预后影响的对照研究[J]. 中华超声影像学杂志，2016，25(9)：737-742.

[16] 康彧，王竞，张嫣，等. 基于超声心动图的改良 Carpentier 分类在缺血性二尖瓣反流中的应用价值[J]. 中国超声医学杂志，2016，32(12)：1072-1075.

[17] 孔令秋，殷拥军，张宏才，等. IVUS 与 OCT 对冠状动脉分叉病变手术策略选择及预后影响的对照研究[J]. 中国循环杂志，2016，31(z1)：127-128.

[18] 郑雅琳，孔令秋，伍洲，等. 左心房非霍奇金淋巴瘤误诊为附壁血栓一例[J]. 中华心血管病杂志，2016，44(9)：808-809.

[19] 孔令秋，伍洲，龙坤兰，等. Shone 综合征致急性主动脉夹层、心肌梗死和脑出血一例[J]. 中华心血管病杂志，2015，43(8)：743-744.

[20] 孔令秋，康彧，魏薪，等. 经导管主动脉瓣植入术患者冠状动脉开口位置的三维超声研究[J]. 中华超声影像学杂志，2013，22(10)：847-850.

[21] Marcus FI，McKenna WJ，Sherrill D，et al.Diagnosis of arrhythmogenic right ventricular cardiomyopathy/dysplasia：proposed modification of the Task Force Criteria [J]. Eur Heart J，2010，31(7)：806-814.

[22] Gulati M，Levy PD，Mukherjee D，et al. 2021 AHA/ACC/ASE/CHEST/SAEM/SCCT/SCMR Guideline for the Evaluation and Diagnosis of Chest Pain：Executive Summary：A Report of the American College of Cardiology/American Heart Association Joint Committee on Clinical Practice Guidelines [J]. Circulation，2021，144(22)：e368-e454.

[23] Badano LP，Kolias TJ，Muraru D，et al. EACVI Scientific Documents Committee. Standardization of left atrial，right ventricular，and right atrial deformation imaging using two-dimensional speckle tracking echocardiography：a consensus document of the EACVI/ASE/Industry Task Force to standardize deformation imaging [J]. Eur Heart J Cardiovasc Imaging，2018，19(6)：591-600.

[24] Dorbala S，Ando Y，Bokhari S，et al.ASNC/AHA/ASE/EANM/HFSA/ISA/SCMR/SNMMI Expert Consensus Recommendations for Multimodality

Imaging in Cardiac Amyloidosis: Part 1 of 2-Evidence Base and Standardized Methods of Imaging [J]. Circ Cardiovasc Imaging, 2021, 4(7): e000029.

[25] Baumgartner H, Hung J, Bermejo J, et al. Echocardiographic assessment of valve stenosis: EAE/ASE recommendations for clinical practice [J]. J Am Soc Echocardiogr, 2009, 22(1): 1-23.

[26] Galderisi M, Cosyns B, Edvardsen T, et al. Standardization of adult transthoracic echocardiography reporting in agreement with recent chamber quantification, diastolic function, and heart valve disease recommendations: an expert consensus document of the European Association of Cardiovascular Imaging [J]. Eur Heart J Cardiovasc Imaging, 2017, 18(12): 1301-1310.

[27] Cheitlin MD, Armstrong WF, Aurigemma GP, et al.ACC/AHA/ASE 2003 Guideline Update for the Clinical Application of Echocardiography: summary article. A report of the American College of Cardiology/American Heart Association Task Force on Practice Guidelines (ACC/AHA/ASE Committee to Update the 1997 Guidelines for the Clinical Application of Echocardiography) [J]. J Am Soc Echocardiogr, 2003, 16(10): 1091-1110.

[28] Marriner M. Sonographer quality management [J]. J Echocardiogr, 2020, 18(1): 44-46.

[29] Wolk MJ, Bailey SR, Doherty JU, et al. ACCF/AHA/ASE/ASNC/HFSA/HRS/SCAI/SCCT/SCMR/STS 2013 multimodality appropriate use criteria for the detection and risk assessment of stable ischemic heart disease: a report of the American College of Cardiology Foundation Appropriate Use Criteria Task Force, American Heart Association, American Society of Echocardiography, American Society of Nuclear Cardiology, Heart Failure Society of America, Heart Rhythm Society, Society for Cardiovascular Angiography and Interventions, Society of Cardiovascular Computed Tomography, Society for Cardiovascular Magnetic Resonance, and Society of Thoracic Surgeons [J]. J Am Coll Cardiol, 2014, 63(4): 380-406.

[30] Pandian NG, Kim JK, Arias-Godinez JA, et al. Recommendations for the Use of Echocardiography in the Evaluation of Rheumatic Heart Disease: A Report from the American Society of Echocardiography [J]. J Am Soc Echocardiog, 2023, 36(1): 3-28.

[31] Anthony C, Akintoye E, Wang T, et al. Echo Doppler Parameters of Diastolic Function [J]. Curr Cardiol Rep, 2023, 25(4): 235-247.

[32] Cheitlin MD, Armstrong WF, Aurigemma GP, et al. ACC/AHA/ASE 2003 guideline update for the clinical application of echocardiography—summary article: a report of the American College of Cardiology/American Heart Association Task Force on Practice Guidelines (ACC/AHA/ASE

Committee to Update the 1997 Guidelines for the Clinical Application of Echocardiography) [J]. J Am Coll Cardiol, 2003, 42(5): 954-970.

[33] Wiegers SE, Ryan T, Arrighi JA, et al. 2019 ACC/AHA/ASE advanced training statement on echocardiography (revision of the 2003 ACC/AHA clinical competence statement on echocardiography): A Report of the ACC Competency Management Committee [J]. Catheter Cardiovasc Interv, 2019, 94(3): 481-505.

[34] Bandettini WP, Kwong RY, Patel AR, et al. Society for Cardiovascular Magnetic Resonance perspective on the ACC/AHA/ASE/ASNC/ASPC/HFSA/HRS/SCAI/SCCT/SCMR/STS 2023 multi-modality appropriate use criteria for the detection and risk assessment of chronic coronary disease [J]. J Cardiovasc Magn Reson, 2023, 25(1): 59.

[35] Zamorano JL, Badano LP, Bruce C, et al. EAE/ASE recommendations for the use of echocardiography in new transcatheter interventions for valvular heart disease [J]. J Am Soc Echocardiogr, 2011, 24(9): 937.

[36] Winchester DE, Maron DJ, Blankstein R, et al. ACC/AHA/ASE/ASNC/ASPC/HFSA/HRS/SCAI/SCCT/SCMR/STS 2023 Multimodality Appropriate Use Criteria for the Detection and Risk Assessment of Chronic Coronary Disease [J]. J Am Coll Cardiol, 2023, 81(25): 2445-2467.

[37] Beigel R, Cercek B, Luo H, et al. Noninvasive evaluation of right atrial pressure [J]. J Am Soc Echocardiogr, 2013, 26(9): 1033-1042.

[38] Prasad SB, Holland DJ, Atherton JJ, et al. New Diastology Guidelines: Evolution, Validation and Impact on Clinical Practice [J]. Heart Lung Circ, 2019, 28(9): 1411-1420.

[39] Marwick TH, Gillebert TC, Aurigemma G, et al. Recommendations on the Use of Echocardiography in Adult Hypertension: A Report from the European Association of Cardiovascular Imaging (EACVI) and the American Society of Echocardiography (ASE) [J]. J Am Soc Echocardiogr, 2015, 28(7): 727-754.

[40] Beela AS, Manetti CA, Lyon A, et al. Impact of Estimated Left Atrial Pressure on Cardiac Resynchronization Therapy Outcome [J]. J Clin Med. 2023, 12(15): 4908.

[41] Mor-Avi V, Lang RM, Badano LP, et al. Current and evolving echocardiographic techniques for the quantitative evaluation of cardiac mechanics: ASE/EAE consensus statement on methodology and indications endorsed by the Japanese Society of Echocardiography [J]. Eur J Echocardiogr, 2011, 12(3): 167-205.

[42] Lang RM, Badano LP, Tsang W, et al. EAE/ASE recommendations for image

acquisition and display using three-dimensional echocardiography [J]. J Am Soc Echocardiogr, 2012, 25(1): 3-46.

[43] Mathew JP, Glas K, Troianos CA, et al. ASE/SCA recommendations and guidelines for continuous quality improvement in perioperative echocardiography [J]. Anesth Analg, 2006, 103(6): 1416-1425.

[44] Lamelas P, Ragusa MA, Bagur R, et al. Clinical practice guideline for transcatheter versus surgical valve replacement in patients with severe aortic stenosis in Latin America [J]. Heart, 2021, 107(18): 1450-1457.

[45] Nishimura RA, Otto CM, Bonow RO, et al. 2017 AHA/ACC Focused Update of the 2014 AHA/ACC Guideline for the Management of Patients With Valvular Heart Disease: A Report of the American College of Cardiology/American Heart Association Task Force on Clinical Practice Guidelines [J]. Circulation, 2017, 135(25): e1159-e1195.

[46] Morales-Portano JD, Muratalla-González R, Zaldivar-Fujigaki JL, et al. Tricuspid valve-in-valve procedure: a step-by-step guideline [J]. Arch Cardiol Mex, 2019, 89(1): 46-49.

[47] Zoghbi WA, Adams D, Bonow RO, et al. Recommendations for Noninvasive Evaluation of Native Valvular Regurgitation: A Report from the American Society of Echocardiography Developed in Collaboration with the Society for Cardiovascular Magnetic Resonance [J]. J Am Soc Echocardiogr, 2017, 30(4): 303-371.

[48] Lancellotti P, Pibarot P, Chambers J, et al. Recommendations for the imaging assessment of prosthetic heart valves: a report from the European Association of Cardiovascular Imaging endorsed by the Chinese Society of Echocardiography, the Inter-American Society of Echocardiography, and the Brazilian Department of Cardiovascular Imaging [J]. Eur Heart J Cardiovasc Imaging, 2016, 17(6): 589-590.

[49] Vranckx P, Windecker S, Welsh RC, et al. Thrombo-embolic prevention after transcatheter aortic valve implantation [J]. Eur Heart J, 2017, 38(45): 3341-3350.

[50] Alkashkari W, Alsubei A, Hijazi ZM. Transcatheter Pulmonary Valve Replacement: Current State of Art [J]. Curr Cardiol Rep, 2018, 20(4): 27.

索引

G

H

J

K

L

M

O

P

Q

S

T

X

Y

Z